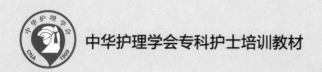

中华护理学会专科护士培训教材

新生儿专科护理

总主编　吴欣娟

主　审　陈建军

主　编　范　玲　张大华

副主编　张先红　彭文涛

U0208190

人民卫生出版社

图书在版编目（CIP）数据

新生儿专科护理 / 范玲，张大华主编 . —北京：
人民卫生出版社，2020
　中华护理学会专科护士培训教材
　ISBN 978-7-117-29932-9

Ⅰ.①新… Ⅱ.①范… ②张… Ⅲ.①新生儿-护理
-技术培训-教材 Ⅳ.①R473.72

中国版本图书馆 CIP 数据核字（2020）第 072680 号

人卫智网	www.ipmph.com	医学教育、学术、考试、健康，购书智慧智能综合服务平台
人卫官网	www.pmph.com	人卫官方资讯发布平台

中华护理学会专科护士培训教材
——新生儿专科护理

主　　编：范　玲　张大华
出版发行：人民卫生出版社（中继线 010-59780011）
地　　址：北京市朝阳区潘家园南里 19 号
邮　　编：100021
E - mail：pmph @ pmph.com
购书热线：010-59787592　010-59787584　010-65264830
印　　刷：河北新华第一印刷有限责任公司
经　　销：新华书店
开　　本：787 × 1092　1/16　印张：35
字　　数：852 千字
版　　次：2020 年 6 月第 1 版　2024 年 3 月第 1 版第 4 次印刷
标准书号：ISBN 978-7-117-29932-9
定　　价：98.00 元
打击盗版举报电话：010-59787491　E-mail：WQ @ pmph.com
质量问题联系电话：010-59787234　E-mail：zhiliang @ pmph.com

编 者 名 单

（按姓氏笔画排序）

王　玲（郑州大学第三附属医院）

王巧玲（武汉儿童医院）

汤晓丽（上海交通大学医学院附属上海儿童医学中心）

李　芳（南京医科大学附属儿童医院）

李会敏（石家庄市第四医院）

李素萍（中山大学附属第一医院）

吴旭红（国家儿童医学中心　首都医科大学附属北京儿童医院）

吴丽元（中南大学湘雅二医院）

辛　萍（江西省儿童医院）

张　欣（北京协和医学院）

张大华（北京中医药大学第三附属医院）

张先红（重庆医科大学附属儿童医院）

陈晓春（温州医科大学附属第二医院　育英儿童医院）

范　玲（中国医科大学附属盛京医院）

罗飞翔（国家儿童健康与疾病临床医学研究中心
　　　　浙江大学医学院附属儿童医院）

胡晓静（国家儿童医学中心　复旦大学附属儿科医院）

郭　放（吉林大学第一医院）

彭文涛（四川大学华西第二医院）

秘　书　杨　凡（中国医科大学附属盛京医院）

\序　言》

　　健康是促进人类全面发展的必然要求,是社会经济发展的基础条件。2016年中共中央、国务院印发了《"健康中国2030"规划纲要》,要把健康融入所有政策,全方位、全周期保障人民健康,大幅提高健康水平。近年来,我国健康领域成就显著,人民健康水平不断提高,在"共建共享、全民健康"的背景下,护理学科发展面临着前所未有的机遇与挑战。

　　护理工作是医疗卫生事业的重要组成部分。护士作为呵护人民群众全生命周期健康的主力军,在协助诊疗、救治生命、减轻痛苦、促进康复等方面都发挥着不可替代的作用。《全国护理事业发展规划(2016—2020年)》中明确指出,要加强护士队伍建设,建立护士培训机制,发展专科护士队伍,提高专科护理水平,提升专业素质能力。随着医药卫生体制改革的不断深化和人民群众对健康服务需求的日益提高,护理专科化已成为临床护理实践发展的必然方向,专科护士在适应医学发展、满足人民健康需求等方面起到举足轻重的作用。

　　中华护理学会在国家卫生健康委员会的领导下,致力于推进中国护理领域知识的传播与实践,加强和推动护理学科发展,为国家和人民群众培养各专科护理人才,提升护理人员专业水平和服务能力。专科护士培训教材体系建设,是专科护理人才同质化培养的重要保证。本套教材由我国护理专业领域多位知名专家共同编写,内容紧密结合护理专业发展的需要,涵盖了各专科护理领域的新理念、新知识、新技能,突出实用性、系统性和可操作性。教材编写过程中得到了各级领导和专家的高度重视和鼎力支持,在此表示诚挚的感谢!

　　功以才成,业由才广。我们衷心期望本套教材能为我国专科护士培养提供有力的指导,为切实加强护理人才队伍建设和提升专科护理质量作出积极的贡献。

中华护理学会理事长　　吴欣娟

2020年3月

前　言

随着全球医疗救治水平的提高,对新生儿临床护理提出了更高、更严格的要求。国外新生儿护理专业已经引入了新生儿高级实践护士或新生儿临床护理专家,国内新生儿专科护士仍处于起步阶段,需要培养更多的新生儿专科护理人才,从而为患儿提供规范化、专业化、安全高质量的护理行为。

本书为中华护理学会指定的全国新生儿专科护士培训教材。全书以《新生儿专科护士培训大纲》为依据,以新生儿专科需求为导向,以能力提升为目的,为全国新生儿专科护士培养提供参考,旨在提高我国新生儿专科护士队伍整体素质和临床护理水平,提升临床思维能力,用专业的知识、精湛的技能及较强的组织协调能力参与疾病治疗护理,为患儿及家庭提供个性化、专业化的护理服务,为培养符合中国国情的新生儿专科护理人才奠定理论基础。

《新生儿专科护理》在《新生儿护理规范》的基础上,专业性更强,内容更具有延展性,深度有所增加。本书编写内容包括总论、新生儿护理评估、新生儿常见疾病专科护理、新生儿专科护理技术操作、新生儿病房仪器设备使用与维护五个章节。常见疾病专科护理部分以典型病例导入形式引入临床常见疾病,培养专科护士分析问题和解决问题的能力;专科护理技术操作部分除基本操作外,还涵盖了较为前沿的亚低温治疗、新生儿床旁血液净化及袋鼠式护理、口腔按摩等具有新生儿护理特色、专科性较强的操作;仪器设备使用与维护部分最大限度地涵盖与新生儿治疗及护理相关的所有先进设备,提供了临床所需的技术支持和医学信息量,为新生儿临床护理人员提供了专业的使用指导。此外,本书在各部分内容后增设了"复习题"板块,方便检验读者对所学知识的掌握情况;增加了新生儿护理科研与循证护理内容,为培养科研型专科护理人才提供参考。

本教材编写汇集中华护理学会儿科专业委员会新生儿护理学组多名专家,在此衷心感谢全体编者的付出与配合!本书内容尚有不完善之处,请各位读者多提宝贵意见,我们将不断对本书进行修订和完善。

范　玲　张大华
2020 年 3 月

目 录

第一章 总 论

新生儿期是人生的起点,是一生中最重要的发展阶段之一,此期的小儿由宫内生活向宫外生活过渡,生活方式和环境经历了巨大的变化。对入院新生儿提供优质的环境,第一时间给予系统的、全面的评估及周密妥善的计划和处置,提供专业的照护是提高新生儿护理质量的重要保障。本章涉及了国际、国内有关新生儿护理领域的多个前沿热点问题,包括新生儿病房医院感染预防与控制、危重新生儿转运、发育支持护理及家庭参与式护理等,以培养新生儿专科护士在专科领域的护理实践能力及综合能力。

第一节 新生儿专科护士角色与职责

专科护士是指在某一专门的护理领域具有较高水平和专长的临床护理专家。近几年,伴随着专科护士培训事业的推进,我国涌现出一大批具有扎实理论知识和丰富临床经验的专科护士,这对提升护理学科水平、提高专科护理质量具有重要的作用。随着新生儿学科的发展,极低和超低出生体重儿的存活率越来越高,这对新生儿的临床护理工作也提出了新的挑战。新生儿专科护士的设立及培养使新生儿专科护理质量得到显著的提高。新生儿专科护士可以为高危新生儿提供个性化、专业化的护理服务,这些护理服务常规的医疗护理工作并不能全面地、系统地、连续地提供。

一、专科护士角色

(一)直接护理者

新生儿专科护士作为临床护理专家,在临床工作中,其工作任务主要是直接服务于患儿,为患儿进行健康评估,做出护理诊断,参与患儿的治疗与护理,并评价护理效果。新生儿专科护士利用自己丰富的专业知识及技术水平,参与患儿的直接护理,特别是一些较为复杂的、多学科交叉患儿,能够发现存在或潜在的问题,预测护理效果,从而制订最有效的护理措施。并能提供高质量的护理,解决责任护士不能解决的问题。

(二)教育者

新生儿专科护士应为不同层次、不同能级的护士设计个体化教育培训课程,讲授专业知识、护理操作、仪器使用等内容,帮助和促进他人学习。在临床护理工作中,专科护士应协助及指导责任护士完成相应的护理工作,保证临床护理安全,提高护理质量。新生儿专科护士的教育还包括对患儿家长的健康教育,包括一般健康保健、疾病专业知识、延续性护理指导、出院指导等知识的健康教育。

（三）协作者

新生儿护理不仅需要护理理念及思想的指导，护理工作的实施更依靠具体的护理技术及多学科护理团队的合作。新生儿专科护士应当作为协作者，与各学科护理团队，包括血管通路小组、造口伤口小组、母乳喂养小组等进行沟通协作，为实现共同的目标、解决临床护理问题、促进患儿的健康而努力。

（四）顾问

新生儿专科护士可担任顾问的角色，当责任护士遇到解决不了的问题时，可以邀请专科护士参与会诊，共同协商如何解决临床中遇到的问题。新生儿专科护士应当利用自己丰富的专业知识及技能为临床责任护士解决问题，向咨询者提供专家意见和建议，并给予专业的护理指导。

（五）研究者

新生儿各项护理技术的实施都需要科学的流程配置和管理，使护理技术的实施更加合理、优化。护理研究为护理实践提供了科学的研究基础。专科护士具有较高的科研能力，不但能够提出高质量的护理对策，而且还能对护理实践中的问题进行研究探讨，并提出切实可行的解决方法。新生儿专科护士还应作为研究者，不断致力于新生儿护理研究，用科研的思路解决临床问题，最终达到提高新生儿护理质量的目的。

二、专科护士职责

（一）临床能力

1. 专科护士应当熟练掌握新生儿重症监护病房（neonatal intensive care unit，NICU）常见病的临床表现和相关护理评估、护理查体、护理措施；熟练掌握 NICU 所有基础操作技术，所有专科护理操作和专科医疗操作，如脐动、静脉穿刺及胸腔穿刺术等的护理配合；掌握动、静脉留置针技术，新生儿窒息复苏技术，换血技术，术前术后监护技术等；熟练掌握中心静脉导管的穿刺及维护，包括能够识别并正确处理中心静脉导管相关并发症。

2. 专科护士应当参与医生查房，以掌握病区专科患儿动态；参与医生讨论患儿的病情进展情况及诊疗计划及护理计划，能根据护理查体、临床表现进行护理评估，确立患儿护理问题，拟订护理计划，执行相关护理措施，并评价改进，提供患儿以家庭为中心的整体护理，制订护理目标，评价护理效果。

3. 专科护士能胜任各种班次的护理工作并正确完成交接班，正确处理及执行医嘱；正确使用各项医疗耗材、仪器设备；能执行患儿相关的安全措施：如身份识别、洗手、给药及安全检查等。

4. 负责维护病区患儿的安全和权益；做好患儿疼痛、营养、导管、健康教育需求、功能等的评估；正确及时地完成各项护理记录，并能够及时检查护理记录单的准确性；正确使用及定期维护病区各项仪器设备，发现故障或遗失应立即报告。

5. 掌握新生儿常用专科药物的基础药理知识及药物的剂量、用法和主要副作用，做好用药观察及处理。

6. 做好院内感染的监测工作，严格执行手卫生消毒工作，并对接触患儿的所有人员进行监督，预防医院感染的发生。

7. 根据患儿及其家庭的健康教育的需求,制订组织病区内家长的教育计划并负责实施。

（二）教学科研

1. 指导责任护士、准护士和护生正确实施护理工作。制订病区业务学习计划,负责组织、安排和实施。了解科室普通护士掌握新生儿专科知识及技能的情况,有针对性地进行培训,如:新生儿常见疾病的护理;侧脑室引流的护理;肠造瘘患儿的护理;新生儿换血术;新生儿窒息复苏术;呼吸机的使用;亚低温治疗仪的使用;经外周静脉置入中心静脉置管的维护;脐动、静脉置管的维护;深静脉置管的维护以及有创血压的监测等,对低年资护士通过幻灯片以理论授课的形式进行培训,对高年资护士通过护理病例讨论的形式进行相关知识的学习和巩固。为了检验培训效果,培训后进行相应的考核,考核形式包括理论考核、操作考核、情景模拟考核等。此外,针对典型或疑难病例,组织全体护士进行护理查房与病例讨论。

2. 掌握专科护理常规和专科操作流程并及时更新。护理工作日新月异,专科护士应针对新开展的护理项目,根据循证护理的结果,协助护士长制订并完善工作流程或标准。同时将新制订或修改的内容传达给全科护士,达到改善护理质量的目的。

3. 掌握专科护理在国内外及本地区的现状及发展趋势,更新理论知识、掌握新技术,并运用于临床照护、教学和科研各层面。通过护理科研获取新知识,以此来丰富护理知识体系,改进护理实践,带动科室护理事业向更科学、更规范的方向发展。

4. 依临床能力规划进阶,循序渐进,阅读专业杂志,参与科研培训,参加学术会议,发表论文;配合、参与医院及护理部开展的各项活动。

（三）质量管理

1. 督导责任护士依据各项护理管理制度和技术操作规程,执行护理照护工作,专项覆盖病区质控管理;协助制订护理差错、事故的防范措施,并对已发生的差错、事故提出鉴定意见和持续改进措施。

2. 协助护士长进行病房管理,包括患儿管理、冲突和纠纷的处理、后勤人员管理、环境设施查检、耗材及各类基金管理等。

3. 积极参与病房与医院及护理部的护理质量持续改进项目,提高临床专科护理水平,推动专科发展。新生儿专科护士应该协同护士长持续改进新生儿护理质量,如对呼吸机相关性肺炎发生率、导管相关性血流感染率、手卫生依从率等进行控制,并运用品管圈等管理工具、通过根本原因分析法,找出相关影响因素,从本质上解决问题。

三、专科护士的沟通方法

医护关系是新生儿医疗人际关系中一个重要的组成部分,良好、和谐的新生儿医护关系是提高新生儿医疗服务质量、人文关怀的重要影响因素。专科护士应用科学、有效的新生儿医护沟通模式,早期识别患儿的病情变化,科学、客观地评价病情非常重要。SBAR 模式即 situation（现状）、background（背景）、assessment（评估）、recommendation（建议）的首字母缩写,是一种以结果为导向的沟通模式,该沟通模式以证据为基础,新生儿医护人员对患儿目前发生什么;因什么情况导致;认为问题是什么;应该如何去解决问题,进行规范、有效、全面的沟通,促进新生儿医护人员交接信息的准确传递,减少因交接过程中沟通不良而引发的不良事件。

SBAR 沟通模式曾被用于美国海军核潜艇和航空业中,在紧急情况下保证了信息的准确传递,是西方国家护理工作中常用的一种护理人员向医生汇报病情的模式。SBAR 医护沟通模式可以帮助护士快速了解患儿完整的信息,保证患儿得到及时、安全的医疗服务。危重患儿护理技术风险大,患儿突发状况多,对护士的专业能力水平提出了较高的要求。该模式克服了传统交接沟通的随意性、盲目性与重复性,对专科护士的专科能力提升及对患儿病情的掌握起到较好的指引作用。

按照 SBAR 沟通模式要求可以制订新生儿危重患儿床旁交接班模式和病情报告模式,专科护士与护士之间的交班具体内容包括:S 指患儿床号、姓名、当前诊断、本班发生的病情变化;B 指患儿主诉、过敏史、病史、主要异常检查结果、用药治疗经历;A 指对患儿目前特殊状况、特殊用药及输注情况、氧疗方式、是否需要隔离、最新的监测和检查数据、管道、皮肤、潜在并发症等;R 建议下一班的病情关注点、特殊注意点、护理并发症的防护等。SBAR 医护沟通模式在医护之间建立标准化沟通模式,使医护间交流的有效性大大提高,医生作为倾听者知道专科护士会告诉他什么,因而他的倾听会更有效;专科护士作为汇报者他知道医生期待了解哪些内容,护士在危重患儿护理过程中能早期发现问题、分析问题、并采取前瞻性的护理措施防范护理并发症的发生,使护理并发症发生率、不良事件发生率均较传统医护沟通明显降低。同时,医护沟通渠道更畅通,医生能够快速对病情做出准确判断,医护合作满意度、认可度均较传统沟通方式显著增高。

传统医护沟通模式,护理人员只是根据医生的医嘱执行各项护理操作,缺乏自我分析能力与判断力。高质量 SBAR 医护沟通模式的建立要求专科护士制订危重患儿床旁交接班表和病情报告表,构建危重患儿交接沟通模式。护士在巡视病房对危重患儿进行病情观察时,能及时有效的正确评估并判断,将有效信息快速、全面的反馈给医生,让医生对患儿进行及时、有效处理。在应用 SBAR 医护沟通模式时,SBAR 沟通交班表或病情报告表无须专科护士逐项填写内容,只是提供专科护士临床思维的模式,指导专科护士与护士交接班,给医生汇报病情时能全面、完成汇报患儿的病情信息,做到规范、有效的沟通。

【新生儿专科护士角色与职责复习题】

1. 专科护士是指(E)

A. 在所有专科的护理领域都擅长的临床护理专家

B. 指在某一专门的护理领域擅长教学的护理专家

C. 在某一专门的护理领域擅长管理的护理专家

D. 在所有专科护理领域具有较高威望的护理专家

E. 在某一专门的护理领域具有较高水平和专长的临床护理专家

2. 专科护士的角色**不包括**(D)

A. 直接护理者　　　　　　　　B. 教育者

C. 协作者　　　　　　　　　　D. 咨询者

E. 研究者

3. 专科护士的职责**不包括**(D)

A. 临床能力　　　　　　　　　B. 教学能力

C. 科研能力　　　　　　　　　D. 演说能力

E. 管理能力

4. 关于采用 SBAR 模式沟通,以下说法**不正确**的是(B)

A. SBAR 模式是一种以结果为导向的沟通模式

B. SBAR 模式是一种以过程为导向的沟通模式

C. SBAR 的 S 指的是 "Situation"

D. SBAR 的 B 指的是 "Background"

E. SBAR 的 R 指的是 "Recommendation"

(胡晓静　杨童玲)

第二节　新生儿病房建设与管理

根据中国医师学会新生儿专业委员会颁布的《新生儿病房分级建设与管理指南(建议案)》,依据新生儿病情复杂程度、危险程度对诊疗护理水平的需求以及与之相适应的资源配置、组织管理、诊疗技术等方面的条件和能力水平,新生儿病房可以分为Ⅰ级、Ⅱ级和Ⅲ级。

Ⅰ级为新生儿观察病房,Ⅱ级为新生儿普通病房,Ⅲ级为 NICU。Ⅱ级病房根据是否具有短时间辅助通气的技术条件和能力分为Ⅱ级 a 等(简称Ⅱa)和Ⅱ级 b 等(简称Ⅱb)。Ⅲ级病房根据是否具有新生儿外科等专业支撑及高级体外生命支持的技术条件分为Ⅲ级 a 等(简称Ⅲa)、Ⅲ级 b 等(简称Ⅲb)和Ⅲ级 c 等(简称Ⅲc)。

一、新生儿病房的收治指征

（一）Ⅰ级新生儿病房（新生儿观察病房）

生命体征平稳的轻度外观畸形或有高危因素的足月新生儿。

（二）Ⅱ级新生儿病房（新生儿普通病房）

1. Ⅱ级 a 等收治生命体征稳定的出生体重≥2 000g 的新生儿或胎龄≥35 周的早产儿。

2. Ⅱ级 b 等收治生命体征稳定的出生体重≥1 500g 的低出生体重儿或胎龄≥32 周的早产儿。

（三）Ⅲ级新生儿病房（NICU）

收治对象为高危母亲儿、新生儿窒息、极低和超低出生体重儿、中枢神经系统感染、机械通气、休克、脏器功能衰竭、围术期患儿、严重心律失常、心功能不全、需要严密监护者等。

二、新生儿病房的布局

（一）布局

病房应设置在放射科、检验科、急症科、手术室周围,便于患儿的转送及必要的检查。医护人员的值班室、办公室、更衣室和储藏室均设在病房内。配有专用实验室,保证随时检测电解质、血气分析等。护士站的位置应设在病房中心,配有中央监护站,可以观察到所有床位。

(二)设施设备

病床单元周围要有足够的空间,便于医护人员的治疗、护理及抢救。床单位均配置独立的中心氧气、空气、负压输出口及充足的电源插座。床周可设活动围帘,抢救时拉拢围帘可形成单独抢救单元。病房配备移动式床旁 X 机、B 超机、除颤仪等急救设备。

(三)灯光设备

病房应具备可单独控制的照明设施,灯具的布局应个体化,根据特殊操作可独立调整明暗度,确保光线不会直接照在新生儿脸上。

(四)控音设备

监护病房内仪器工作声和工作人员谈话声控制在 45dB 以下,短时间的声音增强不应超过70dB,可配有促进患儿成长的轻音乐。每个房间应装有音控报警器,提醒医务人员关注交流与操作时声音分贝,减少对早产儿不必要的压力刺激。病房的墙面与地面应选择具有吸收噪声的材质。

(五)家庭式病房

条件具备可建立以家庭为中心的家庭式病房,提供父母参与式照护患儿机会。房间设施包括舒适的躺椅、取暖器、泵奶器、消毒锅、冰箱、微波炉等家庭必须用品。

(六)院感设施

病房应配备足够的手卫生设施,根据保护性隔离与传染性隔离设立 2 间以上隔离病房,同种同源划分隔离,每个隔离间外面安装 1 个洗手池。建议有条件的情况下,疑似感染或新收治入院的患儿可先单独隔离,排除感染后统一安排床位。需要隔离的患儿主要有:多重耐药菌感染、呼吸道传染病、新生儿腹泻、破伤风、梅毒、HIV 感染等。

(七)辅助用房

1. **治疗室** 配有洗手池,有条件者配备有层流过滤装置的配药台,供配制输液、管理药品等使用。

2. **人乳库** 应分为无菌区和缓冲区。无菌区配备配奶操作台、消毒柜、冰箱、配奶用的各种无菌物品等;缓冲区配备水池、洗手池等。

3. **消毒室** 仪器设备及抢救用品清洗消毒。

4. **仪器室** 存放已消毒、待用的仪器设备。

5. **储藏室** 存放备用物品。

6. **家长接待室** 医护接待家长,解答病情。

三、新生儿病房医护管理

(一)医师人员要求

NICU 医师与床位的比例不低于 0.3:1,医师必须取得执业医师资格,经卫生行政部门注册取得《医师执业证书》,其执业范围为儿科。

主治医师应熟练掌握心肺复苏、人工呼吸道建立与管理、各种呼吸机应用、动静脉穿刺术、脐动静脉插管等技术、新生儿换血术、血流动力学监测技术、电复律与心脏除颤术、持续血液净化技术、床边颅脑 B 超检测技术。住院医师应具备独立处置常见新生儿疾病的能力并熟练掌握新生儿窒息复苏等基本技能。

病房内确保每日 1 名总住院医师及主治医师级别以上的总值班,负责危重患儿的诊治与抢救,处理突发事件。

（二）护理人员要求

NICU 床护比不低于 1.5∶1,护士必须取得护士执业证书方可执业。监护室或新生儿病房每班必须配备 1~2 名专科工作 8 年以上的护士作为护理组长,承担日间与夜间的临床护理管理、协调、护理指导。

1. **工作 1~3 年的护士** 必须掌握新生儿疾病监护与生命支持护理技术、新生儿各类暖箱的保养与使用、新生儿的观察和护理、外周静脉置管、中心静脉导管用药、输液泵的临床应用、出入院管理、新生儿感染预防与控制。

2. **工作 3~5 年的护士** 必须掌握新生儿抢救配合技术、新生儿疼痛管理、用氧安全技术、气道管理、呼吸机监护技术、肠内肠外营养管理技术。

3. **工作 5 年以上的护士** 必须掌握新生儿转运技术、除颤技术、外科围术期护理、深静脉置管技术、动脉置管与监测技术、中心静脉维护、血液净化技术、体外膜肺氧合护理等。

（三）建立核心管理组

病房成立科室核心管理组,并定期召开例会商讨事宜。核心组成员包括科室主任、高年资专科医师、护士长、专科护士等。管理内容包括科室制度建立、科室建设、业务发展规划、临床质量管理、人员培养计划、经济成本核算。

（四）建立质量控制组

病房成立医护质量控制小组。医师团队由病房负责人、高年资专科医师、主治医师、住院医师组成。护理团队由护士长、专科护士、护理骨干、护理组长等组成。建立并负责医院质量管理指标、科室质量管理指标、新生儿质量管理指标、护理质量敏感指标等数据的收集、分析讨论、改进落实。为保证科室医疗护理技术质量有持续改进,建议每 1~2 年科室将现存医疗或护理管理难点或障碍作为下一阶段的质量改进项目。

（五）建立健全各项制度与流程

病房应建立基于医院制度的各项核心制度,健全科室规章制度及医疗护理各项流程与规范。例如建立科室死亡患儿讨论制度、患儿收治管理制度、患儿数量阈值控制制度、病房抗生素使用规范、一次性耗材与高值耗材成本控制方案、仪器设备的管理制度、院感防控与汇报制度、新生儿病房安全管理制度等。

（六）开展教学研究与培训

1. **临床教学培训** 完成每年临床医学院校与护理院校学生的新生儿学科的理论授课和临床带教实习。

2. **新进人员培训** 完成新职工、轮转人员、进修人员的岗前培训;入岗后阶段性组织业务学习。

3. **在岗人员培训** 医院与科室定期组织全员业务学习、根据要求每年完成能级或职称相匹配的课时数。

4. **科研教学** 结合临床开展科学技术研究工作,积极组织或参与多中心协作临床观察项目,并承担相应的教学培训工作。

四、住院新生儿身份识别安全环节

(一)住院患儿

患儿住院期间必须佩戴两个身份识别腕带于不同肢体,每班由两名护士双人核对患儿手腕带与床头卡的信息是否一致,内容包括:姓名、住院号。住院期间发生遗失、损坏、信息模糊等应及时更换或增补。新的身份识别腕带佩戴前需要两名医务人员核对确认无误后方可佩戴。每次治疗护理操作前建议使用手持终端扫描枪扫描患儿的腕带信息,确认信息正确后方可执行。

(二)外出检查

责任护士应核对腕带信息,确认患儿检查的项目及时间,根据医嘱执行检查用药。离开病房外出检查前,与检查陪同人员核对患儿腕带、床头卡、检查项目、检查所需药物,核对后方可将患儿带至检查科室。患儿检查完后返回科室,再次由检查陪同人员和护士双人核对患儿腕带与床头卡,确认无误后将患儿放至其床位。

(三)患儿转入

接收科室责任护士应和转出科室的护士双向核对患儿腕带与床头卡。内容包括:姓名、性别、日龄、诊断、住院号、床号;并核对患儿所需携带的各类物品:包括胸片、计算机体层成像(x-ray computed tomography, CT)片、门诊卡和患儿的药物,核对正确后记录。

(四)患儿出院

责任护士接到出院医嘱后,两名医护人员双人核对患儿腕带、床头卡,内容包括:姓名、性别、日龄、诊断、住院号、床号,核对正确后在护理记录单上签名。抱给家长时,让家长出具出院通知单及身份证明,陈述患儿的姓名、性别与腕带核对准确无误,并记录监护者身份信息。

(五)其他

病区前后门禁应随时处于关闭状态,禁止无关人员进入。医院监控部门24h监控新生儿病区的通道,防止患儿被抱走。当有意外紧急情况发生时,病区医护人员应在第一时间通知病区负责人或医院总值班。

【新生儿病房建设与管理复习题】

1. 新生儿病房可以分为Ⅰ级、Ⅱ级和Ⅲ级,以下**不是**分级依据的是(D)

A. 新生儿病情复杂程度、危险程度

B. 对诊疗护理水平的需求

C. 相适应的资源配置条件

D. 相适应的经济发展水平

E. 诊疗技术等方面的条件和能力水平

2. 新生儿病房的收治指征,说法**错误**的是(A)

A. Ⅰ级新生儿病房收治对象为高危儿、新生儿窒息

B. Ⅱ级a等新生儿病房收治生命体征稳定的出生体重≥2 000g的新生儿

C. Ⅱ级b等新生儿病房收治生命体征稳定的出生体重≥1 500g的低出生体重儿

D. Ⅲ级新生儿病房收治对象为极低和超低出生体重儿、机械通气等新生儿

E. Ⅱ级b等新生儿病房收治胎龄≥32周的早产儿

3. 新生儿病房的布局说法**不正确**的是（D）

A. 病房应设置在放射科、检验科、急症科、手术室周围

B. 病床单元周围要有足够的空间，便于医护人员的治疗、护理及抢救

C. 病房应具备可单独控制的照明设施，灯具的布局应个体化

D. 监护病房内仪器工作声和工作人员谈话声控制在45dB以上

E. 条件具备可提供父母参与式照护患儿的机会

4. 关于新生儿病房医护管理方面，以下说法**不正确**的是（B）

A. NICU医师与床位的比例不低于0.3∶1

B. NICU床护比不低于2.5∶1

C. 病房应成立科室核心管理组，并定期召开例会商讨事宜

D. 病房应成立医护质量控制小组

E. 病房应建立基于医院制度的各项核心制度

（胡晓静　李丽玲）

第三节　新生儿病房医院感染预防与控制

新生儿本身抵抗力低，是医院感染（nosocomial infection）的高危人群，NICU又是医院感染的高危地带，感染来源广，易感因素多，医院感染发生率高，且新生儿病情进展快，易暴发流行，病死率高，对社会影响大。有国内外文献报道，NICU感染率高达22.13%，甚至更高。极低和超低出生体重儿约有20%在住院期间发生严重感染，早产儿感染是导致半数新生儿死亡的直接原因，约1/3的新生儿死亡由感染导致。其中败血症是增加新生儿病死率和病残率的重要危险因素，国外报道，每年早发型和晚发型败血症可导致140万（约36%）新生儿死亡，因此降低医院感染率极为重要。我们必须预防与控制医院感染，降低新生儿死亡率，减少并发症，提高医疗质量，保障患儿安全。

一、新生儿病房医院感染的常见病原体及感染类型

（一）定义

参考美国疾病预防控制中心（Centers for Disease Control, CDC）和我国CDC的定义：新生儿出生后48h内发生的感染考虑为母婴垂直传播感染；生后48h及以后出现的感染，临床表现及感染部位标本培养阳性考虑为水平传播感染。如患儿的感染发生于进入NICU的48h后则为医院感染，包括转出NICU进入普通病房后48h内发生的感染。

（二）新生儿病房医院感染的常见病原体

引起新生儿病房医院感染的病原体（pathogens）包括细菌（bacteria）、病毒（virus）、真

菌（fungus），其中以各种细菌感染最常见，约占95%。近年来，随着抗生素的广泛使用，全球范围新生儿病房均出现了各种耐药细菌的定植和感染流行，甚至发生感染暴发。发达国家主要以革兰氏阳性菌（gram-positive，G^+）为主，发展中国家主要以革兰氏阴性菌（gram-negative，G^-）为主，近年来真菌感染也日趋增加开始引起关注。肺部感染（包括呼吸机相关性肺炎）中，革兰氏阴性菌为主要病原体，革兰氏阴性菌和真菌是医院感染引起死亡的主要病原体。

（三）常见病原体的传播途径

1. **空气传播** 空气传播以空气为媒介，传播微生物气溶胶。一般通过飞沫、飞沫核和尘埃三种方式进行。国内外调查表明，病原体经空气传播是医院感染的主要途径之一，如：流行性感冒病毒通过空气飞沫可在全病区传播；水痘病毒可在新生儿病房或儿科病房通过空气传播导致水痘暴发。空气是新生儿感染的最重要的传播途径之一。新生儿病房的空气流通、温度、湿度都与院内感染有一定的关系。新生儿抵抗力差，空气污染较容易导致这个群体的感染。

2. **接触传播** 接触传播是人与人之间传播的常见方式之一，它分为两种传播方式：

（1）直接接触传播：直接接触传播是患儿与其他患儿或医护人员接触，含病原体的分泌物不经外界传播，而直接接触发生。母婴之间可由直接接触而传播疱疹病毒、沙眼衣原体、淋球菌或链球菌等。

（2）间接接触传播：间接接触传播常见的方式为病原体从感染源污染医护人员手或病室内杂物（如床单、食具、便器等），再感染其他患儿。在这种传播中，医护人员的手起着重要媒介作用。医护人员的手由于工作关系经常可能接触患儿的传染性物质及其污染的物品，很容易再将病原体传给其他患儿或医护人员。

3. **血行传播** 新生儿皮肤屏障功能发育不完善，防御功能差，抵抗力低下，皮肤柔嫩，易受到损伤，且皮下血管丰富，易成为细菌侵入的门户。另外，由于新生儿皮肤的屏障功能脆弱，皮肤中含水量较多，pH值较高，有利于细菌的生长。

4. **共同媒介物传播** 医院中血液、血液制品、药物及各种制剂、医疗设备、水、食物等均为患儿共用或常用，因其受到病原体污染引起医院感染，称为共同媒介物传播。常见的有：经水传播、经食物传播、经药品及各种制剂传播。

（四）新生儿病房医院感染的常见感染类型

1. **血流感染** 血流感染的诊断常有赖于不同部位多次血培养的阳性结果或其他严格的诊断标准，导管相关性血流感染（catheter related blood stream infection，CRBSI）最常见。近年来，导管所致血流感染在新生儿重症监护病房中的发生率明显增加。许多低出生体重儿或者患有急症的新生儿需要持续的静脉导管给药，虽然这一治疗方式已经趋于成熟，但却在很大程度上增加了CRBSI的发生率。CRBSI指带有血管内导管或者拔除血管内导管48h内的患者出现菌血症或真菌血症，并伴有发热（>38℃）、寒战或低血压等感染表现，除血管导管外没有其他明确的感染源。

2. **肺部感染** 肺部感染指包括终末气道肺泡腔及肺间质在内的肺实质炎症，病因以感染最为常见，还可由理化、免疫及药物因素引起。其中肺炎较典型，具有代表性，最常见的是呼吸机相关性肺炎（ventilator associated pneumonia，VAP）。呼吸机相关性肺炎指因非肺部感染性疾病经气管插管行机械通气≥48h，或因感染行机械通气≥48h后肺部出现新的感染

（临床表现及实验室检查证实），属院内感染性肺炎。

3. 泌尿系统感染 泌尿系统感染是指泌尿道（从尿道口到肾）的任何部位发生的细菌感染的总称。尿路感染是指病原体在尿中生长、繁殖，并侵入尿道黏膜或组织，尿路上皮对细菌侵入导致的炎症反应，尿培养检查结果细菌或真菌阳性，通常伴随有菌尿和脓尿。

4. 消化系统感染 消化道感染以肠道病毒感染为主，消化道感染主要是通过携带病原体患儿的排泄物（如呕吐物、粪便等）传播的，是属于粪口途径传播的疾病。

5. 中枢神经系统感染 中枢神经系统感染是多种病毒侵犯中枢神经系统引起的脑膜炎和/或脑炎。患儿可通过腰椎穿刺术确诊，进行脑脊液的常规检查、细胞学和特异性检查，做脑脊液细菌培养或药敏试验，尽可能做病原学检查，是预防和治疗中枢神经系统感染、降低后遗症发生率最好的手段。

二、新生儿病房环境及医院感染预防与控制的基本要求

（一）病房的医院感染管理基本要求

1. 建立职责明确的新生儿病区医院感染管理小组，病区负责人应为本病区医院感染管理第一责任人，医院感染管理小组人员应包括医生和护士，医院感染管理小组人员宜为病区内相对固定人员，医生宜为主治医师以上职称。

2. 医院感染管理小组负责新生儿病区医院感染管理工作，明确小组及其人员的职责，制定并不断完善病区的医院感染相关规章制度，并落实于医疗、护理工作实践中。

3. 配合医院感染管理部门对本病区的医院感染监测，及时报告医院感染病例，应定期对医院感染监测、防控工作的落实情况进行自查、分析，发现问题及时改进，并做好相应的记录。

4. 结合本病区多重耐药菌感染及细菌耐药情况，落实医院抗菌药物管理的相关规定。

5. 建立人员岗位培训和继续教育制度，负责本病区所有工作人员，包括医生、护士、进修人员、实习学生、保洁人员等，应接受医院感染管理知识和技能的培训。

6. 接受医院对本病区医院感染管理工作的监督、检查与指导，落实医院感染管理相关改进措施，评价改进效果，做好相应记录。

（二）病房的建筑布局与设施要求

1. 新生儿病房整体布局应以洁污分开为原则，医疗区域、医疗辅助用房区域、工作人员生活学习区域、污物处理区域等应相对独立。

2. 床单元使用面积应不少于 $15m^2$，床间距应大于 1m。

3. 应至少配备 1 个单间病房，配备专门的隔离房间，使用面积不少于 $18m^2$。

4. 室内不摆放干花、鲜花或盆栽植物。

5. 保持环境整洁，不使用破损或难清理的桌椅，装饰遵循不产尘、容易清洁和消毒的原则。

（三）病房的人员管理

1. 应配备有足够数量、受过专门训练、具备独立工作能力的专业医务人员，NICU 应掌握重症医学的基本理论、基础知识和操作技术，掌握医院感染预防与控制知识和技能，护士人数与实际床位数之比不低于 1.5:1。

2. 护理多重耐药菌感染或定植患儿时,宜分组进行,人员相对固定。

3. 患有呼吸道感染、腹泻等感染性疾病的医务人员,应避免直接接触患儿。

（四）医务人员的职业防护

个人防护用品:用于保护医务人员避免接触感染性因子的各种屏障用品。包括口罩、手套、护目镜、防护面罩、防水围裙、隔离衣、防护服等。

1. **医用外科口罩**　在诊疗、护理操作过程中,有可能发生血液、体液飞溅到面部时使用;与飞沫隔离患儿距离 1m 以内时使用。

2. **N95 防护口罩**　接触经空气传播或近距离（≤1m）接触飞沫隔离的呼吸道感染患儿时使用。

3. **护目镜和防护面罩**　在诊疗、护理操作过程中,有可能发生血液、体液飞溅到面部时使用;近距离接触经飞沫传播的传染病患儿时使用。

4. **无菌手套**　接触患儿黏膜或破损的皮肤时使用;无菌操作时使用。

5. **隔离衣**　接触隔离患儿时使用。

（五）手卫生要求

1. **定义**　手卫生是洗手、手消毒和外科手消毒的总称。洗手指使用流动水加皂液洗手;手消毒指使用快速（无水）手消毒剂洗手;外科手消毒指外科手术前医务人员普通洗手加消毒剂洗手。医务人员、患儿陪护者、探视者等来访者均应严格遵守本规范。

2. **手卫生设施**

（1）洗手设施:新生儿病室应设有流动水洗手设施,应配备足够的非手触式水龙头开关。洗手设施与床位数比例不低于 1:2,单间病房应每床 1 套。

（2）洗手用品:使用一次性包装的液体皂液,临床部门禁止使用固体肥皂。

（3）干手设施:干手用品宜使用一次性干手纸巾。

（4）快速手消毒剂:治疗车、医生查房车、NICU 患儿床旁必须配备快速手消毒剂,不便于洗手的地方也应配备快速手消毒剂。

3. **手卫生指征**　当手部有可见的污染物或者被患儿的血液、体液污染后,应用皂液和流动水或抗菌皂液和流动水洗手。具体指征包括:①接触患儿前后,从同一患儿身体的污染部位移动到清洁部位时。②接触患儿的血液、体液、分泌物、排泄物。③进行无菌操作前。④接触患儿物品后。⑤穿脱隔离衣前后。⑥摘手套后。

4. **洗手方法**　流动水皂液洗手时认真揉搓双手至少 15s,应注意清洗双手所有皮肤,清洗指背、指尖和指缝,具体揉搓步骤如下:①掌心相对,手指并拢,相互揉搓。②手心对手背沿指缝相互揉搓,交换进行。③掌心相对,双手交叉指缝相互揉搓。④右手握住左手大拇指旋转揉搓,交换进行。⑤弯曲手指使关节在另一手掌心旋转揉搓,交换进行。⑥将五个手指尖并拢放在另一手掌心旋转揉搓,交换进行。⑦必要时增加对手腕的清洗。

5. **手套的使用指征**　医务人员进行侵入性操作时应戴无菌手套,戴手套前、脱手套后应洗手。一次性无菌手套不得重复使用,手套只能作为洗手的附属品而不能代替洗手。具体指征包括:①接触患儿,手可能被污染时;接触患儿黏膜、体液时,应戴清洁手套。②工作人员接触传染病患儿时、做支气管镜或类似检查时,应戴清洁手套。③处理传染患儿与可疑传染患儿污物,应戴清洁手套。④护理免疫力低下的患儿时,戴无菌手套。⑤工作人员在进行手术操作时,戴无菌手套。⑥进入体腔的侵入性操作时,戴无菌手套。

6. 手卫生相关知识培训

（1）培训对象：有可能接触患儿的所有医务人员；重点培训医院感染发生率高的科室医务人员及文员、工人、实习生、进修人员；患儿家长。

（2）培训内容：手卫生指征；手卫生方法。

7. 手卫生监测 医院感染管理科每季度对重点部门进行手卫生消毒效果的监测,当怀疑流行暴发与医务人员手有关时,及时进行并加以积极干预。

（六）病房的环境清洁消毒方法与要求

1. 病区内不应摆放毛绒类等不便于清洗消毒的挂件、玩具或饰品。

2. 治疗车上物品应摆放有序,上层放置清洁与无菌物品,下层放置使用后物品;治疗车应配备快速手消毒剂,每天进行清洁与消毒,遇污染随时进行清洁与消毒。

3. 医疗区域和患儿使用的物体表面（包括监护仪器、呼吸机或输液设备等的表面）应每天清洁消毒 1~2 次,保持清洁干燥;遇污染时应及时清洁与消毒。计算机键盘宜使用键盘保护膜覆盖,表面每天清洁消毒 1~2 次。

4. 一般性诊疗器械（如听诊器、软尺、体温表等）不宜共用,如需要交叉使用,应一用一消毒。

5. 床单、棉被等直接接触患儿的床上用品,被污染时应及时更换;被服使用前应先臭氧消毒,更换后的用品应及时送被服间。

6. 间接接触患儿的床垫使用塑料材质或可擦拭材质,每位患儿使用后擦拭消毒;病床隔帘、窗帘、围帘需保持干净、整洁,至少半年清洗一次,如遇污染需及时清洗消毒。

7. 常规使用一次性医用消毒湿巾对一般物体表面和诊疗器械进行清洗消毒或者用500mg/L 含氯制剂的纱布进行清洗消毒,纱布一用一丢弃。

8. 病区内有特殊感染聚集发生时,应评估一次性医用消毒湿巾消毒效果是否到位;必要时可更换成浸有 500mg/L 含氯制剂的纱布进行清洗消毒,纱布一用一丢弃。

9. 多重耐药菌感染或定植患儿使用的医疗器械、设备应专人专用,使用后用 1 000mg/L含氯制剂的纱布进行清洗消毒,纱布一用一丢弃。

10. 地面应每天清洁消毒 1~2 次,尽量使用地巾拖地,一个房间一块地巾,地巾使用后统一清洗消毒。多重耐药菌感染或定植患儿的房间增加一次消毒,使用 1 000mg/L 含氯制剂消毒液拖地。

（七）空气消毒方法与监测方法

1. 空气消毒方法

（1）医疗区域定时开窗通风,每天通风≥2 次,每次 15~30min。

（2）安装具备空气净化消毒装置的集中空调通风系统。

（3）空气洁净技术：应该做好空气洁净设备的维护与监测,层流进出风口每周清洁消毒,保持洁净设备的有效性。

（4）空气消毒器：应符合《消毒管理办法》要求,使用者应按照产品说明书正确使用并定期维护,保证空气消毒器的消毒效果。

（5）紫外线灯照射消毒：每天消毒≥2 次,每次 20~30min,按照要求定期更换灯管并进行定期维护和检测。

（6）使用能够使空气达到卫生标准值要求的合法有效的其他空气消毒产品。

2. 空气监测方法

（1）采样时间：空气洁净后 30min 内，平板暴露时间 ≥20min。

（2）室内面积：室内面积 ≤30m² 时，设内、中、外对角线 3 点，内、外点应距墙壁 1m 处；室内面积 >30m² 时：设四角及中央 5 点，四角的布点部分应距墙壁 1m 处。

（3）采样方法：将普通营养琼脂平皿放置于各采样点，采样高度距地面 0.8~1.5m；采样时将平皿盖打开，扣放于平皿旁，暴露规定时间后盖上平皿盖及时送检。

（4）检测方法：将送检的平板置于 37℃温箱培养 48h，计数平均菌落数。

（5）检测结果：新生儿普通病房和 NICU 空气平均菌落数均应 ≤4cfu/皿。

（八）医疗废弃物和医用织物的处理要求

1. 分类、容器及标识

（1）医疗废弃物分为感染性医疗废弃物、病理性医疗废弃物、损伤性医疗废弃物、药物性医疗废弃物、化学性医疗废弃物。

（2）医院应设置专用的医疗废物分类收集容器，包括分类收集塑料袋、桶、封口带、锐器盒等，并有警示标识和警示说明。根据医疗废物的类别，将医疗废物分置合适的包装物或者容器内。

（3）医用织物分为感染性织物、脏污织物和清洁织物，并有相应的标识。感染性织物是指医院内被隔离的感染性疾病（包括传染病、多重耐药菌感染/定植）患者使用后，或被患者血液、体液、分泌物（不包括汗液）和排泄物等污染，具有潜在生物污染风险的医用织物。

2. 医疗废弃物的收集

（1）在盛装医疗废物前，应当对医疗废物包装物或者容器进行认真检查，确保无破损、渗漏和其他缺陷。

（2）禁止将医疗废物混入其他废物和生活垃圾中。

（3）感染性废物、病理性废物、损伤性废物、药物性废物及化学性废物不能混合收集。少量的药物性废物可以混入感染性废物，但应当在标签上注明。

（4）盛装的医疗废物达到包装物或者容器的 3/4 时，应当使用有效的封口方式，使包装物或者容器的封口紧实、严密。

（5）放入包装袋或者容器内的感染性废物、病理性废物、损伤性废物不得取出。

（6）隔离的传染病患儿或者疑似传染病患儿产生的医疗废物应当使用双层包装物，并及时密封。

（7）输血后的血袋属药物性废物，放置黄色医疗废物袋内，并按临床检验中心要求的时间内送至临床检验中心冰箱内保存 2h，高压灭菌后归入药物性废物处置。

（8）损伤性废物（医用针头、缝合针；各种医用锐器如解剖刀、手术刀、备皮刀、手术锯；载玻片、玻璃试管、玻璃安瓿等，还包括静脉注射管剪下来的针头）应放入锐器盒内。而使用后的注射器和静脉注射管宜按临床使用情况使用安全的方法去除针头锐器部位后，按感染性废物处理，放入黄色医疗废弃袋内。

（9）废弃的麻醉、精神、毒性等药品及配制后、使用后的化疗药物废弃物按医院危险品管理相关规定处理。

（10）医用输液袋、输液瓶（玻璃或塑料）不属于医疗垃圾，应放入白色塑料袋，可作为废品处理。

（11）脏污织物宜采用可重复使用的专用布袋或包装箱（桶）收集，也可用一次性专用塑料包装袋盛装；其包装袋和包装箱（桶）应有文字或颜色标识。确认的感染性织物应在患儿床边密闭收集，盛装感染性织物的收集袋（箱）宜为橘红色，有"感染性织物"标识。有条件可用专用水溶性包装袋；专用水溶性包装袋的装载量不应超过包装袋的2/3，并在洗涤、消毒前保持密封状态。

（12）盛装使用后医用织物的包装袋应扎带封口，包装箱（桶）应加盖密闭。用于盛装使用后医用织物的专用布袋和包装箱（桶）应一用一清洗消毒，使用后的一次性专用塑料包装袋按医疗废弃物处理。

3. 医疗废弃物的运送

（1）运送人员在运送医疗废物前，应当检查包装物或者容器的标识、标签及封口是否符合要求，不得将不符合要求的医疗废物运送至医疗废弃物暂存地。

（2）运送人员在运送医疗废物时，应当防止造成包装物或容器破损和医疗废物的流失、泄漏和扩散，并防止医疗废物直接接触身体。

（3）运送医疗废物应当使用防渗漏、防遗撒、无锐利边角、易于装卸和清洁的专用运送工具。

（4）工勤人员每天定时将废弃物送往医疗废弃物暂存地，严防废弃物在各科室存放过久。

（5）运送使用后医用织物和清洁织物的专用运输工具应分别配置，不应交叉使用。

（6）废弃物和医用织物收集车每次收集的容量不可超过车厢的平面，运送完毕后应及时清洁消毒。

4. 医疗废弃物的存储

（1）医疗废弃物暂存点和暂存地应远离医疗诊疗区域、食品加工区、人员密集活动区，设有明显的医疗废物警示标识。废弃物的存放要做好防盗、防渗漏、防蚊蝇、防蟑螂、防鼠以及防止非工作人员和儿童接触等。

（2）医疗废弃物暂存点和暂存地应与生活垃圾存放场所区分，方便医疗废物运送人员及运送工具、车辆的出入。

（3）医疗废弃物暂存点和暂存地应有：①严密的封闭措施，要求上锁。②设专（兼）职人员管理，防止非工作人员接触医疗废物。③应防止渗漏、雨水冲刷及避免阳光直射。④有"禁止吸烟、饮食"的警示标识。

（4）使用后医用织物和清洁织物应分别存放于使用后医用织物接收区（间）和清洁织物储存区（间）的专用盛装容器、柜架内，并有明显标识；清洁织物存放架或柜应距地面高度20~25cm，离墙5~10cm，距天花板≥50cm。

（5）使用后医用织物的暂存时间不应超过48h；清洁织物存放时间过久，如发现有污渍、异味等感官问题应重新洗涤；使用后医用织物每次移交后，应对其接收区（间）环境表面、地面进行清洁，并根据工作需要进行物表、空气消毒。

三、新生儿病房各类导管的预防与控制措施

随着新生儿重症监护技术的日益进步，新生儿救护所需的导管种类越来越多，包括静

脉导管(外周静脉置管、经外周静脉置入中心静脉导管、脐静脉导管)、动脉导管(外周动脉置管、脐动脉导管)、气管插管、导尿管等。然而这些导管的留置也会给患儿带来相应的器械相关并发症,如导管相关性血流感染、呼吸机相关性肺炎、导尿管相关性尿路感染等。NICU导管相关感染是新生儿病房最常见的并且可以预防的医院感染,也是近年来国内外研究的院感防控热点。

(一)导管相关性血流感染的预防措施

1. **选择最合适的中心静脉置管位置** 导管植入部位会影响导管相关感染和静脉炎的发生率,部分导管感染的风险可能与血栓性静脉炎的风险和局部皮肤菌群密切有关。与颈内静脉或锁骨下导管相比,股动脉导管感染和深静脉血栓形成的风险更高。因此,在进行相关操作之前,首先要选择最合适的中心静脉置管位置。

2. **手卫生** 正确的手部卫生或清洁消毒方法可以有效地减少CRBSI。在进行相关操作前后,要保持手部的卫生,防止不必要的感染。

3. **消毒液的选择** 常规的CRBSI预防主要采用碘酊来进行皮肤消毒,但临床效果表明:采用2%的氯己定比采用10%的碘酊或70%的乙醇的皮肤消毒效果更好,能够更有效地降低CRBSI。如果有氯己定的禁忌证(如过敏症),可以使用碘酒、碘伏或70%乙醇作为替代品。在植入导管前和换药前,使用消毒剂消毒皮肤,需要有待干时间。消毒导管连接器、无针连接器和注射接口可以使用含酒精氯己定制剂或70%乙醇。

4. **最大无菌屏障** 在进行置管操作时,相关人员应该严格执行最大的无菌屏障。在置入中心静脉导管期间,医护人员应使用无菌隔离衣、无菌手套、口罩和帽子,以及用无菌治疗巾覆盖患儿全身。

5. **敷贴的选择** 透明的半渗透性敷料比纱布敷料更优选,因为它们可以连续性地直接观察导管部位情况。按需更换透明敷料,新生儿并不需要每7d更换置管部位使用的透明敷料。

6. **输液套件的更换** 输注套件用于将液体、药物和营养物输入到患儿的体内,长时间使用这些套件会增加感染的风险。极低出生体重儿的药物需要通过静脉输液过滤器过滤后再进入患儿体内,以避免细菌和药物杂质进入。

(二)呼吸机相关性肺炎的预防措施

新生儿气管插管是临床工作中抢救新生儿呼吸循环衰竭时的重要救治措施。随着机械通气在NICU的普遍应用,VAP的发生率也显著增加,高达70%。新生儿VAP的预防措施包括:手卫生、气管插管操作、吸痰操作、喂养护理、体位护理、口腔护理及呼吸道护理用物管理。

1. **手卫生** 做呼吸道护理前后、接触呼吸护理用物及做口腔护理前后都要做好手卫生;处理冷凝水和触碰呼吸道、口腔分泌物时需要戴手套。

2. **气管插管操作** 每次插管都需要使用新的无菌管道;确保插管过程中气管导管不要碰到床单或者环境中的其他物品;使用消毒过的喉镜;每次更换气管插管胶布或者更换体位时都应该有至少2位医护人员配合。

3. **吸痰操作** 重新固定插管时、更换胶布时、吸痰时、更换体位时、拔管时、重新插管时都需要清理咽后壁的分泌物;应用密闭式吸痰系统;按需进行吸痰,并避免使用生理盐水稀释痰液。

4. **喂养护理** 避免胃胀（避免推注喂养，每 4h 检查胃潴留，监测腹围）；应用相应的护理措施预防反流（体位护理）。

5. **体位护理** 确保患儿体位是中位线，当耐受机械通气之后应给予侧卧位；保持床头尽可能抬高 15°~30°；对于胃食管反流新生儿尽可能抬高头部 30°；喂养后确保左侧卧位。

6. **口腔护理** 口腔护理的时机为：①每 3~4h 口腔护理一次。②重新气管插管前。③重置胃管前。插管后 24h 之内开始口腔护理；细菌容易繁殖的区域例如舌头、口腔、唇部、气管插管以及胃管都应该在做口腔护理的时候轻轻擦洗；口腔护理时应该评估口腔、舌头、唾液以及气管插管、胃管的情况；应用水溶性的湿化剂或者无菌水来保持唇部和齿龈的健康，避免使用石蜡油或者含有酒精成分的湿化剂；尽可能使用母亲的初乳进行口腔护理。

7. **呼吸道护理用物管理** 使用单独的吸痰管、连接管等进行口腔和气道吸引；只有在密闭式系统有更换指征（例如污染）时进行更换；每次使用完复苏囊都需要进行清洁消毒处理；复苏囊不要放在患儿床单位上，应放在干净的、不密封的塑料袋里面；口腔吸引管道应为一次性，用完即扔，不应该直接放在患儿暖箱内；每 24h 更换口腔吸引管以及储存袋；用针筒吸引时应该即用即扔；每 2~4h 在更换体位前倾倒一次冷凝水；在更换体位或者引流冷凝水等操作时，避免断开呼吸机管道；如果呼吸机管道有可见的污染或者机械通气功能不正常时可以考虑更换；应用双程可加热的呼吸机回路。

（三）导尿管相关性尿路感染的预防措施

1. 应严格掌握留置导尿管指征，每日评估留置导尿的必要性，尽早拔除导尿管，防止导尿管相关性尿路感染（catheter-associated urinary tract infection，CAUTI）的发生。

2. 操作时应严格洗手、严格消毒、严格遵守无菌技术操作规程。

3. 置管时间大于 3d 者，宜持续夹闭、定时开放。

4. 应保持尿液引流系统的密闭性，不应常规进行膀胱冲洗。

5. 应做好导尿管的日常维护，保持引流尿管通畅，避免引流管及集尿袋弯曲受压，防止滑脱，保持尿道口及会阴部位的清洁，每日用 0.5% 安尔碘棉球或生理盐水棉球消毒尿道口及会阴周围 2 次。

6. 应保持集尿袋低于膀胱水平，防止反流。

7. 长期留置的导尿管宜定期更换，普通导尿管 7~10d，特殊类型导尿管按照说明书定期更换。

8. 更换导尿管时应将集尿袋同时更换，更换集尿袋应按照说明书定期更换。

9. 采集尿标本时应在密闭状态下取尿，做微生物检测时应在导尿管侧面以无菌操作方法针刺抽取尿液，其他目的采集尿标本时应从集尿袋开口采集。

四、新生儿病房医院感染的监控与上报

（一）新生儿病房医院感染的监控

1. **院内感染监测的定义及目的** 院内感染监测是指长期地、系统地、连续不断地观察、收集和分析院内感染在一定人群中的发生和分布及其影响因素，并对监测结果进行系统的

分析和总结,以掌握院内感染的发病率、高危因素、多发部位等,为更有效的预防与控制院内感染的发生提供科学依据,减少医院感染的发生。院内感染监测的目的是为了了解实际情况和采取措施的有效性,以减少或消除各种导致院内感染发生的危险因素,降低院内感染发生率,提高医疗和护理质量。

2. 院内感染监测的方法

(1)资料收集:在医院感染的监测中,感染病例的资料收集是最基础、最具体的工作之一。资料收集的途径主要包括查阅病历、医护查房、微生物学检验报告等。新生儿病房的院感专员应定期到病房巡视,向医生和护士了解是否有医院感染的新病例,对新病例的情况进行核实。宜采用信息系统进行数据监测和资料收集。通过院感专员查房及时发现医院感染的患者,以便于在第一时间采取相应的控制院内感染发生及暴发的措施。

(2)效果监测:应每季度监测物体表面、医务人员手和空气的消毒效果,当怀疑病房医院感染暴发、病房新建或改建以及病房改变消毒方法时,应及时进行监测。应积极开展目标性监测,包括呼吸机相关性肺炎、导管相关性血流感染、导尿管相关性尿路感染、多重耐药菌监测等。对于疑似感染患儿,应采集标本做微生物检验和药敏试验。

(3)资料整理:定期对所采集到的资料进行整理分析。整理和分析可使所监测到的资料成为能说明问题的有用信息,通过对信息的分析和比较,从中找出高危因素,制订有效的控制院内感染发生及暴发的措施。对所获得的原始资料必须根据监测的目的和统计学要求进行整理。常用的统计学指标有:医院感染发生率、医院感染罹患率、医院感染部位发生率和医院感染患病率等。

(4)资料分析:资料分析的主要内容包括新生儿病房医院感染总的发生率;不同系统医院感染的发生率;不同部位医院感染的发生率;导管相关的医院感染发生率;医院感染高危因素的分析;医院感染病原学及耐药性特点分析;医院感染的趋势分析。

(5)资料报告:资料通过整理和分析后,应写成有关报告向相关上级进行汇报,以便于采取相应的医院感染预防措施来预防与控制院内感染发生及暴发。

(二)医院感染暴发的上报及处理流程

1. 报告程序Ⅰ 3 例以下医院感染或疑似医院感染暴发,上报医院内部医院感染管理委员会内部处理。

2. 报告程序Ⅱ 医院发现以下情形时,医院(非个人)应当于 12h 内向所在地区级卫生行政部门报告,并同时向所在地疾病预防控制机构报告:①5 例以上疑似医院感染暴发。②3 例以上医院感染暴发。

3. 报告程序Ⅲ 经省级部门确认发生以下情形的,省级部门应当于 24h 内上报至卫生行政部门:①5 例以上医院感染暴发。②由于医院感染暴发直接导致患者死亡。③由于医院感染暴发导致 3 人以上人身损害后果。

4. 报告程序Ⅳ 医院发生以下情形时,应当按照《国家突发公共卫生事件相关信息报告管理工作规范(试行)》的要求,在 2h 内向所在地区级卫生行政部门报告,并同时向所在地疾病预防控制机构报告。所在地的区级卫生行政部门确认后,应当在 2h 内逐级上报至省级卫生行政部门,省级卫生行政部门进行调查,确认发生以下情形的,应当在 2h 内上报至卫生行政部门:①10 例以上的医院感染暴发。②发生特殊病原体或者新发病原体的医院感染。③可能造成重大公共影响或者严重后果的医院感染。

（三）医院感染暴发控制措施

1. 临床科室必须及时查找原因,协助调查和执行控制措施。

2. 医院感染管理科必须及时进行流行病学调查处理,基本步骤如下:

（1）主管院长接到报告,应及时组织相关部门协助医院感染管理科开展流行病学调查与控制工作,并从人力、物力和财力方面予以保证。

（2）证实流行或暴发:对怀疑患有同类感染的病例进行确诊。

（3）查找感染源:对感染患儿、接触者、可疑传染源、环境、物品、医务人员及陪护人员等进行病原学检查。

（4）查找引起感染的因素:对感染患儿及周围人群进行详细流行病学调查。

（5）制订和组织落实有效的控制措施:包括对患儿作适当治疗,进行正确的消毒处理,必要时隔离患儿甚至暂停接收新患儿。

（6）分析调查资料,对病例的科室分布、人群分布和时间分布进行描述;分析流行或暴发的原因,推测可能的感染源、感染途径或感染因素,结合实验室检查结果和采取控制措施的效果综合判断。

（7）写出调查报告,总结经验,制订防范措施。

3. 积极配合卫生行政部门对医院感染流行或暴发的调查和控制。

4. 确诊为传染病的医院感染,按《传染病防治法》的有关规定进行。

【新生儿病房医院感染预防与控制复习题】

1. 新生儿病房医院感染的常见病原体及感染类型方面的描述,**错误**的是（C）

A. 新生儿出生后 48h 内发生的感染考虑为母婴垂直传播感染

B. 引起新生儿病房医院感染的病原体包括细菌、病毒、真菌等

C. 发达国家主要以革兰氏阴性菌（G^-）为主,发展中国家主要以革兰氏阳性菌（G^+）为主

D. 新生儿常见病原体的传播途径是接触传播

E. 新生儿肺部感染最常见的是呼吸机相关性肺炎

2. 以下关于新生儿病房医院感染的报告程序,说法**错误**的是（A）

A. 3 例以上的医院感染暴发,上报医院内部医院感染管理委员会内部处理

B. 3 例以上医院感染暴发,医院应当于 12h 内向所在地区级卫生行政部门报告

C. 5 例以上医院感染暴发,省级部门应当于 24h 内上报至卫生行政部门

D. 5 例以上疑似医院感染暴发,医院应当于 12h 内向所在地区级卫生行政部门报告

E. 可能造成重大公共影响或者严重后果的医院感染,在 2h 内向所在地区级卫生行政部门报告,并同时向所在地疾病预防控制机构报告

3. 新生儿病房环境及医院感染预防与控制的基本要求说法**不正确**的是（E）

A. 建立职责明确的新生儿病区医院感染管理小组

B. 配合医院感染管理部门对本病区的医院感染监测

C. 应接受医院感染管理知识和技能的培训

D. 接受医院对本病区医院感染管理工作进行监督、检查与指导

E. 建立人员岗位培训和继续教育制度,负责全院所有工作人员

4. 关于手卫生指征,以下说法**不正确**的是（C）

A. 接触患儿前后,从同一患儿身体的污染部位移动到清洁部位时

B. 接触患儿的血液、体液、分泌物、排泄物、伤口敷料之后

C. 进行无菌操作后

D. 接触患儿物品后

E. 摘手套后

（胡晓静 朱晓婷）

第四节 危重新生儿转运

在产检时明确有高危妊娠风险因素的母亲,应该前往三级妇幼保健院建卡产检、待产分娩。但有 30%~50% 的 NICU 住院患儿母亲存在不规律产检、孕期无异常表现,直至孕晚期才出现异常,或发生不明原因早产等原因,导致母亲无法及时转到有条件的妇幼保健院待产。产科医院虽然能实施基础心肺复苏抢救,维持新生儿的基础生命体征,但缺乏 NICU 专业的设备、治疗和护理技术,复苏后无法给予持续的、专业的治疗和护理。因此,需要新生儿转运团队将需要入 NICU 治疗的新生儿,从产院安全转运至儿科专科医院的 NICU。转运时,新生儿转运团队需保证新生儿的安全,时刻准备应对可能出现的突发情况和病情变化。参与新生儿转运的医护人员应进行专业的理论和操作技能培训,掌握转运设备的操作原理,及时解决相关问题。

一、稳定新生儿转运

S.T.A.B.L.E 项目是以 1 个单词高度概括新生儿复苏后至转运前,所需进行的所有治疗和护理措施,整个单词的意思是稳定。每 1 个字母代表 1 项需要评估、治疗、护理的内容。S.T.A.B.L.E 项目中,S（sugar and safe care）代表血糖和安全、T（temperature）代表体温、A（airway）代表气道、B（blood pressure）代表血压、L（laboratory work）代表实验室检查、E（emotional support）代表情感支持。

二、转运时血糖的护理

（一）容易发生低血糖的患儿

大部分符合转运指征需要进行转运的新生儿都存在低血糖的风险,所以转运新生儿前需要通过采集足跟血检测血糖数值,并结合母亲的孕产史、患儿的孕周、体重等基本信息和高危因素,综合评估患儿的血糖情况。危重新生儿、早产儿、小于胎龄儿、糖尿病母亲婴儿、大于胎龄儿以及先天异常的患儿,都容易发生严重的低血糖症。

（二）床旁血糖监测

目前国内的新生儿病区或 NICU 一般通过采集患儿足跟末梢血或者动脉血气分析中的血糖值来进行血糖的评估,新生儿转运血糖监测主要以采集足跟末梢血为主。一般而言,动

脉血气中的血糖数值要略高于末梢血血糖数值,并且血糖数值越低,监测结果误差越大。

如果末梢血血糖监测数值偏低,可以通过实验室复查血浆血糖或者比较动脉血气分析中的血糖值。但是要注意不能为了等待实验室检查结果而延误低血糖的治疗。临床所使用的血气分析仪和快速测量血糖仪,应每天进行质控测试,以评估检验设备测量的准确性,临床应避免发生由于设备问题引起的血糖值测量误差。

（三）低血糖的临床表现

一般认为血浆血糖数值的正常范围是 2.6~7.8mmol/L。除了监测血糖数值偏低,低血糖的患儿还会出现紧张不安、易激惹、肌张力低、萎靡、高调哭声或哭声微弱、低体温、吸吮动作不协调、呼吸过快、发绀、呼吸暂停和抽搐等临床表现。

需要特别注意的是,有些低血糖患儿并不会出现非常明显的临床表现,且这些临床表现并非是低血糖症状特有的,其他疾病依然会出现。因此,转运新生儿的持续监测血糖、关注血糖问题是十分重要的,特别是存在低血糖高危因素的新生儿。

（四）新生儿低血糖的治疗

1. **静脉补液** 一般出生 24h 以内的新生儿需要补液时,外周静脉营养无须添加电解质和脂肪乳剂,只需输注 10% 葡萄糖,在有条件的情况下,最好在 10% 葡萄糖中加入氨基酸。为了维持患儿的血糖稳定,输注的葡萄糖溶液需在 24h 中以 5.5mg/（kg·min）的糖速匀速输入,因为这个糖速与健康新生儿禁食时,肝脏产生葡萄糖的速度 4~6mg/（kg·min）相近。

2. **静脉推注葡萄糖** 当患儿血糖低于 2.2mmol/L 时,应静脉推注 10% 葡萄糖 2ml/kg,推注速度约为 1ml/min。为了避免高血糖或者低血糖反弹,不能使用 25% 或 50% 的葡萄糖。

3. **提高糖速** 如果引起患儿低血糖的主要原因是高胰岛素血症,那么外周静脉补液和静脉推注 10% 葡萄糖效果可能并不明显。此时,需要考虑增加糖速、提高糖浓度 12~15mg/（kg·min）。

（五）低血糖的护理

1. **评估** 结合母亲和患儿的孕产史,综合评估患儿低血糖的高危因素。

2. **外周静脉穿刺及补液** 推荐使用无针系统,防止针刺伤的发生。静脉穿刺前应做好消毒。静脉穿刺时,应注意无菌操作,可以使用安慰奶嘴或糖水安抚患儿,减少静脉穿刺引起的疼痛。遇到疑难穿刺时,可以使用红外可视装置帮助提高穿刺成功率。

3. **血糖监测** 每 15~30min 复查血糖情况,直至连续 2 次血糖正常后,可延长血糖的监测间隔。血糖问题需持续关注,根据血糖变化趋势,由客观的临床表现来决定血糖监测频次。

4. **糖速与中心静脉** 当医生提高 10% 葡萄糖糖速时,需密切关注葡萄糖浓度。当补液中糖浓度超过 12.5%,需要建立中心静脉（经外周静脉置入中心静脉或脐静脉）进行补液。

三、转运时体温的护理

（一）低体温的原因

新生儿体表面积和身体质量之间比值偏大,脂肪量少,皮肤薄而不成熟、棕色脂肪量少,很难平衡热量的产生与丢失,容易发生低体温。低体温在早产儿、小于胎龄儿以及窒息复苏后的新生儿中更为常见。

（二）低体温的影响因素

新生儿低体温的发生除了与疾病本身有关外,还与外界给予的保暖措施相关,不科学的护理措施会加剧低体温的发生。患儿身体热量丢失引起低体温主要与4个主要机制有关:传导、对流、蒸发和辐射。

1. **传导** 指的是两个接触在一起物体间的热传递。例如给患儿称体重时,患儿的热量就会被传递到冰冷的体重秤面板上,导致热量丢失、体温下降。

2. **对流** 指当气流穿过物体时,会将物体上部分热量带走的过程。例如在产房中,如果将患儿放在通风口、窗边或者空调边,患儿的热量极易被对流气体带走。

3. **蒸发** 物体表面的水分被转化为气体时,会带走物体表面的部分热量。例如分娩后的新生儿,如果没有及时擦干躯体或者更换潮湿的床单,极易引起热量丢失,导致低体温。

4. **辐射** 指的是两个相互靠近的物体（没有发生接触）之间的热量传递。例如将患儿放置在窗旁时,患儿的体温高于窗和外墙的温度,从而引起热量的流失。

（三）低体温的护理

1. **监测体温** 患儿出生后应该时刻关注体温变化,定时监测体温。在有条件的情况下,应使用带有肤温监测的暖箱或者辐射台,及时预防低体温的发生。

2. **避免接触冷的物体表面** 患儿称体重时,在体重秤上放置温暖的毛毯,避免直接接触体重秤表面。使用听诊器时,可用手将听诊器表面捂热。放置患儿的暖箱或辐射台,可在患儿娩出前预热,避免患儿接触冷的床垫。需要特别注意的是,对患儿接触的物体表面进行预热时,物体表面的温度不能高于患儿的皮肤表面的温度,避免过分加热。不能使用电热毯或微波炉加热的毛毯,因为热量分布不均,容易烫伤。不能加热末梢循环不良处,不能使用热水袋。

3. **避免空气对流** 放置患儿的位置应注意避开空调、窗户或者通风口附近,避免空气对流带走患儿身体的热量。使用暖箱保暖时,注意箱门、操作窗、袖套处的密闭;使用辐射台时,应及时翻起辐射台四周的隔板。使用鼻导管、面罩、头罩或箱式给氧时,推荐使用加湿加热气流,避免湿冷气流接触患儿。

4. **使用聚乙烯薄膜** 对于体重 <1 500g 的早产儿,在娩出后,推荐立刻使用聚乙烯袋（食品级塑料袋）包裹患儿,减少热量和湿度的丢失。而体重 >1 500g 的患儿不推荐使用聚乙烯袋,避免发生体温过高。在使用聚乙烯袋时,注意薄膜不能盖住患儿脸部或口鼻部,避免堵塞呼吸道。

5. **使用包被包裹患儿** 当需要将患儿转移至操作台上或将患儿从产房转运到新生儿病区时,应使用包被包裹患儿,头部戴帽子,减少热量丢失。

6. **复苏时的保暖** 大部分危重新生儿或早产儿在娩出后需要进行窒息复苏或者气管插管用药,医护人员应该尽量避免遮挡保暖热源,例如辐射台的加热器。治疗、护理操作时,未操作的肢体部分应注意包裹保暖。

7. **按需擦干** 如果患儿娩出后,生命体征较为平稳,无须窒息复苏,可以立刻使用聚乙烯袋包裹保暖。若患儿病情危重,需要进行胸外按压、气管插管或静脉穿刺等复杂操作,需要及时擦干患儿,避免长时间在湿冷环境下对患儿进行治疗、护理操作。

8. **避免靠近冷源** 放置患儿的暖箱或辐射台应避免靠近冰冷的物体,如窗户和外墙。尽量选择具有双侧加厚箱门的暖箱,减少外接冷源对患儿的影响。

9. **控制室温** 环境的温度对于患儿体温的保暖也十分重要。因为热量的丢失会随着环境温度的降低成梯度下降,即环境温度越低,患儿越容易、越快发生严重的低体温。

10. **减少低体温因素** 当同时存在两种以上的热量丢失机制,热量丢失的程度将呈曲线形上升,所以在接诊患儿时,应尽可能地减少客观因素对患儿体温的影响。

（四）新生儿复温

对于严重低体温的患儿,目前尚无关于最安全复温方法的研究,也没有相应的指南与规范。在 S.T.A.B.L.E 项目中,给予了一些新生儿复温的建议与方案。

1. **严密监测患儿生命体征** 在对患儿进行复温时,需要严密监测患儿的生命体征、临床表现和血清酸碱平衡等实验室检查结果。复温操作的进度应根据患儿体温的变化进行个性化的调整。

2. **不推荐使用肤温控制模式复温** 根据辐射台或暖箱复温控制模式,当监测到患儿体温过低时,暖箱 / 辐射台会增加加热程度,以帮助患儿较快地恢复体温。体温上升过快,容易引起血管扩张导致低血压的发生,所以应避免体温上升过快,匀速复温。

3. **推荐的复温方法** 将暖箱设置为箱温控制,设置的箱温比监测到的患儿的核心温度高 1~1.5℃或与直肠温度相等。当患儿体温上升至或超过设定的箱温时,且没有出现生命体征的变化以及其他的恶化迹象,再次上调箱温,高于患儿的核心温度 1~1.5℃,持续到患儿的体温恢复至正常范围内。

四、转运时气道的护理

（一）新生儿呼吸的评估

大部分 NICU 收治的危重新生儿都存在各种原因引起的呼吸窘迫。参与新生儿转运的护士应掌握通过不同的临床表现,正确评估患儿的呼吸情况,给予正确合适的呼吸支持。

1. **呼吸频率** 新生儿呼吸频率正常值为 40~60 次 /min。当呼吸频率 >60 次 /min 时,称为气促。发生气促的原因一般为:通过高呼吸频率增加 CO_2 的排出,以代偿纠正酸中毒;或者患儿存在呼吸困难、以加快呼吸频率获得足够的气体交换。呼吸频率 <30 次 /min 称为呼吸频率过慢。呼吸频率过慢可能是由于患儿脑损伤引起的中枢性呼吸频率减慢,也可能是呼吸困难失代偿或者严重休克时引起。

2. **喘息呼吸** 当出现喘息呼吸时,气体交换是无效的,是即将发生呼吸心跳停止的征兆。此时应及时给予气管插管,使用呼吸机给予机械通气。

3. **呻吟** 患儿在呼气时发出"哼、哼"的声音。呻吟经常出现于存在呼吸窘迫的足月儿和早产儿中,患儿在呼气时,通过屏气将气体残留在肺内,以弥补功能残气量的不足,保证肺泡不完全塌陷。这是呼吸困难的一种表现,应及时给予呼吸支持,并尽早使用肺表面活性物质。

4. **鼻翼扇动** 指的是患儿鼻翼一张一合的过程。这是患儿通过鼻翼扇动增加气道直径,减少气道阻力增加气体交换的一种机制,出现鼻翼扇动时,表示患儿存在气体交换不足的情况。

5. 吸气性凹陷 指的是患儿在吸气时,胸骨上、肋下、胸骨下和肋间出现凹陷。随着呼吸困难的逐渐加重,出现的位置会越来越多,程度会越来越明显。

6. 呼吸音 听诊呼吸音可以帮助临床医护人员更准确地评估患儿的呼吸情况。痰鸣音提示需要进行气道吸痰护理,呼吸音弱提示气体交换不佳,呼吸音不对称提示一侧肺通气受阻,可能发生了气胸、膈疝等情况。同时,听诊呼吸音也是评估呼吸支持是否有效的方法之一。

7. 呼吸窘迫 通过综合客观地评估患儿呼吸困难的临床表现和轻重程度,以此来判断患儿呼吸窘迫的程度。对于危重新生儿而言,呼吸窘迫进行性加重的速度非常快。

（二）转运常见呼吸系统疾病

需要转运的危重新生儿,大部分都存在呼吸困难。其中有一部分属于原发性呼吸系统疾病,而另外一部分则是由于其他疾病继发出现呼吸困难表现。新生儿呼吸支持由轻度至重度有不同类型的机械通气方式,应根据患儿呼吸窘迫的严重程度和相关呼吸系统疾病给予合适的机械通气支持。新生儿呼吸窘迫综合征、后鼻孔闭锁、皮罗综合征、食管气管瘘/食管闭锁、先天性膈疝、气胸等是常见的呼吸系统疾病。

（三）机械通气的护理

转运时机械通气相关护理与 NICU 临床护理要求规范基本相同。区别是转运新生儿在120 救护车上,由于空间、时间、资源的限制,不适合进行复杂的治疗护理操作,所以在转运新生儿前,应全面、准确的评估患儿的呼吸情况,给予正确的治疗和护理措施,保证在患儿生命体征平稳的情况下转运。

1. 评估 综合评估呼吸窘迫的程度,同时结合孕产史及相关原发性疾病。

2. T 组合复苏器 推荐使用 T 组合复苏器代替传统复苏球囊进行呼吸支持或者心肺复苏。T 组合在提供传统正压支持的基础上,在呼气相也提供正压支持,防止肺泡的萎陷。T 组合支持压力实时显示,正压通气时压力支持准确,避免发生肺泡气压伤。T 组合除了能作为简易呼吸器使用,还能作为无创持续气道正压通气使用。当无法确定是否使用无创或有创呼吸支持时,可临时使用 T 组合进行持续气道正压通气。

3. 有效通气/复苏 当进行球囊复苏、无创/有创通气时,需要间歇检查复苏措施的有效性,例如供氧设备管道的连接、氧浓度的设定、面罩、鼻罩和鼻塞的气密性等。

4. 无创通气 无创通气能有效缓解患儿的呼吸窘迫症状。无创通气相对于有创通气,呼吸机相关性肺炎、慢性肺病等并发症的发生率显著降低,是产房复苏后首选的机械通气方式。但目前新生儿无创通气技术无法完全代替有创通气。所以当患儿达到有创通气指征或在无创通气下呼吸窘迫进一步加重时,仍需要进行气管插管有创通气。

5. 气管插管 若患儿呼吸窘迫严重,需要有创机械通气时,需进行气管插管操作。应该注意无菌操作,可采用经口或经鼻插管,经口插管难度低、创伤小、机械通气时无效腔量小,但不易固定,容易脱管;经鼻插管难度略高,容易造成鼻黏膜、口咽部甚至气道黏膜破损,并且容易对鼻部皮肤造成压疮,但固定相对牢固安全。转运护士应辅助配合医生选择插管成功率高、创伤更小的方式。插管前选择合适的气管插管和喉镜叶片,润滑气管插管,清理呼吸道,正确开放气道,辅助并提高医生的插管成功率,尽可能地减少呼吸道的损伤。插管操作中监测患儿生命体征,当患儿自主呼吸减弱或消失、心率减慢时,应立即停止插管给予正压通气复苏。固定气管插管时,根据患儿体重估算气管插管的深度,经口插管的深度约为患儿千克体重 +6cm,经鼻插管的深度约为患儿千克体重 +7cm。若患儿存在水肿症状,计算使用体重应酌情降低。

6. **吸痰** 气道分泌物积聚会加重呼吸窘迫,对于患儿呼吸情况的评估、无创通气的治疗效果和气管插管的成功率均有影响。转运护士应及时清理患儿呼吸道,在上救护车前,再次评估呼吸道分泌物情况,予以彻底清理呼吸道。120 转诊途中,吸引设备也应处于正常备用状态,便于转诊途中吸痰操作。转诊途中,由于空间限制,患儿被妥善固定,所以不易通过听诊痰鸣音方式判断气道分泌物情况。因此可通过患儿是否烦躁、呼吸机频率是否增快、自主呼吸是否加强、潮气量是否降低等方法综合判断患儿是否需要清理呼吸道。

五、转运时血压的护理

(一)休克的评估

1. **呼吸** 休克患儿早期可出现呼吸窘迫加重,例如吸气性凹陷、呻吟或鼻翼扇动、气促,随着休克的持续加重,会发生呼吸暂停,甚至喘息呼吸(心脏骤停前的不良征兆)。

2. **脉搏** 脉搏表现为减弱。休克严重时脉搏搏动不明显,一般肱动脉搏动比股动脉搏动更强。

3. **外周灌注** 患儿可出现皮肤花纹甚至全身皮肤苍白的情况,体温降低。测量患儿毛细血管再充盈时间将会大于正常值(3s),其中下肢较上肢的毛细血管再充盈时间更长。

4. **心率** 休克早期时,可出现心动过速,安静时心率持续 >180 次/min,提示心排血量不足或心力衰竭。当进展为重度休克时,可出现心动过缓,心率 <100 次/min,提示灌注严重不足。心动过缓是即将发生心跳呼吸骤停的不良征兆。

5. **血压** 休克早期时患儿血压可能正常或偏低,当出现明显低血压时,提示可能进入了休克心脏失代偿期。正常足月儿脉压为 25~30mmHg,早产儿 15~25mmHg。

(二)休克的治疗

休克治疗的基本原则是:确认引起休克的原因,识别和纠正任何可能损害心脏功能的相关或潜在问题。

1. **低血容量休克的治疗** 治疗的目的是改善循环血量。未出现急性失血时,可以使用生理盐水扩容。出现急性失血,在等待输血前也应先使用生理盐水进行容量复苏。

2. **心源性休克的治疗** 查找心功能不全的原因,对症治疗。可能的原因有缺氧、低血糖、体温过低、低血压、酸中毒、心律失常和感染等。

3. **感染性休克的治疗** 感染性休克通常伴有另外两种休克类型,所以在治疗上除了生理盐水扩容外,还需持续使用多巴胺,同时应用机械通气。

(三)休克的护理

1. **评估** 包括体温、末梢循环、皮肤情况、毛细血管再充盈时间和血压。

2. **静脉通路** 休克患儿应及时建立多条静脉通路或脐静脉/中心静脉,以备治疗时纠酸、扩容、强心等治疗需求。对于高渗药物,应选择粗大的静脉,避免外渗。

3. **有创血压的持续监测** 有创血压监测十分必要,但对于休克患儿在转运前动脉穿刺以及途中进行有创动脉压监测的风险较高。如存在动脉穿刺困难或转诊路途较短,应选择安全、快速的转诊回 NICU。同时,前期的扩容治疗也有助于改善循环,增加动脉穿刺成功率(也可选择脐动脉置管)。

六、实验室检查

辅助检查能客观有效的反馈患儿的基本情况与信息,帮助转运医生和护士对治疗和护理做出正确的判断。

1. **血气分析** 血气分析可以了解患儿酸碱平衡状况,确定酸碱失衡的原因,有助于判断休克情况。在应用机械通气后复查血气,也有助于调节合适的机械通气参数。

2. **X 线片检查** 胸片可以帮助确认气管插管的位置、判断肺部情况、排查是否存在气胸和心包积气。食管闭锁、食管 – 气管瘘、膈疝、气胸等消化道相关疾病也能通过胸腹片辅助诊断。推荐有条件的情况下先做 X 线片检查,如果能获得 2 张胸片的报告结果,通过 2 次 X 线片对比,可辅助判断患儿的病情。

3. **血培养** 产院采集母亲、脐血或患儿的血培养有助于转诊医院 NICU 更快了解患儿的感染情况,早期对症治疗。

4. **C 反应蛋白** C 反应蛋白是由肝细胞在炎症、感染、创伤或组织坏死的时候产生的蛋白质,被认为是急性期的反应物质。C 反应蛋白不通过胎盘,仅能反映婴儿急性期的感染水平。

5. **超声** 通过 B 超或心脏超声检查,可以及时了解患儿脑部是否存在出血或者心脏的情况,及时发现和确诊先天性心脏病或者肺动脉高压。

七、新生儿转运的情感支持

若早产儿或足月儿娩出时存在呼吸窘迫,父母往往是急切且没有足够心理准备。母婴分离的痛苦、对危重患儿病情的担心、对于现实的质疑、挫败感等,都是父母在危重患儿转诊时出现的困扰。新生儿转运团队除了妥善救治患儿外,还应与患儿父母做好沟通,打消父母的负面顾虑,保持良好的心态,为后期母乳喂养做准备。

1. **母婴同室** 如果母亲情况允许,尽量母婴同室。在患儿转运前,安慰父母并引导他们对患儿说一些鼓励的话、给患儿拍照或录制视频,最大程度安慰父母。对于危重、需要呼吸支持或极低、超低出生体重儿,根据实际情况酌情母婴同室。

2. **协助角色转换** 在与父母沟通中,医护人员应引导父母使用患儿的名字或者乳名称呼自己的孩子。对话时可以使用"你的儿子""你的女儿""你的宝宝"之类的称呼,有助于父母确立亲子关系。

3. **通俗易懂** 医学专业术语对于父母而言不易理解,危重新生儿从治疗到护理有许多内容需要父母知晓确认,父母短时间内很难接受太多复杂的信息,所以沟通时应该使用通俗易懂的语言,对于父母不理解的内容需做好重复解释的准备。

4. **给予鼓励与安慰** 父母对于患儿转运至 NICU 大部分都表现得手足无措,想为患儿做些什么,却无从下手。此时护理人员可以进行正确引导,例如鼓励父母通过泵乳储奶的方式,为后期病情稳定后的喂养做准备。

【危重新生儿转运复习题】

1. S.T.A.B.L.E 项目是以 1 个单词高度概括新生儿复苏后至转运前,所需进行的所有治

疗和护理措施,整个单词的意思是(D)

 A. 血糖   B. 安全

 C. 气道管理   D. 稳定

 E. 质量改进

2. 容易发生严重低血糖的患儿是(D)

 A. 足月出生母婴同室的新生儿

 B. 足月出生,生后暂时没有进行母乳喂养的新生儿

 C. 适于胎龄儿

 D. 大于胎龄儿

 E. 足月出生,生后暂时性奶粉喂养的新生儿

3. 一般认为血浆血糖数值的正常范围是(C)

 A. 2.2~2.6mmol/L   B. 2.0~5.8mmol/L

 C. 2.6~7.8mmol/L   D. 2.0~6.8mmol/L

 E. 2.2~5.8mmol/L

4. 患儿身体热量丢失引起低体温主要与4个主要机制有关,**不正确**的机制是(D)

 A. 传导   B. 对流

 C. 蒸发   D. 散热

 E. 辐射

(胡晓静 郑如意)

第五节　新生儿营养与喂养

新生儿营养的主要目的是满足机体对营养的需要,预防营养缺乏和促进生长,早期营养对于提高危重新生儿和早产儿的存活率、生存质量以及新生儿远期的健康也有重要积极的影响。

一、新生儿营养状况的评估

新生儿时期的能量丢失通常是由于对营养物质的吸收不完全所导致。尤其是早产儿,比足月儿和成人丢失的更多。能量消耗包括基础静息代谢率、活动、体温调节、新组织合成和食物特殊动力效应。能量储存通常指为满足生长需要的能量。对新生儿的能量消耗、储存和丢失量的计算是估计其能量需求的一种方式。只有正确地对新生儿进行营养评估才能发现营养缺乏、生长迟缓、喂养困难和不恰当的营养状态,从而进行适当的营养治疗以保证新生儿尤其是早产儿最佳的生长和发育。

(一)体重

体重是身体各组成部分的质量总和,包括瘦体重、脂肪、细胞内液和细胞外液。体重秤必须定期检查和校准,应该考虑到任何不能轻易去除的衣服的重量或设备(如静脉导管或

其他呼吸机管道、气管插管等）的重量。大多数现代电子秤的精度高达 5g,每天或隔日的称重是很重要的。足月儿体重增长速度为 20~30g/d,早产儿理想的体重增长应为类似宫内生长速度 15~20g/（kg·d）。体重的测量需每天固定相同的时间和测量工具。

（二）身长

身长相比于体重更能反映生长的情况。因为它一般不受体液因素的影响,所以可以更精确地显示瘦体重的状况。身长的测量一般每周 2~3 次,早产儿的理想身长增加速率是（0.8~1.1）cm/w。

（三）头围

头部生长测量可以用纸带,重复头部测量一次,以确保获得准确的数字。身长和头围应该每周测量,精确到毫米。一般每周测量一次,对于某些疾病（如脑室内出血或中枢感染）可以适当地增加测量频次以动态评估脑部疾病状况。新生儿理想头围增长为 0.5~1cm/ 周。

（四）生长曲线图

生长曲线图被用于比较新生儿的生长情况,一般有两种新生儿生长曲线图:宫内（胎儿）生长曲线图和宫外（生后）生长曲线图。宫内生长曲线图反映的是胎儿宫内生长情况。正常胎儿在宫内的生长速率和早产儿出生后生长速率参照值为纵向比较,可反映早产儿的生长趋势和追赶生长的特点。Fenton 宫内生长曲线和世界卫生组织儿童生长标准属于横向比较,反映个体早产儿与同月龄群体间的差异。

（五）摄入评估

在每天的临床工作中需要对营养摄入进行评估,评估内容包括: 液体入量和营养类型（胃肠内或胃肠外）,实际的液体入量和主要营养物质的量。评估的结果通常以 kg/d 为单位,当涉及蛋白能量比时也可采用 /100kcal 为单位。

（六）实验室评估

新生儿,尤其是接受静脉营养的早产儿需要进行定期的实验室评估。实验室评估一般具有特异性,能在与营养相关的临床症状出现前发现营养素的缺乏或过量。对于已达全胃肠道营养的新生儿,实验室评估的频次可以适当地减少。

（七）临床评估

临床评估主要包括喂养耐受性,影响营养治疗的主要疾病和营养缺乏症状的评估。另外,早产儿由于各器官的发育不成熟还会存在多种的医疗问题,如慢性肺部、先天性心脏病和胆汁淤积等,对于临床营养治疗有着特殊的要求和限制。在临床工作中需熟悉这些疾病与营养之间的相互影响,从而有的放矢地进行治疗,促进疾病恢复和生长发育。

二、新生儿营养素的特点与需求

因为内脏的新陈代谢大大促进了全身的能量和蛋白质的代谢,而且由于一些营养物质是在粪便中排泄,当主要通过肠内进食时,比肠外途径对能量的需求通常要高出 20%。尤其是早产儿,比足月儿和成人丢失的更多。当使用肠外营养时,早产儿从粪便中丢失的能量减少,寒冷刺激和活动消耗较少,实际能量需要减少至 80~100kcal/（kg·d）。早产儿肠内营养时能量推荐摄入 110~135kcal/（kg·d）,当早产儿处于慢性疾病的状态时,如支气管肺发育不良,静息能量代谢明显增高,往往高达 150kcal/（kg·d）的能量才能达到体重增长的需要。

（一）碳水化合物

体内大多数代谢过程所需的能量主要来源于葡萄糖,尤其是早产儿的大脑和心脏。母乳中的碳水化合物是由乳糖（90%~95%）和寡糖（5%~10%）组成的。母乳中还含有非葡萄糖碳水化合物,如半乳糖、肌醇和甘露醇,在胎儿和新生儿的营养和发育中有特定作用。大多数早产儿配方乳,会降低乳糖含量,以此减少早产儿喂养不耐受,帮助尽快建立并达到全肠内营养。

（二）氨基酸/蛋白质

蛋白质是身体所有细胞主要功能和结构的组成部分,蛋白质和氨基酸也作为信号传送分子和功能性神经递质,所以氨基酸和蛋白质对于机体的生长发育至关重要。氨基酸是通过肠外营养获取,蛋白质主要是肠内营养获取。在整个生命周期中,新生儿时期摄入量需求最高,其中包括生长所需的氨基酸。大量的研究表明早产儿生后早期开始补充氨基酸可以预防分解代谢和负氮平衡,提高白蛋白、特定蛋白和谷胱甘肽的合成率,可能益于神经发育预后。

（三）脂肪

脂肪的主要功能是产生能量,还能促进脂溶性维生素的吸收,提供必需脂肪酸以构成细胞生物膜。组成脂肪的脂肪酸种类很多,亚油酸和亚麻酸是必需脂肪酸,大量的存在于母乳和配方乳中。如果摄入不充足,会在1周内发生必需脂肪酸缺乏症,但只要每天摄入约0.5g/（kg·d）的必需脂肪酸就可以有效预防。

（四）维生素

维生素主要作用是支持酶的反应和维持中间代谢,保持正常的体内平衡和新陈代谢。维生素A、E和C是人体非常重要的抗氧化剂。早产儿一出生就面临脂溶性维生素水平较低和储量不足的问题。水溶性维生素可通过胎盘进行有效的转运,从而确保了新生儿在出生时就具有较高的水溶性维生素水平,但由于这些维生素并未储存在体内,因此其含量水平会急剧下降。无论通过肠内营养或肠外营养,极低、超低出生体重儿都要求在出生后尽快补充维生素。

（五）电解质、微量元素与矿物质

1. **钠、钾、氯电解质** 是组成机体内环境的必要成分,是维持细胞兴奋性、信号传递、物质运输和细胞活动的先决条件,还可作为第二信使和辅酶。足月儿钠和钾的需求量分别是1~3mmol/L 和 1~2mmol/L。

2. **钙、磷** 妊娠后期,钙、磷和镁的沉积随胎儿体重的增加呈线性增加,80% 的骨矿物化也在此阶段完成。早产儿尤其是胎龄 <28 周的早产儿出生时体内钙磷镁储存少,骨矿物化不全,是发生代谢性骨病的高危人群。磷在细胞代谢调节、基因表达以及细胞能量的生成和转化中也起着重要作用。虽然磷和钙在整个小肠都可以吸收,但大多数磷的吸收转运还是发生在空肠和回肠,而钙的吸收主要在十二指肠。早产儿肠内营养时钙和磷的需求量分别为 120~230mg/（kg·d）和 60~140mg/（kg·d）。

3. **铁** 足月儿有足够的铁储存以维持生后4~6个月的血红蛋白的合成。早产儿铁储存少,生后造血铁需求高,容易发生铁缺乏。另外早产儿的抗氧化系统不成熟,过早补充铁可能会加重与氧化应激相关的疾病。目前推荐生后2~4周开始补充铁,预防量2mg/（kg·d）。若需要治疗早产儿缺铁性贫血则剂量为 4~6mg/（kg·d）。这里所列举的铁剂量是包含膳食中的铁含量,所以要根据肠内营养制剂来调整额外补充铁剂的剂量,避免增加铁负荷。

4. 锌　参与了多种酶的活性,与生长发育、神经认知、免疫调节和肠道健康等密切相关。初乳中锌含量高,可满足足月儿的锌需求。强化后的母乳和早产儿配方乳中锌含量充足。锌缺乏症状表现多样,严重的锌缺乏可导致肠源性肢端皮炎,典型症状为口周、会阴部、面部和四肢的皮肤多形红斑。

5. 铜　存在于很多蛋白和酶中,发挥氧化还原活性。铜的吸收主要在小肠上部,机体通过调节胆汁分泌来维持体内铜的动态平衡。母乳喂养的足月儿,强化母乳喂养或早产儿配方乳喂养的早产儿不需要额外补充铜。由于铜是在胆汁中分泌的,所以临床上胆汁淤积的患儿要限制铜的摄入。

三、新生儿肠外营养及护理

宫内发育迟缓的新生儿存在蛋白质能量缺乏。包括神经元核糖核酸和脱氧核糖酸含量减少、低髓鞘化、突触数量减少、树突的复杂性减少等,使皮质和海马变得脆弱。因此,新生儿肠外营养可以支持营养的需求,直到建立足够的肠内营养。肠外营养是新生儿护理的重要组成部分,其主要目标是保持水合作用和电解质平衡,提供营养素以促进生长发育而不产生并发症,其成分主要包括葡萄糖、氨基酸、脂肪乳剂、电解质、维生素、微量元素和水。通过营养支持防止与严重疾病相关的分解代谢状态,加速恢复。

(一)肠外营养液规范化配制方案

中华医学会肠外肠内营养学分会规定,营养液应避光保存于2~8℃下,无脂肪乳剂的混合营养液尤应注意避光,建议现配现用。

1. 规范化配制流程　①将电解质、微量元素加入葡萄糖或氨基酸中。②将磷酸盐加入另一瓶氨基酸中。③将水溶性维生素和脂溶性维生素混合加入脂肪乳中。④将氨基酸、磷酸盐、微量元素混合液加入脂肪乳中。⑤最后将脂肪乳、维生素混合加入静脉输液袋中。

2. 注意事项　①全合一溶液配制完毕后24h内有效。②电解质不宜直接加入脂肪乳剂液中,且全合一溶液中一阶阳离子电解质浓度不高于150mmol/L,二阶阳离子电解质浓度不高于5mmol/L。③避免在肠外营养液中加入液体或其他药物。④建议由药剂师审核全合一溶液理化性质的稳定性。

(二)新生儿肠外营养液的组成

当小儿不能耐受肠内营养时,由静脉输入各种人体所需的营养素来满足机体代谢和生长发育需求的营养支持方法称为肠外营养(parenteral nutrition,PN)。PN成分包括葡萄糖、氨基酸、脂肪乳剂、电解质、维生素、微量元素和水。推荐热量:足月儿70~90kcal/(kg·d),早产儿80~100kcal/(kg·d)。

1. 氨基酸　应选用小儿专用氨基酸,其特点是氨基酸种类多、必需氨基酸含量高和支链氨基酸含量丰富,添加了一定量的早产儿必需氨基酸如半胱氨酸、酪氨酸和牛磺酸。若无特殊禁忌证(如先天性遗传代谢病、肾功能不全),可在生后24h内即开始应用氨基酸溶液以减少体内蛋白分解,避免负氮平衡。

2. **葡萄糖** 是 PN 中最重要的组成部分,提供了非蛋白能量的 60%~70%。早产儿由于糖原储存有限和糖异生能力不足,容易发生低血糖,因此生后应立即开始输注葡萄糖维持血糖的稳定和保护内源性碳水化合物的储存。

3. **脂肪** 也是 PN 中重要的组成部分,脂肪乳剂与葡萄糖联合输注较单一葡萄糖输注能量代谢更有优势,还可提高蛋白质的合成速度。研究显示如果不及时补充脂肪,早产儿可以在生后 72h 内就出现必需脂肪酸的缺乏。

4. **电解质、矿物质和微量元素** 目前国内缺乏小儿专用微量元素制剂,临床使用的是成人微量元素制剂,所以剂量要根据患儿情况实时调整。

5. **维生素** PN 时需要补充 13 种维生素,包括 9 种水溶性维生素和 4 种脂溶性维生素。目前国内也尚无小儿专用的静脉维生素制剂,临床使用的是成人维生素制剂。

6. **液体量** 在足月新生儿中,出生后体重下降通常发生在生后 2~5d,通常不超过出生体重的 10%,建议在生后逐渐增加液体的摄入量(表 1-1)。出生后的液体需求高度依赖于治疗条件和环境因素。特殊情况特殊考虑,如光疗(使用非 LED 灯,增加 10%~20%)、窒息、呼吸窘迫综合征、机械通气和加湿性呼吸气体(减少 10%~20%)等,需结合体重、尿量和血电解质改变调整(表 1-2)。考虑到新生儿心肺功能不成熟,PN 总液体量应使用输液泵在 20~24h 内均匀输入。

表 1-1 新生儿不同日龄和体重每天液体需要量 [ml/(kg·d)]

出生体重(g)	第 1d	第 2d	第 3~6d	>7d
<750	100~140	120~160	140~200	140~160
750~999	100~120	100~140	130~180	140~160
1 000~1 500	80~100	100~120	120~160	150
>1 500	60~80	80~120	120~160	150

表 1-2 新生儿不显性失水

出生体重(g)	不显性失水 [ml/(kg·d)]	出生体重(g)	不显性失水 [ml/(kg·d)]
750~1 000	82	1 251~1 500	46
1 001~1 250	56	>1 501	26

注:数值表示新生儿生后 1 周内暖箱内不显性失水的平均值。不显性失水在患儿光疗或发热时会增加,在患儿使用呼吸机湿化装置时会降低。

(三)新生儿肠外营养的输注途径

全肠外营养可通过外周或中心静脉进行管理。当肠外营养液时间 <10d 时,使用外周静脉通路是安全的。但外周静脉不宜常规作为钙剂的输注途径,以避免液体外渗所导致的皮肤组织坏死。中心静脉留置时间长,可承受较高的渗透压(<2 000mOsm/L)和葡萄糖浓度(<25%)。经外周静脉置入中心静脉导管(peripherally inserted central catheter, PICC)是目前 NICU 较常用的给予 PN 的输注途径,能满足极低、超低出生体重儿对于营养支持的需求,安全输入钙制剂。

1. **外周静脉输注** 外周静脉输液操作简单,便于护理,适用于短期或开始应用 PN 的患儿。缺点是营养补充不足,只能允许最大浓度葡萄糖(12.5%)、氨基酸3g/(kg·d)和静脉脂肪3.5g/(kg·d)的输注,在平均液体摄入量150ml/(kg·d)时只能提供非蛋白质能量95kcal/(kg·d),不能满足早产儿每天体重增加15~20g/(kg·d)的"额外"所需。周围静脉也不能耐受含有镁和钙的溶液输注,可导致静脉炎发生率增高及药液外渗导致的皮肤坏死。

2. **中心静脉输注** 指由颈内、颈外、锁骨下等静脉置管进入上腔静脉,或由股静脉、脐静脉进入下腔静脉的输入法。其允许较大能量输送(可以供给浓度 >12.5% 的葡萄糖浓度),渗透压可达 2 000mOsm/L。

3. **PICC 输注** 预计开始 PN 后 1 周内不能耐受肠内营养的患儿应当放置 PICC 并维持中心静脉导管的通畅。其优点是可在 NICU 床旁放置,操作相对简单,护理方便,缺点是由于新生儿 PICC 管径较细,不能用来抽血或输血,可能存在各种并发症。

(四)新生儿肠外营养的并发症

全肠外营养的主要并发症包括器官受累、电解质和葡萄糖不平衡等。其他还有医源性代谢紊乱、高血糖、脂肪超载综合征、胆汁淤积、导管相关性血流感染等。

四、新生儿肠内营养及护理

肠内营养(enteral nutrition, EN)是指通过胃肠道提供营养,无论是经口喂养还是管饲喂养。肠内营养制剂的选择包括:母乳、配方乳、特殊配方乳等,是供给营养最佳的途径,与肠外营养相比更符合生理状态,安全价廉,所以当胃肠道功能存在时应优先考虑 EN。

(一)肠内营养时常见的临床问题

1. **胃食管反流和胃排空延迟** 妊娠期 27~28 周的早产儿与新生儿相比,胃窦仅能产生 20%~25% 的压力,胃食管反流的发生率较高,因为食管下括约肌压力低下,食管廓清能力下降,胃排空延迟。通过酸、脂肪、碳水化合物、色氨酸、体位和非营养性吸吮刺激十二指肠受体,会影响胃排空。

2. **经口喂养时间延迟** 胎儿的吸吮和吞咽早在 12 周就被观察到,但是有效的吸吮和吞咽只发生在怀孕 34 周的时候。食管蠕动在 32 周之前不协调,而且在出生后的几天内通常不进行协调收缩。

(二)推荐摄入的肠内营养量

1. **能量** 经肠道喂养达到 105~130kcal/(kg·d),大部分新生儿体重增长良好。早产儿需要提高能量供应量 110~135kcal/(kg·d),部分超低出生体重儿可达 150kcal/(kg·d)才能达到理想体重增长速度。

2. **蛋白质** 足月儿 2~3g/(kg·d),早产儿 3.5~4.5g/(kg·d),对于 <1kg 的早产儿为 4.0~4.5g/(kg·d);1~1.8kg 的早产儿为 3.5~4.0 g/(kg·d)。足月儿蛋白质:热量 =1.8~2.7g/100kcal,早产儿蛋白质:热量 =3.2~4.1g/100kcal。

3. **脂肪** 5~7g/(kg·d),占总能量 40%~50%。

4. **碳水化合物** 10~14g/(kg·d),占总能量的 40%~50%。

(三)新生儿肠内营养制剂的选择

1. **母乳** 母亲自己的乳汁是喂养的首选,只要有可能,首次喂养应该是初乳,所以在哺乳早期阶段提供的初乳管理也是喂养的关键。如没有亲母母乳,可以使用巴氏消毒的捐赠人乳。

2. **配方乳**　因某些情况缺乏母乳或母乳不足时,可选用足月儿或早产儿配方乳(表 1-3)。

表 1-3　不同配方乳的主要营养成分比较

营养素(单位)	早产儿配方乳	出院后配方乳	足月儿配方乳
能量(kcal)	80~82	72~75	67~68
蛋白质(g)	2.0~2.4	1.9~2.0	1.4~1.5
脂肪(g)	4.4~4.6	4.0~4.1	3.5~3.8
碳水化合物(g)	7.7~8.6	7.2~7.5	7.0~7.5
钙(mg)	80~110	70~94	39~50
磷(mg)	43~63	35~50	25~33
铁(mg)	0.04~0.9	0.7~1.2	0.5~0.8

3. **特殊配方乳**　对于临床上存在特殊生理或病理情况时,应根据患儿情况合理选择特殊配方乳,包括豆奶配方乳、含中链甘油三酯(medium chain triglyceride,MCT)的配方乳、要素或半要素配方乳。

4. **深度水解配方乳**　喂养耐受差或内外科并发症时,可以考虑短期应用以达到建立肠内喂养和减少肠外营养的目的。

(四)新生儿肠内营养实施的方法

1. **肠内营养的指征**对于耐受胃肠道喂养、无先天性消化道畸形及严重疾患的新生儿应尽早开始喂养。出生体重 ≥ 1 000g,病情相对稳定者,可于出生后 12h 内开始喂养,有严重围生窒息、脐动脉插管或超低出生体重儿可适当延迟开始喂养至 24~48h。

2. **启动肠内营养的方法**

(1)早期微量肠道营养(minimal enteral nutrition,MEN):已被证明可以促进胃肠激素释放,促进肠道结构、功能和动力恢复,增加肠道黏膜厚度和绒毛高度,且具有免疫效用。

(2)初乳口腔免疫疗法(oral immunetherapy,OIT):早产儿亲母的初乳含有高浓度的细胞因子、丰富的维生素及其他免疫成分,促进胎便的排出,帮助肠道成熟。通过 OIT 经口咽涂抹初乳,可促进早开奶、促进肠黏膜细胞生长、显著缩短早产儿达到全肠道喂养时间、降低败血症发生率、抑制促炎细胞因子释放、增加循环中免疫保护因子水平等。

(3)肠内营养增加速率:新生儿喂养增加速率应结合临床生理特点、病理情况以及喂养耐受情况制订个性化加量方案,更快的速度进行肠内喂养可缩短达全肠道喂养时间,促进体重增加。临床实践中因可能发生坏死性小肠结肠炎(necrotizing enterocolitis,NEC),故新生儿医师多倾向缓慢加奶,导致肠外营养时间及相关并发症发生率增加。

3. **影响新生儿肠内营养的因素**

(1)血流动力学不稳定:多认为低血压、酸中毒、皮肤颜色较差、毛细血管再充盈时间延长是早期喂养的禁忌证。

（2）脐部动静脉导管的放置和使用,治疗动脉导管未闭(patent ductus arteriosus, PDA)的药物,不是新生儿早期肠内营养的禁忌,肠系膜血液流动不会受到严重影响。然而,最近的一项研究表明,超低出生体重儿和具有较大 PDA 的新生儿可能会减少喂养后的肠道血流量,故大型 PDA 与 NEC 和喂养耐受性差的发生率增高有关。早期营养喂养的定义和持续时间仍在争论中。

（五）新生儿肠内营养的喂养途径

1. 经口营养途径 经口途径喂养能满足其口欲要求、锻炼吸吮及吞咽功能、刺激唾液分泌和胃肠蠕动,是肠内营养的首选。

2. 管饲营养途径 根据患儿临床情况选择鼻－胃管、口－胃管、胃造瘘管或空肠造瘘管进行喂养。

（六）新生儿管饲营养输注方式

管饲肠内营养可通过间歇管饲法或持续管饲法给予。临床上多采用前者,后者用于严重的胃食管反流和喂养耐受性差的患儿。

1. 间歇胃管注入法 是用注射器向胃管内定时定量利用重力作用使注射器内奶液自然缓慢流入胃中。

2. 持续胃管注入法 适用于极低出生体重儿和对间歇喂养耐受性差及胃潴留较多的早产儿。将奶量置于 20ml 或 50ml 的注射器内,连接胃管,固定注射器于微量注射泵上,以均匀的速度持续缓慢 24h 持续注入胃内。

（七）促进新生儿经口喂养策略与护理

对于新生儿来说,经口喂养是高度复杂的活动,涉及多个解剖结构共同形成协调的吸吮－吞咽－呼吸(suck-swallow-breath)的有节律性的顺序变化。

1. 经口喂养的评估 准备经口喂养是指早产儿是否可以开始经口喂养或从管饲转换到经口喂养,是指是否开始经口奶瓶或母乳喂养的成熟度情况。新生儿经口喂养机制的复杂性以及生长发育的个体差异性增加了医务人员对准备经口喂养评估的困难。国外学者开发了一系列评估新生儿经口喂养功能的量表,主要有新生儿口腔运动评估量表(neonatal oral motor assessment scale, NOMAS)、早产儿母乳喂养行为评估量表(the preterm infant breast-feeding behavior scale, PIBBS)、早期喂养能力评估量表(early feeding skills assessment scale, EFSAS)以及早产儿准备经口喂养评估量表(preterm infant oral feeding readiness assessment scale, PIOFRAS)。国内由于对早产儿经口喂养问题认识较晚,各个医院喂养实践存在较大差异,目前只有少数学者进行经口喂养评估工具的研究。

2. 经口喂养技能的训练 长期以来,营养专家采用各种干预技术促进早产儿经口喂养。有研究表明早期肠内营养、喂养前口腔刺激、非营养性吸吮、喂养中口腔支持都对促进经口喂养有效。通过经口喂养技能训练、能够缩短早产儿从管饲喂养过渡到经口喂养所需要的时间,改善早产儿喂养时的表现,提高喂养效率,增加摄入奶量比,有助于吸吮模式的成熟。

3. 经口喂养过程中促进喂养的方式 选择合适的喂养工具,给予合适的体位支持,必要时给予下颌支持。

（八）肠内营养常见并发症

1. 喂养耐受性差 影响新生儿喂养耐受性的因素包括不成熟的肠道动力,不成熟的消化酶,本身的病理状况,较多的容量摄入以及高渗透压的口服药物和乳品,是早产儿 EN 中最常面临的问题。

2. 呕吐 主要与新生儿胃容量小、食管下端括约肌压力低、贲门括约肌发育较差、胃呈水平位、肠道调节功能差及胃蛋白酶分泌少等生理特点有关。新生儿胃管要定期更换,在重置胃管时也会因为刺激咽喉部引起恶心、呕吐。管饲喂养时速度过快,导致胃或十二指肠急性扩张,易导致反流呕吐。

3. 胃管相关的并发症

（1）反流与误吸:早产儿因食管下括约肌张力不足,胃食管反流发生率高,昏迷及意识障碍患儿由于吞咽及咳嗽反射减弱或消失增加了反流、误吸的发生。

（2）导管堵塞:主要与导管过细,摄入的食物或药物颗粒过大,喂养后胃管未及时冲管,奶汁黏附胃管壁,造成管壁狭窄甚至堵塞。

（3）胃管移位:胃管固定不妥当,经口管饲时固定在脸颊部因口腔空间大,当患儿哭吵、恶心等腹腔压力增高或口舌活动时,胃管自口腔内滑出。固定在下颌处,若口腔分泌物过多,容易浸湿敷贴,造成胃管移位甚至滑脱。

（4）消化道穿孔:插胃管时动作粗鲁或体重较轻的患儿使用过粗过硬的胃管,胃管插的位置偏深,反复刺激胃黏膜引起溃疡,甚至出血穿孔。

五、新生儿母乳喂养及护理

母乳是所有新生儿的最佳营养。除提供必需的营养元素以满足新生儿生长和发育需求外,还有其他诸多独特的营养、免疫和生长因子,可提高新生儿免疫防御能力,促进胃肠道成熟和改善神经发育。对于早产儿来说,母乳也是首选。欧洲儿科胃肠病学,肝病学和营养学学会（European Society for Paediatric Gastroenterology, Hepatology, and Nutrition, ESPGHAN）委员会最近发表的一份声明中,总结了母乳喂养对早产儿的好处。优点包括对胃肠道的营养作用和对 NEC 和感染的保护。但母乳中营养素含量不能完全满足早产儿较高的营养需求,必须进行营养补充（强化）。欧洲儿科胃肠病学和营养学会的专家委员会确认,母亲自己的乳汁应该是主要的饮食。但是,如果妈妈没有或者数量不足,应该从母乳库里使用经过巴氏消毒的捐赠母乳。

（一）母乳的营养成分

1. 蛋白质 在生后的最初几周内,早产儿母亲的母乳中的蛋白含量要比足月儿母亲的高,母乳中的蛋白含有 70% 乳清蛋白和 30% 酪蛋白,含有乳铁蛋白、溶菌酶和分泌型免疫球蛋白 A,但随着时间的推移,母乳中的蛋白都逐渐降低。一般 2 周后就过渡到成熟乳的阶段。

2. 氨基酸 母乳中的谷氨酰胺对细胞的生长和特异性肠上皮细胞的生长很重要。母乳中高浓度的牛磺酸对视网膜和中枢神经系统发育、免疫功能调节和抗氧化作用都很重要。

3. 脂肪 母乳中 50% 的能量由脂肪提供。它在母乳中是以脂肪小球的形式存在,易于消化吸收。也是母乳中变化最大的营养成分,不同的乳母,不同的时期,母乳中脂肪组成都不同。

4. 碳水化合物 母乳中的碳水化合物是由乳糖和寡糖组成,乳糖可分解为半乳糖和葡萄糖。研究显示在足月儿的粪便中存在着小部分比例的乳糖,这被认为是母乳喂养的正常生理现象。

5. 矿物质、微量元素和电解质

(1)纯母乳喂养的早产儿由于母乳中的钠含量在哺乳期间下降可能发生低钠血症,故在使用利尿剂时或之后,对于电解质的需求会进一步增加。

(2)钙、磷是骨骼的重要组成成分,并对维持神经与肌肉正常兴奋性和细胞膜的正常功能有重要作用。母乳中钙含量低于牛乳,但其钙磷比例恰当,吸收率高。早产儿乳母的母乳中含钙250mg/L和磷140mg/L,远不能满足追赶生长的钙磷需求,所以纯母乳喂养的早产儿易患代谢性骨病,需添加母乳强化剂增加钙磷的摄入量。

(3)母乳中镁的吸收率要远远高于配方乳,所以母乳喂养的早产儿对于镁的净保持量可以满足其要达到宫内生长的要求。

(4)母乳中的铁在整个哺乳期间是呈下降趋势的,纯母乳喂养的早产儿铁处于负平衡状态。在母乳中添加强化剂可以满足早产儿对于铁的需求,纯母乳喂养的早产儿生后2~4周达到完全胃肠内营养时就可以开始添加铁剂。

6. 维生素 母乳中的维生素含量与母亲的摄入量有很大关系。初乳中的水溶性维生素含量较低,而成熟乳中含量逐渐增加,其中水溶性维生素较脂溶性维生素更能反映母亲的膳食情况。如果未添加营养强化的母乳不能满足早产儿对于维生素 B_1、维生素 B_2、烟酸和维生素 B_6 的需求。对于极低、超低出生体重儿来说,母乳中维生素 A 和维生素 D 的含量远远不够,必须辅以维生素补充剂。尽管初乳中的维生素 K 含量较高,但仍明显低于配方乳,所以母乳喂养的新生儿需要预防性使用维生素 K。

(二)母乳中的生物活性物

除了营养要素外,母乳中还存在着多种生物活性成分,这些活性成分对提高住院早产儿抗感染能力和机体抵抗力都具有重要作用。使用母乳可以降低早产儿细菌性败血症和 NEC 的发病率。有研究发现,母乳喂养量与 NEC 的发生率和病死率成反比。细胞因子和免疫球蛋白有助于增强免疫功能,发挥感染和抗炎作用;充足的低聚糖可促进肠道益生菌定植,限制肠道炎症反应以及病原细菌的生长;激素和生长因子可通过肠壁进入循环作用于全身。其中,初乳尤为重要,初乳中含有大量生长因子能积极促进早产儿肠黏膜表面积快速增长,诱导各种消化酶的合成,含有更高的 IgA,乳铁蛋白等免疫活性物质,对早产儿尤其是极低出生体重儿有保护作用。

(三)强化母乳

母乳强化的目标是为在母乳喂养的早产儿提供营养物质的推荐摄入量,以帮助维持早产儿的生长。有大量研究证实,母乳强化剂(human milk fortifier, HMF)的使用可以使早产儿达到正常宫内增长速率,增加住院期间的生长率,此外,还可降低早产儿院内感染发生率,减少喂养不耐受的时间,并不增加早产儿 NEC 的发生。

1. 强化剂的渗透压 如果母乳在喂养前12~24h加强,为确保渗透压低于450mOsm/kg,应间歇性地检查强化母乳的渗透压浓度。许多肠内药物的渗透性超过2 000mOsm/kg,当被添加到母乳中稀释或者患儿仍然处于 NEC 风险时,需当心肠内喂养并发症的发生。

2. 强化剂的主要成分 以水解或完全的牛乳清蛋白为主、还包括碳水化合物、矿物质、微量元素、电解质和维生素。强化后的母乳大大提高了蛋白质和其他营养素含量,适当增加了能量密度。

3. 强化剂的性质 目前市售的 HMF 为粉状,全量强化后可额外提供蛋白 1.0~1.1g/dl,能量也可增加到 80kcal/dl 左右。

4. 强化剂的适用人群 我国《早产 / 低出生体重儿喂养建议》中指出胎龄 <34 周、出生体重 <2 000g 的早产儿应首选强化母乳喂养。

5. 强化剂的添加时间 近年来有学者主张可以提早添加,保证早期的蛋白质与能量摄入。目前国外的标准做法是当早产儿耐受 100ml/(kg·d) 的母乳喂养,并且在 150ml/(kg·d) 内可以耐受完全肠内的喂养,之后可开始添加 HMF。从小剂量开始添加,根据患儿耐受情况逐渐加量至全量。

6. 强化剂使用时的观察要点 临床实践中,使用 HMF 可能增加喂养不耐受,如胃潴留或腹胀等,可能与胃排空减慢和渗透压增高有关,但此类症状通常为一过性,必要时可考虑使用水解蛋白 HMF。

7. 强化剂使用时的实验室检查 鉴于母乳的营养成分个体差异大,所以强化期间,需常规监测患儿生长指标和其他相关指标如血清钙、磷、碱性磷酸酶、钠和尿素等,必要时额外补充其他营养元素。

(四)母乳喂养及其护理

目前,NICU 关注重点是如何提高母乳喂养率,但通常是用采集母乳的奶瓶喂养,并没有实现真正意义上的母乳喂养,缺少母乳喂养过程中母亲与新生儿的亲子交流,因此将 NICU 现有管理模式逐渐改为以家庭为中心的开放式管理是促进母乳喂养的重要措施。

1. 正常的泌乳机制 乳汁分泌和乳汁排出过程合称泌乳。泌乳的维持依赖于吸吮刺激以及规律的乳汁排出。新生儿娩出后,应尽快与母亲建立亲子关系,尽早吸吮乳房,以促进乳汁的分泌。如果乳腺不能将乳汁排出,则乳房内压升高,乳腺细胞的分泌功能将出现障碍。

2. 母乳喂养技巧 学会观察新生儿饥饿的早期表现,在大哭之前喂奶。很多母亲会本能地用喂奶来安抚新生儿,但事先没有安抚好,喂养往往比较困难。新生儿如果感到烦躁,很难找到舒服的位置有效的衔乳。哭泣也会扰乱新生儿舌头的位置,烦躁的新生儿会拱起身体、四肢僵直、嘴部肌肉紧绷。母亲要学会留意新生儿饥饿的征兆。正常足月儿多数能够展现明显的行为提示饥饿,但 33 周以下的早产儿通常不会有太明显的行为或状态改变,需要护理人员或照顾者仔细密切观察。

3. 母乳喂养姿势 包括摇篮式、橄榄球式、侧卧式、交叉式。

(五)母婴分离下新生儿母乳的收集、运送及储存

住院新生儿的母亲由于生理和 / 或心理上的多种因素,可能难以建立泌乳。缺乏有效的吸吮刺激是住院新生儿母亲在提供母乳时所面临的主要困难之一。应鼓励早期袋鼠式护理、非营养性吸吮促进泌乳。此外,NICU 应有健全的母乳喂养管理政策来推广这种做法。国内新生儿病房母乳喂养的形势并不乐观。有研究显示,患有新生儿疾病的住院患儿,其纯母乳喂养率仅为 3.7%。加强母乳喂养宣教、规范管理母乳的收集、运送、配制和使用是安全使用母乳和医疗的保障。

1. 强化母乳喂养宣教 研究显示,父母积极参与住院早产儿的日常护理和接受相关教育后,母乳喂养率会大幅度提高(从 46% 上升至 82%)。

（1）母乳的收集：产后早期有效的泵奶，是保证泌乳量充足的关键。有研究显示，刺激频率和乳房的排空程度直接影响到母亲的泌乳量。但对住院新生儿的母亲来说，需要指导其在产后6h内开始泵奶，最好是在出生后的第一小时内，每天应该进行6~8次，白天至少每3h泵一次，每次10~15min，推荐使用电动双侧吸奶器以及模拟婴儿吸吮模式的吸奶器。

（2）母乳的检测：国内外有研究表明，冰冻、保温灭菌法（62.5℃，30min）或高温灭菌法（72℃，5~10s）都只能减少而不能完全去除母乳中的巨细胞病毒（cytomegalovirus，CMV），而且还会影响母乳的生物学活性和营养，根据美国儿科学会的建议，即使患儿母乳血清CMV感染阳性，母乳喂养的好处还是超过CMV感染对患儿造成的不良后果，故国外有关医疗机构仅仅对母乳库中的母乳进行CMV检测，直接提供给自己孩子的母乳不检测。目前国内临床上，若<1 500g的早产儿母乳喂养之前，需进行母乳巨细胞病毒抗体检测，以保证其母乳喂养的安全性。因为1 500g以下的早产儿各个器官功能发育不成熟，免疫力低下，容易被CMV阳性的母乳感染，此时不进行母乳喂养，母乳CMV检测阴性方可由专人进行母乳收集、储存、宣教并进行母乳喂养。所以，国内新生儿病房需结合国情具体情况制定合适的母乳CMV检测策略。

（3）母乳的采集：母乳应该为无菌的。根据家长意愿和经济实力选择吸奶器（推荐使用模拟婴儿吸吮模式的电动双侧泵乳器），一次性储奶瓶，消毒锅（烘干功能）或煮沸消毒，奶瓶清洗剂，奶瓶刷，母乳专用冰包，凝胶冰袋或蓝冰。做好个人卫生，清洁乳房和吸奶器，挤奶前母亲喝一杯温水，父亲按摩母亲肩颈。徒手挤奶时，示指和拇指呈"C"字形，把指腹放在离乳晕2cm处，向胸壁挤压，往中间挤，放松。同时，沿着乳晕，360°挤压，才能把乳晕四周乳汁挤出来。等挤到乳汁停止自然流动，可以换另一侧乳房。徒手挤奶3~5min换一侧，反复进行，持续20~30min。

（4）母乳的储存：选择清洁、干燥、可密封、食品级的储存容器，不要求无菌，推荐玻璃、聚丙烯塑料材料（不含双酚A），不推荐钢制、聚乙烯材料。将奶瓶的所有关节部位打开，使用婴幼儿专用奶瓶清洗液刷净奶瓶内外壁及奶嘴后，用流动水彻底冲净，放入沸水中煮沸消毒（水沸后10~15min），晾干备用，或采用奶瓶消毒锅消毒。取奶具前先洗手，可用消毒过的长柄钳夹起，切勿直接用手接触奶瓶或奶嘴的内层。奶具应储存在干净和有盖的容器内于阴凉处，保持干燥清洁。

（5）储存温度及时间：在–18℃可以保存3个月，2~4℃可以保存24h。

（6）母乳的运送：选择牢固的运送容器和/或保温袋，推荐使用冷凝包或干冰包运送母乳，母乳周围可用干毛巾等填塞空隙，不建议使用普通冰块，运送途中保持母乳的冰冻状态。不建议家长用冰和母乳一起运送。

2. 母乳的接收

（1）检查：标识完整（住院号、患儿姓名、采集时间、母乳量）、清晰；母乳的性状，有条件的医院可建立现代化电子信息系统收取母乳。

（2）放置：按泵乳时间顺序将冰冻母乳放入专用于储存母乳的冰箱冷冻室中。若为新鲜采集母乳，则放入冰箱冷藏室中，并于母乳采集后24h内尽快使用。

（3）实验室检查：第一次送奶时需留取母乳细菌培养及CMV病毒检测，需要新鲜母乳各2ml送检。培养后可筛查母亲家中的不规范操作，提高母乳喂养的安全性。

3. NICU 内母乳的储存

（1）冰箱：单独的冰箱储存母乳，配备报警装置确保冰箱温度维持正常。按采集时间顺序自冰箱内侧向外侧依次放置，不可将采集母乳置于冰箱门上的储存空间内，该区域温度变化大，不利于母乳有效成分的保存。

（2）人员：定时监测冰箱温度并清洁。

（3）储存要点：冰箱内母乳按照泵乳的先后顺序分开放置，不要频繁打开冰箱影响母乳温度。

（4）温度及时间：-20℃保存6~12个月；-18℃保存3个月；2~4℃保存24h。

4. NICU 母乳的处理遵循无菌原则，在母乳喂养前24h内进行处理，母乳的处理及使用顺序为：新鲜母乳优先，按照母乳采集时间处理母乳。

（1）母乳的解冻：可在冰箱冷藏室、冷水下解冻，不建议微波、室温解冻，解冻后不能再冰冻，解冻后母乳2~4℃条件下可保存24h。母乳放置后出现分层为正常现象，轻轻摇晃奶瓶，可使脂肪混合均匀。

（2）母乳的加热：持续母乳喂养的母乳不需要加热，间歇喂养的母乳需要加热。可在温奶器或温水（37℃≤温度<40℃）中加热，不超过15min，过程中不可使液面没过瓶盖以免发生污染；不推荐微波炉加热；加热后摇匀母乳。

（3）母乳的强化：在喂奶前临时配制，在温热的母乳中根据医嘱，准确换算剂量后正确加入，加入后应轻微摇晃奶瓶以促进溶解，母乳强化剂应现配现用，使用前观察其颜色和性状，添加摇匀后立即喂养。未打开的母乳强化剂可在室温阴凉处保存，开封后需盖紧盖子，阴凉通风处保存，3周内有效。强化母乳可在2~4℃条件下保存24h，具体保存时间遵循母乳强化剂厂家推荐意见。

（六）母乳的喂养

1. **核对**　核对并标识患儿姓名、住院号、病区、床号、母乳、量、日期、过期时间、途径、是否添加强化剂、双人核对或借助电子医疗设备核对。核对母乳外观，尽量避免在阳光和光疗中的暴露，间歇母乳喂养后用少量空气冲管，空肠营养管等特殊肠内营养导管为防止堵管可在使用前后用适量的生理盐水冲管。持续母乳喂养的管道和注射器每2h更换一次。

2. **母乳喂养差错的处理**　通过医院风险管理系统上报、按照输液差错处理流程执行，并做好随访。近年来，国内新生儿病房开始提倡实施母乳喂养，但缺乏合理监管体系的病区母乳管理（母乳的采集、转运、接收、储存、解冻、加热、喂养）使母乳喂养的实施面临风险。在提高母乳喂养率的同时，母乳喂养开展的质量同样受到关注。

3. **住院新生儿母乳喂养**　母乳由于在抗感染和生长性能方面的优越性能，已经被认为是最适宜的新生儿食物。母乳对于早产儿的作用更为显著，但是由于国内目前NICU大多采用的是封闭式管理制度，母婴分离状态下母乳的获得成为NICU母乳喂养率低的重要限制因素。在国外即使婴儿的母亲无法提供母乳，母乳库中的母乳仍然可以提供给许多NICU患儿。在国内由于观念和设备人员的局限，母乳库尚未能良好开展。相信经过知识的普及、观念的改变、条件的改善，在国内建立母乳库并不是遥不可及。

【新生儿营养与喂养复习题】

1. 早产儿肠内营养推荐的量是（B）

A. 130~150kcal/（kg·d）　　　　　　　　B. 110~135kcal/（kg·d）

C. 90~110kcal/（kg·d）   D. 80~100kcal/（kg·d）

E. 60~80kcal/（kg·d）

2. 既是身体所有细胞主要的功能和结构组成部分，又作为信号传送分子和功能性神经递质的是（B）

A. 碳水化合物   B. 氨基酸/蛋白质

C. 脂肪   D. 维生素

E. 微量元素与矿物质

3. 哪种微量元素缺乏会导致口周、会阴部、面部和四肢的皮肤多形红斑（D）

A. 钠、钾、氯   B. 钙、磷

C. 铁   D. 锌

E. 铜

4. 母乳中高浓度的（D）对视网膜和中枢神经系统发育、免疫功能调节和抗氧化作用都很重要

A. 乳清蛋白   B. 谷氨酰胺

C. 乳铁蛋白   D. 牛磺酸

E. 半乳糖

（胡晓静 王玥珏）

第六节 新生儿用药护理

新生儿期各器官功能均不成熟，尤其是肝脏的解毒功能和肾脏的排泄功能低下，对药物的吸收、分布、代谢、排泄各个过程均有影响。同时新生儿正处于生理和代谢过程迅速变化的阶段，对药物具有特殊的反应，并随着日龄的增长而不断变化。患儿之间个体差异很大，随着出生体重、胎龄及日龄的改变，药物代谢及排泄速度也随之发生变化。因为脏器功能发育不全，酶系统发育尚未成熟，药物代谢及排泄速度慢，在病理情况下，各系统功能均减弱。因此，所用药物剂量及给药间隔、途径等，随患儿成熟度和病情不同而变化。

一、新生儿药理学的应用原理

临床药理学就是根据药代动力学（药物的吸收、分布、代谢和清除）和药效动力学（药物的量/效关系）来预测药物的效果和副作用。一般来说，药物代谢的速度取决于体质、环境和遗传因素，但是在新生儿早期，它主要反映个体的发育。因此，新生儿药理学的重点应集中于出生后药物代谢和清除的成熟过程，又称为发育药理学。药物对机体的作用或效应依赖于药物的体内浓度，而药物的浓度又取决于药物在体内的吸收、分布、代谢和排泄。

（一）吸收

药物从给药部位进入血液循环的过程称之为吸收。吸收的速率取决于药物的理化性质

（穿透生物膜的转运机制、离子化程度、分子量、脂溶性、与蛋白联结的亲和力等）和给药的途径。

（二）分布

分布是指药物从血液循环进入各种体液、器官和组织。药物的分布取决于局部组织或器官的血流量、体液的 pH 值、体液和组织的组成、药物的理化特征（脂溶性、分子量和离子化程度）以及药物与血浆蛋白的联结程度。

（三）代谢

大多数药物必须经过体内生物转化为水溶性及离子化的代谢产物排出体外。肝脏是生物转化最重要的器官，孕 9~22 周时，胎儿的肝脏代谢酶的活性仅及成人活性的 2%~36%。因此早产儿肝脏代谢药物的能力较差。

（四）排泄

大多数药物最终通过肾脏排泄，少部分从肠道、胆道和肺排出。新生儿出生时肾小球和肾小管的功能都是降低的。按体表面积计算，新生儿肾血流量只占成人的 20%~41%，肾小球滤过率仅为成人的 25%~47%，早产儿则更低。出生 1 周后肾小球滤过率迅速增加，但肾小管功能的成熟比较缓慢，这种球 – 管不平衡的现象可以持续几个月。对许多主要从肾脏排泄的药物如抗生素、地高辛等，易发生药物及其代谢产物在体内蓄积，故新生儿尤其是早产儿用药必须注意剂量宜少，间隔时间延长。另外，病理情况也可影响肾脏对药物的清除能力，如缺氧和低血压都可引起肾小球血流量减少，此时用药剂量相应减少，间隔时间相应延长。

新生儿药物代谢动力学较复杂，且各系统成熟过程相互交错，动态变化，因此，新生儿的药物应用原理与成人明显不同，尤其是早产儿，既不同于儿童也不同于婴幼儿甚至是足月儿。一般情况下要求新生儿给药剂量小、频次少、间隔时间长、疗程除特殊情况外，不可太长，主张 1 周内的新生儿给药的间隔时间为 12h。不同胎龄的新生儿在用药时剂量选择和计算方法亦不同。

二、新生儿给药途径

（一）胃肠道给药

1. 影响新生儿胃肠道给药时药物吸收的主要因素　　胃肠道吸收取决于胃酸、胃排空时间、胃肠道细菌定植、肠道转运时间和通透性、胆胰功能等因素。

（1）早产儿和足月儿胃 pH 值的成熟比有所不同，与出生后日龄有关，与胎龄无关。由于残留的羊水存在，出生时胃 pH 值接近 6~8，在出生几小时后下降至约 1.5~3，生后 10d 内，足月儿的胃 pH 值缓慢增加。胃的 pH 值将在 2 岁时达到成人值。胃的 pH 值影响药物的电离和吸收，较高的胃 pH 值会减少酸性药物的吸收。

（2）大多数药物在小肠中被吸收，因此胃排空时间对口服药物的吸收率有重要影响。胃排空时间在新生儿，尤其是早产儿是延迟的。胃排空可延长至 6~8h，要在生后 6~8 个月才达到成人水平。药物会较长时间滞留于胃内，且受弱酸性胃液的影响和破坏较小，因而吸收较多，如 β- 内酰胺类抗生素、地高辛等。

（3）由于肠道菌群少，菌种特点不同且变异性大，使细菌代谢的类型不同，也可影响一些药物的吸收。新生儿肠蠕动不规则，表现为分节运动，药物吸收无规律。常见的胃食管反流的发生亦可影响药物的吸收。因此新生儿口服给药的吸收与成人不同,如半合成青霉素类药物的吸收量和吸收的速率要比成人快;有些药物的吸收则减少,如苯巴比妥;某些药物吸收量与成人相仿,如地西泮等。主要在十二指肠部位吸收的药物表现吸收缓慢,达到峰值的时间长,如红霉素、阿司匹林等。

2. 新生儿胃肠道给药时应注意以下几点

(1)胃肠道给药时做好核对,了解不宜用于新生儿期的药物。

(2)注意药物剂量。严格按照患儿体重计算药量,服药时,将药物研碎,少量温开水充分溶解。

(3)鼻饲的患儿用注射器抽吸药物经鼻饲管注入,再注入少量温开水使药物完全进入胃内,避免附着在胃管上导致药量不准确影响治疗效果。

(4)可自行吸吮的新生儿可以用注射器抽吸药物后滴入患儿口中或使用奶嘴喂药,将消毒好的奶嘴放入患儿口内,再将溶配好的药物倒入奶嘴,让患儿吸吮后再加入少量温开水。

(5)给新生儿喂药的速度要缓慢,以免出现误吸。

(6)患儿服药时应取侧卧位,头偏向一侧,上半身抬高 30°,以减少反流和误吸。

(7)某些特殊药物如甲状腺素、地高辛等应准时给药,确保剂量准确。服用地高辛前要用听诊器听诊患儿心率,并双人核对,心率 <120 次 /min 时暂停给药一次,服药之后注意观察药物的毒副作用。新生儿口服益生菌制剂不可与抗菌药或吸附剂合用。新生儿止泻药与其他口服药物同用时,应先服其他药,间隔 1~2h 后再服用止泻药。

(二)直肠给药

直肠给药是一种简便而又重要的新生儿给药途径,能避免口服给药的首过消除,生物利用度较高。

1. 影响新生儿肠道药物吸收的主要因素

(1)胃排空延迟:新生儿与成人不同,药物到达肠道缓慢,从而减少了循环血浓度 / 时间的曲线下的面积(area under the concentration-time curve, AUC),降低了药物的预计效果,故肠道给药可能达不到可靠的血药浓度。

(2)脂肪吸收不良:对新生儿特别是早产儿可改变肠道对药物的吸收。

(3)特殊疾病状态:对于支气管肺发育不良和充血性心力衰竭的患儿,由于右心房压力增加和肠道静脉淤血,减少了肠道的药物吸收和生物利用度,因此要达到预计的治疗反应可能需要较大的治疗剂量,可能需要 6 倍的口服剂量才能达到与静脉给予 1mg/kg 相同的血药浓度。

2. 新生儿直肠给药时应注意以下几点

(1)新生儿排便次数多,直肠黏膜受刺激易引起反射性排便或粪便的阻塞使药物的吸收不规则。

(2)使用栓剂时应放在括约肌以上,避免自行脱出,影响吸收。

(3)适用于新生儿的栓剂并不多,通常会将其剂量分为 1/2 或 1/4。

(三)皮下或肌内注射给药

1. 影响新生儿皮下或肌内注射药物吸收的主要因素

(1)药物容易滞留于局部组织:因新生儿肌肉组织和皮下脂肪少、局部血流灌注不足、肌肉血流量变化大,故容易在局部形成硬肿或结节影响药物吸收。

（2）储库效应（depot effect）：在早产儿中,肌内注射可造成局部硬结或脓肿,局部药物蓄积、吸收缓慢而产生,此时血浓度可在较长一段时间中缓慢的升高。

（3）特殊状态：当新生儿出现低体温、缺氧或休克时,皮下或肌内注射药物的吸收量更少。

2. 新生儿皮下或肌内注射给药时应注意

（1）皮下或肌内给药时,药物吸收的多少取决于局部血液灌注和药物沉积面积。

（2）肌内注射药物应尽量选择刺激性小、等渗、pH值接近中性的药物。

（3）新生儿臀部肌肉发育不好,不宜选择臀大肌注射。臀中肌、臀小肌的神经、血管分布少,但注射部位邻近坐骨神经,加之药液的刺激,容易发生坐骨神经损伤,因此也不是新生儿常用的肌内注射部位。新生儿肌内注射部位为大腿中段外侧。股外侧肌位于大腿的外侧及后部,是股四头肌中最宽厚者,此区大血管、神经干很少通过。因此,采用股外侧肌注射最为安全可靠。

（4）避免在同一部位反复注射,注意更换注射部位。注射后及时给予热敷、按摩,加速局部血液循环,促进药液吸收。

（5）由于新生儿特殊的生理和解剖特点,容易发生坐骨神经损伤、硬结、感染等并发症,增加患儿痛苦,影响治疗效果。非特殊情况下,新生儿一般不采用皮下或肌内注射。

（四）皮内注射给药

皮内注射一般临床用于药物敏感试验,如青霉素、破伤风、结核菌素过敏试验等。新生儿皮内给药时应注意以下几点：

1. 注意护理安全 皮内注射可引起疼痛、局部组织反应、过敏性休克等一系列并发症。因此,注射时需双人合作,一名护士协助固定患儿的注射肢体。

2. 方法 采用横刺进针法（其注射方向与前臂垂直）能减轻疼痛。

3. 注射部位 尽量选用神经末梢分布较少的部位进行注射。如选取前臂掌侧中段做皮试,不仅疼痛轻微,更具有敏感性。

4. 选用无菌生理盐水作为药物溶媒对药物进行溶解,准确配制药液,避免药液浓度过高对机体的刺激。

（五）静脉给药

新生儿静脉用药是指通过一次静脉穿刺和留置外周或中心静脉导管,使药物通过静脉进入血液循环以达到治疗目的。对于新生儿来说,静脉给药是必须建立的给药途径,也是最佳给药途径。但是对于极低出生体重儿,当静脉输注速度极慢时,可延缓药物进入血液循环。因此,新生儿静脉给药最好应用微量输液泵。

1. 新生儿静脉通路给药的优势 ①可避免皮下注射或静脉注射的反复多次扎针。②药物直接注入血液循环,获得较高的血药浓度,吸收迅速。③重症新生儿不能肠内营养者,可通过建立静脉通道给予静脉营养,满足营养需求。

2. 新生儿静脉给药时的注意事项

（1）严格控制药物输注的速度：严格按医嘱速度给药。因输液泵具有剂量准确、微量持续和给药均匀等特点,故新生儿特别是早产儿最好使用输液泵控制输注速度。比如多巴胺输注速度的变化可导致不同的作用,在护理过程中应加强巡视,每小时记录液量,确保药物速度准确无误。

（2）维护药物输注的通路：需了解药物的 pH 值和渗透压，尽量避免短期内大剂量使用多种高渗药物。严密观察输液部位皮肤情况，及早发现静脉炎及静脉渗出，避免外渗引起皮肤坏死。反复应用同一血管可产生血栓性静脉炎，应更换注射部位。

（3）注意保暖和观察肢端循环情况：新生儿因其体温调节中枢发育不完善，四肢末梢循环不良，当室内温度降低时，全身末梢血管收缩，管腔变窄，血流速度变慢，使大量药物微粒沉积在血管内膜，形成血栓引起局部堵塞，导致供血不足产生局部皮肤的改变，增加了新生儿药物外渗的风险。

（4）注意药物的相互作用：合理安排输液顺序，在更换输注药物时需考虑前后药物之间的相容性，必要时更换延长管，避免有配伍禁忌的药物混合形成沉淀或微粒进入体内导致栓子形成。如钙和镁不可与脂肪乳同配，钙离子和镁离子可中和脂肪颗粒上磷脂的负电荷，使脂肪颗粒相互靠近，发生聚集和融合，出现沉淀。头孢曲松钠不可以和钙溶液同用。盐酸氨溴索与 5% 碳酸氢钠注射液存在配伍禁忌。

（5）注意观察药物的毒副作用：镇静催眠药、吗啡等镇痛药可引起严重的呼吸抑制，用药后注意观察患儿的呼吸情况。毛花苷 C 等强心药注意观察患儿有无食欲缺乏、恶心、呕吐、腹泻、腹痛等胃肠道反应；神经、视觉系统等异常表现；甚至心律失常等中毒反应的发生。氨茶碱如输注剂量过大或速度过快可引起心悸、心律失常、呼吸抑制、血压骤降等不良反应。

（六）气道给药

常见新生儿气道给药方法包括呼吸道吸入给药法和气道滴注给药法。

1. 新生儿气道给药的临床意义

（1）替代治疗：通过气道内滴入肺表面活性物质，可有效预防或降低透明膜病的发生率和程度，在替代疗法中具有重要意义。

（2）急救：对于肺出血或尚未建立有效血管通路需要抢救的新生儿，也可通过气道滴注药物的方式给药。

（3）通过呼吸道吸入药物可治疗新生儿呼吸道感染，消除炎症，减轻咳嗽，稀释痰液，帮助祛痰；改善通气功能，解除支气管痉挛，使气道通畅。松弛细支气管，增加气道顺应性，减少气道阻力。

2. 新生儿气道给药的常用药物

（1）支气管扩张剂：组织学检查发现早产儿慢性肺疾病导致细支气管平滑肌肥厚增生，导致气管狭窄，使用支气管扩张剂后可松弛细支气管、增加气管顺应性，减少气道阻力。常用有沙丁胺醇、特布他林、异丙托溴铵等，首选的使用方法是气流喷雾法。

（2）肺表面活性物质：重症肺炎、重度胎粪吸入综合征、肺出血、急性呼吸窘迫综合征的辅助治疗。同时配合机械通气可改善肺功能和全身氧合，降低呼吸机参数和需氧浓度，缩短上机和用氧时间，减少气漏、氧中毒、早产儿慢性肺疾病等并发症，降低病死率。

（3）肺血管扩张剂：吸入一氧化氮（nitric oxide，NO）可选择性扩张肺血管，在治疗肺动脉高压占有重要地位。

3. 新生儿吸入给药时的注意事项

（1）气道滴入药物前需先清理呼吸道分泌物，注入肺表面活性物质后需暂停气道吸引6h，如口鼻腔分泌物多时，可适当吸引。

（2）吸入肺血管扩张剂，如使用NO时需监测NO浓度及高铁血红蛋白值。

（3）吸入支气管扩张剂时，药液需要现配现用，剂量要准确，频次根据医嘱，每次15min。

（4）吸入激素类药物前、吸入时需清洁面部，避免药物进入眼睛。

（5）取舒适卧位，最好在安静状态下用药。对于哭闹患儿可采取睡眠后雾化治疗，利于雾化吸入。

（6）吸入前应先清洁口腔内分泌物，吸入后及时翻身叩背，协助排痰，清除呼吸道分泌物、保持呼吸道通畅，防止药物聚集在咽部。

（7）对于自身免疫功能减退的新生儿做雾化吸入时，应重视诱发口腔真菌感染问题。心肾功能不全的新生儿要注意防止湿化后或者雾量大造成肺水肿。

（8）雾化治疗期间观察新生儿面色及呼吸情况。

（9）超声雾化方法不应用于含蛋白或肽类药物的雾化治疗，也不应用于混悬液。

（10）在氧气雾化吸入过程中，注意严禁烟火及易燃品。

4. 观察各种支气管扩张剂的药物作用时间及副作用

（1）沙丁胺醇：短效 β_2 肾上腺素能受体激动剂，气雾吸入5~10min起效，15~60min达高峰，可维持4~6h。但该药剂量过大时可引起心动过速、心悸，以及高血糖和低血钾。临床使用时需密切监测心率，大于160~180次/min时应停药；长期使用，应定时监测患儿的血糖、血钾；不能与 β_2 受体阻滞剂同时使用；甲亢患儿慎用。

（2）特布他林（β_2- 受体激动剂）：气雾吸入5~10min起效，1h达高峰，维持6h。不良反应及注意事项与沙丁胺醇相似。

（3）异丙托溴铵（抗胆碱平喘药）：适用于早产儿慢性肺病等疾病。气雾吸入后主要在气道局部发挥作用，5min开始起效。对支气管平滑肌有较高的选择性和较强的松弛作用，治疗剂量不增加痰液的黏稠度，对心血管系统几乎没有影响，不引起心率和血压的变化。不良反应较少，剂量过大可引起类似阿托品的不良反应。

（七）皮肤给药

多为软膏，也有水剂、混悬剂、粉剂。由于新生儿的相对体表面积较大、且皮肤角化层薄，应用外用药需慎重，特别是激素类药。

新生儿皮肤给药时应注意以下几点：①足月儿出生时的角质层为10~20层，胎龄<30周的早产儿只有2~3层，而胎龄低于24周的未成熟儿尚无角质层。②新生儿皮肤对外部用药吸收比成人快，尤其在皮肤黏膜破损时，局部用药过多可致中毒，应谨慎用药。③使用时避免新生儿用手抓摸到药物，误入眼、口而引起意外。

三、新生儿药物剂量与管理

（一）计算药物用量

按体重计算是最常用、最基本的计算方法。多数药物已给出每千克体重、每日或每次需要量、按体重计算总量方便易行，故在临床广泛应用。每日（次）剂量 = 患儿体重（kg）× 每日（次）每千克体重所需药量。

（二）新生儿用药管理的八项原则

1. 准确的药物（right medication） 检查医嘱和药品有效期；了解药物的作用和潜

在的副作用（药房药、处方药）；确保所提供的药物是医生处方药。

2. **准确的患儿（right patient）**　确定患儿身份；每次给药都要确认患儿身份；核对首页、床头卡信息、扫描 PDA。

3. **准确的时间（right time）**　按医嘱的给药时间在准确的时间给药；对于必要时给药的药物，了解过去 24h 内最近一次给药的时间与剂量。

4. **准确的用药途径（right route of administration）**　检查医嘱，确保最有效和最安全的用药途径；按医嘱的用药途径给药，依据医嘱更改用药途径。

5. **准确的剂量（right dose）**　根据新生儿的体重计算药物的剂量，并仔细核对；药剂师或医师所开的药物超出推荐剂量时，要提出疑问；不寻常的大剂量或小剂量药物要核实清楚。

6. **准确的记录（right documentation）**　根据规定，纸质版或电子版进行药物管理记录；确保所有用药和拒绝用药都有记录。

7. **受教育的权利（right to be educated）**　基于家长的理解水平给予简单扼要的解释；向父母或照顾者解释所用为何种药物以及药物的副作用；用温柔、有耐心、爱心的态度对待新生儿。

8. **拒绝的权利（right to refuse）**　给患儿家长必要的解释以澄清任何误解或减轻恐惧；加强药物合理使用；尊重患儿监护人选择拒绝的权利。

（三）新生儿临床抽取药物剂量换算

目前市场上获得的药物剂型通常适用于成人，而非新生儿剂量。新生儿用药量小，护理人员还需准确地将医嘱的药量换算为抽取注射药液量。所以许多药物在使用前需进行稀释，以保证抽吸药液量的准确性。

四、新生儿用药观察与护理

正确的药物应用对新生儿的治疗效益最大化，毒性最小化。新生儿的最佳药物治疗的许多数据都是从成人、儿童和实验动物的研究中推断出来的。然而，新生儿对于药物的反应与成人、儿童具有显著的差别，另外，孕周、纠正胎龄以及疾病状态等都可能改变新生儿代谢药物的能力，同时影响其对于药物的反应，所以新生儿的护士应该了解新生儿人群用药的原则、给药方法等，同时避免用药差错。

1. **新生儿用药观察要点**　①观察新生儿全身情况、病情进展。②观察穿刺部位皮肤有无红肿热痛，有无硬结或条索状静脉炎表现。③观察新生儿用药后反应，包括药物的疗效和不良反应。

2. **新生儿常用的静脉刺激性药物**　①具有外渗性的化学物质：钾、钙、高渗糖、甘露醇、硫酸镁、碳酸氢钠、氨茶碱。②具有高分子性质的抗生素：青霉素类、头孢类等。③蛋白制剂：人血清蛋白、免疫球蛋白。④血制品：血浆、血小板、全血。⑤静脉高营养制剂：氨基酸、脂肪乳、水乐维他、维他利匹特、微量元素制剂。⑥血管收缩剂：多巴胺、肾上腺素。

3. **观察不同性质药物在新生儿静脉外渗中的表现**

（1）一般药液：局部皮肤颜色苍白或者红晕，继而肿胀，以静脉血管周围为主。四肢静脉呈弥散性肿胀,外渗面积以针尖为中心向四周扩散,不易察觉。

（2）化学物质外渗表现:钾、钙对静脉具有强烈刺激性。钙剂外渗时可引起钙盐沉着,毛囊破坏,毛发稀少、枯黄,影响美观。故新生儿一般只选用中心静脉作为钙剂使用通路,如遇抢救等突发状况需用钙剂治疗,最好使用粗大静脉,使用前后生理盐水冲管,防止血管壁上残余钙剂的附着。

（3）血管收缩剂外渗表现:以多巴胺或肾上腺素为主的血管收缩剂在使用30min后即可出现静脉颜色发白,呈条索状延伸,有时会呈树枝状蔓延。临床使用血管收缩剂时,可以建立粗大的静脉或脐静脉,减少静脉刺激作用,或以两条通路轮流输注,另一条用生理盐水封管备用。

（4）营养性物质外渗表现:无论蛋白制剂、血制品及静脉高营养制剂均为高渗透压药物,一旦外渗,可引起局部肿胀,血管红肿变黑,短时间不易恢复,肿胀部位的肌肉组织亦容易缺乏弹性,影响肢体活动。

4. 静脉外渗后的处理

（1）静脉炎或药液外渗后停止给药:在停止给药后,立即抽吸针头及血管内药液后拔针。外渗早期可抬高患儿肢体,以利于减轻肿胀和疼痛,用多磺酸黏多糖软膏按摩,按摩时注意局部皮肤,切勿太过用力损伤皮肤,局部皮肤吸收后可贴亲水性敷料外用。

（2）透明质酸酶的应用:在液体外渗后1h之内使用效果最佳。使用方法:将玻璃酸酶稀释至15U/ml,用OT空针对渗出部位皮下注射该药物,每个部位注射0.2ml,围绕渗出部位共注射5个部位,如渗出严重,6h之后可以再次注射一次。玻璃酸酶可提高组织通透性,加速细胞外物质的扩散,促使外渗液体扩散利于吸收。

（3）甲磺酸酚妥拉明的应用:对于缩血管药物的渗出引起的皮肤发白、发紫、皮温低可选择甲磺酸酚妥拉明作局部封闭。甲磺酸酚妥拉明对血管有较强的扩张作用,它可以改善毛细血管通透性,促进局部毛细血管血液回流,改善缺血缺氧,有效降低因缺血而导致的局部皮肤坏死。使用时将甲磺酸酚妥拉明稀释至1mg/ml,对外渗处作局部封闭,每个部位皮下注射0.2ml,共5个部位。剩余的甲磺酸酚妥拉明可湿热敷渗出部位。

五、新生儿常见药物

（一）抗生素

输注时应注意药物的毒副作用,如新生儿长时间地滥用广谱抗生素,容易发生鹅口疮、肠道菌群失调和消化功能紊乱等副作用。

1. 抗生素使用指征　①在产程中吸入羊水、胎粪、产道黏液和血液。②抢救多次插管（气管插管、脐血管插管）。③农村和山区旧法接生、分娩和断脐消毒不严格。④无其他原因解释的"五不"表现:面色不好、体温不稳、不吃、不哭、不动。⑤某些特殊的感染性疾病:免疫缺陷、中性粒细胞减少症,吸入性肺炎、肺透明膜病。⑥严重寒冷损伤综合征、烧伤等。⑦较大手术包括外科手术、全身换血、脑室或胸腔持续引流、腹膜透析或血液透析、人工膜肺、长时间使用呼吸机（3d以上）等。⑧新生儿室细菌感染暴发流行;与传染性细菌感染（包括结核）家长或亲友密切接触的新生儿。⑨有羊膜炎、全身感染或有感染征象（发热、感染血象等）、自然分娩的新生儿胎膜早破>24h等。

2. 抗生素用药原则 ①静脉给药应用规定量的溶剂稀释,定时输入。②根据药代动力学资料确定给药剂量、途径和间隔时间。③对新型抗生素,应遵循经成人和儿童临床应用确认其安全性和有效性后再用于新生儿的原则。④在获得培养和药敏实验结果报告之前,应结合当地常见的病原体及耐药情况,先选用一种广谱抗生素或一种作用于球菌加一种作用于杆菌的抗生素,待获得培养结果后或用药 48~72h 后根据病情变化决定是否需要调整抗生素。尽量选用杀菌剂。新生儿黄疸应用抗生素时注意考虑药物的蛋白结合率,不宜选用蛋白结合率高的药物。⑤二联以上的药物不可混合应用,以免发生药物不良反应。⑥根据治疗要求,保证用药疗程。

（二）抗休克药物

1. 生理盐水 改善循环血容量。推荐剂量与低血容量性休克相同为 10ml/（kg·次）。

2. 碳酸氢钠 注意碳酸氢钠是一种高渗的溶液,若过快给予可导致早产儿脑室内出血。①常用剂量:2~3ml/kg（无血气报告的情况）,速度不超过 1mmol/（kg·min）。②半量 - 纠酸:BE × 体重 /4。③全量 - 纠酸:BE × 体重 /2。

3. 肾上腺素（1:10 000） ①静脉用量:0.1~0.3ml/kg（0.01~0.03mg/kg）。②气管内滴入用量:0.5~1ml/kg（0.05~0.1mg/kg）。③肾上腺素的配制:肾上腺素规格 1mg/1ml（1:1 000 肾上腺素）;9ml 生理盐水加 1:1 000 肾上腺素原液 1ml（1:10 000 肾上腺素）。

4. 盐酸多巴胺 持续静脉输注,不可通过任何动脉（包括脐动脉置管）途径或气管内给药。剂量为 5~20mg/（kg·min）。多巴胺输注的护理包括:开始输注剂量基于患儿的临床状况和低血压的原因。通常约为 5mg/（kg·min）,可以增加 2.5 mg/（kg·min）。15min 内每 1~2min 监测血压和心率一次,而后取决于患儿对药物的反应每 2~5min 监测一次。如果患儿对 20mg/（kg·次）剂量无反应,不建议进一步增加剂量。用输液泵输注多巴胺,提高安全性,尽可能使用"智能泵",不要快进输注速度,避免血压升高,心率骤降。如果导管的末端位置经胸部 X 线检查确认,位于肝脏上方,下腔静脉与右心房交界处的适当位置,可通过脐静脉进行输注。如果无中心静脉通路,可通过外周静脉输注,密切监测是否出现外渗,及时更换注射部位。

5. 多巴酚丁胺 可代替多巴胺的强心药,护理同多巴胺类似。

六、新生儿免疫抑制剂的使用

（一）疫苗

新生儿需普遍接种的疫苗仅卡介苗和乙型肝炎疫苗两种。对乙型肝炎或乙肝表面抗原（HBsAg）阳性母亲的新生儿在产房即应接种,最迟不超过出生后 12h,并加用乙型肝炎免疫球蛋白。

（二）破伤风免疫球蛋白

对于新生儿破伤风重点在于预防。传统应用的精制破伤风抗毒素来源于马血清,可发生过敏反应,皮试阳性患儿需用脱敏疗法,较烦琐。而破伤风免疫球蛋白来源于人血浆,用量小,不良反应少,安全可靠,半衰期长达 24d,疗效较优。

（三）静脉注射用免疫球蛋白

静脉注射用免疫球蛋白主要适应于免疫球蛋白缺乏症,自身免疫性血小板减少性紫癜、母婴血型不合性溶血和危重感染的辅助治疗,但亦可能发生类过敏反应或免疫依赖,故不可滥用。

七、新生儿各系统疾病使用的药物

（一）神经系统用药

1. 枸橼酸咖啡因和氨茶碱 中枢兴奋剂。用于早产儿原发性呼吸暂停,继发性呼吸暂停仅用作对症处理,主要依靠对因治疗。

2. 苯巴比妥 镇静催眠剂。新生儿大脑皮质抑制过程占优势,大部分时间处于睡眠状态,故较少需要镇静、催眠药,仅在某些特殊情况或便于诊疗操作时临时使用,使用中应特别注意,以免发生呼吸抑制。

3. 芬太尼 麻醉镇痛剂。仅限于外科手术或术后镇痛治疗。使用时需使用新生儿疼痛评分量表（neonatal infant pain scale, NIPS）。

4. 乙酰氨基酚和布洛芬 解热剂,但新生儿发热禁用。因可引起出汗虚脱、体温不升、皮疹、粒细胞减少,胃肠道出血、甚至惊厥、死亡,故新生儿临床以物理降温为主。

5. 维库溴铵 肌肉松弛剂。临床应用较多,不良反应较少。

（二）循环系统用药

1. 地高辛 在强心药中以地高辛应用于新生儿的药动学、药效学和毒理学的研究最为清楚,新生儿对其反应稳定、疗效确切。故国际上强调治疗新生儿充血性心力衰竭,在洋地黄中只选用地高辛,其理由为其已建立了血药浓度的安全范围,使用观察注意点同毛花苷 C。

2. 阿托品和异丙肾上腺素 为抗心律失常药,用于病因可解除的严重心动过缓。临床根据心电图的心律失常的类型选用抗心律失常药物。注意给药的剂量和方法,并进行持续的心电监护。新生儿缓慢性心律失常多为窦性心动过缓,少数为房室传导阻滞,常在去除病因后自行消失,不一定需要用药。

3. 前列腺素 E_1 作用于动脉导管的药物。可保持动脉导管开放,对某些动脉导管依赖性先天性心脏病用以维持生命,为手术争取时间;吲哚美辛和布洛芬仍为促进动脉导管关闭的主要用药。用药过程中需注意观察胃出血、一过性少尿、低血糖等不良反应。对出现胃肠道出血、坏死性小肠炎的患儿应禁用布洛芬。

（三）消化系统用药

1. 蒙脱石散 腹泻是新生儿另一常见症状,首先应明确诊断进行病因治疗,不轻易使用止泻药,尤其是在胃肠道感染的急性期,以免病原体和毒素在肠道内的滞留加重病情。新生儿不主张使用阿片类止泻药。

2. 双歧杆菌肠道益生菌制剂 可调节肠道微生态、改善肠道内环境、抑制病菌的繁殖及其毒素的吸收,对预防肠道感染包括坏死性小肠结肠炎具有一定作用。

3. 开塞露 必须在排除肠梗阻（机械性和麻痹性）的前提下方可应用。新生儿禁用缓泻剂,以免水、电解质失衡,多采用松软大便的通便法。

4. 苯巴比妥和茵栀黄 治疗高胆红素药。苯巴比妥为肝酶激活剂对治疗或预防中度高未结合胆红素血症,尤其是在尚无光疗设备的山区、基层仍有使用价值。茵栀黄具有激活肝酶、利胆、退黄的作用,兼能降低血清结合和未结合胆红素,即使是有光疗禁忌证的患儿亦可使用该药。

（四）泌尿系统用药

1. 常用药物 ①呋塞米:高效利尿剂。可抑制髓袢升支粗段 Na^+、K^+、Ca^{2+}、Mg^{2+} 的重吸收,作用强大,在肾小球滤过率极低和其他利尿剂无效的情况下仍有利尿作用,且不受体内酸碱度影响。②氢氯噻嗪:中效利尿剂。抑制髓袢升支粗段皮质部和远曲小管起始端 Na^+、Cl^- 的重吸收,作用缓和且持久。③螺内酯和乙酰唑胺:低效利尿剂。包括醛固酮拮抗剂和碳酸肝酶抑制剂,分别抑制远曲小管和近曲小管对 Na^+ 的重吸收而利尿。④甘露醇:属于渗透性利尿剂。

2. 新生儿应用利尿剂的指征 ①各种原因导致的全身性水肿。②液量超荷。③充血性心力衰竭。④肺水肿,包括肺透明膜病和早产儿慢性肺部疾病时的肺内液体潴留。⑤高血压。⑥其他:如甘露醇用于脑水肿;乙酰唑胺,用于脑积水。

3. 注意事项 临床在使用利尿剂、脱水剂期间必须准确并动态观察记录患儿尿量、出入量,监测血清电解质（钠、钾、钙、镁、磷、氯、碳酸氢盐）、pH 和血糖,防止发生水、电解质和酸碱失衡。

（五）内分泌系统用药

1. 氢化可的松 适用于生理替代、急性肾上腺皮质功能不全、肾上腺皮质增生症、败血症休克。

2. 地塞米松 主要用于危重症如败血性或过敏性休克、脑膜炎、脑水肿、气管水肿、危重早产儿慢性肺部疾病等。

3. 氟氢可的松、去氧皮质酮 专用于肾上腺皮质增生症。

4. 泼尼松、泼尼松龙、甲基泼尼松龙 适用于抗炎、过敏性疾病、自身免疫性疾病。

5. 胰岛素和高血糖素 胰岛素用于先天性胰岛素依赖型糖尿病、严重的高糖血症和高钾血症;高血糖素用于反复低血糖、高胰岛素血症（包括糖尿病母亲分娩的婴儿）之顽固性低血糖。使用时应注意医源性或反跳性血糖异常。

6. 甲状腺激素和抗甲状腺激素药 左旋甲状腺激素因其效价和吸收率均较可靠作为先天性甲状腺功能减退常用药;碘塞罗宁起效迅速,可用于重症甲状腺功能减退,是黏液性水肿昏迷的首选药;甲巯咪唑、卡比马唑、丙硫氧嘧啶、碘剂为甲状腺功能亢进的常用药。甲状腺激素和抗甲状腺激素药治疗的过程较长,应注意观察临床反应并定期监测甲状腺激素（T_4、T_3）和促甲状腺激素（thyroid-stimulating hormone, TSH）水平,以调整适宜剂量。

（六）血液系统用药

1. 艾尔铁 对于缺铁性贫血目前最常用。虽然输血或输注浓集红细胞可快速的纠正贫血,但存在受梅毒、艾滋病毒、肝炎病毒、巨细胞病毒感染和其他副作用的危险。除对急性失血性休克外,只要无症状,并不主张输血或浓集红细胞。服用铁剂后大便颜色可能会呈黑色,需与胃肠道出血鉴别。

2. 重组人粒细胞集落刺激因子 为升白细胞药。近年采用和重组人粒细胞-巨噬细胞集落刺激因子治疗各种原因引起的粒细胞减少症取得显著疗效,堪称粒细胞减少症药物治疗学上一个新的里程碑。

3. 止血药 根据出血的原因和机制有针对性的选择用药。

（1）毛细血管脆性增加或通透性增加所致的出血：可选用酚磺乙胺、维生素C。凝血因子缺乏所致的出血在未明确何种凝血因子前先输冷沉淀或新鲜冷冻血浆（其所含的凝血因子较为全面），同时加用维生素 K_1，以促进肝脏合成的凝血因子Ⅱ、Ⅶ、Ⅸ、Ⅹ的活化。维生素 K_1 依赖性出血症仍是新生儿期最常见的出血性疾病，因此无论是何种凝血因子缺乏引起出血，均应加用维生素 K_1，待获得实验室检查结果后，再根据所缺的凝血因子选用相应的制剂如纤维蛋白原（因子Ⅰ），抗血友病球蛋白（因子Ⅷ），凝血酶原复合物（Ⅱ、Ⅶ、Ⅸ、Ⅹ）等。

（2）纤溶亢进引起的出血：选用氨甲环酸。

（3）血小板减少所致的出血：输注血小板，并针对病因进行治疗。

（4）肝素：为抗凝血药主要用于保持血管内留置导管的通畅和配合溶栓剂用于严重的血栓并发症。所有的抗凝剂和溶栓药的主要副作用为出血，故在使用过程需密切观察有无出血倾向并检测凝血参数，保证安全。

八、新生儿药物血浆浓度监测

药物治疗是综合疗法的重要组成部分，运用不当可对人体产生不利影响。近年来多主张采用监测药物浓度来指导用药剂量，并根据药物的半衰期决定用药间隔时间，特别是对那些治疗量与中毒量比较接近的药物（如苯巴比妥、氨茶碱、地高辛等）或是毒性较大的药物（如氨基糖苷类）。为了在体内达到有效的治疗浓度而又不至于引起毒副反应，有时需要根据单次给药的血浓度和药物动力学参数计算出安全有效的首次负荷量、维持量和给药间隔时间。

【新生儿用药护理复习题】

1. 新生儿药理学的应用原理**不正确**的是（C）

A. 吸收　　　　　　　　　　B. 分布

C. 扩散　　　　　　　　　　D. 代谢

E. 排泄

2. 影响新生儿口服药物吸收的主要因素**不正确**的是（B）

A. 胃液 pH 值　　　　　　　B. 使用的喂药工具

C. 胃排空时间　　　　　　　D. 肠道功能

E. 病理状态

3. 新生儿皮下或肌内注射给药时应注意（A）

A. 皮下或肌内给药时，药物吸收的多少取决于局部血液灌注和药物沉积面积

B. 可以选择刺激性很强的药物作肌内注射

C. 新生儿肌内注射部位为大腿中段内侧

D. 尽量在同一部位注射

E. 新生儿臀部肌肉一般发育良好，可以在臀大肌注射

4. 新生儿皮内给药时应注意（C）

A. 皮内注射可引起疼痛等一系列并发症，因此注射时 1 名护士即可

B. 采用竖刺进针法（其注射方向与前臂平行）能减轻疼痛

C. 注射部位尽量选用神经末梢分布较少的部位进行注射

D. 选用葡萄糖水作为药物溶媒对药物进行溶解

E. 准确配制药液,避免药液浓度过低对机体的刺激

（胡晓静　王玥珏）

第七节　新生儿发育支持护理

随着 NICU 各种生命支持技术的应用,危重新生儿抢救成功率与存活率明显提高,然而各种后遗症发生率也增多。新生儿,尤其是极低和超低出生体重儿,由于组织器官结构和功能发育未成熟,容易发生各种危重症,是 NICU 的主要监护对象,而 NICU 不适宜的环境及干预措施,可影响疾病的发生、发展及各器官的发育成熟,其中神经系统最易受累,可导致各种后遗症发生,影响患儿的生存质量,同时也给社会和家庭带来沉重的负担。

中国早产儿发生率有上升趋势,每年约有 120 万早产儿出生,据世界卫生组织 2013 年的《早产儿全球报告》,中国早产儿绝对数量在全球排第 2 位。2010 年全球出生 1 300 万早产儿成活,其中 34.5 万(2.7%)发生中、重度神经发育损害,56.7 万(4.4%)发生轻度损害。据国外资料:极低出生体重儿脑瘫发生率为 5%~10%,10%~25% 发生认知功能缺陷。研究已证实,早产儿出生后神经发育异常也是导致后期神经系统不良预后和心理行为问题的重要原因。如何在 NICU 医疗和护理过程中减少并发症,同时促进早产儿脑发育,以改善远期预后是目前引起高度关注的问题。因此,现代 NICU 医护理念已从单纯救治患儿转向同时关注早期抢救与改善远期预后的新型模式。新生儿发育支持护理(neonatal development supporting care, NDSC)是指为减少 NICU 新生儿应激、促进疾病康复及生长发育而实施的干预策略。国外研究已表明,其可改善患儿近期预后,如促进生长、有助于喂养、减少住院天数及机械通气时间、减少生理应激、促进亲子关系的建立等。因此新生儿发育支持护理的干预策略正在引起 NICU 医护人员的极大关注。随着研究的进展,目前认为应更理性的认识其在临床上的应用价值。

一、新生儿各感官系统的发育及与环境的关系

美国学者 Heidelise Als(1982 年)提出统合发展理论(synactive theory),理论中描述新生儿各系统的协同发育,包括自主系统、运动系统、意识状态系统、注意力互动系统以及自我调节系统。各个系统的发育与新生儿各器官及功能的发育有关,这些内在系统相互影响,同时也受环境影响。新生儿是一个独立个体,有其能力及目标,即使是非常脆弱的早产儿,也有其可观察到的行为。临床医护人员应根据对新生儿行为表现的观察来调整照护计划,为早产儿提供持续性、个体化的照护。在观察早产儿的行为之前先应了解早产儿脑以及各感官系统的发育以及环境对其发育的刺激和影响。

（一）早期脑的发育

脑发育是一个极其复杂的过程,其中的所有内容以编程的方式相互影响。任何改变某

一过程的内外因素都可干扰整个程序化过程,进而改变脑发育。早产对脑发育的影响与神经细胞发育有关。在孕早期,脑发育过程主要是神经细胞的增殖和迁移,至孕中期这些神经细胞进一步分化,分布至大脑各个区域,至孕晚期主要是胶质细胞进一步分化,形成髓鞘,神经元之间的联系和突触的形成更多。在孕 25~37 周这个阶段,均有神经细胞的发育,若早产则会影响宫内正常大脑发育过程。在脑发育的过程中髓鞘化非常重要,这主要是在孕期最后的 8~10 周完成。动态磁共振检查可见极早产儿出生后脑发育表现:26 周的早产儿脑表面光滑,大脑外侧裂明显,T_2 加权可见脑室周围生发层基质呈低信号;纠正胎龄 34 周时,脑灰质、白质明显增加,脑皮质折叠明显增多,生发层基质明显退化,仅在侧脑室前角可见;纠正胎龄 43 周时,皮质灰白质分界仍然不清,内囊后肢可见髓鞘化形成,脑沟回明显。虽然上述表现显示早产儿出生后脑发育迅速,但临床研究发现早产儿即使纠正胎龄达到足月儿相同胎龄,其神经发育和行为表现仍然落后于足月儿。

(二)感觉神经系统的发育

在胎儿期,感觉系统发育的顺序是触觉、前庭觉、嗅觉、味觉、听觉、运动、本体感觉,最后是视觉。

1. 触觉 触觉是新生儿与外界交流的最主要的方式,也是最早发育(约孕 7 周)的感觉系统。胎儿在子宫羊水内进行有规律的运动,逐渐形成了触觉和对压力、温度的感觉,其中面部、口周(吸吮反射)和手部(握持反射)发育得尤其好。新生儿喜欢被抱着、摇晃着,所以当新生儿哭的时候可以采取上述措施得到缓解。父母不用担心这些行为会惯坏新生儿,有研究显示新生儿早期更多的拥抱能够减少生后 6 周新生儿啼哭次数。当父母抱着新生儿时,新生儿会改变自己的身体姿势来适应照顾者的身体。当新生儿处于很舒适的体位时会表现为舒适放松地蜷缩,紧紧地依偎着照顾者的身体。对于哭闹的新生儿来说,最好的体位应该是将其放在母亲的肩上。同时还有研究显示女婴比男婴对于触觉的反应性更强。

2. 听觉 胎儿在宫内 22~24 周时就能够区分家人和陌生人的声音。胎儿娩出后会喜欢宫内已经听到的妈妈的声音或者语言。有研究证实,胎儿和新生儿都是有记忆的,在宫内听的故事在出生后重新听时会表现出熟悉,而对于没听过的故事则没有任何表现。胎儿在宫内时听到的声音不超过 85dB,当声音频率和音调都较低时新生儿表现出安静,高频和高调的声音使新生儿表现出警觉、焦虑,影响睡眠。足月儿相比早产儿对声音能更好更快地适应。新生儿对听觉的反应主要在于声音的强度。4 000Hz 左右会引起新生儿对声音的反应(一般谈话的声音是 500~3 000Hz),而且新生儿对高音调的声音比较敏感,当男性和女性声音同时存在时,新生儿往往会转向女性声音。随着对声音的熟悉能够提高新生儿对声音的行为反应。持续 5~15s 的声音能够引出最好的行为反应。对声音的熟悉也是新生儿中枢神经系统发育成熟的标志。

3. 视觉 眼睛的发育从孕 22d 开始,孕 10~26 周胎儿的眼睑都是闭合的,眼睑的睁开代表功能上的成熟,孕周越大,睁开的次数越多。新生儿出生时,感光器已经发育,但是直到生后 6 个月至 1 年才完全发育完善。新生儿目光能够关注、跟随物体的移动,并且具有警觉性是神经系统完整性的体现。出生时,新生儿能够看到距自己面部 20cm 左右的物品,生后几秒钟新生儿便能辨认出自己母亲的脸,抱着新生儿在怀里喂奶的距离便是其能辨认母亲的脸的适当距离。

4. 嗅觉和味觉 嗅觉在出生时已经发育完善,嗅觉能够引导新生儿嗅到母亲乳头的香味。生后 5d 左右,新生儿能够辨别自己母亲乳垫的味道并能与其他陌生的味道区分。当闻到母亲的气味时,足月儿会停止哭闹,开始觅食行为。同时,新生儿开始能够区分不同的味觉,偏好于甜的液体,接触到酸、苦的液体时会将头转向另一边。当早产儿出生后,在新生儿监护病房中开始接触各种感官刺激,但过度的不良刺激会使早产儿过早启动大脑皮质路径,可抑制日后神经细胞的分化而干扰脑部的发育,尤其是影响与复杂的思维过程、注意力及自我调适有关的额叶。这可能是造成早产儿日后学习障碍、智商低、语言理解及表达障碍的原因。同时,动物实验表明,各感官系统之间的发育是互相影响的。

二、环境刺激对新生儿的影响

胎儿所处的环境明显与出生后所接触的环境不同,一般 NICU 环境并不符合早产儿发育的需求。胎儿所在的环境是幽暗的,低分贝的,有羊水不断刺激其骨骼肌肉发育的环境。而出生后,早产儿很难适应 NICU 的环境,无论是亮度、噪声及医疗活动都可能过度刺激其感官系统发育,并干扰睡眠清醒形态。

（一）过度的触觉刺激对新生儿的影响

在子宫内的胎儿被温暖的羊水包围着,被羊水持续温柔的振动抚触着。然而出生后在 NICU 中,新生儿所接触的刺激多是不舒服的。观察发现,新生儿在 NICU 中一天会接受多次来自医护人员的接触,表现出心率、血压变化;颅内压力增加;血氧饱和度及皮肤血流降低。侵入性的操作可造成颅内血流及血氧饱和度的明显改变,增加脑室出血及脑室周围白质软化的机会。

此外,新生儿可能会将所有的接触都认为是疼痛的来源,而表现出哭闹、反抗及逃避的行为。例如,新生儿的口腔经验通常是不愉快甚至是疼痛的刺激,如口鼻腔吸引分泌物、经口气管插管或经口留置胃管等,可能使新生儿口腔过度敏感,同时也影响新生儿的吸吮,造成日后吸吮、吞咽及喂食的困难。

（二）不良的味觉以及嗅觉刺激对新生儿的影响

胎儿在宫内不断吞咽羊水,故母亲身上的味道对其来说很熟悉;而出生后,接触到的是生理盐水的咸味或口腔护理时碳酸氢钠的味道。新生儿在 NICU 中所接触的嗅觉刺激通常是消毒水、酒精、去黏剂、橡胶手套或者工作人员身上的香水等。新生儿可能为了避开这样的刺激而表现出心跳加速及呼吸的改变。

（三）噪声对新生儿的影响

胎儿在孕 23~25 周就对声音有生理上的反应。早产儿的听力系统在 30~32 周才能成熟,无须经由特别的训练。

在 NICU 里所出现的许多声音一般来自监护病房的设备,包括各种报警声、来自墙式氧气空气的声音和医护人员的嘈杂声。其中监护仪报警声和电话铃声等属于高振幅的声音。此外,还有一些希望尽量避免的声音,这些声音往往是高振幅的,可以达到 70dB 或更高。这些声音主要来自医护人员的活动,包括大笑、沟通、查房、关暖箱门等。一项研究发现:NICU 噪声强度平均可达 54.89dB,明显高于其他环境。

在 NICU 的新生儿,其听力系统未受到先前的来自母亲的保护（母体可以帮助降低超过 250Hz 的声音）,所以新生儿相比胎儿,接收到的高频声音更多。其次,NICU 的声音,无论是低频还是高频,都是高音量的,因此,新生儿周围的声音(包括人的声音)和其子宫内所听到的声音明显不同。噪声会干扰新生儿的睡眠,导致其心率的增高和周围血管的收缩。突发的噪声还会导致新生儿血氧饱和度降低、哭泣、烦躁、颅内压升高、生长激素水平降低等。

（四）光线对新生儿行为的影响

中枢神经系统中,最晚发育的感觉系统是视觉系统,因此,是出生时最不成熟的系统。然而大多数 NICU 的光线都来自持续性、高亮度的荧光灯或白炽灯,很少能感受到自然的、昼夜交替的光线变化。NICU 的新生儿还时常暴露在额外的光源下,例如,鹅颈灯、光疗仪以及来自窗外过度的自然光线和人工的照明。这些不良的光线因素导致新生儿视网膜病变的机会增加、深睡期时间缩短、无法建立昼夜节律、体重增加缓慢和互动时无法睁开双眼等。

较暗的背景光线可以减少快速动眼睡眠,增加深睡眠的时间,也利于眼睛睁开和清醒期时间的增加。研究显示:在光线强弱昼夜交替的环境中,会增加早产儿的睡眠时间,减少活动以及心跳血压的变化,增加眼睛张开及清醒状态的持续时间,增加喂养的耐受性,可增加体重、促进早产儿的行为,使荷尔蒙分泌与外在环境的互动相整合。傍晚及晚上减少光线亮度可促进早产儿休息及有利于能量的储存。当光线被调整至微暗时,工作人员的活动及噪声也会相对减少。

（五）不舒适的体位对新生儿的影响

在子宫内,胎儿接受着羊水温柔的刺激,发展成屈曲姿势。在子宫内有限的空间下,胎儿有一种舒适感,能在放松的状态下发展其动作。早产儿在出生时,运动系统尚未发展成熟,无法维持屈曲姿势。这种不成熟的反应使新生儿在能量的耗损、呼吸功能及氧化作用上消耗巨大。

此外,不舒适的体位会造成早产儿一系列的问题,如:肩胛骨后缩和上提;髋部过度外旋和外展;颈部和躯干过度伸展;踝部过度内翻和外翻;四肢过度伸展造成压力、生理不稳定及能量消耗;重力作用致使的关节和肌肉过度伸展。头部位置不对称,还有可能影响早产儿的方向感和导致畸形头。

三、发育支持护理临床实践

发育支持护理实践的应用基于新生儿照护的基本准则,即认识到新生儿期情感发育的重要性。新生儿认知、运动和社会情感的发育与新生儿体格的发育同等重要。一个人性格的形成通常与其在新生儿期得到的照护体验相符合,这些体验包括:被感知、被关爱的体验;情感的亲密性,舒适性体验;愉快和实际有效的感觉体验等。新生儿获得这些体验需要持久的情感信赖,全身心投入的照护者角色应该由父母承担,因此,父母与新生儿的关系是有优先权的。父母是新生儿一生中最重要的养育者,医护人员应该评估并帮助父母为新生儿提供最合适的照护计划和措施。

与此同时,发育支持护理要求根据新生儿的个体化情况以及阈值的复杂性,来决定护理的时机、持续时间以及强度等,以便更好地针对新生儿不同的组织功能进行特别指导。良好的组织功能是指新生儿的自主、运动和状态组织功能的平衡及相互支持。较弱的组织功能是指一个或所有的行为系统功能紊乱。支持性的照护系统要求照护者应该对新生儿的阈值有很好的认识,理解神经发育系统在与环境不断作用的过程中会不断分化与调整,同时能够持续性地解释新生儿神经组织阈值以及神经发育目标。在发育支持护理中,照护者需要有自我意识,且能够反映在行动中,真诚地对待每个新生儿及其家庭。在这个过程中,父母也将专业照护者视为其本身以及新生儿最好的拥护者。提供给新生儿最好的照护支持,并给予父母无条件的情感投入,增强父母的信心、能力和信任,这也是发展性照顾最重要的内容。

（一）环境

1. **新生儿室与产房和母亲产后病室的位置关系**　理想的位置关系应为:新生儿室、产房和母亲产后病室距离较近,在同一层楼。这种位置关系的优点在于只要通过轮椅或移床等移动工具,母亲在产后就可以根据自己的意愿,随时去看望新生儿。母婴同室新生儿床旁的设施母亲、父亲和新生儿均可使用,可使新生儿父亲和/或母亲与新生儿在一起。

2. **新生儿室的整体外观**　理想的新生儿室无论从家具、颜色搭配还是灯光上都应该有家庭的感觉:配有具有调暗旋钮的家居灯、明显的个体化床旁物品、舒适的床旁物品和家具（提供靠椅、双人沙发床、外线电话、边桌、橱柜等）。整体布置可为新生儿提供个体化的需要,且协助照护者为新生儿提供舒适而宁静的护理。

3. **新生儿区的环境设计**　新生儿和家庭有足够的空间,不受病区其他活动的影响。在个体化新生儿家庭照护房间里,具有完全的、舒适的和私密的生活空间,例如母婴同室的浴缸和淋浴。新生儿室有足够的可供更换的房间,且存放仪器的区域应设置在离新生儿和家庭较远的地方。治疗室、分检室、会议室及其他公共区域都是分开的,以便提供给新生儿和其家庭安静的环境。

4. **床位大小、密度**　新生儿照护区域是家庭化的、半私密的或者私密的空间。宽敞的照护区域最多设置两个床位,以保证有足够的休息和睡眠空间提供给新生儿和家庭。

5. **床位设计**　通过巧妙的设计,尽可能将仪器设备整合到新生儿的床单位里,房间的设备和家具都是家庭式的、半私密或私密的。所有的仪器设备也要布置得有美感。可以设置两把舒适的椅子和至少一把轮椅,以及做袋鼠式护理所需要的寝具,方便父母过夜或者打盹。邀请并鼓励家庭一起设计新生儿的床单位,可以从家里带来物品（暖箱罩子、照片、动物玩具等）,将新生儿的床单位设计得个性化,为家庭成员个人物品准备好抽屉或架子放置。

6. **家庭参与情况**　新生儿室环境亲切,人员亲切,是充满支持和家庭化的。父母床放在新生儿床旁或者个体化的房间里,床需要足够宽,以供父母两个人使用并在夜间对新生儿陪护,便于父母随时做皮肤接触。床旁安装了私人电话供家庭使用,小椅子和小桌子可提供给新生儿的兄弟姐妹使用。房间内设置有私人沐浴间,内有浴缸淋浴提供给和新生儿待在一起的父母或其他家庭成员。

7. **提供给专业人士的可用设施以及服务支持**　新生儿病区应有单独的支持服务,例如实验室、药房、营养室等。工作人员区域包括会议室、值班室和休息区域应离新生儿室较近。

（二）直接新生儿照护时发育支持护理的应用

1. **靠近新生儿时**　当照顾者靠近新生儿的床旁时,需要调整位置以便看清新生儿的脸。新生儿的面部表情能够帮助照顾者意识到或理解新生儿的感受,能看出新生儿是否安定、舒服,是否处于休息状态。请回忆一下新生儿上次看你的表情和接触你手时的感觉。新生儿是否熟悉你、认出你的手,还是需要你再次与其建立熟悉的关系,让其熟悉你的手和脸使其意识到你在这里支持他/她。

2. **喂养**　创造平静的、温暖的、光线幽暗的喂养环境。鼓励父母对自己的新生儿进行母乳喂养。如果新生儿还没有足够的肌张力能够趴在母亲胸前进行母乳喂养,可以将母乳泵出喂养。也可以根据需要安排母亲在新生儿床旁泵奶,有助于减少泵奶的焦虑,确定母乳的价值,同时也使母亲觉得靠近自己的孩子有种安全感。母乳喂养时将新生儿依偎在母亲的怀里,管饲喂养时应使新生儿保持舒适的体位,正确控制奶流量,同时提供小手指或安慰奶嘴给新生儿吸吮,有条件的话可以将新生儿放置于父母的前胸做皮肤接触。喂养期间应提供休息,喂养后持续支持新生儿,确保其舒服后进入睡眠。鼓励父母认识到他们从一开始就是新生儿的最重要的营养提供者。

3. **打嗝** 根据新生儿的暗示,可以将新生儿轻轻地靠近肩膀或靠着前胸,照护者的身体缓慢地上下移动,促使新生儿打嗝,打完嗝后持续以竖立位抱着新生儿,直至缓慢将新生儿放置于喂奶或休息体位。

4. **更换尿布和皮肤护理** 更换尿布和做皮肤护理前要准备各种物品。确保房间温暖,注意新生儿的状态和体位。当新生儿舒服地屈曲侧卧位时开始进行。轻柔地包绕和支持新生儿。用柔软、舒服和合适尺寸、质地、形状的材料。清洁新生儿臀部,确保新生儿的踝部接近床上,轻轻抬起新生儿的大腿,保持双腿屈曲。避免仰卧位更换尿布,抬高新生儿腿时脚踝离开床面会突然改变新生儿脑部的血流且影响呼吸。鼓励并帮助父母成为更换尿布和提供皮肤护理最好的人选。

5. **沐浴** 确保新生儿处于平静状态,有足够的体力应对沐浴。确保护理空间是平静的,灯光是柔和的、温暖的。以手或毯子温柔地包绕新生儿,使用沐浴毯。在将新生儿放低至浴盆时,该沐浴毯有助于将新生儿包裹。确保沐浴水的温度是温暖的,水深合适,一旦新生儿各情况足够平稳时可以立即浸没新生儿的身体,使用床旁专业的浴盆,减少从暖箱/小床到浴盆的距离,防止体温波动。沐浴后持续抱着新生儿,确保新生儿舒适、平静。根据新生儿的能量水平、睡眠、清醒状态以及喂养周期决定喂养的频率和时机,增加休息,促进消化。

6. **互动的时机和顺序** 互动前要先考虑新生儿的睡醒周期,新生儿是否具备喂养和安静清醒期需要的能量。如果可能的话还应考虑以下操作,例如专家会诊、眼科、神经科、超声检查、X线检查等,在新生儿安静清醒期进行较合适。确保在会诊前中后新生儿舒适,在这过程中注意对新生儿进行支持。

7. **各操作之间顺利转换** 所有的操作包括外周留置针、抽血等之后都需要给新生儿重新摆放体位,支持和帮助新生儿恢复平静。各项操作时提供给新生儿舒适、安静、柔和的包绕。操作后应持续支持,确保新生儿恢复平静。计划和利用第二位照护者,确保新生儿的有效转换。鼓励父母成为新生儿最有效的舒适提供者。

8. **舒适和护理** 当新生儿出现不舒适的表现时,例如不停扭动身体或者慌乱的表情,及时安慰。永远将感情和注意力放在新生儿的感受上,注意新生儿的表现、提供的照护以及周围环境的一致性。

9. **觉醒的重新组织** 医护人员应是新生儿的调整者和支持者。当新生儿清醒时用柔和的面部表情看着新生儿,用温柔的声音说话。当新生儿聚焦你的眼睛,表现出温和的面部表情时,通常说明新生儿很享受这个互动过程。当新生儿的目光漂移、出现不协调的眼部运动、面无表情、双眼睁大、苍白、咳嗽、打哈欠、流鼻涕等通常与其精疲力竭或受过度刺激有关。重视这些信号,安静地抱着新生儿减少各种刺激,确保其安静状态,并获得足够的支持和营养。特别需要注意的是,当护理新生儿时,不能用床号代替姓名,始终轻唤新生儿名字。

（三）体位

无论是仰卧位、俯卧位或侧卧位,都应保持新生儿的生理体位。不同操作之间或者新生儿躺在父母怀里,或在暖箱里,或在小床上,注意专业化地调整体位。移动新生儿或改变新生儿的体位时,支持新生儿的手腿处于一种柔软放松的屈曲位。将手从新生儿背后到头后包绕,头轻柔地放在手里,另一只手支持新生儿前部,帮助头处于中位放松体位,双手举起靠近脸。一旦新生儿的整个身体被医护人员的手和臂膀包绕时,缓慢柔软地改变体位,和/或举起新生儿,都很安全。将新生儿放回床上或将新生儿移到磅秤上或其他表面时,垫好软垫。轻柔、缓慢地将新生儿放在预先用信封式包绕法安全包绕的物体表面。确保头总是处于正中位,尤其是仰卧位时。移动新生儿时,轻柔地包裹新生儿以提供支持,尤其是称体重时。一旦新生儿很适应毯子和睡袋的包裹,就可以逐渐把医护人员的手臂一个个慢慢离开,确保逐渐减少直接支持时,新生儿能继续保持休息状态。确保没有手臂支持之后新生儿也能处于很好的休息状态。无论什么时候,新生儿表现出惊跳和不安定时再次给予温柔的支持,帮助其再次恢复平静以及睡眠状态。

以往为便于观察病情,早产儿被放置于仰卧位。目前大多数对新生儿体位的研究是观察体位对呼吸功能的影响,这些研究的结果表明将患病的早产儿放置于俯卧位可提高氧合、改善通气、降低呼吸频率、增加胸部运动的同步性、减少呼吸暂停发生。一些研究还发现,俯卧位可促进胃排空、减少胃食管反流、增加睡眠时间、减少能量消耗。因此,NICU对极低出生体重儿体位放置常采用俯卧位。但长期水平俯卧可影响早产儿姿势的发育。胎儿在子宫内不受重力的影响,早产儿过早离开母亲子宫内环境,神经肌肉发育不成熟,全身肌张力低下,不能对抗地心引力,自身活动能力差,因此经常保持固定的体位可引起主动和被动肌张力不平衡导致运动功能障碍。在宫内,肌张力从尾向头发育,屈肌张力较伸肌张力发育稍延迟,屈肌张力从孕30周开始发育。因此,早产儿因躯干伸肌张力高,占优势,而下肢屈肌张力发育受限,可引起脊柱过伸、肩胛后缩,进一步引起颈部过伸,肩部外展;同时由于缺乏骨盆上升的发育过程,可出现髋部外展和外旋。因此生后第一年早产儿出现上述姿势并非神经系统后遗症表现,而是NICU体位放置不当所致。但这些姿势改变可对早产儿运动功能发育产生近期和远期的不良影响,应引起重视。

有学者提出通过提供体位支持改善上述不良后果,如使用水床、摇床、气囊床垫等。目前仅有少数相关的研究,如:为早产儿提供体位支持装置可改善肩胛后缩;另外"鸟巢"式体位支持可改善姿势发育,但同时也发现其可引起髋部外展导致髋关节病理状态。通过改进体位支持方法对早产儿进行体位干预,可改善肩、髋姿势,不影响上下肢发育。此外,最近头位改变的研究发现,机械通气的患儿,头处于侧位可阻塞大脑静脉回流,因此这些患儿应将头部放置于正中位。

总之,临床上采用俯卧位干预时应注意并发症。可用新生儿毯固定,将其放置于正确体位(仰卧位/俯卧位/侧卧位):肢体屈曲,髋部置于正中位不外旋,肩部向前,头部于正中位,双手可自由活动。这个体位模拟了胎儿在宫内的体位,可减少新生儿应激。搬动危重早产儿时应使身体和头部成一直线,并使肢体收拢。实践中应依据目前研究观察的结果,合理地放置早产儿体位以促进疾病康复和生理、运动的发育。

（四）选择各种降低早产儿疼痛的措施

以往由于缺乏新生儿疼痛知识，并担心药物不良反应，对新生儿，尤其对危重、需反复检查操作的新生儿未采取适当镇痛措施。有调查发现，极低出生体重儿在住院的前2周平均接受134次疼痛性操作。研究显示NICU反复疼痛刺激可对早产儿产生远期不良影响，早期的经验可使脑的结构和功能发生重组，导致以后对疼痛的反应发生改变。因此，美国儿科学会于2001年制定了新生儿镇痛方案。吗啡和芬太尼是NICU最常用的镇痛剂，一项研究结果显示吗啡可减少早产儿死亡、严重脑室内出血和脑室周白质软化的发生。此外，对乙酰氨基酚也可用于NICU镇痛。口服葡萄糖是NICU常用的非药物镇痛方法，最近的meta分析结果表明其可减少患儿哭闹、降低疼痛评分、减慢心率，是一种安全有效的镇痛方法。采用外周穿刺留置中心静脉导管的方法可减少留置针反复穿刺导致的疼痛，采用经脐动脉或外周动脉置管的方法来抽取血标本可减少外周反复抽血带来的疼痛。在实施各种有创操作时，应尽量对患儿做好安慰工作。

（五）非营养性吸吮

不能接受经口喂养的早产儿，在采用胃管喂养时，吸吮安慰奶头，即称非营养性吸吮（non-nutritive sucking，NNS）。孕27周时胎儿开始出现吸吮动作，为快速吸吮，其不同于营养性吸吮，后者表现为缓慢而持续的吸吮动作。研究发现NNS有助于营养性吸吮行为的发育，促进对肠道喂养的耐受性及体重增长，减少操作时患儿应激，缩短住院时间等。最近的meta分析结果显示：非营养性吸吮可明显减少住院天数，有助于从管饲到瓶饲的过渡及进入全胃肠道喂养。此外，可促进患儿行为反应，如可减少胃管喂养时的防御反应，进食后容易进入睡眠状态等。

（六）抚触

由于前期的临床观察结果显示抚触对正常新生儿有益，这种干预方法曾被用于NICU的足月儿和早产儿。但进一步的研究表明，早产儿对抚触敏感性高，而早产儿的中枢神经系统正处于迅速生长和发育阶段，易受环境因素影响。因此对其进行抚触时需仔细观察反应性并相应调整。另外，抚触可使NICU患儿出现生理变化和行为紊乱，如心率和呼吸减慢或增快、呼吸暂停、激惹、血氧饱和度下降等。因此，据现有的知识对早产儿进行抚触应遵循以下原则：①根据患儿的行为反应进行调整，并与患儿睡眠-觉醒周期一致。②干预时监测患儿反应。③制订个体化方案。④避免对所有早产儿抚触。⑤鼓励父母参与，帮助父母寻找最适宜的方法。

（七）袋鼠式护理

像许多天然的治疗方法一样，袋鼠式护理有其出现的必然性。最初的袋鼠式护理是1979年在哥伦比亚暖箱缺乏的情况下出现的，这种简便易行、费用低廉的方法可以代替暖箱。后来一系列随机临床试验中发现，"袋鼠式母亲干预"在照顾低出生体重儿中是安全的，与标准暖箱中的早产儿相比没有增加死亡率和发病率。随后对此方面的研究越来越多。

"袋鼠式护理（kangaroo care，KC）"或称"皮肤接触"，指在新生儿出生后不久将其裸体放在母亲或父亲裸露的前胸进行持续性的皮肤接触，新生儿仅用一块尿布、戴一顶帽子，用母亲的衣服或毯子，将新生儿一起包裹着，就像其在子宫里一样与母亲亲密接触。新生儿在KC时完全放松而表现出发声、反应和躯体运动，这种皮肤接触类似有袋动物比如袋鼠照顾他们刚出生的新生儿。母亲在接触的同时凝视新生儿,抚摸他们,与他们交谈,给他们唱歌等。适用对象为所有新生儿。

1. KC 对新生儿的影响

(1)对生理方面的影响:在哥伦比亚的第一次 KC 研究就发现袋鼠式接触对早产儿有一种抚慰作用。在皮肤接触中早产儿睡觉时间更多,心率慢而稳定,呼吸暂停和心搏迟缓发生较少,体温保持稳定,氧合和气体交换增加。

(2)对行为方面的影响:皮肤接触显示出有助于改善觉醒激励调节和压力反应调节。Michelsson 等(1996 年)发现:小床里的早产儿和接触中的早产儿在同样哭 10 次的情况下,光谱学分析显示,在母亲怀里的早产儿没有小床里的早产儿哭得痛苦。实施 KC 的早产儿内啡肽减少,表明袋鼠式接触削弱了紧张反应。

(3)对神经成熟的影响:早产儿神经系统可能因为一些和刺激有关的因素而被破坏。在 NICU 中早产儿常常被一些无法抵抗的感官刺激所包围,比如持续的灯光,永无停止的声音和经常性、持续性的疼痛。他们未成熟的系统不能躲避这些不利的影响因素继而阻碍其继续发育成熟。提供构成"母亲接触"的任何部分,比如按摩、有节律的刺激,均有助于促进早产儿神经成熟,特别是大脑和行为建立联系的特殊时期应用 KC 干预措施能对神经功能包括生理调节、觉醒激励调节和紧张压力调节有长期的效果。

(4)对新生儿认知发展的影响:因为 KC 干预能提高新生儿的自我调节和父母对新生儿的敏感,故 KC 有利于新生儿的认知发展。

(5)母婴皮肤接触:可以减少早产儿的疼痛反应。Johnston 等用交叉试验的方法在加拿大的 3 个 Ⅱ ~ Ⅲ 级的 NICU 抽取孕 32~36 周、生后 10d、没有辅助呼吸、没有给予止痛剂的早产儿 74 例随机分组进行研究。KC 组的新生儿在足跟采血前 30min 开始进行 KC,持续到采血结束;而控制组新生儿在暖箱中俯卧位。结果在 KC 条件下的早产儿疼痛表情得分在足跟采血的最初 90s 明显低于控制组 2 分。由此得出对孕 ≥32 周的早产儿,KC 能有效降低足跟采血疼痛程度。

2. KC 对母亲的影响

皮肤接触除了有利于新生儿生理稳定和应对紧张压力源外,也是早产后母亲哺乳期的刺激源。母乳由蛋白、酶、微量元素、脂质和特殊的对早产儿生长发育重要的长链不饱和脂肪酸组成,采用母乳喂养还可降低早产儿感染的风险。尽管母乳对脆弱的早产儿来说尤其重要,但当早产儿母亲面临挤奶困难时经常放弃母乳喂养。KC 对母亲的影响具体可体现在以下两个方面:

(1)KC 可以提高早产儿母亲的照顾水平,从而缩短住院时间。评估极低出生体重儿母亲哺乳的相关性,发现连续母乳喂养和 KC 相关。新德里的研究报道示:低出生体重的早产儿每天给予 KC4h,体重明显增加,更早出院,母亲比控制组更有效地进行母乳喂养。

(2)皮肤接触增加了母亲垂体后叶激素分泌水平,促进了母亲的行为,减轻产后抑郁症。垂体后叶激素是一种荷尔蒙,和生产有关,它可促进乳汁释放,通常作为哺乳动物母亲行为的开始。KC 时,新生儿被放在母亲的胸口,通过哺乳和手的移动刺激母亲垂体后叶激素的释放,母亲在产后立即进行 KC 更有助于提升垂体后叶激素水平。此外,垂体后叶激素有降低紧张和抑郁的功能,因此 KC 也被期望能减轻母亲的产后抑郁症。Dombrowski 等对一个有产后抑郁症多危险因素的母亲进行研究,证实 KC 可以减少母亲的抑郁。这些相关研究的报道显示 KC 可以帮助逆转早产对母亲造成的负面影响,并且减少伴随早产而来的内疚和焦虑。

3. KC 对母婴间关系的影响 通常在早产儿出生后,母婴间关系发展较难,交互作用较不理想。在交互作用中,母亲表现出更低的敏感性。早产儿视觉注意和感情表达经常不清晰,表达减少可能和母亲的敏感度降低有关,这是因为母亲对早产儿的同步观察水平下降。皮肤接触可以促进母婴间的交互作用模式,亲近的接触增加了母亲对新生儿的熟悉感,改善她的心情,增加其作为母亲的投入。母婴间关系的发展依赖母亲对新生儿的交往信号的逐步了解和学习,在母亲和新生儿密切接触期间,可以获得这些信号。

4. KC 对父婴关系及家庭关系的影响 有学者比较了父亲和母亲对极低出生体重儿KC 效果,方法是对孕 28~34 周、出生体重 560~1 450g 和生后 7~48d 的极低出生体重儿在父亲和母亲对他们进行 KC 前、中、后进行研究,主要观测肤温、肛温、心率、呼吸、动脉氧饱和度、耗氧量、CO_2 产出量(直接能量测定)和行为状态。结果发现,父亲和母亲 KC 显示出相似的生理学效果,因此除了母亲做 KC 外,我们还应该提倡父亲做 KC。父母经常彼此探讨他们新生儿的行为,家庭成员间的交互作用更强,新生儿生长在更和谐的家庭环境中,可以展示出更好的社会适应性。

【新生儿发育支持护理复习题】

1. 统合发展理论包括很多系统的协同发育,**不包括**以下哪个系统(D)

A. 自主系统
B. 运动系统
C. 意识状态系统
D. 循环系统
E. 注意力互动系统

2. 在胎儿期,感觉系统发育的顺序中,最后发育是(E)

A. 触觉
B. 前庭觉
C. 嗅觉和味觉
D. 听觉
E. 视觉

3. 较暗的背景光线的益处**不包括**(A)

A. 增加快速动眼的睡眠
B. 增加早产儿的睡眠时间
C. 减少活动以及心跳血压的变化
D. 增加眼睛张开及清醒状态的持续时间
E. 增加喂养的耐受性,可增加体重

4. 理想的新生儿照护区域的环境**不正确**的是(D)

A. 新生儿和家庭有足够的空间,不受病区其他活动的影响
B. 具有完全的、舒适的和私密的生活空间
C. 有足够的可供更换的房间
D. 存放仪器的区域应设置在离新生儿和家庭较近的地方
E. 治疗室、分检室和会议室及其他公共区域都是分开的

(胡晓静)

第八节 新生儿家庭参与式护理

随着产科护理和新生儿护理的进步,NICU 生命支持技术日新月异的发展,如肺表面活性物质替代疗法、高频通气、亚低温治疗、经外周中心静脉穿刺置管、静脉营养等,新生儿的病死率明显下降,高危儿的存活率显著提高。随着这些改善,婴儿并发症的风险也不断增加。包括神经发育后遗症,如认知延迟、脑瘫、精细和粗大运动协调问题、学习障碍、视觉和听觉问题,以及医学问题,如呼吸、心血管和生长问题。特别对于早产儿,胎龄越小,风险就越大,而家庭参与式照护对早产儿预后有重要的作用,家庭参与式护理(family-integrated care,FIC)衍生于以家庭为中心的护理,强调将有照顾意愿的家庭成员纳入护理团队,通过教育和基础技能培训等方式帮助家庭成员更好地在医院、家庭或社区等场所照顾患者。目前在重症监护室早产儿护理中应用较为广泛,家庭成员作为早产儿的主要照顾者,与早产儿在行为、认知及情感上相互影响,在早产儿疾病治疗、康复过程中有积极作用。高风险的患儿在出院后必须获得适当的长期随访来密切监测其生长发育情况。

一、家庭参与式护理

(一)家庭参与式护理的发展

家庭参与式护理是基于爱莎塔利亚的人文早产儿护理模式发展而来,是指在早产儿专科护士对家长进行教育和指导的前提下,允许家长进入早产儿重症监护室参与早产儿住院期间的非医学性常规生活护理的一种照护模式。

2016 年开始,家庭参与式照护逐渐普及,早产儿在发育早期极其需要家长关爱及家庭护理,因此,家长参与早产儿护理模式渐渐引起医学界高度重视。家庭参与式护理模式是在以家庭为中心护理及发展性照顾内涵上的延伸,强调将有照顾意愿的家庭成员纳入护理团队,通过教育和基础技能培训等方式帮助家庭成员更好地在医院、家庭或社区等场所照顾患者。

家庭参与式管理模式,其鼓励早产儿主要照顾者成为早产儿日常护理的核心,医护人员对早产儿主要照顾者进行知识及技能培训,建立以早产儿主要照顾者为中心的护理管理模式,使得早产儿主要照顾者主动护理早产儿。

(二)家庭参与式护理的意义

研究显示,FIC 可以明显降低早产儿家长的焦虑紧张情绪,提高母子亲情,提高早产儿主要照顾者责任感,也可提高早产儿远期的智力发育及精神运动发育指数,有效促进早产儿的生长发育。当早产儿因病情危重在 NICU 接受治疗时,家长往往处于强烈的应激状态,产生多方面需求,正确满足家长的需要、建立稳定、信任的医患关系可以有效降低焦虑抑郁情绪。家长进入病房参与早产儿的日常生活护理,与早产儿说话交流情感,进行母乳喂养和袋鼠式护理,并向护士学习观察早产儿体征和安全防范的知识,为早产儿出院回家后的护理打下基础,避免因护理不当导致再次住院的发生,能够将护理服务延续至家庭,降低潜在风险性。

1. 满足早产儿生理和情感需求 家庭参与式护理在早产儿病房的运用打破了传统的早产儿护理模式,家长与护理人员共同参与,使家长能更多地掌握家庭护理知识与技能,同时增加早产儿与其主要照顾者的感情。温馨的、充满童趣的家庭式病房环境,亲情的呼唤与抚摸,可使早产儿始终处于被关爱的氛围中接受治疗、护理、康复。

2. 提升护理工作质量,提高治疗效果 家庭参与式护理符合优质护理服务的要求,成为提高服务质量的实践标准,护士要为家长提供完整的医疗、护理信息,让家庭有效地参与到早产儿的医疗护理决策与照护中,护士需要指导家长参与照护早产儿,并传授相关专业知识和人文知识,能够激励护士不断地去学习护理知识和技能,最大限度满足早产儿及家长高质量的护理要求,从而提高护理质量水平,提高临床早产儿的治疗效果,同时加快儿科护理队伍的发展。

3. 缓解家长的紧张、焦虑情绪 早产儿主要照顾者在参与"家庭参与式护理"前后的心理是一种特殊的复杂的体验,他们的参与过程是学习与应对的过程,家长角色的成长发展过程。尤其在国内几乎所有 NICU 都是封闭式管理,医患关系紧张的现况下,深入了解早产儿主要照顾者的心理需求,为家长提供与医护人员交流的平台,提供更多的病情信息及护理知识,缓解其紧张、焦虑情绪,增强治疗的信心和积极性,都是非常有必要的。

4. 缓和医患关系,提高家长对医院的满意度 家庭参与式护理模式,能够有效提高护士的主动服务意识,改善护理服务态度,由于家庭的参与,护士需要进行更多标准化的护患沟通使得护理工作得到家长的理解、认同和配合,促进护患关系和谐,提高护理工作质量,大幅度增加早产儿家长满意度。

（三）护士在指导新生儿家庭参与式护理中的作用

1. 指导家长学会基础的居家照护技能 了解洗手时机,在接触早产儿之前洗手,特别是喂奶前,换尿布后。洗手前最好能取下首饰及手表等。使用流动水 + 皂液洗手,认真揉搓涂抹皂液的双手至少 15s 以上,再用流水冲洗干净,清洁毛巾擦干。家长能熟练掌握眼部、口腔、脐部、臀部的护理方法,更换尿布的注意事项、穿衣和沐浴的手法及如何测量体温。

2. 喂养及营养指导 包含母乳喂养的姿势、母乳的收集、储存和解冻、母乳强化方法、配方奶的配制、奶瓶喂养的注意事项及奶具的清洁与消毒等。

3. 配合视图和模型指导家长进行家庭的早期干预 主要掌握早产儿抚触和袋鼠式护理的方法和注意事项。抚触是将早产儿在全裸状态下置于仰卧位,用润肤油润滑双手,按照头部、面部、胸部、腹部、四肢、背部的顺序进行按摩,头部及背部用指揉法,四肢用挤压法,每个部位需按摩 2~3 遍,动作轻柔,力度适宜。指导父母坚持每天至少 2 次,每次至少 1h 的袋鼠式护理,一般安排在上午和下午各一次,患儿直立或俯卧位趴在父母裸露的胸前。若是早产儿出现呼吸急促,面色发绀,皮肤发凉等病情变化,应立即停止袋鼠式护理操作,保证生命安全。

4. 以幻灯片讲解和实际护理中的观察方式指导家长学习简单症状体征的观察,包括面色、经皮血氧饱和度、呼吸、大便、哭声、腹部情况的观察等。能识别苍白、发绀、发青的异常面色;正常呼吸和异常呼吸的区别;生理性腹胀和病理性腹胀的辨别;腹泻和便秘的注意事项;掌握新生儿的窒息复苏急救知识及意外简单处理技巧等。

5. **指导家长学会用药护理** 确保药物的准确性,掌握给药时间和服药方法。

6. 观察和理解早产儿的行为,学会安抚哭吵。

7. **特殊早产儿的照护** 造瘘口的更换和护理;慢性肺病的叩背与氧疗;腭裂早产儿的喂养等以及教会家长监护仪及特殊仪器设备的使用。

8. 教会家长学习记录宝贝成长点滴记录(身长、体重、体温和恢复进展等)。

(四)家庭参与式护理具体开展的内容

1. **做好准备工作(时间、空间、人员、用物的准备)** 医护团队和家庭都能意识到家庭参与式护理的重要性,做好宣教,以母亲为主固定陪护人员1~2名,询问好患儿照顾者有无发热、感冒、肠胃不适等,通知家长按约定时间来院,每周至少3次,每次4h以上,可选半天或整天。家庭参与式护理小组成员负责具体的护理计划制订和实施方案,家长护理知识、护理技能的宣教、培训、随访等。

2. **护士对早产儿主要照顾者的针对性指导** 形式包括理论课堂培训和床边家长参与照护两种,实施过程中根据评估内容为照顾者提供个体化的指导形式。

(1)理论课堂培训:至少每周安排一次,对早产儿的特点与护理、早产儿相关疾病、早产儿护理常见问题及处理等课程进行授课讲解,引导家长积极参与到治疗、护理中,正确认识家长在早产儿护理的重要性。培训内容包括课堂解答、同伴现身交流和家长日记三种形式。

1)课堂解答:采用视频播放、课堂幻灯片讲座及早产儿模型操作示范的形式进行课堂解答。应用模拟娃娃、早产儿用具现场指导,教会家长早产儿沐浴、母乳和人工喂养、测体温、换尿布等方法,对家长提出的问题现场解答,与家长共同分析遇到问题的原因,共同寻找解决的方法。在此基础上,进行一对一指导,纠正错误的行为,并仔细观察家长操作的掌握情况。利用网络建立交流平台,及时解答疑问,并为出院后的延续护理提供护理咨询服务。

2)同伴现身交流:可邀请有成功早产儿入住病房经历的主要照顾者来院给新手父母现身讲解,提供心理支持,培养照护的自信心。同伴教育的积极作用和提供的丰富照护经验,更容易交流、得到安慰、给予希望、减少焦虑,培养更大的同伴情谊和加强与其他家庭间的亲密关系。

3)家长日记:指导家长学习记录宝贝成长点滴记录,可作为家长日记的组成部分(表1-4)。

表1-4 家长照护记录单

宝宝床号　　　　姓名　　　　今日体重　　　　出生日龄　　　　纠正胎龄

时间	体温	活动	奶量			出量			药物
			途径	类型	量	小便	大便	其他	

注:活动:1袋鼠式护理、2互动、3睡眠、4其他;途径:1亲喂、2瓶喂、3管喂;类型:1母乳、2母乳强化剂、3配方奶。

（2）床边家长参与照护：指导家长洗手、穿鞋套、更换隔离衣后入 FIC 专用房间或床边，参与早产儿日常的生活护理。责任护士采用早产儿主要照顾者照顾能力自评及护士针对性指导表格指导家长学会以下家庭护理，出院前至少安排参加 1~3 次或更多，每次均进行家长照顾能力的自我评估，护士指导后给予评价。①居家照护技能：包括手卫生（强调手卫生的重要性，洗手时刻，洗手步骤）和早产儿基础护理（眼部、口腔、脐部、臀部护理方法，更换尿布、穿衣、沐浴、测量体温）。②喂养营养指导：母乳喂养、母奶液配制（奶瓶喂养）、母乳强化方法。③早期干预：早产儿抚触（抚触手法）、袋鼠式护理（肌肤最大面积的直接接触）。④症状体征观察：学习简单症状观察（面色、经皮血氧饱和度、呼吸、大便、哭声、腹部情况）。⑤急救知识：窒息复苏、意外简单处理。⑥防范安全：哄抱早产儿，睡眠姿势，居家环境安全，外出安全。⑦用药护理：口服药准备和喂药。⑧亲子关系：观察和理解早产儿的行为，安抚哭吵。⑨特殊早产儿的照护：造瘘口的更换和护理；慢性肺病的叩背与氧疗；腭裂早产儿的喂养等。⑩参与和决策照护计划（含出院准备计划）的制订。

二、新生儿出院随访

（一）随访团队

新生儿随访的实质是对高危儿存活者监护治疗的延续。通过随访，了解其存在的、可能出现的问题和需求，进行必要及时、针对性干预和指导；改善生存质量，防止发生严重后遗症。设立新生儿随访中心，建立以新生儿专科医师为中心的神经内科、眼科、耳鼻喉科、内分泌科、药剂科、营养科、儿童保健、康复、护理等多学科协作随访团队，并有社会工作者的参与和初级卫生保健的后续加入，在不同的随访阶段提供相应的支持，并保持一致性，以家庭为单位提供支持，提高高危儿生存质量。

（二）随访内容

1. 询问既往信息

（1）首次随访时应了解家庭基本信息、母亲孕产期情况、家族史、新生儿出生情况、患病情况及治疗经过，住院天数、出院时体重及出院时喂养情况等。

（2）每次随访时询问两次随访期间的喂养与饮食、体格生长和行为发育、睡眠、大小便、健康状况及日常生活安排等情况。如患疾病，应询问并记录诊治情况。

2. 全身体格检查

（1）首次随访：重点观察早产儿哭声、反应、皮肤、呼吸、吸吮、吞咽、腹部、四肢活动及对称性等。不同基础疾病的患儿随访的内容各有侧重，根据随访结果干预的措施亦不同，结合患儿及家庭的具体情况在规范随访的基础上制订个体化的随访方案。

（2）体格发育指标：①体重低于标准体重时应分析是否处于合理范围，由于营养不良或疾病所致应对症治疗。②身长与体重是计算体表面积的两个重要指标。身长反映骨骼系统发育情况，身长显著异常可能与先天性骨骼发育异常，如骨软骨发育不全或内分泌疾病如垂体侏儒症、先天性甲状腺病有关。③头围可反映颅骨与脑发育，过大常见于脑积水，过小常见于小头畸形，大脑发育不全等情况。出生时头围增长的缓慢和后期缺乏追赶生长均可能提示存在脑损伤并预示神经发育预后不良。50% 的小于胎龄的极低出生体重儿出生时头围低于正常，20% 的适于胎龄的极低出生体重儿在新生儿期有头围生长迟缓。④胸围反映胸廓、胸背肌肉、皮下脂肪和肺的发育,与小儿营养状况有密切关系。营养不良的患儿,由于胸部肌肉和脂肪发育较差,胸围超过头围的时间往往延迟,需考虑营养不良的程度及胸廓、肺发育不良。早产儿存在体格发育落后的趋势,出生时的各项体格发育指标较正常足月儿低。宫内或新生儿生长迟缓发生在 50% 的极低出生体重儿中,随着疾病治愈和最佳营养提供,生后多数可追赶并逐步到达正常儿水平,但也有部分早产儿仍存在发育落后情况。评估时应按照校正胎龄进行,保证准确性和客观性。早产儿有较多的生长问题,应定期随访,及时干预,减少生长发育迟缓。

(三)神经发育评估

1. **新生儿行为神经测定**(neonatal behavioral neurological assessment, NBNA) 这是吸取美国 Brazelton 新生儿行为估价评分和法国 Armel-Tison 神经运动评估等方法的优点,结合国内的经验建立的我国新生儿 20 项行为神经测定方法,是新生儿简易神经行为评估方法,能较全面反映新生儿的大脑功能状态,有助于发现各种有害因素造成的轻微脑损伤。中国 20 项新生儿行为神经测定评分检查方法及评分标准,分行为能力、被动肌张力、主动肌张力、原始反射、一般估价共 5 个部分。

2. **Amiel-Tison 神经学评估**(Amiel-Tison neurologic assessment, ATNA) 该法是法国神经学家 Amiel-Tison 根据婴儿第一年中的肌张力变化建立的一种在新生儿以及早产儿矫正胎龄 40 周后进行的简单的神经运动功能检查方法,可定期随访主动肌张力、被动肌张力、原始反射和姿势反应的动态变化,有助于早期发现运动落后、反射、肌张力和姿势异常。结合围生期病史和全面体格和智力检查,可早期做出脑瘫的预测。Amiel-Tison 目前已经简化成 20 个项目,包括:对红球反应、对人脸反应、对声音反应、非对称性紧张性颈反射(asymmetrictoiiicneck reflex,ATNR)、持续手握持、拉坐姿势和头竖立、俯卧位、围巾征、内收肌角、腘窝角、足背屈角、独坐≥30s、手主动抓、翻身、主动爬、膝反射、侧面支撑反应、降落伞反应、立位悬垂反应、俯卧位悬垂反应。

3. **婴儿运动表现测试**(test of infant motor performance,TIMP) 是重点针对具有高危因素的早产儿和脑损伤高危婴儿,对婴儿早期的姿势和运动进行评估以筛查出异常婴儿的工具。能够评估婴儿运动控制、姿势协调及功能活动相关的运动能力,预测将来婴儿运动发育情况,并可以对干预的效果进行评价,为早期发现、早期干预提供科学依据。

4. **Alberta 婴儿运动量表**(Alberta infant motor scale,AIMS) 满足对日趋增长的高危婴儿群体进行监测以早期发现粗大运动发育异常并给予尽早干预的需求。因此,AIMS 具有如下特点和用途:①由于 AIMS 不仅评估运动技能是否获得,而且对每一项技能从负重、姿势及抗重力运动三方面特征进行分析和评估,从而可以尽早地识别出运动发育不成熟或运动模式异常的婴儿。②由于 AIMS 可以敏感地反映出正常婴儿在较短时间内所发生的运动发育微小变化,因此它可用于精确地评估婴儿运动发育成熟水平以及在干预治疗后的变化。③AIMS 能够精确地展现运动技能在质量上的成熟改变,这正是干预希望体现的效果。这一点应不包括脑瘫的疗效评估,因其运动模式常难以恢复正常。④由于 AIMS 不仅关注运动技能的发育速度,更具优势的是观察运动技能的缺失或异常的成分,因此,对干预方案的制订尤其是干预要点的选择提供了有价值的参考信息。AIMS 的这个特点对于缺乏经验的治疗师来说可能是非常有指导意义的。

5. **Peabody 运动发育量表** 由美国发育评估与干预治疗专家编写,是一套优秀的婴幼儿运动发育评估量表。该量表由 6 个亚测验组成,包括反射、姿势、移动、实物操作、抓握和视觉运动整合等,共 249 项。测试结果最终以粗大运动、精细运动和总运动等的发育商来表示。作为一种专门的运动发育量表,其评测项目的选择、方法的可操作性和易用性、评分标准的明晰性等方面都有独到的优点。该量表不仅可用于运动发育迟缓评价,也适用于脑性瘫痪的运动功能评价,并可用于儿童运动康复的评定。

6. **ASQ 儿童发育筛查系统** 是最准确的与家长友好合作的筛查和尽早识别有潜在发育迟缓问题儿童的方法。可以帮助家庭教育咨询者儿童照顾者和儿童保健专业人员迅速识别在社交或情绪方面存在风险的年幼儿童,并有助于分析这些儿童在早期干预方面的需求。并为开展长期、有效的发育监测提供了详细、实用的建议。ASQ-3 可针对幼儿在沟通、粗大动作、精细动作、问题解决以及个人 - 社交技能等方面的发育状况做筛查。ASQ:SE 则针对幼儿社会情感发展,心理健康水平做筛查。

7. **全身运动质量评估（general movements, GMs）** 是 1990 年 Ferrari 提出的一种新的完全无创的评估方法,其原理是根据人类胎儿、新生儿和小婴儿有一种特征性的与众不同的自发的运动形式,表现为包括头部、躯干、上肢和下肢的复杂多变和优美流畅的全身的粗大运动。当神经系统受损时 GMs 的质量可发生改变,是一种针对新生儿和小婴儿的新型的神经运动评估方法。GMs 是指整个身体所参与的运动,包括臂、腿、颈和躯干等部位以变化运动顺序的方式参与进来。在运动的强度、力量和速度方面都具有高低起伏的变化,运动的开始和结束都具有渐进性。沿四肢轴线的旋转和运动方向的轻微改变使整个运动流畅优美并产生一种复杂多变的印象。GMs 是最常出现和最复杂的一种自发性运动模式,最早出现于妊娠 9 周的胎儿,持续至出生后 5~6 个月。能够十分有效地评估年幼神经系统的功能,能敏感地提示特定的神经损伤。

8. **贝利婴幼儿发育量表（Bayley scales of infant development, BSID）** 此发育量表中提出的心理发育指数（MDI- 用于反映认知功能）和精神运动发育指数（PDI- 更注重运动功能）,与盖塞尔发育量表（Gesell developmental schedules, GDS）一起则作为诊断性测验。Bayley Ⅲ 增设了认知、语言和运动领域的标准指数,语言分为理解和表达两个部分,运动包括精细与粗大运动两个部分。这五个部分分别有了标准分（均数 10,标准差 3）,常模的最低分与最高分作了扩展,指数分范围达到 40~160,增加了社会 - 情感发育和适应性行为家长问卷,提高了孤独症的检出效率。BSID 耗时较少比较实用,而 GDS 所需的物品较多、时间较长。

（四）预后指导与健康教育

1. **呼吸问题** 出生体重 <1 500g 的早产儿在第一年再次住院的可能性是足月儿的 4 倍,第一年住院最常见的原因是呼吸道感染的并发症。在出生后,肺暴露于容积创伤和气压创伤以及高氧,损害肺组织,减少肺血流量。由此导致的肺部疾病可能会蔓延到成年期。大约 23% 的极低出生体重儿和 40% 的超低出生体重儿发展为支气管肺发育不良。典型的支气管肺发育不良（指校正胎龄 36 周仍需要氧气）的呼吸道症状常持续数月,胸部下陷及哮鸣音可能持续 1 年,需做好家庭氧疗护理。患儿呼吸急促、呼吸困难、发绀、三凹征阳性均为氧疗指征。可用鼻导管、面罩、头罩吸氧。家庭氧疗中应保持气道通畅,保持颈部适度伸展,清理口鼻咽分泌物,改善肺部顺应性。

2. 营养支持 根据每位出院新生儿的具体情况,指导喂养。提倡母乳喂养,促使新生儿达到纯母乳喂养 6 个月。6 个月后正确添加辅食,并且继续母乳喂养至 2~2.5 岁。由于多种原因,极低出生体重儿的喂养和生长问题发生率很高。患有严重支气管肺发育不良的婴儿需要增加热量来增加体重。

(1)纠正贫血:早产儿和低出生体重儿提倡母乳喂养。纯母乳喂养者应从 2~4 周龄开始补铁,剂量 1~2mg/(kg·d)元素铁,直至 1 周岁。足月儿尽量母乳喂养 4~6 个月;此后如继续纯母乳喂养,应及时添加富含铁的食物;必要时可按每日剂量 1mg/kg 元素铁补铁。未采用母乳喂养、应采用铁强化配方乳,并及时添加富含铁的食物。1 岁以内应尽量避免单纯牛乳喂养。鼓励进食蔬菜和水果,促进肠道铁吸收。当贫血存在时,每日补充元素铁 2~6mg/kg,餐间服用,2~3 次/d。应在血红蛋白正常后继续补铁 2 个月,恢复机体贮存铁水平。必要时可同时补充其他维生素和微量元素,如叶酸和维生素 B_{12}。补铁 2 周后血红蛋白量开始上升,4 周后血红蛋白≥20g/L,应及时随访。

(2)预防佝偻病:根据我国佝偻病预防指南,出院后 0~6 个月和 6~12 个月婴儿钙的适宜摄入量分别为 200mg/d 和 260mg/d;12 月龄以上儿童,无论血清 25-(OH)D 水平,钙摄入<300mg/d 增加佝偻病风险。我国目前建议 6 个月以下的健康婴儿不必额外补充钙剂,母乳及配方奶已能提供足够的钙;而对于 6 个月以上的健康婴儿同样可以从母乳和配方奶中获得足够的钙;早产/极低出生体重儿是钙缺乏的高危人群。推荐出生到 12 月龄的所有婴儿补充 400IU/d(10μg)维生素 D 以预防佝偻病,且不论其喂养模式。也就是所有的婴儿,不管是母乳喂养还是配方奶或者混合喂养,都应该补充维生素 D400IU/d。

(3)口腔康复与护理:部分婴儿有口腔运动发育的异常或延迟,可能与早期临床口腔刺激而产生口腔厌恶有关,他们通常需要口腔康复与护理支持。一些早产儿需要从管饲喂养转为经口喂养,或随着年龄的增长通过进食不同的食物逐渐发育。口腔康复与护理将评估喂养困难的问题,并提供改善经口喂养和吞咽的建议,以使婴儿能够安全有效地进食。

3. 眼科随访 在视网膜脱离的情况下,患有严重早产儿视网膜病(retinopathy of prematurity, ROP)的婴儿出现严重视力丧失或失明的风险增加。严重 ROP 的风险在超低出生体重儿人群中最高,其中失明的发生率为 2%~9%。需密切随访早期经激光治疗的 ROP 婴儿,确保视网膜完全血管化。患儿在出院前需向家长再次强调 ROP 随访的重要性,并以书面形式告知,让家长完全知晓该病的不良预后。如需转院,必须明确所转医院是否有相应人员和设备可继续随访 ROP,如果不具备,建议患儿不转院,继续在原医院治疗和随访至视网膜完全血管化。ROP 第一次筛查时间为生后第 4 周或纠正胎龄 32 周,随访频度应根据第一次检查的结果,由眼科医师决定随访方案,坚持随访直至校正胎龄 44 周。

4. 听觉随访 NICU 的新生儿处于发生听力丢失的高危期,早期识别听力丢失的病因学有助于治疗和管理,因为正常的听力是语言学习的前提,严重听力障碍会使婴幼儿由于缺乏语言刺激和环境而无法进入语言的学习期,在语言发育最重要和关键的 2~3 岁内不能建立正常的语言学习,轻者导致语言和言语障碍、社会适应能力低下、注意力缺陷和学习困难等心理行为问题,重者导致聋哑。听力丢失的原因包括缺氧、高胆红素血症、感染和耳毒性药物的应用等。听力损害是新生儿常见的异常情况之一,特别是早产儿、高胆红素血症、孕母感染、窒息等亦是引起听力损伤的高危因素。CMV 病毒感染是最常见的宫内感染，也是相对常见的听力丢失的原因，且可以是进行性的。早产增加了感音神经性和传导性听力损失的风险。2%~11% 的极低出生体重儿会出现听力损害。

5. 听觉脑干反应 2000 年美国婴幼儿听力联合委员会（Joint Committee on Infant Hearing, JCIH）推荐耳声发射（otoacoustic emissions, OAE）与听觉脑干反应（auditory brainstem response, ABR），即 OAE+ABR 作为新生儿听力普遍筛查的方案。目前在上海市所建立的新生儿听力普遍筛查模式正是基于这种方案，其基本流程包括生后住院期间 OAE 初次筛查（初筛）、生后 42d 的 OAE 第二次筛查（复筛）和生后 3 个月 ABR 诊断检查及其后的随访、干预。OAE 可以观察耳蜗外毛细胞的工作状态，检查时对患儿无损伤和不适，并可早期发现听力障碍。早产儿的听力筛查从胎龄 34 周开始，早产儿都应进行听力测试。测试时要保证环境安静，在患儿奶后熟睡、安静状态下进行，保持外耳道的清洁，以免干扰测试结果。对第一次筛查未通过者应在 1 个月后复查，仍不通过者 3 个月后再复查，如不通过则同时行 ABR 检查，ABR 检查未通过者需接受全面听力学评估，以确定听力损伤的性质和程度。确诊听力障碍者应即刻进行干预治疗，出生 6 个月内接受治疗效果明显优于 6 个月后。

6. 免疫接种 由于住院期间不进行免疫接种，指导出院后的新生儿至当地的免疫接种门诊随访，及时接受科学正确的免疫接种。

【新生儿家庭参与式护理复习题】

1. 家庭参与式管理模式中说法**不正确**的是（A）

A. 鼓励早产儿的床位护士成为早产儿日常护理的核心

B. 医护人员对早产儿主要照顾者进行知识及技能培训

C. 可以明显降低早产儿家长的焦虑紧张情绪

D. 提高母子亲情及早产儿主要照顾者责任感

E. 能够将护理服务延续至家庭

2. 家庭参与式护理的意义，说法正确的是（D）

A. 不能满足早产儿生理和情感需求　　B. 降低家长满意度

C. 降低治疗效果　　D. 缓解家长的紧张、焦虑情绪

E. 容易使医患关系恶化

3. 护士在指导新生儿家庭参与式护理中的作用**不包括**（C）

A. 指导家长学会基础的居家照护技能

B. 进行喂养营养的指导

C. 尽量不要指导家长进行家庭的早期干预

D. 以幻灯片的讲解和实际护理中的观察方式指导家长学习简单症状体征的观察

E. 指导家长学会用药护理

4. 新生儿神经发育评估**不包括**（E）

A. 新生儿行为神经测定　　B. Amiel-Tison 神经学评估

C. 婴儿运动表现测试　　D. Alberta 婴儿运动量表

E. 眼科随访

（胡晓静　钱葛平）

第九节 新生儿安宁疗护

新生儿安宁疗护（neonatal palliative care, NPC）是以临终患儿及其家庭为中心，以多学科协作模式进行，致力于有效管理疼痛及其他症状控制，提供舒适照护，并依据患儿及其家长的需求、价值观、信念和文化为其提供心理社会支持和精神照护。旨在减轻患儿的痛苦，令其有尊严地离开，缓解患儿家长的悲伤。本节将从安宁疗护的筛查、评估、干预、再评估和临终关怀 5 个方面进行描述，同时对专科护士在临终关怀中的角色及应具备的胜任力进行描述。

（一）安宁疗护的筛查

NICU 中约有 2/3 患儿的死因是因重症而终止治疗，尤其是在出生后的第一周，放弃治疗是医护人员和患儿家长都必须要面对的问题。应由高年资新生儿科医生客观评估、审核并确认患儿的诊断，判断其疾患是否属于基本或完全治疗无望（如Ⅳ级脑室内出血、不可逆的多器官功能衰竭、极难存活的极早早产儿、严重且不可逆的脑损伤、多发的严重先天性畸形、罕见的遗传代谢疾病以及染色体疾病等）及实施安宁疗护或临终关怀的时机。患儿父母在做出决策的过程中，会受治疗和预后的不确定性、时间紧迫、决定的不可改变性、情感的波动、患儿实际存活时间等的影响，医护人员应尊重患儿家长自主选择的权力，并对其决策给予保密。同时，安宁疗护小组需告知患儿家长安宁疗护对患儿的重要意义及相关服务，预估患儿父母安宁疗护的需求、预设立患儿症状控制及照护计划，帮助父母表达出其自身感受并给予引导。此时，可为患儿家长提供科室验证过的决策辅助工具，优化沟通质量、促进其对医疗决策的理解和降低家长决策时的干扰。

（二）安宁疗护的评估

符合筛查条件的患儿及其家庭要进行与安宁疗护相关的评估，在此阶段安宁疗护小组应与患儿家长充分交流，以获取足够的信息。评估内容包括：①目前治疗的疗效和负担。②患儿的生理症状。③家长的目标、价值观、预期和对安宁疗护具体内容的优先级别排序。④家长心理需求、社会支持与资源。⑤健康教育、信息需求以及影响照护的文化因素。

（三）安宁疗护的干预

目前对重症监护室的患儿实施安宁疗护和临终关怀干预分为 7 个方面：①患儿及家长的临床决策。②患儿家长及医护人员间的沟通。③连续性照护。④患儿及家长的情感支持。⑤症状管理及舒适护理。⑥患儿及家长精神支持。⑦医护人员的情感及组织支持。

而推荐给危重新生儿基础的安宁疗护干预，包括：①症状管理。②富于同理心与患儿家长交流。③跨专业团队合作。

虽不能精确的判断患儿预期生存时间，但可作为干预分类的依据，为不同患儿及其家长提供更具针对性的安宁疗护。依据生存时间可将患儿分为 3 类：①预期生命在数月至数年的患儿。②预期生命在数周至数月的患儿。③预期生命在数日至数周的患儿。预期生命只有几个小时的患儿，其父母需要更多的关注。了解患儿家长想要获得的信息及临床决策的方式,判断患儿家长是重视生命质量还是生命长度,均有助于医护人员了解家庭目标、价值观和对未来的期待。考量应给予家长多少信息、如何进行死亡过程的教育及应对疏解悲伤的方法,以帮助患儿家长做好患儿离世的准备。

（四）安宁疗护的再评估

所有患儿应定期接受再评估,家长及医护人员要进行及时有效的沟通。患儿的治疗目标和家长的预期可随病情的变化而改变,安宁疗护再评估应以患儿的生存质量为指导,持续进行并不断调整改进,直至患儿死亡或进入幸存阶段。优质安宁疗护需要做到:①为患儿提供足够的疼痛和症状管理,控制效果良好。②减轻家长的悲伤,可获取到心理医生处接受治疗的途径。③照顾者负担减轻。④家庭关系增强,家长生活质量提高。目前对于优质安宁疗护的评价尚处于探索阶段,有学者提出将制订一套不断完善的预立设立护理计划作为优质安宁疗护的结局评价指标。

（五）临终关怀

1. 环境准备　很多父母愿意在 NICU 的病房进行临终关怀,认为患儿在这个阶段由专业的人员提供照护更有安全感。在病房区域为患儿及家长营造一个安静、私密的空间;光线柔和缓解父母因患儿肤色改变而感到不安;调整心电监护仪报警模式;在实施临终关怀病房门口做标识,提示科室其他人员给予患儿家长同理心的支持。

2. 舒适护理及症状管理　临终期间护士尽可能去除新生儿颜面上的胶布和身体上不必要的导线,保持皮肤清洁干燥,及时更换尿布及衣服。给予患儿舒适体位,注意保暖,鼓励家长怀抱患儿。工作人员进行各项操作时动作轻柔,尊重患儿,与患儿进行交流。护士应经常巡视病房,观察患儿生理指标(呼吸、心跳),很多患儿一般在终止治疗后48h内死亡。征求父母患儿尸体的处理方式,尊重家长的文化和宗教信仰,尽可能地给家庭提供帮助。

（1）舒适护理以缓解濒死患儿生理症状为主,以患儿能够平静的离开作为主要目标。如在拔除气管导管后或伴随自然死亡前,患儿会出现呼吸衰竭症状,呼吸道分泌物的堆积会出现喉鸣喘息声,可以通过清除气道分泌物或遵医嘱使用抗胆碱能药物,减少腺体分泌,缓解气道喘息声,增加舒适度。在提供照护时,医护人员应注重语言表达的合理性,具体内容如下:①避免用死亡、濒死等词汇加重父母心理应激,可用目前状态不是很好代替。②避免用稳定、很好、好转等词汇造成父母误解。③对父母的需求给予回馈,避免使用不需要治疗、用药已没意义等词汇。

（2）患儿的疼痛主要来自操作性疼痛和疾病本身引起的疼痛,经家长同意后停用所有的有创护理操作,包括各种穿刺和插管,动态评估疼痛程度及干预效果。疼痛控制是唯一需要为濒死患儿提供的治疗,包括药物镇痛和非药物镇痛。在非药物镇痛中,护士可以帮助患儿家长应用非营养性吸吮、音乐疗法、提供舒适的体位和治疗性的抚触、增加父母与患儿接触等措施缓解患儿疼痛,增加舒适度。在药物镇痛中,可静脉给予患儿吗啡或芬太尼,或口服对乙酰氨基酚或水合氯醛。吗啡剂量不能单凭血压、呼吸频率或意识水平的降低而减少,应依据新生儿疼痛测量工具评估结果调整剂量,提高患儿临终阶段的止痛效果。对患儿的病情发展情况和各项措施均详细记录,整个过程保证患儿得到持续性的护理。

3. 家长参与　安宁疗护小组需告知家长患儿的确切情况,为家长提供相关咨询服务,耐心解答有关医学知识和临终照护中的疑问,让家长了解死亡是生命的正常历程;指导鼓励家长参与患儿临终照顾,帮助他们应对自身情绪,以减轻悲痛。如果家庭将患儿带回家等待死亡,医护人员应在出院前向家长提供患儿照护知识和心理社会支持,并评估家长照护患儿的能力。做好出院准备,告知社会能为患儿提供安宁疗护的机构及支持资源。

4. 死亡后干预　此阶段需帮助家长接受患儿死亡,应对自身悲伤,延续护理至少至出院后12周。安宁疗护小组可留存患儿纪念品及照片,在患儿父母愿意看纪念品前帮其保管;关注母亲产褥期护理,帮助母亲提供回奶的方法及安排复诊,促进其身体在6~8周内逐步调整至完全恢复。悲伤是人们失去所爱时的正常应对反应,患儿家长需正视并合理应对。医护人员应了解悲伤的影响因素,包括:①患儿死亡的过程:患儿经历的痛苦少,家长的悲伤能够有所减轻。②个人丧亲的经历:一般从未经历过丧亲者更易悲伤。③和患儿相处的经历:一般和患儿相处的越久,越容易产生悲伤情绪。④个人性格:有些个性更容易产生悲伤情绪,父母表达悲伤的方式亦会有所不同。⑤所处的社会环境:周围邻居、朋友对于患儿离去的反应也会影响到个人的悲伤情绪。在随诊时应关注那些有特别强烈的、持续的悲伤感的父母,评估是否存在抑郁症状,及时建议就医。护士尚需建议患儿父母增加相互间沟通,试着互相讨论想法和感受,要有耐心并且彼此照顾;并关注家中其他孩子,鼓励孩子问问题,帮助理解患儿的离开,一起商讨怀念宝宝的方式。

(六)专科护士在临终关怀中的角色及应具备的胜任力

作为临床护理专家,NICU专科护士应能够:①识别并有效解决科室护士在实施安宁疗护时面对的障碍和问题,帮助护士制订最佳方案,促进优质安宁疗护的实施。②评估和识别科室护士安宁疗护的能力及不足之处,有针对性地提供培训,提升护士的胜任力。③为参与临终关怀的护士提供情感支持,预防继发性创伤应激综合征和/或创伤后应激障碍的发生,必要时帮助其寻求心理医生帮助。专科护士在安宁疗护中的角色及应具备的胜任力见表1-5。

表1-5　专科护士在安宁疗护中的角色及应具备的胜任力

角色	胜任力
照护	• 评估患儿和家长的安宁疗护或临终关怀需求 • 确定适当的干预措施并制订护理计划 • 协助护士评估和制订患儿/家长的护理方案
咨询	• 确定患儿家长安宁疗护需求,与跨学科团队展开讨论 • 示范、支持床旁护士与患儿家长和跨学科团队进行相关讨论 • 辅助床旁护士确定患儿症状管理的方案
领导	• 协调患儿安宁疗护在医院和社区间的连续性 • 引领评估、完善科室安宁疗护实施系统,提供优质护理
协作	• 与医院其他学科、部门和外部机构建立协助,满足患儿安宁疗护或临终关怀的需求 • 召集跨学科团队会议,以确定护理目标,并解决患儿家长和治疗团队间的矛盾
培训	• 协助患儿及家长获取医疗系统内的资源 • 为患儿家长编写安宁疗护教育手册 • 评估护士与安宁疗护和临终关怀相关的学习需求 • 为对患儿家长提供情感支持的护士提供便捷的教育资源 • 培养护士与患儿家长及跨学科团队进行有效沟通的技能

角色	胜任力
研究	• 确定并监测与安宁疗护和临终关怀相关的护理质量指标 • 将循证实践纳入安宁疗护和临终关怀方案 • 与院内、外护士分享研究发现
支持	• 领导解决安宁疗护和临终关怀中出现的道德冲突 • 培养护士应以患儿家长的意愿为导向 • 在出现道德困境时,与护士共同商讨 • 为受压力事件影响的护士提供情感支持和资源,以减少道德困境

【新生儿安宁疗护复习题】

1. 下列符合安宁疗护筛查条件的是(E)

A. 较难存活的早产儿　　　　　　　　B. 低于Ⅳ级脑室内出血

C. 不可逆性的某个器官功能衰竭　　　D. 严重但可逆的脑损伤

E. 罕见的遗传代谢疾病

2. 目前对重症监护室的患儿实施安宁疗护和临终关怀干预正确的是(D)

A. 患儿的临床决策　　　　　　　　　B. 患儿及医护人员间的沟通

C. 患儿的情感支持　　　　　　　　　D. 连续性照护

E. 患儿精神支持

3. 以下关于患儿临终关怀表述合理的是(E)

A. 在处理患儿尸体时,应该严格遵守医院规范,而非家长意愿

B. 应用死亡或濒死等词汇确切性词汇,以免造成患儿父母误解

C. 气管插管是唯一需要为濒死患儿提供的治疗

D. 为减轻家长悲痛情绪,应避免家长参与患儿临终照护

E. 可口服对乙酰氨基酚或水合氯醛来减轻患儿疼痛

4. 死亡后干预阶段需帮助家长接受患儿死亡,应对自身悲伤,延续护理至少至出院后(C)

A. 10 周　　　　　　　　　　　　　B. 11 周

C. 12 周　　　　　　　　　　　　　D. 13 周

E. 14 周

(张 欣)

第十节　新生儿护理科研与循证实践

护理研究(nursing research)是通过系统的科学探究,解释护理现象的本质,探索护理活动的规律,产生新的护理理论知识,解决临床护理实践、护理管理、护理教育等领域中存在的问题,为护理决策提供可靠的、有价值的证据,以指导护理实践的系统过程。护理研究的范畴包括:①护理理论研究。②临床护理实践研究。③护理管理研究。④护理教育研究。本

节重点介绍临床护理实践研究和循证护理,为新生儿专科护士在临床开展研究改善临床护理实践奠定基础。

（一）临床护理实践研究概述

临床护理实践研究,主要研究临床健康与疾病护理中存在的护理技术问题,护理方法和措施,护理仪器设备的运用,比较不同护理措施和评价方法等问题研究,其目的是改进护理方法,提高护理质量,评价护理效果。临床研究与临床实践差异表现在:临床实践注重于是否有规范、路径、指南并遵照执行,而研究则在于从实践中发现哪里有缺陷和不足,是一种思考和挑战。护理研究对象是人群,由于人群的个体差异,决定了研究既要考虑个体的生理现象,又要考虑个体的心理、社会等环境因素,研究方法应具备合理性和科学性,收集资料应具备真实性、客观性,才能得到科学严谨的结论,最终服务于人群。具体临床研究设计类型及其对应的临床问题（图1-1）,其中实线对应研究设计,虚线对应临床问题。

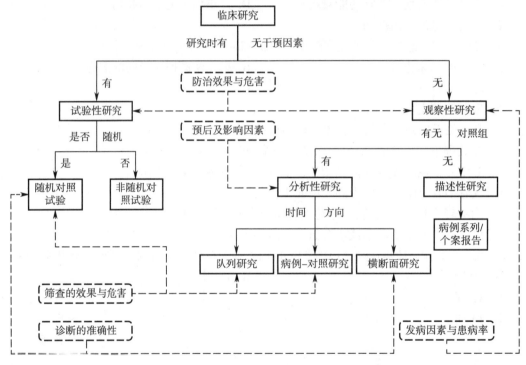

图 1-1　临床研究设计类型及其对应的临床问题

（二）循证护理概述

循证医学的最新定义是"临床实践需结合临床医生个人经验、患者意愿和来自系统化评价和合成的研究证据"。循证护理（evidence-based nursing, EBN）是循证医学的分支,指护理人员在计划其护理活动过程中,审慎地、明确地、明智地将科研结论与其临床经验以及患者愿望相结合,获取证据,作为临床护理决策的过程。循证护理构建在护理人员的临床实践基础上,强调以临床护理实践中特定的、具体化的问题为出发点,将来自科学研究的结论与其临床知识和经验、患者需求相结合,促进直接经验和间接经验在实践中的综合应用,并通过知识转化,改革工作程序和方法,激发团队精神和协作气氛,以提高护理质量和患者满意度。注重终末评价和持续护理质量改进,能有效地提高护理水平,节约卫生资源。

循证护理是引导科学、有效地开展临床护理决策的理念和方法,依据澳大利亚循证护理中心(JoannaBriggs Institute,JBI)的模式,循证内涵包括:

1. 一个宗旨全球健康。

2. 四个核心最新最佳证据,护理人员的专业判断,患者的需求和意愿,应用证据的情景。

3. 四个环节证据生成,证据综合,证据传播,证据应用。

4. 六个步骤首先将每个问题分为PICO四个部分,包括对象(participants)、干预(interventions)、对照(comparisons)、预后(outcomes),然后检索,评鉴研究质量,整合,传播,应用/转化。

因此,在循证护理背景下,临床研究是为EBN生产证据,循证研究工具与方法应从原始研究、二次研究与转化研究三个层面来看待(图1-2)。

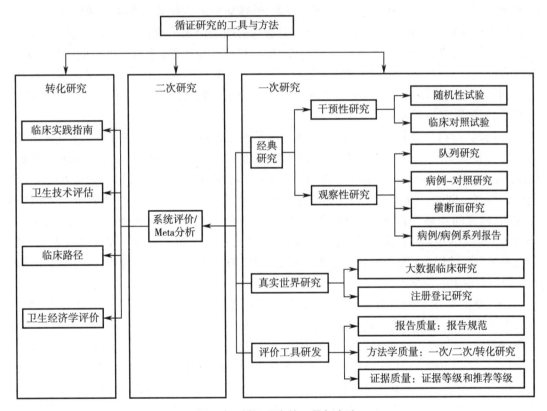

图1-2　循证研究的工具与方法

（三）临床研究问题与选题

选题是研究的基础,对于临床一线护士而言,最便捷的方式是从实践中发现问题。随着护理专业的快速发展,教科书与专著中找不到答案的前景问题越来越多,如早产儿外周静脉留置针最长留置时间,能够回答此问题的证据来源于Cochrane图书馆和数据库(如Medline、万方、中国知网),护士需要通过阅读文献,解读循证指南,开展临床研究获取实践方案。此种选题方式需护士在日常工作中养成良好的观察、思考和判断能力,可尝试从学习个案研究(case study)开始做起,培养选题能力。另一选题思路是基于现有的研究结果选题,已发表的文献可以告之现有研究是否得出定论,从研究方法中可以看到研究的质量,如果尚存争议,研究质量不高,都可以纳入选题范围。如临床实践指南或专家共识中尚存争议,证据支持不足,暂时确定但未定论的结果。以2016年美国静疗护理协会(Infusion Nursing Society, INS)推出的《输液治疗实践标准》为例,此指南是以循证医学为基础,以最新临床研究为依据,使指南更具实际操作意义。在指南中特别强调了专科患者群体,新生儿和儿童患者就包括其中,但对于新生儿静疗指南中尚存需要进一步解读的内容,这就可以作为临床研究选题的方向。选题后尚需回顾前期研究的基础,尤其是阅读系统评价及Meta分析的研究文献,帮助在选取研究对象和测量结局指标上具有针对性。

选题原则主要有两点:①选取的问题具有重要临床意义,也就是问题很严重,会影响患儿的生存质量,或问题影响的人群面大,如新生儿保健中的相关问题;或问题长久未得到很好的解决,如战乱地区新生儿营养问题。因此,临床研究的选题最好既能改善临床实践,又能够结合全球疾病负担和国家疾病负担。②选取的问题尚未解决需要创新,包括这个问题尚无相关研究;现有研究结果存在不确定性;现有研究质量较差;现有研究未回答临床关心的所有问题。复旦大学循证护理中心公众号汇总了JBI文献质量评价工具汉化版,通过使用不同研究类型文献质量评价工具可辅助临床护士对文献质量进行判断,需注意应采用双人判断,使结果更为客观。

在选题后,首先要将选题构成一个可以回答的临床问题,建议采用EBN的"PICO"原则。以量性研究中的干预性研究为例,PICO-D方式形成问题:P(Population)研究对象;I/E(Intervention/Exposure)干预/暴露;C(Control)对照;O(Outcome)结局;D(Design)研究设计类型。例如,最初的问题是新生儿在择期手术前应禁饮多少时间?在转化为PICO-D方式后,研究问题是"择期手术的新生儿(P,研究对象)在进行术前肠道准备时禁水2h(I,干预)与传统禁水4h(C,对照)相比(D,研究设计),在术中和术后呕吐和误吸发生率上是否有差异(O,结局1),能否改善患儿术前不安症状(O,结局2)?"研究设计可采用病例对照、临床试验研究、队列研究等。

需注意的是在干预性研究领域,随机对照试验研究至今仍被信奉为干预效果的"金标准",但作为研究者勿要认为只有随机对照试验研究才是高质量的研究,因为不是所有的研究问题都可以设计成此类研究,应基于伦理和研究目的选择研究设计。如研究某种药物的不良反应,采用RCT设计显然是伦理学所不允许的,此时观察性研究的结果就是最高级别的证据。目前循证理论体系,高质量的系统评价/荟萃分析已超越随机对照试验研究,处于证据金字塔的顶端,提示护士可以首先阅读与研究问题相关高质量的系统评价/荟萃分析,指导后续研究的开展。

(四)护理研究中的伦理原则

1. **尊重原则** 是指生物医学研究应充分尊重人的生命、健康、隐私与人格等固有的尊严、人权和基本自由。包括以下内容:

(1)自主决定权:在研究过程中,研究对象应被看作是自主个体,研究者应告知研究对象关于该项研究的所有事宜,研究对象有权决定是否参与研究,并有权决定在任何时候终止参与,且不会受到治疗和护理上的任何责罚和歧视。

（2）隐私权：未经研究对象本人允许或违背本人意愿而将其个人信息告知他人时，即造成侵犯研究对象隐私权的侵犯。

（3）匿名权：在研究中研究者向研究对象保证不对任何人公开其身份或承诺所得信息不向任何人公开的方式来达到对研究对象匿名权的保护。

（4）保密权：是指没有研究对象同意，不得向他人公开研究对象的任何个人信息。护理研究中发生侵犯受试者匿名权和保密权的情况，多见于研究者有意或无意地使用未被授权公开使用的原始资料，或研究者公开发表研究报告时，将受试者身份公开等。

2. 知情同意原则 是指研究对象已被充分告知有关研究的信息，并且能够充分理解研究信息内容，具有自由选择参与或退出研究的权利。知情同意书的基本内容包括：①研究目的及意义。②研究内容与方法：需详细描述研究实施的时间、场所、受试者需要参与的频次、测量方法、研究变量等。③研究风险：需告知受试者研究可能带来的任何风险和不舒适，并说明将要采取哪些相应措施来最大程度降低风险。④研究益处：需说明本研究给受试者本人或其他人群带来的益处。⑤匿名和保密的保证：需说明对研究资料采取的匿名或保密措施，以及在研究报告和出版物中受试者的哪些信息会得到保密。⑥自愿参与研究。⑦有权在任何阶段退出研究的权利，且不会受到任何损失。

3. 有益原则 是指研究者在开展研究前需要评估研究的益处和风险，尽最大可能使研究对象受到的伤害减少至最低，获得的益处最大。

4. 公正原则 是指研究者确保公平公正地对待所有研究对象，以及将利益与风险公平分配。包括：①公平选择研究对象。②公平对待研究对象，遵守研究者与参与者之间的协议，对决定不参加研究或中途退出的研究对象，均给予同等待遇。

（五）大数据研究背景下的循证研究

临床研究的代表为真实世界研究，其中注册研究与大数据临床研究是真实世界研究中最具代表性的研究方法。真实世界研究并非是纯粹的观察性研究，亦可是试验研究，但仍是一个研究。如大数据研究虽然样本量大，但也代表不了研究总体，会受限于不同单位、地区、国家、种族等因素的影响，目前很难做到医疗信息系统开放共享，同一个省、市都很难做到，全国、全球数据共享更困难。这就需要采用循证研究去整合不同研究者开展真实世界研究的结果，同时依据循证医学的体系去设计、评价及转化使用。作为开展临床研究的护士应秉承科学的态度，将两种方法有机结合，服务于临床实践，提升护理质量。

回顾推动临床一线护士开展研究的初衷，是期待解决临床中的问题，临床科研一体化是实现此初衷的桥梁。确保科研的信息全来自真实的临床实践，而研究成果又能转化到临床，改善临床实践。在大数据时代到来后，国务院办公厅于2016年对促进和规范健康医疗大数据应用发展提出了指导意见：充分利用优势资源，优化生物医学大数据布局，依托国家临床医学研究中心和协同研究网络，系统加强临床和科研数据资源整合共享，提升医学科研及应用效能，推动智慧医疗发展。可见，通过促进大数据背景下的临床科研一体化体系构建，借助真实世界研究、依靠信息化技术对护理信息系统收集到的信息进行聚合、收集、分析，最终提升护理研究质量，为"循证"而"寻证"，是未来护理大数据研究的发展趋势。

【新生儿护理科研与循证实践复习题】

1. 在选题后，首先要将选题构成一个可以回答的临床问题，对此我们可以采用（B）

A. PCOD 原则　　　　　　　　　　　　　B. PICO 原则

C. PICD 原则

D. POCD 原则

E. PCOD 原则

2. "择期手术的新生儿在进行术前肠道准备时禁水 2h 与传统禁水 4h 相比,在术中和术后呕吐和误吸发生率上是否有差异,能否改善患儿术前不安症状?"对这一问题描述正确的是(A)

A. 干预:术前肠道准备禁水 2h

B. 干预:术前肠道准备传统禁水 4h

C. 研究对象:新生儿

D. 对照:术前肠道准备禁水 2h

E. 研究设计:在术中和术后呕吐和误吸发生率上是否有差异

3. 在干预性研究领域,被奉为干预效果"金标准"的是(C)

A. RGT

B. NCT

C. RCT

D. NIS

E. BBP

4. 护理研究中的伦理原则主要有(E)

A. 尊重原则、知情原则、有益原则、公正原则

B. 保密原则、知情同意、有益原则、公正原则

C. 尊重原则、知情同意、无害原则、公正原则

D. 保密原则、知情同意、无害原则、公正原则

E. 尊重原则、知情同意、有益原则、公正原则

(张 欣)

第二章 新生儿护理评估

评估是护理程序的基础,其资料对于护理诊断的形成、计划的执行和结果的评价至关重要。护理评估有别于医疗体检,虽有部分重叠但各有侧重,护理人员通过交谈、观察和体格检查来获取评估资料,以便为患儿及家庭制订个性化的护理计划。

第一节 家庭评估

家庭评估包括家庭结构评估和家庭功能评估,是健康史收集的重要组成部分。家庭成员在这当中扮演着重要的角色,系统、详细的家庭评估十分重要。

（一）家庭评估的内容

1. 家庭结构评估 指家庭的组成及各成员之间的相互关系,可通过与家庭成员的直接交谈获得相关资料,评估范围包括家庭组成、家庭及社区环境、家庭成员的职业及教育状况、文化及宗教传统四个方面。

（1）家庭组成:根据家庭的人口结构区分家庭类型及家庭成员的基本情况。评估中还应涉及父母目前的婚姻状况,是否有分居、离异及死亡情况。初为父母对其各自角色的认同和适应角色的顺利转变、家庭关系的和谐,将有助于与新生儿亲子关系的建立。

（2）家庭及社区环境:包括家庭的地理位置、周边环境、居家条件、邻里关系、社区服务状况等。家庭环境可反映家庭的经济状况、社会地位,亦能看出家庭的生活方式、文化背景及价值观。评估社区与家庭的关系,有无利用社区资源建立良好的社会支持。

（3）家庭成员的职业及教育状况:评估新生儿父母的职业情况,包括目前所从事的工作、工作强度和性质、工作满意度。评估还应涉及家庭的经济及医疗保险状况。

（4）文化及宗教传统:此方面的评估应注重家庭育儿观念、保健态度、饮食习惯等。文化的差异性会影响家庭成员对婴儿情感响应、疾病看法、性别偏好等。

2. 家庭功能评估 家庭功能评估涉及家庭成员之间如何彼此影响及其相互关系的质量,是决定家庭健康的重要因素。评估家庭功能是否具备情感功能、经济功能、生育功能、社会化功能及健康照顾功能。通过家庭关系及角色的分析、家庭权力中心及决策权、家庭成员的沟通交流、情感表露及个性化表现来进行家庭功能的评估。常用 Smilkstein 的家庭功能量表见表 2-1。

（二）与家长沟通的技巧

有研究表明当新生儿住院特别是需要在 NICU 接受治疗时,初为父母会因缺乏社会支持、角色适应不良、陪护受限等原因可出现不同程度的焦虑、抑郁和压力等负性情绪表现,这不仅危害自身身心健康,还会影响家庭和睦关系甚至会引起护患矛盾和冲突。因此,护士与

表 2-1　Smilkstein 的家庭功能量表

指导语:《APGAR 家庭功能评估表》是 1978 年 Smilkstein 设计了用于评价家庭功能的量表——APGAR 家庭功能问卷,从五个方面评价家庭功能的表格。下表共有 5 个问题,每个问题后有三级评分,请根据您最近一星期的实际情况,在分数栏 0~2 分适当的分数下画"√"。

维度	问题	经常这样 (2分)	有时这样 (1分)	几乎很少 (0分)
适应度	1. 当我遭遇困难时,可以从家人处得到满意的帮助			
合作度	2. 我很满意家人与我讨论各种事情以及分担问题的方式			
成熟度	3. 当我希望从事新的活动或发展时,家人都能接受且给予支持			
情感度	4. 我很满意家人对我表达情感的方式以及对我的情绪(愤怒,悲伤,爱)的反应			
亲密度	5. 我很满意家人与我共度时光的方式			

问卷的分数:　　　　　　　　　　　　　　　　　　7~10 分: 良好
家庭功能评价:　　　　　　　　　　　　　　　　　4~6 分: 中度障碍
　　　　　　　　　　　　　　　　　　　　　　　0~3 分: 严重障碍

家长交谈需特别注意沟通技巧,可采用适当的沉默、倾听、观察,并配合接受、尊重、移情等方法,同时可采用以流程为导向的沟通模式与家长进行有效沟通。如 CICARE 沟通模式:

1. **接触**（connect）　护理人员见到患儿家长时,使用恰如其分的称呼和问候语,礼貌问候患儿家长。

2. **介绍**（introduce）　自我介绍环节不仅要告诉患儿家长你是谁,更重要的是要讲清楚你在此次治疗中承担的角色。

3. **沟通**（communicate）　与患儿家长沟通时要阐明将要做的事情,需要耗费的时间以及对他会产生哪些影响。

4. **询问**（ask）　就是在做某项护理服务或进行体检前,要先征得同意。

5. **回答**（respond）　若患儿家长提出询问或要求,抑或流露出疑惑的表情,护理人员应及时给予恰当的反馈。

6. **离开**（exit）　解释下一步的护理安排,有礼貌地离开。

另外,根据需要选择适当的量表对家长进行评估,如 1965 年由 W.K.Zung 编制的抑郁自评量表（self-rating depression scale, SDS）（表 2-2）,而后 1971 年其编制的焦虑自评量表（self-rating anxiety scale, SAS）（表 2-3）,1983 年由 Zigmond AS 与 Snaith RP 编制的医院焦虑抑郁量表（hospitalanxiety and depression scale, HADS）（表 2-4）等。

同时护士应注意保护患儿及家长的隐私,适当引导鼓励其讲述病史内容。语言通俗易懂,注意沟通对象受教育的程度和接受度。在沟通中态度和蔼、以诚相待,取得家长信任,以获得较为全面、准确和客观的资料。

表 2-2　抑郁自评量表（SDS）

指导语：下表共有 20 个问题，每个问题后有四级评分，请根据您最近一星期的实际情况，在分数栏 1~4 分适当的分数下画"√"。

题目	没有或偶尔	有时	经常	经常如此
1. 我觉得闷闷不乐,情绪低沉	1	2	3	4
2. 我觉得一天之中早晨最好	4	3	2	1
3. 我一阵阵哭出来或想哭	1	2	3	4
4. 我晚上睡眠不好	1	2	3	4
5. 我吃得跟平常一样多	4	3	2	1
6. 我与异性密切接触时和以往一样感到愉快	4	3	2	1
7. 我发觉我的体重在下降	1	2	3	4
8. 我有便秘的苦恼	1	2	3	4
9. 我心跳比平时快	1	2	3	4
10. 我无缘无故地感到疲乏	1	2	3	4
11. 我的头脑跟平常一样清楚	4	3	2	1
12. 我觉得经常做的事情并没困难	4	3	2	1
13. 我觉得不安而平静不下来	1	2	3	4
14. 我对将来抱有希望	4	3	2	1
15. 我比平常容易生气激动	1	2	3	4
16. 我觉得作出决定是容易的	4	3	2	1
17. 我觉得自己是个有用的人,有人需要我	4	3	2	1
18. 我的生活过得很有意思	4	3	2	1
19. 我认为如果我死了别人会生活得更好些	1	2	3	4
20. 平常感兴趣的事我仍然照样感兴趣	4	3	2	1

注：若为正向评分题，依次评分为 1、2、3、4 分，反向评分题，评分为 4、3、2、1 分。待评定结束后，把 20 个项目中的各项分数相加，即得总粗分，然后将总粗分乘以 1.25 以后取整数部分即为标准分。SDS 总分的正常上限为 41 分，分值越低状态越好。SDS 标准分的界限值为 53 分，其中 53~62 分为轻度抑郁，63~72 分为中度抑郁，73 分以上为重度抑郁。

表 2-3　焦虑自评量表（SAS）

指导语：下表共有 20 个问题，每一个问题后有四级评分，请根据您最近一星期的实际情况，在分数栏 1~4 分适当的分数下画"√"。

题目	没有或偶尔	有时	经常	经常如此
1. 我觉得比平时容易紧张和着急（焦虑）	1	2	3	4
2. 我无缘无故地感到害怕（害怕）	1	2	3	4
3. 我容易心里烦乱或觉得惊恐（惊恐）	1	2	3	4
4. 我觉得我可能将要发疯（发疯感）	1	2	3	4
5. 我觉得一切都很好,也不会发生什么不幸（不幸预感）	4	3	2	1

续表

题目	没有或偶尔	有时	经常	经常如此
6. 我手脚发抖打战（手足颤抖）	1	2	3	4
7. 我因为头痛、颈痛和背痛而苦恼（躯体疼痛）	1	2	3	4
8. 我感觉容易衰弱和疲乏（乏力）	1	2	3	4
9. 我觉得心平气和，并且容易安静坐着（静坐不能）	4	3	2	1
10. 我觉得心跳得快（心悸）	1	2	3	4
11. 我因为一阵阵头晕而苦恼（头昏）	1	2	3	4
12. 我有过晕倒发作或觉得要晕倒似的（晕厥感）	1	2	3	4
13. 我呼气吸气都感到很容易（呼吸困难）	4	3	2	1
14. 我手脚麻木和刺痛（手足刺痛）	1	2	3	4
15. 我因胃痛和消化不良而苦恼（胃痛或消化不良）	1	2	3	4
16. 我常常要小便（尿意频数）	1	2	3	4
17. 我的手常常是干燥温暖的（多汗）	4	3	2	1
18. 我脸红发热（面部潮红）	1	2	3	4
19. 我容易入睡并且一夜睡得很好（睡眠障碍）	4	3	2	1
20. 我做噩梦	1	2	3	4

注：若为正向评分题，依次评分为1、2、3、4分，反向评分题评分为4、3、2、1分。待评定结束后，把20个项目中的各项分数相加，即得总粗分，然后将总粗分乘以1.25以后取整数部分即为标准分。SAS标准分的界限值为50分，其中50~59分为轻度焦虑，60~69分为中度焦虑，69分以上为重度焦虑。

表2-4　医院焦虑抑郁量表（HADS）

题目	
1. 我感到紧张（或痛苦）	①几乎所有时候　②大多数时候 ③有时　④根本没有
2. 我对以往感兴趣的事还是有兴趣	①肯定一样　②不像以前那样多 ③只有一点儿　④基本上没有了
3. 我感到害怕，好像预感到有什么可怕的事要发生	①非常肯定和十分严重　②是有，但并不太严重 ③有一点，但并不使我苦恼　④根本没有
4. 我能够哈哈大笑，并看到事物好的一面	①我经常这样　②现在已经不大这样了 ③现在肯定是不太多了　④根本没有
5. 我的心中充满烦恼	①大多数时间　②常常如此 ③有时，但并不经常　④偶然如此
6. 我感到愉快	①根本没有　②并不经常 ③有时　④大多数
7. 我能够安闲而轻松的坐着	①肯定　②经常 ③并不经常　④根本没有
8. 我对自己的仪容（打扮自己）失去兴趣	①肯定　②并不像我应该做到的那样关心 ③我可能不是非常关心　④我仍像以往一样关心

题目	
9. 我有点坐立不安,好像感到非要活动不可	①确实非常多 ②是不少 ③并不很多 ④根本没有
10. 我对一切都是快乐的向前看	①差不多是这样做的 ②并不完全是这样做的 ③很少这样做 ④几乎从来不这样做
11. 我突然发现恐慌感	①确实很经常 ②时常 ③并非经常 ④根本没有
12. 我好像感觉情绪在渐渐低落	①几乎所有的时间 ②很经常 ③有时 ④根本没有
13. 我感到有点害怕,好像哪个内脏器官变坏了	①根本没有 ②有时 ③很经常 ④非常经常
14. 我能欣赏一本好书或一项好的广播项目或电视 节目	①常常 ②有时 ③并非经常 ④很少

注:本表包括焦虑和抑郁2个亚量表,分别针对焦虑(A)和抑郁(D)问题各7题。焦虑(A)的条目为1、3、5、7、9、11和13题,抑郁(D)的条目为2、4、6、8、10、12和14题。各条目计分方式:①——0分,②——1分,③——2分,④——3分。焦虑和抑郁表的分值为:0~7分属无症状;8~10分属可疑存在;11~21分属肯定存在;在评分时,以8分为起点,即包括可疑及有症状者均为阳性。

【家庭评估复习题】

1. 下列选项中**不属于**家庭结构评估的是(E)
   A. 家庭组成　　　　　　　　　B. 家庭及社区环境
   C. 家庭成员的职业及教育状况　D. 文化及宗教传统
   E. 健康照顾

2. 下列选项中属于家庭及社区环境评估内容的是(B)
   A. 婚姻状况　　　　　　　　　B. 邻里关系
   C. 工作强度和性质　　　　　　D. 育儿观念
   E. 保健态度

3. 以下**不属于**家庭功能评估内容的是(E)
   A. 爱与归属　　　　　　　　　B. 经济功能
   C. 文化娱乐　　　　　　　　　D. 生育功能
   E. 核心家庭

4. 关于 CICARE 沟通模式叙述正确的是(A)
   A. CICARE 沟通模式有六个环节
   B. 第一个环节代表沟通,要阐明将要做的事情,需要耗费的时间以及对他会产生哪些影响
   C. 最后的环节为回答,对患儿家长提出询问或要求,抑或流露出疑惑的表情,护理人员应及时给予恰当的反馈
   D. 第一个环节代表介绍,要告诉患儿家长你是谁,在此次治疗中承担的角色
   E. 六个环节分别为接触、介绍、沟通、询问、回答、评价

(郭 放)

第二节　病 史 收 集

与医疗病史收集相比,护理资料有其自身特点,虽有可能重复,但可以是彼此很好的补充和完善。

（一）一般资料

①姓名:如未取名者,一般加注母亲姓名,如陈 ×× 之子、李 × 之女。②性别:与体检是否相符。③住院号:是住院期间识别患儿身份的重要依据。④入院时间:记录年、月、日、时。⑤入院时日龄:准确记录实际日龄,出生不满24h应记录时龄。⑥出生年、月、日、时。⑦出生地点:写明某院或家中。⑧种族、籍贯:某些疾病与种族和地区有关。⑨父母姓名、职业、教育程度。⑩联系方式、家庭住址和电话。

（二）主诉

促使家长送患儿就诊或产科医师提出转诊的主要原因,包括主要症状及伴随症状的发生部位和时间经过,文字叙述时应重点扼要。

（三）现病史

详细了解此次疾病的过程,包括:①起病时间、地点、方式。②症状:详细描述症状的诱因、部位、严重程度、频度、间隔时间、持续时间和伴随症状等。③疾病经过:疾病的发展和变化,加重或减轻的因素。④治疗经过:治疗方法、药物名称、剂量、治疗地点、治疗效果等。⑤一般状况:患儿患病前的健康状况,患病后的精神状况、进奶量等。

（四）个人史

①出生史:对与出生有关的情况详细记录,包括胎次、产次、分娩方式、出生时间、出生时体重、胎龄、Apgar评分（有无窒息抢救）、惊厥、出血。②喂养史:开奶的时间、喂养方式、方法、数量和乳品种类。③生长发育史:询问患儿的体重、身高、头围、胸围、神经行为的发育情况。④预防接种史:主要是卡介苗和乙肝疫苗的接种情况。

（五）既往史

主要包括胎儿期情况和出生后患病情况。

（六）家族史

1. 父母年龄,有无亲属关系,健康状况,双方家族中有无遗传性疾病史、过敏性疾病史、地方性疾病史。

2. 母亲血型,有无心肺疾患、糖尿病、高血压、先兆子痫、感染性疾病,妊娠期、分娩期和产时的用药情况。

3. 母亲既往妊娠、分娩史,如流产、死胎、死产、生后死亡等。

【病史收集复习题】

1. 下列属于一般资料的是（C）

A. 主诉　　　　　　　　　　　　B. 预防接种史

C. 出生年、月、日、时　　　　　D. 出生后患病情况

E. 家族史

2. 下列**不属于**一般资料的是（C）

A. 姓名、性别

B. 住院号

C. 生长发育史

D. 联系方式、家庭住址和电话

E. 种族、籍贯

3. 关于现病史叙述正确的是（A）

A. 主要为了解本次疾病的过程,起病时间、地点、方式,症状,疾病经过,治疗经过等

B. 主要包括胎儿期情况和出生后患病情况

C. 包括患儿的姓名、性别、住院号、籍贯、种族等

D. 包括出生史、喂养史、生长发育史

E. 包括父母年龄、有无亲属关系、健康状况、双方家族中有无遗传性疾病史、过敏性疾病史、地方性疾病史

4. 关于病史收集叙述正确的是（B）

A. 护理病史可以完全参考医疗病史,无须单独收集

B. 护理病史收集有其自身特点,虽有可能重复,但彼此可以很好地补充和完善

C. 护理病史需收集一般资料,主诉,现病史,对于既往史和家族史没有收集的必要

D. 主诉部分主要为一般资料,生长发育和预防接种情况

E. 主诉收集的对象主要是送患儿就诊的任何人均可

（郭　放）

第三节　身　体　评　估

评估是一个持续的过程,贯穿于日常护理工作中,掌握体格检查的方法是身体评估的关键。评估的目的是对患儿身体功能的全面评价,以发现护理问题,为制订护理计划提供依据。由于新生儿无法用言语表达,在进行身体评估过程中需要足够的细心,耐心以及实践经验的积累,利用沟通技巧与家长建立信任的关系。

（一）评估注意事项

1. 接诊后通过视诊先做出快速的预判,病情危重时先给予紧急处理,然后再做具体评估。

2. 评估应在安静温馨的环境中进行,光线充足但不宜对患儿眼睛造成刺激,时间控制在 5~10min。

3. 严格执行新生儿消毒隔离制度,将患儿置于新生儿辐射台上,做好保暖。

4. 体检宜在患儿安静时,哭闹时可给予非营养性吸吮,动作轻柔、敏捷、全面仔细。冬天检查前护士的双手和听诊器等先温暖,尽量减少对患儿的不良刺激。

5. 评估时遵循合理的顺序,一般情况下自上而下对各器官系统进行逐一检查评估。评估中确定优先事项,如发现呼吸系统症状时的快速应变和处置。视诊比触诊和听诊在不触

碰新生儿情况下先获得更多的资料,观察患儿的外貌、姿势、面色、营养、发育、神志、反应、活动、呼吸、肤色变化、惊厥动作以及体表可见的各种畸形、外伤等,触诊放在最后。

（二）评估内容

【一般情况】

1. 生命体征、意识

（1）体温:新生儿正常核心温度（肛温）为 36.5~37.5℃,正常体表温度为 36.0~37.0℃,将核心温度高于 37.5℃定义为发热。新生儿体温常用的测量部位有:

1）肛温:直肠温度最接近新生儿的核心温度,采用屈膝仰卧位,充分暴露臀部,润滑后将肛表轻轻插入肛门 2~3cm,3min 后取出读数,需注意避免造成直肠穿孔。

2）腋温:体温计放于腋窝深处,屈肘过胸紧贴皮肤,测量 5min 后取出读数。

3）颌下温:平卧头侧位或侧卧位,体温计放于下颌与颈部皮肤之间夹紧,5min 后取出读数。

4）腹股沟温度:温度计放于腹股沟中 1/3 与内 1/3 交界处,与腹股沟平行并贴近皮肤,5min 取出读数。

5）耳温:红外线耳式体温计探头轻轻插入耳道并向下压,按下测量开关,1s 后取出读数。

（2）呼吸:通过观察腹部的起伏或听诊来测出呼吸频率,新生儿安静时正常值为 40~60 次/min,测量计时至少 1min。呼吸频率如持续超过 60~70 次/min 为呼吸增快或呼吸急促,合并吸气性凹陷时可由原发性呼吸系统疾病、代谢性酸中毒或低血容量引起,但当呼吸急促,频率与呼吸肌凹陷不成比例时,则提示非肺部疾病,如先天性心脏病等。呼吸频率持续低于 30 次/min,称为呼吸减慢,是严重呼吸衰竭的表现。呼吸停止超过 20s,并伴有心率减慢（<100 次/min）以及血氧饱和度下降为呼吸暂停。

（3）心率:新生儿安静时心率为 120~140 次/min。心率 <100 次/min 为心动过缓,间断性或暂时性心动过缓可发生于早产儿呼吸暂停时,亦可发生于留置胃管等刺激迷走神经兴奋的操作时;不伴呼吸暂停的间断性心动过缓可能是新生儿脑室内出血的表现;持续性心动过缓多见于严重呼吸系统疾病导致的呼吸衰竭。心率 >180 次/min 为心动过速,是心力衰竭的早期表现,也可以是低血容量、低血糖或感染的早期症状;窦性心动过速伴青紫、但无呼吸窘迫综合征多提示肺部以外疾病所致,如心脏畸形;如青紫同时伴有呼吸窘迫多为原发肺疾病。另外一些药物的使用也会导致心动过速或过缓。

（4）血压:血压测量方法包括直接测压法和间接测压法。直接测压法即为有创血压监测,经动脉（桡动脉、尺动脉等）置管实时显示血压波形,准确性高,缺点为操作较复杂并发症较多。间接测压法无创且简单,在外周循环灌注良好的情况下与有创血压监测差异性不大。正常足月儿血压值:收缩压为 50~90mmHg,舒张压为 30~65mmHg,脉压 25~30mmHg;早产儿血压正常值:收缩压为 45~80mmHg,舒张压为 25~60mmHg,脉压 15~25mmHg。足月儿收缩压 >90mmHg,舒张压 >60mmHg,或早产儿收缩压 >80mmHg,舒张压 >45mmHg 即为高血压,多由肾动脉血栓、肾动脉狭窄引起;如血压低于正常值 2 个标准差为低血压,急性低血压见于休克、心衰。脉压过小提示外周血管收缩、心衰;脉压过大提示主动脉增宽、动脉导管未闭。

（5）意识:新生儿有深睡、浅睡、瞌睡、安静觉醒、活动觉醒和哭 6 种行为状态,新生儿意识障碍分为嗜睡、迟钝、浅昏迷（昏睡）和昏迷4种状态。①嗜睡：很容易被唤醒，但不易保持觉醒状态，弹足底3次，哭1~2声又睡。②迟钝：用非痛性刺激即可唤醒，但醒来很迟，不能保持觉醒状态，弹足底5次才稍有哭声。③浅昏迷（昏睡）：只有疼痛刺激才能唤醒，弹足底10次也不哭。④昏迷：给予疼痛刺激也不能唤醒。

2. 身长、体重、头围 是新生儿体格检查最重要的3个指数。正常足月儿出生体重范围为2 500~4 000g，早产儿体重大多在2 500g以下，新生儿称重所得值应是净重。身长为头顶至足跟的距离，测量时需注意使新生儿双下肢伸直，记录到0.1cm，正常足月儿为48~53cm，早产儿身长多数不到47cm。头围测量时将软尺的零点固定于右侧齐眉弓上缘处，软尺从头部右侧经枕骨粗隆最突出部再经左侧眉弓回至零点，读数至0.1cm，正常足月儿为33~38cm。新生儿的身长、体重、头围均与胎龄相关，胎龄越接近足月，宫内发育越完善。

【皮肤黏膜】

正常新生儿皮肤因毛细血管氧合血液使其呈粉红色，鼻梁处可见针尖样白色小疹。

1. 肤色异常

（1）发绀：根据发绀出现的部位分为周围性和中央性发绀。周围性多见于胎先露受压部位、四肢末端、鼻尖和耳郭，多由寒冷或局部血液循环不良所致；中央性表现为唇周或全身发绀，多因呼吸、心血管系统等疾病或寒冷所致。

（2）青灰或出现花纹：体表温度湿冷，为末梢循环不良或休克的表现。

（3）苍白：多由严重贫血或外周血管强烈收缩引起。

（4）黄疸：分为生理性和非生理性黄疸。根据黄疸分布的范围快速评估血清胆红素浓度，及时监测经皮胆红素及血清胆红素数值，及时判断病情程度并给予处理。

（5）其他：有无器械辅助分娩时留下的挤压伤、胎粪污染等其他情况。

2. 弹性异常 区别水肿和硬肿。

（1）水肿：指压凹陷为水肿。分娩时受压部位可有局限性水肿，早产儿手、足、眼睑常有轻度水肿；生后各种原因所致的水肿多见于四肢、腰背、颜面和会阴部，仰卧时常见于枕、背、骶部，多见于全身性疾病。

（2）硬肿：指压非凹陷者为硬肿。硬肿以皮肤和皮下脂肪变硬为主、皮肤紧贴皮下组织，开始多为局限性，好发部位为下肢、臀部、颊部，由下至上发展，硬肿多由低体温和败血症所致。

3. 皮下脂肪 早产儿皮肤薄而透明；过期产儿皮肤如羊皮纸样，可有局部角化蜕皮；小于胎龄儿皮肤多皱，缺少皮下脂肪。

4. 其他异常 注意观察有无各种形态的皮疹、湿疹、色斑、紫癜和血管瘤。皮疹可仅是局部表现但可能也与一些严重疾病相关；而出血点、瘀点瘀斑为血小板减少症的常见体征。大面积的蜕皮需考虑剥脱性皮炎和大疱表皮松解症。分娩过程也可导致新生儿出现压力性紫癜，产钳使用也会导致新生儿软组织的损伤。

【头面颈部】

1. 头颅 触诊时检查有无颅骨骨折、软化、颅骨缺损和脑膨出等。

2. 囟门 注意前囟的大小、紧张度、有无隆起或凹陷。正常前囟直径2~4cm，前囟过大常见于先天性甲状腺功能减退、先天性佝偻病、成骨发育不全等；前囟过小多见于小头畸形和甲状腺功能亢进等。前囟隆起是颅内压增高的重要体征，多见于脑膜炎、脑积水、颅内出血等疾病；前囟凹陷则是脱水的表现。

3. **面部** 观察面部轮廓形状、面神经麻痹，结合五官形态特点，如眼距、鼻梁高低、双耳位置和形状，有无眼距过宽、过窄或耳位过低等特殊面容，识别染色体异常综合征。

4. **眼睛** 有无眼睑水肿、下垂，眼球活动是否正常，瞳孔大小、对光反射，巩膜有无黄染，结膜有无充血，有无分泌物。

5. **耳、鼻** 观察耳的发育情况及位置、形状和大小有无异常；检查外耳道有无分泌物；注意鼻的外形、大小和位置，有无鼻基部过宽或过窄、鼻唇沟平坦的多种综合征表现，有无鼻翼扇动。

6. **口腔** 口唇的颜色、口腔黏膜有无出血点和鹅口疮。唇腭裂是口腔颊面部最常见的先天性畸形之一，严重影响新生儿的面部形态。

7. **颈** 新生儿颈部相对较短，检查有无曲颈抵抗、短颈、颈蹼、斜颈等先天畸形。注意颈部有无肿块，以免局部压迫气管引发急症的发生。

【胸腹部】

1. **胸廓** 观察胸廓的形状、有无畸形、两侧是否对称；触诊排除锁骨、肋骨骨折与观察有无吸气性凹陷，生理性乳腺增大。

2. **腹部** 正常新生儿腹部呈圆形、稍膨隆，过度膨胀为病理性，严重时可见腹壁皮肤发亮，静脉显露明显。腹胀多见于肠梗阻、巨结肠、NEC 等，警惕外科急腹症发生；舟状腹即明显的腹部凹陷，多见于极度营养不良、食管闭锁和膈疝患儿。注意观察有无脐膨出、脐疝，脐部有无渗血、渗液、脓性分泌物，脐轮有无红肿。还应观察有无腹股沟疝等腹部畸形。

【脊柱、四肢、臀部】

检查脊柱时患儿取俯卧位，评估者一手托住患儿，另一手沿脊柱自上而下触诊脊柱有无侧凸、包块和脊柱裂。分别检查上、下肢有无多指（趾）、并指（趾）、指（趾）分叉、指（趾）过短、通贯掌、肢体有无过短、变形、足内翻、外翻等某些染色体异常的表现。并检查有无肱骨或股骨骨折。臀部主要检查有无髋关节脱位，并注意有无红臀发生。

【外生殖器、肛门】

首先注意性别辨别，如不能确定应结合相关检查鉴别真性或假性两性畸形。男婴特别是早产要注意睾丸是否降到阴囊内，有无鞘膜积液、阴囊水肿或疝气，观察阴茎大小与尿道口位置，有无尿道上裂或尿道下裂。观察女婴大、小阴唇的发育情况，分开阴唇发现阴蒂过大、色深伴阴唇部分融合时高度警惕先天性肾上腺皮质增生症或先天性肾上腺生殖器综合征，及时处理。仔细观察会阴部有无正常肛门，肛门位于正常部位时应考虑有无直肠闭锁和肛门狭窄，如正常部位无肛门，需仔细检查有无肛膜、异常皮肤隆起、沟或管等。另外，臀部是否呈扁平状，哭闹时有无冲击感，检查有无瘘管及瘘管的位置、大小、骶尾骨是否正常。

【神经系统】

在评估身体各部位时可评估患儿活动的对称性、姿势，有无抽搐等异常活动，哭闹的程度和声调，有无过度激惹。检查肌力、肌张力和特殊神经反射，包括觅食、吸吮、拥抱、握持和交叉伸腿反射等。

【产伤】

常见产生损伤类型如下：

1. **软组织损伤** 表现为局部青肿、瘀斑、皮下脂肪坏死和撕裂伤。

2. **头颅损伤** 损伤可以发生在头皮、颅骨与骨膜、硬脑膜和蛛网膜,相应出现先锋头、骨膜下水肿、帽状腱膜下血肿、硬脑膜外血肿、硬脑膜外血肿和蛛网膜下腔出血。

3. **骨骼损伤** 骨折常发生在锁骨、肱骨、股骨或颅骨,锁骨骨折最常见。

4. **神经损伤** 临床表现根据损伤累及的部位、长度和程度不同各异。分娩过程中过度牵拉或直接挤压可导致新生儿周围神经损伤,常见的有臂丛神经、面神经和神经损伤。

5. 内脏损伤可伤及的脏器包括肝、脾、肾上腺和肾脏。

【**身体评估复习题**】

1. 关于新生儿生命体征叙述**错误**的是(B)

A. 新生儿正常核心温度(肛温)为 36.5~37.5℃,核心温度高于 37.5℃定义为发热

B. 心率 >160 次/min 为心动过速,是心力衰竭的早期表现

C. 正常足月儿血压值:收缩压为 50~90mmHg,舒张压为 30~65mmHg,脉压为 25~30mmHg

D. 新生儿意识障碍分为嗜睡、迟钝、浅昏迷(昏睡)和昏迷 4 种状态

E. 新生儿安静时呼吸频率正常值为 40~60 次/min,测量计时至少 1min

2. 关于囟门的描述**不正确**的是(A)

A. 正常前囟直径 4~5cm

B. 前囟过大常见于先天性甲状腺功能减退、先天性佝偻病、成骨发育不全等

C. 前囟过小多见于小头畸形和甲状腺功能亢进等

D. 前囟隆起是颅内压增高的重要体征,多见于脑膜炎、脑积水、颅内出血等疾病

E. 前囟凹陷则是脱水的表现

3. 下列**不属于**产伤的是(C)

A. 帽状腱膜下血肿   B. 锁骨骨折

C. 尿道下裂   D. 瘀斑

E. 臂丛神经损伤

4. 关于皮肤黏膜评估内容的叙述正确的是(A)

A. 出现花纹、体表温度湿冷,为末梢循环不良或休克的表现

B. 周围性发绀表现为唇周或全身发绀,多因呼吸、心血管系统等疾病或寒冷所致

C. 正常新生儿鼻梁处可见针尖样红色小疹

D. 黄疸分为生理性和溶血性黄疸

E. 发绀多由严重贫血或外周血管强烈收缩引起

(郭 放)

第四节 胎 龄 评 估

胎龄是指胎儿在宫内的日龄或周龄,新生儿的胎龄通常是按孕母的末次月经计算。通过对胎龄的评估可以准确预估该新生儿的发病率、死亡率,是风险度评估的重要依据之一。

（一）评估的时间和依据

新生儿期生长发育迅速，日龄过大会影响评估结果准确性，因此，评估的时间一般是在出生后 48h 内，最好不超过 24h，特别是早产儿。由于胎儿在母亲子宫内体格发育和神经系统的成熟是按一定的时间和顺序进行的，因此，出生后胎龄的评估主要以其体表特征和神经成熟度为依据。

（二）评估方法

包括 20 世纪 70~80 年代国际上广泛应用的 Dubowitz21 评分法，目前新修订的 Ballard 法和 Finnstrom 法，以及国内普遍使用的简易评分法。各种评估方法各有其优势和不足，但都包括了体表特征和神经成熟度这两方面的评估。对体表特征的评估主要包括皮肤、胎毛、头发、耳壳、足底纹、乳房和外生殖器七个方面，对神经成熟度的评估主要通过不同方法来检查肌张力完成。

1. Ballard 胎龄评分法　新修订的 Ballard 胎龄评分法用于评估胎龄 22~44 周的新生儿，应用时间从出生至生后 5d，出生后 48h 内评价准确度最高，对于胎龄 20~26 周的新生儿而言出生后 12h 评价精确度更高。需要在患儿安静清醒状态下进行。为保证客观性，需要两位医务人员单独评价。Ballard 胎龄评分法包括神经系统评价和外观成熟度评价。神经成熟度评估具体内容包括：

（1）姿势（posture）：患儿取仰卧位，观察其四肢姿势，按照四肢屈曲度分为 5 级，胎龄越小，越缺乏屈曲。①0 级：四肢完全伸直。②1 级：股、膝稍弯曲。③2 级：下肢明显屈曲，上臂伸直。④3 级：下肢明显屈曲并外展，上臂稍屈曲。⑤4 级：四肢完全屈曲。

（2）方窗（square window）：将患儿手掌充分向前臂腹侧屈曲，但注意勿旋转患儿的手腕，测定掌侧小鱼际肌隆起处与前臂腹侧面形成的夹角。胎龄越小夹角越大。相应为"＞90°""=90°""≤60°""≤30°""0°" 5 个等级之分。

（3）前臂回弹（arm recoil）：将患儿双前臂向上臂充分屈曲，5s 后迅速拉直前臂并即刻松手，观察前臂回弹力度和肘部的角度。胎龄越小，回弹力越缺乏，肘部形成的角度越大。

（4）腘窝成角（popliteal）：检查时将患儿呈膝胸仰卧位，膝与身体角度为 60°，一手抵住膝关节，另一手示指在踝关节后方轻抬小腿，测量腘窝展开时形成的角度。胎龄越小其屈肌张力越差，形成的角度也越大。

（5）围巾征（scarf sign）：将患儿一侧手围绕颈部向对侧的肩部和肩后方牵引，根据肘部抵达的位置分为 6 级，胎龄越小，肘部被牵拉的距离越远：①超过腋中线。②到达腋中线。③超过前正中线。④到达前正中线。⑤未到达前正中线。⑥稍有移动。

（6）足跟至耳（heel to ear）：取仰卧位、将患儿双足提起尽可能拉向头部，但注意力度把握。观察膝部的伸展情况和足与头的距离，也分为 6 级：①足跟至耳，膝部完全伸直。②足到达头，膝伸直。③足接近头，膝部稍屈曲。④足与头有一定距离，膝部明显屈曲。⑤足与头距离较远，膝部屈曲将近 90°。⑥足与头距离更远，膝部屈曲小于 90°。胎龄越小、足至头的距离越近、膝部越能伸直。

2. 简易评估法（表 2-5）　是在国外几种评估方法基础上，从体表特征中筛选出"足底纹理""乳头形成""指甲"和"皮肤组织"4 个特征项作为评估项，评估所得总分加上常数 27

即等于胎龄周数,无须查表,误差多在 1 周内。其优点在于简便易行,不受检查者对力度的把握和患儿疾病的影响,2~3min 内即可完成评估,易于推行。缺点在于不能评估 27 周以下的极低胎龄儿。

表 2-5　简易胎龄评估法

	0 分	1 分	2 分	3 分	4 分
足底纹理	无	前半部红痕不明显	红痕 > 前半部,褶痕 < 前 1/3	褶痕 > 前 2/3	明显深褶痕 > 前 2/3
乳头形成	难认,无乳晕	明显可见,乳晕淡、平,直径 <7.5mm	点状乳晕,边缘不突起,直径 <7.5mm	点状乳晕,边缘突起,直径 >7.5mm	—
指甲	—	未达指尖	已达指尖	超过指尖	—
皮肤组织	很薄,胶冻状	薄而光滑	光滑、中等厚、皮疹或表皮翘起	稍厚,皮肤皲裂翘起,手足最著	厚,羊皮纸样,皱裂深浅不一

注:若各体征的分布介于两者之间,可用其均值,胎龄周数 = 总分 +27。

【胎龄评估复习题】

1. 关于简易评估法叙述**不正确**的是(C)

A. 以“足底纹理”“乳头形成”“指甲”和“皮肤组织”4 个特征项作为评估项

B. 胎龄周数 = 评估的总分 +27

C. 缺点在于不能评估 30 周以下的胎龄儿

D. 对体表特征的评估主要包括皮肤、胎毛、头发、耳壳、足底纹、乳房和外生殖器 7 个方面

E. 对神经成熟度的评估主要通过不同方法来检查肌张力完成

2. 关于简易胎龄评估法叙述正确的是(D)

A. 足底纹理中,红痕 > 前半部,褶痕 < 前 1/3 评 3 分

B. 对于乳头明显可见,乳晕淡、平,直径 <7.5mm 评 0 分

C. 对于乳头点状乳晕,边缘突起,直径 >7.5mm 评 2 分

D. 对于指甲已达指尖评 2 分

E. 皮肤组织稍厚,皮肤皲裂翘起,手足最著评 1 分

3. 关于 Ballard 胎龄评分法叙述正确的是(C)

A. 按照四肢屈曲度分为 5 级,胎龄越大,越缺乏屈曲

B. 腘窝成角检查时将患儿呈膝胸仰卧位,膝与身体角度为 50°

C. 围巾征:根据肘部抵达的位置分为 6 级,胎龄越小,肘部被牵拉的距离越远

D. 观察膝部的伸展情况和足与头的距离,分为 5 级

E. 对于胎龄 20~26 周的新生儿出生后 24h 评价精确度更高

4. 关于 Ballard 胎龄评分法叙述**不正确**的是(D)

A. 新修订的 Ballard 胎龄评分法用于评估胎龄 22~44 周的新生儿

B. 应用时间从出生至生后 5d,出生后 48h 内评价准确度最高

C. 需要在患儿安静清醒状态下进行

D. 主要通过姿势、方窗、前臂回弹、腘窝成角、足跟至耳 5 个方面评估

E. 为保证客观性,需要两位医务人员单独做出评价

(郭 放)

第五节 疼 痛 评 估

疼痛作为第五大生命体征,无论足月儿还是早产儿,出生后即具有疼痛感受能力,尽管其神经系统仍在发育之中,但足以能够对有害刺激传递、感知、回应,甚至记忆。其疼痛传导通路因缺乏良好的抑制作用,会产生夸大的疼痛反应,感知到的疼痛往往比婴儿、成人更弥漫、强烈和持久。这种不愉快的心理体验会对其产生不同程度近期和远期的影响。新生儿疼痛评估的方法可以从生理指标、行为表现并结合疼痛的评估工具进行综合考量。常用新生儿疼痛评估工具包括新生儿疼痛评估量表(neonatal infant pain scale,NIPS)、新生儿表情编码系统(neonatal facial coding system,NFCS)、早产儿疼痛评分(premature infant pain profile,PIPP)、新生儿手术后疼痛评分(crying, requires O_2 saturation, increased vital signs, expression, sleeplessness, CRIES)。

1. NIPS(表 2-6)由加拿大安大略儿童医院制定,用于评估早产儿和足月儿操作性疼痛,如静脉穿刺等。它包括面部表情、哭闹、呼吸形式、上肢、腿部和觉醒状态 6 项。NIPS 总分为 6 项之和,最低分 0 分,最高分 7 分,分值越高疼痛越严重。该工具的局限性是使用肌松剂、接受麻醉(镇静)的患儿和病情严重以致反应太弱可能获得假象的低评分。

表 2-6　新生儿疼痛评估(NIPS)

	0分	1分	2分
面部表情	安静面容,表情自然	面肌收紧(包括眉、额和鼻唇沟),表情痛苦	—
哭闹	不哭	间歇性轻声呻吟	持续性大声尖叫
呼吸形式	自如	呼吸不规则,加快,屏气	
上肢动作	自然 / 放松	肌紧张,腿伸直,僵硬和 / 或快速屈伸	—
下肢动作	自然 / 放松	肌紧张,腿伸直,僵硬和 / 或快速屈伸	—
觉醒状态	睡眠 / 觉醒	警觉,烦躁,摆动身体	

2. NFCS(图 2-1)广泛应用于急性疼痛的评估,主要用于评估早产儿、新生儿和 18 月龄以下婴儿的疼痛。NFCS 有 10 项指标:皱眉、挤眼、鼻唇沟加深、张口、嘴垂直伸展、嘴水平伸展、舌呈杯状、下颌颤动、嘴呈 "O" 形、伸舌(只用于评估胎龄≤32 周的早产儿)。每项 1 分,总分为 10 分(足月儿为 9 分),分值越高表明疼痛越严重。

3. PIPP(表 2-7)用于评估足月儿和早产儿的急性疼痛评分。该表内容由 3 个行为指标(皱眉、挤眼、鼻沟)、2 个生理指标(心率和经皮血氧饱和度)、2 个相关指标(觉醒程度、

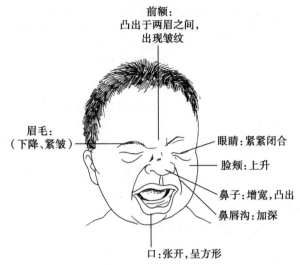

前额：
凸出于两眉之间，
出现皱纹

眉毛：
（下降、紧皱）

眼睛：紧紧闭合

脸颊：上升

鼻子：增宽，凸出

鼻唇沟：加深

口：张开，呈方形

图 2-1　新生儿疼痛面部表情

表 2-7　早产儿疼痛评分简表（PIPP）

项目	0分	1分	2分	3分
胎龄	>36 周	32~35 周	28~31 周	<28 周
行为状态	活动/觉醒，双眼睁开，有面部活动	安静/觉醒，双眼睁开，无面部活动	活动/睡眠，双眼闭合，有面部活动	安静/睡眠，双眼闭合，无面部活动
心率最大值	增加 0~4（/min）	增加 5~14（/min）	增加 15~24（/min）	增加 >25（/min）
血氧饱和度最低值	下降 0~2.4%	下降 2.5%~4.9%	下降 5%~7.4%	下降 7.5%
皱眉动作	无（<观察时间的 9%）	最小值（观察时间的 10%~39%）	中值（观察时间的 40%~69%）	最大值（>观察时间的 70%）
挤眼动作	无（<观察时间的 9%）	最小值（观察时间的 10%~39%）	中值（观察时间的 40%~69%）	最大值（>观察时间的 70%）
鼻沟加深	无（<观察时间的 9%）	最小值（观察时间的 10%~39%）	中值（观察时间的 40%~69%）	最大值（>观察时间的 70%）

面部运动）共 7 个指标组成，评分值为 0~3 分。早产儿总分为 21 分，足月儿总分为 18 分。>6 分则应镇痛治疗，7~12 分为中度疼痛，>12 分为重度疼痛。评估过程中首先记录早产儿胎龄，疼痛刺激前 15s 观察患儿行为状态和生理指标，疼痛刺激后 30s 观察患儿行为状态和生理指标得分，其中行为指标包括皱眉、挤眼、鼻唇沟、觉醒程度、面部运动等，由医务工作者观察评价；生理指标包括心率、经皮血氧饱和度等用多功能监护仪进行监测。

4. CRIES 量表（表 2-8）由美国 Missouri 大学制定，用于评估术后疼痛、足月儿、胎龄>32 周的早产儿的疼痛评分。CRIES 量表评估内容包括哭闹，氧饱和度 >95% 所需的氧浓度，生命体征（心率和血压）升高，面部表情和失眠 5 项内容，以 5 个指标首字母命名。各项的分值为 0~2 分，总分为 10 分，>3 分则应镇痛治疗，4~6 分为中度疼痛，7~10 分为重度疼痛。其中生命体征最后测量，以免惊醒患儿。睡眠障碍是基于记录 1h 前的观察结果。

表 2-8　新生儿术后疼痛测量工具（CRIES）

项目	0分	1分	2分
哭闹	无（非高调哭）	高调哭但可安抚	高调哭且不可安抚
SpO$_2$>95% 所需的氧浓度	无	<30%	>30%
生命体征	心率和平均血压＜术前值	心率或平均血压增高但幅度＜术前值的 20%	心率或平均血压增高但幅度＞术前值的 20%
面部表情	无痛苦表情	痛苦表情	痛苦表情伴有呻吟
睡眠障碍	无	频繁觉醒	不能入睡

【疼痛评估复习题】

1. 关于新生儿常用疼痛评估工具中**错误**的是（D）

A. PIPP   B. NFCS

C. CRIES   D. NSARS

E. NIPS

2. 关于早产儿疼痛评分叙述正确的是（C）

A. 用于评估早产儿的急性疼痛评分

B. 早产儿总分为 24 分，足月儿总分 18 分

C. 内容由 3 个行为指标（皱眉、挤眼、鼻沟）、2 个生理指标（心率和经皮血氧饱和度）、2 个相关指标（觉醒程度、面部运动）共 7 个指标组成

D. >7 分则应镇痛治疗，8~12 分为中度疼痛，>12 分为重度疼痛

E. 疼痛刺激前 30s 观察患儿行为状态和生理指标，疼痛刺激后 30s 观察患儿行为状态和生理指标得分

3. 关于新生儿疼痛评估（NIPS）叙述正确的是（B）

A. 该评估量表美国 Missouri 大学制定

B. 包括面部表情、哭闹、呼吸形式、上肢、腿部和觉醒状态 6 个项目

C. NIPS 总分为 6 项之和，最低分 0 分，最高分 6 分，分值越高疼痛越严重

D. 该工具的适用于使用肌松剂、接受麻醉（镇静）的患儿和病情严重的患儿

E. 用于评估术后疼痛、足月儿、胎龄 >32 周的早产儿的疼痛评分

4. 关于新生儿术后疼痛测量工具（CRIES）描述正确的是（C）

A. 该量表由加拿大安大略儿童医院制定

B. 用于评估早产儿和足月儿操作性疼痛，如静脉穿刺等

C. 总分为 10 分，>3 分则应镇痛治疗，4~6 分为中度疼痛，7~10 分为重度疼痛

D. 其中生命体征在最后测量，以免惊醒患儿，睡眠障碍是基于记录 2h 前的观察结果

E. 评估内容包括哭闹，氧饱和度 >95% 所需的氧浓度，生命体征（心率和血压）升高，面部表情和胎龄 5 项内容

（郭　放）

第三章 新生儿常见疾病专科护理

新生儿是胎儿的延续,断脐使新生儿失去与母体的联系,新生儿娩出后需建立自主呼吸,循环系统也发生血流动力学的变化,消化系统、泌尿系统开始工作。加之器官在结构和功能上尚未成熟,所以此阶段的发病率和死亡率明显高于其他年龄段。由于新生儿期疾病较为特殊,患儿又缺乏表达能力,对新生儿尤其是早产儿要加强护理,对高危新生儿要进行严密监护,作为护理人员应充分掌握新生儿各系统疾病的特点,及时正确地给予治疗和护理。

第一节 新生儿与早产儿护理

【案例分析】

典 型 案 例

患儿,男,生后 6h,因"早产,呼吸困难 6h"入院。患儿系母孕 26 周 $^{+6/7}$,因其母重度子痫前期,行剖宫产娩出,产前给予地塞米松促胎肺成熟,出生体重 980g,Apgar 评分 1min 为 5 分,5min 为 5 分,10min 为 8 分。患儿生后即出现呼吸困难,表现为抽泣样呼吸,全身皮肤青紫,心率下降至 60 次/min,当地医院予气管插管呼吸机辅助通气转入。入院查体:T35.5℃,P134 次/min,RR45 次/min,BP39/22mmHg,早产儿貌,机械通气下双肺呼吸音对称,胸廓起伏良好,全身皮肤红润,经皮血氧饱和度为 95%。

1. 早产儿和足月儿有哪些特点?

2. 早产儿和足月儿护理有何不同?

(一)入院处置

1. 护理要点

(1)立即通知医生,备好呼吸机并调整参数,准备好复苏设备、药品,随时准备抢救。

(2)将患儿置于辐射保温台上(温度设置在 32~34℃或腹部体表温度为 36.5℃),用温热干毛巾擦干患儿头部及全身,减少散热。连接呼吸机及心电监护仪,测量生命体征、血氧饱和度。

(3)评估患儿:①呼吸情况,患儿自主呼吸与呼吸机是否同步,气管插管固定是否牢固。②体温有无不升,全身皮肤颜色是否红润。③出生时胎龄、体重,是否为适于胎龄儿。④评估早产的原因,了解患儿母亲孕期有无感染、外伤、过度劳累等引起早产的因素。

(4)协助医生完成各项检验和监测:血常规、动脉血气、血糖、血生化等指标。

2. 关键点

（1）评估患儿体温情况,如体温不升,应采取正确的复温方法。

（2）妥善固定气管插管,避免脱管。

（二）住院护理

1. 护理要点

（1）病情观察:心电监护下密切观察患儿生命体征、面色、精神反应、生理反射、进食、大小便等情况,出现异常及时报告医生,做好抢救准备。

（2）体温管理:保持病室温度在 24~26℃,相对湿度在 55%~65%。患儿病情稳定后尽早放置在新生儿暖箱中,根据出生体重和日龄调节箱温,使患儿体温维持在 36~37℃。

（3）呼吸支持:保持呼吸道通畅,妥善固定气管插管,观察胸廓起伏是否良好,双侧呼吸音是否对称。颈肩部可垫软枕,保持气道通畅,及时清除分泌物。每 2h 更换体位一次。观察呼吸机工作状态是否正常,有无报警。早产儿呼吸中枢发育不完善,呼吸不规则,易出现呼吸暂停,俯卧位可改善肺通气、提高氧合,减少呼吸暂停的发生。患儿撤除呼吸机后应密切观察患儿呼吸情况及皮肤颜色,呼吸暂停时,可用拍打足底(弹足底)、托背等方法,帮助患儿恢复自主呼吸;出现发绀、呼吸急促、呼吸暂停时遵医嘱给予氧气吸入,不要长时间、高浓度吸氧,避免视网膜病变导致失明,经皮血氧饱和度(TcSO$_2$)在 90%~95% 为宜(监护仪),切忌常规吸氧。

（4）营养支持:①首选母乳喂养,当患儿心肺体征稳定,无严重酸中毒、低血压和低氧血症时可尽早开始“微量肠内喂养”,10~20ml/(kg·d),持续 4~7d。如患儿病情稳定,可逐渐增加奶量。达到理想的体重增长,即 10~15g/(kg·d)。②由于患儿胎龄 <34 周,吸吮 - 呼吸 - 吞咽不协调,可先选用管饲喂养,管饲喂养可采用重力喂养法。如患儿有胃食管反流和胃排空延迟时,可采用喂养泵输注法,并根据患儿具体情况选择间歇输注或连续输注。③每次管饲前要抽取胃内容物,观察残余奶的颜色、性状、量,如果出现胆汁样或咖啡样物质,应暂停喂养,报告医生处理。④奶后注意观察患儿有无频繁呕吐、胃潴留、奶量不增或减少、腹胀(24h 腹围增加 >1.5cm)等喂养不耐受情况发生。⑤若患儿不能经肠内喂养或肠内摄入不足时,可选择肠外营养方式。患儿入院后可先置脐静脉导管输注静脉营养,7~10d 后改为 PICC 输入,避免反复穿刺对患儿的刺激。

（5）预防感染:①严格执行消毒隔离制度,对患儿进行保护性隔离。②保持脐部清洁、干燥,观察脐部有无渗液、渗血,若有可用 0.2%~0.5% 碘伏由脐根部向外环形擦洗,每日 2~3 次。③保护患儿皮肤,皮肤风险评估高危患儿可使用水床、水枕,使用保护性敷料保护患儿受压部位,尽量减少胶布等对患儿皮肤的刺激,不可强力撕除,防止出现皮肤损伤。④接触患儿前洗手或手消毒,患儿为超低出生体重儿,接触时应戴无菌手套。⑤每日清洁暖箱,使用中每周彻底消毒暖箱。⑥呼吸机管路应每周更换进行消毒。

（6）液体管理:使用输液泵严格控制输液速度,做好静脉导管的维护,避免感染发生。

（7）每日测体重一次,观察体重变化,若体重无增加应及时查找原因。

（8）保持患儿安静和生理稳定,维持其内外环境的稳定,改善脑循环。减少颅内出血和对脑白质的损伤。

（9）患儿病情允许时可开展家庭参与式护理,鼓励父母参与照顾患儿,指导家长进行袋鼠式护理,使其在实践操作的过程中掌握护理知识和技巧,建立亲子关系。

（10）健康教育：向家长讲解足月儿及早产儿的生理特点，讲解可能出现的并发症。告知家长要观察患儿呼吸是否平稳，吃奶有无呛咳。告知家长如发现患儿异常立即通知医护人员进行处理。对于早产儿要关注体重增长情况，按时到医院复诊。

2. 关键点

（1）早产儿体温中枢发育不完善，体温易随外界环境变化，应根据出生体重和日龄调节箱温。

（2）鼓励母乳喂养，经口喂养时应注意有无口唇发绀、SpO_2 下降等情况，如有应暂停喂奶，待患儿呼吸平稳、面色转红、SpO_2 恢复后再继续喂哺。喂养后可根据胃食管反流情况采取头高 30°，左侧卧位或俯卧位半小时，防止呕吐。

（3）早产儿容易发生感染，各项操作尽量集中进行，动作轻柔，减少侵入性操作。

【新生儿与早产儿护理相关知识】

（一）概述

新生儿期（neonate period）是指脐带结扎至出生后 28d。

（二）新生儿分类

1. 根据胎龄分类　按出生时胎龄可分为：

（1）足月儿（full-term infant）：指胎龄 ≥37 周至 <42 周的新生儿（260~293d）。

（2）早产儿（pre-term infant）：指胎龄 <37 周的新生儿（≤259d）。

（3）过期产儿（post-term infant）：胎龄 ≥42 周的新生儿（≥294d）。

2. 根据出生体重分类 按出生体重可分为：

（1）正常出生体重儿（normal birth weight）：指出生体重 2 500~4 000g。

（2）低出生体重儿（low birth weight, LBW）：指出生体重不足 2 500g。

（3）极低出生体重儿（very low birth weight, VLBW）：指出生体重不足 1 500g。

（4）超低出生体重儿（extremely low birth weight, ELBW）：指出生体重不足 1 000g。

（5）巨大儿（macrosomia）：指出生体重超过 4 000g。

3. 根据出生体重与胎龄的关系分类 根据出生体重与胎龄的关系可分为：

（1）适于胎龄儿（appropriate for gestational age, AGA）：指出生体重在同胎龄儿平均体重第 10~90 百分位者。

（2）小于胎龄儿（small for gestational age, SGA）：指出生体重在同胎龄儿平均体重第 10 百分位以下者。

（3）大于胎龄儿（large for gestational age, LGA）：指出生体重在同胎龄儿平均体重第 90 百分位以上者。

4. 根据出生后周龄分类 根据出生后周龄分为：

（1）早期新生儿（early newborn）：指出生后 1 周内的新生儿。

（2）晚期新生儿（late newborn）：指出生后第 2~4 周的新生儿。

5. 高危儿　指已发生或可能发生危重疾病需要密切监护的新生儿，包括异常妊娠史、异常分娩史及异常新生儿史。

（三）新生儿及早产儿的特点

1. 呼吸系统　新生儿主要靠膈肌升降运动而呈腹式呼吸为主，呼吸较浅，频率较快，一般 40~60 次 /min；早产儿呼吸中枢发育不完善，呼吸浅快不规则，易出现呼吸暂停（呼吸暂

停时间 >20s,心率 <100 次 /min 或发绀)。呼吸暂停的发作随胎龄下降其发生率上升,早产儿因肺泡表面活性物质缺乏,易发生肺透明膜病。

2. **循环系统**　新生儿出生后血液循环动力学即发生重大改变,心率波动范围较大,正常足月新生儿心率安静时为 120~140 次 /min,血压在（50~80）/（30~50）mmHg;出生最初几天在心前区可闻及心脏杂音,可能与动脉导管未闭有关。早产儿动脉导管开放较为常见,其持续存在与早产儿许多其他并发症密切相关,易引起肺水肿、呼吸衰竭、喂养不耐受、心力衰竭等。早产儿血压偏低,与出生体重相关,收缩压一般在 45~65mmHg,平均动脉压应高于孕周数值。

3. **消化系统**　新生儿消化道面积相对较大,管壁薄、通透性高,胃呈水平位、贲门松弛,幽门括约肌发育较好,易发生溢乳。喂奶后可采取斜坡卧位,降低反流和误吸的危险。生后 12h 开始排出胎粪,2~3d 排完。胎粪为绿色、黏稠状,由胎儿期肠道分泌物、胆汁及咽下的羊水浓缩而成。如 24h 无胎粪排出则需检查有无肛门闭锁、巨结肠等消化道畸形。早产儿吸吮及吞咽能力差、易呛奶,喂养不当易引起 NEC。早产儿胆酸分泌少,对脂肪的消化吸收差,由于肠蠕动弱,胎粪排出常常延迟（肠梗阻）。另外,由于肝功能不成熟,生理性黄疸程度重,持续时间长,易引起胆红素脑病。由于肝糖原储存少,蛋白质合成不足,易发生低血糖和低蛋白血症。肝内维生素 K 依赖凝血因子的合成少,易发生出血症。

4. **血液系统**　新生儿血容量约占体重的 10%, 80~100ml/kg,出生时血液中红细胞数和血红蛋白量较高,以后逐渐下降。血红蛋白中胎儿血红蛋白约占 70%,由于胎儿血红蛋白对氧亲和力较强,所以新生儿缺氧时往往发绀不明显。新生儿白细胞总数较高,出生后第 3d 开始下降。由于新生儿生后 1 周内凝血因子不足、活性低,易发生出血症,新生儿娩出后即给予维生素 K_1（足月儿 1mg,早产儿 0.5mg）肌内注射预防出血。早产儿血容量为 85~110ml/kg,6 周后的血红蛋白可降至 70~100g/L,体重越小,生后生理性贫血出现越早、程度越重、持续时间越长。血小板数值低,易发生出血,维生素 D 储备也低,易发生佝偻病。

5. **泌尿系统**　新生儿一般生后 24h 内排尿,若生后超过 48h 仍无尿,需要寻找原因。新生儿肾小球滤过率低,浓缩功能差,不能迅速排出过多的溶质,易出现水肿或脱水症状。排磷功能较差,易导致低钙血症。肾对酸、碱平衡调节能力不足,易发生代谢性酸中毒。女婴尿道短,仅 1cm,易发生细菌感染;男婴尿道长,多有包茎,积垢后也可引起上行感染。

6. **神经系统**　新生儿脑相对较大,占体重的 10%~12%,脊髓相对较长,足月儿大脑皮质兴奋性低,睡眠时间长,每天 20~22h。新生儿具备的原始反射包括觅食反射、吸吮反射、握持反射、拥抱反射和交叉伸腿反射。早产儿神经系统发育的成熟度与胎龄密切相关,胎龄越小,原始反射越不完全,如拥抱反射不明显,四肢肌张力低,咳嗽、吸吮、吞咽反射均差。此外,由于早产儿的脑室管膜下存在丰富的胚胎生发层,易发生脑室周围、脑室内出血。

7. **体温调节**　新生儿体温调节中枢发育不完善,体表面积相对较大,皮下脂肪薄,血管丰富,易散热,体温受环境温度影响大,环境温度过高时,引起体内水分过多丢失,出现发热称"脱水热"。寒冷时无寒战反射,主要依靠棕色脂肪代谢来产热,产热量相对不足可致低体温或寒冷损伤综合征。早产儿棕色脂肪少,易发生低体温,甚至硬肿症。汗腺发育差,环境温度过高体温亦升高。

8. **能量和体液代谢**　新生儿体液占体重的 65%~75%,每日需热量 418~502kJ/（kg·d）或 100~120kcal/（kg·d）,液体需要与体重、日龄、环境温度和湿度及临床情况有关。早产儿常需静脉营养补充。

9. 免疫系统　新生儿的特异性和非特异性免疫功能均不成熟,唯有免疫球蛋白 IgG 可以通过胎盘由母体获得,但数月后逐渐消失。IgA 和 IgM 不易透过胎盘,因此,新生儿易患呼吸道、消化道感染。人的初乳中含较高 IgA,可增强新生儿的机体抵抗力。新生儿皮肤黏膜薄嫩、易损伤,脐部开放,细菌易侵入。早产儿免疫功能差,易发生重度感染。

10. 新生儿特殊生理状态

（1）生理性体重下降:新生儿出生后 2~4d 由于摄入量少、不显性失水及胎粪排出等原因可使体重下降,一般不超过 10%,10d 左右恢复至出生体重。

（2）生理性黄疸:是新生儿早期由于胆红素代谢的特点所致,是新生儿正常发育过程中发生的一过性胆红素血症,一般不需要特殊治疗,多可自行消退。

（3）"马牙"和"螳螂嘴":"马牙"或称"板牙",是指在新生儿上中线和齿龈部位有散在黄白色米粒大小隆起,系上皮细胞堆积或黏液腺分泌物所致,数周或数月后可自然消退,不能挑破,以免感染;"螳螂嘴"是指口腔两侧各有一个隆起的脂肪垫,利于吸吮。

（4）乳腺肿大及假月经:男女新生儿均可发生乳腺肿大,在出生后的 3~5d 可能出现乳腺肿大如蚕豆至鸽蛋大小,多在 2~3 周后自行消退,切忌挤压或挑破;部分女婴出生后 5~7d会出现类似月经样的流血,一般不需处理,1 周后可自然消失,主要受出生后母亲雌激素突然中断的影响所致。

（5）粟粒疹及红斑:新生儿出生后 1~2d,可在头部、躯干和四肢出现大小不等的红色斑丘疹,称为"新生儿红斑",1~2d 可自然消退;新生儿鼻尖、鼻翼、颜面部可见米粒大小的黄白色皮疹,为皮脂腺堆积所致,称为"粟粒疹",亦可自然消退。

【新生儿与早产儿护理复习题】

A1 型题

1. 关于新生儿特殊生理状态**不正确**的是（C）

A. 生理性体重下降　　　　　　　B. 生理性黄疸

C. 新生儿脐茸　　　　　　　　　D. "马牙"和"螳螂嘴"

E. 乳腺肿大及假月经

A2 型题

2. 患儿,女,生后 20d,孕 39 周出生,顺产,出生体重 3 350g,以"皮肤黄染 2 周入院",关于此患儿的描述**不正确**的是（C）

A. 晚期新生儿　　　　　　　　　B. 足月儿

C. 生理性黄疸　　　　　　　　　D. 以腹式呼吸为主,呼吸较浅

E. 体温调节中枢发育不完善

A3/A4 型题

（3~4 题共用题干）

患儿,男,生后 5d,孕 33 周出生,出生后因"早产儿"入院,现生命体征平稳。试用奶瓶喂奶,喂奶时突然出现面色发绀,口鼻处有奶液溢出。

3. 患儿出现呛奶可能的原因**不正确**的是（A）

A. 床头过高　　　　　　　　　　B. 胃呈水平位、贲门松弛

C. 呼吸急促　　　　　　　　　　D. 吸吮 – 呼吸 – 吞咽动作不协调

E. 奶嘴孔过大

4. 下列护理措施**不正确**的是（E）

A. 立即停止喂奶

B. 将患儿头转向一侧

C. 将患儿翻转轻拍背部

D. 使用吸引器吸出奶液

E. 继续喂奶

（5~7 题共用题干）

患儿，男，生后2h，因"孕27周$^{+6/7}$，早产，呼吸困难2h"入院。患儿为顺产，出生体重1 020g，患儿生后即出现呼吸困难，经抢救后气管插管呼吸机辅助通气下由产科转入病房。入院查体：T35.1℃，P146 次/min，RR50 次/min，BP40/26mmHg，早产儿貌，机械通气下呼吸良好，全身皮肤红润。

5. 下列关于患儿的情况描述**错误**的是（B）

A. 早产儿

B. 超低出生体重儿

C. 早期新生儿

D. 适于胎龄儿

E. 高危儿

6. 患儿入院时采取的护理措施**不正确**的是（C）

A. 连接心电监护仪

B. 将患儿置于辐射台上

C. 给患儿洗澡

D. 妥善固定气管插管

E. 监测血氧饱和度

7. 患儿病情平稳，撤除呼吸机后突然出现呼吸暂停，护理措施**不正确**的是（D）

A. 弹足底

B. 托背

C. 保持气道通畅

D. 常规吸氧

E. 遵医嘱给予氧气吸入

（吴旭红）

第二节　新生儿窒息护理

【案例分析】

典 型 案 例

患儿，男，生后1min，因"呼吸困难、全身青紫、呻吟、吐沫1min"入院。患儿系母孕34 周$^{+2/7}$，因其母无规律宫缩6h，胎心监护中发现胎儿持续心率降低，行剖宫产娩出，羊水混浊，呈黄绿色，脐带绕颈2周，胎盘未见异常。查体：早产儿貌，周身皮肤青紫，弹足底无反应，四肢略屈曲，呼吸慢、不规则，P94 次/min，未吸氧下经皮血氧饱和度为70%，前囟平坦，张力不高，大小约1.5cm×1.5cm，生后Apgar评分1min 为3分。

1. Apgar 评分结果有何意义？

2. 对该患儿如何进行新生儿复苏？

（一）入院处置

1. 护理要点

（1）立即通知医生，备好复苏设备、药品，准备抢救。

（2）快速评估：①是否足月儿。②羊水是否清亮。③是否有哭声或呼吸。④肌张力是否好。如以上任何一项为否，则需要进行初步复苏。

（3）将患儿置于新生儿辐射保温台上或其他方法预热的保暖台上（温度设置 32~34℃ 或腹部体表温度 36.5℃），用温热干毛巾擦干患儿头部及全身，减少散热。早产儿尤其极低出生体重儿推荐用塑料薄膜或食品级塑料薄膜覆盖。

（4）立即进行新生儿复苏。严格按照 A→B→C→D→E 步骤进行。复苏过程中予以心电监护。呼吸、心率、血氧饱和度是窒息复苏评估的三大指标，并遵循：评估→决策→措施，如此循环往复，直到完成复苏。评估主要基于以下 3 个体征：呼吸、心率、血氧饱和度。通过评估这三个体征中的每一项来确定每一步骤是否有效。其中心率对决定进入下一步骤最为重要。

1）A 通畅气道（要求在生后 15~20s 内完成）：①摆好体位，肩部以布卷垫高 2~2.5cm，使颈部轻微伸仰（鼻吸气位）。②必要时吸净口、咽、鼻分泌物，先吸口腔，再吸鼻腔分泌物。羊水胎粪污染时，首先评估患儿有无活力，有活力继续初步复苏，无活力，应在 20s 内完成气管插管及用胎粪吸引管吸引胎粪。如果不具备气管插管条件，而新生儿无活力时，应快速清理口鼻立即开始正压通气。

2）B 建立呼吸：①触觉刺激：轻拍或手指弹足底或摩擦患儿背部 2 次以刺激呼吸。患儿经触觉刺激后，如出现正常呼吸，心率 >100 次 /min，肤色红润或仅手足青紫者可予以观察。②正压通气：触觉刺激后，如仍有呼吸暂停或喘息样呼吸或心率 <100 次 /min，应立即用简易呼吸囊正压通气。通气面罩应密闭遮盖患儿下颌尖、口、鼻，但不要盖住眼睛（图 3-1）。通气频率为 40~60 次 /min，吸呼比为 1:2，压力 20~25cmH$_2$O，少数病情严重可用 2~3 次 30~40cmH$_2$O 压力通气。30s 后再评估，如心率 ≥100 次 /min，出现自主呼吸可逐步减少或停止正压通气；如心率 <100 次 /min，须进行气管插管正压通气。对于极低出生体重儿尤其是超低出生体重儿出生后应立即插管，注入肺表面活性物质。

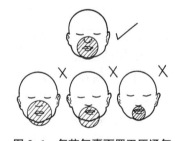

图 3-1 复苏气囊面罩正压通气

3）C 恢复循环：气管插管正压通气 30s 后，如心率 <60 次 /min，行气管插管正压通气同时予以胸外心脏按压。①按压方法：双拇指法即操作者双拇指并排或重叠于患儿胸骨体下 1/3 处，其他手指围绕胸廓托在背部（图 3-2）。中示指法即操作者一手的中示指按压胸骨体下 1/3 处，另一只手或硬垫支撑患儿背部（图 3-3）。②按压频率：120 次 /min，每按压 3 次，正压通气一次，每个动作周期包括 3 次按压和一次正压通气，双人配合，耗时约 2s。③按压深度：胸廓前后径的 1/3，1.5~2cm。

4）D 药物治疗：胸外心脏按压 45~60s 后心率 <60 次 /min，给 1:10 000 肾上腺素 0.1~0.3ml/kg（静脉用量），0.5~1ml/kg（气管内），首选脐静脉导管内注入，如果脐静脉未建立，可气管内快速注入，重复给药应选择静脉途径。有低血容量、怀疑失血或休克应使用生理盐水扩容，首次剂量 10ml/kg，5~10min 缓慢推入。不推荐使用碳酸氢钠。

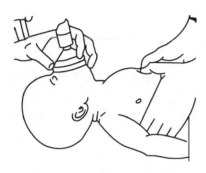

图3-2 双拇指胸外心脏按压

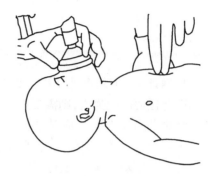

图3-3 示指、中指胸外心脏按压

5）E评估和环境：评价和保温贯穿于整个复苏过程。

（5）协助医生完成各项检验和监测：动脉血气、心电血氧监测、血糖、血电解质、血尿素氮及肌酐等生化指标。

2. 关键点

（1）当羊水胎粪污染时，首先评估新生儿有无活力：无活力是指肌张力低、无呼吸或喘息样呼吸、心率 <100 次/min，3 项具备 1 项。有活力是指呼吸有力、心率 >100 次/min、肌张力正常。

（2）推荐县级及以上医疗单位创造条件在产房添置空氧混合仪、空气压缩器及脉搏血氧饱和度仪。无论足月儿或早产儿，正压通气均要在脉搏血氧饱和度仪的监测指导下进行。足月儿开始用空气进行复苏，早产儿开始给 21%~40% 浓度的氧，用空氧混合仪根据血氧饱和度调整给氧浓度，使氧饱和度达到目标值。胸外按压时给氧浓度要提高到 100%。

（3）心肺复苏时要特别注意保暖、避免使用高渗药物、注意操作轻柔、维持颅内压稳定。

（二）复苏后的护理

1. 护理要点

（1）病情观察：继续监测生命体征，完善相关实验室检查。适当限制入量和控制脑水肿，维持血糖正常，监测脑、心、肺、肾及胃肠等器官功能。记录 24h 出入量，监测体重。

（2）体温管理：做好保暖，加强体温监测。

（3）健康教育：向家长讲解新生儿窒息相关知识，告知家长患儿目前病情及可能的预后，做好知情同意工作，取得患儿家长的理解与信任。帮助家长树立信心，促进父母角色的转变。

2. 关键点

（1）围生期窒息的早产儿因缺氧缺血易引起 NEC，应密切观察、延迟或微量喂养。注意尿量、心率、心律。

（2）早产儿对高动脉氧分压非常敏感，易造成氧损害。需要规范用氧，并进行脉搏血氧饱和度及血气的动态监测，使血氧饱和度维持在正常值，复苏后应使血氧饱和度维持在 90%~95%。定期眼底检查随访。

【新生儿窒息护理相关知识】

（一）概述

新生儿窒息（asphyxia of newborn）是胎儿因缺氧发生宫内窘迫或娩出过程中引起的呼

吸、循环障碍，以致生后 1min 内无自主呼吸或未能建立规律性呼吸，而导致低氧血症和混合性酸中毒。本病是新生儿伤残和死亡的重要原因之一。

（二）病因

窒息的本质是缺氧。凡能造成胎儿或新生儿缺氧的因素均可引起窒息。其主要病因为：

1. **孕母因素**　孕母患有全身性疾病如糖尿病、心脏病、高血压、严重贫血及肺部疾患等，妊娠期并发症如妊娠期高血压疾病、前置胎盘等，孕母吸毒、吸烟、年龄 >35 岁或 <16 岁、多胎妊娠等。

2. **胎盘和脐带因素**　前置胎盘、胎盘早剥、胎盘老化等，脐带受压、脱垂、绕颈、打结、过短等。

3. **分娩因素**　难产、急产、滞产、高位产钳、胎头吸引不顺利、臀位产等，产程中麻醉药、镇痛药及催产药使用不当等。

4. **胎儿因素**　早产儿、小于胎龄儿、巨大儿、先天畸形如呼吸道畸形、先天性心脏病等，羊水或胎粪吸入气道，胎儿宫内感染所致神经系统受损等。

（三）临床表现

1. **胎儿缺氧（宫内窒息）**　胎儿娩出后，面部与全身皮肤青紫色或皮肤苍白，口唇暗紫。呼吸浅表、不规律或无呼吸或仅有喘息样微弱呼吸。心跳规则，心率 80~120 次 /min 或心跳不规则，心率 <80 次 /min，且弱。对外界刺激有反应，肌张力好或对外界刺激无反应，肌张力松弛。喉反射存在或消失。

2. **Apgar 评分**　是一种简易的临床上评价新生儿窒息程度的方法。内容包括心率、呼吸、对刺激的反应、肌张力和皮肤颜色 5 项。每项 0~2 分，总共 10 分，8~10 分为正常，4~7 分为轻度窒息，0~3 分为重度窒息。生后 1min 评分可区别窒息程度，5min 及 10min 评分有助于判断复苏效果和预后（表 3-1）。

表 3-1　新生儿 Apgar 评分标准

体征	评分标准		
	0	1	2
心率	无	小于 100 次 /min	大于 100 次 /min
呼吸	无	慢，不规则	规则，啼哭
肌张力	瘫软	四肢略屈曲	活动活跃
反射	无反应	皱眉	哭声响亮
皮肤颜色	青紫、苍白	躯干红润、四肢青紫	全身红润

3. **各器官受损表现**　窒息、缺氧、缺血造成多器官损伤，但发生的频率和程度则常有差异。

（1）心血管系统：轻症时有传导系统和心肌受损，严重者出现心源性休克和心衰。

（2）呼吸系统：易发生羊水或胎粪吸入综合征，肺出血和持续性肺动脉高压，低体重儿常见肺透明膜病、呼吸暂停等。

（3）泌尿系统：急性肾衰时有尿少、蛋白尿、血尿素氮及肌酐增高，肾静脉栓塞时可见肉眼血尿。

（4）中枢神经系统：主要是缺氧缺血性脑病和颅内出血。

（5）代谢方面：常见低血糖，电解质紊乱，如低钠血症和低钙血症等。

（6）消化系统：有应激性溃疡和 NEC 等。缺氧还导致肝葡萄糖醛酸转移酶活力降低，酸中毒更可抑制胆红素与白蛋白结合而使黄疸加重。

（四）辅助检查

1. 实验室检查

（1）血气分析：血气分析可显示呼吸性酸中毒或代谢性酸中毒。患儿呼吸治疗时，必须测定动脉血氧分压（PaO_2）、二氧化碳分压（$PaCO_2$）和 pH 值。发病早期，$PaO_2<50mmHg$，$PaCO_2>60mmHg$，$pH<7.20$，碱剩余（base excess，BE）$<-5.0mmol/L$，应考虑低氧血症、高碳酸血症、代谢性酸中毒。出生后应多次监测 pH、$PaCO_2$ 和 PaO_2，作为应用碱性溶液和供氧的依据。

（2）血清电解质测定：监测动脉血气、血糖、电解质、血尿素氮和肌酐等生化指标。根据病情需要还可选择性测血糖、血钠、血钾、血钙等。早期血糖正常或增高，当缺氧持续时，出现血糖下降、血游离脂肪酸增加、低钙血症、间接胆红素增高、血钠降低。

（3）测定气道吸出液或出生后早期胃液：肺不成熟的胎儿，如果卵磷脂 / 鞘磷脂（lecithin/sphingomyelin，L/S）、磷脂酰甘油（phosphatidylglycerol，PG）、肺表面活性物质脱辅基蛋白 A（pulmonary surfactant protein A，SP-A）均很低，发生呼吸窘迫综合征（respiratory distress syndrome，RDS）的危险性非常高。也可以辅助判断 RDS 治疗效果及转归。

2. 影像学检查

（1）X 线检查：胸部 X 线可表现为边缘不清，大小不等的斑状阴影，有时可见部分或全部肺不张，局灶性肺气肿，类似肺炎改变及胸腔可见积液等。

（2）心电图检查：P–R 间期延长，QRS 波增宽，波幅降低，T 波升高，ST 段下降。

（3）头颅 B 超或 CT：可见颅内出血的部位和范围。

（五）诊断标准

新生儿窒息的诊断包括胎儿宫内窘迫史（表现胎动强、胎心率快，进而减弱、减慢直至完全消失，羊水混有胎便）及异常分娩史。窒息严重程度主要依据 Apgar 评分。

1. 轻度窒息　Apgar 评分 4~7 分，具备以下表现：①新生儿面部与全身皮肤青紫。②呼吸浅表或不规律。③心跳规则，强而有力，心率 80~120 次 /min。④对外界刺激有反应，肌张力好。⑤喉反射存在。

2. 重度窒息　Apgar 评分 0~3 分，具备以下表现：①皮肤苍白，口唇暗紫。②无呼吸或仅有喘息样微弱呼吸。③心跳不规则，心率 <80 次 /min，且弱。④对外界刺激无反应，肌张力松弛。⑤喉反射消失。

（六）治疗

1. 预防及积极治疗孕母疾病。

2. 早期预测　估计胎儿娩出后有窒息危险时，应充分做好准备工作，包括人员、仪器、物品等。

3. 由产科、儿科医生及护士共同协作进行复苏。出生后应立即评价呼吸、心率、肤色来确定复苏措施。按 ABCDE 复苏方案实施复苏。窒息复苏需争分夺秒,窒息的致残率及病死率与窒息复苏的时间呈正相关。

4. 做好复苏后的护理。

【新生儿窒息护理复习题】

A1 型题

1. 关于新生儿窒息表述**不正确**的是(B)

A. 指出生时存在呼吸、循环障碍者

B. 轻度窒息指生后 Apgar 评分为 0~3 分者

C. 是新生儿伤残和死亡的重要原因之一

D. 患儿会出现低氧血症和混合性酸中毒

E. 凡是造成胎儿或新生儿血氧浓度降低的任何因素均可引起窒息

A2 型题

2. 某男婴,生后 1min,P: 96 次 /min,呼吸慢且不规则,四肢皮肤颜色青紫,活动好,弹足底皱眉,躯干皮肤红润。1min Apgar 评分为(B)

A. 5 分   B. 6 分

C. 7 分   D. 8 分

E. 9 分

A3/A4 型题

(3~4 题共用题干)

患儿,男,因"生后呼吸困难、全身青紫、呻吟、吐沫 1min"入院。查体:早产儿貌,周身皮肤青紫,弹足底无反应,四肢略屈曲,呼吸慢、不规则,P: 94 次 /min,未吸氧下经皮血氧饱和度为 70%。

3. 引起患儿窒息的病因**不包括**(D)

A. 孕母妊娠期高血压   B. 脐带绕颈

C. 早产   D. 剖宫产

E. 胎盘早剥

4. 该患儿窒息严重程度为(C)

A. 轻度窒息   B. 中度窒息

C. 重度窒息   D. 严重窒息

E. 完全窒息

(5~7 题共用题干)

患儿,男,生后无呼吸,心率 <100 次 /min,周身苍白,四肢瘫软,刺激无反应,Apgar 评分 1min 为 1 分,立即给予复苏,5min 评分为 3 分。

5. 复苏快速评估的内容**不包括**(E)

A. 是否足月儿   B. 羊水是否清亮

C. 是否有哭声或呼吸   D. 肌张力是否好

E. 是否有心律失常

6. 复苏时建立呼吸的方法**不正确**的是(E)

A. 轻拍或手指弹足底   B. 摩擦患儿背部 2 次

C. 简易呼吸囊正压通气　　　　　　D. 气管插管正压通气

E. 运用面罩时应密闭患儿的面部

7. 如患儿生后 18h 出现频繁抽搐,可能发生了(B)

A. 新生儿化脓性脑膜炎　　　　　　B. 新生儿缺氧缺血性脑病

C. 癫痫　　　　　　　　　　　　　D. 脑瘫

E. 新生儿低钙血症

（范　玲　杨　凡）

第三节　新生儿黄疸护理

【案例分析】

典 型 案 例

患儿,女,生后 3d,因"皮肤黄染 2d"入院。患儿系 G_2P_2,母孕 39 周,顺产娩出,出生体重 3 050g,无窒息抢救史。患儿 2d 前(生后 15h)无明显诱因出现皮肤及巩膜黄染并逐渐加重。发病以来,患儿吃奶好,无发热、呕吐及抽搐。查体:足月儿貌,反应尚好,巩膜黄染,全身皮肤黄染呈柠檬黄色,手足心黄染呈浅柠檬黄色,患儿生后 5h 开始排胎便,大便深褐色,小便深黄色,各生理反射正常引出,前囟平软、张力不高,四肢肌张力正常,腹软,肝脏肋下未触及。

1. 引起该患儿黄疸的原因是什么?

2. 新生儿黄疸的护理要点有哪些?

(一)入院处置

1. 护理要点

(1)立即通知医生接诊患儿。

(2)将患儿置于新生儿辐射保温台上(温度设置 32~34℃或腹部体表温度 36.5℃),连接心电监护仪,监测生命体征。

(3)评估患儿:①是否足月儿。②精神反应是否好,有无精神萎靡、嗜睡等异常情况。③生命体征是否平稳。④皮肤黄疸程度及黄染颜色、部位。⑤有无抽搐症状。⑥大小便颜色。

(4)协助医生完成各项检验和检测,包括经皮胆红素测定、血清总胆红素、直接胆红素、血生化、血尿便常规、血清特异性免疫抗体检测等指标。

2. 关键点　评估患儿病史、精神反应、皮肤黄疸程度及黄染颜色、部位及伴随的症状、体征,初步判断引起黄疸的病因,给予相应护理措施。

(二)住院护理

1. 护理要点

(1)病情观察:观察患儿精神状态是否良好,若出现反应差、嗜睡、肌张力减退、双目斜视、四肢强直或抽搐等症状时需立即报告医生,防止胆红素脑病的发生;观察皮肤颜色、部位变化,评价黄疸的进展;观察患儿吃奶情况及大小便的颜色、性状及量,如有胎粪延迟排出,应予人工通便处理,促进粪便及胆红素排出。密切观察心率、心音、贫血程度及肝脏大小变化,早期预防和治疗心力衰竭。

（2）光疗护理

1）光疗前准备:清洁患儿皮肤,修剪指甲;用光疗眼罩遮盖患儿双眼,以免视网膜受损;用专用光疗尿裤或窄尿布保护会阴,其余皮肤均裸露,皮肤暴露面积越大,光疗效果越好。为避免擦伤,可用小袜子保护双足跟及双踝。

2）蓝光照射:分为单面和双面两种,黄疸程度重的患儿需使用双面光疗箱照射。不能出暖箱的早产儿及黄疸程度轻的患儿可用单面光疗仪。照射前检查蓝光灯管,擦净灯管污迹及灰尘,根据灯管使用情况及时进行更换,保证每根灯管蓝光亮度。

3）将双面光疗箱内温度调至 32℃,水箱内注满灭菌用水,注水量以水箱刻度为准,使湿度维持在 50%~60%。

4）光疗过程中加强巡视,每小时测体温 1 次或根据病情、体温情况随时测量。保持体温在 36~37℃,根据体温调节箱温,如体温超过 37.8℃或低于 35℃要暂停光疗。

5）光疗中注意观察患儿精神、反应、呼吸、脉搏及黄疸程度的变化,观察大小便颜色与性状;皮肤有无发红、干燥、皮疹;有无呼吸暂停、烦躁、嗜睡、发热、腹胀、腹泻、呕吐、惊厥等症状。

6）光疗时适当补充水分。喂奶后半小时内给予患儿侧卧位并增加巡视次数,防止患儿呕吐发生窒息。及时清除光疗箱内玻璃床上的奶液及污物,保持床体透明度,保证光疗效果。

7）光疗结束后清洁光疗箱并登记使用时间。

（3）换血护理:①准备新鲜血,先室内预热,使之与体温接近;库存血贮存时间不超过 3d,避免因游离钾离子增高引起高钾血症。②将患儿置于辐射保温台上,取仰卧位,适当约束四肢、镇静。连接心电监护仪,监测生命体征。③术前禁食一次,以防术中奶液反流引起误吸。建立动、静脉通道并妥善固定。④换血过程中保持动静脉同步进行,以维持内环境的稳定。准确记录输出、输入量及时间。保持动静脉通畅,防止空气栓塞及凝血。⑤换血过程中密切观察患儿生命体征、尿量、皮肤颜色及全身情况并详细记录,注意保暖。观察有无输血反应。及时送检血标本,判断换血效果。⑥换血后及时拔除动脉留置针,遵医嘱继续蓝光治疗。密切观察患儿生命体征、尿量、肌张力变化,评估黄疸进展。

（4）用药护理:遵医嘱给予白蛋白和酶诱导剂,纠正酸中毒;合理安排补液计划,根据药物性质、治疗计划及患儿血管情况,合理选择静脉通路。

（5）营养支持:黄疸期间应耐心喂养,保证奶量摄入,促进肠道排空。

（6）健康教育:向家长讲解新生儿黄疸的发病原因、临床特点及护理方法,告知家长观察患儿巩膜及皮肤颜色黄染情况,观察大小便颜色,观察患儿有无抽搐,发现患儿异常及时通知医护人员处理。

2. 关键点

（1）胆红素脑病是新生儿黄疸最严重的并发症,应早期发现、早期治疗,当患儿出现精神萎靡、肌张力减退及抽搐等症状时提示可能出现胆红素脑病。

（2）蓝光治疗时注意用光疗眼罩遮盖患儿双眼并使用光疗尿裤遮盖会阴，尽量暴露皮肤，保证光疗效果。

（3）换血过程中严格执行无菌技术，保持动静脉同步进行，以维持内环境的稳定，避免出入液不平衡，造成心力衰竭或休克等严重后果发生。

【新生儿黄疸护理相关知识】

（一）概述

新生儿黄疸（neonatal jaundice）是由于胆红素在体内积聚而引起，分为生理性和病理性。新生儿生理性黄疸是新生儿期由于胆红素的代谢特点所致，大约 50% 的足月儿及 80% 的早产儿会发生，不需要特殊治疗，多可自行消退。病理性黄疸重者可以导致中枢神经系统受损，造成永久的后遗症，甚至死亡。故应加强临床观察，及时治疗。

（二）新生儿胆红素代谢特点

1. **胆红素生成较多** 新生儿红细胞容量较多，但寿命仅为成人的 2/3，因此新生儿每天产生的胆红素量为成人的 2 倍，另外，还有来自非血红蛋白和尚未成熟就被破坏的红细胞。

2. **运转胆红素的能力不足** 刚娩出的新生儿常有不同程度的酸中毒，影响血中胆红素与白蛋白的联结。早产儿白蛋白的数量较足月儿低，因而运送胆红素的能力不足。

3. **肝细胞对胆红素的摄取能力不足** 新生儿肝细胞内摄取胆红素必需的 Y、Z 蛋白含量低，其活性到生后 5d 才接近成人，因而肝细胞胆红素的摄取能力不足。

4. **胆红素排泄能力差** 未结合胆红素必须转化成结合胆红素才能从胆汁排泄到肠道，然后被肠道细菌还原成尿胆素原和尿胆素排出体外。新生儿肠道菌群尚未建立，不能将肠道内的结合胆红素还原成尿胆素原和尿胆素排出体外。

5. **肠肝循环的特点** 新生儿肠壁有较多 β- 葡萄糖醛酸苷酶，可将结合胆红素水解为未结合胆红素又被肠道吸收入血液循环，加重肝脏的胆红素负荷。

（三）临床表现

1. **生理性黄疸** 多在出生后 2~3d 出现黄疸，第 4~5d 达到高峰，一般情况良好，足月儿在 2 周内消退。早产儿在 3~4 周消退。

2. **病理性黄疸** ①黄疸在出生后 24h 内出现。②黄疸程度重。③黄疸持续时间长（足月儿 >2 周，早产儿 >4 周）。④黄疸退而复现。⑤血清结合胆红素 >34μmol/L（2mg/dl）。引起病理性黄疸的主要原因有：新生儿溶血症、新生儿肝炎、新生儿败血症、胆道闭锁、母乳性黄疸、遗传性疾病及药物性黄疸等。

（四）辅助检查

1. **实验室检查**

（1）血生化检查：出现黄疸时应检查血清总胆红素和直接胆红素，以区别黄疸类型。间接胆红素升高为主的黄疸主要见于各类溶血性疾病、新生儿黄疸等疾病；直接胆红素升高为主的黄疸见于各类肝内、肝外阻塞使胆汁排泄不畅而引起的黄疸；直接胆红素、间接胆红素均升高且肝功能异常多见于各类肝病，为肝细胞损伤引起的黄疸。

（2）血清特异性免疫抗体检测：怀疑血型不合溶血病时应做血清学检查进行确诊。先确定母婴 ABO 血型不合，然后做改良直接抗人球蛋白试验（Coombs 试验）和抗体释放试验及游离抗体试验。其中改良直接 Coombs 试验和 / 或抗体释放试验阳性表明患儿的红细胞已致敏,可以确诊;若仅游离抗体阳性只能表明患儿体内有抗体,并不一定致敏,此时应参考母亲游离抗体效价,若母亲抗体效价≥1:64则有意义。

2.影像学检查 包括腹部B超、CT扫描、磁共振胰胆管成像等,可用于鉴别黄疸的类型,明确梗阻的位置及程度。

（五）诊断标准

足月儿血清胆红素 >220.5μmol/L（12.9mg/dl）,早产儿血清胆红素 >256.5μmol/L（15mg/dl）;或每天上升幅度超过 85μmol/L（5mg/dl）或每小时上升幅度超过 8.5μmol/L（0.5mg/dl）。

（六）治疗

1.光疗 出生胎龄 35 周以上的晚期早产儿和足月儿光疗可参照 2004 年美国儿科学会推荐的光疗标准（图 3-4）,其优点是依据不同胎龄以及可能形成胆红素脑病的危险因素制定的标准,可最大限度减少过度光疗或延误光疗的可能;出生体重 <2 500g 的早产儿光疗标准见表 3-2。

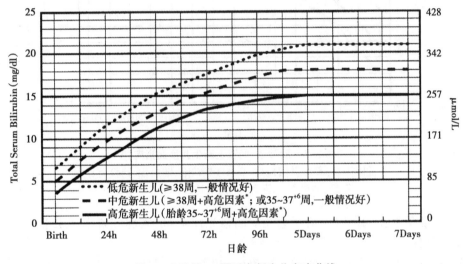

图 3-4 胎龄 35 周以上新生儿光疗曲线

* 高危因素:同族免疫性溶血、G-6-PD 缺乏、窒息、显著的嗜睡、
体温不稳定、败血症、代谢性酸中毒、低蛋白血症

表 3-2 新生儿光疗和换血标准

体重	TSB（mg/dl）											
	<24h		<48h		<72h		<96h		<120h		≥120h	
	光疗	换血	光疗	换血	光疗	换血	光疗	换血	光疗	换血	光疗	换血
<1 000g	4	8	5	10	6	12	7	12	8	15	8	15
1 000~1 249g	5	10	6	12	7	15	9	15	10	18	10	18
1 250~1 999g	6	10	7	12	9	15	10	15	12	18	12	18
2 000~2 299g	7	12	8	15	10	18	12	20	13	20	14	20
2 300~2 499g	9	12	12	18	14	20	16	22	17	23	18	23
≥2 500g	10	12	14	18	16	20	18	22	19	23	20	25

注:1mg/dl=17.1μmol/L。

2. 换血　出生胎龄 35 周以上的晚期早产儿和足月儿换血可参照美国 AAP 推荐的参考标准（图 3-5）。出生体重 <2 500g 的早产儿换血标准（表 3-2）。

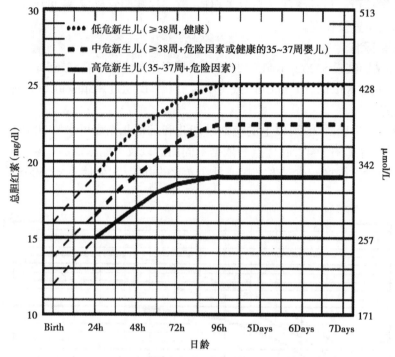

图 3-5　胎龄 35 周以上新生儿换血指南

危险因素：新生儿溶血病、G-6-PD 缺陷、败血症、脑膜炎、
窒息、体温不稳定、酸中毒、嗜睡、白蛋白 <30g/L

（1）在准备换血的同时先给予患儿双面强光疗 4~6h，若胆红素水平未下降或继续升高，应立即换血。

（2）严重溶血，出生时脐血胆红素 >76μmol/L（4.5mg/dl），血红蛋白 <110g/L，同时伴有水肿、肝脾大和心力衰竭。

（3）患儿已出现急性胆红素脑病的临床表现时，不论胆红素水平是否达到换血标准都应换血。

3. 药物治疗　给予酶诱导剂、输血浆和白蛋白，降低游离胆红素。

【新生儿黄疸护理复习题】

A1 型题

1. 关于新生儿生理性黄疸描述**不正确**的是（C）

A. 黄疸多在出生后 2~3d 出现

B. 黄疸在出生后第 4~5d 达到高峰

C. 足月儿血清胆红素 >220.5μmol/L（12.9mg/dl）

D. 足月儿黄疸在 2 周内消退

E. 早产儿黄疸在 3~4 周消退

A2 型题

2. 患儿，男，顺产娩出，生后 1d 颜面部开始出现黄染并逐渐波及全身皮肤，2d 后患儿突

然出现反应差、嗜睡、抽搐等情况,患儿可能发生了(D)

  A. 颅内出血   B. 胆道闭锁

  C. 生理性黄疸   D. 胆红素脑病

  E. 缺氧缺血性脑病

A3/A4 型题

(3~4 题共用题干)

患儿,女,生后 4d,因"皮肤黄染 1d"入院。查体:足月儿貌,巩膜及全身皮肤黄染,血清胆红素:270μmol/L,精神反应好,吃奶佳。医生开医嘱给予患儿蓝光照射治疗。

3. 蓝光照射前患儿的护理准备应**除外**(B)

  A. 清洁患儿皮肤,修剪指甲   B. 给患儿全身涂润肤油保护

  C. 使用光疗眼罩遮盖患儿双眼   D. 穿尿裤保护会阴

  E. 穿袜子保护双足

4. 光疗过程中需要暂停光疗的是患儿体温达到(E)

  A. 35.5℃   B. 36℃

  C. 37℃   D. 37.5℃

  E. 38℃

(5~7 题共用题干)

患儿,男,足月,母乳喂养,生后 3d 因"黄疸"住院,实验室检查:血清总胆红素:329μmol/L,母血型为 O 型,Rh 阳性,父亲血型为 AB 型,Rh 阳性。

5. 患儿入院后首先应做的检查是(D)

  A. 血生化   B. 肝功能

  C. 血涂片找球形红细胞   D. 抗人球蛋白实验

  E. 血培养

6. 引起患儿黄疸的原因可能是(C)

  A. 母乳性黄疸   B. 生理性黄疸

  C. 新生儿溶血   D. 新生儿败血症

  E. 新生儿肝炎

7. 如果病情进展,患儿出现并发症可能为(E)

  A. 颅内出血   B. 胆道闭锁

  C. 新生儿肺炎   D. 球形细胞增多症

  E. 胆红素脑病

(吴旭红)

第四节　呼吸系统疾病护理

呼吸系统由气体通行的呼吸道和气体交换的肺所组成。呼吸道由鼻、咽、喉、气管、支气管和肺内的各级支气管分支所组成。机体在新陈代谢过程中,经呼吸系统不断地从外界吸

入氧,由循环系统将氧运送至全身的组织和细胞,同时将细胞和组织所产生的二氧化碳再通过循环系统运送到呼吸系统排出体外。新生儿从母体内生活转变为独立的生活,是人生中最大的改变。随着出生后呼吸器官从胎盘转为肺,呼吸系统需经历适应性变化这一复杂多变的生理特征,另外,新生儿呼吸系统发育不成熟,易受各种因素影响而发生病变。呼吸系统疾病,一般早期出现呼吸状态异常,表现为呼吸过快(气促)、过慢、无呼吸(呼吸暂停)或伴呼吸做功增加,同时有缺氧表现。评估项目为:呼吸频率、节律;呼吸做功(吸气性三凹征、鼻翼扇动、呻吟);通气量(胸廓抬动、呼吸音);皮肤、黏膜的颜色。

一、新生儿呼吸窘迫综合征

【案例分析】

典 型 案 例

患儿,女,生后48min,因"早产后呼吸费力48min"入院。患儿系 G_3P_1,母孕24周$^{+1/7}$,因母亲难免流产、宫内感染可能、宫颈功能不全、宫颈环扎术后,顺产娩出,有脐带脱垂,无胎膜早破,无胎盘异常,无宫内窘迫,无羊水异常。Apgar评分:1min为6分,5min为9分,10min为10分。生后立即给予清理呼吸道,气管插管加复苏囊加压给氧等处理。查体:早产儿貌,体重610g,气管插管复苏囊加压给氧下双肺呼吸音对称,未闻及干湿啰音,肤色尚红润,前囟平软,P:145次/min,节律齐,未闻及杂音,腹软,肝脾肋下未触及,肠鸣音尚可,脐部无渗血、渗液,四肢活动可,肌张力正常,肢端温。

1. 该患儿如何进行氧疗?

2. 如何正确使用肺表面活性物质?

（一）入院处置

1. 护理要点

（1）体温管理:快速用预热的干毛巾擦干,环境温度维持在24~26℃,最好放置在双层暖箱内,如放置在辐射保温台上,应给予塑料薄膜遮盖,使肤温维持在36.5~37.5℃。为了减少水分损耗,相对湿度应维持在55%~65%,如为极低和超低出生体重儿,环境湿度至少达60%以上,有研究报道可高达90%,但要注意水生菌感染的机会亦会增加。

（2）气道管理:做好气管插管的护理,妥善固定气管插管以避免脱管,准确记录置管长度,检查接头有无松脱漏气,管道有无扭转受压。听诊双侧肺部呼吸音是否对称,以便及早发现气管插管脱管或插入过深,同时了解肺部痰鸣音。呼吸机湿化器内盛蒸馏水至标准线刻度处,合理调节湿化器的温度,使吸入的气体加温湿化,并确保温度在36.5~37.0℃,以保护呼吸道黏膜、稀释分泌物,有利于分泌物排出。气管内分泌物会影响气体流速,也可能堵塞管道,及时清除呼吸道分泌物,按需吸痰,记录吸痰时间、量、性状。吸痰动作轻柔,吸痰压力不超过100mmHg,吸引时间不超过15s。吸痰管超过气管插管末端时极易损伤气管内黏膜,故吸痰管不应插入过深,吸痰操作前后注意导管位置固定是否正确。对于吸痰时血氧、血压、心率容易波动的患儿尽可能采用密闭式吸痰法。分泌物黏稠时可给予雾化吸入后吸痰。

2. 关键点

（1）体温管理：维持体温稳定，预防低体温发生，对减少并发症、提高临床救治率、改善临床结局有至关重要的作用。新生儿出生后由于羊水蒸发，当体表潮湿的新生儿暴露在干燥寒冷的环境中，如果不迅速采取保暖措施，足月新生儿的体核温度能以每分钟 0.1℃ 的速度下降，早产儿体温下降的速度更快，在出生后几分钟内最容易发生低体温。

（2）掌握吸痰的指征并运用正确的吸痰方法，避免低氧血症、气道黏膜损伤等并发症。

（二）住院护理

1. 护理要点

（1）病情观察：监测生命体征，必要时持续动脉有创血压监测（桡动脉或脐动脉置管）。因缺氧、高碳酸血症可导致酸碱、水电解质、循环功能失衡，需密切观察实验室检查结果，如血气分析、血糖、血钙、血钠等。持续观察和评估患儿对治疗的反应，根据病情、血气分析的结果和血氧饱和度的监测值及时调整氧浓度及呼吸机参数。警惕有无并发动脉导管未闭、肺动脉高压及气胸，注意对症处理。

（2）气道管理：给予侧卧位或仰卧位，肩下垫高 1~2cm，使颈部轻微拉伸、头部处于鼻吸气位，使气道伸直，充分开放。颈部过度拉伸或过度屈曲时会导致气管直径变小，不利呼吸。同时可以给患儿使用水床。及时清除呼吸道分泌物。

（3）用药护理：通常生后 24h 内完成肺表面活性物质（pulmonary surfactant，PS）的使用。PS 一般贮藏在 2~8℃ 冰箱里，使用前将药瓶置于暖箱内加温至 37℃，复温后的药瓶不能重新放回冰箱。用药前彻底清除口、鼻腔及气管内的分泌物。气管插管下听诊双肺呼吸音是否对称，确认气管插管位置及深度，摆好患儿体位。轻轻上下转动药瓶，使药液均匀，勿振摇，然后用注射器吸取药液，经气管插管缓慢注入肺内，同时给予复苏气囊加压通气，使药液充分弥散至双侧肺内，滴注完毕继续复苏气囊加压通气 3~5min，确保药液完全进入双侧肺内，然后根据患儿呼吸、血氧饱和度、心率等情况选择不同给氧方法，一般给药后 6h 内气管内不吸引。使用 PS 后，通过"INSURE"技术（气管插管 – 使用 PS- 拔管使用持续气道正压通气），部分患儿能避免机械通气，这一技术已经被随机对照试验证实能减少机械通气和之后支气管肺发育不良的发生。近几年多项研究在探索有自主呼吸者不使用气管插管（使用细的导管）给予 PS 是否可以改善预后，避免任何正压通气。第一种方法为侵入性较小的 PS 使用（less invasive surfactant administration，LISA），在持续气道正压通气下使用喉镜和 Magill 钳将细软导管置于气管内，已在欧洲广泛使用。第二种方法为微创 PS 使用（minimally invasive surfactant therapy，MIST），在持续气道正压通气下使用细血管导管，因为导管较硬，可以在直接喉镜下不使用钳子将导管置于气管内。这两种方法均在持续气道正压通气下维持自主呼吸，PS 在几分钟内缓慢注入，不需要球囊加压，与传统气管插管 PS 使用后接机械通气进行比较：可减少机械通气，降低支气管肺发育不良、气胸和严重颅内出血的发生率。

（4）呼吸支持：使用 PS 后根据病情选择不同给氧方式，根据脉搏血氧监测结果及时调整氧浓度，使 PaO_2 维持在 50~70mmHg（6.7~9.3kPa），SpO_2 维持在 90%~94%。早产儿采用空氧混合装置给氧，注意避免氧中毒。常用氧疗方式有：

1）头罩用氧：选择与患儿大小相适宜的头罩型号，头罩过小不利于 CO_2 排出，头罩过大,氧气易外逸,两者均降低实际吸入氧浓度。用氧流量不少于 5L/min,以防止 CO_2 积聚于头罩内。

2)无创呼吸支持:包括持续气道正压通气(continuous positive airway pressure,CPAP)、经鼻间歇正压通气(nasal intermittent positive pressure ventilation,NIPPV)及湿化高流量鼻导管通气(humidified high flow nasal cannula,HHFNC)。CPAP 与 NIPPV 通气时,根据头型大小选择合适的帽子,根据鼻腔大小选择合适的鼻塞或鼻罩,采用"工"形人工皮保护鼻部皮肤和鼻中隔,每班检查鼻部有无压迫引起皮肤坏死或鼻中隔破损等,为了减少局部压力,鼻塞与鼻罩交替使用。HHFNC 与经鼻持续气道正压通气(nasal continuous positive airway pressure,NCPAP)、NIPPV 相比,可有效避免患儿头部变形和鼻部损伤,但气道压力不能直接被监测和调整,调节 HHFNC 的参数波动不易过大,通常使用 4~8L/min 流量。每小时观察通气压力和吸入氧浓度,吸入氧浓度根据患儿情况逐步下调。在氧疗期间,经常检查装置各连接处是否严密、有无漏气。

3)有创呼吸支持:如使用无创呼吸支持后,出现反复呼吸暂停、$PaCO_2$ 升高、PaO_2 下降,应改用气管插管机械通气。

(5)营养支持:保证营养供给,首选母乳喂养,无吸吮能力、吞咽困难者可用鼻饲喂养或静脉补充营养。全胃肠外营养治疗者,可经外周中心静脉置管或脐静脉置管输入全胃肠外营养(total parenteral nutrition,TPN)。微量注射泵控制输入速度,加强巡视,并做好静脉通道的维护,防止 TPN 渗出而引起皮肤坏死。

(6)预防感染:因本病多为早产儿,住院时间较长,抵抗力较差,极易发生院内感染,加强洗手、基础护理,做好各项消毒隔离工作至关重要。

(7)健康教育:①为家长提供专业的信息网站,并开展以家庭为中心的探视模式,让家长了解治疗过程和进展。②允许家长进入病房参与非医学性常规生活护理,教会家长居家照顾的相关知识,实现患儿从医院到家庭照护的无缝衔接。

2. 关键点

(1)PS 的使用:气管内给药时,早期给药是治疗成败的关键。用 PS 前确认气管插管位置,充分清理呼吸道分泌物,将 PS 经气管插管缓慢注入肺内,同时给予复苏气囊加压通气,使药液充分弥散至双侧肺内,确保 PS 有效进入双侧肺内。用药后 6h 内不可吸痰。

(2)合理用氧:不恰当的氧疗方式可能给患儿带来不良后果,造成支气管肺发育不良、早产儿视网膜病等,也会对新生儿大脑发育造成损害,甚至造成永久性功能障碍。氧疗期间持续血氧饱和度监测,至少每小时记录一次,早产儿经皮血氧饱和度应维持在 90%~94%,报警阈值设置在 89% 和 95%。根据病情、血氧饱和度及动脉血氧分压调整氧浓度,短时间内不可频繁、大幅度波动氧浓度。

【新生儿呼吸窘迫综合征相关知识】

(一)概述

新生儿呼吸窘迫综合征(neonatal respiratory distress syndrome,NRDS)是由于缺乏 PS 所致,生后数小时(一般生后 4~6h 内)出现进行性呼吸困难、青紫和呼吸衰竭。多见于早产儿,病理上出现肺透明膜,又称肺透明膜病(hyaline membrane,HMD)。

(二)病因

1. 早产儿　早产儿肺发育未成熟,PS 合成分泌不足。胎龄 24~25 周开始合成磷脂和肺表面活性物质相关蛋白质 B（surfactant protein B，SP-B），以后 PS 合成量逐渐增多，但直到胎龄 35 周左右 PS 量才迅速增多。因此，胎龄小于 35 周的早产儿易发生 NRDS。

2. **糖尿病母亲婴儿** 母亲糖尿病时，胎儿血糖增高，胰岛素分泌相应增加，胰岛素可抑制糖皮质激素，而糖皮质激素能刺激 PS 的合成分泌，因此，糖尿病母亲即使为足月儿或巨大儿，仍可发生 NRDS。

3. **剖宫产婴儿** 在分娩未发动之前行剖宫产，因未经正常宫缩，儿茶酚胺和肾上腺皮质激素的应激反应弱，PS 合成分泌较少。

4. **围生期窒息** 缺氧、酸中毒、低灌注可导致急性肺损伤，抑制肺 Ⅱ 型上皮细胞产生 PS。

5. **重度 Rh 溶血病** 患儿胰岛细胞代偿性增生，胰岛分泌过多抑制 PS 分泌。

6. **肺表面活性物质相关蛋白质的变异和缺陷** 肺表面活性物质相关蛋白质 A（surfactant protein A，SP-A）等位基因 $6A^2$ 和 1A 是 NRDS 的易感基因，等位基因 $6A^3$ 和 $1A^5$ 为保护基因，NRDS 患儿 $6A^2$ 和 1A 基因过度表达，$6A^3$ 和 $1A^5$ 基因表达下降；研究报道 SP-B 基因缺陷，不能表达 SP-B，PS 不能发挥作用，这些患儿不管是足月儿或早产儿，易发生 NRDS。

（三）临床表现

多见于早产儿，生后不久（一般生后 4~6h 内，不超过 12h）出现呼吸急促，60 次 /min 以上，鼻翼扇动，呼气性呻吟，吸气时三凹征，病情呈进行性加重，继而出现呼吸不规则、呼吸暂停、青紫、呼吸衰竭，两肺呼吸音减弱。血气分析 $PaCO_2$ 升高，PaO_2 下降，BE 负值增加。生后 24~48h 病情最重，病死率较高，能生存 3d 以上者肺成熟度增加，可逐渐恢复，但不少患儿并发肺部感染或动脉导管未闭，使病情再度加重。本症也有轻型，起病较晚，可延迟至生后 24~48h，仅有轻度呼吸困难伴有呻吟或无呻吟，无右向左分流，青紫不明显，经 CPAP 通气治疗 3~4d 后好转。

（四）辅助检查

1. **X 线检查** 本病 X 线检查有特征性表现，按病情程度胸片改变分为四级：

（1）Ⅰ级：两肺野普遍透亮度降低（充气减少），可见均匀散在的细小颗粒（肺泡萎陷）和网状阴影（细支气管过度充气）（图 3-6）。

（2）Ⅱ级：除了Ⅰ级变化加重外，可见支气管充气征（支气管过度充气），延伸至肺野中外带。

（3）Ⅲ级：病变加重，肺野透亮度更加降低，心缘、膈缘模糊。

（4）Ⅳ级：整个肺野呈白肺，支气管充气征更加明显，似秃叶树枝（图 3-7）。

2. **血气分析** PaO_2 下降，$PaCO_2$ 升高，pH 降低。

（五）诊断标准

1. **病史** 生后（一般不超过 12h）出现进行性呼吸困难。

2. **肺 X 线变化** Ⅰ级和Ⅱ级为早期，Ⅲ级和Ⅳ级病情重。

（六）治疗

1. **肺表面活性物质治疗**

（1）早期给药是治疗成败的关键。当 CPAP 压力 ≥6cmH₂O、吸入氧浓度（fraction of inspiration O_2，FiO_2）>0.30，患儿病情进一步恶化时即可给予 PS 治疗。胎龄 ≤26 周的早产儿推荐预防性用药；胎龄 <30 周、出生体重 <1 200g 者，根据实际情况有选择性进行预防性用药。

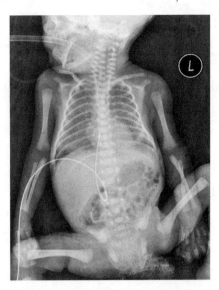

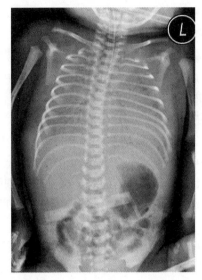

图 3-6　Ⅰ级 NRDS 肺部 X 线变化
两肺野普遍透亮度降低,可见均匀散在的
细小颗粒和网状阴影(细支气管过度充气)

图 3-7　Ⅳ级 NRDS 肺部 X 线变化
整个肺充气不良,呈白肺,支气管充气征
明显,肺与膈缘、心脏边缘界限不清

（2）剂量:一般每次 100~200mg/kg,如呼吸机参数 FiO_2>0.5 或平均气道压 >0.78kPa（8cmH₂O）,应重复给药,间隔时间 10~12h,最大剂量 300~400mg/kg。初始剂量 200mg/kg 的猪肺磷脂用于 RDS 急救治疗疗效优于 100mg/kg 的猪肺磷脂或贝拉康坦（牛肺 PS）。

（3）给药方法:有自主呼吸者可使用 LISA 或 MIST 微创 PS 治疗技术替代 INSURE 技术。低侵入性 PS 治疗技术是 CPAP 支持下自主呼吸早产儿的首选 PS 给药方法,如果临床医生有使用 LISA 技术的经验,对于有自主呼吸并接受 CPAP 治疗的患儿优先选用。

2. **无创通气**　对轻度 RDS 应早期使用 CPAP,及时使用 CPAP 可减少机械通气的使用,CPAP 联合早期治疗性使用 PS 是 RDS 患儿的优化治疗方案。使用较短的双侧鼻塞或面罩,初始压力设定在 6~8cmH₂O,根据患儿病情变化、氧合及灌注情况进行调整。NIPPV 作为一线或二线呼吸支持手段,通过鼻塞或鼻罩使用呼吸机提供类似机械通气的吸气峰压,可同步或不同步。HFNC 可以用在撤离呼吸后降级呼吸治疗阶段替代 CPAP。

3. **机械通气**　对严重 RDS 宜用气管插管机械通气,呼吸频率 35~45 次 /min,吸气峰压 1.96~2.45kPa（20~25cmH₂O）,PEEP 为 0.39~0.49kPa（4~5cmH₂O）。也可采用高频通气,减少传统正压通气所致的副作用。

4. **支持疗法**　大多数婴儿开始静脉补液量为 70~80ml/（kg·d）,根据血清钠水平、尿量和体质量减轻情况进行调整。生后应立即开始肠外营养。生后第 1d 开始补充氨基酸和脂肪乳剂,在血流动力学稳定的情况下,生后第 1d 即开始微量母乳肠内喂养。维持血液和组织灌注,血压低者可用多巴胺 5~10μg/（kg·min）。

5. **并发症治疗**　并发 PDA 时,用吲哚美辛,首剂 0.2mg/kg,第 2、3 剂 0.1mg/kg,每剂间隔 12h,静脉滴注或栓剂灌肠,日龄 <7d 者疗效较好。吲哚美辛副作用有肾功能损害、尿量减少、出血倾向、血钠降低、血钾升高,停药后可恢复。若药物不能关闭动脉导管,并严重影响心肺功能时,应行手术结扎。并发持续肺动脉高压时,吸入一氧化氮治疗,先用 5ppm,如疗效不理想,可逐渐增加 10~20ppm,然后逐渐下降,一般维持 3~4d。也可用硫酸镁,首剂

200mg/kg,缓慢静脉滴注 30min,然后用维持量 20~50mg/（kg·h）,硫酸镁浓度小于 5%。

【新生儿呼吸窘迫综合征复习题】

A1 型题

1. 诱发新生儿呼吸窘迫综合征的主要因素是（C）

A. 窒息　　　　　　　　　　B. 急产

C. 早产　　　　　　　　　　D. 低血钙

E. 低血糖

A2 型题

2. 患儿,男,母孕 32 周分娩。生后 2h 出现青紫、呼吸困难,至 6h 呼吸困难加重,出现三凹征。为明确诊断,以下较有意义的辅助检查是（E）

A. 动态监测血气分析

B. 测定血清磷脂成分

C. 抽取胃液进行胃液震荡实验

D. 胃液或气管抽吸物做涂片染色查找嗜伊红透明膜

E. X 线胸片检查

A3/A4 型题

（3~4 题共用题干）

患儿,男,母孕 29 周,出生体重 1 100g,生后 1h 出现呼吸困难,发绀明显,吸气性三凹征,呼气性呻吟,生后 5h 出现进行性呼吸困难,经皮血氧饱和度为 75%,给予 CPAP 通气,FiO_2 为 70%,压力 $8cmH_2O$,病情无好转。

3. 该患儿最可能的诊断是（C）

A. 新生儿窒息　　　　　　　　B. 新生儿颅内出血

C. 新生儿呼吸窘迫综合征　　　　D. 新生儿胎粪吸入综合征

E. 新生儿呼吸衰竭

4. 该疾病出现呼吸困难的时间一般**不超过**出生后（A）

A. 12h　　　　　　　　　　B. 13h

C. 14h　　　　　　　　　　D. 15h

E. 16h

（5~7 题共用题干）

患儿,女,母孕 34 周,出生时 Apgar 评分 7 分。生后 4h 出现进行性呼吸困难及发绀,两肺呼吸音低,深吸气末少量细湿啰音。

5. 该患儿发生呼吸困难的原因最可能是（D）

A. 大量羊水吸入　　　　　　　B. 胎粪阻塞细支气管

C. 宫内感染　　　　　　　　　D. 缺乏肺表面活性物质

E. 肺液潴留较多

6. 应用肺表面活性物质的用药时间应**不超过**生后（A）

A. 24h　　　　　　　　　　B. 48h

C. 72h　　　　　　　　　　D. 96h

E. 120h

7. 该患儿使用肺表面活性物质后,在 CPAP 通气下吸氧浓度为 80%,压力为 6cmH₂O 时血气分析提示 PaO₂56mmHg,PaCO₂75mmHg,目前最佳的处理方法为(D)

A. 调高 CPAP 各项参数　　　　　B. 呼吸囊正压通气给氧

C. 改用头罩吸氧　　　　　　　　D. 行气管插管机械通气

E. 继续观察,复查血气

（陈晓春）

二、新生儿湿肺

【案例分析】

典 型 案 例

患儿,男,生后 8h,因"间断呻吟不安 3h"入院。患儿系 G_3P_3,母孕 37 周 $^{+3/7}$,单胎,因"母亲妊娠合并瘢痕子宫"行剖宫产娩出,羊水清,未见胎盘、脐带异常。Apgar 评分:1min 为 9 分(呼吸扣 1 分),5min 为 10 分。查体:神志清,反应可,头颅未及肿块,前囟平软,呻吟伴气促、发绀,口吐少许泡沫,轻度三凹征,两肺呼吸音清、对称,未及啰音,心音中、律齐,心前区未闻及明显杂音,腹软,未见胃肠型,肠鸣音尚可,肝脾肋下未及,脐部已结扎,无渗血、渗液,四肢活动可,肌张力正常,体重 3 050g。

1. 如何做好呼吸困难的护理?

2. 湿肺与 NRDS、新生儿肺炎如何鉴别?

(一)入院处置

1. 护理要点　呼吸支持:出现呼吸急促和青紫时可鼻导管低流量吸氧,以缓解呼吸困难。重症者头罩或面罩吸氧,部分患儿需要使用 CPAP 和有创呼吸机治疗。根据患儿缺氧状况、SpO₂ 及血气分析结果,调节给氧浓度和时间。早产儿 PaO₂ 维持在 50~70mmHg(6.7~9.3kPa),SpO₂ 维持在 90%~94%,一般氧浓度不超过 40%。患儿头部处于鼻吸气位,确保气道伸直。口吐泡沫者及时清理呼吸道分泌物,保证呼吸道通畅。密切观察呼吸频率、节律、深浅度及缺氧状态是否改善。

2. 关键点

(1)严密观察,早期发现,注意与呼吸窘迫综合征及吸入性肺炎进行鉴别。

(2)根据病情选择不同给氧方式,根据脉搏血氧饱和度监测结果及时调整氧浓度,避免氧疗并发症。

(二)住院护理

1. 护理要点

(1)呼吸支持:密切观察患儿呼吸频率、节律、深浅度及缺氧状况是否改善。给氧浓度不可过高,时间不宜太久,呼吸困难缓解后及时停氧。置于头高侧卧位,以减轻呼吸困难和发绀。

(2)营养支持:呼吸急促较明显时经口喂养易使呼吸困难加重,出现呛咳、吐奶等现象,即使吸吮能力良好者也建议采用鼻饲喂养,待患儿病情恢复时逐渐过渡至经口喂养。首选母乳喂养,经肠内营养无法获得足够的能量时,需考虑肠外营养,静脉滴注 10% 葡萄糖

60~80ml/（kg·d），使用微量泵匀速输入，保证液体量和热卡摄入。

（3）健康教育：讲解湿肺相关疾病知识。指导合理喂养，避免呛咳和误吸。

2. 关键点

（1）氧疗期间持续监测 SpO_2，至少每小时记录 1 次，使 SpO_2 维持在 90%~94%。

（2）喂养以少量多次为主，每次不宜过饱，以防呕吐和误吸。人工喂养时奶嘴孔宜小，以防发生呛咳。

【新生儿湿肺相关知识】

（一）概述

新生儿湿肺（wet lung of newborn）又称暂时性呼吸困难（transient dyspnea）。由于肺内液体清除延迟，肺内积聚引起，是一种自限性疾病。湿肺多见于足月儿，亦可见早产儿。

（二）病因

胎儿出生前肺泡内有一定量液体（约 30ml/kg），肺液的清除在胎儿出生前数日开始，由于血中儿茶酚胺及其他激素水平升高，肺液分泌受到抑制，胎儿通过产道时胸部受到挤压，约有 1/3 肺泡液经气道由口、鼻排出，剩余的液体移至肺间质，再由肺内淋巴管及静脉转运。一般出生后 6h 左右肺内液体可清除完毕。肺液吸收清除延迟引起湿肺症，其发生与产科因素、孕母状态尤其分娩方式密切相关。主要影响因素有：①妨碍出生后肺扩张的因素，如围生期窒息、吸入羊水、孕妇在产程中使用大量麻醉镇静剂等，由于影响肺扩张和肺血管的扩张，使肺毛细血管内静水压持续处于高水平，从而影响肺液的吸收和清除。②孕妇产程中或新生儿出生后输液过量，中心静脉压升高，妨碍胸导管引流，以致肺液清除延迟。③结扎脐带过迟，胎儿接受胎盘输血使血容量增多，后果类似输液过量。④动脉导管未闭，由于左向右分流，肺血流量增加，使肺毛细血管内静水压上升，影响肺液吸收清除。⑤低蛋白血症，由于血管内胶体渗透压下降，影响肺液吸收清除。⑥剖宫产儿，尤其选择性剖宫产儿，既缺乏产道的挤压，又缺乏应激反应，儿茶酚胺浓度低下，使肺液蓄积过多易发生湿肺症。⑦早产儿，血中去甲肾上腺素水平降低，β肾上腺素能受体的敏感性差，肺不成熟，肺表面活性物质缺乏，易造成肺泡壁的损伤、血浆蛋白含量低等引起肺液吸收障碍。早产儿胸廓小、呼吸肌薄弱、肺的顺应性低、气体交换面积减少更易使肺液吸收延迟。

（三）临床表现

通常生后 2~6h 出现症状，主要表现呼吸窘迫，如呼吸急促、发绀、呻吟、鼻翼扇动、吐沫、反应差、拒乳、嗜睡、肺部呼吸音减低或出现粗湿啰音。本症预后良好，病程短者 5~6h 或 1d 内呼吸正常，长者 4~5d 恢复。湿肺可分临床型和无症状型，后者反应正常，哭声响，体温正常，仅 X 线胸片有湿肺症。

（四）辅助检查

1. X 线检查　胸部 X 线检查可见肺泡及间质积液、肺淤血、肺气肿及叶间、胸腔积液。

2. 血气分析　轻症在正常范围，重症可出现呼吸性酸中毒、代谢性酸中毒、低氧血症和高碳酸血症。

（五）诊断标准

1. 足月儿多见，有剖宫产、羊水吸入及母亲使用镇静药过多史。

2. 肺表面活性物质测定达成熟水平。

3. 临床表现以呼吸窘迫为主，呼气性呻吟少见，一般仅需短时给氧，绝大部分病程小于

24h。

4. 血气分析可见 PaO_2 降低,其他变化不明显;X 线表现为肺泡、间质、叶间积液过度充气,肺纹理增强;血象、C 反应蛋白无特殊。

(六)治疗

主要加强监护和对症治疗。当呼吸急促和青紫时提供氧疗,维持动脉氧分压 >70~80mmHg。若病情加重血气分析提示 I 型呼吸衰竭给予 NCPAP,II 型呼吸衰竭给予气管插管机械通气,并复查血气分析及胸片,有代谢性酸中毒时加用 5% 碳酸氢钠,每次 2~3ml/kg,稀释后静注或缓慢静注,必要时可重复。烦躁呻吟者用苯巴比妥每次 3~5mg/kg。

【新生儿湿肺复习题】

A1 型题

1. 新生儿湿肺可表现为(E)

A. 有胎儿期缺氧史,出生时青紫、呼吸浅、清理呼吸道后呼吸恢复,全身转红

B. 早产儿,生后 3d 拒乳,体温 32℃,面部及下肢硬肿 2d,呼吸困难 1d,口鼻涌出大量泡沫血性分泌物 2h。气管插管见气管内有鲜血流出

C. 早产儿,生后 6h 内出现呼吸困难进行性加重,青紫伴呻吟

D. 出生时有窒息史,复苏后呼吸增快,青紫、肺部有粗湿啰音

E. 足月儿生后 1~2d 内出现呼吸急促,一般情况好,肺呼吸音减低,X 线示两肺广泛斑点阴影,有叶间积液,2~3d 消失

A2 型题

2. 患儿,男,母孕 38 周,剖宫产,出生时 Apgar 评分 1min 为 8 分,生后 4h 出现气促,80 次 /min,口周发绀,反应好,体温正常,吃奶可,胸片示:两肺纹理增粗,可见斑点状阴影。关于该疾病描述**不正确**的是(E)

A. 多见于剖宫产
B. 于出生后 2~5h 出现呼吸急促
C. 又称新生儿暂时性呼吸困难
D. 症状比体征往往严重
E. 预后不良

A3/A4 型题

(3~4 题共用题干)

患儿,男,39 周 $^{+1/7}$,剖宫产,生后呼吸困难,鼻翼扇动,口周发绀,双肺有细小水泡音,经吸氧、抗感染等治疗,第 2d 明显好转。

3. 该患儿可能的诊断是(D)

A. 胎粪吸入综合征
B. 新生儿肺炎
C. 肺透明膜病
D. 湿肺
E. 先天性心脏病

4. 新生儿湿肺多发生于(D)

A. 早产儿或顺产儿
B. 足月儿或顺产儿
C. 早产儿或剖宫产儿
D. 足月儿或剖宫产儿
E. 小于胎龄儿

(5~7 题共用题干)

患儿,男,39 周 $^{+2/7}$,剖宫产,生后 2h 出现呻吟伴气促、发绀,轻度三凹征,双肺有细小水

泡音,X线示:肺泡、间质、叶间积液,过度充气,肺纹理增强。临床诊断为新生儿湿肺。

5. 引起湿肺的原因**不包括**(E)

A. 结扎脐带过迟   B. 低蛋白血症

C. 剖宫产儿   D. 动脉导管未闭

E. 宫内感染

6. 护理该患儿时维持适宜的环境温度与体温可(D)

A. 减少酸中毒   B. 减少碱中毒

C. 诱导产生肺泡表面活性物质   D. 减少耗氧量

E. 减慢呼吸

7. 予头罩给氧,氧流量:5L/min。患儿呼吸仍费力,三凹征明显,血气分析:PaO_2 45mmHg, $PaCO_2$ 50mmHg,应给予(C)

A. 高频通气   B. 机械通气

C. CPAP 通气   D. 高流量给氧

E. 暖箱给氧

(陈晓春)

三、新生儿感染性肺炎

【案例分析】

典 型 案 例

患儿,女,生后1d,因"口吐泡沫、吃奶欠佳10h"入院。患儿系 G_2P_1,母孕40周 [+1/7],因母亲"无乳链球菌定植",产前有使用青霉素,脐带绕颈1周,行剖宫产娩出,无胎盘、羊水异常,无宫内窘迫史,Apgar评分1min为9分,5min为10分。查体:口吐少许泡沫,伴鼻塞,无咳嗽、流涕,呼吸稍促,无发热,无呻吟不安,无腹胀,无腹泻,双肺呼吸音稍粗,闻及少许痰鸣音,心音中等,心律齐,心前区未及明显杂音,腹软,肝脾肋下未及,肠鸣音尚可,脐部干燥,四肢活动可,肌张力正常,床旁胸片提示:右肺上叶大叶性肺炎。

1. 根据病史,该患儿肺炎的可能原因是什么?

2. 针对此患儿如何进行胸部物理治疗?

(一)入院处置

1. 护理要点

(1)病情观察:监测患儿生命体征,观察有无面色发绀、呼吸困难、烦躁不安、心率加快、心音改变等。

(2)呼吸支持:根据患儿病情选择适宜的吸氧方式和氧流量。

(3)气道管理:患儿取侧卧位或平卧位头偏向一侧。观察痰液量及性状、痰鸣音等,及时清除呼吸道分泌物。如果患儿痰液黏稠,不易吸出,吸痰前可先雾化吸入、胸部物理治疗,促进分泌物排出。

121

2. 关键点

（1）注意识别心力衰竭、呼吸衰竭、呼吸道梗阻等表现，如有异常及时处理。

（2）掌握正确的吸痰方法，避免吸痰的并发症。

（二）住院护理

1. 护理要点

（1）病情观察：注意患儿反应、呼吸、心率等变化。若出现烦躁不安、心率加快、心音较弱、气喘、发绀加重、双下肢水肿，要及时通知医生，按医嘱准确应用强心利尿药。若出现呼吸不规律，呼吸暂停或发绀加重，可能为呼吸道梗阻，要及时吸痰。若喘憋加重并有反复窒息，应专人监护并做好抢救准备。

（2）体温管理：患儿体温不升、四肢厥冷，可用暖箱保暖；体温过高给予降温，每半小时监测体温直到体温正常。遵医嘱应用抗生素、抗病毒药物，并密切观察药物作用。保持室内空气新鲜，温湿度适宜，室温保持在 22~24℃，相对湿度在 55%~65%。

（3）雾化吸入：呼吸道分泌物多时，必要时对患儿行雾化吸入，用生理盐水配制雾化液，可在雾化液中加入支气管扩张剂及相应的抗生素。每次吸入时间为 15min，药液温度保持在 35℃左右。雾化完毕予翻身、叩背、吸痰。

（4）胸部物理治疗

1）胸部叩击 / 震颤：胸部叩击是应用无创性的叩击器或以医务人员的手指手掌（手指方向与肋间平行），紧贴患儿胸背部需要引流的肺段，从下向上有节奏地叩击。叩击器边缘均要接触胸壁，以免漏气。叩击速度为 100~120 次 /min，每次提起叩击器 2.5~5cm，每次叩击 1~2min，每部位反复 6~7 次。胸部震颤是在患儿呼气时，通过操作者上肢和肩部肌肉有节奏的收缩，用手掌做手部震颤，促使分泌物排出，创伤比叩击小，常用于叩击后或与叩击交替使用。叩击 / 震动应在喂养或吸痰前 30~45min 改变体位后进行，操作时可适当将 FiO_2 提高 10%~15%，持续时间不超过 10min，叩背同时一手固定患儿头颈部，以减少头部晃动，对于早产儿尽量避免叩背，防止颅内出血。当叩击 / 震动治疗出现呼吸困难、发绀、呼吸暂停、心动过缓时应停止叩击，予吸痰、吸氧，待症状消失后再予叩击。但下列情况不宜进行：①机械通气的前 48~72h 内超低出生体重儿。②应用呼吸机高氧高通气时，此操作会影响通气效果。③喂养后 30min 内。

2）体位引流：通过改变体位，借助重力作用促进肺部分泌物从小支气管向大支气管方向引流。体位引流适用于呼吸道分泌物多及肺不张的患儿，每 2h 更换体位一次。体位引流前常做胸部叩击 / 震颤。根据肺部不同部位病变采用不同的体位引流姿势（表 3-3）。

表 3-3 胸部理疗的部位

病变部位	体位引流	叩击 / 震动区域
上叶尖段	垂直位（扶坐位）	适于大于 1 个月的婴儿
上叶前段	仰卧位，床头抬高 30°	锁骨与乳头之间
右肺尖段	左侧卧位，右侧抬高 30°	右锁骨与肩胛骨之间
左肺尖后段	右侧卧位，左侧抬高 30°	左锁骨与肩胛骨之间
右上叶后段	俯卧位，右侧抬高 45°，床头抬高 30°	右侧肩胛骨上方

续表

病变部位	体位引流	叩击/震动区域
左上叶后段	俯卧位,左侧抬高 45°,床头抬高 30°	左侧肩胛骨上方
右肺中叶	侧仰卧位,右侧高 45°,床头放低 45°	右侧乳头上方
左上叶舌段	侧仰卧位,左侧抬高 45°,床头抬高 15°	左侧乳头上方
下叶上段	俯卧位	左侧或左侧肩胛骨下缘
下叶前基底段	仰卧,床头放低 30°	最低的肋骨上方
下叶基底段	侧卧,床头放低 30°	腋窝下方
下叶后基底段	俯卧,床头放低 30°	肩胛骨下缘

（5）呼吸支持:根据病情和血氧监测情况采用鼻导管、面罩、头罩等方法给氧,使 PaO_2 维持在 50~70mmHg（6.7~9.3kPa）;重症并发呼吸衰竭者,给予 NCPAP 通气或气管插管辅助通气。

（6）营养支持:提倡母乳喂养,按需喂养。病情严重者可用鼻饲管喂养或静脉补充营养物质及液体,输液时采用输液泵控制速度,不可过快过慢,过快易造成患儿循环血量突然扩大,导致心力衰竭和肺水肿,过慢不能保证液体量。

（7）健康教育:保持室温 22~24℃,湿度 55%~65%,避免对流风。少去公共场所,避免与呼吸道感染者接触。按需喂养,提倡母乳喂养,少量多餐,喂奶后竖抱,轻拍患儿背部,减少溢乳和呕吐,避免误吸。按计划完成预防接种。

2. 关键点

（1）气道管理:新生儿肺炎常表现为出生数日之内出现口吐白沫、喘憋、拒乳以及发热等临床症状,若得不到及时有效的治疗,会导致新生儿呼吸功能障碍,严重者可危及生命。新生儿治疗依从性不佳,耐受性较低,快速、方便、有效的清理呼吸道分泌物,保持呼吸道通畅,必要时给予雾化吸入、胸肺物理治疗是关键。

（2）合理喂养,少量多餐,每次不可喂得过饱,防止呕吐和误吸。不能经口喂养者可采用管饲或静脉营养。

【新生儿感染性肺炎相关知识】

（一）概述

新生儿感染性肺炎（neonatal infectious pneumonia）最常见,主要由各种病原微生物引起,以细菌或病毒感染为主。可发生在宫内、分娩过程中或出生后,发生在宫内、分娩过程中的感染占活产新生儿的 0.5%,围生期病死率可达 5%~20%。

（二）病因

1. 宫内感染　胎儿在宫内吸入污染的羊水或胎膜早破时孕母阴道细菌上行导致感染或母孕期受病毒、细菌等感染,病原体通过胎盘达胎儿血液循环至肺部引起感染。

2. 分娩过程中感染　因分娩过程中吸入污染的产道分泌物或断脐消毒不严发生血行感染,细菌感染以革兰氏阴性杆菌较多见。

3. 出生后感染　由上呼吸道下行感染肺部或病原体通过血液循环直接引起肺部感染,出生后感染性肺炎发生率最高,可通过接触传播、血行传播、医源性传播。细菌感染以金黄色葡萄球菌、大肠埃希菌多见;病毒以呼吸道合胞病毒、腺病毒感染多见,还有卡氏肺孢子虫、解脲脲原体、衣原体都可致肺炎。

（三）临床表现

1. **宫内感染** 婴儿出生时常有窒息史,症状出现较早,多在24h内出现。复苏后呼吸快,常伴呻吟、憋气、呼吸暂停、体温不稳、黄疸等,无咳嗽。反应差,约半数可有啰音,呼吸音粗糙或减低。严重病例出现发绀、呼吸衰竭。有时抽搐、昏迷,但不一定有颅内病变,少数病例可有小头畸形,颅内钙化灶。合并心力衰竭者心脏扩大、心音低钝、心率快、肝脏增大。常并发休克、持续性肺动脉高压、肺出血等。

2. **分娩过程中感染** 分娩时的感染经过一定潜伏期后发病。如Ⅱ型疱疹病毒感染在分娩后5~10d出现症状,开始为皮肤疱疹,后出现脑、肝、脾、肺等脏器受累情况。肺炎表现可出现呼吸暂停、肺部啰音甚至呼吸衰竭。衣原体肺炎常在生后3~12周发病。细菌感染多在生后3~5d内发病,可伴有败血症。

3. **出生后感染** 多在生后5~7d内发病,可有发热、少吃、反应低下等全身症状。呼吸系统表现有咳嗽、气促或呼吸不规则、鼻翼扇动、发绀、三凹征、湿啰音、呼吸音降低等。呼吸道合胞病毒性肺炎可表现为喘息、肺部听诊可闻及哮鸣音。衣原体肺炎病前或同时有眼结膜炎。金黄色葡萄球菌肺炎合并脓气胸。

（四）辅助检查

1. **实验室检查**

（1）血常规:细菌感染者白细胞总数升高;病毒感染者、体弱儿及早产儿白细胞总数多降低。

（2）病原学检查:血液、脓液、气管分泌物做细菌培养、病毒分离。

（3）免疫学检测:检测细菌抗原、血清检测病毒抗体及衣原体特异性IgM等有助于诊断。

（4）血气分析:判断有无呼吸衰竭。

（5）血液生化检查:了解有无肝肾功能损伤,心肌酶谱异常及电解质紊乱。

2. **X线检查** 胸片可显示肺纹理增粗,有点状、片状阴影,有的融合成片状,伴有肺不张、肺气肿。在不同的病原感染时有所不同,细菌性肺炎表现为两肺弥漫性模糊影或点片状浸润影;病毒性肺炎以间质病变或肺气肿多见。

（五）治疗

1. **抗病原体治疗** 细菌性肺炎及早使用抗生素为宜,静脉给药疗效较佳。原则上选用敏感药物,但肺炎致病菌不明确时多先采用青霉素类和头孢菌素,根据病情选用其他药物,如红霉素、氯唑西林钠、头孢霉素等。巨细胞病毒性肺炎可选用阿昔洛韦、单纯疱疹病毒性肺炎可选用阿昔洛韦,衣原体肺炎可选用红霉素。

2. **呼吸支持** 根据病情吸氧。当肺炎伴Ⅰ型呼吸衰竭用CPAP,病情严重或Ⅱ型呼吸衰竭予气管插管机械通气,注意预防呼吸机相关并发症,适时停机。

【**新生儿感染性肺炎复习题**】

A1型题

1. 新生儿出生后感染性肺炎的特点描述**不当**的是（D）

A. 发病时间多在3d以后

B. 口吐白沫

C. 可有气急,鼻翼扇动,吸气时三凹征阳性

D. 诊断靠肺部听到细湿啰音

E. 体温不升或发热

A2 型题

2. 患儿,男,39 周 $^{+5/7}$,母乳喂养,生后第 6d 出现咳嗽、气促或呼吸不规则、鼻翼扇动,体温 38.0℃,少吃、反应低下,母亲有发热,白细胞增高。可能感染途径为(B)

A. 脐部   B. 呼吸道

C. 消化道   D. 皮肤

E. 胎盘

A3/A4 型题

(3~4 题共用题干)

患儿,男,39 周 $^{+5/7}$,生后 5d,出现咳嗽、气促、鼻翼扇动、发绀、喘息,肺部听诊可闻及哮鸣音,母亲有发热,白细胞增高。

3. 该患儿可能感染的病毒为(C)

A. 埃可病毒   B. 柯萨奇病毒

C. 呼吸道合胞病毒   D. 巨细胞病毒

E. 流感病毒

4. 针对该患儿气道护理**不当**的是(B)

A. 每次吸入时间为 15min   B. 吸痰后给予叩背

C. 呼气时行震颤   D. 体位引流前做胸部震颤或叩击

E. 叩击速度为 100~120 次 /min

(5~7 题共用题干)

患儿,男,39 周 $^{+5/7}$,羊水污染 Ⅰ 度,生后 6d,出现呼吸费力 70 次 /min,伴呻吟,吃奶差,皮肤有疱疹,肺部有湿啰音,体温 38.5℃,胸片示:肺部有浸润阴影。

5. 该患儿最可能的诊断是(A)

A. 感染性肺炎   B. 肺出血

C. 脑出血   D. 呼吸窘迫综合征

E. 湿肺

6. 相关辅助检查**不包括**(E)

A. 血常规   B. 病原学检查

C. 免疫学检查   D. 血气分析

E. 部分活化凝血酶原时间

7. 入院第 5d 时 X 线检查显示右肺尖段肺不张,对该患儿进行体位引流正确的是(C)

A. 垂直位(扶坐位)   B. 仰卧位,床头抬高 30°

C. 左侧卧位,右侧抬高 30°   D. 右侧卧位,左侧抬高 30°

E. 仰卧位,床头放低 30°

(陈晓春)

四、新生儿胎粪吸入综合征

【案例分析】

典 型 案 例

患儿,女,生后 52min,因"生后气促伴呻吟 52min"入院。患儿系 G_3P_2,母孕 40 周 $^{+4/7}$,顺产娩出,无胎膜早破,羊水Ⅲ度污染伴恶臭,无胎盘异常,无脐带绕颈,否认宫内窘迫史。Apgar 评分 1min 为 8 分,5min 为 9 分。患儿生后即出现气促,伴呻吟、发绀,在产科予呼吸道清理、洗胃、头罩给氧对症处理后肤色改善不明显,呼吸急促,呻吟不安,无口吐泡沫,无发热。查体:足月儿貌,体重 3 490g,神志清楚,反应欠佳,头罩给氧下全身肤色发绀,胸廓饱满,呼吸浅促,三凹征(+),全身皮肤及甲床可见胎粪粪染,呼吸道可吸出较多胎粪样物,前囟平软,双肺呼吸音偏低,对称,右肺上叶可及不固定湿啰音,心音中,律齐,未及明显杂音,腹软,肝脾肋下未及,肠鸣音尚可,脐部无渗血、渗液,四肢活动尚可,肌张力稍低,肢端偏凉。

1. 该患儿如何保持呼吸道通畅?

2. 针对此患儿临床表现如何进行初步诊断?

（一）入院处置

1. 护理要点

（1）气道管理:患儿入院后首先彻底清理呼吸道,先吸净口鼻腔内污染羊水和黏液,然后气管插管,吸出气管内的污染羊水,必要时变换体位进行背部叩击振动肺部后继续吸引。如新生儿有活力(包括心率 >100 次 /min、有自主呼吸和肌张力正常)可观察而不需气管插管吸引;如无活力,需在 20s 内完成气管插管,气管内吸引胎粪,必要时行支气管肺泡灌洗,可清除支气管及肺泡的胎粪,从而减轻疾病程度及并发症发生;当不能确定是否有"活力"时,一般应进行气管插管吸引。尚未清除呼吸道胎粪与分泌物,不应进行正压加压通气,可导致大气管处的胎粪进入小气管,引起气道阻塞及肺内化学性炎症。

（2）氧气吸入:根据缺氧程度选用鼻导管、面罩或头罩等吸氧方式。

2. 关键点

（1）快速、有效地清理呼吸道胎粪:胎粪吸入综合征患儿主要病理变化是由于胎粪机械性阻塞呼吸道所致肺不张、化学性炎症、肺动脉高压等改变,因此快速、有效清理阻塞呼吸道的胎粪是关键,快速判断胎粪阻塞的严重程度是重点。在快速做出判断后,选择不同的清理方法,避免无效清理或延误抢救时间。2015 年美国新生儿复苏指南不再推荐羊水胎粪污染时常规气管内吸引胎粪(无论有无活力),而中国新生儿复苏指南(2016 年北京修订)则根据我国的国情和实践经验推荐,窒息复苏时如羊水有胎粪污染,需进行新生儿有无活力评估。

（2）合理用氧:氧疗目标 SpO_2 为 90%~94% 或 PaO_2 为 50~70mmHg。过高则增加氧自由基释放,过低则加重肺动脉高压。

（二）住院护理

1. 护理要点

（1）病情观察:使用多功能心电监护仪监测患儿生命体征及 SpO_2 变化;观察呼吸窘迫

症状和体征。新生儿胎粪吸入综合征合并持续肺动脉高压患儿由于严重缺氧、酸中毒和正压通气等综合因素使心肌功能受损,易发生低血压甚至休克,因此,除每小时监测生命体征外,需密切观察足背动脉搏动、四肢末梢灌注、尿量等循环系统症状;如患儿出现烦躁不安、心率加快、呼吸急促、肝脏在短时间内迅速增大时,提示可能合并心力衰竭,应立即吸氧,遵医嘱给予强心、利尿药物,控制补液量和补液速度;如患儿突然出现气促、呼吸困难、青紫加重时有合并气胸或纵隔气肿的可能,应立即做好胸腔穿刺及胸腔闭式引流准备。

(2)体温管理:注意保暖,将患儿放置辐射台上,使体温稳定在 36.5~37.5℃,防止体温波动过大,加重心血管功能紊乱。

(3)呼吸支持:选择与病情相适应的用氧方式,维持有效吸氧,改善呼吸功能,加温湿化用氧将有助于将气道内胎粪排出。维持 PaO_2 在 50~70mmHg(6.7~9.3kPa)或 SpO_2 在 90%~94%。病情改善,呼吸稳定后及时下调氧浓度或停止吸氧。并发持续性肺动脉高压时需做好一氧化氮吸入(inhaled nitric oxide,iNO)的护理。一氧化氮(nitric oxide,NO)本身为一种自由基,大剂量吸入对肺有直接损伤作用。故 NO 吸入时应持续监测 NO 浓度,并设置高限及低限报警值。由于 NO 吸入时半衰期短,仅数秒钟,故使用时应保持持续吸入,特别是使用早期,NO 浓度及呼吸机条件均较高,应避免患儿较长时间脱离呼吸机,尽量缩短气管内吸引时间,两次吸引之间尽量用呼吸机直接通气,而不用复苏囊。

(4)用药护理:PS 贮藏在 2~8℃冰箱里,使用前将药瓶置于暖箱内加温 37℃,复温后的药瓶不能重新放回冰箱。用药前彻底清除口、鼻腔及气管内的分泌物,气管插管下听诊双肺呼吸音是否对称,确认气管插管位置及深度,摆好患儿体位。轻轻上下转动药瓶,使药液均匀,勿振摇,然后用注射器吸取药液,经气管插管缓慢注入肺内,同时给予复苏气囊加压通气,使药液充分弥散至双侧肺内,滴完后继续复苏气囊加压通气数分钟,确保药液完全进入双侧肺内,然后根据患儿呼吸、血氧饱和度、心率等情况选择不同给氧方法,一般给药后 6h 内气管内不吸引。

(5)管路护理:机械通气患儿需妥善固定导管,防止出现导管脱管、移位、打折、堵塞等现象。翻身、叩背、吸痰时两人同时进行操作配合,翻身时动作轻柔,保持头颈和肩在一条直线上活动。吸痰可采用密闭式吸痰法,避免中断机械通气,吸痰后安抚患儿至安静。吸痰时间不超过 15s/次,吸引负压不应超过 100mmHg。注意翻身、叩背及吸痰前后提高氧浓度10%~15%,吸入 1~2min,观察患儿面色及 SpO_2,防止发生缺氧。密切观察患儿呼吸频率、节律、深浅度、胸廓起伏状态,自主呼吸与呼吸机是否同步。

(6)健康教育:向家长讲解 MAS 的发病原因、临床特点及护理方法。告知家长存在缺氧缺血性脑病、颅内出血等多系统损害的可能性。出院后指导患儿家长合理用药,以增强干预效果,定期门诊随访,观察患儿有无抽搐情况,发现异常立即就医。

2. 关键点

(1)合理用氧:对已发生新生儿胎粪吸入综合征的治疗主要是纠正低氧血症和呼吸衰竭,氧疗是纠正新生儿胎粪吸入综合征导致低氧血症最常应用的治疗措施,大部分胎粪吸入综合征患儿需要辅助通气。目标 SpO_2 为 90%~94% 或 PaO_2 为 50~70mmHg。过高则增加氧自由基释放,过低则加重肺动脉高压。由于新生儿胎粪吸入综合征中右向左分流及肺血管反应性增加,也有学者认为应该达到更高的 SaO_2(94%~98%)或导管前 PaO_2(60~100mmHg)。

（2）预防并发症：注意观察低血压、休克、心力衰竭、气胸或纵隔气肿等并发症的发生，做好急救准备。

【新生儿胎粪吸入综合征相关知识】

（一）概述

新生儿胎粪吸入综合征（meconium aspiration syndrome，MAS）或称胎粪吸入性肺炎，是由于胎儿在宫内排出胎粪污染羊水，宫内或产时吸入混有胎粪的羊水而导致，以呼吸道机械性阻塞及化学性炎症为主要病理特征，以生后出现呼吸窘迫为主要表现的临床综合征。多见于足月儿或过期产儿。

（二）病因

1. 胎粪的排出 胎粪排出使胎粪污染羊水，在所有活产儿中约占 12%，其发生率随胎龄而增加。在 >42 周胎龄分娩者，发生率超过 30%；<37 周者发生率 <2%；<34 周者极少有胎粪排入羊水。发生率与胎龄明显相关的机制可能是：①神经系统成熟的胎儿，脐带挤压可引起短暂的副交感刺激导致胎粪排出。②胎粪排出是胃肠道成熟的一种自然现象。

2. 胎粪的吸入 一般情况下，胎儿肺液分泌量较大，使气道液体自气道流出至羊膜腔。如不存在明显的宫内窘迫，即使羊水被胎粪污染，正常宫内呼吸活动不会导致胎粪吸入；一旦有吸入，也大多位于上气道或主气管。胎儿在宫内或分娩过程中吸入胎粪造成缺氧，肠道与皮肤血流量减少，迷走神经兴奋，致使肠壁缺血痉挛，肠蠕动增加，肛门括约肌松弛而排出胎粪。同时，缺氧使胎儿产生呼吸运动（喘息），可使胎粪进入小气道或肺泡。出生后开始呼吸，尤其是在伴有喘气时，可使胎粪吸入至远端气道。

（三）临床表现

1. 皮肤 患儿皮肤、脐带和指（趾）甲可见严重黄染，并留有胎粪痕迹。

2. 呼吸系统 早期主要表现为呼吸道梗阻，症状轻重与吸入羊水量和性质（混悬液或块状胎粪等）有关，若吸入少量和混合均匀的羊水，可无症状或症状较轻；若吸入大量黏稠胎粪，可致死胎或生后不久死亡。患儿常于生后开始出现呼吸急促（>60 次 /min）、发绀、鼻翼扇动和吸气性三凹征等呼吸窘迫表现，少数患儿也可出现呼气性呻吟。查体可见胸廓前后径增加，听诊可闻及啰音。如呼吸窘迫突然加重、青紫明显、呼吸音明显减弱，应怀疑发生气胸。

3. 持续肺动脉高压 多发生于足月儿，重症 MAS 患儿多伴有不同程度的新生儿持续肺动脉高压。其主要表现为持续而严重的发绀。发绀特点为吸入高于 60% 的氧，发绀仍不能缓解；哭闹、哺乳或躁动时发绀加重；发绀程度与肺部体征不平行（发绀重，体征轻）。部分患儿胸骨左缘第 2 肋间可闻及收缩期杂音，严重者可出现休克和心力衰竭。

（四）辅助检查

1. X 线检查 两肺过度增强伴有节段性或小叶性肺不张，也可仅有弥漫性浸润影或并发纵隔气肿、气胸等。上述改变在生后 12~24h 更为明显。但部分 MAS 患儿其胸片的严重程度与临床表现并非呈正相关。

2. 实验室检查 动脉血气分析示 pH 下降，PaO_2 降低，$PaCO_2$ 增高；还应进行血常规、血糖、血钙和相应血生化检查，气管内吸引物及血液细菌学培养。

（五）诊断标准

1. 分娩时可见羊水混胎粪。

2. 患儿皮肤、脐带和指（趾）甲床留有胎粪痕迹。

3. 口、鼻腔吸引物中含有胎粪。

4. 气管插管时声门处或气管内吸引物可见胎粪。

5. 典型的胸部 X 线片表现。

（六）治疗

1. 促进气管内胎粪排出 清除气道内胎粪，保持呼吸道通畅，纠正缺氧是抢救新生儿胎粪吸入综合征的关键。对有胎粪污染的新生儿娩出时立即吸净口咽鼻部黏液、羊水、胎粪；如羊水Ⅲ度混浊，无活力者，立即行气管插管，气管内吸引；对病情较重、肌张力低下且生后数小时内的胎粪吸入患儿，均应常规气管插管吸净胎粪，以减轻 MAS 的严重程度和预防新生儿持续肺动脉高压。美国 2015 版新生儿复苏指南更新中推荐：对羊水胎粪污染无活力新生儿不必常规进行气管内吸引，除非存在气道梗阻。推荐理由：气管插管可能造成损伤还有可能延误复苏时间。该问题还存在一些争议，有专家提出，如果一旦开始正压通气再发现有胎粪吸入，有加重胎粪吸入综合征的风险，所以要根据临床实践具体判断。

2. 对症治疗

（1）合理用氧：应根据缺氧程度选用鼻导管、面罩或头罩等吸氧方式。当 $FiO_2>50\%$，患儿仍表现出呼吸困难的情况，可以考虑使用 CPAP 治疗。一般用 $4\sim5cmH_2O$ 压力能使部分萎陷的气道开放、使通气/血流灌注比值失调得到部分纠正；但某些情况下 CPAP 可引起肺内气体滞留，尤其在临床及 X 线胸片示肺过度充气时应特别注意。当 $PaO_2<50mmHg$，$PaCO_2>60mmHg$ 时常是 MAS 的机械通气指征。适当镇静可减少人机对抗，减少气压伤发生。对于常频呼吸机应用无效或有气漏，如气胸、间质性肺气肿者，高频通气可能效果更佳。

（2）纠正酸中毒：①纠正呼气性酸中毒：可经口、鼻或气管插管吸引，保持气道通畅，必要时进行正压通气。②预防和纠正代谢性酸中毒：及时纠正缺氧，改善循环，对于严重的酸中毒，应积极去除病因，在保证通气的前提下酌情使用碱性药物。

（3）维持正常循环：出现低体温、肤色苍白和低血压等休克表现者，应用血浆、全血、5%白蛋白或生理盐水等进行扩容，同时静脉应用多巴胺和/或多巴酚丁胺等。

（4）抗感染：对有继发细菌感染者，根据血、气管内吸引物细菌培养及药敏结果应用抗生素，不主张预防性应用抗生素。

（5）肺表面活性物质：由于 MAS 患儿内源性肺表面活性物质合成分泌障碍，近年来证实补充外源性肺表面活性物质可取得较好疗效，特别是 PS 联合高频通气、NO 吸入效果更佳，但确切结果仍有待于进一步证实。

（6）其他：①严重者常伴有脑水肿、肺水肿或心力衰竭，应适当限制液体入量，但要满足热卡的需要。②注意保暖、镇静，维持血糖和血钙正常。

3. 肺动脉高压治疗 去除病因至关重要。

（1）碱化血液：是治疗新生儿持续肺动脉高压经典而有效的方法之一。过去采用人工呼吸机进行高通气，以维持动脉血气：pH7.45~7.55，$PaCO_2$25~35mmHg，$PaO_2$80~100mmHg，从而降低肺动脉压力。但由于低碳酸血症可能会增加早产儿脑室周围白质软化的发生机会，近年来多主张 pH7.30~7.40，$PaCO_2$40~50mmHg。

（2）血管扩张剂：静脉注射妥拉唑林虽可使肺动脉和体循环压同时下降，其压力差较前无改变或加大，但可能增加右向左分流，目前临床很少应用。近年来磷酸二酯酶抑制剂，如西地那非、米力农等，可选择性扩张肺血管，被应用于临床治疗新生儿持续肺动脉高压也取得了一定疗效,但有关其有效性及安全性还需要大量临床资料证实。

（3）iNO：NO 是血管舒张因子,由于 NO 的局部作用,使肺血管平滑肌舒张,肺血管阻力下降,肺循环血流增加、逆转肺泡通气 / 血流失调,迅速改善肺氧合,而动脉血压不受影响,有关其治疗新生儿持续肺动脉高压的有效性,目前国内外已有大量文献报道,多数认为若联合高频震荡通气效果更佳。

【新生儿胎粪吸入综合征复习题】

A1 型题

1. 关于胎粪吸入性肺炎描述**错误**的是（E）

A. 可有呼吸性酸中毒
B. 有胎儿缺氧
C. 可有呼吸困难
D. 可出现新生儿持续肺动脉高压
E. 多见于早产儿

A2 型题

2. 患儿,男,母孕 39 周,生后 3h 出现呼吸困难,呼气性呻吟,吸气性三凹征,羊水被胎粪污染。该患儿可能的诊断**不包括**（D）

A. 气胸
B. 肺气肿或肺不张
C. 持续肺动脉高压
D. 先天畸形
E. 缺氧缺血性脑病

A3/A4 型题

（3~4 题共用题干）

患儿,男,母孕 41 周,体重 3 500g,因胎心减慢,曾降至 100 次 /min,行剖宫产。生后 Apgar 评分 5min 为 3 分,复苏后送新生儿病房,患儿呼吸急促,有三凹征,经皮血氧饱和度波动在 80% 左右,血气分析：$PaCO_2$ 85mmHg,胸片显示：两肺气肿,有结节状高密度阴影。

3. 对该患儿优先进行的治疗是（C）

A. 头罩吸氧
B. 持续气道正压呼吸
C. 气管插管,机械通气
D. 肺表面活性物质治疗
E. 吸入 NO

4. 胎粪吸入综合征时气道内胎粪造成机械性梗阻可引起（C）

A. 间质性气肿
B. 气胸
C. 肺不张
D. 纵隔气肿
E. 肺大疱

（5~7 题共用题干）

患儿,男,母孕 40 周,体重 3 500g,顺产娩出,羊水 III 度污染伴恶臭,患儿生后即出现气促,伴呻吟、发绀。Apgar 评分 1min 为 8 分,5min 为 9 分。产房复苏后送新生儿病房,患儿呼吸急促,有三凹征,经皮血氧饱和度波动在 80% 左右,全身皮肤及甲床可见胎粪粪染,血气分析：$PaCO_2$ 85mmHg。

5. 该患儿最可能的诊断是（A）

A. 胎粪吸入综合征
B. 羊水吸入综合征
C.（出生前）感染性肺炎
D. 新生儿肺出血
E. 湿肺

6. 黏稠胎粪污染羊水时,新生儿娩出后应立即(C)

A. 加压吸氧　　　　　　　　B. 应用呼吸兴奋剂

C. 气管插管和气管内吸引　　D. 触觉刺激

E. 胸外按压

7. 患儿突然发绀明显,气促加剧,一侧呼吸音减低,应警惕发生了(A)

A. 气胸　　　　　　　　　　B. 气腹

C. 肺间质气肿　　　　　　　D. 肺动脉高压

E. 肺出血

(陈晓春)

五、新生儿肺出血

【案例分析】

典型案例

患儿,男,生后1d,因"全身青紫及呕吐鲜红色液体4h"入院。患儿系G_1P_1,母孕38周$^{+5/7}$,因"横位、瘢痕子宫"剖宫产出生,脐带高度螺旋,无绕颈,羊水清,生后患儿面色苍白,肌张力低、哭声弱,Apgar评分:1min为6分,立即予"吸痰、弹足底、叩背刺激及气囊加压给氧"等措施复苏后,5min为9分(肤色扣1分),10min为10分。患儿4h前出现全身青紫,弹足底无哭声,肌张力低下,立即予"吸痰、吸氧、气管插管、气囊加压给氧、心肺复苏"等治疗,行气管插管时发现口腔内有大量鲜红色液体。查体:气管插管复苏囊按压下,反应一般,两侧瞳孔大小约3mm,对光反射灵敏,前囟平软,头颅未及肿块,无自主呼吸,全身皮肤尚红润,两肺呼吸音粗,未及明显干湿啰音,心音中等,心律齐,心前区未及明显病理性杂音,腹软,肠鸣音尚可,脐部干燥,无渗血、渗液,四肢肌张力偏低,原始反射可引出。

1. 对该患儿如何应用止血药?

2. 患儿最可能的临床诊断是什么?

(一)入院处置

1. 护理要点

(1)病情观察:观察患儿呼吸频率、节律、深浅度、胸廓起伏状态、呼吸音及气道出血情况。

(2)体温管理:低体温是肺出血的原因之一,应做好患儿的保暖工作。根据低体温的程度采用相应的保暖措施。

(3)呼吸支持:配合医生行气管插管,妥善固定导管,记录插管深度及外露长度,X线摄片确定气管插管位置,防止气管插管过深、过浅或误入食管。

(4)气道管理:及时清除呼吸道内血液及分泌物,建议采用密闭式吸痰。

(5)用药护理:气管内滴入巴曲酶0.2U加注射用水1ml,注入后用复苏囊加压供氧30s,促使药物在肺泡内弥散,以促使出血部位血小板凝集。同时用巴曲酶0.5U加注射用水2ml静脉注射,用药后10min气管内血性液体即有不同程度减少,20min后以同样方法和剂量再注入,共用药 2~3 次或用 1:10 000 肾上腺素 0.1~0.3ml/kg 气管内滴入,可重复 2~3 次。使用止血药后不宜频繁吸痰,使用镇静镇痛药,以保证机械通气效果,减轻患儿痛苦。小剂量肝素治疗时,一般每次 20~30U/kg,间隔 6~8h 使用一次,皮下注射,注射完毕需床边按压,直到局部无渗血、渗液。

2. 关键点

(1)标准的呼吸道管理可以明显减少肺出血的并发症。根据患儿的体重选择相应型号的气管插管,确保呼吸环路的密封性。

(2)根据患儿面色、呼吸以及痰鸣音情况判断患儿是否需要吸痰,吸痰次数不可过于频繁,以免加重肺出血。止血药应于气道内分泌物清除后使用。

(3)评估低体温情况,去除低体温诱因,选择适宜的保暖方式。

(二)住院护理

1. 护理要点

(1)病情观察:持续监测患儿生命体征、血氧饱和度、皮肤颜色等变化。过高或过低的 PaO_2 和 $PaCO_2$ 都会对患儿带来不利影响,需要动态的血气监测指导呼吸机的使用。

(2)体温管理:使用的床单、鸟巢等需要预热,操作尽量在暖箱内进行。不常规对危重患儿沐浴,保持皮肤清洁即可。及时更换潮湿的床单、鸟巢等。测量体重尽量使用暖箱上的体重模块进行称重。

(3)呼吸支持:机械通气期间做好气管插管与各管路的护理,最大程度降低呼吸回路的无效腔,及时倾倒管路中的冷凝水和添加呼吸机湿化罐中的灭菌注射用水。注意呼吸机工作状态,每小时检查呼吸机参数并记录,设定报警值,以便监护。采用密闭式吸痰,患儿操作耐受性好,避免呼吸机断开造成氧饱和度、心率的波动,同时全封闭的管道可避免开放式吸痰频繁开放气道或不洁操作时周围环境对气道的损伤污染。撤机后加强巡视,保证合适的环境湿度,避免患儿脱机后产生不适。

(4)气道管理:根据患儿的血氧饱和度、皮肤颜色、痰鸣音、气道压力、气管插管内分泌物的情况综合判断,做好按需吸痰,吸痰负压宜小。

(5)用药护理:感染引起肺出血者,应加强抗生素治疗,同时辅以免疫治疗,输注丙种球蛋白、中性粒细胞、粒细胞集落刺激因子等。肺出血患儿常伴有全身凝血功能障碍,对高凝患儿可遵医嘱予小剂量肝素,每次 20~30U/kg。大量肺出血后致贫血者,遵医嘱输注新鲜血,每次 10ml/kg,维持血细胞比容 0.45 以上,严格执行输血操作规范。对于易哭闹患儿,遵医嘱给予镇静药,在治疗护理中保持安静,尽可能减少刺激,给药后,应密切监测患儿各项临床指标,如出现不良反应,应及时通知医师。

(6)营养支持:留置胃管期间,密切观察胃内容物情况,及时排出胃内气体。胃内出血停止后尽早开奶,提倡母乳喂养。根据患儿病情可选择全肠外营养、部分肠外营养、肠内营养。

(7)液体管理:使用输液泵严格控制补液速度,限制输液量 80ml/(kg·d),滴速为 3~4ml/(kg·h),防止输液过快引起心力衰竭、肺水肿,诱发肺出血。维持体内酸碱平衡,碳酸氢钠纠酸每次 2~4ml/kg,一般维持 4h。注意有无液体外渗,观察血气分析结果。

(8)体位护理:将患儿置于鼻吸气位,头稍向后仰。颈肩部垫高 1~2cm。

(9)预防感染:床旁放置快速手消液,接触患儿前后严格执行手卫生,物品专人专用。

（10）健康教育：向家长讲解新生儿肺出血相关疾病知识。了解家长对疾病的心理反应及应对方式，并给予心理支持。出院后告知家长肺出血的危险因素，出院后对危险因素进行早期干预，避免再次发生。

2. 关键点

（1）肺出血的患儿不宜频繁叩背吸痰，特别是疾病急性期叩击及过度吸引有加剧出血的风险，应根据患儿的血氧饱和度、皮肤颜色、痰鸣音、气道压力、气管插管内分泌物的情况综合判断，按需吸痰。

（2）注意撤机后的护理。撤呼吸机后严密观察患儿病情，及时发现呼吸困难的症状，如面色发绀、心率减慢等，必要时予以氧气吸入。

【新生儿肺出血相关知识】

（一）概述

肺出血（pulmonary hemorrhage）是由于肺部毛细血管压力急剧增大，导致毛细血管破裂，大量血液渗出，伴随着呼吸系统失代偿；病理学检查在肺泡或肺间质发现红细胞，至少影响两个肺叶，常发生在严重疾病的晚期，一般需要在出血后 60min 内进行气管插管或提高呼吸机参数。新生儿肺出血是临床常见危重疾病，病因复杂、起病凶险、病情进展快。

（二）病因

新生儿肺出血病因不明，与以下因素有关：

1. 缺氧因素　原发病主要为窒息、重症缺氧缺血性脑病、呼吸窘迫综合征、胎粪吸入综合征、青紫型复杂先天性心脏病等，肺出血多发生在生后第 1~3d。

2. 感染因素　原发病主要为败血症、感染性肺炎、坏死性小肠结肠炎等，肺出血多发生在生后 1 周左右。

3. 寒冷损伤　主要发生在寒冷损伤综合征和硬肿症，但同时合并缺氧或感染，多见于早产儿。

4. 早产　早产儿肺发育未成熟，发生缺氧、感染、低体温时更易发生肺出血。

5. 动脉导管未闭　是肺出血的一个重要危险因素，肺血流增加，损伤心室功能，损伤肺小血管，导致出血性肺水肿。

6. 其他　心力衰竭、血液黏滞综合征、凝血功能障碍、弥散性血管内出血、机械通气压力过高、输液过快、过量等也可引起肺出血，一般与缺氧、感染病因同时存在。

（三）临床表现

1. 全身症状　反应差、面色苍白、发绀、四肢冷、呈休克状态。

2. 呼吸障碍　呼吸困难突然加重，出现三凹征、呻吟、呼吸暂停、呼吸暂停恢复后呼吸仍不规则，经皮血氧饱和度难以维持正常水平。

3. 肺部体征　肺部可闻及中粗湿啰音或湿啰音增多。

4. 出血　约半数病例从口鼻腔流出血性液体或气管插管内流出泡沫样血性液，皮肤出血点或瘀斑、注射部位出血。

（四）辅助检查

1. X 线检查　典型肺出血胸部 X 线表现：①广泛的斑片状阴影，大小不一，密度均匀，有时可有支气管充气征。②肺血管淤血影：两肺门血管影增多，两肺呈较粗网状影。③心影轻至中度增大，以左室增大较为明显，严重者心胸比 >0.6。④大量出血时两肺透亮度明显降低或呈"白肺"征。

2. 超声检查　肺出血的主要超声特征为：

（1）肺实变伴支气管充气征：由于出血程度及原发病变的不同，出血侧肺部可表现为不同范围的实变伴支气管充气征，出血程度较重者常见较大范围实变，而轻度出血可仅见局限于胸膜下的小范围实变。实变的程度与范围主要与原发病有关，可能并非肺出血的直接表现。

（2）碎片征：当实变肺组织与充气肺组织无明确分界时，常形成碎片样征象。出血程度较轻的一侧肺脏以碎片征为主要表现；此外，在出血程度较重一侧肺脏的大面积实变区的边缘，也常形成碎片征象。

（3）胸膜线异常与 A- 线消失：见于所有肺出血患儿，胸膜线异常表现为病变区胸膜线消失或增粗模糊。

（4）肺不张：重度肺出血患儿常有不同程度的肺不张，与原发病有关，如感染性肺炎、胎粪吸入等所致肺出血常有肺不张形成，而窒息等所致肺出血则较少形成肺不张。

（5）胸腔积液：较常见，胸腔穿刺可证实该积液为积血，常见于出血侧，积液量与出血程度有关。积液内由于红细胞破坏、纤维蛋白沉着形成的纤维条索状漂浮物，实时超声下可见该纤维条索状漂浮物随积液运动而运动。

（6）肺间质综合征（alveolar interstitial syndrome，AIS）：在少数轻度肺出血患儿或重度出血的急性期，以肺水肿（在超声上表现为 AIS）为主要表现。

3. 实验室检查　①血常规：出血前可出现红细胞增加，血小板计数大多低于 $100 \times 10^9/L$。②血气分析：常见混合性酸中毒，单纯呼吸性酸中毒较少，可出现 PaO_2 下降，$PaCO_2$ 上升，BE 负值增大。③怀疑感染时行血培养、痰培养等检查。

（五）诊断标准

1. 具有肺出血原发病和高危因素　窒息缺氧、早产和 / 或低出生体重、低体温和 / 或寒冷损伤、严重原发疾病（败血症、心肺疾患）等。

2. 症状和体征　除原发病症状与体征外，肺出血可有下列表现：

（1）全身症状：低体温，皮肤苍白，发绀，活动力低下，呈休克状态或可见皮肤出血斑，穿刺部位不易止血。

（2）呼吸障碍：呼吸暂停，呼吸困难，吸气性凹陷，呻吟，发绀，呼吸增快或在原发病症状基础上临床表现突然加重。

（3）出血：鼻腔、口腔流出或喷出血性液体或于气管插管后流出或吸出泡沫样血性液体。

（4）肺部听诊：呼吸音减低或有湿啰音。

（六）治疗

肺出血病死率较高，应强调预防，要加强对新生儿缺氧和感染的防治，以免发展到严重阶段。

1. 对症支持　注意保暖，保持呼吸道通畅，吸氧，纠正酸中毒。

2. 补充血容量　对肺出血致贫血的患儿可输新鲜血，每次 10ml/h，维持血细胞比容在 0.45 以上，有早期休克表现者给 0.9%NaCl 扩容。

3. 保持正常心功能　可用多巴胺 5~10μg/（kg·min）维持收缩压 50mmHg 以上。如发生心功能不全,可用快速洋地黄类药物控制心力衰竭。

4. 机械通气　正压通气和呼气末正压是治疗肺出血的关键措施,一旦发生肺出血,应立即予气管插管正压机械通气,吸气峰压(peak inspiratory pressure,PIP)20~25cmH$_2$O,呼气末正压(positive end expiratory pressure,PEEP)6~8cmH$_2$O,吸呼比为1∶1~1∶1.5,呼吸频率40~50次/min。根据病情调节呼吸机参数,对严重广泛肺出血,病情好转后呼吸机参数调整不能操之过急。

5. 抗感染　感染引起肺出血者,病情非常严重,应加强抗生素治疗,同时辅以免疫治疗,输注丙种球蛋白、中性粒细胞、粒细胞集落刺激因子等。

6. 纠正凝血功能障碍　肺出血患儿常伴有全身凝血功能障碍,对高危患儿可给予小剂量肝素,每次20~30U/kg。

7. 止血药　使用巴曲酶或1∶10 000肾上腺素进行止血。

【新生儿肺出血复习题】

A1型题

1. 肺出血的原因**不包括**(E)

A. 早产　　　　　　　　　　　B. 低体温

C. 缺氧　　　　　　　　　　　D. 血液黏滞综合征

E. 葡萄糖–6–磷酸脱氢酶缺乏

A2型题

2. 患儿,男,母孕32周$^{+2/7}$,生后1d,因"全身青紫及呕吐鲜红色液体4h"入院。体格检查:反应差,两侧瞳孔大小约3mm,对光反射灵敏,全身皮肤苍白,两肺呼吸音粗,未及明显干湿啰音。以下护理措施**错误**的是(C)

A. 置暖箱保暖　　　　　　　　B. 立即准备气管插管急救物品

C. 吸痰负压0.026MPa(200mmHg)　D. 气管内滴入巴曲酶0.2U加注射用水1ml

E. 胃内出血停止后尽早开奶

A3/A4型题

(3~4题共用题干)

患儿,男,生后7d,足月顺产,近2d来拒乳,反应差。体格检查:体温36.0℃,精神萎靡,面色灰,脐部红肿,有少量脓性分泌物,血白细胞:22×10^9/L,中性粒细胞:65%,口鼻中少许血性泡沫,全身冷。

3. 该患儿最可能的诊断是(D)

A. 新生儿黄疸　　　　　　　　B. 新生儿溶血症

C. 新生儿败血症、新生儿硬肿症　D. 新生儿败血症、新生儿肺出血

E. 新生儿肝炎

4. 下列处理措施**错误**的是(E)

A. 机械通气　　　　　　　　　B. 抗感染治疗

C. 补充血容量　　　　　　　　D. 改善微循环

E. 限制液体摄入

(5~7题共用题干)

患儿,男,母孕33周,生后5d,顺产,第3d开始出现哭声弱,吸吮无力,双下肢硬肿,皮

肤黄染,体温 35℃。患儿入院当日从鼻腔涌出血性分泌物,肺部闻及湿啰音。

5. 该患儿最可能的诊断是(E)

A. 休克

B. 败血症

C. 心力衰竭

D. 肺炎

E. 肺出血

6. 目前对该患儿最有效的措施是(E)

A. 快速补液,纠正休克

B. 静注 20% 甘露醇

C. 吸氧

D. 输新鲜全血

E. 气管插管人工呼吸

7. 如果患儿突然出现心率下降,需要呼吸支持,应首选(A)

A. 立即机械通气,适当的 PEEP

B. 立即机械通气,不给 PEEP

C. 立即用 CPAP

D. 高频通气

E. 头罩吸氧

（陈晓春）

六、新生儿支气管肺发育不良

【案例分析】

典 型 案 例

患儿,男,生后 5d,因"呼吸困难 3d"入院。患儿系 G_1P_1,母孕 29 周 $^{+1/7}$,因母亲难免流产、宫内感染可能,顺产娩出。生后出现呼吸费力,面色发绀,四肢活动少,收治当地新生儿科住院,诊断"新生儿呼吸窘迫综合征、早产儿、适于胎龄儿、低出生体重儿"。住院期间予气管插管机械通气、固尔苏 240mg 气管插管内滴入、静脉补液支持,先后予青霉素 G、头孢他啶、舒普深抗感染等治疗 51d 后,患儿在无创机械通气下仍偶有血氧下降,家长为求进一步诊疗要求转上级医院治疗。查体:早产儿貌,神志清,反应好,无创呼吸机行持续气道正压通气下全身肤色红润,口唇无发绀,呼吸不规则,轻度三四征,双肺呼吸音偏低,未闻及干湿啰音,心音中,律齐,腹软,肝脾肋下未及,肠鸣音尚可,脐部干燥,四肢活动尚可,肌张力符合胎龄,肢端温。

1. 该患儿如何进行合理氧疗?

2. 针对该患儿如何进行健康宣教?

（一）入院处置

1. 护理要点

（1）病情观察:监测患儿生命体征,观察呼吸困难、皮肤发绀等情况。

（2）呼吸支持:予无创通气,妥善固定呼吸管路。根据鼻腔大小选择合适的鼻塞,采用"工"形人工皮保护鼻部皮肤和鼻中隔,减少局部皮肤受压。放置鼻塞之前,先清除口、鼻腔分泌物。无创通气患儿口吐泡沫较多,头偏向一侧或取侧卧位,肩下垫一软枕,伸直气道,及时清除分泌物。

2. 关键点 高浓度氧或机械通气是新生儿支气管肺发育不良的单一高危因素,因此,合理用氧,维持合适的氧分压和氧饱和度是治疗支气管肺发育不良主要策略之一。每小时观察 CPAP 的压力和氧浓度,氧浓度根据患儿病情逐步下调,氧浓度应控制在最低限度,以减少气压/容量伤、氧中毒发生,同时避免高氧血症导致的氧化应激损伤。

(二)住院护理

1. 护理要点

(1)气道管理:及时清除呼吸道分泌物,解除气道梗阻,降低通气阻力,如呼吸道分泌物多、痰液稠不易吸出,吸痰前用雾化吸入、胸部物理治疗,湿化气道,促进分泌物排出。

(2)呼吸支持:氧疗期间要具备空氧混合装置,在血氧饱和度监测及血气分析监测下吸氧,及时调整氧浓度,避免 PaO_2 和 $PaCO_2$ 过低或过高,目前多主张维持组织可耐受的最低 PaO_2 为 50~55mmHg,允许 $PaCO_2$ 45~55mmHg。气管插管、机械通气作为致支气管肺发育不良最重要的危险因素之一,早期尽可能应用无创通气,如能维持正常血氧饱和度且无发绀、气促表现,可过渡到加温加湿高流量鼻导管吸氧,不仅可提高通气舒适度,且鼻黏膜损伤发生率较低。撤氧或低流量间断吸氧过渡到停止吸氧期间需做好离氧训练,使患儿逐渐耐受。先停氧半小时再予之前的氧浓度吸氧,数小时后再重复,在观察患儿无缺氧表现下逐渐延长停氧时间,直到在哭吵或喂奶时 SpO_2 也能够维持在 85% 以上时给予完全停氧。因吃奶时用力较大,体能消耗大,加之患儿肺部发育不良,肺换气功能受阻而易出现缺氧症状,故吃奶时予以低流量吸氧并采用间歇喂养法缓解缺氧症状。

(3)营养支持:患儿因肺功能损伤,呼吸时需要消耗呼吸功,肺组织损伤的修复也需营养支持,早期给予营养支持,对经口喂养困难的患儿应早期微量管饲喂养,尽量母乳喂养。但由于肺功能的损伤,导致通气和换气功能较差,当摄入奶量过多时,胃扩张导致膈肌上抬,影响通气和换气,建议少量多餐,根据患儿胃肠耐受情况逐渐加奶,一般奶量增加不超过 20ml/(kg·d)。患儿纠正胎龄 <32 周时可管饲喂养,纠正胎龄达到 32 周时应联合非营养性吸吮、口腔按摩等喂养辅助干预技术,从全管饲喂养过渡到部分管饲喂养,再逐步过渡到自行经口喂养。

(4)液体管理:液体补充过量可增加新生儿支气管肺发育不良的风险,同时支气管肺发育不良患儿肺液体平衡异常,对液体耐受性差,即使摄入正常量的液体也可导致肺间质和肺泡水肿,肺功能恶化,因此应控制液体量和钠摄入。然而,过分限制液体量又可引起营养不良,影响肺泡化进程。用输液泵均匀 24h 输入液体,控制输液速度。应用利尿药注意副作用,如电解质紊乱、高尿钙症、骨质疏松、肾钙化等,不应长期使用。

(5)预防感染:加强口腔、皮肤、臀部护理,做好床边擦浴,勤更换尿布、床单。避免医源性感染。

(6)健康教育:向家长讲解新生儿支气管肺发育不良的发病原因、临床特点及护理方法。重度支气管肺发育不良氧疗可能需要数月甚至数年之久,因此,部分患儿出院后仍需家庭氧疗。指导家长掌握正确的给氧方法与氧饱和度监测方法,氧疗期间 SpO_2 应维持在 90%~94%。停氧应逐渐进行,先从白天开始,然后再夜晚。指导家长学会观察皮肤颜色、口唇颜色、呼吸困难等缺氧的表现,教会出现缺氧症状的紧急处理。支气管肺发育不良患儿在喂养过程中较无支气管肺发育不良者更容易出现呼吸暂停和缺氧,甚至出现心动过缓或青紫;增加奶量和进食速度快时可出现呼吸暂停导致氧饱和度下降,指导家长密切观察。

2. 关键点

（1）离氧训练：支气管肺发育不良患儿对氧的依赖性强，特别注意氧浓度和氧流量的调节，从持续吸氧逐渐过渡到间断吸氧直至完全停氧。制订基于离氧耐受度评估的离氧方案。以离氧时间、离氧反应及 SpO_2 波动等离氧耐受度指标为依据，逐渐降低吸氧参数。

（2）安全喂养：支气管肺发育不良患儿可能遗留永久性肺功能损伤，容易发生反复呼吸道感染、喂养困难、生长发育迟缓等，合理的家庭护理对促进患儿生长发育，减少再次就诊有重要意义。着重指导家长喂养技巧及识别缺氧症状体征、急救知识、家庭血氧饱和度仪器的使用方法等。尤其反复提醒家长在喂养时注意观察患儿皮肤颜色、口唇颜色、呼吸、SpO_2 数值及波动情况，避免发生误吸并掌握误吸的急救处理。

【新生儿支气管肺发育不良相关知识】

（一）概述

支气管肺发育不良（bronchopulmonary dysplasia，BPD）是一种发生于早产儿的慢性肺疾病（chronic lung disease，CLD），以肺泡简单化和肺微血管异常为特征，早产儿在校正胎龄 36 周时仍需依赖氧气。BPD 与早产儿肺发育未成熟密切相关，病理改变包括肺泡发育不良、肺泡数目减少和肺泡毛细血管分布异常。胎龄越小，BPD 发生率越高，胎龄 22~28 周早产儿发病率可高达 68%，是婴儿期慢性呼吸系统疾病的主要病因，严重威胁患儿存活率及生存质量。

（二）病因

BPD 由多种因素引起，其本质是在遗传易感性的基础上，氧中毒、气压伤或容量伤以及感染或炎症等各种不利因素对发育不成熟的肺导致的损伤，以及损伤后肺组织异常修复。其中肺发育不成熟、急性肺损伤、损伤后异常修复是引起 BPD 的三个关键环节。

1. 个体和基因易感性 临床上已发现，种族和基因不同，RDS 发病率和严重程度不同；家族中有哮喘或反应性气道疾病史者 BPD 发病率增加。研究表明，BPD 与人类白细胞抗原 –A2（human leucocyte antigen A2，HLA–A2）、基因多态性有关。

2. 肺发育不成熟 肺发育不成熟是 BPD 发病机制中最重要因素之一。早产儿出生后，受外界刺激，肺的发育停止，使肺泡结构简单化。出生时肺脱离小管期进入囊泡期，肺泡需经 4~6 周发育，胎龄 <28 周的早产儿，出生后比足月儿更多接受氧疗，常暴露于机械通气、高浓度氧、炎症损伤等不利环境之中，进一步阻碍肺的发育。

3. 氧中毒 高浓度氧在体内产生大量高活性的超氧、过氧化氢及自由基等毒性产物，而早产儿不能及时清除有害物质。活性氧代谢产物是 BPD 发病过程中关键性的炎性介质，可干扰细胞代谢，抑制蛋白酶和 DNA 合成，造成广泛细胞和组织损伤，可引起肺水肿、炎症、纤维蛋白沉积以及 PS 活性降低等非特异性改变。早产儿对氧化应激易感，即使吸入低浓度氧也可引起严重氧化应激反应，产生肺损伤；同时体内游离铁含量高，后者是脂质过氧化代谢产物，可催化活性氧簇产生。

4. 机械通气性肺损伤 主要是气压伤、容量伤和生物伤。机械通气时高气道压或高潮气量可引起肺泡过度扩张，毛细血管内皮、肺泡上皮细胞及基底膜破裂等机械性损伤，导致液体渗漏至肺泡腔，触发炎症反应和促炎因子释放，气管支气管树结构破坏以及 PS 灭活，致使肺细支气管上皮损伤及大部分终末肺泡萎陷。早产儿本身肺间质和肺泡结构不成熟，肺的弹力纤维和结缔组织发育不全，气道顺应性高，峰压过高易造成肺泡破裂，气体进入肺间质，导致肺间质气肿。后者使 BPD 发病率增加 6 倍。

5. 感染和炎性反应 是 BPD 发病中的关键环节,宫内感染可导致胎肺发育受阻及触发早产。感染时产生炎性介质,引起炎性细胞在肺内聚集,活化的中性粒细胞和巨噬细胞释放大量氧自由基,造成肺损伤。早产儿出生后常暴露于机械通气、高氧、气压伤、感染中,进一步触发炎性因子瀑布反应,加重气道、肺血管及间质损伤,引起肺损伤。

6. 其他 出生后症状性动脉导管未闭,引起肺血流和肺液增加,使肺功能减低和气体交换减少;输液不当致肺间质水肿;维生素 A、E 缺乏,败血症及胃食管反流等因素均增加了 BPD 易感性。

(三)临床表现

1. 主要见于早产儿,尤其是胎龄 <28 周,出生体重 <1 000g 者。胎龄愈小、体重愈轻,发病率愈高。少数也可见于具有肺部疾病如 MAS、新生儿持续肺动脉高压、先天性心肺疾病、败血症、膈疝等严重疾病在出生数周内需正压通气、高浓度氧的足月儿。其他的高危因素有母亲绒毛膜炎、胎盘早剥、胎儿生长受限、产前未用糖皮质激素、用吲哚美辛史、男胎、低 Apgar 评分、严重 RDS、感染等。

2. RDS 或早期机械通气的早产儿,如 1 周以上仍不能撤机,且需氧量增加,可能已经进入 BPD 早期。

3. 临床症状和体征随疾病的严重性而明显不同,早期症状与原发疾病难以区别,通常在机械通气过程中出现呼吸机依赖或停氧困难超过 10~14d,提示可能已发生急性肺损伤。小早产儿早期仅有轻度或无呼吸系统疾病,仅需低浓度氧或无需用氧,而生后数天或数周后逐渐出现进行性呼吸困难、喘憋、发绀、三凹征、肺部干湿啰音、呼吸功能不全症状和体征以及氧依赖。

4. 病程与疾病严重程度有关 病程通常数月甚至数年之久。大部分病例经过不同时期后可逐渐撤机或停氧;病程中常因反复继发性呼吸道感染或症状性动脉导管未闭、持续肺动脉高压致心力衰竭而使病情加重甚至死亡。严重肺损伤者由于进行性呼吸衰竭、肺动脉高压而死亡。由于慢性缺氧、能量消耗增加,进食困难,患儿常有营养不良。

(四)辅助检查

1. 血气分析 低氧血症、高碳酸血症,严重者 pH 值常低于正常。

2. 肺功能 由于气道阻力增加和气流受限,引起支气管高反应性,呼吸功增加、肺顺应性减低,残气量增加,而功能残气量减少。

3. 血生化检查 慢性 CO_2 潴留、利尿药应用可引起低钠血症、低钙血症和低钾血症。

4. 胸部 X 线 经典 BPD 的 X 线主要表现为肺充气过度,肺不张、囊泡形成及间质气肿影,严重病例伴肺动脉高压患儿可显示肺动脉干影。Northway 根据 BPD 的病理过程将胸部 X 线分四期:

(1)Ⅰ期(1~3d):双肺野呈磨玻璃状改变,与 RDS 的 X 线改变相同。

(2)Ⅱ期(4~10d):双肺完全不透明,心缘模糊。

(3)Ⅲ期(11~30d):进入慢性期,双肺野密度不均,可见线条状或斑片状阴影间伴充气的透亮小囊腔。

(4)Ⅳ期(1 个月后):双肺野透亮区扩大呈囊泡状,伴通气过度。不是所有的 BPD 都会发展到第Ⅳ期,也可能直接从第Ⅰ期到第Ⅲ期。

5. 肺部 CT 分辨率高,90% 以上 BPD 患儿 CT 显示异常,但要考虑 CT 的射线风险。

（五）诊断标准

早产儿或低出生体重儿，多有呼吸机及高浓度的吸氧病史；患儿呈慢性持续性或进行性呼吸功能不全，表现为低氧、二氧化碳潴留和对氧及呼吸的依赖；肺部呈典型的 X 线改变。

（六）治疗

1. **呼吸支持**　气管插管、机械通气是导致 BPD 最重要的危险因素之一，因此尽可能应用无创通气，早期应用 NCPAP，减少机械通气的应用，压力 4~6cmH$_2$O，流量 3~5L/min，并应装有空气、氧气混合器，以便调整氧浓度，避免纯氧吸入。机械通气时根据病情尽可能采取低气道压、低潮气量（4~6ml/kg）、低肺泡通气。

2. **营养支持**

（1）能量及蛋白质：由于慢性缺氧、呼吸功增加、糖和脂质代谢紊乱所致能量消耗增多以及摄入减少，故应提供充足的能量和蛋白质，以利于增加机体抗感染、抗氧中毒能力，促进正常肺组织生长、成熟和修复。能量为 140~160kcal/（kg·d），进食不足者加用肠道外营养。

（2）维生素 A：可促进肺泡上皮细胞增殖，调节肺胶原含量，促进胎肺成熟，维持呼吸道上皮的完整性，逆转高氧等病理因素对肺发育进程的干扰。临床资料证明，接受维生素 A 治疗的早产儿 BPD 发生率明显降低，剂量为 5 000IU，肌注，每周 3 次，连续 4 周。

（3）BPD 患儿常合并贫血，可输血和应用重组人促红细胞生成素，维持相对正常的血红蛋白水平。

3. **限制液体**　尽管生后第一周限制液体并未减少 BPD 发生率，但患儿肺液体平衡异常，对液体耐受性差，即使摄入正常量的液体也可导致肺间质和肺泡水肿，肺功能恶化，因此应严格控制液体量和钠摄入。早产儿常有轻度低钠血症且可耐受，不需处理，当血清钠≤125mmol/L 时，除限制液体摄入外，可适当补充钠盐。出现下列情况可使用利尿剂：①生后 1 周出现呼吸机依赖、有早期 BPD 表现。②病程中因输入液量过多致病情突然恶化。③肺水肿或心功能受损。④为了增加热量而加大输液量时。首选呋塞米（速尿），可迅速控制肺水肿、改善肺顺应性、降低气道阻力，改善肺功能。每次 0.5~1mg/kg，每天 1~2 次或隔天一次。氢氯噻嗪（双氢克尿噻）和螺内酯（安体舒通）联合应用可减少药物副作用，剂量分别为 2mg/（kg·d）和 2~4mg/（kg·d）。

4. **抗感染**　由于病程中继发细菌、病毒或真菌感染是诱发病情加重而危及生命的常见原因，因此应密切观察有无合并感染。可行血、痰细菌培养，机械通气患儿可行支气管肺泡灌洗液培养，以确定病原体，选择有效的抗生素治疗。加强消毒隔离制度，避免医源性感染。

5. **支气管扩张药**　严重 BPD 常伴有呼吸道平滑肌肥大和气道高反应性。β- 肾上腺受体激动剂可改善肺的顺应性、降低气道阻力。常用的药物有沙丁胺醇、异丙肾上腺素、特布他林等。

【新生儿支气管肺发育不良复习题】

A1 型题

1. 支气管肺发育不良的预防措施**不包括**（E）

A. 对可能发生早产的孕妇短期使用糖皮质激素

B. 出生后合理用氧，氧浓度控制在最低限度

C. 严格掌握气管插管及机械通气指征

D. 预防医源性感染，限制液体

E. 给予一氧化氮吸入治疗

A2 型题

2. 患儿,男,母孕 27 周 $^{+5/7}$,母亲前置中央性胎盘大出血行紧急剖宫产术,出生体重 900g,现住 NICU 治疗 29d,目前仍需要鼻导管给氧,用氧浓度小于 30%,胸片示:肺纹理轮廓模糊,偶见小泡状影。该患儿最可能的诊断是(E)

A. 感染性肺炎
B. 呼吸窘迫综合征
C. 肺出血
D. 湿肺
E. 支气管肺发育不良

A3/A4 型题

(3~4 题共用题干)

患儿,男,母孕 27 周 $^{+5/7}$,住 NICU 治疗 1 个月,出院时仍需氧,FiO_2<30%,诊断支气管肺发育不良。

3. 对该患儿家长氧疗指导**错误**的是(B)

A. 氧疗期间 SpO_2 应维持在 75%~80%
B. 氧疗期间 SpO_2 应维持在 90%~94%
C. 氧疗期间 SpO_2 应维持在 85%~90%
D. 氧疗期间 SpO_2 应维持在 90%~95%
E. 氧疗期间 SpO_2 应维持在 95%~100%

4. 该患儿进行家庭氧疗措施**错误**的是(B)

A. 停氧应逐渐进行

B. 停氧应先从夜晚开始,然后白天

C. 从持续吸氧逐步过渡到间断吸氧直至停氧

D. 停氧后,患儿在喂养过程易出现低血氧饱和度,可适当给氧

E. 给氧期间观察 SpO_2、皮肤颜色、口唇颜色、呼吸等情况

(5~7 题共用题干)

患儿,男,母孕 26 周 $^{+3/7}$,出生体重 980g,NCPAP 机械通气过程中出现呼吸机依赖,动脉血气示:低氧血症,胸片示:肺充气过度。

5. 该患儿最有可能的诊断是(A)

A. 支气管肺发育不良
B. 肺不张
C. 肺出血
D. 呼吸窘迫综合征
E. 呼吸衰竭

6. 目前治疗措施**不当**的是(E)

A. 呼吸支持
B. 营养支持
C. 限制液体
D. 抗感染
E. 给予 PS

7. 持续 NCPAP 通气第 10d,患儿呼吸困难加重,FiO_2>60%,SpO_2 维持在 80%~85%,最佳的处理措施是(B)

A. NCPAP 通气
B. 气管插管机械通气
C. 高流量给氧
D. 头罩给氧
E. 高频机械通气

(陈晓春)

七、新生儿持续肺动脉高压

【案例分析】

典型案例

患儿,男,生后10h,因"发绀10h"入院。患儿系G_1P_1,母孕39周$^{+3/7}$,有羊水Ⅲ度污染,否认胎盘、脐带异常。患儿生后即发现全身发绀,四肢可见胎粪附着,反应差,呼吸急促,立即予吸引胎粪、心肺复苏术后转入新生儿科病房气管插管、机械通气治疗。查体:神志清楚,反应差,经口气管插管、机械通气下经皮血氧饱和度波动于60%~70%,双肺呼吸音对称,未闻及干湿啰音,心脏B超提示"中度肺动脉高压",心音中等,律齐,心前区未及明显病理性杂音,腹软,未及包块,肠鸣音尚可,四肢活动差,肌张力偏低。

1. 该患儿如何进行一氧化氮吸入的监护?
2. 该患儿如何保持安静、维持目标氧合?

(一)入院处置

1. 护理要点

(1)病情观察:监测生命体征,观察患儿反应、皮肤发绀、呼吸困难等情况,通知医生并备好各种急救设备、药品。

(2)呼吸支持:患儿入院时已带入经口气管插管,可直接连接负压吸引装置进行气道清理。气管插管复苏囊加压给氧下,听诊肺部双侧呼吸音一致、监测呼出CO_2,胸部X线片显示气管插管的尖端位置在气管分叉处以上1~2cm。妥善固定气管导管,记录气管插管深度、插管日期、管径型号。注意管道连接,防止出现导管脱管、移位、打折、堵塞等现象。

(3)管路护理:一氧化氮吸入治疗是目前治疗新生儿持续肺动脉高压常用方法,安装连接前全面检查一氧化氮装置,正确连接管路,保证各接头连接紧密,不漏气。NO出气管道通过三通连接管接入呼吸机供气回路湿化器前端,NO浓度监测管道通过三通连接管接入呼吸机供气回路患儿吸入气末端。校正NO和NO_2监测仪上的"零点",严格按照操作手册上的步骤进行校零,区分NO钢瓶的开关方向,压力表的指针调节不超过0.2MPa。连续冲洗管路2~3次,以冲洗管道内的O_2,减少NO_2的生成。

2. 关键点 NO是针对新生儿持续肺动脉高压有效的治疗手段,但NO本身为一种自由基,大剂量吸入对肺有直接损伤作用。故NO吸入时持续监测NO浓度,并设置高限及低限报警值,合理调整NO浓度,从小剂量开始,尽量缩短NO时间。NO遇氧迅速生成NO_2,达到一定浓度时对肺有毒性作用,可造成肺水肿及炎症反应,并生成亚硝酸盐等物质造成肺损伤。故吸入NO治疗时要尽量将NO自气管插管末端加入,减少NO与氧气接触时间,减少NO_2的产生。由于NO与血中血红蛋白亲和力极强,两种结合可形成无携带能力的高铁血红蛋白。当其超过一定浓度时会降低血红蛋白的携氧能力,从而加重患儿缺氧,表现为皮肤、黏膜发绀,呈现灰蓝色。因此定期监测血中高铁血红蛋白的浓度,其正常值为1%~2%。

（二）住院护理

1. 护理要点

（1）病情观察：使用多功能心电监护连续监测生命体征及血氧饱和度变化，特别是 SpO_2 和血压变化，因其直接反映患儿机体氧合和循环情况。监测患儿导管前（常取右上肢）及动脉导管后（常取左上肢或左下肢）的 SpO_2 及 PaO_2，SpO_2 相差 10% 以上，PaO_2 差值为 15mmHg 以上即存在动脉导管右向左分流。如高频机械通气者需密切观察胸廓是否对称及胸部振荡的幅度。振荡幅度以胸廓至腹股沟应见微小的振荡为度。振荡压力幅度是影响 CO_2 排出的重要因素，$PaCO_2$ 高时要增加振荡压力幅度以加速 CO_2 的排出，降低 $PaCO_2$。

（2）气道管理：新生儿持续肺动脉高压急性期尽可能保持患儿安静，不宜过多气管吸引及翻身叩背。为防止缺氧发作，吸引前预先将 FiO_2 调高 10%~15%，每次吸引时间不超过 15s，尽量采用密闭式吸痰。疾病恢复期，随着插管时间延长，呼吸道内分泌物增加的情况下可适当翻身吸痰。加强人工气管建立后的气道湿化，湿化不足可引起呼吸道分泌物干燥，纤毛上皮变性，肺功能下降，肺泡表面活性物质减少，顺应性下降，功能残气量减少，肺泡动脉氧分压差增大。

（3）iNO 监护：常用治疗新生儿持续肺动脉高压的 NO 初始剂量为 20ppm，iNO 应用后氧合改善，PaO_2/FiO_2 较基础值增加 >20mmHg 提示有效。如吸入 NO 后 1h 氧合改善无效，以 5ppm 开始，逐渐加大剂量至氧合稳定；如吸入 NO 后 1h 氧合改善有效，NO 应逐渐减量。NO 的减量：当氧合改善，PaO_2 维持在 ≥60mmHg（SaO_2 ≥90%）并持续超过 60min，可首先将 FiO_2 降为 <0.60，可通过每 4h 降低 5ppm，在 12~24h 后逐渐降为 5~6ppm 维持；在已达 5ppm 时，每 2~4h 降低 1ppm；为减少 iNO 停用后的反跳，可降至 1ppm 再撤离。如减量过程中出现病情反复或恶化（PaO_2 下降 >20mmHg），重复先前剂量治疗。一般 iNO 治疗 1~5d 不等，使用过程中应持续监测吸入的 NO 和 NO_2 浓度；间歇测定高铁血红蛋白浓度，可在应用后 2h 和 8h 分别测定一次，之后每天一次，如开始数天的高铁血红蛋白浓度均 <2%，且 iNO<20ppm，可停止检测。对于早产儿，应用 iNO 后应密切观察，注意出血倾向。

（4）呼吸支持：因新生儿持续肺动脉高压存在肺外分流，超过正常的血氧分压并不能进一步降低肺血管阻力，相反使肺的氧损伤增加。推荐将动脉导管开口前的 PaO_2 维持在 55~80mmHg，$SpO_2$90%~98%，目标 $PaCO_2$ 在 40~50mmHg。对于严重的新生儿持续肺动脉高压，尤其是先天性膈疝并发新生儿持续肺动脉高压，尽管已经使用了较高参数的辅助通气支持，氧合可能仍不理想，此时如血乳酸水平正常（<3mmol/L 和尿量 ≥1ml/（kg·h），动脉导管开口后的 SaO_2 在 80% 左右是可以接受的。

（5）镇静镇痛：各种操作集中进行，保持协调有序的护理，减少不必要刺激，将干扰减到最低非常重要。新生儿持续肺动脉高压急性期不宜过多翻身、叩背等刺激。持续监测生命体征，减少体格检查和相关干扰。患儿出现哭闹、抵抗等情绪时，可进行抚触及袋鼠式护理，从而增加患儿安全感，更好地安抚患儿情绪。必要时遵医嘱予镇静镇痛剂，吗啡：每次 0.1~0.3mg/kg 或以 0.1mg/（kg·h）维持；或用芬太尼 3~8μg/（kg·h）维持。必要时遵医嘱应用肌松剂。

（6）管路护理：建议建立脐动脉或桡动脉有创血压监测，推荐体循环收缩压 50~70mmHg，平均压 45~55mmHg，维持体循环血压可减少新生儿持续肺动脉高压时的右向左分流。由于脐动脉置管术具有一定的操作风险。操作前必须与患儿家长有效沟通,详细说明置管的必要性及可能出现的并发症,并签署知情同意书。

（7）预防感染:预防呼吸机相关性肺炎,可将患儿床头抬高 30°~45°,严格执行手卫生,接触患儿前后洗手,掌握正确的吸痰方法,执行无菌操作原则。加强口腔护理,及时清除患儿口腔内分泌物,减少分泌物淤积和微生物定植。防止呼吸机管道回路积水逆流,积水杯处于最低位,及时倾倒冷凝水,管路被污染及时更换。

（8）健康教育:向家长讲解新生儿持续肺动脉高压的发病原因、临床特点及护理方法。重度肺动脉高压患儿易出现营养不良、生长迟缓、反复肺部感染等,重点指导家长卫生健康知识及科学喂养方法。提倡母乳喂养,通过视频、图片、宣传手册等多元化方式对家长进行母乳宣教。患儿出院后,告知家长关注患儿皮肤颜色是否发绀,避免喂奶、喂水时发生呛咳和误吸,发现异常及时就医。

2. 关键点

（1）维持充分的氧合:是护理持续肺动脉高压新生儿中最主要的目标,但过高浓度氧可导致肺损伤;吸入 100% 氧可导致肺血管收缩、对 NO 的反应性降低、氧化应激损伤等,因此要做好目标氧合的维持。如患儿躁动、自主呼吸增强提示可能通气不足或氧合降低。

（2）适当镇静:任何微小刺激、疼痛都会造成肺血管痉挛致低氧血症加重新生儿持续肺动脉高压,为患儿提供安静舒适的环境,及时清除仪器报警声,减少不必要刺激,保持患儿绝对安静。

【新生儿持续肺动脉高压相关知识】

（一）概述

新生儿持续肺动脉高压（persistent pulmonary hypertension of newborn, PPHN）是指由于多种病因引起新生儿出生后肺血管阻力持续性增高,使胎儿型循环过渡至正常"成人"型循环发生障碍,而引起的心房和 / 或动脉导管水平血液的右向左分流,临床出现严重低氧血症等症状。以出生不久即出现严重低氧血症、肺动脉压显著增高、血管反应异常、动脉导管和 / 或卵圆孔水平右向左分流不伴有发绀型先天性心脏病（但可以并存）为特征。

（二）病因

1. 围生期窒息或肺实质性疾病　PPHN 继发于肺实质性疾病,伴或不伴有窒息的胎粪吸入综合征、呼吸窘迫综合征、肺炎或败血症等。上述因素导致新生儿肺血管不能适应生后的环境而舒张,肺动脉压力（pulmonary arterial pressure, PAP）不能下降,又称为肺血管适应不良。

2. 肺血管发育不良　宫内慢性低氧等因素所致的肺血管重塑及肺血管排列异常,而肺实质正常,为肺血管发育不良,又称特发性肺动脉高压;由于羊水过少、先天性膈疝、肺动脉阻塞（红细胞增多、高黏血症等）所致的气道、肺泡及相关的动脉数减少,血管面积减小,使肺血管阻力增加所致的肺发育不全。

3. 严重的新生儿湿肺　因选择性剖宫产而致严重的新生儿湿肺,当给予无正压的高氧（如头罩或鼻导管）后出现的吸收性肺不张,使氧需求增加,重者出现 PPHN 的临床表现。

4. 先天性膈疝并发肺动脉高压　先天性膈疝常并发肺发育不全和 PPHN;尽管其他病因的 PPHN 生存率已大有改善,膈疝并发 PPHN 的病死率和需要体外膜肺氧合（extracorporeal membrane oxygenation, ECMO）治疗的机会仍然较高。

5. **肺泡毛细血管发育不良** 该病常伴有肺静脉分布和排列异常,表现为严重的呼吸衰竭和 PPHN,病死率极高。

6. **心功能不全伴肺动脉高压** 宫内动脉导管关闭引起血流动力学改变,生后出现肺动脉高压和右心衰竭;左心功能不全引起肺静脉高压,可继发肺动脉高压,而治疗主要针对改善心肌功能,而不是降低肺血管阻力(pulmonary vascular resistance,PVR)。

7. **围生期药物应用** 母亲产前应用非甾体抗炎药而致胎儿宫内动脉导管关闭、孕后期选择性 5- 羟色胺再摄取抑制剂应用等,均与新生儿 PPHN 发病有关。

8. **其他** 遗传性肺表面活性物质蛋白 B 基因缺乏、ATP 连接盒转运子 A3(ATP-binding cassette transporters A3,ABCA3)基因突变等也可引起严重低氧血症和 PPHN。

（三）临床表现

1. 生后除短期内有呼吸窘迫外,24h 内出现发绀。

（1）肺部原发性疾病,患儿可出现呼吸窘迫的症状和体征,如气促、三凹征或呻吟。

（2）表现为明显青紫和呼吸急促,多在出生后若干小时内发生,起病时间一般在生后 12h 内,病情加重可在生后 1~2d 内,出现严重呼吸窘迫和低氧性呼吸衰竭。在日常护理或轻微的刺激下,明显 SpO_2 下降及发绀,吸氧后一般不能缓解;吸入氧浓度持续增加,但是动脉血氧分压持续低下;差异性青紫,右上肢较轻,下肢重。

2. 在适当通气情况下,早期表现为严重的低氧血症且与肺实质疾病的严重程度或胸部 X 线表现不成比例并除外气胸及先天性心脏病时,均应考虑 PPHN 的可能。

3. 心脏听诊可在左或右下胸骨缘闻及三尖瓣反流所致的收缩期杂音,因 PAP 增高而出现第二心音增强。

4. 当新生儿在应用机械通气时,呼吸机参数未变而血氧合不稳定,应考虑有 PPHN 可能。因肺实质性疾病存在通气 / 血流失调时,也可出现血氧分压不稳定,故该表现并非 PPHN 特有。

（四）辅助检查

1. **动脉血气分析** 显示缺氧、酸中毒、高碳酸血症,严重低氧,动脉血二氧化碳分压相对正常。

2. **超声心动图检查** 在 PPHN 诊断中,评估 PAP 十分重要;超声多普勒方法几乎成为确诊肺动脉高压、监测不同干预方法治疗效果的"金标准"。超声检查可排除发绀型先天性心脏病和评估心脏功能;有多种超声心动图指标可直接或间接评估 PAP;而对于 PVR,尚无可靠的无创评估方法。

3. **X 线检查** 与持续肺动脉高压有关,最常见的胸部 X 线检查结果包括:①突出主肺动脉段。②轻度至中度心脏肥大。③肺血管变异(增加、减少或正常)。④左心室功能不全的迹象,包括肺淤血和心脏肥大。

（五）临床诊断

1. 病史和体检。

2. 结合动脉导管开口前(右上肢)与动脉导管开口后(下肢)动脉血氧分压相差 10~20mmHg 或常用经皮血氧饱和度两处差值 5%~10% 或以上(下肢测定值低于右上肢),提示 PPHN 存在动脉导管水平的右向左分流;当患儿仅有心房卵圆孔水平右向左分流时,不出现上述氧分压或血氧饱和度差,此时也不能排除 PPHN。对于有明显低氧血症且与 X

线片所示的肺部疾病程度不成比例时,应考虑存在 PPHN;但应该与发绀型先天性心脏病鉴别。典型的 PPHN 起病很少超过生后 1 周。

（六）治疗

PPHN 的治疗目的是降低 PVR,维持体循环血压,纠正右向左分流和改善氧合。除治疗原发疾病外,应给予支持治疗。

1. **对症支持**　积极治疗原发疾病,给予最佳的环境温度和营养支持、避免应激刺激,必要时镇静和止痛。肌松剂可能增加病死率,尽量避免使用。

2. **呼吸支持**　保持最佳肺容量,因肺过度充气或萎陷均可导致 PVR 增加,应选择合适的 PEEP 和 MAP,使胸部 X 线片显示吸气相的肺下界在 8、9 后肋间。

3. **肺表面活性物质**　对于有肺实质性疾病,如 RDS、MAS、肺炎等存在原发或继发性表面活性物质失活,其并发的 PPHN 在使用肺表面活性物质后可募集和复张更多的肺泡、改善氧合。对相对轻症的 PPHN 效果较好,非肺实质性疾病者,表面活性物质一般无效。

4. **维持正常体循环压力**　维持体循环血压可减少 PPHN 时的右向左分流,推荐体循环收缩压 50~70mmHg,平均压 45~55mmHg。当有血容量丢失或因血管扩张剂应用后血压降低时,可用白蛋白、血浆、输血、生理盐水等补充容量;使用正性肌力药物以纠正左心和右心功能的降低,增加氧的递送。将血压提升至超过正常值范围以对抗动脉导管水平的右向左分流虽可短期改善氧合,但并不能降低 PVR,故应避免使用。

5. **血管扩张剂降低 PAP**　采取充分的肺泡募集和复张措施,包括常频、高频辅助通气,表面活性物质应用后,依据氧合状态、体循环血压、超声测定心脏功能等,选择进一步的扩血管治疗方案。

（1）一氧化氮吸入:NO 是选择性肺血管扩张剂,应用后不显著影响体循环血压。iNO 分布于有通气的肺泡,故能改善通气/血流比值;临床研究已证明 iNO 能改善 PPHN 的氧合,减少 ECMO 的使用,故已属于足月儿或近足月儿 PPHN 的标准治疗手段。

（2）西地那非:属目前应用经验最多的磷酸二酯酶-5 抑制剂,通过抑制磷酸二酯酶-5 的降解,增加血管平滑肌环磷酸鸟苷（cyclic guanosine monophosphate, cGMP）,使 NO 通路的血管扩张效果持续。常用口服 0.5~1.0mg/kg,每 6h 给药 1 次。

（3）内皮素受体拮抗剂:内皮素为强力的血管收缩多肽,PPHN 患儿存在血浆内皮素水平增高,通过抑制内皮素受体可扩张肺血管。常用内皮素受体拮抗剂为波生坦,口服应用剂量为每次 1~2mg/kg,每天 2 次。但尚无足够的证据支持内皮素拮抗剂单独或辅助 iNO 治疗 PPHN。

（4）吸入用前列环素:静脉应用前列腺素类药物因其选择性扩张肺血管效果差,影响通气/血流匹配而限制了其临床价值,吸入治疗有其一定的肺血管选择性。

（5）米力农:为磷酸二酯酶-3（phosphodiesterase 3, PDE-3）抑制剂,通过抑制 PDE-3 活性,增加平滑肌环磷酸腺苷（cyclic adenosine monophosphate, cAMP）,使前列腺素途径的血管扩张作用持续;同时有正性肌力作用。对于 PPHN 伴左心功能不全时,表现为左房压力增高,心房水平的左向右分流而在动脉导管水平的右向左分流,此时 iNO 可以加重肺水肿使呼吸和氧合状态恶化,属于禁忌证,可选用米力农。

6. **纠正酸中毒**　使 PPHN 急性期血 pH>7.25,7.30~7.40 最佳,但应避免过度碱化血液。

7. **ECMO 的应用**　对于严重低氧性呼吸衰竭和肺动脉高压,伴或不伴心力衰竭时,

ECMO 疗效是肯定的。

【新生儿持续肺动脉高压复习题】

A1 型题

1. 以下属于新生儿持续肺动脉高压的表现是（A）

A. 吸入高浓度氧,发绀不缓解 B. 胸廓饱满,肋间隙增宽

C. 肺部广泛湿啰音 D. 惊厥

E. 双侧呼吸音不对称

A2 型题

2. 患儿,男,母孕 39 周 $^{+2/7}$,出生时发生窒息,复苏后仍有呼吸困难、青紫。胸片检查两肺气肿,诊断胎粪吸入综合征。经气管插管、机械通气等治疗后,患儿发绀未改善,经皮血氧饱和度在 70%~80%,应首先考虑发生了（B）

A. 气胸 B. 肺动脉高压

C. 感染性肺炎 D. 支气管肺发育不良

E. 动脉导管开放

A3/A4 型题

（3~4 题共用题干）

患儿,男,生后 15h。母孕 39 周,因羊水 Ⅱ 度污染,胎儿宫内窘迫窒息,生后予心肺复苏治疗,但患儿持续呼吸困难,颜面青紫,气管插管机械通气治疗后无缓解。

3. 该患儿最可能的诊断是（C）

A. 支气管肺发育不良

B. 胎粪吸入综合征合并呼吸机相关性肺炎

C. 胎粪吸入综合征合并持续肺动脉高压

D. 呼吸窘迫综合征

E. 气胸

4. 引起持续肺动脉高压的病因**不包括**（C）

A. 肺动脉持续收缩 B. 肺静脉高压

C. 肺血流增多 D. 继发于红细胞增多的高黏血症

E. 肺泡表面活性物质缺乏

（5~7 题共用题干）

患儿,男,母孕 38 周 $^{+4/7}$,出生时 Apgar 评分 1min 为 1 分、5min 为 3 分,有严重的中心性发绀伴持续肺动脉高压。

5. 可诊断新生儿持续肺动脉高压的导管前后 PaO_2 差值是（E）

A. 6mmHg B. 7mmHg

C. 8mmHg D. 9mmHg

E. 10mmHg

6. 治疗新生儿持续肺动脉高压最佳的方法是（D）

A. 过度通气,造成呼吸性碱中毒 B. 妥拉苏林

C. 硫酸镁 D. 吸入一氧化氮

E. 酚妥拉明

7. 患儿在使用一氧化氮过程中,监测血中高铁血红蛋白浓度为 4%,提示发生了（B）

A. NO_2 中毒　　　　　　　　　　　B. NO 中毒

C. 正常表现　　　　　　　　　　　　D. 氧中毒

E. CO_2 中毒

（陈晓春）

八、新生儿呼吸衰竭

【案例分析】

典 型 案 例

患儿,女,生后 2d,因"气促、面色发绀 2h"入院。患儿系 G_1P_1,母孕 38 周,因羊膜早破 7h 行剖宫产娩出。患儿吃奶后出现面色、口周发绀,有气促、呻吟不安,伴口吐泡沫。查体:神志清,反应一般,前囟平,呼吸急促,68 次 /min,明显三四征、鼻翼扇动、全身发绀,血氧饱和度维持 80%~83%,两肺呼吸音稍粗,未及明显干湿啰音,心音中,律齐,P152 次 /min,未及明显杂音,腹软,脐部已结扎,未见渗血、渗液,四肢肌张力符合胎龄,活动尚可。

1. 该患儿如何选择给氧方法?

2. 如该患儿行有创机械通气应如何护理?

（一）入院处置

1. 护理要点

（1）病情观察:监测生命体征,观察患儿反应、呼吸困难、皮肤发绀等情况,早期识别呼吸衰竭的症状和体征,通知医生并备好各种急救设备、药品。

（2）气道管理:对于重症呼吸衰竭需呼吸机支持者,采用俯卧位可能对通气及患儿预后更有利。胸部物理治疗,如翻身、叩背、吸痰等,保持气道通畅。如上述方法不能有效地保持气道通畅,可采用简易人工气道、气管插管建立人工气道。

（3）呼吸支持:空气吸入时,PaO_2 低于 50mmHg 应考虑吸氧,根据病情与缺氧严重程度选择合适的给氧方式,输入气体加温并湿化。早产儿通过空 – 氧混合仪给氧。给氧浓度视患儿的需要而定,一般供氧浓度维持 PaO_2 在 50~80mmHg（早产儿 50~70mmHg）为宜。给氧期间严密监测 FiO_2、PaO_2、SpO_2。SpO_2 保持在 85%~95%;对于 <29 周的早产儿,保持在 90%~94%。

1）鼻导管法:为低流量给氧法,但实际的 FiO_2 无法精确估计。常用橡胶管或硅胶管置于鼻前庭,氧流量为 0.3~0.6L/min。该方法简便,适用于病情较轻的新生儿。其缺点是可引起鼻翼部疼痛,鼻分泌物可使导管口阻塞,导管扭曲,患儿张口、哭闹,可使氧供应减少;流量过高可引起鼻咽部的刺激,使患儿不适。

2）鼻旁管法:于鼻导管旁开一长约 1cm 的狭窄小孔,将其固定于鼻孔前,封闭一侧断端,另一侧接气源供氧,流量为 0.5~1L/min。适用于恢复期患儿或缺氧不严重者。该方法与鼻导管法相似,FiO_2 也无法精确估计。

3）面罩给氧:常用氧流量为 1~1.5L/min,可与雾化吸入同时应用。此法无鼻导管给氧的缺点,但要注意固定面罩,使其对准患儿口鼻,以免影响效果。同时应经常间断地移去面罩检查皮肤的压迫部位,特别是鼻的脊部,防止皮肤损伤。

4)头罩给氧:能提供较稳定的 FiO_2,一般所需的总流量为 5~8L/min,氧浓度可根据需要调节,避免气流直吹头面部。流量不足 5L/min,可致 CO_2 在头罩内的积聚,流量过大,如超过 12L/min,因气流过快,可导致患儿头部温度降低,最终导致新生儿低体温。

5)通过鼻、面罩等给氧方式缺氧症状不能得到改善时,采用无创正压通气或有创通气。

2. 关键点

(1)保持呼吸道通畅:气道不通畅可加重呼吸肌疲劳,气道分泌物积聚时可加重感染,导致肺不张,减少呼吸面积,加重呼吸困难,因此,保持气道通畅是纠正缺氧和 CO_2 潴留最重要的措施。

(2)呼吸支持:呼吸衰竭危及生命,其治疗的关键在于及时促进患儿供氧系统恢复正常,较快改善患儿体内氧合情况。根据病情与缺氧严重程度选择合适的给氧方式,对于病情危重者采用机械通气治疗。氧疗期间密切监测 SpO_2,氧浓度应控制在最低限度,避免氧中毒。

(二)住院护理

1. 护理要点

(1)病情观察:严密观察患儿的面色、皮肤颜色、胸廓运动等临床表现;同时 24h 持续心电监护,每小时监测心率、呼吸、血压及 SpO_2 值。监测患儿体温变化,每 4~6h 测量一次。精确计算患儿 24h 出入量,如尿量减少或无尿,应注意液体量是否不足、低血压或肾功能障碍等;尿量过多,应注意电解质紊乱的发生。如行高频通气患儿,高频通气振荡压力幅度是影响 CO_2 排出的重要因素,要密切观察胸廓是否对称及胸部振荡的幅度,振荡幅度以胸廓至腹股沟应见微小的振荡为度,如 $PaCO_2$ 高时需增加振荡压力幅度以加速 CO_2 的排出,降低$PaCO_2$。

(2)呼吸支持

1)无创正压通气:通过鼻、面罩等方式与患儿连接的无创通气。目前常用的无创通气技术为 NCPAP 和 NIPPV。

2)有创通气:通过气管插管与患儿连接的机械通气。包括常频机械通气与高频机械通气。

(3)气道管理:清理呼吸道分泌物对于无创通气的患儿尤为重要,依据患儿病情需要,进行口咽部、鼻腔吸痰。气管吸引可以导致心肺功能紊乱、低氧血症、心率过缓和高血压等,吸引之前适当增加氧浓度,每次脱离鼻塞经鼻吸痰的时间越短越好。机械通气患儿易发生痰液堆积,一般 2~4h 翻身 1 次。注意不要牵拉呼吸机管道,以免气管插管移位或脱落。及时叩背,对于体重在 1 000g 以下、心力衰竭、颅内出血等不能耐受者及 RDS 早期未并发炎症和无痰者不宜进行胸部物理治疗。

(4)预防并发症

1)鼻部皮肤损伤:根据患儿头型选择大小合适的帽子、鼻塞或鼻罩,佩戴松紧合适,避免过紧压迫局部,引起鼻黏膜、鼻中隔组织缺血坏死。可采用水胶体敷料预防压疮的发生。每隔 4h 松动鼻塞并检查鼻中隔皮肤情况,鼻塞和鼻罩交替使用。

2)预防腹胀:为防止空气进入胃内引起的腹胀,使膈肌上升而影响呼吸,应适当插胃管进行胃肠减压。

3）预防感染：做好呼吸回路管道和接头的消毒，医务人员接触患儿前后洗手，保持室内空气新鲜，做好物体表面消毒和空气消毒。口腔护理可用无菌棉签蘸生理盐水轻轻擦拭内颊部、上腭、牙龈、舌上下面等，对气管插管患儿可采用 1% 碳酸氢钠漱口水每 4h 擦拭一次。

（5）管路护理：气管导管要固定妥善，防止意外脱管。鉴别的方法：①气管插管气流波形是最快、最有效的方法，一旦出现气管插管移位，其波形很快发生变化，即气流下降且不能恢复气流峰值。②可在气管导管末端放置 CO_2 感应器，该检测器较敏感，可快速检测 CO_2 气流是否溢出气管导管。③听诊双侧肺部呼吸音。

（6）健康教育：向家长讲解新生儿呼吸衰竭的发病原因、临床特点及护理方法，使其正确认识此疾病，告知家长治疗期间可能出现的情况，各种相关治疗的必要性，取得配合。病情稳定期间可实施袋鼠式护理，指导家长基础护理与母乳喂养。

2. 关键点

（1）适当胸部物理治疗，掌握正确的吸痰方法。

（2）辅助通气患儿注意监测呼吸情况及血气分析，维持合理的通气参数，预防呼吸机相关性肺炎、肺损伤及压疮等相关并发症。

【新生儿呼吸衰竭相关知识】

（一）概述

呼吸衰竭（respiratory failure）指由各种原因引起肺通气和 / 或换气功能严重障碍，使 PaO_2 降低和 / 或 $PaCO_2$ 增加，进而引起一系列病理生理改变和相应临床表现的综合征，是临床重要的危重病。呼吸衰竭时患儿可有呼吸困难（窘迫）的表现，如呼吸音降低或消失、严重的三凹征或吸气时有辅助呼吸肌参与，可有意识状态的改变。

（二）病因

引起呼吸衰竭的病因很多，参与肺通气和换气的任何一个环节的严重病变，都可导致呼吸衰竭。

1. 气道梗阻　包括鼻后孔闭锁，气管软化，吞咽障碍等。

2. 肺部疾病　常见有早产儿由于 PS 缺乏而导致的 RDS、新生儿湿肺、吸入综合征、细菌或病毒感染性肺炎、气漏综合征、肺不张、肺出血、肺水肿等。

3. 肺发育不全　先天性膈疝、Potter 综合征等。

4. 肺扩张受限　如肠梗阻、腹水、乳糜胸引起的肺受压或扩张受限，明确的腹部膨胀所致的横膈上抬等。

5. 心脏病　先天性心脏病、心肌炎、动脉导管未闭等伴心力衰竭和肺水肿所致的呼吸功能不全。

6. 神经系统及肌肉疾病　围生期窒息所致的呼吸系统抑制、早产儿频发呼吸暂停、颅内出血、中枢神经系统畸形等。

（三）临床表现

除呼吸衰竭原发疾病的症状、体征外，主要为缺氧和 CO_2 潴留所致的呼吸困难、发绀和重要脏器的功能异常。

1. 呼吸困难　新生儿呼吸系统本身的代偿能力有限，在严重肺部疾病致呼吸衰竭将要发生前，常有明显的呼吸窘迫表现，如呼吸频率增加、过度使用辅助呼吸肌参与呼吸、明显三凹征、鼻翼扇动、发绀等。由于早产儿存在呼气时将会厌关闭以增加呼气末正压的保护机制，可在呼气时出现呻吟。慢性呼吸衰竭表现为呼吸费力伴呼气延长，严重时呼吸浅快，并发 CO_2 麻醉时，出现浅慢呼吸或潮式呼吸。

2. 发绀　是缺氧的典型表现。当 SpO_2 低于 90% 时，出现口唇、指甲和舌发绀。另外，发绀的程度与还原型血红蛋白含量相关，因此红细胞增多者发绀明显，而贫血患儿则不明显。

3. 重要脏器的功能异常　新生儿呼吸衰竭除原发疾病和肺部功能异常的临床表现外，低氧、高碳酸血症、酸中毒等足以导致重要脏器的功能异常。严重缺氧和酸中毒时，可引起周围循环衰竭、血压下降、心肌损害、心律失常甚至心脏骤停。严重呼吸衰竭时可损害肝、肾功能，部分患儿可引起应激性溃疡而发生上消化道出血。

（四）辅助检查

常以动脉血气测定作为诊断的参考。可出现 PaO_2 降低和 / 或 $PaCO_2$ 增高或伴代谢性和 / 或呼吸性酸中毒。

（五）临床诊断

1. 有导致呼吸衰竭的病因或诱因。

2. 临床表现三凹征、呻吟、中心性发绀，难治性的呼吸暂停、活动减少和呼吸频率 >60 次 /min。

3. **实验室检查**　$PaCO_2$>60mmHg；在 FiO_2 为 100% 时 PaO_2<60mmHg 或血氧饱和度 <80%；动脉血 pH<7.25。并排除心内解剖分流或原发性心排血量降低时。

（六）治疗

呼吸衰竭处理的原则是在保持呼吸道通畅条件下，迅速纠正缺氧、CO_2 潴留、酸碱失衡和代谢紊乱，防治多器官功能受损，积极治疗原发病，消除诱因，预防和治疗并发症。

1. 对症支持　保持呼吸道通畅，积极治疗原发病，重症呼吸衰竭的营养支持、合理液体平衡对原发病恢复、气道分泌物排出和保证呼吸肌的正常做功有重要意义。

2. 合理用氧　低氧血症较高碳酸血症的危害更大，故在呼吸衰竭早期应吸氧。常用鼻导管、鼻旁管、面罩、头罩等吸氧方式，应注意 FiO_2 和监测血氧饱和度，以免发生氧中毒，注意吸入氧的加温和湿化，利于呼吸道分泌物的稀释和排出。

3. 呼吸支持

（1）辅助通气：CPAP 是目前最常用的无创呼吸支持技术，由于非侵入性、创伤小、操作简单、容易撤离等优势，已成为早产儿无创呼吸支持的重要手段，CPAP 使用越早，越能避免气管插管、机械通气，减少 PS 的应用，甚至可能降低支气管肺发育不良的发生率。严重的呼吸衰竭常常需要气管插管和机械通气支持。机械通气已经成为呼吸衰竭治疗的主要手段。高频通气越来越多被用于急性呼吸衰竭，应用高频通气时平均气道压较常频呼吸机更高，这种使用方法可提高氧合，同时心排血量并未受到影响，气漏的发生率也未增加。

（2）一氧化氮吸入治疗：呼吸衰竭的病理生理机制包括肺血管收缩，导致通气 / 血流（V/Q）比值失调和低氧。通过吸入 NO 的方法可选择性扩张肺血管，当有通气的肺泡所支配的血管舒张时，氧合改善。

（3）液体通气：全氟化碳液体引入气道，作为载体进行气体交换或部分液体通气（全氟化碳液体仅补充功能残气量，潮气量以常规呼吸机提供）能增加肺顺应性、改善氧合、降低

$PaCO_2$ 及增加 pH 值。全氟化碳液体由于其理化特性与众不同，对 O_2 和 CO_2 高度溶解，对气流的阻力很低，能显著降低表面张力。

（4）体外膜氧合：该技术作为体外生命支持手段能降低呼吸衰竭的死亡率，其适应证之一是肺原发疾病为可逆性的。ECMO 原理是将非氧合血引出体外，通过膜氧合器进行氧合，再进入患儿循环，起到人工肺的作用。该治疗所需设备复杂、投入人力及费用较大。

4. 抗感染　感染是呼吸衰竭的重要病因之一，特别是慢性衰竭急性加重感染是最常见原因，一些非感染性因素诱发的衰竭加重也常继发感染，因此需进行积极抗感染治疗。

5. 纠正酸碱平衡失调　急性呼吸衰竭患儿常容易合并代谢性酸中毒，应及时纠正。慢性呼吸衰竭患儿常有 CO_2 潴留，导致呼吸性酸中毒，宜采用改善通气的方法纠正。

【新生儿呼吸衰竭复习题】

A1 型题

1. 新生儿呼吸衰竭的常见原因**不包括**（E）

A. 肺发育不全　　　　　　　　　　　B. 气道异常

C. 肺部疾病　　　　　　　　　　　　D. 胸廓容量过小

E. 肺泡表面活性物质缺乏

A2 型题

2. 患儿，男，母孕 39 周 $^{+2/7}$，血气分析示：pH7.13，PaO_2 49.5mmHg，$PaCO_2$ 52mmHg，HCO_3^- 16.1mmol/L，BE−10.5，该患儿可能发生了（B）

A. 呼吸性酸中毒 + 代谢性碱中毒　　　B. 呼吸性酸中毒 + 代谢性酸中毒

C. 呼吸性碱中毒 + 代谢性酸中毒　　　D. 呼吸性碱中毒 + 代谢性碱中毒

E. 呼吸性酸中毒 + 呼吸性碱中毒

A3/A4 型题

（3~4 题共用题干）

患儿，女，母孕 30 周。因母亲患有妊娠高血压综合征，先兆子痫，急行剖宫产术，羊水清，出生体重 1 500g，生后无窒息。生后 2h 患儿出现呼吸困难、呻吟，面部发绀，血气示 PaO_2 48mmHg，$PaCO_2$ 38mmHg。

3. 该患儿最可能的诊断是（D）

A. 新生儿湿肺　　　　　　　　　　　B. 肺出血

C. 脑出血　　　　　　　　　　　　　D. 新生儿呼吸窘迫综合征合并呼吸衰竭

E. 新生儿低血压

4. 下列护理操作**错误**的是（E）

A. 立即将患儿送入监护室　　　　　　B. 患儿取半卧位或抬高床头

C. 立即给氧　　　　　　　　　　　　D. 保持呼吸道通畅

E. 立即行气管切开术

（5~7 题共用题干）

患儿，男，母孕 40 周，出生体重 3 050g，因胎儿宫内窒迫，胎心率减慢，急诊行剖宫产，羊水被胎粪污染，患儿出生后有自主呼吸，但呼吸困难，皮肤青紫，胸片示：双肺可见粗颗粒影，右下肺局限性气肿。

5. 对该患儿护理**不当**的是（E）

A. 清理呼吸道　　　　　　　　　　B. 监测生命体征

C. 给予吸氧　　　　　　　　　　　D. 急查血气分析

E. 立即进行复苏

6. 急查血气分析示 PaO_2 38mmHg，$PaCO_2$ 58mmHg，该患儿可能的诊断是（ D ）

A. 缺氧缺血性脑病

B. 胎粪吸入性综合征

C. 胎粪吸入性综合征合并 I 型呼吸衰竭

D. 胎粪吸入性综合征合并 II 型呼吸衰竭

E. 窒息后综合征

7. 该患儿行气管插管适宜的气管导管及深度是（ C ）

A. 导管：3 号；深度 9cm　　　　　　B. 导管：3 号；深度 8cm

C. 导管：3.5 号；深度 9cm　　　　　D. 导管：3.5 号；深度 8cm

E. 导管：2.5 号；深度 8cm

（陈晓春）

第五节　心血管系统疾病护理

新生儿时期的心血管系统疾病以先天性心脏病最为多见，据估计我国每年新出生的各种类型的先天性心脏病患儿达 15 万左右，先天性心脏病若不治疗，约 1/3 死于新生儿期，1/2 死于婴儿期，是我国婴儿死亡的主要原因之一。另外，近年我国新生儿心肌炎的发病率也呈逐年增加的趋势。本节主要介绍先天性心脏病、新生儿心肌炎、新生儿心律失常、心力衰竭、高血压及休克的临床表现、诊治及护理要点。

一、先天性心脏病

【案例分析】

典 型 案 例

患儿，男，生后 5d，因"哭闹后口唇青紫、呼吸困难 4h"收治入院。患儿系母孕 39 周$^{+3/7}$，因其母妊娠期糖尿病，胎儿超重，行剖宫产娩出。出生时无窒息，出生体重 4 300g。入院查体：T36.5℃，P150 次 /min，RR55 次 /min，BP53/42mmHg，患儿口唇青紫，反应差，哭声弱，四肢略屈曲，未吸氧下经皮血氧饱和度为 80%，吸氧后未好转。听诊可闻及轻微心脏杂音 L-5，双肺呼吸音粗。胸部 X 线示：肺血增多、心影增大。心电图示：左、右心室均肥大。

1. 患儿可能的诊断是什么？为明确诊断还需做哪些检查？

2. 患儿是否需要吸氧？吸氧前需注意什么？

（一）入院处置

1. 护理要点

（1）病情观察：予心电监护，评估生命体征、精神、营养、呼吸及循环状况，特别注意评估心脏杂音听诊及青紫情况。

（2）入院问诊：进行既往病史的系统问诊，尤其注意以下内容：①妊娠期是否有感染、用药、吸烟与饮酒。②母亲是否有糖尿病等其他疾病。③近亲是否有先天性心脏病病史。

（3）辅助检查：协助医生尽早、合理安排各项检查和检验，重点关注血气、胸片、心电图及超声心动图。

2. 关键点

（1）评估健康史：包括母亲妊娠史及家族史，详细的评估有利于先天性心脏病的早期诊断。

（2）评估青紫状况：包括青紫的特点、程度、出现时间、是否存在差异性青紫。初步判断先天性心脏病疾病类型及严重程度，同时与非心脏因素引起的青紫进行鉴别。

（3）明确用氧指征：先天性心脏病患儿在明确疾病诊断前慎用氧疗。

（二）住院护理

1. 护理要点

（1）一般状况评估：评估患儿一般状况，尤其是对外界的反应、肌张力、活动度等。

（2）循环系统评估：心脏杂音、脉搏及青紫程度等。①心音：心脏听诊，评估心脏搏动是否有力、心脏杂音性质和部位。行心脏彩超、CT、磁共振成像（magnetic resonance imaging, MRI）等影像学检查，以帮助明确诊断。②外周循环：注意评估患儿外周循环情况，如皮肤花纹、四肢肢端冰冷、周围脉搏搏动减弱、收缩压和脉压降低、少尿或无尿等情况，提示可能发生心源性体循环血量不足。注意监测先天性心脏病患儿脉搏的搏动频率及强度。脉搏次数过快提示可能发生发热、心力衰竭或心律失常；脉搏次数过缓提示心脏传导阻滞、洋地黄中毒；脉搏搏动减弱提示可能发生心力衰竭或循环性休克。若出现上述症状，立即告知医生，迅速处理。

（3）呼吸系统评估：对于出生后早期情况较好，以后逐渐出现青紫、呼吸急促等症状的表现，提示先天性心脏病的可能。心源性呼吸急促是由于肺血流减少所致，临床表现以呼吸频率增快为主，鼻翼扇动、三凹征等体征通常不明显；而肺部疾病病变导致的呼吸急促多因肺顺应性下降所致，临床表现以浅快而费力的呼吸，伴呻吟、鼻翼扇动及三凹征，护理人员需注意鉴别。

（4）实验室指标监测：部分心肺功能不完善的患儿，应遵医嘱密切监测血气分析，及时判读并通知医生血气分析报告，尤其注意是否存在代谢性酸中毒、低血糖、低血钙，及时遵医嘱纠正。注意读取超声心动图等影像学检查报告，及时了解疾病诊断及病情进展，配合诊疗方案的完成。

（5）合理用氧：先天性心脏病患儿在明确疾病诊断前慎用氧疗。氧疗时应严密监测经皮血氧饱和度，及时调整用氧浓度。①对于非导管依赖型的先天性心脏病，如单纯室间隔缺损、房间隔缺损等，高浓度的氧气吸入有助于改善低氧血症，缓解肺血管痉挛收缩，改善心肌缺血缺氧。②对于部分青紫型先天性心脏病，依赖动脉导管开放来分流含氧量高的血液至体循环以维持生命，如大动脉转位等。此类患儿应低流量吸氧，流量为 0.5~1L/min 或禁止用氧。

（6）体温管理：将患儿置于暖箱或远红外保暖床，根据其体重及日龄调节合适温度，避免低体温增加心脏后负荷。

（7）用药护理：常用药物包括前列腺素 E1（prostaglandin E1，PGE1）、吲哚美辛（消炎痛）。

1）PGE1：对于依赖动脉导管开放的先天性心脏病患儿，术前遵医嘱静脉输入前列腺素 E1，以维持动脉导管持续开放，提高血氧饱和度，直至患儿接受外科手术。PGE1 现配现用，配制的药液在 12h 内用完。使用过程中注意观察药物疗效及副作用。通常药物使用 10~30min 内患儿的经皮血氧饱和度可迅速上升；使用中如出现呼吸抑制伴心动过缓、发热、面部潮红、血小板抑制、体循环低血压等，及时告知医生，考虑以最小药物剂量维持患儿病情所需的经皮血氧饱和度。

2）吲哚美辛：对于动脉导管未闭诊断明确的患儿，给予吲哚美辛治疗。注意监测药物疗效及副作用，评估患儿充血性心力衰竭的症状、动脉导管未闭的杂音有无改善。当患儿发生一过性少尿、暂时性肾功能不全、胃肠道出血时，多因药物副作用引起，及时记录患儿每日出入量，评估腹部体征及排便性状，注意有无其他组织脏器出血倾向。

（8）营养支持：注意控制每日液体入量。根据患儿病情遵医嘱予以肠内或肠外营养支持。肠内营养首选母乳，密切监测喂养耐受情况；尤其有左心系统病变的患儿，因肠道血流灌注不足，更易发生 NEC。先天性心脏病患儿因长期循环灌注不足，进食时易疲劳、易呛咳，喂养时以半卧位最佳，喂奶后竖抱拍背，帮助排气以防吐奶误吸。

（9）手术治疗：缺损较大或复杂先天性心脏病通常需要通过外科手术治疗，应掌握诊疗方案及原则，完善术前准备及术后护理，针对病情需要实施监护。

（10）健康教育

1）用药指导：先天性心脏病患儿术后用药包括：强心药（地高辛）、利尿剂（呋塞米、螺内酯）、扩血管药物（依那普利）等，部分接受人工血管植入的患儿还需服用抗凝药物（阿司匹林）等。告知家长居家期间切勿自行停药或加大药物剂量。服用强心药应教会家长测量心率及服药的注意事项及并发症的观察；服用利尿剂应教会家长观察尿量的变化；服用抗凝药物的患儿易发生出血倾向，当发现皮肤黏膜有出血点或黑便等情况，立即就诊。

2）急救处置：指导家长在有以下症状时及时就诊：呼吸急促、过度出汗、嗜睡、连续 2 次奶量不能完成、眼睛面部虚胖（肿胀）、过度易激惹、皮肤发绀、体温 >38℃、腹痛、厌食。出院前应告知家长当患儿病情变化时如何获取帮助及与医院取得联系，掌握心肺复苏的技能。指导家长当患儿出现青紫时应当采取的措施，如何采取膝胸卧位。

3）随访计划：新生儿期接受手术治疗的患儿应根据不同类型的心脏疾病接受规律的心脏专科随访。危重复杂先天性心脏病接受姑息性手术治疗的患儿，需要定期检查心肺功能及其他各项生化指标，为二期乃至三期手术做准备。未接受手术的患儿也应进行规范的专科随访，评估心脏功能及生长发育，制订适宜的治疗方案。

2. 关键点

（1）评估心力衰竭：其临床表现往往非特异性，患儿出现气促、心率增快、乏力、多汗、易激惹、吃奶断续、喂养困难和生长迟缓，部分患儿可因血管充血和心脏增大压迫气管和肺组织影响分泌物排出，发生肺部感染。这些症状发生时间早、治疗困难、不易控制。

（2）控制用氧浓度：在严密监测经皮血氧饱和度的前提下调整用氧浓度。对于部分青紫型先天性心脏病依赖动脉导管开放维持生命，注意避免因高浓度吸氧导致动脉导管关闭。

（3）观察药物副作用：强心药、利尿剂、扩血管药物等需严格控制药物剂量，注意药物副作用，如呼吸抑制伴心动过缓、发热、面部泛红、血小板抑制、一过性少尿、体循环低血压等。

【先天性心脏病相关知识】

（一）概述

先天性心脏病（congenital heart disease，CHD）指在胚胎时期由于心脏血管发育异常所致的畸形，占新生儿畸形首位，也是新生儿死亡的重要原因。根据左右心腔或大血管间有无直接分流和临床有无青紫，可分为以下3类：

1. **左向右分流型（潜伏青紫型）** 在左、右心之间或主动脉与肺动脉之间有异常通路，正常情况下，由于体循环压力高于肺循环，所以血液从左向右分流而不出现青紫。当屏气、剧烈哭闹或任何病理情况致肺动脉和右心室压力增高并超过左心压力时，则可使氧含量低的血液自右向左分流而出现暂时性青紫，故此型又称潜伏青紫型。常见室间隔缺损、房间隔缺损和动脉导管未闭等。

2. **右向左分流型（青紫型）** 为先天性心脏病中最严重的分型，由于畸形的存在，致右心压力增高并超过左心而血液从右向左分流或大动脉起源异常时，导致大量回心静脉血进入体循环，引起全身持续性青紫。常见法洛四联症和大动脉错位等。

3. **无分流型（无青紫型）** 在心脏左、右两侧或动、静脉之间没有异常分流或交通存在，故无青紫现象，只在发生心力衰竭时才出现青紫，如主动脉缩窄和肺动脉狭窄等。

（二）病因

先天性心脏病的常见病因大致可分为遗传因素、孕母因素、胎儿因素。

1. **遗传因素** 主要包括染色体易位与畸变，单一基因突变，多基因突变和先天性代谢紊乱。近亲具有先天性心脏病病史、遗传性疾病如马方综合征，后代发病风险增加。

2. **孕母因素** ①孕妇患代谢紊乱性疾病，如糖尿病、高钙血症等。②孕早期宫内感染史、饮酒史、吸毒史。③孕期与大剂量的放射线接触和服药史，如抗肿瘤药、甲苯磺丁脲（甲糖宁）等。

3. **胎儿因素** 如早产儿、小于胎龄儿、巨大儿、胎儿宫内感染等。

（三）临床表现

1. **左向右分流型（潜伏青紫型）** 小型缺损者常无明显症状。缺损大者，左向右分流严重，患儿可出现面色苍白、气促、多汗、喂养困难、体重不增、呼吸道感染甚至心力衰竭，此类患儿哭闹剧烈或心力衰竭时可出现暂时性青紫。房间隔缺损、室间隔缺损、主动脉缩窄患儿体格检查时均可在胸骨左缘第3、4肋间闻及特征性的响亮粗糙的全收缩期杂音；动脉导管未闭患儿在胸骨左缘第2肋间可闻及响亮粗糙连续性机械样杂音。

2. **右向左分流型（青紫型）** ①青紫：青紫程度与动脉导管是否开放及侧支循环多少有关。多数患儿出生数天后随着动脉导管逐渐闭合，青紫和气促逐渐加重，表现为全身持续性青紫，吸氧不能缓解，氧分压降低。重型先天性心脏病患儿在生后即出现青紫。导管依赖型先天性心脏病患儿，如大动脉转位等，可出现差异性青紫，即上半身青紫较下半身严重。②心脏杂音：体格检查时可在胸骨左缘闻及收缩期杂音，分流大时可在心尖区闻及舒张期杂音。③外周循环异常：由于循环血量不足引起。多见于皮肤花纹、四肢肢端冰冷、周围脉搏搏动减弱、收缩压和脉压降低、少尿或无尿等。④呼吸系统症状：出生后气促逐渐加重、呼吸加深,出现进行性低氧血症、代谢性酸中毒。法洛四联症患儿可在剧烈哭闹后缺氧发作,严重者可发生抽搐、昏厥。

（四）辅助检查

1. 实验室检查　血气分析可显示呼吸性酸中毒或代谢性酸中毒。法洛四联症患儿血象可见红细胞计数增多,血红蛋白比容增高。

2. 影像学检查

（1）X 线胸片:可显示肺血多少、心脏外形、大小及其他内脏的位置,有助于先天性心脏病的诊断。

（2）心电图:可间接反映血流动力学改变对心脏的影响,新生儿期生理性与病理性右室肥大常有重叠,故心电图用于诊断先天性心脏病有一定局限性。

（3）超声心动图:先天性心脏病最重要的诊断方法。二维超声可显示心脏结构、动脉导管的长度、直径和形状,叠加多普勒彩色血流成像时可检测分流的类型、肺动脉压力、分流量以及肺灌注情况。肺动脉压较高而血液流速低提示肺循环灌注不足,如在生后 24~36h 出现此状况提示预后不良。

（4）心导管检查和造影:单纯的 PDA 一般不需心导管检查,当疑似合并其他心血管畸形如主动脉缩窄或主动脉弓离断等,超声心动图未能明确诊断时才考虑心导管检查。

（五）诊断标准

新生儿先天性心脏病的诊断需结合临床表现及辅助检查结果。其中胸部 X 线及超声心动图用于明确诊断价值较大。

（六）治疗

1. 早期筛查　在孕早、中期通过胎儿超声心动图、染色体、基因诊断对先天性心脏病进行早期诊断和预防意义重大。

2. 内科治疗　遵循诊疗方案,加强先天性心脏病术前、术后护理。PDA 患儿可用吲哚美辛促使动脉导管关闭;导管依赖型先天性心脏病可使用 PGE1 维持动脉导管持续开放,提高血氧饱和度,直至患儿接受外科手术;遵医嘱选用地高辛、利尿剂控制心力衰竭;对于存在低氧血症、代谢性酸中毒的患儿,及时纠正,必要时使用呼吸机辅助通气支持。

3. 介入性心导管　符合适应证的患儿,可通过介入性心导管术封堵缺损。

4. 手术治疗　缺损较大或复杂先天性心脏病通常需要外科手术治疗,包括外科姑息手术及外科根治术。外科姑息手术有体 – 肺分流术及肺动脉环缩术。外科姑息手术患儿术后定期检查心功能及其他指标,为二期乃至三期手术做准备。

【先天性心脏病复习题】

A1 型题

1. 依赖动脉导管开放改善缺氧的先天性心脏病患儿吸氧浓度通常为（A）

A. 低流量 0.5~1L/min　　　　　　B. 低流量 1~2L/min

C. 中流量 2~4L/min　　　　　　　D. 高流量 4~5L/min

E. 高流量 5~6L/min

A2 型题

2. 患儿口唇青紫,反应差,哭声弱。听诊可闻及轻微心脏杂音 L–5,双肺呼吸音粗。心源性呼吸急促的临床特点主要是（B）

A. 呼吸频率增快,鼻翼扇动和三凹征

B. 呼吸频率增快,鼻翼扇动和三凹征不明显

C. 呼吸频率减缓,鼻翼扇动和三凹征

D. 呼吸频率减缓,鼻翼扇动和三凹征不明显

E. 呼吸频率不变,鼻翼扇动和三凹征

A3/A4 型题

(3~4 题共用题干)

患儿,母孕 39 周 +2/7,生后 3d,因"上呼吸道感染"收治入院,入院后查体听诊示:胸骨左缘第 3、4 肋间Ⅳ级粗糙收缩期杂音,心电图显示:左室肥大。初步诊断为"室间隔缺损"。

3. 如果患儿服用洋地黄药物时正确的护理是(A)

A. 服药前数脉搏 B. 服药后数脉搏

C. 药物饭前服用 D. 药物饭后服用

E. 药物饭中服用

4. 有关家长的健康教育**错误**的是(C)

A. 避免患儿长时间剧烈哭闹 B. 避免受凉、防止感冒

C. 积极参加各种体育活动 D. 给予高蛋白、高热量、低盐饮食

E. 按时接种疫苗

(5~6 题共用题干)

患儿,母孕 37 周 +3/7,生后 0d,口唇及脸色青紫,肢端发绀,听诊示:心脏杂音。心电监护示 P138 次 /min,RR34 次 /min,$PaO_2$68mmHg。

5. 应立即采取的措施是(E)

A. 给予鼻导管吸氧 0.5L/min B. 给予头罩吸氧 5L/min

C. 给予头罩吸氧 10L/min D. 给予球囊加压给氧

E. 立即告知医生,联系心脏彩超检查

6. 心彩超示完全性大动脉转位,伴有动脉导管开放,以下**错误**的是(D)

A. 安抚患儿,避免哭吵致进一步缺氧

B. 遵医嘱静脉输注前列腺素 E

C. 遵医嘱检测血气分析,判断其有无酸中毒发生

D. 立即给予高流量吸氧

E. 给予舒适的体位,头部抬高 15° ~30°

(汤晓丽)

二、新生儿心肌炎

【案例分析】

典 型 案 例

患儿,男,生后 3d,因"吃奶差 1d,口周发绀 8h"入院。患儿系 G_1P_1,母孕 40 周 +1/7,剖宫产。生后反应较差,呼吸平稳,吃奶少,无抽搐,24h 排胎粪。入院前 1d 患儿吃奶差,嗜睡,入

院前 8h 患儿突然出现呼吸急促、口周发绀、拒乳,急诊收治入院。查体:T36℃,P150 次 /min,RR66 次 /min,BP63/48mmHg,鼻翼扇动,口周发绀,面色苍白,四肢冷,双肺听诊呼吸音粗,未闻及湿啰音,心音低钝,心律不齐,肝肋下 3cm、质中等,脾肋下未及。心电监护示:心律不齐,HR70~200 次 /min。心电图示:频发房性期前收缩伴短阵房性心动过速。查血心肌酶:AST55U/L,HBDH607U/L,LDH629U/L,CK692U/L,CK-MB172U/L。心脏彩超示:左心室轻度扩大。

1. 该患儿可能的诊断是什么?
2. 患儿入院时应如何进行病情观察?
3. 如何识别心力衰竭发热症状与体征?

（一）入院处置

1. 护理要点

（1）病情观察:立即给予心电监护,评估患儿一般情况,听诊心音,进行循环系统症状评估,通知医生。

（2）静脉补液:立即建立静脉通路,遵医嘱予以补液维持,防止因拒食引起低血糖。

（3）入院问诊:入院后对家长进行既往病史的系统问诊。尤其注意以下内容的评估:①患儿出生后是否有病毒感染或病原体接触史。②患儿家长是否有病毒感染或病原体接触史。

（4）辅助检查:遵医嘱尽早完成各类检验检查,安排心电图、胸部 X 线、超声心动图等检查以评估疾病进展。

2. 关键点

（1）评估患儿是否存在循环系统症状,并与肺炎鉴别。

（2）及时留取各类标本并送检,尤其关注酶学及病原学检查。

（二）住院护理

1. 护理要点

（1）病情观察:入院可表现出一系列非特异性症状,如吃奶差、反应差、气促、发热、口周发绀等。虽症状缺乏特异性,但可提示病程进展,故护理人员应关注患儿非特异性症状的急骤改变,及时通知医生。密切关注患儿生命体征及高危症状群,预防心力衰竭及心源性休克发生。对疾病治疗中出现的心律失常,只要不影响心功能一般不予治疗。如出现阵发性心动过速、完全性房室传导阻滞等影响心排血量的心律失常,应告知医生及时治疗。

（2）辅助检查:入院后遵医嘱抽血送检,尤其注意评估以下内容。

1）酶学检查:评估心肌损害的程度,如肌酸激酶（creatine kinase,CK）、肌酸激酶同工酶（creatine kinase isoenzyme MB,CK-MB）、肌钙蛋白等。

2）病原学检查:如粪便、咽拭子、血液中病毒抗体滴度等,可检测是否存在柯萨奇 B 组病毒、乙肝病毒、丙肝病毒等感染,以辅助鉴别病毒感染的类型。

（3）活动 / 休息:避免对患儿过度体检和护理操作,尽可能减少刺激,保证休息。对已有心功能不全、心脏增大的患儿,尤其要强调直至心力衰竭控制、心脏明显缩小后才能开始轻微活动。

（4）用药护理:遵医嘱及时正确给药,尤其注意不同病程患儿药物剂量及使用频次的差别。

（5）预防并发症

1）心源性休克：密切观察患儿病情变化，若出现心源性休克、完全性房室传导阻滞者立即报告医生，可遵医嘱使用肾上腺糖皮质激素治疗，常用地塞米松或氢化可的松，并注意观察药物疗效及不良反应。

2）心力衰竭：新生儿心肌炎易导致心肌受损，继而引发心肌收缩力降低，最终引起心力衰竭。在治疗过程中，强调保护受损的心肌，顺利度过急性期；原则上避免或减少正性肌力药物的应用，减少心肌负荷。如洋地黄虽然不增加心肌的氧耗，但心肌应激性增高，易发生洋地黄中毒而产生心律失常，应慎用。如需应用，应减少剂量，同时严密监测有无心力衰竭的临床表现。

（6）健康教育

1）活动指导：心肌炎患儿大多预后较好，但应避免过度活动，如剧烈哭吵会加重患儿病情甚至重新诱发心肌炎。当患儿出现气促、喘息、面色苍白、多汗等症状，应立即安抚休息，如不可缓解者需立即就医。

2）预防感染：告知家长感染是引起心肌炎的重要原因，尽量少去人多、嘈杂的公共场所。接触患儿前洗手，必要时戴口罩。保持个人及环境卫生。若家长有感冒、发热等症状，禁止接触患儿。

2. 关键点

（1）并发症观察：注意观察心肌炎患儿是否并发心力衰竭及心源性休克等并发症。

（2）用药护理：避免或减少正性肌力药物的应用，减轻心肌负荷。心肌炎时心肌应激性增高，易发生洋地黄中毒而产生心律失常，需要慎用。

【新生儿心肌炎相关知识】

（一）概述

心肌炎（myocarditis）是由多种病因引起的心肌损害，其中以病毒感染多见。新生儿心肌炎的病理变化以心肌血管周围炎性细胞浸润和心肌纤维细胞溶解、坏死为特征。本病由于临床表现不典型，又无特殊检查手段，病死率较高。如果及早诊断，积极治疗，多数患儿预后较好。

（二）病因

本病主要由感染引起，以病毒感染为主，其中最重要的病原菌是柯萨奇 B 病毒。另外，埃可病毒、巨细胞病毒、风疹、水痘和腺病毒等亦可致病。新生儿室内的流行，常由柯萨奇、埃可病毒所致；巨细胞病毒、风疹、水痘病毒则多见于妊娠期引起的宫内感染，往往在新生儿早期即可发病。常见感染途径有肠道感染和经胎盘感染。新生儿的粪便中常可检测到病原。

（三）临床表现

1. 非特异性症状 新生儿心肌炎常可表现为发热、嗜睡、呕吐、腹泻、黄疸等非特异性症状，严重时可继发呼吸窘迫。临床表现轻重不一，且变化多端，多数在生后 1 周内出现症状，如在生后 48h 内发病则提示宫内感染。

2. 呼吸系统症状 起病形式多样，可呈暴发性，表现为急骤发展的烦躁不安、呼吸窘迫、发绀等，极似肺炎，需注意评估与其鉴别。

3. 循环系统表现　①心排血量不足：常表现为面色苍白、多汗、肢端冷、脉搏弱、体温不升,甚至导致心源性休克。②充血性心力衰竭：常表现为呼吸急促伴呻吟、喘息、三凹征及发绀,水肿、心音低钝、奔马律、期前收缩和肺部密集的细湿啰音,有些患儿可因心脏扩大压迫喉返神经出现声音嘶哑。

4. 神经系统症状　约 1/2 患儿可同时出现颈抵抗和惊厥,脑脊液检查可发现单核细胞增多,有助于该病的早期诊断。

（四）辅助检查

1. 实验室检查

（1）酶学检查：心肌受损时血清中有 10 余种酶的活性可增高,但较有意义的是 CK、CK-MB 及肌钙蛋白增高。

（2）病原学检查：根据粪便、咽拭子、血液中病毒抗体滴度可考虑病毒性心肌炎。确诊指标为患儿心内膜、心肌、心包（活检、病理）或心包穿刺液检查,发现以下之一者：①分离到病毒；②用病毒核酸探针查到病毒核酸；③特异性病毒抗体阳性。

2. 影像学检查

（1）心电图：心电图可示 ST-T 段改变持续 4d 以上伴动态变化,窦房传导阻滞、完全性右或左束支阻滞,成联律、多形、多源、成对或并行性期前收缩,非房室结及房室折返引起的异位性心动过速,可见异常 Q 波。严重者会发生完全性房室传导阻滞。

（2）X 线检查：示心脏正常或向两侧扩大呈球形,透视下见搏动减弱。心力衰竭时可见肺淤血水肿。

（3）超声心动图：示心脏大小可正常或有扩大。但需要先排除先天性心脏病引起的心脏结构异常和心脏扩大。

（五）诊断标准

由于新生儿心肌炎临床表现不典型,注意与新生儿肺炎、败血症等鉴别诊断。注重结合临床表现及辅助检查结果诊断,其中心肌酶学检查及病原学检查对于明确诊断价值较大。

（六）治疗

1. 药物治疗　根据患儿病程使用不同药物治疗,主要包括维生素 C、免疫抑制剂、静脉免疫球蛋白等。

（1）维生素 C：急性期给予大剂量维生素 C 治疗,对促进心肌细胞病变的恢复、纠正休克、保护心肌细胞具有显著疗效。剂量为每次 100~200mg/kg,缓慢静脉推注,每天 1~2 次,重症者可以每 4~6h 一次,2~4 周为一个疗程。

（2）静脉免疫球蛋白：静脉注射用免疫球蛋白（intravenous immunoglobulin, IVIG）治疗心肌炎有较好疗效。剂量 2g/kg,静脉滴注,Qd。

（3）免疫抑制剂：对重症病毒性心肌炎患儿可使用免疫抑制剂治疗。卡托普利治疗柯萨奇病毒 B3 引起心肌炎疗效较好。

2. 纠正心力衰竭　新生儿心肌炎引起的心力衰竭,尽可能避免或减少正性肌力药物的应用,减轻心肌负荷。洋地黄虽然不增加心肌氧耗,但心肌炎时,心肌应激性增高,易发生洋地黄中毒而产生心律失常,需慎用。如需应用,应减小剂量,通常用饱和量的 1/2~2/3。

3. 控制心律失常　对疾病中出现的心律失常,只要不影响心功能,一般不予治疗。如出现阵发性心动过速、完全性房室传导阻滞等影响心排血量的心律失常,应及时治疗。

【新生儿心肌炎复习题】

A1 型题

1. 引起新生儿心肌炎的常见病毒是（B）

A. 流感病毒 　　　　　　　　　　B. 柯萨奇 B 病毒

C. 肺炎克雷伯菌 　　　　　　　　D. EB 病毒

E. 埃博拉病毒

A2 型题

2. 患儿男,生后 1 周,因"心肌炎"收治入院,现因心肌炎引发心力衰竭,治疗使用洋地黄的用量为（D）

A. 饱和量 　　　　　　　　　　　B. 大于饱和量

C. 饱和量的 1/4~1/2 　　　　　　D. 饱和量的 1/2~2/3

E. 饱和量的 1~2 倍

A3/A4 型题

（3~4 题共用题干）

患儿,男,生后 5d,出现口周发绀,面色苍白,四肢冷,双肺听诊呼吸音粗,未闻及湿啰音,心音低钝,心律不齐,肝肋下 3cm。为明确诊断来院检查。

3. 以下**不属于**新生儿心肌炎确诊的辅助检查指标是（E）

A. 病毒核酸探针查到病毒核酸 　　B. 心内膜活检

C. 特异性病毒抗体阳性 　　　　　D. 心包穿刺液检查

E. 心电图 ST–T 段改变持续 4d 以上

4. 以下**不是**心肌炎临床表现的是（E）

A. 胸闷,心悸 　　　　　　　　　B. 心脏轻度扩大

C. 心动过速 　　　　　　　　　　D. 心音低钝及奔马律

E. 严重心律失常

（5~6 题共用题干）

患儿,生后 1 周,突然出现发热、呕吐、腹泻、面色苍白、呼吸急促伴呻吟。实验室检查发现患儿血液中有特异性病毒抗体阳性。

5. 新生儿心肌炎最重要的护理措施是（A）

A. 保证绝对卧床休息 　　　　　　B. 保证蛋白质的供给

C. 给予易消化和多种维生素的饮食 　　D. 严格记录每日出入量

E. 保持大便通畅

6. 患儿出院后对家长的健康教育**错误**的是（C）

A. 应避免去人多的场所

B. 家长感冒后禁止接触心肌炎患儿

C. 患儿治疗后可以进行剧烈运动

D. 患儿出现气促、面色苍白等症状时立即安抚休息

E. 患儿需注意个人卫生,勤洗手

（汤晓丽）

三、新生儿心律失常

【案例分析】

典型案例

患儿,女,生后13d,因"鼻塞、咳嗽2d伴苍白"收治入院。患儿系 G_1P_1,足月顺产娩出、无窒息史、出生体重3 000g。母孕期健康、无遗传病史。入院查体:T37℃,P135次/min,RR35次/min,面色欠红润,反应可,两肺未闻及啰音。心律齐、无杂音、心音有力,腹软、肝脾不大,肌张力正常。血常规及胸片检查正常。

患儿入院后4h出现烦躁、气促、大汗、面色苍白及阵发性口周青紫,听诊心率240次/min,律齐。即时心电图:P272次/min,P-R间期0.09s,未见预激波。超声心动图示:轻度二尖瓣关闭不全。血电解质示钠、钾、钙、镁均正常,心肌酶谱及心肌肌钙蛋白正常,柯萨奇病毒、埃可病毒抗体阴性。诊断为"新生儿心律失常,新生儿上呼吸道感染"。

1. 该患儿发生了哪种类型心律失常?

2. 应如何复律?

(一)入院处置

1. 护理要点

(1)心电监护:立即给予心电监护,设置合适导联,以获得清晰的心电图波形、平稳的基线为原则。

(2)辅助检查:遵医嘱抽血送检,如血气分析、电解质、心肌酶谱等,并尽快安排患儿完成心电图检查。

(3)静脉给药:建立静脉通路,遵医嘱给药。

(4)入院问诊:对其家长进行既往病史的系统问诊,寻找原发性疾病。尤其注意以下内容的评估:①是否存在缺氧窒息、电解质紊乱的疾病史。②器质性心脏疾病。③洋地黄等用药史。

2. 关键点

(1)协助医生尽早完善心电图检查,以确定心律失常类型。

(2)心电监护应选用新生儿专用电极,设置合适的导联,精确、快速地采集患儿的心电活动。

(3)按要求采集血气及各检验标本并及时送检,注意结果回报。

(二)住院护理

1. 护理要点

(1)合理用氧:给予氧疗支持,控制感染,纠正电解质紊乱,治疗代谢性酸中毒等。

(2)复律:心律失常持续发作易导致心力衰竭,威胁患儿生命。在发作时需要快速采取复律措施使心率、心律恢复正常。常见复律措施有潜水反射法、药物复律、电击复律及超速抑制。

1)潜水反射法:立即用冷水毛巾或冰水袋覆盖于患儿面部10~15min,给予患儿突然的寒冷刺激,通过刺激迷走神经反射终止室上性心动过速发作,无效者可间隔3~5min重复一次。使用冷水袋或冰袋外敷时应注意防止冻伤,可在冷水袋或冰袋上包裹薄层的软棉布。此外,冷刺激无效时,可用压舌板压患儿舌根处刺激迷走神经。若尝试刺激无效,需联合药物进行复律。

2)药物复律:根据心律失常类型选用抗心律失常药物,遵医嘱正确使用,注意药物剂量。由于任何一种抗心律失常药物本身可能导致心律失常,尤其静脉注射时,必须进行心电监护;推注过程中若发生心率突然下降转为窦性心律,立即停止推药,以防发生心搏骤停。

3)电击复律:药物治疗无效时,可采用体外同步直流电击术治疗,注意在心电监护下进行操作。

4)超速抑制:适用于药物治疗无效的室上性心动过速。

(3)复律后护理:密切监测生命体征,观察复律效果,若使用单个复律措施无效时,及时联合多种措施再次复律。转复成功后需复查心电图、超声心动图。对复律无效患儿,需接受外科手术治疗或使用起搏器。

(4)健康教育

1)药物指导:告知家长抗心律失常药物使用方法及注意事项,如地高辛、普罗帕酮(心律平)、普萘洛尔(心得安)等。告知家长居家期间切勿自行停药或加大药物剂量。服药前,教会家长测量心率及服药的注意事项,包括并发症的观察。

2)应急情况处置:告知家长若患儿出现喘息、面色苍白、皮肤发绀、呼吸急促、过度出汗、嗜睡、烦躁不安、连续两次奶量不能完成等及时就诊。患儿出院前应教会家长心肺复苏的知识及技能,并告知医院的联系方式。

3)随访计划:回家后应按时门诊随访,复查心电图及超声心动图,预防复发。

2. 关键点

(1)密切监测患儿心率及心律的变化,同时监测血压;尤其注意观察患儿的面色、末梢循环灌注情况等,及时发现心源性休克及心力衰竭的早期表现。

(2)静脉推注抗心律失常药物时必须同时使用心电监护,对于突发心律失常无监护者,也应边推注边听诊心脏。

(3)心律失常患儿病情变化快,病情危急,应在患儿床旁备好抢救用物,包括除颤仪,做好随时电击复律的准备。

(4)出院时教会家长心肺复苏的知识和技能,指导家长应急情况处置。

【新生儿心律失常相关知识】

(一)概述

心律失常(arrhythmia)在新生儿期发生率较低,但任何类型的心律失常在新生儿期均可发生,如窦性心动过速/过缓、窦性停搏、窦性心律不齐、期前收缩(房性、交界性、室性)房室传导阻滞。室上性心律失常较室性多见。但亦有少数严重心律失常类型,如阵发性室性心动过速、严重房室传导阻滞等,可见于严重器质性心脏疾病或严重缺氧、酸中毒、电解质紊乱或洋地黄中毒等。新生儿心律失常多为功能性及暂时性,预后较年长儿好。根据心律失常发病特点可将其分为三类:

1. 窦性心律失常 窦性心动过速、窦性心动过缓、窦性心律不齐、窦性停搏、病态窦房结综合征(窦房结功能不良)。

2. 异位搏动及异位心律过早搏动（房性、结区性、室性）、室上性心动过速、心房颤动、心房扑动、室性心动过速、心室扑动及颤动。

3. **传导异常** 窦房传导阻滞、房室传导阻滞（Ⅰ度、Ⅱ度、Ⅲ度）、束支传导阻滞、预激综合征。

（二）病因

1. **窒息缺氧** 是新生儿心律失常的常见原因，产前、产时及产后导致胎儿或新生儿严重缺氧的各种临床情况，如胎儿宫内窘迫等。

2. **器质性心脏疾病** 各种类型的先天性心脏病、病毒性心肌炎、心肌病等。

3. **感染性疾病** 新生儿肺部感染、败血症、肠道感染等。

4. **电解质紊乱** 低血钾、高血钾、低血镁、低血钙等。

5. **药物因素** 使用洋地黄治疗充血性心力衰竭者可因出现洋地黄中毒导致的心律失常。

6. **其他** 新生儿心导管检查及外科手术。

（三）临床表现

1. **窦性心律失常** 窦房结发生冲动过速、过缓或不均匀，心电图特点为规律发生的窦性 P 波。窦性心动过速心率超过正常值上限，新生儿可达 200~220 次 /min；窦性心动过缓心率低于正常下限 90 次 /min，睡眠时下限为 70 次 /min。

2. **异位搏动及异位心律** 中期前收缩较为常见。一般起病急，病情变化快，病情较重。可表现为呼吸急促、口周发绀、面色苍白、烦躁不安、拒乳、肝大、心率可达 230~320 次 /min。严重者可出现心源性休克及心力衰竭症状。阵发性室性心动过速可因脑供血不足发生惊厥和昏迷。

3. **房室传导阻滞** 心室率在 50~80 次 /min 的患儿可无明显症状。排除先天性心脏结构异常所引起的心脏杂音外，可在胸骨左缘闻及Ⅱ~Ⅲ级收缩期杂音和心尖区舒张期第三心音，系因心排血量增高所致。心室率 <45 次 /min 时，患儿可出现呼吸困难、气促、周围性青紫及充血性心力衰竭。

（四）辅助检查

1. **实验室检查** ①血气分析可显示呼吸性酸中毒或代谢性酸中毒。②血清电解质检查可检测是否存在低钾、低钠、低钙等电解质紊乱情况。

2. **影像学检查**

（1）心电图：可准确显示心电图波形变化，根据不同波形分析可确诊心律失常类型。

（2）超声心动图：可显示心脏异常结构，有助于器质性心脏病诊断，利于寻找心律失常病因。

（五）诊断标准

新生儿心律失常的诊断除临床症状外，主要结合心电图确诊。

（六）治疗

1. **积极治疗原发病** 对于无症状的心律失常无须特殊治疗，有原发病者，应治疗原发病。

2. **刺激迷走神经** 新生儿使用潜水反射法刺激。

3. **药物治疗** 若患儿心律失常频发、症状显著且病情严重刺激迷走神经无效者，需积极使用药物抗心律失常。常用药物有地高辛、普罗帕酮、普萘洛尔、阿托品等。以上药物静脉注射时必须同时做心电监护,如无监护条件也应边推注边听诊心脏,一旦心率突然下降转为窦性心律,则应即刻停止推药,以防发生心搏骤停。刺激迷走神经可以与药物,尤其是洋地黄配合进行,有时刺激迷走神经无效,给予注射洋地黄后,再进行刺激则能转律成功。对有严重传导阻滞的患儿,以上药物要慎用。

4. 超速抑制　此法适用于药物治疗无效者,可给患儿放置食管电极进行食管心房调搏。给予超过室上性心动过速速率的超速起搏,此起搏抑制了引起室上性心动过速的异位律点,然后停止起搏,窦房结恢复激动并下传,窦性心律恢复。

5. 电击复律　此法适用于药物治疗无效者,也可采取电击复律,即用体外同步直流电击术,剂量为 5~15 瓦秒 / 次,并在心电监护下进行。术前应停用洋地黄 1~2d。

6. 外科治疗　重度房室传导阻滞患儿必要时行外科手术治疗,使用起搏器治疗。

【新生儿心律失常复习题】

A1 型题

1. 常见复律措施包括(D)

A. 潜水反射法、药物复律、超速抑制

B. 潜水反射法、药物复律、心肺复苏

C. 超速抑制、药物复律、心肺复苏

D. 潜水反射法、药物复律、超速抑制、心肺复苏

E. 潜水反射法、药物复律、超速抑制、电击复律

A2 型题

2. 患儿入院后气促,大汗,口唇青紫,血氧饱和度:54%,心律失常频发,刺激迷走神经无效,静脉推注以下哪个药物**不需要**在心电监护下进行(A)

A. 氢氯噻嗪　　　　　　　　　B. 洋地黄

C. 普萘洛尔　　　　　　　　　D. 阿托品

E. 普罗帕酮

A3/A4 型题

(3~4 题共用题干)

患儿男,因"出生时严重窒息缺氧"入院,哭声弱,烦躁,易激惹,皮肤青紫有花斑,心电图显示:窦性心动过速,BP:60/40mmHg。

3. 新生儿窦性心动过速时心率可达(E)

A. 120~140 次 /min　　　　　　B. 140~160 次 /min

C. 160~180 次 /min　　　　　　D. 180~200 次 /min

E. 200~220 次 /min

4. 以下**不是**引起新生儿心律失常的病因是(E)

A. 心导管手术　　　　　　　　B. 先天性心脏病

C. 电解质紊乱　　　　　　　　D. 洋地黄中毒

E. 高热

(5~6 题共用题干)

患儿男,生后 1 周,出现口唇发绀,面色苍白,烦躁不安,拒乳两次,P:240 次 /min,来院

检查后发现是心律失常。

5. 下列检查可明确诊断心律失常的是（A）
   A. 心电图
   B. B 超
   C. 超声心动图
   D. 放射性核素检查
   E. 心脏 X 线

6. 当患儿突发室上性心动过速时,处理**不当**的是（D）
   A. 以压舌板或手指刺激患儿咽部产生恶心反射
   B. 压迫眼球
   C. 发作 24h 以上,首选洋地黄制剂
   D. 用力压迫两侧颈总动脉窦
   E. 冷毛巾捂住口面部即潜水实验

（汤晓丽）

四、新生儿心力衰竭

【案例分析】

典 型 案 例

患儿,男,生后 14d,因"咳嗽 3d,呼吸急促 1d"收治入院。患儿出生体重 3 800g, Apgar 评分 1min 为 10 分、5min 为 10 分、10min 为 10 分,母孕期无特殊病史。入院后查体: T37.8℃, P175 次 /min, RR65 次 /min, BP53/32mmHg,患儿入院时,面色发绀,唇周发绀,呼吸 急促,鼻翼扇动,三四征（+）,双肺呼吸音粗并闻及干湿啰音,心率快,心律齐,奔马律,心音 低钝。X 线胸片显示:双肺纹理增多,左上肺片状阴影,心影大。

1. 患儿可能的诊断是什么?

2. 对于该患儿应如何进行护理?

（一）入院处置

1. 护理要点

（1）病情观察:予心电监护,评估生命体征、精神状况、营养状况及呼吸循环状况,特别 是呼吸频率、形态,有无三四征、血氧饱和度、肤色、肢体温度及末梢循环,并通知医生。

（2）备齐急救用物:立即准备抢救物品及呼吸机用物,必要时遵医嘱给予呼吸机辅助 通气。

（3）静脉给药:立即开放静脉通路,遵医嘱使用药物。

（4）辅助检查:协助医生尽早合理安排各项检验和检查,重点关注血气、胸片、心电图。

（5）入院问诊:入院后对患儿家长进行系统的既往病史采集,尤其注意以下内容的 评估:

1）有无先天性心脏病,如室间隔缺损、大动脉转位、肺动脉高压等。

2）有无严重的心律失常,如室性或室上性心动过速、完全性房室传导阻滞。

3）有无严重心肌病变。

4）有无非心血管系统疾病,如新生儿窒息及各种肺部疾病导致的低氧、严重感染导致的心肌损伤、收缩力下降、严重贫血等。

2. 关键点

（1）重点关注患儿反应、氧合情况,必要时球囊加压给氧,警惕患儿呼吸暂停;同时备齐呼吸机用物,必要时给予呼吸机辅助呼吸。

（2）保持患儿安静,必要时对烦躁、激惹难以安慰患儿给予镇静剂,避免加重心脏负担。

（3）按要求及时留取并送检血气及各检验标本,关注返回结果。

（二）住院护理

1. 护理要点

（1）循环系统评估:与年长儿不同,新生儿期部分症状或体征常不明显或不典型。心力衰竭主要表现为心动过速、呼吸急促、肝脏肿大和心脏增大等,四个症状均非必需。应从以下内容进行全面评估:

1）心动过速:对于足月新生儿,心率 >180 次 /min 属异常,应提高警惕;心率 ≥210 次 /min 提示室上性心动过速;心率 <50 次 /min 提示完全性传导阻滞。护理人员应仔细听诊,若发现奔马律是心力衰竭的最有力依据。

2）呼吸急促:呼吸急促是新生儿期心力衰竭的常见临床表现之一,呼吸频率在 60~80 次 /min,常伴肋下和肋间隙凹陷。多由于肺顺应性降低引起,肺部听诊可能出现肺部啰音。

3）肝脏增大:由于液体潴留所致,触诊右肋缘下超过 3cm。

4）循环衰竭:常见无脉搏、肢体花纹、体温不升、呼吸困难或呼吸急促等心源性休克表现。

（2）辅助检查

1）超声心动图:用于测量心功能参数,是评估心功能的重要依据,同时还可以确定有无基础心血管疾病。其中射血分数（ejection fraction, EF）最常用,是反映心脏泵血功能的指标。

2）心脏标志物:与心力衰竭发生及发展有关的神经介质、心脏激素及细胞因子等总称为心脏生物学标志物。如脑利钠肽（brain natriuretic peptide, BNP）和氨基末端脑利钠肽前体（N-terminal-pro brain natriuretic peptide, NT-proBNP）作为诊断标志物较为敏感和可靠,可协助判断心力衰竭的严重程度并监测患儿对治疗的反应。

3）胸部 X 线:有助于判读是否存在肺血管影增多和心脏增大。

4）心电图:用于诊断引起心力衰竭的心脏疾病类型,但无法确定是否有心力衰竭。

（3）原发病治疗及护理:针对患儿的情况,去除原发病及诱因是治疗心力衰竭的重要措施。如心律失常患儿,应积极控制心律失常;对于严重感染患儿,应遵医嘱使用抗生素及全身支持疗法控制感染等。

（4）对症治疗及护理:对于突发心力衰竭的患儿,应对症处理,主要包括:

1）病情观察:给予心电监护,严密观察患儿的生命体征,必要时给予镇静剂。

2）合理用氧:心力衰竭患儿均需给氧,必要时机械通气。但对于依赖动脉导管未闭生存的先天性心脏病患儿,应慎重给氧。

3）控制液体输入量,纠正机体内环境代谢紊乱:遵医嘱监测血气分析或血清电解质,如低血糖、低血钙、低血镁、低血钾或高血钾等,以纠正低氧血症或电解质紊乱。

4)活动休息:可将患儿床头抬高15°~30°。对烦躁、激惹难以安抚的患儿遵医嘱使用镇静剂,避免加重心脏负担,保证充分休息以储存能量便于喂养。各种护理操作应集中,减少对患儿的刺激。

5)营养支持:心力衰竭患儿所需热量摄入较正常健康儿童的推荐量明显增高。可通过增加喂养的热量密度,少量多次喂养。如患儿无法耐受经口喂养,应尽早建立有效的肠内营养途径,如鼻胃管、鼻肠管,对需要分阶段手术治疗、存在严重喂养困难的患儿如左心发育不良综合征,可行经皮胃造瘘管饲喂养,有效增加能量摄入。对经口间歇喂养不耐受的患儿,可采用24h持续微量喂养的策略。

6)皮肤护理:经常变换水肿患儿的体位,避免皮肤破损。枕部的皮肤要特别注意有无因受压、出汗后潮湿而导致的发红。合理使用泡沫敷料或液体敷料,预防皮肤压疮的发生。

7)预防感染:呼吸道感染可加重心力衰竭,谢绝有呼吸道感染的人员接触,将患儿置于非感染房间。各项操作前后洗手,严格执行无菌操作,防止交叉感染。

(5)药物治疗:心力衰竭常用药物为强心药、利尿剂和扩血管药。

1)洋地黄类药物:地高辛是最常用的洋地黄类药物。使用期间应严密监测患儿用药时的心率、心律、呼吸;当新生儿脉搏<100次/min或心率较上次给药时有明显下降则暂停给药,通知医生。护理人员应正确使用地高辛,包括准确计算药物剂量并使用,观察地高辛的毒性反应。用药前需了解患儿心、肾功能,是否使用利尿剂,有无电解质紊乱。新生儿的洋地黄中毒症状不典型,患儿可表现为嗜睡、拒乳,心律失常如期前收缩等。早产、低氧血症、低钾血症、高钙血症、心肌炎以及严重肝肾功能不全是洋地黄中毒的高风险因素。需注意钙剂与洋地黄有协同作用,应避免同时使用;必须同时使用时,两者间隔4~6h。

2)利尿剂:常用药物为氢氯噻嗪或螺内酯。前者为排钾利尿剂,后者为保钾利尿剂。使用期间监测患儿心率、心律、血清电解质水平,尤其关注有无低血钾表现。对于服用多种利尿剂和血管紧张素酶抑制剂患儿,必须每日测量体重,记出入液量,密切观察有无水肿体征的变化。

3)血管扩张剂:常用药物包括硝普钠、硝酸甘油、酚妥拉明、依那普利(血管紧张素转换酶抑制剂)等。注意选取中心静脉或新穿刺静脉使用药物,输注过程中注意观察有无药物外渗。同时,需严密监测患儿血压及末梢循环,观察有无低血压的症状。如硝普钠等药物应现配现用,避光使用。

(6)健康教育

1)用药指导:心力衰竭患儿用药,包括强心药(地高辛)、利尿剂(呋塞米、螺内酯)等。告知家长居家期间切勿自行停药或加大药物剂量。强心药服用前,应教会父母测量心率及服药的注意事项;服用利尿剂的患儿应教会父母观察尿量的变化。

2)应急情况处置:出院前告知家长患儿病情变化时及时拨打急救电话,指导家长患儿出现青紫时采取的措施,如膝胸卧位等,教会家长心肺复苏的知识及技能。指导家长在以下症状发生时及时就诊:呼吸急促、过度出汗、嗜睡、连续两次奶量不能完成、眼睛面部虚胖(肿胀)、过度易激惹、皮肤发绀、体温>38℃、腹痛、厌食。

3)随访计划:定期接受新生儿专科及心脏专科的随访。

2. 关键点

（1）严密监护患儿心率、心律、血压、经皮血氧饱和度及末梢循环。

（2）避免增加心脏负担。给予患儿舒适的环境,保证充分休息以储存能量,充足的喂养。除此之外,集中安排各种护理操作。非必要尽量不要频繁更换床单或沐浴。

（3）使用强心药、利尿剂及扩血管药物期间,严格控制药物输入剂量,严密监测患儿的心率、心律、呼吸、血压,及时发现有无药物副作用。

（4）出院时教会父母测量心率及服药注意事项。

【新生儿心力衰竭相关知识】

（一）概述

心力衰竭（heart failure, HF）是心排血量不能满足全身组织代谢所需的状态,是新生儿期常见的危急重症,其临床表现不典型且与其他年龄段的心力衰竭表现不同,易与其他疾病混淆。临床变化急剧,如不及时干预处理,可导致患儿死亡。

（二）病因

新生儿心力衰竭的病因众多,可由于室间隔缺损、完全性大血管转位、主动脉（瓣）缩窄等心血管疾病引起;也可由于严重缺氧（如肺不张、呼吸窘迫综合征等）、感染性疾病（败血症等）、严重贫血、溶血、先天性肾脏发育不全等原因引起。

（三）临床表现

新生儿左右心力衰竭不易截然分开,通常以全心衰的症状出现,主要临床表现如下:

1. 心功能不全　①安静状态下,心率持续 >160 次 /min,由于心率过快使心脏舒张期充盈不全,代偿作用有限,继而导致心音减弱,心尖部可闻及奔马律。②多有吸吮无力、拒乳、喂养困难,喂养时气促加重,体重增长缓慢或不增。因儿茶酚胺分泌增多使患儿出汗明显,前额冷汗,尤其在喂哺时明显。③可有烦躁不安或精神萎靡,难以安抚。

2. 肺循环淤血　①呼吸急促且费力,安静时呼吸频率 >60 次 /min,病情严重时可伴有呻吟、鼻翼扇动、三凹征、发绀。平卧时呼吸困难加重,竖抱或卧肩时可减轻。②肺部听诊可闻及湿啰音或干啰音,提示有肺部渗出、肺间质水肿。

3. 体循环淤血　①肝大是体循环静脉淤血最早期、最常见的体征,常达肋下 3cm 以上或短期内进行性增大。②心力衰竭患儿多有水肿表现,常不明显。护理人员注意其与喂养困难表现不相符的体重增长,常为短期内体重激增。部分患儿亦可表现为眼睑、胫骨及骶骨的轻度水肿。因肾脏血流灌注的下降亦可引起少尿和轻度蛋白尿。③由于新生儿颈部较短,很难使其放松,故行颈静脉怒张评估时需将患儿抱起,在安静状态下进行,也可见竖抱时头皮静脉扩张。

（四）辅助检查

1. X 线胸片　显示心影增大,心胸比例 >0.6 及肺水肿。

2. 心电图　可协助判断引起心力衰竭的心脏疾病类型,但无法确定是否有心力衰竭。

3. 超声心动图　确定有无心室腔扩大以及左心室收缩功能不全（射血分数下降）,彩色多普勒技术可用于判断有无心室的舒张功能不全。明确心力衰竭的原因并评价治疗效果。

（五）诊断标准

新生儿期心力衰竭的诊断标准见表 3-4,0~3 个月婴儿改良 ROSS 心力衰竭分级计分表,用于评估新生儿的心力衰竭分级（表 3-5）。

表 3-4 新生儿心力衰竭的诊断标准

A：提示心力衰竭 （以下中的任何三条）	B：诊断心力衰竭 （A 中标准加以下任何一条）	C：重度心力衰竭
心脏增大（心胸比例 >0.6）	肝大（>3cm）	循环衰竭
心动过速（>150 次 /min）	奔马律（非常强的建议）	
呼吸急促（>60 次 /min）	症状明显的肺水肿	
湿肺		

表 3-5 0~3 个月婴儿改良 ROSS 心力衰竭分级计分表

评分项目	月龄 0	1	2
奶量（盎司）	>3.5	2.5~3.5	<2.5
喂奶时间（min）	<20	20~40	>40
呼吸	正常	气急	吸凹
呼吸次数（次 /min）	<50	50~60	<60
心率（次 /min）	<160	160~170	>170
灌注	正常	减少	休克样
肝大（肋缘下，cm）	<2	2~3	>3
NT-proBNP（pg/ml）	<450（>4d）	450~1 700	>1 700
EF%	>50	30~50	<30
房室瓣关闭不全	无	轻度	中、重度

注：心功能分级 Ⅰ（0~5），Ⅱ（6~10），Ⅲ（11~15），Ⅳ（16~20）。

（六）治疗

心力衰竭的治疗目标：提高心脏功能（增加收缩力和降低后负荷），减少水钠潴留（降低前负荷），减轻心脏负担，增加血氧含量和降低氧耗。治疗包括针对原发疾病的病因治疗及对症治疗。

1. 原发疾病治疗 治疗引起或加重心力衰竭的原因，如感染、贫血、心律失常和发热等。复杂危重先天性心脏病需及时行心导管介入手术或外科纠治手术。

2. 对症治疗 控制心力衰竭的常用药物为强心药、利尿药和扩血管药。

（1）儿茶酚胺类：快速起效的强心药物（多巴胺、多巴酚丁胺、异丙肾上腺素和肾上腺素等），用于严重和急性心力衰竭的治疗，对于合并肾功能不全如伴有主动脉缩窄或心脏手术后的心力衰竭患儿，此类药物较洋地黄类药物（地高辛等）具有快速起效、作用时间短的特点。

（2）洋地黄类：其药理作用为提高心肌收缩力（正性肌力作用），通过降低窦房结的神经传导减慢心率（负性频率），通过增加肾脏灌注起到间接利尿作用。最终洋地黄达到疗效的指标为增加心排血量、心脏缩小、静脉压降低和减轻水肿。其中，地高辛是最常用的洋地黄类药物，其作用可靠，吸收和排泄迅速，蓄积作用不大。但地高辛的中毒剂量与治疗剂量非常接近，因此剂量精确至毫克，常见用药剂量见表 3-6。早产儿对地高辛比足月儿更为敏感，药物在体内的积聚更快，剂量应更小。地高辛治疗的基本原则是首先达到洋地黄化量，通过静脉或口服在24h内分次给药,使体内血药浓度达到洋地黄化。地高辛的维持量为饱和量的1/8~1/10,每日口服2次,以保证血中地高辛水平。

表3-6　洋地黄类(地高辛)药物的剂量

	矫正胎龄	洋地黄化剂量(mg/kg)	
		静脉注射	口服
早产儿	≤29周	0.015	0.02
	30~36周	0.02	0.025
足月儿	37~48周	0.03	0.04

(3)磷酸二酯酶抑制剂:是失代偿性心力衰竭的首选药物。既有增加心脏搏出作用,又有扩血管功能。临床常用药物为米力农,用法:小剂量开始0.25μg/(kg·min)静脉滴注,根据需要缓慢加量,最大可至1μg/(kg·min),使用期间需严密监测血压、心率及心律。

(4)利尿剂:可通过抑制肾小管对钠、氯的重吸收而发挥利尿作用,减轻心脏前负荷,降低血容量并改善充血症状。常用药物为氢氯噻嗪或螺内酯。使用期间需严密监测血清电解质水平。

(5)血管扩张剂:使用血管扩张剂以减轻心脏后负荷,从而增加心排血量,并可使心室壁张力下降,降低心肌耗氧量。新生儿用药前应了解病因、外周血管阻力,估计血容量。常用药物包括硝普钠、硝酸甘油、酚妥拉明、依那普利(血管紧张素转换酶抑制剂)等。此类药物使血管扩张可导致低血压,故常与正性肌力药物联合使用,需严密动态观察心率、血压。

3. 支持疗法　心力衰竭患儿对氧及能量的需求均明显升高。①呼吸窘迫的患儿可湿化供氧,但对导管依赖型先天性心脏病供氧需谨慎。氧疗过程中应监测血气,纠正体内代谢失衡,必要时气管插管机械通气。②可通过增加单位毫升配方奶的热卡以增加患儿能量摄入,一般为150~160kcal/(kg·d)。

4. 心脏功能辅助或替代治疗　心室辅助装置(ventricular assist device,VAD)用于心力衰竭末期、药物无法控制的心力衰竭;ECMO用于严重心力衰竭合并肺功能衰竭。

【新生儿心力衰竭复习题】

A1型题

1. 以下**不能**与洋地黄同时使用的药物是(C)

A. 镁剂　　　　　　　　　　　　B. 钾剂

C. 钙剂　　　　　　　　　　　　D. 钠剂

E. 锌剂

A2型题

2. 根据胎龄给予洋地黄类药物的剂量,以下**错误**的是(E)

A. 早产儿出生胎龄≤29周,静脉注射0.015mg/kg

B. 早产儿出生胎龄30~36周,静脉注射0.02mg/kg

C. 足月儿出生胎龄37~48周,静脉注射0.03mg/kg

D. 早产儿出生胎龄≤29周,口服给药0.02mg/kg

E. 早产儿出生胎龄30~36周,静脉注射0.5mg/kg

A3/A4 型题

（3~4 题共用题干）

患儿，母孕 38 周 $^{+5/7}$，生后 2d，在输液过程中突然精神萎靡，难以安抚，呼吸急促费力。听诊闻及心尖奔马律，肺部啰音。患儿发生了心力衰竭。

3. 以下属于保钾利尿剂的药物是（D）

A. 呋塞米 　　　　　　　　　　 B. 氢氯噻嗪

C. 美托洛尔 　　　　　　　　　　 D. 螺内酯

E. 吲达帕胺

4. 右心衰竭的主要表现是（B）

A. 肺水肿 　　　　　　　　　　 B. 体循环充血

C. 心律失常 　　　　　　　　　　 D. 咳粉红色泡沫痰

E. 呼气性呼吸困难

（5~7 题共用题干）

患儿，母孕 29 周 $^{+3/7}$，生后 28d，20min 吃 30ml 奶，突然烦躁不安，支气管肺炎，呼吸急促：58 次 /min，三凹征明显，P：188 次 /min，灌注减少，NT-proBNP：500pg/mg，房室瓣轻度关闭不全，心音低钝，肝肋下 4cm。

5. 该患儿可能并发了（A）

A. 急性心力衰竭 　　　　　　　　 B. 感染性心内膜炎

C. 肺不张 　　　　　　　　　　 D. 脓胸、脓气胸

E. 肺大疱

6. 该患儿目前首要的护理诊断是（A）

A. 心排血量减少 　　　　　　　　 B. 活动无耐力

C. 气体交换受损 　　　　　　　　 D. 营养失调：低于机体需要量

E. 外周组织灌注无效

7. 根据患儿目前的情况，应立即给予的措施**不包括**（E）

A. 严密监护心率、心律、经皮测氧饱和度

B. 严密监测血压、CRT，观察有无低血压症状

C. 根据医嘱及时使用利尿剂，同时严密监测血清电解质水平

D. 根据医嘱准确使用洋地黄类药物，用药前须监测患儿心率

E. 立即给予适当的体位，不可将床头抬高

（汤晓丽）

五、新生儿高血压

【案例分析】

典 型 案 例

患儿，男，生后 15d，因"拒乳 1d、呼吸困难 4h"收治入院。患儿系母孕 38 周，顺产娩出，无不良母孕史。出生时无窒息，出生体重 3 250g，入院体重 3 500g。入院后查体示：

T36.8℃,P130 次 /min,R36 次 /min,BP90/65mmHg,无症状性腹部肿块,入院后行 B 超检查
示：一侧肾脏明显较正常者小。入院诊断"新生儿肾发育不良,高血压"。

1. 该患儿可否诊断为新生儿高血压？

2. 导致患儿血压升高的因素有哪些？为明确病因还需做哪些检查？

（一）入院处置

1. 护理要点

（1）病情观察：立即给予心电监护,并通知医生,评估患儿生命体征、精神状况及呼吸循环状况,应特别注意血压的监测。

（2）辅助检查：协助医生尽早合理安排各项检查和检验。

（3）入院问诊：做好全面系统的既往病史采集,尤其注意评估患儿围生期是否有危险因素,如不良的母孕史；患儿是否有先天性心脏病、肾血管疾病等；是否有高血压相关遗传性疾病等。

2. 关键点

（1）注意健康史的评估,特别是母亲是否有妊娠期高血压及高血压家族史,有利于新生儿高血压的早期诊断。

（2）按要求采集血气及各检验标本并及时送检,关注返回结果。

（二）住院护理

1. 护理要点

（1）病情观察：严密监测生命体征,定时测量血压,关注趋势变化。测量时患儿平卧位,选用适合的袖带。为准确反映血压值,避免在患儿哭吵、剧烈活动、奶后 30min 内测量。若三个不同时间点血压持续高于正常值,及时通知医生。重度高血压患儿易引起充血性心力衰竭或心源性休克。注意评估患儿有无面色苍白、皮肤花纹、肢端冰冷、脉搏细弱、肝大等临床表现,及时处理。每日监测患儿出入量,每日摄入量包括饮食摄入及静脉输入量。

（2）辅助检查：血清电解质、肌酐和尿液分析检验结果,有利于判断是否存在肾实质疾病。此外,遵医嘱进行胸片及肾脏超声、CT 等相关检查,明确高血压病因。

（3）用药护理：抗高血压药物治疗包括静脉给药和口服给药。

1）静脉给药：在静脉输注过程中连续监测血压。注意避免血压快速下降,防止颅内出血或缺血。观察抗高血压药物的副作用,如尼卡地平可导致反射性心动过速等,根据医嘱及时调节用药剂量及输注速度。当联合利尿剂治疗时注意监测尿量及电解质结果。

2）口服给药：在症状得到控制后可通过口服抗高血压药维持治疗,首选卡托普利。早产儿应严格遵医嘱给予正确的药物剂量,避免剂量过大造成血压过度下降。

（4）皮肤护理：高血压易造成皮肤水肿,根据患儿病情勤翻身或肢体抬高,预防皮肤压疮及感染。

（5）健康教育

1）用药指导：告知家长使用降压药的注意事项,居家期间切勿自行停药或加大药物剂量。应教会家长正确测量血压及观察药物副作用,观察尿量变化。若患儿出现呕吐、皮肤湿冷、面色苍白、嗜睡、尿量减少等立即就诊。

2）随访计划：告知家长随访的重要性,定期门诊随访。对于肾动脉狭窄高血压患儿,待

生长发育足够耐受手术时进行外科治疗。

2. 关键点

（1）注意评估临床症状及体征，高血压患儿除非特异症状外，可能出现肺水肿、肝大、体重迅速增加、影像学提示心脏增大等。可发生充血性心力衰竭、心源性休克或颅内出血而直接威胁生命。

（2）高血压药物使用过程中连续监测血压，避免血压快速下降，防止颅内出血或缺血。

（3）出院前指导家长使用降压药的注意事项。

【新生儿高血压相关知识】

（一）概述

高血压（hypertension）是儿科研究的一个新领域，其定义采取美国儿科学会 1987 年标准，即在三个不同时间点测得血压的平均值持续高于同日龄新生儿收缩压或舒张压的第 95 百分位或均数 +2SD。与成人不同，新生儿血压正常值随胎龄、生后日龄和体重而变化，因此，在新生儿高血压的诊断中要时刻考虑这些因素。目前将新生儿高血压定义为足月儿收缩压 >90mmHg，舒张压 >60mHg，早产儿收缩压 >80mmHg，舒张压 >50mmHg。

美国的研究提示正常人群新生儿高血压的发病率为 0.2%~3%，在支气管肺发育不良、动脉导管未闭、脑室内出血和动脉置管的新生儿中高血压的发病率为 9%。

（二）病因

导致新生儿高血压的病因很多，可分为肾脏、内分泌、心脏、肺部疾病等几大类，其中以肾血管和肾实质疾病最为常见。

1. 肾血管疾病 肾血管疾病中脐动脉置管、主动脉或肾动脉栓塞是新生儿发生高血压的主要原因。高血压可以发生在导管放置期间，也可发生在导管拔除以后。引起新生儿肾血管性高血压的其他原因还包括非脐动脉置管所致的新生儿肾动脉栓塞、肾动脉壁内血肿、肾静脉栓塞、先天性血管异常等。

2. 肾实质疾病 高血压是肾实质性疾病常见的并发症，如多囊性肾病、肾发育不良、肾盂积水和间质性肾炎。

3. 肺部疾病 BPD 患儿可发生高血压，BPD 越严重，发生血压增高的可能性就越大。

4. 内分泌疾病 先天性肾上腺皮质增生症、高醛固酮血症、甲状腺功能亢进均可引起新生儿高血压。特别是肾上腺功能障碍可以直接诱导高血压。

5. 心脏疾病 胸主动脉缩窄已在许多新生儿高血压的病例中被报道，其特征为下肢比上肢搏动减轻和血压较低，高血压可以在这些患儿中持续发生直至手术修补之后。

6. 药物 新生儿应用地塞米松、交感神经兴奋药、氨茶碱、咖啡因、去甲肾上腺素等；母亲应用可卡因、海洛因等都可以诱导新生儿期的高血压。

7. 其他 神经源性因素如疼痛、惊厥等，遗传性疾病以及肿瘤压迫等均可引起新生儿高血压。

（三）临床表现

1. 轻症 常无症状或伴发非特异性表现，如呕吐、喂养困难、皮肤花纹、原因不明的呼吸急促、呼吸暂停、心率增快、窒息、嗜睡、易激惹、惊厥、生长迟缓等表现。

2. 重症 临床表现除上述各种表现外，可有肺水肿、肝大、体重迅速增加，影像学提示心脏增大等。可发生充血性心力衰竭、心源性休克或颅内出血而直接威胁生命。

（四）辅助检查

1. 实验室检查 尿常规和肾功能检测有助于确定是否存在肾实质疾患。

2. 影像学检查

（1）X线胸片：有心脏杂音或有充血性心力衰竭的患儿可行X线检查。

（2）肾脏及血管超声检查：有助于发现潜在的高血压病因，如肾静脉血栓、主动脉血栓、肾动脉血栓，还可识别先天性肾脏解剖异常，如尿路梗阻、肾实质疾病、肾发育不良等。

（3）血管造影：严重高血压新生儿需进行血管造影检查。

（五）诊断标准

新生儿高血压诊断需参考患儿胎龄、日龄、体重。通过血压测量，体格检查、辅助检查及患儿病史诊断。通常以足月儿收缩压>90mmHg、舒张压>60mHg，早产儿收缩压>80mmHg、舒张压>50mmHg为标准。

（六）治疗

1. 静脉用药 常见抗高血压药有尼卡地平、艾司洛尔、拉贝洛尔及硝普钠等。对于大多数急性高血压患儿，特别是严重高血压患儿，连续静脉输注药物最合适。间断输注抗高血压药也有治疗作用，但血压波动较大，不适合严重高血压患儿治疗。

2. 口服用药 对轻度或症状得到控制后的严重高血压，首选口服抗高血压药维持治疗。常用卡托普利、氢氯噻嗪、螺内酯等。其中卡托普利为首选药。

3. 手术治疗 仅在某些情况下新生儿高血压具有外科手术指征。尿道梗阻、主动脉弓缩窄等外科治疗效果较好。对肾动脉狭窄导致的新生儿高血压，可以先给予药物控制，待患儿生长发育已足够耐受手术时进行外科治疗。

【新生儿高血压复习题】

A1型题

1. 新生儿高血压的定义（A）

A. 足月儿收缩压>90mmHg和舒张压>60mmHg
早产儿收缩压>80mmHg和舒张压>50mmHg

B. 足月儿收缩压>90mmHg或舒张压>50mmHg
早产儿收缩压>80mmHg或舒张压>60mmHg

C. 足月儿收缩压>140mmHg和舒张压>90mmHg
早产儿收缩压>90mmHg和舒张压>60mmHg

D. 足月儿收缩压>140mmHg或舒张压>90mmHg
早产儿收缩压>80mmHg或舒张压>50mmHg

E. 足月儿收缩压>140mmHg或舒张压>90mmHg
早产儿收缩压>80mmHg或舒张压>60mmHg

A2型题

2. 患儿，女，生后20d，因"呼吸困难，拒乳1d"来我院急诊，查体：P132次/min，BP106/65mmHg，RR36次/min。此患儿最可能的疾病诊断为（B）

A. 新生儿休克　　　　　　　B. 新生儿高血压
C. 新生儿呼吸窘迫　　　　　D. 肾功能不全
E. 先天性心脏病

A3/A4 型题

（3~4 题共用题干）

患儿女,生后 18d,足月顺产,拒乳 2d,查体:BP108/70mmHg,P131 次 /min,入院诊断为新生儿高血压。

3. 口服抗高血压药首选（B）

　A. 洋地黄　　　　　　　　　　B. 卡托普利

　C. 氢氯噻嗪　　　　　　　　　D. 酚妥拉明

　E. 吲达帕胺

4. 以下**不属于**新生儿高血压病因的是（D）

　A. 支气管肺发育不良　　　　　B. 心脏疾病

　C. 母亲滥用可卡因　　　　　　D. 病毒感染

　E. 肿瘤压迫

（5~6 题共用题干）

患儿,女,生后 1 周,发现呕吐,拒乳 1d,目前嗜睡,易激惹,呼吸困难,皮肤花纹,BP102/74mmHg,P180 次 /min。来院检查后诊断为先天性肾上腺皮质增生症。

5. 目前患儿存在的主要护理诊断是（A）

　A. 组织循环灌注不足　　　　　B. 活动无耐力

　C. 营养失调:低于机体需要量　　D. 体液不足

　E. 潜在并发症:脑血管意外

6. 出院时对于家属的健康教育,以下说法**错误**的是（D）

　A. 告知家长使用降压药的注意事项,切勿自行停药

　B. 如血压不稳应及时加大药物剂量

　C. 若患儿出现呕吐、皮肤湿冷、面色苍白、嗜睡、尿量减少等立即就诊

　D. 告知家长随访的重要性,定期门诊随访

　E. 对于肾动脉狭窄高血压患儿,待生长发育足够耐受手术时进行外科治疗

（汤晓丽）

六、新生儿休克

【案例分析】

典 型 案 例

患儿,男,生后 3h,因"生后皮肤苍白 2h"入院。患儿系 G_2P_2,母孕 38 周,剖宫产,羊水清,脐带粗,无窒息史,出生体重 3 750g。生后 1h 患儿突然皮肤苍白,肢端发凉,呼吸微弱,查体:脐部大量出血,HR60 次 /min,外院予紧急气管插管,胸外按压,应用肾上腺素、地塞米松、氨茶碱、血浆等治疗,P100 次 /min,为进一步治疗,由 120 转诊我院。入院查体:T35.1℃,P170 次 /min,RR60 次 /min,BP53/38mmHg,反应差,呼吸促,面色及皮肤苍白明显,前囟平坦,张力不高。双肺呼吸音粗,未闻及啰音。脐带粗,脐部见大量血迹,四肢肌张力弱。CRT:4s。立即行血气分析,完善相关检查。

1. 入院时患儿是否处于休克状态？诊断依据是什么？

2. 入院后护理评估的要点有哪些？

（一）入院处置

1. 护理要点

（1）病情观察：立即予心电监护，快速评估患儿的症状及体征，迅速判断是否存在休克，并通知医生。

（2）体温管理：将患儿置于 36.5℃暖床中予以复温，密切监测患儿体温。

（3）静脉给药：立即建立静脉通路，遵医嘱给药。

（4）辅助检查：协助医生尽早合理安排各项检验检查。

2. 关键点

（1）快速判断休克分期。面色苍白、心率增快、肢端发凉、毛细血管再充盈时间延长是休克代偿期表现；若血压下降、各脏器功能衰竭则提示休克失代偿期，病情较重。

（2）快速扩容同时注意扩容输液量不宜大，速度不宜过快，且注意评估扩容效果。期间可遵医嘱加用多巴胺、肾上腺素，注意药物剂量及速度，并监测血压。

（3）及时采集血气等检验标本并送检，关注返回结果，以协助诊断。

（二）住院护理

1. 护理要点

（1）病情观察：评估患儿血压、心率、皮肤温度及尿量等情况。以血压恢复正常、心率下降、四肢温暖、尿量增加作为复苏目标。预防弥散性血管内凝血，遵医嘱予以肝素用药。

（2）辅助检查：遵医嘱密切监测血气分析，及时判读血气分析报告，尤其注意评估是否存在代谢性酸中毒、低血糖、低血钙，及时纠正。

（3）体温管理：做好保暖，待病情稳定后入暖箱，24h 内恢复正常温度。

（4）呼吸支持：为预防肺损伤，遵医嘱给予呼吸机支持治疗，并密切监测血气，与医生做好沟通，及时根据血气分析结果调节参数。注意较大幅度地提高 PEEP 可引起压力性肺损伤。避免吸入高浓度氧产生氧毒性反应，加重肺损伤。保持呼吸道通畅，必要时给予呼吸机支持；随时做好心脏按压及使用急救药物准备。

（5）扩容：迅速建立两条静脉通道保证及时输入液体及药物。使用生理盐水扩容，注意输液量不宜大、速度不宜过快，防止心力衰竭发生；扩容前后注意监测血压，根据病情变化每 15~30min 测量一次，必要时监测中心静脉压（central venous pressure，CVP），当 CVP<5mmHg，可继续扩容直至 CVP>5mmHg，但扩容量不宜超过 60ml/kg。扩容同时监测血气及血清电解质水平，及时纠正酸中毒，维持水电解质平衡。使用生理盐水扩容后，应警惕血细胞比容的变化，当血细胞比容 <0.3 时应告知医生予以输血，恢复血容量。同时，注意白蛋白的不良反应比生理盐水多，可加重肺水肿，引起过敏性休克，故使用期间严密观察患儿反应。

（6）用药护理：血管活性药物必须在纠正血容量和酸中毒的基础上应用。首选多巴胺持续静脉滴注，注意掌握用药速度，密切监测血压，评估有无静脉外渗的风险。

（7）健康教育

1）病情观察：教会家长出院后若患儿出现拒乳、面色苍白、皮肤湿冷、精神萎靡、出血等情况立即到医院就诊。

2）预防感染：告知家长感染是导致休克发生的重要原因之一。注意保持清洁，做好口腔及皮肤护理，避免来往于复杂、嘈杂环境。若家长有感冒发热症状，禁止接触婴儿。注意监测患儿体温，发热及时就诊。

2. 关键点

（1）一旦发现患儿发生失代偿性休克，立即呼叫急救团队进行抢救和复苏，治疗过程中应反复评估患儿外周灌注与重要脏器功能状况，预防多脏器功能障碍的发生。

（2）密切监测患儿休克复苏情况，随时做好心脏按压及使用急救药物准备。

【新生儿休克相关知识】

（一）概述

休克（shock）即急性循环衰竭（acute circulatory failure，ACF），是指由于失血、细菌感染等各种原因引起的急性循环系统功能障碍，以致氧输送不能保证机体代谢需要，从而引起组织细胞缺氧，导致循环衰竭的病理过程。休克常常导致多器官功能衰竭，是新生儿期常见的急症，病死率高达50%，是导致新生儿死亡的重要原因之一。新生儿休克临床表现不典型、病情进展快、容易延误诊治、应予以重视。

（二）病因

常见病因有低血容量性、心源性和败血症性。多数休克病例非单一病因所致，常为多种因素同时存在。

1. 低血容量性休克 包括失血或水电解质紊乱。①失血：见于前置胎盘、胎盘早剥、胎母或胎胎输血、肺出血、脑室内出血、内脏出血等。②水电解质代谢紊乱：见于摄入不足、液体丧失过多、肾上腺皮质功能低下、腹泻、应用利尿剂等。

2. 心源性休克 主要见于心肌功能不全，窒息性心脏综合征与心肌病；张力性气胸导致静脉回流受阻发生心脏功能不全；某些先天性心脏病，严重的心律失常，原发性心肌病，心肌炎等。

3. 分布性休克（感染性休克） 以革兰氏阴性细菌感染最多见，也可见于革兰氏阳性细菌或病毒。

4. 神经源性休克 见于分娩脑损伤，如大量颅内出血或严重的缺氧缺血性脑病。

（三）临床表现

新生儿休克的临床表现按出现早晚的顺序依次为：肤色、肢端温度、四肢循环、股动脉搏动、心率、神志、呼吸、硬肿、血压、尿量。前五项出现异常为早期轻症患儿，血压下降则是晚期重症休克的表现，此时治疗已很困难。①皮肤颜色：苍白或青灰。②肢端温度：肢端发凉，上肢可达肘部，下肢达膝部。③四肢循环：皮肤毛细血管再充盈时间延长，足跟部 >5s，前臂 >3s。④股动脉搏动：减弱甚至摸不到。⑤心率：心率增快 >160 次 /min 或 <100 次 /min。⑥神志：反应低下，嗜睡或昏睡，先有激惹后有抑制，肢体肌张力减弱。⑦呼吸：安静时 >40 次 /min，出现三凹征，有时肺部可听到湿啰音。⑧硬肿：周身尤其是四肢出现硬肿。⑨血压：收缩压足月儿 <50mmHg，早产儿 <40mmHg，脉压变小。⑩尿量：尿量减少，连续 8h 尿量 <1ml/（kg·h），表示肾小球滤过率降低，肾小管上皮受损，可导致急性肾功能衰竭及电解质紊乱。

（四）辅助检查

1. 实验室检查

（1）血气分析：可根据 pH 值判断休克严重程度，通常休克患儿的 $PaCO_2$ 并不升高，如

$PaCO_2$ 突然升高应考虑合并肺水肿。如 $PaCO_2$ 升高而 PaO_2 下降,应警惕休克肺的可能。

（2）血清电解质测定:休克时组织缺氧,钠泵功能受损,细胞膜通透性增高,钠从细胞外进入细胞内,钾溢出。

（3）血糖、尿素氮、肌酐、肝功能。

（4）尿渗透压、尿钠、尿比重。

（5）全血细胞计数及白细胞分类,C反应蛋白,血、尿细菌培养等。

（6）弥散性血管内凝血筛选及确诊试验。

（7）血管活性物质和代谢产物测定:新生儿休克时血管活性物质和代谢产物大量产生,检测这些指标有助于判断休克的病情发展。

2. 影像学检查

（1）X线胸片:可了解确定有无肺部病变;是否有心力衰竭、肺水肿存在;心界是否扩大,决定是否应用利尿剂;确定是否合并急性呼吸窘迫综合征。

（2）心电图:可判断有无心肌损害、心律失常和心室肥大。

3. CVP 有助于鉴别心功能不全或血容量不足引起的休克,因而对处理各类休克、决定输液的质和量、是否用强心药或利尿剂有一定指导意义。

（五）诊断标准

新生儿休克需快速判断,尽早诊断。结合临床表现及实验室检查结果明确诊断,并根据新生儿休克评分标准评估休克的严重程度（表3-7）。

表3-7　新生儿休克评分标准

评分 项目	皮肤颜色	皮肤循环	四肢温度	股动脉搏动	血压（kPa）
0	正常	正常	正常	正常	<6
1	苍白	较慢	发凉	弱	6~8
2	花纹	甚慢	冷	触不到	>8

注:皮肤循环:指压前臂内侧皮肤毛细血管再充盈时间,正常 <3s,较慢为 3~4s,甚慢为 >4s。新生儿休克评分:5分为轻度休克,6~8分为中度休克,9~10分为重度休克。四肢温度:发凉为凉至肘、膝关节以下;发冷为凉至肘、膝关节以上。

（六）治疗

新生儿休克治疗原则为早期诊断,去除病因,尽快恢复有效血容量,改善心血管功能,纠正酸中毒。

1. 去除病因 对低血容量休克应积极纠正血容量;对分布性休克要积极抗感染,增强机体抵抗能力;心源性休克要治疗原发病,增强心肌收缩力,减轻心脏前后负荷。

2. 扩容 一旦诊断休克,应立即给予扩容。轻症多为代偿期,注意输液成分应符合细胞外液的生理性并兼顾细胞内液。输液量不宜多,速度不宜过快。在扩容同时可加用血管活性药物,用量不宜过大,适度扩血管即可。中重症多为淤血期,可扩容、纠正酸中毒与调理心血管功能并进。

3. 纠正酸中毒 休克通常是高AG型代谢性酸中毒,因此,应用碱性药物的疗效有限,应避免应用过量碳酸氢钠,以免纠酸过量转为代谢性碱中毒,成为更为复杂的酸碱紊乱。一

180

般如能补充血容量和液体量,即可改善酸中毒。而纠正缺氧,保持呼吸道通畅,改善微循环,保证热量供应,对减少乳酸血症及丙酮酸血症甚为重要。如通过上述治疗酸中毒仍存在,给予 5% 碳酸氢钠 2mmol/kg 较为安全。

4. 血管活性药物 必须在纠正血容量和酸中毒的基础上应用。新生儿休克交感神经兴奋,血管收缩,常用扩血管药;对晚期休克、血管扩张药治疗无效者可使用血管收缩剂。一般用多巴胺中小剂量,持续静脉滴注,扩张血管和增强心肌收缩力,通常维持至休克纠正后24h。如多巴胺剂量增大仍不能维持正常血压,可使用肾上腺素持续静脉滴注。新生儿对山莨菪碱比较敏感,应慎用。

5. 呼吸支持治疗 一旦出现呼吸增快、呼吸变慢变浅、呼吸节律不齐、呼吸暂停等应及时应用呼吸机进行支持治疗。根据血气分析结果调节参数。

6. 纠正心功能不全 休克患儿常伴有心功能不全,可发生在休克早期。因此,在开始抢救休克时要注意保护心功能,使用多巴酚丁胺增强心肌收缩力。

7. 防治弥散性血管内凝血 对休克患儿可早期使用肝素,不必等待出现高凝状态或弥散性血管内凝血实验指标阳性时才使用。也可使用天然抗凝血剂如抗纤溶酶Ⅲ中和过量的凝血酶,缓解弥散性血管内凝血的发展。也可应用新鲜血浆、凝血酶原复合物或冷沉淀物等。

【新生儿休克复习题】

A1 型题

1. 新生儿休克时临床表现正确的是(D)

A. 足部皮肤毛细血管再充盈时间 >3s
B. 心率 >140 次 /min 或 <80 次 /min
C. 足月儿脉压增大
D. 连续 8h 尿量 <1ml/(kg·h)
E. 肢体肌张力增高

A2 型题

2. 患儿,母孕 35 周 $^{+6/7}$,生后 20d,行 PDA 结扎术,先天性心脏病术后第 2d 突然面色苍白,口唇发绀,脉搏细弱,P: 54 次 /min,血压无法测出,考虑该患儿发生了(B)

A. 失血性休克
B. 心源性休克
C. 神经源性休克
D. 感染性休克
E. 呼吸衰竭

A3/A4 型题

(3~4 题共用题干)

患儿,男,生后 25d,查体发现,皮肤苍白,前侧内皮肤再充盈 4s,肢端发凉,股动脉弱,BP: 60mmHg,心率增快,安静状态下达 170 次 /min。

3. 该患儿目前休克评分为(C)

A. 2 分
B. 4 分
C. 6 分
D. 8 分
E. 10 分

4. 该患儿目前的护理措施**不包括**(E)

A. 给予呼吸支持
B. 扩充血容量
C. 加强防护减少损伤
D. 避免接触过敏物质
E. 立即给予母乳喂养

（5~6题共用题干）

患儿，男，生后2h，突然发现皮肤苍白，肢端发凉，呼吸困难，脐带断开部位出血严重，入院诊断为新生儿休克。

5. 若要为患儿复温，暖床温度应为（B）

A. 28℃   B. 36.5℃

C. 37.5℃   D. 38℃

E. 40℃

6. 扩容时，当CVP>5mmHg时，扩容量**不宜**超过（C）

A. 20ml/kg   B. 40ml/kg

C. 60ml/kg   D. 80ml/kg

E. 100ml/kg

（汤晓丽）

第六节　消化系统疾病护理

消化系统疾病是新生儿最常见的疾病之一，此类疾病往往对营养物质的摄取、消化和吸收造成影响。由于新生儿消化功能尚不完善，易发生消化紊乱、水电解质和酸碱平衡失调，从而造成慢性营养障碍甚至影响新生儿的生长发育，同时也会造成新生儿机体抵抗力下降而导致感染。因此，应全面评估消化系统疾病对消化系统功能以及新生儿身心方面的影响。

一、新生儿咽下综合征

【案例分析】

典型案例

患儿，男，因"生后反复呕吐，进食后加重12h"入院。患儿系母孕41周，G_1P_1，剖宫产娩出，羊水Ⅱ度污染，胎盘未见异常。Apgar评分：1min为8分，5min为9分。查体：面色红润，哭声响亮，入院体重：3 500g，T：37℃，P：140次/min，RR：40次/min，BP：77/41mmHg。患儿于未开奶情况下即出现呕吐，呕吐物为无色或绿色黏液，进食后呕吐次数增加，无腹胀，无肠型，胎粪及小便排出正常。

1. 应为该患儿完善哪些相关检查？

2. 采取哪些护理干预措施？

（一）入院处置

1. 护理要点

（1）体位护理：立即抬高床头，给予右侧卧位，防止呕吐物误吸，同时通知医生。

（2）洗胃护理：一般无须特殊治疗，咽下液体吐净后，1~2d 内可自愈。呕吐重者可遵医嘱予以洗胃。洗胃过程中，严密观察生命体征，若出现躁动不安、恶心、呕吐、呼吸及心率改变，应停止洗胃。

（3）病情观察：准确记录呕吐物及洗出胃内容物的量和性质。持续心电监护，密切观察生命体征变化，尤其注意心率及血氧饱和度变化。

（4）营养支持：禁食期间保证营养及电解质的供给，防止水、电解质平衡失调及低血糖。

2. 关键点

洗胃护理：①洗胃液可选择生理盐水或 1% 碳酸氢钠溶液，温度以 37~38℃为宜。②胃管插入深度：经口插入测量从鼻尖→耳垂→剑突；经鼻插入测量从发际→鼻尖→剑突 +1cm。有文献报道，加深胃管插入的深度，能将胃体下段及胃窦部的羊水清洗干净，因此，临床上逐渐应用前额正中发际→脐部的测量方法。③洗胃时取左侧卧位，每次 10~15ml，洗胃时可以转动胃管方向，以使整个胃壁得到冲洗。④抽吸液体时动作轻柔，以液体顺畅流出的最小压力进行抽吸，洗胃后给予右侧卧位。

（二）住院护理

1. 护理要点

（1）病情观察：持续心电监护，观察呼吸、面色、心率及神志的变化。观察呕吐发生的时机及次数，呕吐物的颜色、性状及量。观察腹部情况，是否有腹胀、胃型及肠型，以及胎便排出情况。

（2）呕吐护理：呕吐频繁者应取侧卧位，并抬高床头。发生呕吐时将患儿头偏向一侧，轻拍其背部，防止窒息的发生。发生呕吐物误吸时，迅速用低负压吸引器吸出呕吐物，动作轻柔，避免反复刺激再次诱发恶心呕吐。呕吐后及时清除呕吐物，更换衣物，防止酸性呕吐物刺激局部皮肤。

（3）洗胃护理：选择合适的洗胃溶液，温度适宜，洗胃过程中动作轻柔，严密观察生命体征，若出现躁动不安、恶心、呕吐、呼吸及心率改变，应停止洗胃。准确记录呕吐物以及洗出胃内容物的量和性质。

（4）营养支持：轻症者无须禁食，呕吐严重者需禁食 6~12h，禁食期间持续静脉补液，防止水、电解质平衡失调及低血糖。合理喂养，开始喂养应循序渐进，少量多餐，同时观察进食后呕吐发生的改善情况。

（5）健康教育：住院期间，向家长讲解新生儿咽下综合征的发病原因、临床特点及护理方法，告知家长观察患儿呕吐出现的时机，呕吐物的量和性质，观察大小便颜色，腹部的状态，告知家长发现患儿异常立即通知医护人员处理。患儿出院后，告知家长应继续关注呕吐是否再次出现，及时就医。

2. 关键点

（1）新生儿呕吐发生时间鉴别：呕吐发生在 7d 以内，多重点考虑咽下综合征，但也要同时与食管闭锁、胃食管反流、胎粪性便秘、胃扭转相鉴别。呕吐发生在 7d 后，应考虑可能存在肠梗阻、NEC 及幽门狭窄等。

（2）新生儿呕吐物的观察与鉴别：①呕吐物色泽清淡或呈半透明黏液，多为食管内容物。②呕吐物为绿色，可能为较高位肠梗阻，首先排除先天畸形，如为均匀绿色，应考虑是否有肠旋转不良或由于败血症所致。③呕吐物带血，考虑消化道黏膜出血；若出血量较多且为鲜红色,多为新鲜活动性出血;若呈紫褐色、咖啡色,多为陈旧性出血。④呕吐物为奶汁或奶凝块,多来自胃内。⑤呕吐物为乳凝块且量多有酸腐味,有持久的规律性,应警惕幽门及十二指肠 Vater 壶腹部梗阻。⑥呕吐物为粪性且有臭味,多考虑低位肠梗阻。

【新生儿咽下综合征相关知识】

（一）概述

咽下综合征（swallowing syndrome）主要特点为生后即出现呕吐,进食后呕吐加重,呕吐内容物为羊水也可带血,持续 1~2d 后多自愈。

（二）病因

胎儿在分娩过程中吞入羊水量过多或吞入被胎粪污染或已被感染的羊水,或含母血较多的羊水,对其胃黏膜造成刺激,导致胃酸及黏液分泌亢进而引起呕吐。多见于难产、窒息、过期产的新生儿。

（三）临床表现

1. **呕吐** 常于生后未开奶即出现呕吐,呕吐物为泡沫黏液样,有时呈绿色,为被胎粪污染的羊水,有时含咖啡样物。开始进食后呕吐常加重,进奶后即吐出。通常 1~2d 内,将咽下的羊水、血液及产道内容物吐净后呕吐停止。一般情况良好。

2. 胎便排出正常,有时可排黑便,大便潜血阳性;查体无腹胀,无胃型或肠型。

（四）辅助检查

碱鉴定试验（alkali probation test, APT）:取患儿呕吐物或大便中血性标本,加水搅匀,使之溶血,沉淀后取上清液 5 份,加 1% 氢氧化钠 1 份,1~2min 后,若呈棕黄色,血液来自母体,诊断此病;若呈红色,表示血液来自新生儿本身,需要考虑其他出血性疾病,胎儿血红蛋白具有抗碱性。

（五）诊断标准

呕吐物的性质、时机是诊断咽下综合征的重要依据。

（六）治疗

一般不需要治疗,液体吐完后 1~2d 自愈。呕吐重者可用 1% 碳酸氢钠或 1/2 张的温盐水洗胃。

【新生儿咽下综合征复习题】

A1 型题

1. 关于新生儿咽下综合征的表述**不正确**的是（B）

A. 咽下综合征多见于难产、窒息、过期产的新生儿

B. 查体时常常可见明显腹胀、胃型或肠型

C. 一般无须治疗,呕吐严重者可予以洗胃

D. 生后即出现呕吐,进食后呕吐加重

E. 呕吐物为泡沫黏液样、被胎粪污染的羊水、咖啡色血样物等

A2 型题

2. 某婴儿,母孕 39 周自然分娩,羊水Ⅱ度污染。生后 4h 开始呕吐,进食后呕吐次数增加,呕吐物为黄白色黏液,偶有少许咖啡样液体,该患儿最可能的诊断是（B）

A. 坏死性小肠结肠炎   B. 咽下综合征

C. 羊水吸入性肺炎   D. 先天性肠闭锁

E. 胃扭转

A3/A4 型题

（3~4 题共用题干）

患儿，男，因"生后反复呕吐白色黏液 4h"入院。查体：呼吸慢、欠规则，P：108 次 /min，四肢略屈曲，腹部平软，未见肠型，胎便已排。初步诊断：新生儿咽下综合征。

3. 引起新生儿咽下综合征的病因**不包括**（D）

A. 过期产 　　　　　　　　　　　　B. 脐带绕颈

C. 窒息 　　　　　　　　　　　　　D. 维生素 K_1 缺乏

E. 胎吸助产

4. 为该患儿实施洗胃**不恰当**的是（C）

A. 选择温生理盐水或 1% 的碳酸氢钠溶液洗胃

B. 洗胃溶液温度以 37~38℃为宜，每次 10~15ml

C. 洗胃时取左侧卧位，快速多次进行冲洗

D. 洗胃后给予右侧卧位

E. 记录呕吐物以及洗出胃内容物的量和性质

（5~7 题共用题干）

患儿，男，生后 8h，进食后即发生呕吐，呕吐物为奶汁及少许淡黄色黏液，腹软，胎便已排。初步诊断：新生儿咽下综合征。

5. 患儿治疗原则正确的是（A）

A. 一般无须治疗，液体吐完后 1~2d 自愈

B. 呕吐重者可用 2% 的碳酸氢钠洗胃

C. 呕吐重者可用灭菌注射用水洗胃

D. 24h 内给予抗生素治疗

E. 抬高床头，左侧卧位

6. 该患儿主要护理要点正确的是（D）

A. 左侧卧位，防止呕吐物误吸

B. 洗胃时以液体顺畅流出的最大压力进行抽吸

C. 洗胃冲洗时不可转动胃管方向，以免损伤胃壁

D. 洗胃时多次反复冲洗，直至洗出液澄清

E. 密切观察巡视，准确及时遵医嘱应用抗生素

7. 予患儿进行喂养时，其体位的护理**不正确**的是（E）

A. 少量多餐，循序渐进的喂养，逐渐加量直至患儿耐受

B. 患儿平卧时，头可偏向一侧

C. 停止呕吐后可以试少量喂糖水，牛奶或母乳

D. 吸吮时观察吸吮力度及速度

E. 喂奶后不可以托起患儿

（李　芳）

二、新生儿胃食管反流

【案例分析】

典 型 案 例

患儿，男，生后15d，因"反复呕吐8d，加重5d"入院。患儿系母孕38周$^{+2/7}$，G_1P_1，顺产娩出，羊水清，胎盘未见异常，生后第7d出现呕吐，多于哺乳后呕吐，呈喷射状，呕吐物为胃内容物，近几日呕吐物中含有少许血液。查体：面色红润，哭声弱，入院体重3 500g，T：36.6℃，P：118次/min，RR：50次/min，BP：65/43mmHg，呼吸略急促，肺部听诊呼吸音粗，腹平软，尿便正常。

1. 应为该患儿完善哪些相关检查？
2. 采取哪些护理干预措施？

（一）入院处置

1. 护理要点

（1）体位护理：一般有头高足低斜坡左侧位、俯卧倾斜位、双角度体位。

（2）病情观察：入院时观察患儿有无呕吐、呕吐物的性状以及有无加重和呼吸暂停的发生；立即给予心电监护，密切观察生命体征变化。

（3）用药护理：遵医嘱合理用药，注意观察药物疗效及副作用。

2. 关键点　做好体位护理，保证头高足低位，避免呕吐物误吸引起窒息或吸入性肺炎。

（二）住院护理

1. 护理要点

（1）病情观察：持续心电监护，每小时记录生命体征病情变化。加强巡视，密切观察患儿皮肤颜色、意识及呕吐、溢奶、呼吸暂停等。备齐急救物品及药品，如有异常应及时处理。保持患儿头偏向一侧，如有呕吐，及时清除呕吐物。

（2）营养支持：少量多餐，采用定时定量喂养，避免过饱。评估患儿吸吮吞咽能力，必要时管饲喂养，操作时应缓慢注入或选择24h持续泵入。

（3）体位护理：将患儿取舒适卧位，取头高足低位，一般有头高足低斜坡左侧位、俯卧倾斜位、双角度体位。及时清除呕吐物，防止误吸。喂奶后将患儿头靠在护士或父母肩上，手呈空心从下向上轻轻拍打，一般不超过10min。

（4）用药护理：有计划进行静脉穿刺，保证药物的正确供给和热量、营养的足量供给。按医嘱准确及时给药，注意观察药物的不良反应及疗效。

（5）健康教育：患儿住院期间，向家长讲解新生儿胃食管反流的发病原因、临床特点及护理方法。出院时指导家长在家中使用仰卧睡姿的重要性。仰卧睡姿对于降低婴幼儿猝死的风险很重要，而且现有的文献均不能确定一个比仰卧睡姿更好的减少胃食管反流的姿势。同时指导正确的喂养知识及喂奶后的体位护理。

2. 关键点　住院期间早产儿宜定时、定量喂养，逐渐过渡到正常喂养。虽然有研究显示增加食物的黏稠度对胃食管反流的益处，但对于患有胃食管反流的早产儿来说，这些饮食上的改变还没有得到充分的研究来确定它们是否有效。目前有限的数据尚不能证明添加婴儿营养米粉是否对早产儿有效。此外,对于口腔运动能力较弱或通过管饲喂养的早产儿,增稠奶渗透压比一般奶要高,可能会增加 NEC 的发生率。

【新生儿胃食管反流相关知识】

(一)概述

胃食管反流(gastroesophageal reflux, GER)是指胃内容物反流入食管的一种症状,分为生理性和病理性反流。新生儿由于存在食管下端括约肌张力低下、食管清除能力较弱、胃排空延迟等生理特点,导致 70%~85% 的新生儿在生后会出现胃食管反流现象,其中有 95% 的患儿在无任何治疗干预的情况下可在 1 岁左右缓解。病理性 GER,又称为胃食管反流病(gastroesophageal reflux disease, GERD)是指伴随临床症状影响患儿生活质量的胃食管反流。新生儿期的 GERD 可表现为溢乳、喂食困难、吞咽困难、呕血等消化道症状,以及咳嗽、反复呼吸道感染、呼吸暂停、生长迟缓等肠外症状。

(二)病因

1. **食管括约肌抗反流屏障功能低下** 主要表现在食管括约肌压力低下;食管括约肌周围组织减弱;食管括约肌短暂性松弛。

2. **食管廓清能力下降** 当食管蠕动振幅减弱/消失或者出现病理性蠕动时,延长反流食物在食管内停留的时间,增加了对黏膜的损伤,很少发生继发性蠕动,食管廓清能力下降,内容物继续向上反流溢出,促进 GER 的发生。

3. **食管黏膜的屏障功能被破坏** 反流物中某些成分刺激食管黏膜,使其受损,引起食管黏膜炎症。

4. **胃、十二指肠功能失常** 主要表现为胃排空能力下降、胃内高分泌状态,酸度增高、十二指肠病变,幽门括约肌关闭不全等。

(三)临床表现

1. **呕吐** 主要表现溢乳、轻度呕吐或喷射性呕吐、顽固性呕吐。可见于 90% 以上的患儿,生后 1 周即可出现。

2. **体重不增、营养不良** 80% 患儿出现,体重常在第 10 百分位以下。

3. **食管炎** 表现哭闹不安、易激惹或拒食。若食管发生糜烂或溃疡,可出现呕血或便血,严重者可导致缺铁性贫血。

4. **肺部并发症** 呕吐物误吸所致,发生率为 16%~75%,表现为窒息、呼吸暂停、发绀甚至突然死亡或引起呛咳、夜间痉咳,导致反复发作性气管炎、吸入性肺炎、肺不张等。少数患儿主要表现为夜间痉咳,GER 治愈后症状消失。

5. **常与其他先天性疾病伴发。**

(四)辅助检查

1. **食管钡餐造影** 可观察食管形态、食管动力改变、胃食管区解剖形态以及判断有无合并症存在。

2. **食管 24hpH 监测** 可反映 GER 的发生频率、时间、反流物在食管内停留的状况和与临床症状、体位、进食时间的关系,有助于区分生理性和病理性反流,是目前最可靠的诊断方法。正常情况下,胃 pH 值 1.5~2.0、食管 pH 值 6.0~7.0。发生 GER 时,食管远端内 pH 明显下降。

3. **食管放射性核素闪烁扫描** 可测出食管反流情况,观察食管廓清能力和胃排空功能,确定有无肺吸入。

4. **B超检查** 可检测食管腹腔段长度、黏膜纹理状况、食管黏膜的抗反流能力、同时探查是否有食管裂孔疝。

5. **食管多电极电阻抗检测。**

(五)诊断标准

GER临床表现缺乏特异性,凡出现不明原因反复呕吐、咽下困难、反复发作的慢性呼吸道感染、难治性哮喘、生长发育迟缓、营养不良、原因不明的哭吵、贫血、反复出现窒息、呼吸暂停等症状,都应考虑到GER。

(六)治疗

1. **体位治疗** 左侧卧位与俯卧位能降低胃食管反流的发生。常用的卧位有头高足低斜坡左侧位、俯卧倾斜位(喂养后1h)、双角度体位。

2. **饮食治疗** 少量多餐,增加乳汁的稠厚程度,可改善反流症状。严重患儿,可采用十二指肠喂养或胃肠外营养。早产儿宜采用定时、定量喂养。鼻饲时,为了防止突然推入大量奶汁引起胃扩张而增加胃食管反流的发生,可选用持续泵入的方法。

3. **药物治疗** 多用于病理性反流患儿,主要有:

(1)胃肠动力药:多潘立酮、红霉素。

(2)抗酸药物:西咪替丁、奥美拉唑。

(3)黏膜保护剂:蒙脱石散。

4. **外科治疗** 保守治疗6周无效,有严重并发症(消化道出血、营养不良、生长迟缓)、严重食管炎或缩窄形成,有反复呼吸道并发症等为手术指征。

【新生儿胃食管反流复习题】

A1型题

1. 关于新生儿胃食管反流表述**不正确**的是(B)

A. 指胃内容物,包括从十二指肠流入胃的胆盐和胰酶等反流入食管的症状

B. 生理性胃食管反流主要由于食管下括约肌的功能障碍

C. 主要临床表现为呕吐

D. 80%的患儿出现体重不增、营养不良

E. 常与其他先天性疾病伴发

A2型题

2. 某男婴,生后11d,因"反复呕吐7d,加重3d"入院。呕吐通常发生在喂奶时或喂奶后,腹软,二便正常。该患儿最可能的诊断是(A)

A. 新生儿胃食管反流　　　　　B. 新生儿咽下综合征

C. 腹泻　　　　　　　　　　　D. 新生儿坏死性小肠结肠炎

E. 新生儿胎粪性腹膜炎

A3/A4型题

(3~4题共用题干)

患儿,男,生后11d,因"反复呕吐8d,加重3d"入院。查体:精神反应差,面色苍白,呼吸略急促,肺部听诊呼吸音粗,腹平软,尿便正常。初步诊断:新生儿胃食管反流。

3. 引起患儿的胃食管反流病因**不包括**（D）

A. 食管下括约肌功能低下　　　　　B. 食管黏膜的屏障功能被破坏

C. 胃、十二指肠功能失常　　　　　D. 碳水化合物不耐受

E. 食管廓清能力下降

4. 该患儿体位护理**不正确**的是（C）

A. 头高足低斜坡左侧位　　　　　　B. 俯卧倾斜位

C. 右侧俯卧位　　　　　　　　　　D. 双角度体位

E. 头高足低仰卧位

（5~7 题共用题干）

患儿，女，母孕 32 周，生后 10d，因"反复呕吐 7d，加重 3d"入院。查体：精神反应一般，面色红润，呼吸略急促，肺部听诊呼吸音粗，腹平软，尿便正常。初步诊断：新生儿胃食管反流。

5. 关于该患儿的喂养护理正确的是（D）

A. 暂停母乳喂养

B. 胎龄 <30 周和 / 或极低体重儿选择管饲喂养

C. 少量多餐，按需喂养

D. 可增加食物的黏稠度

E. 喂养后宜给予俯卧位，促进胃排空

6. 为明确诊断应予以的辅助检查是（D）

A. 腹部 CT　　　　　　　　　　　B. 腹部 X 线

C. 胃部钡剂造影　　　　　　　　　D. 食管 24hpH 监测

E. 胃部多电极电阻抗检测

7. 该患儿的治疗原则**不正确**的是（E）

A. 左侧卧位或俯卧位可降低胃食管反流的发生

B. 少量多餐

C. 可以稠厚乳汁喂养

D. 药物治疗（胃肠动力药、抗酸药、黏膜保护剂）

E. 保守治疗 10 周无效且有严重并发症可采取外科手术治疗

（李　芳）

三、新生儿腹泻

【案例分析】

典 型 案 例

患儿，女，生后 15d，因"呕吐，稀便 1d"入院。患儿系母孕 39 周 $^{+2/7}$，G_1P_1，顺产娩出，羊水清，胎盘早剥。患儿 1d 前出现呕吐，3~5 次 /d；稀水样便，每日 10 次左右，量中等。查体：入院体重 4 000g，T37.8℃，P130 次 /min，RR45 次 /min，BP88/45mmHg，精神差，面色略白，皮肤弹性差，前囟平，肠鸣音尚可。实验室检查：Hb110g/L；WBC11.6×10⁹/L，PLT250×10⁹/L，大便常规偶见白细胞，脓细胞（+）。

1. 应为该患儿完善哪些相关检查？

2. 如何进行饮食指导？

（一）入院处置

1. 护理要点

（1）病情观察：密切观察面色、皮肤弹性、囟门张力、眼泪，判断脱水程度。

（2）液体管理：建立静脉通路，根据医嘱安排输液计划与顺序。按照先盐后糖、先浓后淡、先快后慢、见尿补钾的原则进行输液。

（3）预防感染：根据病区条件进行有效隔离，首选单间隔离。严格执行手卫生，做好床边隔离。患儿所用物品做到一床一物，一用一消毒。

2. 关键点

（1）注意有无脱水：轻型腹泻主要表现为消化道症状，有时可伴随低热、吃奶差、精神差等。重型腹泻除了腹泻次数增加（每天 10 次以上），还要注意全身症状，如呼吸深长、口唇樱红、精神反应差、四肢发凉等。

（2）注意脱水程度：脱水分为轻、中、重度。

1）轻度脱水：精神状态稍差，皮肤弹性尚好或稍差，口唇略干燥；前囟稍凹陷，尿量略少；面色尚好或略苍白，四肢稍温暖。

2）中度脱水：精神烦躁或萎靡，皮肤弹性差，口唇干燥；前囟明显凹陷，尿量明显减少；皮肤苍白，四肢凉。

3）重度脱水：嗜睡或昏迷，皮肤弹性极差，口唇极干燥，前囟及眼眶深度凹陷；极少或无尿，皮肤苍灰，可见花纹，四肢冰冷。

（二）住院护理

1. 护理要点

（1）病情观察：密切观察大小便颜色、性状及量，及时留取标本送检；观察呕吐性质、频率及呕吐物的量及性状，记录 24h 出入量。持续心电监护，出现异常及时处理。注意患儿有无脱水的表现，观察患儿皮肤弹性、囟门张力等。

（2）营养支持：遵照医嘱合理喂养，选择合适的乳制品，逐渐增加浓度和量，切忌盲目增量。对于乳糖不耐受的患儿可选择无乳糖配方奶。严重腹泻时可遵医嘱稀释奶液或选择水解蛋白奶、氨基酸奶进行喂养，病情好转后，逐渐过渡到正常配方奶。轮状病毒感染的患儿提倡母乳喂养，增加患儿的免疫保护。

（3）基础护理：预防红臀的发生，可预防性使用鞣酸软膏保护臀部皮肤，勤换尿布，保持皮肤清洁干燥。

（4）用药护理：遵医嘱合理用药，保证有效血药浓度，控制感染，注意观察药物疗效及副作用等情况。

2. 关键点 腹泻期间的喂养很重要，要根据具体的情况选择合适的喂养方式或禁食。轻型腹泻患儿可减少奶量和喂奶次数，如伴有明显腹胀，可禁食 4~6h。重型腹泻患儿不宜喂奶，可由胃肠外营养支持。对于新生儿益生菌的使用缺乏一致结论，其对感染性腹泻有中度的治疗作用，可有效减少服用抗生素患儿腹泻的发生率，但是关于最佳剂量或补充时机的详细数据很少，所以慎重使用。

【新生儿腹泻相关知识】

（一）概述

腹泻（diarrhea）分为感染性腹泻和非感染性腹泻。感染性腹泻又称肠炎，是由于新生儿免疫功能不成熟，肠道缺乏能中和大肠埃希菌的分泌型 IgA，防御感染功能低下，使新生儿易患感染性腹泻。非感染性腹泻除了喂养不当引起的消化不良外，原发性某种酶缺乏或继发肠道感染后所致的暂时性消化酶缺乏、免疫反应或免疫缺陷等原因均可导致出现以腹泻为主的表现。

（二）病因

1. 感染性腹泻可由多种细菌、病毒、真菌及寄生虫引起。感染源可由孕母阴道或经被污染的乳品、水、乳头、食具等直接进入消化道或由带菌者传染，也可由全身感染或其他脏器感染性疾病时经血行、淋巴或邻近组织直接蔓延进入肠道。某些病毒还可通过呼吸道感染患儿。常见病原体如下：

（1）细菌：以大肠埃希菌最多见，共分 5 个类型：致病性大肠埃希菌、产毒性大肠埃希菌、侵袭性大肠埃希菌、肠出血性大肠埃希菌和肠凝聚黏附性大肠埃希菌。新生儿以致病性大肠埃希菌最常见。

（2）病毒：轮状病毒是新生儿病毒性肠炎最常见的病原。诺如病毒，柯萨奇 A、B 型病毒，埃可病毒，肠腺病毒，星形病毒，冠状病毒和嵌杯样病毒也可引起新生儿肠炎。

（3）真菌：以白色念珠菌多见，常发生于抗生素用药后。

（4）寄生虫：隐性孢子虫、蓝氏贾第鞭毛虫都可引起新生儿腹泻。

2. **非感染性腹泻**

（1）碳水化合物不耐受：常见的有乳糖不耐受、葡萄糖 – 半乳糖不耐受、继发性双糖不耐受等。

（2）蛋白吸收障碍或不耐受：主要包括牛乳蛋白过敏和肠激酶缺乏症等。

（3）先天性失氯性腹泻、先天性失钠性腹泻：两者均是罕见的常染色体隐性遗传性疾病。

（三）临床表现

1. **消化道症状** 轻症表现为一般消化道症状，腹泻次数多在 10 次 /d 以下，偶有呕吐、食欲缺乏，全身情况尚好，可有轻度脱水及酸中毒。重者发病急，病情发展快，腹泻次数多在 10 次 /d 以上，频繁呕吐，短时间内出现明显脱水、酸中毒及电解质紊乱。

2. **全身情况** 重症可出现全身症状。如高热或体温不升、精神萎靡、腹胀、尿少、四肢发凉、皮肤发花等。病程长或迁延不愈者，可有明显喂养困难和营养不良等。

3. **大便性状及特点** ①致病性大肠埃希菌性肠炎：大便为蛋花汤样或有较多黏液，偶见血丝，有腥臭味。②产毒性大肠埃希菌性肠炎：大便以稀便或稀水便为主。③侵袭性大肠埃希菌性肠炎：大便呈痢疾状，有黏液，有时可见肉眼脓血，量少，有腥臭味。④鼠伤寒沙门菌感染性肠炎：大便多样性，可呈黑绿色黏稠便、浅灰色、白色、胶冻样或稀水样等。腥臭味明显，脱水、酸中毒、腹胀多见。⑤轮状病毒性肠炎：有明显的季节性，北方多集中于 10~12 月份，大便水样，色淡，如米汤，量多无黏液，腥臭味不明显。腹泻多在 5~7d 自愈，偶有迁延至 10d 以上。⑥真菌性肠炎：大便呈黄色或绿色稀水样、有时呈豆腐渣样、泡沫和黏液多，镜检可见真菌孢子和菌丝。⑦碳水化合物不耐受性腹泻：大便呈黄色或青绿色稀糊便或呈蛋花汤样便,有奶块,泡沫多。⑧牛奶蛋白过敏性腹泻:多于生后 2~6 周发生,表现为喂牛奶后 24~48h 出现呕吐、腹胀、腹泻,大便含有大量奶块、少量黏液,严重者大便中有血丝或肠道出血、乳糜泻。

（四）辅助检查

1. 大便常规和大便培养 感染性腹泻早期大便培养阳性率较高。病毒性腹泻可在病程 5d 内做粪便病毒分离或双份血清病毒抗体测定,直接检测大便标本中轮状病毒抗原的酶免疫实验是最敏感的方法。真菌性腹泻大便镜检可见真菌孢子及菌丝,大便真菌培养可获阳性结果。

2. 血气及血生化测定 及时了解电解质代谢和酸碱平衡的状况。

3. 乳糖或其他双糖不耐受检测 新鲜大便还原物质和大便 pH。

4. 过敏原检测 对疑似牛奶蛋白过敏性腹泻的患儿,停喂牛乳及其制品,1 周左右症状明显缓解消失,再试喂小量乳类,如出现腹泻即可诊断。

5. 对于顽固性腹泻的患儿,粪便电解质测定可协助诊断先天性失氯失钠性腹泻。

（五）诊断标准

可根据临床表现和大便性状做出临床诊断。结合大便常规有无白细胞及量,进行相关鉴别诊断,大便无或偶见少量白细胞为侵袭性细菌以外的病因（如病毒、非侵袭性细菌、喂养不当）引起的腹泻,多为水泻,有时伴有脱水症状;大便有较多的白细胞常由各种侵袭性细菌感染所致,必要时应进行大便细菌培养、细菌血清型和毒性检测。

（六）治疗

1. 治疗原则 预防脱水,纠正脱水,继续饮食,维持肠黏膜屏障功能。

2. 营养支持 腹泻急性期需禁食 8~12h,使肠道休息以利于消化功能的恢复。开始喂奶时,应遵循逐步增加奶量和浓度的原则。禁食或摄入不足时,可经肠道外补充液体和营养。乳糖不耐受的患儿必要时可无乳糖奶粉,适当提前增加谷类辅食或在乳类中添加乳糖酶。牛奶蛋白过敏的患儿可选用水解蛋白的奶粉。

3. 纠正水和电解质紊乱 根据脱水的程度,补充累积损失量、生理需要量和继续损失量。累积损失量计算:轻度脱水丢失体重的 5%;中度脱水丢失体重的 5%~10%;重度脱水丢失体重的 10% 以上。根据脱水类型选择溶液,等渗性脱水选择 1/2 张含钠液,低渗性脱水选择 2/3 张含钠液,高渗性脱水选择 1/3 张含钠液。

4. 抗感染 对于感染性腹泻,可根据大便培养细菌药敏试验结果,针对不同病原,选用敏感的抗生素,并注意药物的副作用。病毒性肠炎不必使用抗生素。真菌性肠炎应停用抗生素,口服抗真菌药物治疗。

5. 微生态制剂 调节肠道微生态,恢复肠道正常菌群,重建肠道天然生物屏障保护作用,常用药物有:双歧杆菌乳杆菌三联活菌（金双歧）、地衣芽胞杆菌活菌（整肠生）。

6. 保护肠黏膜 应用肠黏膜保护剂,如蒙脱石散,可吸附病原体和毒素,维持肠道细胞的吸收和分泌功能。

【新生儿腹泻复习题】

A1 型题

1. 关于新生儿腹泻表述**不正确**的是（B）

A. 感染性腹泻最常见于轮状病毒性肠炎

B. 牛奶蛋白过敏所致的腹泻多发生于生后 1~2 周

C. 腹泻急性期,新生儿多不能耐受奶汁

D. 护理应严格遵守消毒隔离原则

E. 70% 的感染性腹泻为病毒引起,不需要应用抗生素

A2 型题

2. 某婴儿,母孕 39 周自然分娩,羊水 Ⅱ 度污染。生后 4h 开始呕吐,进食后呕吐次数增加,呕吐物为黄白色黏液,偶有少许咖啡样液体,该患儿最可能的诊断是(B)

A. 坏死性小肠结肠炎　　　　　B. 咽下综合征

C. 羊水吸入性肺炎　　　　　　D. 先天性肠闭锁

E. 胃扭转

A3/A4 型题

(3~4 题共用题干)

患儿,男,生后 8d,"腹泻水样便 3d,每天 7~8 次"入院。查体:精神反应差,面色苍白,皮肤弹性差,前囟凹陷,哭有泪,四肢末梢稍冷。初步诊断:新生儿腹泻。

3. 引起新生儿腹泻的病因**不包括**(D)

A. 细菌感染　　　　　　　　　B. 病毒感染

C. 碳水化合物不耐受　　　　　D. 先天性失钾性腹泻

E. 蛋白吸收障碍或不耐受

4. 为该患儿进行静脉补液**不恰当**的是(C)

A. 按照补液计划与顺序,正确补液

B. 对于中、重度脱水,扩容阶段应 30~60min 内静脉滴注

C. 先盐后糖,先淡后浓,先快后慢,见尿补钾

D. 补充累积损失量、生理需要量和继续损失量

E. 记录出入量,观察循环和肾功能

(5~7 题共用题干)

患儿,男,生后 18d,"排稀水便 2d,高热 1d"入院。查体:T38.7 ℃,P150 次/min,RR68 次/min,BP46/27mmHg,精神反应差,面色红,食欲缺乏,腹平软,皮肤弹性略差,前囟平,解水样便,无黏液,无腥臭味。初步诊断:新生儿肠炎。

5. 该患儿最可能的肠炎类型是(D)

A. 碳水化合物不耐受　　　　　B. 真菌性肠炎

C. 牛奶蛋白过敏性腹泻　　　　D. 轮状病毒肠炎

E. 蛋白吸收障碍或不耐受

6. 该患儿护理措施**不恰当**的是(B)

A. 给予解包降温,必要时给予温水擦浴

B. 立即禁食

C. 遵医嘱补液,补充累积损失量、生理需要量和继续损失量

D. 及时送检大便标本

E. 记录出入量,观察循环和肾功能

7. 该患儿出院时有关家长的营养指导叙述**不正确**的是(B)

A. 选用正确的奶制品　　　　　　　　B. 逐渐增加奶量,不可增加浓度

C. 严格遵出院指导喂养　　　　　　　D. 母乳喂养是最佳选择

E. 益生菌可协助调节肠道菌群

（李　芳　沈　飞）

四、新生儿坏死性小肠结肠炎

【案例分析】

典型案例

患儿,女,生后 5d,因"腹胀、反应差 1d"入院。患儿系母孕 31 周,G_1P_1,顺产娩出,羊水清,胎盘早剥。查体:皮肤苍白,腹胀明显,入院体重:1 500g,T:37.5℃,P:140 次 /min,RR:48 次 /min,BP:60/31mmHg。行腹部平片检查:小肠肠管中度扩张,排列紊乱,内有浅短液平。

1. 应为该患儿完善哪些相关检查?

2. 采取哪些护理干预措施?

（一）入院处置

1. 护理要点

（1）胃肠减压护理:遵医嘱予胃肠减压并妥善固定。保证引流管通畅,准确记录引流物的量及性状。

（2）病情观察:密切观察呕吐物及排泄物的次数、性状及量,及时留取标本。观察腹胀程度,发现异常及时通知医生。

（3）营养支持:严格按照医嘱禁食,防止肠黏膜进一步损伤。禁食期间做好标识,给予非营养性吸吮。胃肠道禁食时需静脉营养治疗。

（4）用药护理:遵医嘱合理用药,保证有效血药浓度。注意观察药物疗效及副作用等情况。

2. 关键点　胃肠减压护理:遵医嘱应用 8~10 号胃管;负压吸引值控制在 –5~–7kPa,避免因负压过大致胃肠黏膜损伤而出血;出现鲜血性引流物时应警惕是否出现消化道活动性出血或压力过大,4~6h 无引流液引出时应警惕是否堵管。

（二）住院护理

1. 护理要点

（1）病情观察:密切观察呕吐物及排泄物的次数、性状及量,及时留取标本。观察腹胀程度,每天定时测量腹围并记录。记录 24h 出入量,注意有无脱水。关注生命体征变化,如有异常及时通知医生。

（2）胃肠减压护理:保证管路的通畅及固定在位,准确记录引流液体的量和性状。

（3）营养支持:禁食期间做好全胃肠外营养。随着患儿的病情逐渐恢复,严格按照医嘱循序渐进喂养,切忌过快或奶量增加不当,以免病情反复或加重。

（4）用药护理:遵医嘱合理用药,保证有效血药浓度。注意观察药物疗效及副作用等

情况。

（5）基础护理：做好口腔护理、臀部护理、脐部护理及皮肤护理。严格遵守消毒隔离制度，注意手卫生，避免交叉感染。

（6）健康教育：患儿住院期间，向家长讲解新生儿坏死性小肠结肠炎发病原因、临床特点及护理方法，告知家长要观察患儿精神状态、食欲，是否有呕吐、腹胀，大便性状及量的变化，告知家长发现患儿异常立即通知医护人员进行处理。

2. **关键点**　腹部观察：由于新生儿坏死性小肠结肠炎的临床症状可能迅速改变，因此腹部情况的观察很重要，有助于确定疾病的严重程度和进展，并提示早期的放射学和外科学的评估。注意有无肠穿孔，如腹部红斑或淤伤、明显腹胀、压痛增加。

【新生儿坏死性小肠结肠炎相关知识】

（一）概述

坏死性小肠结肠炎（necrotizing enterocolitis，NEC）是新生儿期的严重胃肠道急症，其发病率和死亡率随胎龄和体重的增加而减少。目前，国内的病死率为 10%~50%，美国体重 <1 500g 的早产儿其发病率为 2%~5%，足月儿病死率为 5%，而体重 <1 000g 的早产儿其病死率可高达 50%。

（二）病因

NEC 的病因和发病机制尚未完全清楚。目前认为早产、感染、摄食、缺血、氧合不足、损伤等多种因素与 NEC 的发生有关。这些因素影响肠黏膜血液供应、肠黏膜局部缺血缺氧，从而使肠蠕动减弱，食物淤积，影响肠道功能并导致细菌繁殖，产生大量炎症介质，最终引起肠壁损伤甚至坏死、穿孔，甚至休克多器官衰竭。

（三）临床表现

NEC 的临床表现轻重差异很大，既可表现为全身非特异性败血症症状，也可表现为典型胃肠道症状如腹胀、呕吐、腹泻或便血三联症。

1. **腹胀**　一般最早出现且持续存在。一般先出现胃潴留增加，很快发展为全腹膨胀，肠鸣音减弱；但也有少数患儿不出现腹胀；尤其是有些早产儿 NEC 早期腹胀表现不明显，以呼吸暂停、反应差等全身感染中毒症状为主。

2. **呕吐**　呕吐物先为奶液、逐渐出现胆汁样或咖啡样物。

3. **腹泻或便血**　出现较晚，便血可为黑便或鲜血便。

4. 其他表现可有呼吸暂停、心动过缓、嗜睡、休克等感染中毒症状。

（四）辅助检查

1. **血常规检查**　白细胞异常升高或降低，粒细胞总数、淋巴细胞和血小板减少，而幼稚粒细胞及幼稚粒细胞 / 粒细胞总数比例升高；C 反应蛋白虽对早期诊断的敏感性较差，但持续升高反映病情严重；如伴有难以纠正的酸中毒和严重的电解质紊乱，提示存在败血症和肠坏死。血培养阳性者仅占 1/3。

2. **炎症标记物**　近年来国内外开展了有关 NEC 炎症标记物的研究，试图通过检测外周血或粪便中的炎症标记物，达到早期发现和诊断 NEC 的目的。由于 NEC 由多因素综合作用所致，单一的炎症标记物不能全面反映患儿机体的复杂病情变化，利用新兴生物学技术（如蛋白组学、代谢组学）筛选更为敏感、特异的生物学指标或联合诊断指标，都需要通过临床与基础研究进一步鉴定和验证。

3. **X 线检查** 在发病开始 48~72h 期间每隔 6~8h 复查一次。非特异性表现包括肠管扩张肠壁增厚和腹腔积液。具有确诊意义的表现包括：①肠壁间积气。②黏膜下"气泡征"。③门静脉积气。④气腹征：提示肠坏死穿孔。X 线检查诊断 NEC 有较高的特异性，但敏感性低，阴性预测值低。还存在以下局限性：①静止图像。②诊断敏感度仅 40%，尤其是有些明显的肠穿孔可无异常征象。③不便于随时复查。④射线暴露。

4. **B 超检查** 腹部动态实时超声已成为 NEC 诊断的常用技术。与 X 线平片相比的主要优点在于可描绘腹腔积液肠壁厚度和肠壁灌注。鉴于疾病发展过程，可每 6~24h 动态评估。一般采用彩色多普勒超声诊断仪，线阵探头频率 10~13MHz。置患儿于仰卧位，经腹多切面扫查腹腔，动态观察肠管形态、肠壁回声，重点观察肠壁是否增厚（正常婴儿小肠壁厚度 <3mm），肠壁黏膜下或浆膜下是否有气体回声，门静脉是否积气等征象。

（五）诊断标准

NEC 诊断的金标准为病理检查，但在实际工作中没有可操作性，目前常规结合临床表现和 X 线表现，使用 Bell 分级法（表 3-8）进行诊断和评价病情的严重程度。

表 3-8 Bell 分级法

	分期	全身症状	胃肠道症状	影像学检查	治疗
I：疑诊期	A 疑似 NEC	体温不稳定、呼吸暂停、心动过缓	胃潴留，轻度腹胀，便潜血阳性	正常或轻度肠管扩张	绝对禁食，胃肠减压，抗生素治疗 3d
	B 疑似 NEC	同 IA	肉眼血便	同 IA	同 IA
II：确诊期	A 确诊 NEC（轻度）	同 IA	同 IA 和 IB，肠鸣音消失，腹部触痛	肠管扩张、梗阻、肠壁积气征	同 IA，绝对禁食，应用抗生素 7~10d
	B 确诊 NEC（中度）	同 IIA，轻度代谢性酸中毒，轻度血小板减少	同 IIA，肠鸣音消失，腹部触痛明显 ± 腹部蜂窝织炎或右下腹包块	同 IIA，门静脉积气，± 腹水	同 IIA，绝对禁食，补充血容量，治疗酸中毒，应用抗生素 14d
III：进展期	A NEC 进展（重度，肠壁完整）	同 IIB，低血压，心动过缓，严重呼吸暂停，混合性酸中毒，DIC，中性粒细胞减少，无尿	同 IIB，弥漫性腹膜炎、腹膨隆和触痛明显，腹壁红肿	同 IIB，腹水	同 IIB，液体复苏，应用血管活性药物，机械通气，腹腔穿刺
	B NEC 进展（重度，肠穿孔）	同 IIA，病情突然恶化	同 IIIA，腹胀突然加重	同 IIB，气腹	同 IIIA，手术

（六）治疗

NEC 治疗原则是使胃肠道休息，避免进一步损伤，纠正水电解质和酸碱平衡紊乱和减少全身炎症反应，绝大多数患儿的病情可以得到控制。病程如果从 I 期进展为 II 期，治疗手段、疗程、治疗方案的复杂程度也将相应增加（表 3-9）。

表 3-9 NEC 治疗方法和目的

异常	干预措施	干预目标或评价指标
怀疑感染	广谱抗生素	清除感染、减轻肠道产气
腹膜炎 / 肠穿孔	抗生素和外科治疗（腹腔穿刺和引流）	清除感染灶、切除坏死肠管、消除腹水
肠管扩张 / 肠梗阻	绝对禁食、胃管引流	减少产气，胃肠减压，改善通气
低血压	扩容、缩血管药	恢复适龄正常血压
低灌注 / 低氧合	扩容、血管活性药、机械通气、供氧、输浓缩红细胞	血红蛋白 120~140g/L；氧饱和度 >95%；血乳酸正常；心脏指数正常
器官功能不全	扩容、血管活性药、机械通气、供氧、输浓缩红细胞、血小板、新鲜冻干血浆、利尿剂	纠正器官功能异常： 肾脏：尿量、BUN、Cr 肝脏：胆红素、凝血功能、白蛋白 肺脏：$A-aDO_2$、高碳酸血症 心脏：血压、心脏指数 中枢神经系统：意识水平 血液系统：贫血、DIC（若有活动性出血）
营养摄入不足	胃肠外营养（经中心静脉或外周静脉）	减少分解作用，促进氮平衡和病变愈合，防止发生低血糖

【新生儿坏死性小肠结肠炎复习题】

A1 型题

1. 对诊断新生儿坏死性小肠结肠炎有重要意义的检查是（B）

A. B 超　　　　　　　　　　　B. 腹部 X 线平片

C. 大便隐血试验　　　　　　　D. 血气分析

E. 血常规及培养

A2 型题

2. 早产儿 NEC 经 X 线摄片提示肠坏死穿孔的是（B）

A. 肠壁间积气　　　　　　　　B. 气腹征

C. 黏膜下"气泡征"　　　　　　D. 门静脉积气

E. 肠间隙增宽，肠管僵直

A3/A4 型题

（3~4 题共用题干）

患儿，女，母孕 32 周，因"早产儿"入院。入院后第 2d 出现呕吐少量绿色液体，腹胀明显，腹部立位片示：肠壁囊样积气，肠腔充气多，肠曲扩张，部分肠管略显僵直。诊断：新生儿坏死性小肠结肠炎。

3. 应立即采取的护理措施是（A）

A. 胃肠减压　　　　　　　　　B. CPAP 治疗

C. 减量喂养　　　　　　　　　D. 清理呼吸道

E. 外科手术

4. 关于该患儿的治疗与护理**不正确**的是（C）

A. 立即给予胃肠减压，缓解腹胀

B. 胃肠减压期间，妥善固定导管，观察引流液的量及性状

C. 为了缓解肠道积气,改为经口气管插管,机械通气治疗

D. 暂禁食,给予全肠外营养支持

E. 持续心电监护,密切观察腹部征象的变化

(5~7 题共用题干)

患儿,女,母孕 32 周,生后 6d,因"反应低下 4h"入院。入院诊断:早产儿、RDS。目前 CPAP 吸氧,流量:6L/min,FiO$_2$:0.35,PEEP:5cmH$_2$O,今晨反复出现呼吸暂停,刺激后可缓解,反应差,腹胀,排少许黏液样血便,初步考虑该患儿并发 NEC 的可能。

5. 为明确诊断应给予的辅助检查是(B)

A. 腹部 CT　　　　　　　　　　　B. 腹部 X 线

C. 胃部钡剂造影　　　　　　　　　D. 食管 24hpH 监测

E. 胃部多电极电阻抗检测

6. 胃肠减压期间护理**不正确**的是(E)

A. 负压吸引控制在 –5~–7kPa,避免因负压过大致胃肠黏膜损伤而出血

B. 出现鲜血性引流物时应警惕是否压力过大

C. 保证管路通畅,及时准确记录引流液体的颜色及性状

D. 4~6h 无引流液体时应警惕是否堵管

E. 出现堵管可用大量温生理盐水冲洗

7. 如患儿病情继续恶化,严重呼吸暂停,腹胀加重,腹壁红肿,腹部 X 线提示气腹征,应考虑发生(D)

A. 新生儿肺炎　　　　　　　　　　B. 胃肠减压管堵管

C. 新生儿呼吸暂停　　　　　　　　D. 肠穿孔

E. 新生儿低钾血症

(李　芳　陈秀利)

第七节　泌尿系统疾病护理

新生儿泌尿系统疾病是新生儿的常见病,其中以新生儿泌尿系统感染多见。本节主要介绍新生儿泌尿系统感染、先天性肾病综合征、新生儿急性肾功能衰竭患儿的护理。

一、新生儿泌尿系统感染

【案例分析】

典型案例

患儿,男,生后 22d,因"发热,拒乳,精神反应差 1d"入院。患儿系足月,顺产,无产伤及窒息史,出生体重 3 000g。入院查体:神志清楚,精神反应差,面色苍白,皮肤花纹,前囟平软,

双眼呆滞；T38℃，P150 次 /min，RR46 次 /min；腹软，肝右肋下 2cm，剑突下 1.5cm，质软，脾未触及。入院当日检查：血常规示 WBC2.01×10^9/L，RBC3.92×10^{12}/L，Hb127g/L，中性粒细胞百分比 47%，淋巴细胞百分比 50%；尿常规：高倍视野，WBC：30 个；血生化、血气分析正常。

1. 患儿最可能的临床诊断是什么？

2. 如何正确留取尿标本？

（一）入院处置

1. 护理要点

（1）立即通知医生，测量生命体征。

（2）快速评估面色、精神反应、生命体征、尿量、末梢循环等情况，做好静脉输液准备。

2. 关键点　密切观察体温变化，高热时予温水浴等物理降温方法。

（二）住院护理

1. 护理要点

（1）病情观察：监测生命体征及消化道、神经系统等症状，如神志、囟门、瞳孔、四肢肌张力、尿量、尿色等，异常及时报告。

（2）体温管理：高热时予温水浴等物理降温方法。

（3）用药护理：准确及时遵医嘱使用抗菌药物，注意药物副作用。

（4）营养支持：保证奶量及液体的摄入，必要时遵医嘱予静脉补充营养及液体。

（5）外阴护理：避免穿着过紧的尿裤。勤换尿裤，女婴的尿道较短，又靠近阴道和肛门，换尿裤时应从前向后轻轻擦洗，以免污染尿道；男婴注意外阴部和龟头的清洁，及时发现包茎并及时处理。

（6）健康教育：指导家长加强患儿外阴和肛门护理，勤换尿裤，保持清洁，有包茎患儿及时就医。

2. 关键点

（1）注意观察全身症状：因为新生儿泌尿系统感染的局部症状体征不明显，且新生儿留尿困难，尿培养阳性率低，故临床漏诊率高；而且，由于新生儿抵抗力低，泌尿系统感染易发展成为败血症。

（2）正确留取尿标本：尿培养结果的可靠性主要取决于尿标本收集的方法，因此正确的留取方法尤为重要。在抗生素使用前，使用无菌集尿袋收集尿标本后倒入无菌试管内，立即送检。标本的收集应遵循以下原则：①清洗外阴后留取清晨第一次中段尿。先消毒新生儿会阴部，用一次性尿液收集袋粘贴于尿道口外，避免粪便污染。②标本留取后，为避免因外界因素造成化学成分改变和破坏，及时送检，不可超过 30min。

【新生儿泌尿系统感染相关知识】

（一）概述

新生儿泌尿系统感染（urinary tract infection，UTI）是指因某种细菌侵入尿路引起的炎症，包括肾盂肾炎、膀胱炎及尿道炎。临床上由于感染病变难以局限在尿路某一部位，无法定位，故统称为 UTI。新生儿泌尿系统感染易发生血行感染，如处理不当，可能导致不良预后，如高血压、肾脏瘢痕形成、肾功能不全等。以男婴发病较多，与婴幼儿期以女婴发病较多不同。

（二）病因与发病机制

常见的致病菌为大肠埃希菌,在急性尿路感染中占 80%~90%,其次为变形杆菌、克雷伯杆菌、葡萄球菌、肠球菌等。大肠埃希菌中 90% 以上是伞状（P-fimbriae）菌株,细菌表面有 P 纤毛黏附素,大肠埃希菌通过这种黏附物质与尿路上皮细胞表面的 P 血型抗原成分结合,释放内毒素和脂多糖,并可沿尿路上行。感染途径有以下几种:

1. 血行感染　新生儿期泌尿系统感染的最常见途径,常见于败血症、化脓性脑膜炎、脓疱病等过程中,与新生儿免疫功能较低有关。

2. 上行感染　新生儿尿路的特点是肾盂和输尿管较宽,输尿管管壁肌肉和弹力纤维发育不良,易有尿潴留引流不畅而致感染。新生儿女婴尿道长仅 1cm（性成熟期为 3~5cm）,外口暴露且距肛门甚近,故上行感染机会多。新生儿男婴虽尿道较长,但每次排尿时膀胱内尿液不易排空,污垢积聚也易发生上行感染。

3. 淋巴感染　肠道与肾脏、泌尿道之间有淋巴通路,新生儿肠道感染,尤其患大肠埃希菌性肠炎和鼠伤寒沙门菌肠炎时,易致泌尿系统感染。

4. 直接感染　较少见,但邻近器官或组织有化脓性感染,如化脓性腹膜炎、肾周围脓肿等,可直接波及泌尿系统而感染。

（三）分类

根据发病部位、症状、次数和复杂因素不同,一共有 4 个广泛采用的感染分类系统。对于急性期治疗,感染部位和严重性是最重要的。

1. 根据发病部位分类　①肾盂肾炎（上尿路）:是扩散的肾盂和肾皮质化脓性感染,伴有发热症状。但与成人不同,新生儿可能出现非特异的表现,如食欲缺乏、发育停滞、昏睡、呕吐或腹泻。②膀胱炎（下尿路）:是膀胱黏膜的炎症,症状包括排尿困难、尿频、尿液恶臭、血尿和耻骨上区疼痛。然而,对于新生儿和婴儿很少能准确判断这些症状。

2. 根据症状分类　①无症状细菌尿（asymptomatic bacteriuria, ABU）:是指由于尿路中病原菌数目相对少或细菌繁殖力与致病力低,因而不足以激活炎性反应（无白细胞尿或症状）。有明显细菌尿的患儿可以出现白细胞尿而没有任何症状。②症状性尿路感染:包括排尿刺激症状、耻骨上区疼痛（膀胱炎）发热和身体不适（肾盂肾炎）。

3. 根据发病次数分类　可分为初次感染和复发感染。复发感染可进一步分为未缓解或持续存在和再次感染。

4. 根据复杂因素分类　①单纯性 UTI 是指感染的患儿具有正常形态和功能的上尿路和下尿路、正常的肾功能和完善的免疫系统。②复杂性 UTI 常发生于新生儿,大多患儿有临床肾盂肾炎证据和伴有明确的上/下尿路器质或功能性的梗阻以及其他异常。

（四）临床表现

因新生儿期的泌尿系统感染多为血行感染,同时有全身或局部感染,缺乏特异性临床表现,症状多不一致,以全身症状为主。主要表现为不规则发热或体温不升、反应差、面色苍白、吃奶差、拒乳、呕吐、腹泻、腹胀、体重不增等,也可出现黄疸或惊厥。如因尿道梗阻引起泌尿系统感染者,可于腹部触及胀大的膀胱或肾盂积水的肿块或输尿管积水的肿块。

（五）辅助检查

1. 实验室检查

（1）尿常规检查:尿常规检查是新生儿泌尿系统疾病最重要的检查方法。尿液沉淀后沉渣镜检,如白细胞 >10 个 / 高倍视野或不离心尿标本的镜检白细胞 >5 个高倍视野,即应考虑为泌尿系统感染。新生儿患泌尿系统感染时,尿常规检查阳性率不高,与下列因素有关:①新生儿尿渗透压低(平均为 240mmol/L)。②当感染某些具有分解尿素产氨能力的细菌时,可使尿 pH 增高碱化。③低渗尿或碱化尿均可使尿中白细胞解体,导致尿常规正常,可能延误诊断。

（2）尿培养及菌落计数:是确诊的重要依据。常规清洁消毒外阴,取中段尿,及时送检。正常膀胱中的尿应无菌,但在排尿时可能有其他菌污染,故必须做菌落计数,菌落计数 >10^5/ml 示感染,可确诊;10^4~10^5/ml 为可疑,<10^4/ml 多系污染。由于污染率和假阴性率高,单纯的尿袋培养诊断 UTI 是不可靠的。导尿培养时为降低污染率,前 3ml 尿液应丢弃。目前认为最简便安全的收集不被外因污染尿液的方法是用耻骨上膀胱穿刺术采集尿标本。新生儿膀胱位置较高,尿液充盈时膀胱顶入腹腔,便于行耻骨上穿刺取尿。用超声评估膀胱充盈程度可使穿刺更安全。

（3）尿液直接涂片查找细菌:新鲜尿液涂片,用亚甲蓝或革兰氏染色,镜下查找细菌,若每个视野均能找到 1 个细菌,则尿内细菌在 10^5/ml 以上,对诊断有一定意义。此方法迅速、简便易行。

（4）血液检测:发热的 UTI 患儿,应监测电解质和血细胞计数。

2. 其他辅助检查　尿溶菌酶、亚硝酸盐还原试验和氯化三苯基四氮唑试验（tetrazoliumchloride,TTC）可作为辅助诊断。如久治不愈或反复发作时,应做进一步检查,包括腹部平片、静脉肾盂造影、膀胱尿路造影、肾扫描、肾图等,以了解有无畸形或功能异常。

（六）诊断标准

新生儿泌尿系统感染临床症状缺乏特异性,易发生误诊、漏诊。新生儿泌尿系统感染的诊断主要依靠尿液的实验室检查。对新生儿原因不明的发热或体温不升、精神萎靡以及有呕吐、腹泻等症状者,应及时做尿液检查,及早诊断。在给予抗菌药物之前,应先留取尿液样本。尿液分析或培养时获取尿液的方法影响尿液的污染率,影响结果的准确性。

（七）治疗

新生儿泌尿系统感染以大肠埃希菌或其他革兰氏阴性杆菌占大多数,应依据尿液细菌培养及药敏结果,选用有效抗生素。无病原学诊断结果时,多选用对革兰氏阴性杆菌有效的药物,如哌拉西林钠、阿莫西林和头孢三代抗生素。对耐药菌感染的选药比较困难,如克雷伯杆菌、大肠埃希菌等,可产生超广谱 β- 内酰胺酶,对青霉素类和头孢菌素类的耐药率高,应选碳青霉烯类,如亚胺培南,其分子中羟乙基侧链可阻挡 β- 内酰胺酶与内酰胺环结合。用药疗程一般为 2~4 周或根据尿液检查及培养结果决定疗程。

【新生儿泌尿系统感染复习题】

A1 型题

1. 有关新生儿泌尿系统感染临床表现的描述**不正确**的是（ D ）

A. 新生儿期的泌尿系统感染多为血行感染

B. 缺乏特异性临床表现

C. 可表现为反应差、面色苍白、吃奶差、拒乳

D. 主要表现为尿频、尿急、尿痛

E. 可表现为呕吐、腹泻、腹胀、黄疸或惊厥

A2 型题

2. 患儿,男,生后 15d,因"发热 1d,呕吐,腹胀,精神反应差 2d"入院。患儿系 38 周顺产出生,无产伤及窒息史,出生体重 3 400g。入院查体:神志清楚,精神反应差,前囟平软;T38.5℃,P156 次 /min,RR46 次 /min;腹软,肝右肋下 2cm,剑突下 1.5cm,质软,脾未触及。入院当日检查:血常规示 WBC2.2 × 10^9/L,RBC3.9 × 10^{12}/L,尿常规:高倍视野,WBC:28 个;血生化、血气分析正常。该患儿最可能的临床诊断是(E)

　A. 败血症　　　　　　　　　　　B. 新生儿脑病

　C. 新生儿感染　　　　　　　　　D. 急性肾炎

　E. 泌尿系统感染

A3/A4 型题

(3~4 题共用题干)

患儿,女,生后 10d,因"发现皮肤黄染 3d,拒乳,精神反应差 2d"入院。入院查体:神志清楚,精神反应差,前囟平软;T: 37℃,P: 156 次 /min,RR: 46 次 /min;腹软,肝右肋下 2cm,剑突下 1.5cm,质软,脾未触及。入院当日检查:血常规示 WBC2.18 × 10^9/L,RBC3.92 × 10^{12}/L,尿常规:高倍视野,WBC:31 个;血生化、血气分析正常,疑患泌尿系统感染收住院。

3. 新生儿期泌尿系统感染的最常见途径是(A)

　A. 血行感染　　　　　　　　　　B. 上行感染

　C. 淋巴感染　　　　　　　　　　D. 直接感染

　E. 皮肤感染

4. 常见的致病菌为(A)

　A. 大肠埃希菌　　　　　　　　　B. 克雷伯杆菌

　C. 葡萄球菌　　　　　　　　　　D. 肠球菌

　E. 变形杆菌

(5~6 题共用题干)

患儿,男,生后 23d,因"发热,拒乳,精神反应差 1d"入院。入院查体:神志清楚,面色苍白,精神反应差,前囟平软;T: 38.8℃,P: 162 次 /min,RR: 50 次 /min;腹软,肝右肋下 2cm,剑突下 1.5cm,质软,脾未触及。入院当日检查:血常规示 WBC2.23 × 10^9/ml,RBC3.95 × 10^{12}/ml,尿常规:高倍视野,白细胞:35 个;尿菌落计数:10^6/ml,血生化、血气正常。

5. 尿培养及菌落计数是确诊的重要依据,菌落计数多少可确诊(A)

　A. >10^5/ml　　　　　　　　　　B. >5^5/ml

　C. >10^3/ml　　　　　　　　　　D. >5^{10}/ml

　E. >6^5/ml

6. 尿标本收集方法**错误**的是(E)

　A. 清洗外阴后留取清晨第一次中段尿

　B. 消毒新生儿会阴部,用一次性尿液收集袋粘贴于尿道口外

　C. 避免粪便污染

　D. 及时送检,不可超过 30min

　E. 在抗生素使用后留取

(吴丽元)

二、先天性肾病综合征

【案例分析】

典 型 案 例

患儿,男,生后19d,出生体重2 900g,足月,顺产,因"水肿4d"入院,初为双足背水肿,后至双下肢及腹部。父母健康,无肾病史,人工喂养。入院查体:T36.6℃,P132次/min,RR46次/min,BP53/35mmHg,神清,精神欠佳,双下肢、腹部、阴囊及阴茎水肿明显,压之凹陷,心肺未见异常,腹部膨隆,腹壁静脉曲张,明显移动性浊音。血常规:WBC8.6×10⁹/L,Hb150g/L,血总蛋白41.6g/L,白蛋白15.9g/L,球蛋白25.7g/L,A/G0.6,谷丙转氨酶17U/L,血钠126.7mmol/L,血胆固醇5.02mmol/L,肾功能、血沉及血糖正常。尿蛋白在++~+++,镜下红细胞:3~5个/HP,细胞管型:1~3个/HP,24h尿蛋白定量:1.21g。肾脏穿刺活检结果:光镜下16个肾小球系膜基质细胞弥漫性增生,肾间质散在纤维组织增生;电镜下肾小管上皮细胞变性,系膜基质增多。免疫荧光:3个肾小球,在病变肾小球IgM(+)、补体C3(+)。病理诊断:肾小球弥漫性系膜硬化。给予口服泼尼松、氢氯噻嗪、螺内酯及呋塞米等对症治疗,住院14d,效果欠佳,自动出院。随诊:3个半月时因水肿、少尿再次入院,查尿素氮:17.5mmol/L,肌酐:312μmol/L,血钾:7.5mmol/L,尿蛋白+++~++++。

1. 该患儿的临床诊断及诊断依据是什么?
2. 需采取哪些治疗及护理措施?

（一）入院处置

1. 护理要点

（1）立即通知医生,测量生命体征。

（2）快速评估面色、精神反应、尿量、水肿等情况。

2. 关键点 注意观察水肿情况及有无肾功能衰竭、血栓、感染等并发症。

（二）住院护理

1. 护理要点

（1）病情观察:置温箱,持续监测心率、呼吸、血压及血氧饱和度变化。注意观察有无肾功能衰竭、出血、血栓、栓塞及感染等并发症的发生,及时监测水、电解质、酸碱平衡、血气及血生化的变化。

（2）用药护理:遵医嘱使用利尿剂,准确记录尿量及24h出入量。

（3）营养支持:保证热量及蛋白质供应,必要时予输注静脉营养液。

（4）皮肤护理:①每天测体重,观察水肿的变化。②注意皮肤皱褶处、会阴及臀部的清洁,臀部可涂护臀油保护皮肤;水肿明显者阴囊用纱布衬托,并每班检查局部皮肤情况。③骨隆突处可垫高分子泡沫敷料,定时翻身。

（5）预防感染:注意保护性隔离。

（6）健康教育:先天性肾病综合征目前无特殊有效治疗方法,预后差,死亡率高,注意加强与家长的沟通,做好心理护理。小儿给予高维生素、少量脂肪、足量碳水化合物及优质蛋白饮食,以满足热量的需要,尿少,水肿时,限制钠盐摄入,大量蛋白尿时,应限制蛋白质的摄入。指导家长认识预防感染的重要性,做好保护性隔离,加强皮肤、会阴部护理。

2. 关键点

(1)使用利尿剂时要及时监测水、电解质失衡情况。

(2)对于水肿患儿,注意保护皮肤,预防压疮发生,尽量不选择水肿明显部位注射刺激性药物,以防药物滞留、吸收不良或注射后药液外渗,导致局部组织坏死发生。

【先天性肾病综合征相关知识】

(一)概述

先天性肾病综合征(congenital nephrotic syndrome, CNS)指生后 3 个月内发病的肾病综合征。它与儿童型肾病综合征临床表现相同,即出生时或出生后 3 个月内出现大量蛋白尿、低蛋白血症、高脂血症及水肿。最初报道的大部分肾病综合征的患儿都有芬兰血统(CNS-F,芬兰型先天性肾病综合征),在芬兰,CNS-F 发病率在 1/8 200 活产婴儿。CNS-F是一种特征性的常染色体隐性遗传病。然而先天性肾病综合征并不都是芬兰型的,也有其他类型,包括弥漫性肾小球硬化,以及先天性感染引起的肾病。此病在国内少见,多见于早产儿,有宫内窘迫、胎粪污染羊水、大胎盘(大于出生体重 25%)者均有助于本病诊断。其病因病理变化、预后等与年长儿或成人不同。

(二)病因

根据病理和病因可分为以下四个类型:

1. 芬兰型先天性肾病综合征,又称婴儿小囊性病(infantile microcystic disease),是最多见的一种,发病机制尚未清楚,为常染色体隐性遗传。

2. 肾小球弥漫性系膜硬化症。

3. 微小病变型和灶性肾硬化型肾病。

4. 继发于先天性梅毒肾病综合征,伴有生殖器畸形的综合征、肾静脉栓塞、巨细胞包涵体病、弓形虫病等。

(三)临床表现

1. 家族史和分娩史 很大一部分 CNS 患儿有阳性家族史。母亲妊娠期常合并妊娠中毒症。多数患儿为早产、低出生体重儿,常为臀位产,伴有宫内窒息史,羊水中有胎粪。本病特征是大胎盘,胎盘重量占患儿出生体重的 25%~40%(正常不超过 25%)。

2. 临床特点

(1)特殊外貌:出生后常见特殊的外貌,如颅缝宽、前、后囟宽大、眼距宽、低位耳、鼻梁低,还常见髋、膝、肘部呈屈曲畸形。其后常见腹胀、腹水、脐疝等。

(2)水肿:半数于生后 1~2 周内即见水肿。

(3)蛋白尿:蛋白尿明显且持续,并有明显的低蛋白血症和高脂血症。

(4)生长发育落后:由于蛋白质丢失,营养不良引起。

3. 继发改变

(1)免疫力低下:由于尿中丢失免疫球蛋白和补体系统的 B 因子、D 因子,致免疫力低下,可发生多种继发感染,如肺炎、败血症、脑膜炎、尿路感染等。感染是导致本病死亡的主要原因。

(2)血液常呈高凝状态,易发生血栓、栓塞等并发症。

（3）肾功能减退：随年龄增长，肾功能逐渐缓慢减退，并有相应的慢性肾功能减退的血生化改变，多数患儿 3 岁时已需透析或移植。

（4）其他：由于尿中丢失 T_4 和甲状腺结合蛋白，而致甲状腺功能减退；丢失转铁蛋白而致缺铁性贫血等。

（四）辅助检查

1. 实验室检查

（1）羊水甲胎蛋白水平增高：是 CNS 患儿的特征性改变，由于在宫内排蛋白尿，在妊娠 16~22 周时，羊水甲胎蛋白水平增高。先天性神经管发育不全，也可出现羊水甲胎蛋白水平增高，但其胆碱酯酶水平常同时增高可鉴别。

（2）尿液检查：常表现为大量蛋白尿及镜下血尿（红细胞 >5 个 / 高倍视野）。

（3）低蛋白血症：CNS 患儿血白蛋白水平很低，通常少于 10g/L。

（4）其他：继发性 CNS 同时有原发疾病的实验室检查特点，如风疹、巨细胞、肝炎病毒感染，其抗体滴度升高等。

2. 其他辅助检查

（1）光镜检查：在疾病的早期阶段，肾小球可能正常，也可能呈局灶节段性硬化，系膜细胞及系膜基质增生，肾小管呈囊性扩张。在疾病的晚期阶段，肾小球毛细血管袢塌陷，呈现弥漫性硬化，肾小管广泛扩张、萎缩，间质炎性细胞浸润及纤维化。

（2）免疫荧光：早期正常。晚期在系膜区可有少量的 IgM 和 C3 沉积。先天性梅毒感染免疫荧光可发现在系膜沉积区域有梅毒螺旋体抗原存在。

（3）其他：应常规做影像学检查，如 B 超、X 线检查等。

（五）诊断标准

先天性肾病综合征可依据母亲血清中或羊水中高浓度的甲胎蛋白来诊断，因为胎儿有大量尿蛋白的丢失。超声检查发现胎盘水肿、胎儿腹水或胎儿水肿也需要考虑本病可能。

（六）治疗

先天性肾病综合征对肾上腺皮质激素治疗反应差。肾移植是唯一彻底治疗的方法。大多数患儿在起病后 1 年内死亡，多死于严重的感染、营养不良、腹泻、电解质紊乱等，很少因为肾功能衰竭而死亡。该病主要是对症和支持治疗，限盐、使用利尿剂，减轻水肿。对严重低蛋白血症或伴低血容量表现者，可输注无盐白蛋白。文献有肾移植成功的报道。现主张产前明确诊断，并及时终止妊娠，妊娠 16~20 周行羊水穿刺检查羊水中甲胎蛋白含量，以便早期确诊弥漫性系膜硬化症。发病于 1 岁以内的微小病变型，和年龄较大患儿一样，对肾上腺皮质激素和免疫抑制剂敏感。继发于先天性梅毒的肾病综合征，青霉素治疗有效。

1. 营养支持 给予高维生素、少量脂肪、足量碳水化合物及优质蛋白饮食，以满足热量的需要。尿少，水肿时，限制钠盐摄入。大量蛋白尿时，应限制蛋白质的摄入，并提供优质蛋白。发生骨质疏松时应补充维生素 D。

2. 预防感染 感染为主要死亡原因。应认识预防感染的重要性，做好保护性隔离，加强皮肤、会阴部护理，通常不预防性使用抗生素。必要时可间断地应用人血丙种球蛋白制剂。

3. 防治并发症 治疗继发性甲状腺功能减退；有高凝状态者给双嘧达莫（潘生丁）、小量阿司匹林等治疗；后期血压升高者予以降压药。

4. 肾移植 彻底治疗唯一方法是肾移植，新生儿期积极治疗至体重达 5~10kg 时实施肾移植手术,远期完好成活率可达 80%~90%。对蛋白尿严重者可先行肾切除术(终止蛋白尿),靠透析维持生命,等待移植。

【先天性肾病综合征复习题】

A1 型题

1. 先天性肾病综合征具有儿童型肾病综合征一样的临床表现,即出生时或出生后不久即出现大量蛋白尿、低蛋白血症、高脂血症及水肿,其具体出现时间是生后(B)

A. 1 个月　　　　　　　　　　　　B. 3 个月

C. 1 年　　　　　　　　　　　　　D. 半年

E. 10 个月

A2 型题

2. 患儿,女,生后 28d,因"呕吐、腹泻 5d,腹胀、水肿 1d"入院。查体:神清,反应欠佳,腹胀明显,双下肢水肿,大便稀,尿隐血 +++,蛋白 +++,入院诊断:先天性肾病综合征。有关该患儿护理**不正确**的是(E)

A. 注意观察有无肾衰、出血、血栓、栓塞及感染等并发症

B. 保证热量及蛋白质供应,必要时予输注静脉营养液

C. 每天测体重,观察水肿的变化

D. 准确记录尿量及 24h 出入量

E. 保持安静,减少翻身,防止血栓脱落

A3/A4 型题

(3~4 题共用题干)

患儿,男,生后 3d,体重 3 050g,因"发现腹胀、呕吐 1d"入院。查体:神清,反应差,腹胀明显。生后第 6d 出现水肿,尿蛋白 +++,血白蛋白:12.5g/L,临床诊断为先天性肾病综合征。

3. 下列有关防治感染措施**错误**的是(C)

A. 做好保护性隔离　　　　　　　　B. 加强皮肤护理

C. 预防性使用抗生素　　　　　　　D. 必要时可间断应用人血丙种球蛋白制剂

E. 加强会阴部护理

4. 该病患儿的饮食应选择(D)

A. 高维生素、少量脂肪、高蛋白饮食

B. 高脂肪、足量碳水化合物及优质蛋白饮食

C. 高维生素、优质蛋白饮食

D. 高维生素、少量脂肪、足量碳水化合物、限盐限蛋白,并提供优质蛋白饮食

E. 低盐饮食

(5~6 题共用题干)

患儿,女,生后 25d,因"吃奶差 2d,下肢水肿 1d"入院。母孕 35 周,因母妊娠高血压、糖代谢异常剖宫产娩出,出生体重 2 460g,生后 10d 发现患儿吃奶差,双下肢水肿明显,收住院治疗。查体:T:36.5℃,双下肢及会阴部明显凹陷性水肿。血常规基本正常,尿常规:隐血 +++、尿蛋白 +++,肝功能示总蛋白:39g/L、白蛋白:23.1g/L、球蛋白:10.8g/L、尿素氮:26.87mmol/L,肌酐:453μmol/L,电解质示钾:6.8mmol/L,钙:0.81mmol/L,双肾 B 超:可见肾实质回声增强,双肾盂肾盏显示不清。临床诊断为先天性肾病综合征。

5. 先天性肾病综合征的临床特点**不包括**（B）

A. 腹胀、腹水、脐疝　　　　　　　　B. 特殊外貌：如眼距窄、高位耳、鼻梁低

C. 水肿　　　　　　　　　　　　　　D. 蛋白尿

E. 生长发育落后

6. 入院后对家长实施健康教育，以下说法正确的是（C）

A. 早期治疗效果较好　　　　　　　　B. 对肾上腺皮质激素治疗反应好

C. 肾移植是唯一彻底治疗的方法　　　D. 大多数患儿在起病后半年内死亡

E. 多死于肾衰竭

（吴丽元）

三、新生儿急性肾功能衰竭

【案例分析】

典 型 案 例

患儿，男，生后10d，因"无尿3d、全身水肿1d"入院。出生史正常。出生第7d因室温过高，包裹过多出现发热，体温达39.5℃，乡村医生给予肌注复方氨基比林注射液（2ml/支，含氨基比林0.1g、安替比林40mg、巴比妥18mg）0.8ml及物理降温，3h后患儿大汗，面色苍白，全身凉，体温降至35℃左右，予10%葡萄糖生理盐水50ml静脉滴注，后发现患儿尿量逐渐减少，至用药后3d，患儿完全无尿并出现全身水肿，来院就诊。入院查体：T37.1℃，P142次/min，RR36次/min，BP58/40mmHg，精神反应差，面色苍白，全身水肿，心肺正常，腹软，肝脾不大，恶心呕吐，拒乳。急查双肾CT提示：双肾稍大，双肾盂无明显扩大，双侧输尿管无扩张，膀胱充盈不良。肾功能检查示尿素氮：15.0mmol/L，肌酐：180μmol/L，二氧化碳结合力：18.0mmol/L。电解质示钾：5.45mmol/L，钠：103mmol/L，氯：80mmol/L。

1. 该患儿的临床诊断及诊断依据是什么？

2. 腹膜透析治疗护理措施有哪些？

（一）入院处置

1. 护理要点

（1）立即通知医生，测量生命体征。建立静脉输液通路，备好急救用品，必要时给予吸氧。

（2）快速评估：面色、精神反应、生命体征、尿量、末梢循环、全身水肿、恶心、呕吐及拒乳等情况，做好腹膜透析准备。

2. 关键点　密切监测血钾变化。高钾血症是临床危急表现，当血钾超过6.5mmol/L，心电图表现为QRS波增宽，患儿出现恶心、呕吐、烦躁、心率减慢或心律不齐时，高度警惕并发高钾血症，应协助医师紧急处理。

（二）住院护理

1. 护理要点

（1）病情观察：持续监测心率、呼吸、血压及血氧饱和度变化，密切观察患儿有无高钾血症临床表现。及时准确记录出入量。

（2）用药护理

1）呋塞米：呋塞米有助于缓解肾功能衰竭少尿期体内液体负荷过多的问题，对于某些少尿患儿可通过改变肾小管功能而使尿量增加。但大剂量或长期用药可导致肾毒性和其他并发症，如体位性低血压、休克、低氯、低钠、低钙、低钾血症、低氯性碱中毒、心律失常等。

2）多巴胺：通过增加肾小球滤过率和有效血流量，从而增加钠和肌酐排泄。输注时，需要密切监测血压并防止药物外渗造成组织坏死。

3）碳酸氢钠：可纠正中至重度代谢性酸中毒，用于碱化细胞外液，使钾由细胞外转移至细胞内，以降低血钾。由于5%碳酸氢钠是高渗含钠液体，可引起容量负荷加大以及充血性心力衰竭，输注时需加强巡视，防止药物外渗造成组织坏死。

（3）皮肤护理：保持皮肤清洁，减少摩擦，严格执行无菌技术原则，防止损伤和感染，定时测体重及腹围，重度水肿患儿应定时更换体位，骨隆突处必须做好防护措施，防止压疮的发生。下肢水肿患儿可抬高下肢，避免在水肿明显部位注射刺激性药物，以防药物滞留、吸收不良等发生。

（4）腹膜透析护理

1）密切监测：体温、心率、血压、出液量性状及颜色等变化，定期复查血气、电解质、尿素氮等，发现异常，及时报告与处理。

2）体温管理：严格控制腹透液的温度，密切监测患儿体温变化。

3）渗液与堵管的处理：应减少每次透析入液量，缓慢匀速入液或将腹膜和腹肌进行部分连续缝合，可有效减少渗漏发生；定时翻身，改变体位，轻柔按摩腹部以促进肠蠕动，也可以减少渗漏及避免堵管发生。

4）预防感染：加强环境清洁卫生，保持伤口及敷料干燥，严格执行无菌操作，对患儿实行保护性隔离。

（5）健康教育：指导家长做好患儿皮肤护理，保持皮肤清洁，减少摩擦，防止损伤，定时翻身，改变体位，下肢水肿患儿可抬高下肢。高钾血症患儿限制钾的摄入。告知家长随访时间和注意事项等。

2. 关键点

（1）高钾血症患儿禁用库存血，限制钾的摄入，停用含钾药物，并及时纠正酸中毒。

（2）尿量的观察与记录尤为重要，有助于静脉输液量的确定，常可反映出患儿病情变化。

（3）血性透出液的护理：对于有出血倾向患儿，透析液温度略低些，以36.0~36.5℃为宜；灌注透析液的压力不要太大，腹透液袋高度不超过0.5m；灌注透析液速度宜慢，每次10~15min；腹透液中尽量不加高渗和刺激性药物。

【新生儿急性肾功能衰竭相关知识】

（一）概述

急性肾功能衰竭（acute renal failure，ARF）是指各种不同病因，如休克、低体温、药物中毒等导致的急性肾损伤，短时间内肾脏生理功能急剧下降甚至丧失，表现少尿或无尿，体液代谢紊乱，酸碱失衡以及血浆中经肾排出的代谢产物（尿素、肌酐等）浓度升高的一种临床危重综合征。ARF是重症监护病房中常见的并发症之一，据报道，其病死率高达20%~40%，如能早期诊断，及时治疗，随着原发病的改善和肾灌注的恢复，肾功能可以迅速完全恢复，能够明显改善患儿预后。新生儿急性肾功能衰竭多为肾前性，与重度窒息、早产、败血症等有关。新生儿 ARF 可由肾小球滤过功能降低引起,也可伴有肾小管功能低下或肾小管坏死,也可是先天性肾发育异常的首发症状。足月儿出生后肾小球滤过率逐渐增加,早产儿出生时肾小球滤过率极低,增加速度也不及足月儿,2 岁才达到成人水平,这些特点提示新生儿易发生 ARF,应谨慎选择药物及合理用量。

（二）病因

新生儿出生前、出生时及出生后的各种导致急性肾损伤的致病因素,均可引起 ARF。按肾损伤性质及部位不同,可将病因分成肾前性、肾性和肾后性三大类（表 3-10）。

表 3-10 新生儿急性肾衰竭的病因

肾前性	低血容量、有效循环量不足、药物	脱水、出血、胃肠道丢失、伴盐丢失的肾或肾上腺疾患 败血症、NEC、RDS、缺氧、低温、充血性心力衰竭、心脏手术、正压通气压力过高、大剂量血管扩张（或收缩）剂
肾性	急性肾小管坏死、感染、肾血管疾病、肾毒性物质、发育异常	严重或长时间肾缺血 先天感染梅毒、弓形虫病、肾盂肾炎肾动脉栓塞、狭窄、肾静脉栓塞、DIC 氨基糖苷类抗生素、两性霉素、多黏菌素、吲哚美辛、妥拉唑林、肌球蛋白尿、血红蛋白尿、过氧化物尿症、放射造影剂 双肾不发育、肾囊性变等、先天性肾病综合征、尿酸盐肾病
肾后性	尿路梗阻	后尿道瓣膜、尿道狭窄、包皮闭锁、尿道憩室、输尿管囊肿等 肾外肿瘤压迫 医源性损伤

（三）临床表现

新生儿 ARF 常缺乏典型临床表现,少尿型 ARF 临床表现分三期:即少尿或无尿期、多尿期和恢复期。近年报道非少尿型肾衰竭多由氨基糖苷类抗生素和 / 或造影剂所致,应引起注意。

1. 少尿或无尿期主要表现

（1）少尿或无尿:新生儿尿量 <1ml（kg·h）者为少尿,尿量 <0.5ml/（kg·h）,为无尿。新生儿生后 48h 不排尿者应考虑有 ARF。新生儿 ARF 少尿期持续时间长短不一,持续 3d 以上者病情危重。

（2）电解质紊乱:新生儿 ARF 常并发下列电解质紊乱。

1）高钾血症:血钾 >7mmol/L,是由于少尿时钾排出减少及酸中毒使细胞内钾向细胞外转移,可伴有心电图异常,如 T 波高耸、QRS 增宽和心律失常等。

2）低钠血症:血钠 <130mmol/L,主要是由于血液稀释或钠再吸收低下所致。

3）高磷、低钙、高镁血症等。

（3）代谢性酸中毒:是由于肾小球滤过功能降低,酸性代谢产物排泄障碍等引起。

（4）氮质血症:主要是由于 ARF 时,体内蛋白代谢产物从肾脏排泄障碍及蛋白分解旺盛,可以出现氮质血症中毒症状。

（5）水潴留:由于排尿减少和 / 或入量限制不严,大量水分滞留体内,出现体重增加,全身水肿,甚至有胸水、腹水,严重者可发生肺水肿、心力衰竭及脑水肿,是此期死亡的重要原因之一。

2. 多尿期主要表现随着肾小球和部分肾小管功能恢复,一般情况逐渐改善,尿量增多。如尿量迅速增多,可出现低钠或低钾血症、脱水等。此期应特别注意监测血生化改变。

3. 恢复期主要表现患儿一般情况好转,尿量逐渐恢复正常,尿毒症表现和血生化改变逐渐消失。肾小球功能恢复较快，但肾小管功能改变可持续较长时间。

（四）辅助检查

1. 实验室检查　血生化检查监测电解质、血尿素氮和肌酐。尿液检查测定尿比重、尿渗透压、尿肌酐等。

2. 影像学检查　腹部平片、B 超、CT、磁共振等，可了解肾脏大小、形态、血管及输尿管、膀胱有无梗阻，也可了解肾血流量、肾小球和肾小管功能。

3. 肾活检　对原因不明的急性肾衰，肾活检是可靠的诊断手段。

（五）诊断标准

1. 出生后 48h 无尿（每小时 <0.5ml/kg）或出生后少尿（每小时 <1ml/kg）。

2. 氮质血症，血清肌酐（serum creatinine，Scr）浓度 $\geq 88\mu mol/L$，血尿素氮（blood urea nitrogen，BUN）$\geq 7.5mmol/L$ 或 Scr 每日增加 $\geq 44\mu mol/L$，BUN $\geq 3.57mmol/L$。

3. 常伴有酸中毒、水电解质紊乱、心力衰竭、惊厥、拒乳、吐奶等表现；若无尿量减少者，则诊断为非少尿性急性肾功能衰竭。

（六）治疗

新生儿 ARF 的治疗重点包括去除病因，保持水及电解质平衡，供应充足热量，减少肾脏负担等。

1. 早期防治重点　去除病因和对症治疗。对高危儿准确记录出入液量，密切监测血压、电解质变化，纠正低体温、低氧血症、休克及防治感染等。①肾前性 ARF 应补足血容量及改善肾灌流，此时如无充血性心力衰竭，可给予等渗盐水 20ml/kg，2h 内静脉输入，如仍无尿可静脉给予呋塞米 2mg/kg，常可取得较好利尿效果。②肾后性 ARF 以解除梗阻为主，肾前性及肾后性 ARF 如不及时处理，均可致肾实质性损害。

2. 控制入液量　严格控制液体入量，每日记录出入液量。液体入量＝不显性失水＋前日尿量＋胃肠道失水量＋引流量－内生水。足月儿不显性失水约为 30ml/（kg·d），早产儿或极低出生体重儿可高达 50~70ml/（kg·d），每日测体重，以体重不增或减少 0.5%~1% 为宜。此期水负荷多，可引起肺水肿、心力衰竭及肺出血等危重并发症。

3. 纠正电解质紊乱①高钾血症：应停用一切的外源性钾摄入，静脉给予葡萄糖酸钙以拮抗钾对心肌的毒性，并可同时应用 5% 碳酸氢钠 1~2ml/kg 碱化血液，促进钾转移至细胞内。但如并发心力衰竭和高钠血症，应禁用碳酸氢钠。也可给予葡萄糖和胰岛素输入，以促进钾进入细胞内。②低钠血症：以稀释性低钠血症多见，轻者（血钠 120~125mmol/L）限制入液量多可纠正。血钠 <120mmol/L 且有症状时，可适当补充 3%NaCl，1.2ml/kg。③低钙血症：血清钙 <8mmol/L 时，可给予 10% 葡萄糖酸钙 1ml/（kg·d）静脉滴入，可同时给予适量维生素 D，以促进钙的吸收。

4. 纠正代谢性酸中毒　pH<7.2 或血清碳酸氢盐 <15mmol/L 时，应给予碳酸氢钠，可先按提高 2~3mmol/L 给予或按实际碱缺失 ×0.3× 体重（kg）计算，于 3~12h 内视病情分次输入，避免矫枉过正。

5. 营养支持　充足的营养可减少酮体的形成和组织蛋白的分解。而外源性必需氨基酸的供给及合适的热量摄入，可促进蛋白质合成和新细胞成长，并从细胞外液摄取钾、磷。

6. 腹膜透析

（1）指征：以上措施治疗无效，且伴有下列情况，可给予透析：①严重的液体负荷，出现肺水肿、心力衰竭。②严重代谢性酸中毒（pH<7.15）。③严重高钾血症。④持续加重的氮质血症,已有中枢抑制现象,BUN>35.7mmol/L 者。

（2）禁忌证:腹腔炎症,出血体质或低灌流者。

（3）操作方法:初始每次输入透析液 10ml/kg,于 10min 内缓慢流入,透析液在腹腔留置时间为 0.5~1h,流出腹腔时间为 20~30min/ 次。随后入液量逐渐增加至 30ml/kg,液体在腹腔留置时间逐渐延长至 3h,透析次数 8~10 次 /d。腹膜透析装置见图 3-8。

7. 持续性血液滤过　对于严重 ARF 特别是有心肺功能不稳定、严重的凝血性疾病或由于外科手术、外伤不能行腹膜透析者,以及液体负荷过多和严重的电解质或酸碱平衡紊乱者可行血液滤过。血液滤过属体外疗法,液体、电解质和小或中等大小的溶质持续通过对流或超滤从血液中滤出。在对流中由于压力,使水分并带着其他分子（尿素）,滤过半透膜而得到清除。血容量通过静脉输入含有所需的、与血液相似的电解质成分的替代液体而得以重新调整。

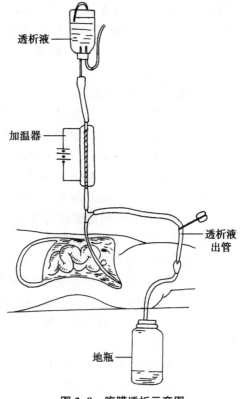

图 3-8　腹膜透析示意图

【新生儿急性肾功能衰竭复习题】

A1 型题

1. 新生儿尿量每小时每千克体重小于多少毫升为少尿,尿量每小时每千克体重小于多少毫升为无尿（B）

A. 5, 2　　　　　　　　　　　　B. 1, 0.5

C. 10, 5　　　　　　　　　　　　D. 3, 0.5

E. 1, 0.1

A2 型题

2. 患儿,女,生后 3d,母孕 36 周 +2/7,因其母"重度子痫前期、羊水过少"剖宫产出生,体重 2 100g。1d 前出现呕吐、腹胀,呈进行性加重,46h 前出现无尿,查肾功能、电解质示尿素氮:16mmol/L,肌酐:220μmol/L,钾:5.85mmol/L,钠:112.4mmol/L。引起患儿急性肾功能衰竭的最常见原因是（D）

A. 肾结石　　　　　　　　　　　B. 外科手术大出血

C. 烧伤　　　　　　　　　　　　D. 肾实质损伤

E. 磺胺结晶

A3/A4 型题

（3~4 题共用题干）

患儿,男,生后 2h,因"气促伴反应差 2h"入院。患儿系 G_3P_2,母孕 38 周 +3/7,因宫内窘迫剖宫产出生。生后 Apgar 评分 1min 为 5 分,5min 为 7 分。出生体重 3 400g,胎盘大面积钙化,血性羊水:450ml。入院查体:神清,反应差,RR:67 次 /min,全身皮肤苍白、水肿,BP:50/27mmHg。急查肾功能、电解质示尿素氮:18.3mmol/L,肌酐:196μmol/L,钾:6.1mmol/L,钠:113.2mmol/L。

3. 该患儿的液体入量 =(C)

A. 不显性失水 + 前日尿量 + 引流量 − 内生水

B. 不显性失水 + 前日尿量 + 胃肠道失水量 − 内生水

C. 不显性失水 + 前日尿量 + 胃肠道失水量 + 引流量 − 内生水

D. 不显性失水 + 胃肠道失水量 + 引流量 − 内生水

E. 不显性失水 + 前日尿量 + 胃肠道失水量 + 引流量

4. 水肿患儿护理措施**错误**的是(D)

A. 保持皮肤清洁,减少摩擦

B. 定时测体重及腹围

C. 骨隆突处做好防护措施,防止压疮的发生

D. 重度水肿患儿应减少搬动,预防颅内出血的发生

E. 下肢水肿患儿可抬高下肢

(5~7 题共用题干)

患儿,女,生后14d,因"全身水肿1周,无尿1d"入院。足月顺产,出生 Apgar 评分 1min 为 7 分,5min 为 9 分。生后第 3d 开始出现双下肢水肿,且日渐加重,发展至头面部、会阴部及双下肢等。尿常规:蛋白 +++。出生第 13d 无水肿加重、食欲缺乏、气促,钾:6.34mmol/L,钠:118mmol/L,氯:101.6mmol/L,尿素氮:30.2mmol/L,肌酐:395μmol/L。查体:呼吸急促,神清,反应欠佳,全身皮肤分布网状花纹,颜面、头皮、大阴唇、双下肢水肿。诊断:急性肾功能衰竭。给予利尿、补碱等治疗,尿量无增多。

5. 新生儿急性肾衰竭的诊断标准**不包括**(E)

A. 出生后 48h 无尿或出生后少尿 　　B. 氮质血症

C. 常伴有酸中毒、水电解质紊乱 　　D. 常伴有心力衰竭、惊厥、拒乳、吐奶

E. 高血压

6. 患儿于入院第 2d 行腹膜透析治疗。该患儿腹膜透析指征**不正确**的是(D)

A. 严重的液体负荷,出现肺水肿、心力衰竭

B. 尿量减少

C. 严重高钾血症

D. 氮质血症,BUN>15.7mmol/L 者

E. 严重代谢性酸中毒(pH<7.15)

7. 腹膜透析的禁忌证是(A)

A. 腹腔炎症、出血倾向或低灌流者 　　B. 心力衰竭、肺水肿

C. 严重代谢性酸中毒 　　D. 高血钾

E. 脑水肿或惊厥

(吴丽元)

第八节 神经系统疾病护理

由于新生儿脑部神经系统发育尚未成熟,易发生脑神经损伤,其中以缺氧引起的缺氧缺血性脑病多见。另外细菌易透过血脑屏障感染脑部引起脑膜炎,若未及时诊治,可导致患儿神经发育障碍、认知和智力障碍等不可逆损害。在护理实践中要密切观察、早期发现各类疾病的特征,同时加强神经系统功能的恢复训练,使神经系统疾病患儿尽快康复。本节主要介绍新生儿缺氧缺血性脑病、新生儿颅内出血、新生儿化脓性脑膜炎、新生儿惊厥、早产儿脑白质损伤的相关知识及患儿的护理。

一、新生儿缺氧缺血性脑病

【案例分析】

典型案例

患儿,女,生后10h。主因"复苏后嗜睡10h,抽搐2次"入院。患儿系母孕38周,其母妊娠高血压、急性心衰,10h前在外院自行分娩,胎儿脐带脱垂,宫内窘迫,胎吸助产,羊水Ⅲ度污染。出生后无自主呼吸,肤色苍白,肌张力低下,HR:50次/min,给予初步复苏、正压通气和胸外按压后患儿约10min恢复自主呼吸和心率。Apgar评分1min为2分(呼吸1分、心率1分),5min为3分(呼吸1分、心率1分、肤色1分),10min为8分(反应扣1分、肌张力扣1分)。出生体重3 000g。窒息复苏后嗜睡、反应差。在外院儿科给予吸氧、呋塞米、纳洛酮、神经节苷脂、头孢曲松钠等治疗,效果欠佳。生后4h、8h各抽搐一次,均表现为全身强直性发作,持续2~3min缓解,外院给予苯巴比妥15mg。急诊入院,血压70/50mmHg,嗜睡、反应差,无明显贫血征。前囟1cm×1cm,稍饱满。瞳孔等大等圆,约2mm,对光反射稍迟钝。头面稍青紫,呼吸稍促,节律不整,两肺呼吸音粗,未闻及湿啰音,心脏未闻及异常。腹部柔软,肝脾肋下未及。肌张力减低,拥抱反射、吸吮反射减弱。

1. 该患儿如何进行新生儿缺氧缺血性脑病的护理?

2. 新生儿缺氧缺血性脑病临床如何分度?

(一)入院处置

1. 护理要点

(1)病情观察

1)意识状态:有无易激惹、肢体颤抖、睁眼时间长、凝视等神经系统过度兴奋的表现,有无嗜睡、昏迷等神经系统过度抑制的表现。

2)肌张力:有无肢体的过度屈曲、有无被动活动阻力增高,有无头竖立差、四肢松软等肌张力减弱的表现。

3）原始反射：吸吮、拥抱等原始反射有无减弱或消失。

4）惊厥：是否发生惊厥以及惊厥的形式、频率。

5）脑干症状：有无呼吸异常、呼吸节律不整、呼吸暂停，瞳孔对光反射迟钝或消失等。

（2）保持呼吸道通畅：及时清除呼吸道分泌物，保持呼吸道通畅。选择合适的给氧方式，根据患儿缺氧情况，可给予鼻导管吸氧或头罩吸氧，如缺氧严重，可考虑气管插管及机械通气，使血气和 pH 值保持在正常范围。

（3）维持周身各脏器足够的血液灌注，使心率和血压保持在正常范围，尽早判断有无循环功能衰竭（心源性休克、心肌损伤）表现，若肤色苍白、肢端发凉、前臂内侧毛细血管再充盈时间 ≥3s、心音低钝、心率减慢、持续低血压，可应用多巴酚丁胺 5~10μg/（kg·min）或多巴胺 5~10μg/（kg·min），增加心肌收缩力或升高血压。

（4）维持血糖、电解质水平正常：迅速纠正低血糖，同时也要避免血糖过高，使血糖维持在 4.16~5.55mmol/L；及时纠正电解质紊乱，特别是低钠血症。

（5）用药护理

1）控制惊厥：苯巴比妥负荷量为 20mg/kg，静脉缓慢注射，最大负荷量可达 30mg/kg，12h 后给予维持量 5mg/（kg·d），静脉缓慢注射。若无效，可应用短效止惊药物地西泮，用量 0.3~0.5mg/kg，但该药易引起呼吸抑制，若应用，应注意静注速度。

2）降低颅内压：由于新生儿颅缝闭合不全，脑水肿所致颅内高压的表现很难早期发现，早期即应限制液体入量 60~80ml/（kg·d），及时纠正低钠血症。若前囟张力增加，可静注呋塞米 1mg/kg，如 6h 后仍紧张或膨隆，可用甘露醇 0.25~0.5g/kg 静注，4~6h 后可重复应用，对有肾衰竭者，甘露醇应慎用。

3）遵医嘱给予保护神经药物：如神经节苷脂、果糖 1, 6- 二磷酸等神经保护剂。

（6）亚低温治疗：亚低温目前被认为是对新生儿缺氧缺血性脑损伤保护效果最为确切的治疗措施，对符合适应证的患儿，应创造条件尽早（至少应在 6h 内）开始亚低温治疗。

2. 关键点

（1）应用多巴胺与多巴酚丁胺时注意药物的副作用，尤其注意避免静脉炎的发生。

（2）对于新生儿缺氧缺血性脑病应创造条件尽早开始亚低温治疗。

（二）住院护理

1. 护理要点

（1）病情观察：继续生命体征监测如心率、血压、呼吸。实验室检查如血气分析、血糖、血电解质、血肌酸激酶及乳酸脱氢酶等生化指标。适当限制入量和控制脑水肿，及时对脑、心、肺、肾及胃肠等器官功能进行监测。

（2）健康教育：患儿住院期间，向家长讲解新生儿缺氧缺血性脑病的发病原因、临床特点及护理方法，向家长解释亚低温治疗的原因及注意事项，患儿出院后，告知家长新生儿缺氧缺血性脑病患儿远期后遗症发生率较高，指导家长掌握康复干预的措施，以取得家长最佳的配合并坚持定期随访。

2. 关键点 亚低温治疗的护理：

（1）亚低温治疗的选择标准 胎龄 ≥36 周和出生体重 ≥2 500g（国外 2 000g），并且同时符合以下指征：①有胎儿宫内窘迫的证据，至少包括其中一项：急性围生期事件，如胎盘早剥或脐带脱垂，或严重的胎心变异或晚期减速；出生前 6h 内胎儿生理功能评分 <6/10

（或 4/8）；脐血 pH ≤7.0 或 BE ≥16mmol/L。②有新生儿窒息证据，至少满足下列三项之一：5min Apgar 评分 <5 分；脐血或生后 1h 内动脉血 pH ≤7.0 或 BE ≥16mmol/L；生后即需要正压通气不少于 10min。③有新生儿中到重度缺氧缺血性脑病表现（意识改变，反应差，嗜睡，甚至昏迷），加以下四项中任何一项：躯干或四肢姿势异常；异常反射（包括膝腱反射和瞳孔反射异常等）；吸吮、拥抱和吞咽等原始反射减弱或消失；临床惊厥发作。

（2）不适合亚低温治疗的情况：①出生 12h 后（国外 6h 后）。②存在严重先天畸形，如复杂的发绀型先天性心脏病，严重中枢神经系统畸形，21、13 或 18- 三体综合征。③颅脑创伤或中、重度颅内出血。④全身性病毒或细菌感染。⑤临床有自发出血倾向或血小板 <50×10⁹/L。

（3）亚低温治疗的护理：最好在辐射保温台上实施，开始前应完善血常规、凝血功能、脑电图、心肝肾功能、血糖、血气分析、乳酸分析及头部超声检查。选择合适的冰帽或冰毯（不要覆盖颈部），安置好体温检测探头。

1）降温：一般 1~2h 达到目标温度，维持 72h，持续监测温度变化，保持温度在可接受范围；常规进行生理指标检测、血气和电解质分析以及肝肾功、凝血功能、血常规分析，若凝血功能异常，血小板 <100×10⁹/L 应及时纠正；若心率持续下降或出现心律失常，应及时处理，终止治疗。

2）维持：选择性头部亚低温时鼻咽部温度维持在 33.5~34℃（目标温度），可接受温度 33~34.5℃，同时直肠温度 34.5~35℃。全身亚低温时直肠温度维持在 33.5~34℃（目标温度），可接受温度 33~34.5℃。亚低温治疗时间 72h。

3）复温：自然复温，关闭亚低温治疗仪，关闭外加温电源，逐渐开始复温；人工复温，设定鼻咽部温度或直肠温度为每 2h 升高 0.5℃，直至温度升至 36.5℃。复温宜缓慢，避免快速复温引起低血压。复温过程中注意监测心率、呼吸及尿量变化。

4）监测：在进行亚低温治疗的过程中，给予持续的动态心电监护、肛温监测、SpO_2 监测、呼吸监测及每小时测量血压，同时观察患儿的面色、反应、末梢循环情况，总结 24h 的出入液量，并详细记录。在护理过程中应注意心率的变化，如出现心率过缓或心律失常，及时与医师联系是否停止亚低温治疗。

【新生儿缺氧缺血性脑病相关知识】

（一）概述

新生儿缺氧缺血性脑病（hypoxic-ischemic encephalopathy, HIE）是由于各种围生期因素引起的缺氧和脑血流减少或暂停而导致胎儿和新生儿的脑损伤，是新生儿窒息后的严重并发症，病情重，病死率高，少数幸存者可产生永久性神经功能缺陷如智力障碍、癫痫、脑性瘫痪等。据统计，我国新生儿 HIE 的发生率为活产儿的 3‰~6‰，其中 15%~20% 在新生儿期死亡，存活者中 25%~30% 可能留有不同类型和程度的远期后遗症，成为危害我国儿童生活质量的重要疾病之一。

（二）病因

围生期任何导致胎儿及新生儿窒息的因素均是本病病因。此外，围生期的感染，特别是宫内感染可能还是导致早产儿脑损伤的重要原因。产前窒息所致脑损伤约占 20%，产时窒息约占 35%，产前合并产时窒息约占 35%，而生后窒息仅占 10%。从窒息的环节分析，新生儿脑损伤多半在产前就已发生，因此出生时是否有严重的窒息表现并不能作为 HIE 诊断必备条件。

（三）临床表现

HIE 的临床表现一般有明显的阶段性,包括起病(出生至 12h)、典型表现期(12~24h)、高峰期(24~72h)及恢复期(72h 后)。因此,对于窒息所致脑损伤的表现,需要密切观察演变经过,切不可根据一时的早期表现过早下结论。描述其临床表现一般从以下几个方面:意识状态、肌肉张力、原始反射、惊厥及脑干症状。

1. **起病期(出生 ~12h)** 一般表现有兴奋、激惹或意识状态正常,肌肉张力增高或正常、原始反射正常。但严重窒息时,可表现有明显的意识障碍,反应迟钝,甚至昏迷,呼吸节律改变,甚至呼吸暂停、惊厥。瞳孔反射可能正常。

2. **典型表现期(12~24h)** 兴奋激惹、肢体活动较多,肌张力开始降低,原始反射正常或减弱。若此时肌肉张力和原始反射正常、意识状态正常或激惹兴奋不明显,多数为轻度 HIE。对于中、重度 HIE,此期即可表现为肌张力降低,原始反射减弱,对于足月儿,上肢张力降低较明显,而早产儿与之相反。此外,常有尿潴留表现,而且可持续到恢复期后。

3. **高峰期(24~72h)** 主要表现为嗜睡,反应迟钝,重者昏迷,原始反射减弱或消失,肌肉松软,有时可见僵直,甚至有角弓反张,有脑干症状(瞳孔扩大或缩小、呼吸节律不齐、血压不稳、心率明显减慢、眼球震颤),前囟张力明显增高,可有频繁惊厥,重者死亡多数在此期。若无昏迷,原始反射消失、有脑干症状、频繁惊厥可诊断为中度 HIE,否则为重度。

4. **恢复期(72h 后)** 中、重度 HIE 意识状态、肌肉张力、原始反射等的临床表现开始逐渐恢复,惊厥已明显减少,但仍可有尿潴留,所有症状体征不可能立即恢复正常,亦不可能持续加重,一般 7~10d 可大致恢复正常。除上述神经系统临床表现之外,尚伴有其他系统功能障碍表现,危重者常死于心源性休克和急性肾衰竭。

（四）辅助检查

1. **实验室检查** 窒息新生儿血清中 CK、CK-MB、乳酸脱氢酶(lactate dehydrogenase, LDH)显著增高,与脑损伤程度平行;脑脊液中磷酸肌酸激酶脑型同工酶(creatine kinase BB isozyme, CK-BB)、神经特异性烯醇化酶(neuro-specific enolase, NSE)明显增高,对于判定有一定价值。

2. **影像学检查**

（1）头部超声检查:可在 HIE 病程早期(72h 内)开始检查,对脑室内和生发基质出血及脑室周围白质软化的敏感性和特异性较好。具有可床旁动态检查、无放射线损害、费用低廉等优点。

（2）CT 与 MRI 检查:待患儿生命体征稳定后检查,对颅内出血敏感、特异性高。MRI 能清晰显示 B 超或 CT 不易观察的部位,对 HIE 病变性质与程度评价方面优于 CT。

（3）脑电图:在生后 1 周内检查,客观反映脑损害程度,对预后的判断有很大的价值。

（4）磁共振频谱(¹HMRS、³¹PMRS)。

（5）磁共振弥散加权成像(diffusion weighted imaging, DWI)和弥散张量成像(diffusion tensor imaging, DTI)。

（五）诊断标准

新生儿 HIE 在我国主要指足月新生儿,对其诊断的关键点如下:

1. **围生期窒息史** 有明确的可导致胎儿窘迫的异常产科病史,以及严重的胎儿宫内窘迫的表现:胎心 <100 次 /min,持续 5min 以上;和 / 或羊水Ⅲ度污染;或者在分娩过程中有明显窒息史。出生时有重度窒息表现:1min 的 Apgar 评分≤3 分,且延续至 5min 时仍≤5 分;和 / 或出生时脐动脉血气 pH≤7.0。

2. 临床有脑病表现 出生后不久出现神经系统症状,并持续至 24h 以上。HIE 患儿一般规律表现为兴奋、激惹→抑制 / 昏迷(原始反射消失)→逐渐恢复正常,疾病高峰多在 24~96h 阶段。窒息重者高峰前移,多在 72h 内死亡。临床分度标准可参见我国制定的标准(表 3-11)。值得说明的是,临床分度不能根据窒息程度来确定。

表 3-11　HIE 临床分度

分度	意识	肌张力	原始反射		惊厥	中枢性呼吸衰竭	瞳孔改变	脑电图	病程及预后
			拥抱反射	吸吮反射					
轻度	兴奋抑制交替	正常或稍高	活跃	正常	可有肌阵挛	无	正常或扩大	正常	症状在 72h 内消失,预后好
中度	嗜睡	降低	减弱	减弱	常有	有	常缩小	低电压,可有痫样放电	症状在 14d 内消失,可能有后遗症
重度	昏迷	松软或间歇性伸肌张力增高	消失	消失	有,可呈持续状态	明显	不对称或扩大,对光反射迟钝	爆发抑制或等电位	症状可持续数周,病死率高,存活者多有后遗症

3. 除外其他原因所致脑损伤疾病 ①遗传代谢性疾病。②宫内感染所致脑损伤:特别是病毒感染,如巨细胞病毒、单纯疱疹病毒等所致中枢神经系统损伤,应注意询问母亲感染史及性接触史。③先天性脑发育畸形:应进行相应的影像学检查鉴别。④非窒息性围生期动脉缺血性脑损伤。⑤低血糖脑病:常多发生在巨大儿、小于胎龄儿、糖尿病母亲婴儿或有其他高危因素、开奶延迟的患儿。

(六)治疗

1. 支持疗法 包括供氧、纠正酸中毒、维持血压、血糖及补液等。

2. 控制惊厥 首选苯巴比妥钠,其次可选地西泮。

3. 治疗脑水肿 出现颅内高压症状可先用呋塞米静脉推注,也可用甘露醇。

4. 亚低温治疗 其可能的机制是降低脑组织耗氧量,保护血 – 脑屏障,抑制乙酰胆碱、儿茶酚胺以及兴奋性氨基酸等内源性毒性物质对脑细胞的损害作用,加强炎性介质的聚集,从而起到保护脑细胞的作用。具体操作见第四章第十六节新生儿亚低温治疗。

【新生儿缺氧缺血性脑病复习题】

A1 型题

1. 新生儿缺氧缺血性脑病的主要临床表现是(D)

A. 呼吸系统表现　　　　　　　B. 颅内压增高

C. 瞳孔改变　　　　　　　　　D. 意识改变及肌张力变化

E. 眼部症状

A2 型题

2. 母孕 38 周的新生儿,因"围生期窒息"收治入院,出现嗜睡,肌张力低下,拥抱及吸吮反射减弱,诊断为新生儿缺氧缺血性脑病,进行亚低温(头部降温)治疗,此时,护士应持续监测的是(D)

　　A. 头罩温度　　　　　　　　　B. 暖箱温度

　　C. 腋下温度　　　　　　　　　D. 肛门温度

　　E. 环境温度

A3/A4 型题

(3~4 题共用题干)

早产儿,男,生后 1d。有窒息史,主要表现嗜睡,反应差,肌力低,查体前囟张力稍高,拥抱、吸吮反射减弱,初步诊断为新生儿缺血缺氧性脑病。

3. 考虑患儿最可能的诊断是(B)

　　A. 新生儿低钙惊厥　　　　　　B. 新生儿缺氧缺血性脑病

　　C. 新生儿窒息　　　　　　　　D. 新生儿脑水肿

　　E. 新生儿败血症

4. 根据患儿的临床表现,判断该患儿 HIE 临床分度为(B)

　　A. 轻度　　　　　　　　　　　B. 中度

　　C. 重度　　　　　　　　　　　D. 极重度

　　E. 无法分度

(5~7 题共用题干)

早产儿,女,生后 12h,出生时有窒息史。患儿现嗜睡状态,查体:患儿瞳孔缩小、对光反应迟钝,前囟张力稍高,拥抱、吸吮反射减弱,肌张力低下。

5. 该患儿的治疗原则**不包括**(C)

　　A. 减少致病因素　　　　　　　B. 控制惊厥

　　C. 及早喂食　　　　　　　　　D. 治疗脑水肿

　　E. 加强支持疗法

6. 为了解患儿的预后情况,应做的检查是(C)

　　A. CT　　　　　　　　　　　　B. 头颅 B 超

　　C. 脑电图　　　　　　　　　　D. 神经元特异性烯醇化酶

　　E. 血清肌酸磷酸激酶同工酶

7. 该患儿惊厥发作,治疗惊厥首选(D)

　　A. 地西泮　　　　　　　　　　B. 苯妥英钠

　　C. 水合氯醛　　　　　　　　　D. 苯巴比妥钠

　　E. 葡萄糖酸钙

(张大华)

二、新生儿颅内出血

【案例分析】

典 型 案 例

患儿男，G_1P_1，母孕30周$^{+2/7}$，因胎盘早剥行剖宫产，出生体重1 200g，Apgar评分1min为2分，经过窒息复苏后5min为6分，10min为7分。复苏后患儿反应较差，有自主呼吸，面色稍苍白，为进一步诊治转到儿科。转院途中呼吸稍促，吸氧下经皮血氧饱和度90%左右，无呼吸暂停。母亲孕期无并发症，既往无疾病史。无特殊家族史。

入院体格检查：T37.1℃，P156次/min，RR68次/min，BP50/30mmHg。体重1 200g，身长41cm，头围30cm，前囟1cm×1cm，平软。早产儿貌，面色红，呼吸稍促，轻度吸气凹陷，吸氧下无发绀，无呻吟，双肺呼吸音清，对称，未闻及啰音。心音有力，未闻及杂音。腹部稍隆起，腹软，肝肋下2cm，剑突下1cm，脾脏肋下扪及，肠鸣音弱。四肢肌张力低，拥抱反射、握持反射、吸吮反射未引出。

入院后，患儿出现进行性呼吸困难，吸氧下P70~75次/min，伴呻吟，结合X线表现考虑为新生儿肺炎，给予NCPAP治疗，呼吸困难好转。出生后第2d，患儿出现惊厥，表现为口周发绀，双上肢抽动，每次持续1~2min，间隔2~3h发作一次。患儿反应较差，活动少，面色稍苍黄，四肢肌张力低，NCPAP呼吸支持下经皮血氧饱和度为90%~93%，P：158次/min，前囟1cm×1cm，略膨隆，张力略高。完善颅脑超声示：脑室周围－脑室内出血Ⅲ~Ⅳ期。

1. 对该患儿应该如何护理？

2. 应该如何预防新生儿颅内出血的发生？

（一）入院处置

1. 护理要点

病情观察

（1）意识和精神状态：注意观察有无烦躁不安、反应迟钝、嗜睡或昏迷现象。患儿出血量较少，早期常表现为兴奋状态，易激惹，不易入睡，烦躁不安；如病情继续发展，则出现抑制状态，嗜睡、反应低下甚至昏迷。因此需要动态观察，及时发现细微的意识变化，报告医师并做好记录，给予相应的处理。

（2）瞳孔和各种反射：瞳孔大小不等、边缘不规则表示颅内压增高；双侧瞳孔扩大，对光反射和各种反射均消失，表示病情危重。

（3）囟门：前囟饱满紧张提示颅内压增高、颅内出血量大，应及时报告医师采取处理措施，以免引起脑疝。

（4）生命体征：密切观察体温、呼吸等变化，及时给予心电监护。观察呼吸节律、频率变化。呼吸不规则、屏气、暂停均表示病情危重，要立即报告医师，遵医嘱予以呼吸支持，以提高患儿血氧浓度，减轻脑水肿，改善脑细胞缺氧。注意有无皮肤苍白、青紫、黄染等，如颜面皮肤苍白或青紫，提示内出血量较大，病情较严重。皮肤黄染则会增加治愈的难度，早期发现可协助治疗。注意体温变化，如有体温不升或高热，表示病情危重。及时报告医师，积极配合抢救。

2. 关键点 动态观察患儿意识和精神状态、瞳孔和各种反射、囟门张力、生命体征等，发现异常及时与医生沟通，集中操作，减少刺激，保持正确的体位。

（二）住院护理

1. 护理要点

（1）病情观察：密切观察意识和精神状态、瞳孔和各种反射、囟门、生命体征等。

（2）营养支持：出血早期禁止直接哺乳，以防因吸奶用力或呕吐而加重出血。可用奶瓶喂养，当患儿出现恶心、呕吐则提示颅内压增高。注意观察患儿的吃奶情况。因患儿常有呕吐及拒食，甚至吸吮反射、吞咽反射消失，故应观察患儿热量及液体摄入情况，以保证机体生理需要。脱水治疗时应密切观察患儿精神状态、囟门、皮肤弹性、尿量及颜色变化，以防脱水过度导致水电解质平衡紊乱。

（3）体温管理：室内温度保持在24~26℃，湿度保持在55%~65%，置患儿于中性温度的环境中，避免体温过高过低，减少氧的消耗。

（4）保持呼吸道通畅：根据缺氧程度给予不同方式的呼吸支持，以提高患儿血氧浓度，减轻脑水肿，改善脑细胞缺氧，密切观察患儿缺氧改善情况。对抽搐、分泌物多的患儿应及时吸痰，保持呼吸道通畅。

（5）用药护理：对颅内出血的患儿，常规使用止血药物，多用维生素 K_1 肌内或静脉注射，剂量 3~5mg，或应用巴曲酶注射液等其他止血药物。出现惊厥、脑水肿时可给予苯巴比妥、甘露醇等对症治疗，并观察用药后效果及不良反应。静脉输液时速度宜慢，以防快速扩容加重出血。

（6）体位护理：患儿绝对静卧，体位适宜，头部制动，直至病情稳定，头肩部抬高15°~30°，减轻颅内压。保持患儿绝对安静，换尿布、喂奶等动作要轻，治疗和护理操作集中进行，尽量少搬动患儿头部，避免引起患儿烦躁，加重出血。

（7）健康教育：患儿住院期间，向家长讲解新生儿颅内出血的发病原因、临床特点及护理方法，向家长讲解颅内出血的严重性以及可能出现的后遗症。一旦发现患儿有脑损伤时，应尽早指导家长早期功能训练和智能开发。患儿出院后，鼓励家长坚持长期治疗和随访，以提升患儿生存质量。

2. 关键点 新生儿颅内出血病情观察是重点，不仅要观察患儿的生命体征，更要关注患儿意识和精神状态、瞳孔和各种反射、囟门张力等，动态观察，发现异常及时与医生沟通。

【新生儿颅内出血相关知识】

（一）脑室周围－脑室内出血

脑室周围－脑室内出血（periventricular-intraventricular hemorrhage，PIVH）是新生儿，特别是早产儿最常见的颅内出血类型，至少占新生儿颅内出血的80%以上，胎龄越小，发病率越高，多发生于早产儿。脑室周围出血即室管膜下出血（subependymal hemorrhage，SEH），也称生发基质出血（germinal matrix hemorrhage），当出血量增加，血液经破溃的室管膜流入脑室内则形成脑室内出血（intraventricular hemorrhage，IVH）。也有些早产儿和足月儿出血直接源于脑室内的脉络丛。

1. 病因 所有引发脑生发基质小血管血压、渗透压改变，血管内皮损伤的因素，包括脑血液灌注、颅内静脉压力、血液渗透性改变等病理状态，均可归为出血病因，因此与产前和产时多种母亲、小儿自身疾病状态有关，同一患儿常多因共同作用而发病。

（1）产前：多与缺氧有关，如：母亲先兆子痫、HELLP综合征（syndrome hemolytic anemia, elevated liver function and low platelet count syndrome, HELLP）、胎儿宫内窘迫。母亲绒毛膜羊膜炎及其他感染性疾病也可通过炎症因子损害血管内皮。母亲产前用药，如：吲哚美辛、阿司匹林，也可导致胎儿、新生儿颅内出血的发生。

（2）产时：与异常的分娩方式和过程有关，根本的原因是困难的分娩过程造成小儿脑灌注异常和静脉压增高，危及脑内小血管，如：臀位、肩难产、胎头过度挤压等，这些小儿往往伴随生时、生后窒息缺氧，加重了脑循环异常和小血管损伤。

（3）产后：与早产儿一些疾病状态和必要的救治过程有关。如呼吸窘迫时呼吸机治疗，新生儿窒息复苏加压给氧，呼吸道、消化道吸引刺激等，易造成脑内动静脉血压升高，血流不稳甚至涨落型脑血流。低碳酸血症、高碳酸血症会影响到脑血管舒缩功能。感染性休克等不同原因所致的低血压，会减少脑灌注，在复苏扩容过程中，过快的输液速度或高渗液体，容易造成脑内小血管的负荷。

2. 临床表现　脑室周围－脑室内出血依程度不同在临床上表现有三种类型：

（1）临床无表现型：见于出血量较少的病例，此型最为常见。此类患儿因出血量较少，不累及周围脑实质，故临床无表现，多在生后常规头颅B超筛查中发现。

（2）断续进展型：症状在数小时至数天内断续进展，为出血量较大或渐进性出血所致，此类出血不多见。先表现为兴奋性增高，如烦躁不安、易激惹、脑性尖叫、肌震颤、惊厥、呕吐，继而出现皮质抑制症状，如神志异常、四肢张力低下、运动减少、呼吸异常，部分患儿存活，更严重者全身病情进一步恶化死亡。

（3）急剧恶化型：极少见，发生在短时间内严重出血的早产儿。在数分钟至数小时内病情急剧进展，很快出现意识障碍、眼球固定、凝视、光反射消失、前囟紧张、隆起、强直性惊厥、中枢性呼吸抑制，肌张力低下，肢体松软，患儿常在短时间内死亡。

3. 诊断标准　鉴于临床各种难确定因素，影像学成为新生儿颅内出血的确诊方法。影像学诊断包括三个内容：①确定颅内出血类型。②判断出血程度。③评估出血并发症。常用的影像检查方法中，由于进行CT、MRI检查的患儿必须具备转运条件，但危重儿受到限制，颅脑超声因其无创、便捷且对脑中线部位病变检查较为敏感等特点，成为早产儿脑室周围－脑室内出血筛查与诊断的首选方法。

（1）颅内出血筛查：对胎龄≤32周的早产儿和具有颅内出血高危因素的近足月早产儿甚至足月儿，在生后3d内常规进行颅脑B超筛查，及时确诊颅内出血。

（2）对颅内出血严重程度的评价：颅内出血逐渐严重的基本含义，是生发基质出血量增多，血液突破室管膜进入侧脑室内，又危及脑室周围脑实质，可能由此造成小儿远期后遗症。1978年，Papile提出了PIVH颅脑B超检查的分度标准。2008年，Volpe又在原有基础上修订了分度标准，如下：

1）Ⅰ度：出血局限于生发基质。

2）Ⅱ度：血液在侧脑室内占据容积≤50%。

3）Ⅲ度：血液在脑室内占据容积>50%。

4）Ⅳ度：在出血同侧的侧脑室旁发生出血性脑梗死。

其中Ⅰ、Ⅱ度为轻度出血，Ⅲ、Ⅳ度为重度出血。不同程度的出血可发生于单侧或双侧。新的分度标准更注重对脑室内出血量的估计，强调了出血导致的脑实质损伤，即脑室旁出血性梗死,由于生发基质和脑室内出血,发生了静脉血回流障碍现象。

（3）颅内出血合并症的诊断:出血相关合并症的核心是造成脑实质的损害,基本发生在Ⅲ、Ⅳ度颅内出血的病例。常见合并症有以下类型:

1）出血后梗阻性脑积水:是颅内出血最常见且最严重的合并症。脑室内出血与凝血机制同步存在,当侧脑室内出血较多,血液、小凝血块及富含蛋白质的凝血物质混同脑脊液流动,进入第三脑室,在经过狭细的中脑血管时,极易发生阻塞,影响脑脊液的正常循环流动,导致中脑血管以上部位、双侧脑室、第三脑室内聚集液体过多,形成梗阻性脑积水。梗阻性脑积水的危害是脑室内大量积水,体积变大,使脑实质受压,甚至变得菲薄,脑室旁白质受损。

2）梗阻性脑积水:多发在Ⅲ度以上严重颅内出血病例,早产儿更为多见。脑积水一般在出血后1~2周开始出现,初始无明显症状,脑积水严重时因颅压高而头围增大,前囟隆起,颅缝分离,双眼呈"落日征"。严重的脑积水小儿预后极差,并存在智力运动发育落后。对重度颅内出血小儿定期、动态的超声观察有利于早期发现脑积水,应密切观察,适时采取措施,改善预后。

3）脑室旁出血性脑梗死:多见于较严重的生发基质出血,脑室内出血也可引发。出血团块影响了侧脑室旁静脉血液回流,使局部静脉血管淤血,继而破裂出血,最终病变区域脑组织坏死、液化,并与脑室相通。此类梗死又称为静脉性梗死,与通常意义上的动脉供血不良发生的脑梗死概念不同。

4）脑室扩大所致白质损伤:重度脑室内出血的显著特征是出血造成脑室增宽,由此挤压脑室周围白质而引发损伤,损伤的结局是脑室周围组织坏死后钙化或软化灶形成。出血后梗阻性脑积水、出血性脑梗死无疑都会造成脑白质损伤。

（二）硬脑膜下出血

硬脑膜下出血(subdural hemorrhage,SDH)指硬膜下血窦及附近血管破裂而发生严重出血。所涉及的部位包括上矢状窦、下矢状窦、直窦和横窦,严重时伴大脑镰、小脑幕撕裂。多由机械性损伤所致。CT和MRI可显示出血的部位和范围。超声扫描有助于下矢状窦附近中央部位出血的诊断。

1. 病因 硬脑膜下出血与产伤有直接的关系,常发生于巨大儿以及头大、胎位异常导致难产或高位产钳助产的新生儿。

2. 临床表现及预后 硬脑膜下的出血可以自行缓慢吸收,因此临床症状不多见。若有严重的产伤且出血量较多时,因血液的积聚可以引起急性颅内压增高的临床表现,患儿可较早表现为反应低下、激惹、喂养不耐受、局灶性抽搐、前囟隆起、头围增大、出血部位对侧肢体肌张力减低、出血部位同侧的第Ⅲ对脑神经(动眼神经)功能受限;少量的出血可形成蛛网膜下腔血肿,引起蛛网膜下腔的渗出,继而逐渐出现颅内压增高的表现。

（三）原发性蛛网膜下腔出血

原发性蛛网膜下腔出血(primary subarachnoid hemorrhage,SAH)指出血原发部位在蛛网膜下腔,不包括硬膜下、脑室内、小脑等其他部位出血后向蛛网膜下腔的扩展,此种类型新生儿期十分多见。蛛网膜下腔出血首选CT检查确诊,因蛛网膜下腔出血处于脑的周边部位,超声诊断的敏感性不及CT。

1. 病因 与缺氧、酸中毒、低血糖等因素有关,产伤也可致严重蛛网膜下腔出血。出血可来自脑发育过程中软脑膜动脉间错综复杂的小血管吻合支,也可来自蛛网膜下腔静脉。

2. 临床表现及预后 一般分为三种类型:①出血量很少,无临床征象或仅有极轻的神经系统异常表现,即易激惹、肌张力异常等,这些表现往往与原发病难以区分,而且多于1周内恢复。此种类型出血最为常见,经常是在其他原因进行影像学检查时发现,预后良好。②间歇性惊厥,由于出血对脑皮质产生刺激而诱发惊厥,常始于生后 2d,呈间歇性发作,发作间期表现正常。随访显示,90% 的预后较好。③大量蛛网膜下腔出血并急剧进展,血液存留于脑间隙及后颅凹,神经系统异常很快出现,表现为嗜睡、反应低下、中枢性反复呼吸暂停、反复惊厥、肌张力低下,危及生命。此类出血极少见,这些患儿分娩时常伴有严重缺氧窒息或产伤,甚至无抢救时机,在尸解时明确死因。

（四）脑实质出血

此类出血程度差异很大,病因不同,大致分为三种情况。

1. 点片状出血 缺氧所致的脑实质出血常呈点状,出血很快被吸收,不易发现。有时也会因感染或不明原因的局部小血管破裂而出现小片状出血。临床无明显的神经系统症状,也不会留下神经系统的严重问题。

2. 早产儿多灶性脑实质出血 严重的早产儿Ⅳ度脑室内出血同时,可伴有脑实质多处出血,多发生在胎龄和出生体重低的早产儿和危重病者,如循环衰竭、休克、弥散性血管内凝血、原发性呼吸窘迫综合征、坏死性小肠结肠炎等。出血原因可能与严重疾病和特殊治疗状态下的出、凝血机制以及脑血流动力学的极度变化有关。理论而言,应有临床神经系统明显异常,但一些非特异性的症状与原发病难以区分,且此类患儿多处于垂危,机械通气维持生命状态,可以仅表现为不同程度的意识障碍。此类早产儿预后不良,因为这类脑实质出血的结局是多灶性脑组织液化。

3. 脑血管畸形所致脑实质出血 可发生于新生儿期任何时间,甚至其他任何年龄阶段。临床常表现为新生儿突然发生难以制止的惊厥,定位体征可有可无。经影像学检查很容易发现脑实质中较大的出血灶。由于此类出血多为突发,预先难以得知脑内存在畸形的血管,故对于血管畸形的诊断,多是在出血后外科手术和尸解时做出最后的结论。预后与出血灶部位、大小、周围脑组织受压水肿程度及治疗状况均有关。

（五）小脑出血

小脑出血（cerebellar hemorrhage, CEH）可以是小脑半球和蚓部的原发性出血,也可以由其他部位出血扩展而来,如第四脑室周围生发基质出血、脑室内出血、后颅凹部位硬膜下出血、蛛网膜下腔出血等。早产儿较足月儿多见。小脑出血的诊断以 CT、MRI 为佳,超声次之,因出血灶部位较深之故。

1. 病因 为多因素,如产伤、缺氧、早产儿各种疾病病理生理过程中脑血流动力学改变等。值得注意的是,早产儿颅骨可塑性较强,常成为小脑出血的病因,主要指外力使枕部受压,鳞状部位前移,如同枕骨骨折,由此增加了小脑静脉压并损伤了枕骨窦及从属静脉而致出血。故在分娩困难、生后正压机械通气、面罩吸氧固定带通过枕部等操作时,均需提高警惕,避免发生意外出血。

2. 临床表现与预后 由于病因及出血量不同,症状出现时间不一。严重者除一般神经系统症状外,主要是脑干受压表现,出现严重呼吸功能障碍,短时间内死亡,早产儿较足月儿预后凶险程度更高。存活者可留有意向性震颤、共济失调、肌张力低下、运动受限等神经系统后遗症,与小脑损伤及发育不良有关。

（六）新生儿颅内出血的预防与治疗

1. 预防 ①减少早产。②稳定脑血流:脑血流、颅内压不稳定是脑内小血管破裂出血的直接原因,维持脑血流的平稳状态与产前、产时、产后多个环节有关。如母亲的合并症的治疗与合理用药;分娩时正确的催产、助产措施;生后对高危儿抢救过程尽量避免低氧血症、高氧血症、高碳酸血症、低碳酸血症,高糖血症、低血糖症,高渗液体和过快、过量输液,血压、体温波动,及时关闭动脉导管等;护理方面,动作温柔,做好保暖,集中护理,减少干扰,避免剧烈哭闹,头位保持15°~30°。对保护脑血管自主调节功能等,防止或减轻颅内出血均是十分重要的。③不推荐常规使用药物预防。

2. 治疗

(1)一般治疗:对颅内出血的新生儿,常规采用止血药物,多用维生素 K_1 3~5mg 肌内或静脉注射,或应用巴曲酶注射液等其他止血药物。有惊厥时可给予苯巴比妥等对症治疗,按需采用不同形式氧疗,及时纠正缺氧和酸中毒,维持体内代谢平衡。为防治感染,可选用适当抗生素。

(2)特殊针对性治疗

1)外科治疗:对于危及生命的较大血肿,包括严重的硬膜下血肿、蛛网膜下腔出血、脑实质出血、小脑出血等,可能出现脑干压迫症状,需由神经外科紧急处理。

2)出血后梗阻性脑积水的治疗:对严重的脑室周围 – 脑室内出血,强调行颅脑超声的动态监测,观察脑室变化,早期发现脑积水,及时治疗。对进展型脑积水的处理,应每天测量头围,注意颅内压增高征象,如前囟隆起,颅缝增宽。酌情增加颅脑超声频率,观察脑积水变化。对脑室内出血后发生梗阻性脑积水的患儿,无论接受何种治疗,原则上至少随访至1岁,除全面的体格检查外,重要的是通过影像学方法观察脑室的大小,如处于静止状态,可暂不处理,一旦有进行性加重趋势,应予以恰当措施积极治疗。外科治疗是迅速缓解脑积水的有效方法,包括侧脑室外引流;侧脑室 – 帽状腱膜下引流;储液囊(Ommaya 储液囊)的使用;侧脑室 – 腹腔分流;内镜手术。

3)出血后脑实质损伤的治疗:新生儿颅内出血除急剧出血短时间内危及生命外,遗留后遗症的根本原因是出血造成脑实质损伤,包括出血性脑梗死、脑室旁脑白质损伤,以及其他部位出血后对脑实质的挤压、缺血、水肿等各类脑实质损害。但至今并无有效的使脑细胞从损伤中逆转的药物。因此,对出血后脑实质损伤重点是预防重度出血,减少、减轻脑实质损伤。病变早期予以针对性的对症治疗,必要时外科手术治疗,减少对脑实质的挤压,缓解症状,挽救生命。

【新生儿颅内出血复习题】

A1 型题

1. 早产儿最常见的颅内出血类型是(A)

A. 脑室周围 – 脑室内出血　　　　　B. 硬脑膜下出血

C. 原发性蛛网膜下腔出血　　　　　D. 脑实质出血

E. 小脑出血

A2 型题

2. 早产儿,生后 1d,有窒息史。患儿烦躁不安,高声尖叫,伴双眼凝视。查体:双侧瞳孔不等大,对光反应消失,前囟膨隆。首先考虑的情况是(A)

A. 颅内出血　　　　　　　　　　　B. 低镁血症

C. 脑水肿　　　　　　　　　　　　D. 破伤风

E. 颅内感染

A3/A4 型题

（3~4 题共用题干）

早产儿，男，因"窒息复苏后 20min"入院。复苏后患儿反应较差，肌张力低下，查体过程中发现患儿前囟饱满，头颅 CT 示：脑室周围－脑室内出血。

3. 引起患儿颅内出血的病因**不包括**（D）

A. 母亲先兆子痫
B. 生后窒息缺氧
C. 早产
D. 母亲产前应用地塞米松
E. 窒息复苏加压给氧

4. 脑室周围－脑室内出血的首选诊断手段是（A）

A. 头颅 B 超
B. CT
C. MRI
D. 脑电图
E. 临床表现

（5~6 题共用题干）

足月儿，女，高位产钳助产，生后 22h，患儿易激惹、喂养不耐受，查体前囟隆起、头围增大，并有惊厥发生，发作间歇情况良好。

5. 该患儿最有可能的颅内出血类型是（B）

A. 脑室周围－脑室内出血
B. 硬脑膜下出血
C. 原发性蛛网膜下腔出血
D. 脑实质出血
E. 小脑出血

6. 该患儿惊厥发作后，下列护理措施**不正确**的是（B）

A. 保持患儿安静，避免搬动
B. 勤更换体位
C. 治疗护理操作集中进行
D. 合理用药，保持呼吸道通畅
E. 遵医嘱给予镇静剂

（张大华）

三、新生儿化脓性脑膜炎

【案例分析】

典 型 案 例

患儿，女，生后 20d，因"发热 8h"入院。患儿 8h 前无明显诱因出现发热，体温波动在 38.3~39℃，伴呼吸增快，偶伴四肢抖动，睡眠稍差，无拒乳等表现。其母 G_1P_1，母孕 39 周，因其母漏斗骨盆足月剖宫产出生，否认宫内窘迫，无胎膜早破，羊水、胎盘、脐带无异常，其母妊娠期糖尿病，血糖控制可，GBS 阳性，未治疗。入院后查体：T38.2℃，P192 次/min，RR79 次/min，BP91/51mmHg。体重 4 500g、身长 52cm、头围 37.5cm；精神差，前囟平软，张力不高，呼吸急促，呻吟，双肺呼吸音粗，神经系统查体：双侧跟腱、膝腱反射对称引出，双侧巴氏征可疑阳性，Hoffmann 征（－），颈无抵抗，布氏征及克氏征均（－）。辅助检查：血常规示 WBC：$31.46 \times 10^9/L$，Hb：164g/L，NE%：68.9%，LY%：22.1%，CRP：4mg/L，PCT：56.55ng/ml，胸片：双肺纹理增粗。进一步检查：腰椎穿刺脑脊液常规生化、涂片及培养：脑脊液外观淡黄色米汤样混浊,细胞总数 2 366/mm^3,有核细胞数 1 366/mm^3,单个核细胞48%,多个核细胞52%。脑脊液生化:蛋白 3.31g/L,糖 0.85mmol/L,氯 109.56mmol/L,涂片未找到细菌、真菌、隐球菌及抗酸杆菌。尿常规正常、尿培养(−)。诊断:细菌性脑膜炎。治疗予抗生素抗感染治疗:美平联合青霉素,同时予以地塞米松抑制炎症反应及炎症后脑组织粘连。随着病情进展,入院 6h,患儿烦躁,P:170~190 次/min,RR:50~70 次/min,BP:95/56mmHg,双侧瞳孔等大等圆,对光反射灵敏,前囟膨隆,予甘露醇降颅压治疗。

1. 该患儿如何病情观察,颅内压增高会出现哪些病情变化?

2. 针对此患儿如何护理?

（一）入院处置

1. 护理要点

（1）评估患儿一般情况

1）意识状态:有无烦躁、嗜睡等神志及精神状态改变。

2）生命体征:重点关注体温、心率、呼吸等的变化。

3）饮食形态:吸吮是否有力,有无呕吐、脱水及严重酸中毒症状等。

（2）评估患儿神经系统相关症状及体征

1）意识状态与肌张力:有无烦躁、嗜睡等意识状态及肌张力紧张、低下等。

2）颅内压增高体征:前囟张力是否增高(平坦、膨隆)、瞳孔变化、有无呕吐、头围变化等。

3）神经系统感染体征:神经反射情况及是否存在颈强直、凯尔尼格征(Kernig 征)、布鲁津斯基(Brudzinski 征)等病理征。

4）神经系统感染并发症:有无惊厥发作以及发作形式、频率等。

（3）评估患儿母亲及生产过程中情况:评估母亲是否有感染史、胎膜早破、异常分娩史、侵入性操作等。

（4）协助医生尽早合理安排完成各项检验和检查。

2. 关键点

（1）脑脊液细菌培养标本采集宜在应用抗生素之前,最好同时接种于几个培养基上,并分别进行有氧和无氧培养。标本取出后应在保温条件下尽早送检或在床边培养。

（2）血培养标本采集宜在应用抗生素之前,阳性率高,对抗生素选用有指导意义。

（3）B 超可在床旁进行,方便操作,可动态了解颅内病变。

（二）住院护理

1. 护理要点

（1）体温管理:监测体温变化,观察热型及伴随症状。降温过程中注意观察患儿面色,出汗情况,如出现面色苍白、大量出汗应立即通知医生,防止虚脱。

（2）病情观察:密切观察患儿生命体征、意识状态、神志、囟门的变化,详细记录观察结果,早期预测病情变化。

（3）健康教育:对家长讲解疾病相关知识、并发症、预后等,疾病诊断和治疗相关的辅助检查的注意事项、意义等,并针对相关并发症给予指导,如出现肢体功能障碍给予康复指导和训练。继发癫痫者给予用药指导和癫痫发作的正确处理措施指导等。

2. 关键点

（1）针对患儿可能出现的病情变化，立即通知医生，做好急救准备：如出现呼吸节律不规则、瞳孔不等大等圆、对光反射减弱或消失、头痛、呕吐、血压升高，应警惕脑疝及呼吸衰竭的发生；如患儿经 48~72h 治疗，体温持续高热或者退而复升，可能并发硬膜下积液；如患儿出现高热不退，反复惊厥发作，前囟饱满，频繁呕吐，出现"落日眼"则提示出现脑积水。

（2）用药护理：尽早选用敏感抗生素，针对此患儿应用美平联合青霉素抗感染治疗，同时予以地塞米松抑制炎症反应及炎症后脑组织粘连。

（3）对症治疗：如控制液体入量、维持内环境稳定、止惊、降颅压、针对并发症的治疗等。

（4）惊厥护理

1）保持呼吸道通畅：立即予平卧位，解开衣领，头偏向一侧，清除口腔分泌物，必要时吸痰，保持呼吸道通畅；牙关紧闭时，不应强行撬开；观察患儿有无口唇发绀，必要时给予低流量吸氧。同时呼叫旁人通知医生。

2）保证患儿安全：专人守护，不宜用力按压患儿肢体，以免发生骨折；移开患儿周围可能导致受伤的物品，避免抽搐碰撞造成皮肤破损；拉好床栏，防止坠床。

3）病情观察：观察抽搐发作表现、持续时间、伴随症状，评估患儿生命体征、意识状态等。

4）用药护理：若惊厥不缓解，应立即建立静脉通路，遵医嘱用药。地西泮使用剂量每次 0.3~0.5mg/kg，应用时推注速度不宜过快，1~2mg/min，注意观察有无呼吸抑制情况。

5）安抚家长情绪。

6）及时完善脑电图协助诊断。

（5）腰椎穿刺术护理：告知家长腰椎穿刺术的重要性、术后常见的不良反应预防和处理方法等。术后一般建议去枕平卧至少 2h，目前国外有文献报道，腰椎穿刺后的体位及卧床休息持续时间与腰椎穿刺后头痛的发生率无统计学意义。考虑到国内外穿刺技术、穿刺针粗细材质不同，国内对于术后卧床时间规定未统一。明显颅内高压者，宜适当降低颅压后再行腰椎穿刺，以防脑疝。

（6）营养支持：保证足够的热量摄入，少量多餐。记录 24h 出入量，必要时，给予静脉输液补充热量。对给予鼻饲喂养的患儿，做好口腔护理。

【化脓性脑膜炎相关知识】

（一）概述

化脓性脑膜炎（purulent meningitis，PM）是各种化脓性细菌感染引起的急性脑膜炎症，比较常见的中枢神经系统感染性疾病，如不及时治疗可遗留各种神经系统后遗症。

（二）病因

儿童中多数患儿是由脑膜炎球菌、肺炎链球菌和流感嗜血杆菌三种细菌引起，新生儿常见肠道革兰氏阴性杆菌和金黄色葡萄球菌脑膜炎，以大肠埃希菌最多见，其次如变形杆菌、铜绿假单胞菌或产气杆菌等。致病菌可通过多种途径侵入脑膜。

1. 最常见的途径是通过血流，即菌血症抵达脑膜微血管。当小儿免疫防御功能降低时，细菌穿过血脑屏障到达脑膜。致病菌大多由上呼吸道入侵血流，新生儿的皮肤、胃肠道黏膜或脐部也常是感染的侵入门户。

2. 邻近组织器官感染，如中耳炎、乳突炎等，扩散波及脑膜。

3. 与颅腔存在直接通道，如颅骨骨折、皮肤窦道或脑脊髓膜膨出，细菌可因此直接进入蛛网膜下腔。

（三）临床表现

多起病隐匿，缺乏典型的症状和体征。可有发热或体温不升、呼吸节律不整、心率减慢、拒乳呕吐、发绀、黄疸加重等非特异性症状。查体常可见前囟紧张，很少出现典型的脑膜刺激征。常伴有并发症。

1. **硬脑膜下积液**　多发生于起病 7~10d。①化脓性脑膜炎经有效治疗 3d 左右体温仍不降或退而复升。②病程中出现进行性前囟饱满、颅缝分离、头围增大及呕吐等颅内压增高征象或出现意识障碍、局灶性或持续性惊厥发作或其他局灶性体征。

2. **脑室管膜炎**　多见于革兰氏阴性杆菌脑膜炎，诊断治疗不及时者发生率更高。一旦发生则症状凶险，病死率或严重后遗症发生率较高。对于可疑病例应及时行侧脑室穿刺确诊。

3. **脑积水**　发生率 2%~3%，常见于治疗延误或不恰当的患儿。

4. **抗利尿激素异常分泌综合征**　30%~50% 的患儿引起血钠减低和血浆渗透压下降（脑性低钠血症），进一步加重脑水肿，可促发惊厥发作，意识障碍加重甚至昏迷。

5. **其他**　炎症波及视神经和前庭蜗神经可出现失明或耳聋。脑实质病变可产生继发性癫痫、瘫痪等。

（四）辅助检查

1. **实验室检查**

（1）血常规：白细胞总数常明显增高，以中性粒细胞为主，占 80%~90%，伴明显核左移。重症患儿特别是新生儿化脓性脑膜炎可见白细胞总数减少。

（2）脑脊液检查：典型化脓性脑膜炎的脑脊液可见外观混浊，压力增高；白细胞总数明显增多，达（500~1 000）× 10^6/L 以上，分类以中性粒细胞为主；糖含量显著降低，定量常在 1mmol/L 以下；蛋白质常明显增高，多数大于 1g/L。脑脊液沉渣涂片找到细菌是早期明确致病菌的重要方法。脑脊液细菌培养是确定致病菌的最可靠方法。尽可能于抗生素使用前采集脑脊液。标本取出后应在保温条件下尽早送检或在床边培养。最好同时接种于几个培养基上，并分别进行有氧和无氧培养。

（3）特异性细菌抗原测定。

（4）血培养：早期未用抗生素者有可能获得阳性结果，新生儿化脓性脑膜炎时阳性率很高。

（5）局部病灶分泌物培养：如咽培养、皮肤脓疱液或新生儿脐炎分泌物培养等，对化脓性脑膜炎的病原诊断有重要参考价值。

2. **影像学检查**

（1）颅脑超声：可见颅内病变的部位和程度范围，操作方便，无放射线。

（2）头颅 CT、MRI：明确颅内病变的部位和程度范围。

3. **脑电图**　评估脑功能状态及评估预后。

（五）诊断标准

新生儿化脓性脑膜炎的诊断主要根据临床表现及脑脊液结果情况，结合影像学，即可诊断。

（六）治疗

1. **抗生素治疗**

（1）早期（经验）治疗：进行腰椎穿刺检查后应立即给予抗生素。药物选择一般应对常见致病菌（B 型流感嗜血杆菌、肺炎链球菌和奈瑟脑膜炎双球菌）敏感，且脑脊液药物浓度能达到杀菌水平。常用药物有头孢噻肟或头孢曲松,对 β 内酰胺类过敏的患儿可选用氯霉素。对于脑脊液细菌培养阳性的病例,可结合细菌类型及药物敏感试验结果,酌情调整抗生素。对细菌学检查阴性的患儿则应继续以上治疗 10~14d,如疗效不理想,应注意除外脑内并发症或更换抗生素。

（2）调整治疗（已知病原菌者）：应参照药物敏感试验进行选择。

2. 并发症治疗

（1）硬膜下积液：如积液量不多则不必处理,如积液量大,出现明显颅内压增高或局部刺激症状,则应进行穿刺放液,开始每日或隔日一次,穿刺量每次每侧不超过 30ml,大多于穿刺 7~10 次后好转。有硬膜下积脓时可予局部冲洗并注入适当抗生素。

（2）脑室管膜炎：应进行侧脑室穿刺、引流,以缓解症状。

3. 糖皮质激素 常用地塞米松。

4. 其他对症治疗 ①监护：病初应密切观察意识、生命体征和水电解质平衡状况,保持内环境稳定。②及时处理高热、惊厥等症状。③有颅内压增高者应给予脱水剂或利尿剂。④加强支持治疗：根据患儿情况可少量输注新鲜血、血浆或静脉注射人血免疫球蛋白。

【新生儿化脓性脑膜炎复习题】

A1 型题

1. 新生儿化脓性脑膜炎最常见的病原菌是（A）

A. 大肠埃希菌　　　　　　　　　B. 脑膜炎双球菌

C. 肺炎链球菌　　　　　　　　　D. 流感病毒

E. 铜绿假单胞菌

A2 型题

2. 患儿,男,生后 8d,因"发热 8h"入院,查血常规 WBC：4×10^9/L；脑脊液常规：淡黄、微混浊,WBC：40×10^6/L,多核：80%,蛋白 ++；脑脊液生化：葡萄糖：1.5mmol/L。诊断应考虑（B）

A. 颅内出血　　　　　　　　　　B. 化脓性脑膜炎

C. 病毒性脑炎　　　　　　　　　D. 高热惊厥

E. 胆红素脑病

A3/A4 型题

（3~4 题共用题干）

患儿,男,生后 15d,发热 4h 入院。查体 T：38.8℃,精神差,查血常规示 WBC：30×10^9/L,中性粒细胞：75%,CRP：86mg/L。

3. 若考虑新生儿败血症,常见的并发症是（A）

A. 化脓性脑膜炎　　　　　　　　B. 新生儿硬肿症

C. 新生儿休克　　　　　　　　　D. 新生儿肝炎

E. 胆红素脑病

4. 新生儿化脓性脑膜炎的典型脑脊液改变为（B）

A. 细胞数显著增高,蛋白轻度增高,糖正常

B. 细胞数显著增高,蛋白显著增高,糖减少

C. 细胞数轻度增高,蛋白正常,糖减少

D. 细胞数轻度增高,蛋白显著增高,糖正常

E. 细胞数正常,蛋白增高,糖正常

（5~7题共用题干）

患儿,生后10d,因精神反应差,少哭少动,拒乳就诊,经查体怀疑诊断为新生儿化脓性脑膜炎。

5. 为确诊新生儿化脓性脑膜炎,最可靠的检查是（D）

A. 血常规　　　　　　　　　　B. 头颅CT

C. 胸片　　　　　　　　　　　D. 脑脊液检查

E. 脑电图

6. 新生儿化脓性脑膜炎最常见的并发症是（C）

A. 脑积水　　　　　　　　　　B. 脑脓肿

C. 硬脑膜下积液　　　　　　　D. 偏瘫

E. 亚急性硬化性全脑炎

7. 经过72h治疗,患儿体温降至正常后1d再次出现升高,此患儿最有可能出现了（C）

A. 脑积水　　　　　　　　　　B. 脑脓肿

C. 硬脑膜下积液　　　　　　　D. 偏瘫

E. 亚急性硬化性全脑炎

（张大华）

四、新生儿惊厥

【案例分析】

典 型 案 例

患儿,男,生后3d,因"间断抽搐1d"入院。患儿于出生第2d无明显诱因出现抽搐,面色发青、四肢抽动,每天发作3~4次,持续1~2min,可自行缓解。患儿无发热、咳嗽、腹泻等。以"新生儿惊厥原因待查"收入院。患儿系 G_1P_1,母孕40周 $^{+5/7}$ 剖宫产(巨大儿)娩出,患儿无宫内窘迫及生后窒息。Apgar评分出生后1min、5min、10min均为10分,出生体重4 170g。其母否认孕期高血糖病史,糖耐量正常。否认家族糖尿病史。

1. 该患儿惊厥急性发作时如何抢救?

2. 患儿病情平稳后的护理重点是什么?

（一）入院处置

1. 护理要点

（1）病情观察:观察患儿惊厥发作的特点、类型、持续时间,发作时是否出现意识障碍、是否出现缺氧、窒息等症状。

（2）保持呼吸道通畅:首先要确定患儿有无充分的氧合和有效的组织灌注,惊厥发作时患儿可能会出现憋气、呼吸暂停,应立即将患儿平卧,头偏向一侧,清除患儿口鼻腔分泌物、呕吐物等,以免分泌物或呕吐物流入气管内引起窒息。松解衣领扣,防止呼吸道受压。颈部和背部可垫小毛巾使颈部处于伸展位,防止意识丧失过程中的舌后坠。根据病情予以吸氧等措施。

（3）根据病因予以针对性治疗：低血糖、低血钙、颅内出血等病因可通过血糖检测、血电解质检测、头颅 B 超等床旁辅助检查迅速明确诊断；对病因不明者，可依次尝试给予 10% 葡萄糖 2ml/kg 静脉滴注、10% 葡萄糖酸钙 2ml/kg 静脉注射、50% 硫酸镁 0.2ml/kg 肌内注射、维生素 $B_6$100mg 静脉注射，以排除低血糖、低血钙、低血镁、吡哆醇依赖性癫痫等病因。

（4）用药护理：依次应用上述药物无效后即快速静脉应用负荷量止惊药，治疗新生儿惊厥首选苯巴比妥，也可应用苯二氮䓬类药物。

（5）预防外伤：惊厥发作时，将患儿置于有床挡的小床上，防止坠床，将床上硬物移开。勿强力按压或牵拉患儿抽搐肢体，避免骨折、脱臼。

2. 关键点

（1）发生过新生儿惊厥的患儿床旁要备好急救用品，如负压吸引装置、气管插管用物等。

（2）苯二氮䓬类药物对呼吸有抑制作用，特别是在与苯巴比妥合用的情况下，故用药过程中需对患儿进行严密的呼吸监护。

（二）住院护理

1. 护理要点

（1）病情观察：常规进行体温、心电、呼吸、血氧饱和度等生命体征的监护；观察是否再次出现惊厥发作及发作的特点、类型、持续时间等。

（2）安全管理：创造安静舒适病室环境，温湿度适宜，避免强光，减少刺激；加强看护，防止坠床，确保安全。

（3）健康教育：患儿住院期间，向家长讲解新生儿惊厥的发病原因、临床特点及护理方法，告知家长要观察患儿有无惊厥发作，如发现异常立即通知医护人员处理，加强看护，防止意外坠床。患儿出院后，告知家长注意营养，及时补钙、维生素 B_1 和维生素 B_6 以及各种矿物质，避免引发低钙和低血糖性惊厥。指导家长掌握预防惊厥的措施和惊厥发作的急救方法。告知遵医嘱按时服药，不可随便停药或改变剂量。定期门诊随访。

2. 关键点

（1）保持呼吸道通畅：有呼吸困难及缺氧症状的患儿，根据医嘱选择合适的给氧方式，减轻脑损伤，如缺氧严重可考虑气管插管及机械通气。

（2）用药护理：根据医嘱定时定量给药，观察患儿用药期间的呼吸情况，瞳孔大小、对光反射及神志改变，药效及药物的副作用。

（3）急救准备：对于有惊厥发作史的患儿建议建立两条及以上的静脉通路，备好急救药品及物品，以便随时进行抢救。

【新生儿惊厥相关知识】

（一）概述

新生儿惊厥（neonatal seizure）通常指发生在足月儿出生 28d 之内或早产儿胎龄 44 周之内的刻板、发作性表现，是神经元过度去极化及同步异常放电引起的运动、行为和自主神经系统功能的异常。惊厥是新生儿期常见的神经系统症状，对于新生儿惊厥的发生率报道不一，国外报道足月新生儿惊厥发生率为 1‰~2‰，极低出生体重儿为 6%~13%；国内报道住院新生儿惊厥发生率为 4.5%~14.5%，早产儿惊厥发生率为 8.6%~27.4%。多数新生儿惊厥是各种急性病变合并的一过性症状，只有少数新生儿惊厥属于癫痫综合征。

（二）病因

新生儿惊厥可以发生在出生前、分娩期或出生后，病因十分广泛，其中最常见的是缺氧缺血性脑病、脑血管疾病（动脉和静脉脑梗死、静脉窦血栓形成、颅内出血等）、颅内感染和先天性脑发育异常，80%~85% 的新生儿惊厥由以上四大因素所致。此外，还包括遗传代谢性疾病、成瘾药物的撤药反应等。虽病因众多，但仍有部分患儿病因不明。明确新生儿惊厥的病因对是否需要给予针对性的治疗和预后判断有重要意义。

（三）临床表现

新生儿惊厥的临床表现与围生期中枢神经系统解剖的发育特点密切相关。新生儿期的脑组织轴突、树突分支仍在加工，突触间联系仍在建立，皮质传出系统的髓鞘化及大脑半球间的相互连接仍未完成，使得兴奋不容易扩散，故新生儿惊厥的特点不同于儿童癫痫发作的特征，全身强直痉挛发作较少见。早产儿的脑发育成熟度更低，故其较足月儿更少见全身性的发作形式。同时由于新生儿的大脑皮质发育不成熟，惊厥主要来自发育相对成熟的皮质下深部中枢的异常放电，皮质间连接尚未完善，兴奋不易向皮质表面扩散，故常规主要反映皮质功能的脑电图不容易记录到痫样放电，使得新生儿的脑电与临床不符合的特点比较明显，即很多新生儿临床发作并不伴有皮质脑电图的改变，另外，半数以上的电发作不伴临床发作。

新生儿惊厥的临床表现可分为微小发作、阵挛发作、强直发作和肌阵挛发作四个基本类型。40% 的发作为单类型发作。另外，新生儿惊厥持续状态是较常见的一种发作类型。表现为惊厥发作持续时间较长，超过 30min，甚至在数小时内或数天内反复惊厥发作，伴有意识障碍。由于新生儿惊厥持续状态临床表现极不典型，很难判断新生儿意识状态，往往临床不易发现，而脑电图呈持续的癫样放电，以 α、β 节律和棘慢综合波为特征。如无脑电图监测，惊厥状态不易发现。新生儿惊厥持续状态可由多种原因引起，如颅内出血、HIE、脑膜炎等。常提示严重的神经系统异常，预后较差，死亡和后遗症较多，应引起重视。下述各种发作形式可单独存在或几种发作类型同时存在。

1. **微小发作**　是新生儿期最常见、最具特征性的发作类型，同时又是最容易被忽略的发作类型。其表现包括以下内容：

（1）眼部异常动作：凝视，眼球固定直视（早产儿）或眼球强直性水平斜视、眼球震颤。

（2）口－面－舌的异常运动：眼皮微颤、反复眨眼、皱眉、面肌抽动、咂嘴、吸吮、伸舌、流涎、吞咽、打哈欠。

（3）四肢特异性活动：上肢呈游泳样、划船样或击鼓样动作，下肢呈踏车样、踏步样动作，某一肢体震颤或固定在某一姿势。

（4）自主神经功能紊乱：如血压、心率突然改变，呼吸暂停、屏气、呼吸增强、鼾声呼吸，阵发性面红或苍白等。早产儿的呼吸暂停多为呼吸中枢发育不成熟所致，足月儿更多因痫样放电引起。

2. **强直发作**　属于脑部有器质性病变的临床表现，足月儿和早产儿均可发生。分为全身性和局部性强直发作。全身性强直发作更常见，表现为四肢强直性伸展，有时上肢屈曲、下肢强直并伴有头后仰。病因多为严重的脑室内出血，止惊治疗效果不佳，是电－临床分离现象最常见的发作形式，85% 的全身性强直发作不伴有脑电图的异常。局灶性强直发作表现为肢体持续维持某种姿势或躯干、颈部的姿势不对称，有时伴有呼吸暂停和两眼球上翻，常与脑电图记录到的痫样放电相一致。强直性发作常提示预后不良。

3. **阵挛发作**　表现为频率较慢的肌肉节律性运动,每秒 1~3 次,随着抽搐时间的延长,肌肉运动的频率会进行性下降。在新生儿主要分为局灶性阵挛和多灶性阵挛发作。局灶性阵挛发作多见于早产儿,表现为单个肌肉群的阵发性节律性抽动,常见于单个肢体或一侧面部,有时可扩散到同侧其他部位,部分可扩展到全身,且意识清晰或轻度障碍。常为新生儿缺氧缺血性脑病、蛛网膜下腔出血和代谢异常所引起,多数无大脑皮质某一运动功能区的异常,无定位意义,预后良好。多灶阵挛发作常表现为多个肌肉群的阵发性节律性抽动,常见多个肢体或多个部位同时或先后交替抽动,常为游走性,此类惊厥发作常影响呼吸而出现发绀,并可出现意识障碍。

4. **肌阵挛发作**　常见于存在弥漫性脑损伤的新生儿,临床少见,预后较差。与阵挛发作相比,肌阵挛发作频率更快,倾向于屈肌肌群的发作,以单一、反复、快速的肌肉抽搐为特征,分为局灶性、多灶性和全身性肌阵挛发作。局灶性发作最典型的表现是上肢屈肌的肌阵挛发作,多灶性发作的特点是非同步的、多个部位的肌群运动。与强直发作一样,两者通常不伴有同步的脑电图放电。全身性肌阵挛发作则与脑电图的同步性较好,表现与婴儿期痉挛发作类似,常为双侧上肢的屈曲抖动,也有下肢受累的情况。

（四）辅助检查

1. **实验室检查**　血糖、电解质的测定提示代谢问题如高血糖、高血钠、低血钠等。血红蛋白、血小板、血细胞比容下降,凝血酶原时间延长,脑脊液呈血性,镜检见红细胞提示有颅内出血。C 反应蛋白阳性、外周血白细胞总数增加提示感染。

2. **脑电图**　常规脑电图检查阳性率偏低,对病因的诊断意义也不大。动态脑电图提高了阳性率,但有假阳性。近年来,有利用 24h 脑电图或视频脑电图（video-electroencephalogram,Video EEG）作为诊断工具,其中 Video EEG 的临床应用价值较好,可较长时间将发作时的录像图像与同步记录的脑电信号整合到同一屏幕上,直观分析发作的性质和类型,是诊断新生儿惊厥的可靠方法。

3. **头颅 B 超**　在病因诊断方面具有重要价值。头颅 B 超与 CT 相比,具有简单、无损伤、经济的特点。B 超检查颅内出血应在 4~7d 内进行,最长不应超过 2 周,否则出血部位血液被吸收,检出阳性率下降。

4. **头颅 CT**　在新生儿惊厥的病因诊断方面已被广泛应用。其既往曾在颅内出血和 HIE 的诊断中占有重要地位,但近年来随着头颅 B 超及 MRI 的应用,其部分作用逐渐被替代。

5. **头颅 MRI**　MRI 较 CT 更优越、更安全,具有更高的分辨率及特异性。DWI 和 DTI 对于脑损伤程度及白质纤维束成熟程度的判断非常重要。磁共振波谱（magnetic resonance spectrum,MRS）可以检出新生儿脑内的主要代谢产物,根据各个代谢物之间的比值变化,可判断新生儿的脑功能情况。

（五）诊断标准

1. **病因临床诊断**　对新生儿临床上任何异常的活动和行为表现都应考虑是否为惊厥发作。除根据临床资料进行分析外,应结合电生理检查技术进行判断。早期诊断、早期治疗,对改善患儿的预后有很重要的意义。新生儿惊厥可多种病因同时存在,明确惊厥的病因对控制惊厥发作十分重要。大多数新生儿惊厥可以找到明确病因。可询问患儿的家族史、围生期生产史,结合患儿的临床表现及体格检查特点,同时进行辅助检查,包括血常规、电解质、血糖、血尿氨基酸和有机酸代谢筛查,腰椎穿刺进行脑脊液常规、生化、培养乳酸、甘氨酸的检测,头颅 CT、MRI、超声等检查,以协助诊断。

2. 脑电图诊断 脑电图(electroencephalogram,EEG)仍是确诊新生儿惊厥最重要的依据。其作用在于判断微小发作或可疑的临床发作是否伴有异常放电,以确定发作的性质和类型;记录发作期间的背景活动,评估预后。

(六)治疗

新生儿惊厥的治疗首先是针对原发病变,其次才是治疗惊厥。

1. 一般治疗 首先要确定患儿有无充分的氧合和有效的组织灌注,根据病情予以吸氧,保持呼吸道通畅。补充能量及液体入量、维持内环境稳定。密切监测呼吸、心率、血压、血氧等生命体征变化及患儿抽搐发作情况。由于抗惊厥药物也会引起呼吸抑制,必要时机械通气支持。

2. 病因治疗 根据病因针对性治疗。低血糖、低血钙、颅内出血等病因可通过血糖检测、血电解质检测、头颅 B 超等床旁辅助检查迅速明确诊断;对病因不明者,可依次尝试给予 10% 葡萄糖 2ml/kg 静脉滴注、10% 葡萄糖酸钙 2ml/kg 静脉注射、50% 硫酸镁 0.2ml/kg 肌内注射、维生素 B_6 100mg 静脉注射,以排除低血糖、低血钙、低血镁、吡哆醇依赖性癫痫等病因。有报道维生素 B_6 剂量每次达 500mg 才能获得满意效果。在惊厥发作期间行 EEG 监测,维生素 B_6 治疗效果可在即刻或几个小时内出现,EEG 发作波消失。

3. 抗惊厥药物治疗 新生儿单次惊厥少见,常常反复发作,因此单次惊厥的治疗原则同大龄儿童的癫痫持续状态,依次应用上述药物无效后即快速静脉应用负荷量止惊药。一线药物仍为苯巴比妥,二线用药选择尚不统一,如果惊厥持续,此时予以地西泮可加重呼吸抑制。国内可选择的是继续应用苯巴比妥和咪达唑仑。新生儿惊厥对很多传统抗癫痫药物不敏感,越来越多的研究表明,巴比妥类和苯二氮䓬类抗癫痫药对脑发育具有潜在不良反应,但目前为止,没有新的特异性药物被发现或被批准用于新生儿惊厥。近来新型抗癫痫药托吡酯和左乙拉西坦也应用于新生儿,但远期影响还有待评估。

(1)苯巴比妥:通过阻断钠通道和钙通道、增强 γ 氨基丁酸(GABA)抑制性神经递质的作用和对抗 AMPA 受体(α- 氨基 -3- 羟基 -5- 甲基 -4- 异噁唑丙酸受体,AMPAR)兴奋性递质来发挥其止惊效应,为新生儿惊厥首选药物。该药可降低脑的代谢和能量消耗、减轻脑水肿及抑制爆发性膜电位的去极化,因此,对窒息引起的脑损伤有保护作用。急性发作期可通过静注或者肌注给药,维持量可以口服。首次 10~15min 静脉注射负荷剂量 20mg/kg;若仍抽搐,每 10~15min 可再追加 5mg/kg,直至惊厥停止,总量不超过 40mg/kg,可以控制 70% 的临床发作及 43% 的电发作。30 周以下的早产儿剂量可酌情减少,肌内注射较静脉应用剂量增加 10%~15%。维持量为每日 3~5mg/kg,分两次口服给药。苯巴比妥有呼吸抑制及肝肾功能损害的不良反应,故定期监测苯巴比妥血药浓度对调整用药剂量、减小药物不良反应带来的损害非常关键。对已经达到最大用药剂量及有效血药浓度而惊厥仍不能控制的患儿,苯巴比妥不应再继续加量,因为已不能增加抗惊厥作用,反而会加重该药呼吸抑制、脏器损害的不良反应,需加用或换用其他抗惊厥药物治疗。

(2)苯二氮䓬类:为 GABA 激动剂。地西泮是常用的临时止惊药物,起效快,半衰期短,每次 0.3~0.5mg/kg 静注或肌注,15~20min 后可重复给药。咪达唑仑同样起效快,半衰期短,常用于惊厥持续状态或频繁反复的惊厥发作的维持治疗。以 0.1~0.3mg/kg 的负荷量静注后,应用 1μg/(kg·min)的维持量静脉滴注,若不起效,间隔 15min 后增加 1μg/(kg·min),

最大量不超过 8μg/（kg·min），持续用药 24h 后逐渐减量。苯二氮䓬类药物对呼吸有抑制作用，特别是在与苯巴比妥合用的情况下，地西泮 0.36mg/kg 即可引起呼吸抑制，故用药过程中需对患儿进行严密的呼吸监护。

（3）左乙拉西坦：作用机制尚不明确，但因其口服给药方便、吸收快、代谢快、无肝功能损害，且与其他的抗惊厥药物无相互作用，已越来越多地应用于新生儿惊厥的联合治疗。

（4）托吡酯：是一种广谱抗惊厥药物，通过阻断钠通道，兴奋 GABA，阻断 NMDA 受体（N- 甲基 -D- 天冬氨酸受体）合成，减少兴奋性神经递质谷氨酸的释放，激活抑制性神经递质 GABA，对发育期脑具有保护作用。因其在缺氧缺血性脑损伤的动物模型中表现出的神经保护作用而成为新生儿惊厥治疗的研究热点。在治疗新生儿惊厥时，该药的推荐剂量为 2~10mg/kg。托吡酯有引起代谢性酸中毒、高氨血症、易激惹及喂养困难等不良反应的报道。

4. 急性惊厥发作控制后的治疗 关于新生儿惊厥急性发作之后是否还要抗惊厥治疗、抗惊厥治疗最合理的疗程是多长，目前尚无统一方案。多数学者主张个体化的治疗方案，如持续局灶发作、痉挛发作或 EEG 证实为癫痫发作，则给予口服止惊药物治疗。尽管新生儿惊厥是发展为癫痫的高危因素，但没有证据证实应用止惊药物可改变这种风险，而且两种以上止惊药物合用不良反应更大。因此，在保证疗效的情况下，疗程应尽可能短。如一般情况好，EEG 正常，在惊厥停止发作后可继续用维持量治疗 2 周左右，新生儿惊厥发作后 50% 基本正常，但 1 个月后惊厥再发者占 17%~20%，故应加强随访。若有神经系统和 EEG 异常，大约 80% 的病例需要继续抗惊厥治疗至少 3~9 个月或更长时间（12 个月）。因此，应结合病因、患儿的临床表现及 EEG 情况决定患儿治疗方案。

【新生儿惊厥复习题】

A1 型题

1. 新生儿惊厥最常见的原因是（C）

  A. 新生儿高胆红素血症   B. 新生儿破伤风

  C. 新生儿缺氧缺血性脑病   D. 新生儿肺炎

  E. 先天性心脏病

A2 型题

2. 早产儿，男，生后 4h，因"窒息复苏后 10min"入院，惊厥持续状态，查体间歇性伸肌张力增高，拥抱、吸吮反射消失，血氧饱和度维持不佳，无自主呼吸，下列急救措施**不正确**的是（C）

  A. 立即予患儿气管插管，呼吸机辅助呼吸

  B. 苯巴比妥 20mg/kg，10~15min 静脉注射

  C. 予患儿亚低温治疗，半小时内达到目标温度

  D. 在 6h 内开始亚低温治疗

  E. 密切监测生命体征

A3/A4 型题

（3~4 题共用题干）

早产儿，女，生后 2d，惊厥呈间歇性发作，发作间期表现正常，CT 提示：原发性蛛网膜下腔出血。

3. 下列护理措施**不正确**的是（B）

  A. 遵医嘱应用维生素 K_1 止血   B. 出现颅压增高，应用甘油果糖

C. 控制惊厥首选苯巴比妥　　　　　　D. 尽量减少搬动

E. 建立两条及以上的静脉通路

4. 患儿肝功能异常,治疗惊厥首选（B）

A. 地西泮　　　　　　　　　　　　　B. 苯妥英钠

C. 水合氯醛　　　　　　　　　　　　D. 苯巴比妥

E. 葡萄糖酸钙

（5~6 题共用题干）

男婴,其母糖尿病,母孕 41 周,剖宫产,生后 1d,患儿惊厥发作,测血糖:2.3mmol/L。

5. 此时首选措施是（A）

A. 10% 葡萄糖 2ml/kg,每分钟 1ml 静脉注射

B. 苯巴比妥 20mg/kg,10~15min 静脉注射

C. 地西泮 0.3~0.5mg/kg 静注或肌注

D. 维生素 $B_6$100mg 静脉注射

E. 咪达唑仑 0.1~0.3mg/kg 静脉注射

6. 患儿惊厥发作表现为双眼凝视,上肢划船样动作,患儿的发作类型是（A）

A. 微小发作　　　　　　　　　　　　B. 阵挛发作

C. 强直发作　　　　　　　　　　　　D. 肌阵挛发作

E. 微小发作和阵挛发作同时存在

（张大华）

五、早产儿脑白质损伤

【案例分析】

典 型 案 例

患儿,男,生后 23d。因"早产、呻吟、吐沫、呼吸困难 30min"入院。患儿为 G_4P_2,母孕 34 周,其母妊娠期高血压、心前区不适行剖宫产娩出,出生体重 2 770g,无宫内窘迫,无胎膜早破。生后呼吸不规则、心率慢,予初步复苏后球囊面罩加压给氧,Apgar 评分 1min 为 6 分（呼吸、心率、肌张力、肤色各减 1 分）,5min 为 7 分（呼吸、肌张力、肤色各减 1 分）,10min 为 9 分（肤色减 1 分）。生后因呻吟、吐沫、呼吸困难转入儿科病房,入院时肤色青紫,经皮血氧饱和度 80%,完善胸片提示呼吸窘迫综合征Ⅱ级,予肺表面活性物质替代治疗两次,有创呼吸机辅助通气 5d,无创呼吸机辅助通气 3d。查体:精神反应可,前囟 2cm×2cm,张力不高,四肢肌张力可。生后 23d 行头颅 B 超提示:双侧脑室周围白质回声轻度增强,可见少量液化灶。

1. 如何进行早产儿脑白质损伤患儿的管理?

2. 早产儿脑白质损伤的随访管理重点是什么?

（一）入院处置

1. 护理要点

（1）评估患儿意识状态、生命体征、瞳孔对光反射、肌张力、原始反射、进食情况等。

（2）协助医生完成各项检验和监测，生命体征监测、血电解质、影像学及脑功能检查等辅助检查。

2. 关键点

（1）评估神经系统相关症状：包括患儿有无肢体过度屈曲、被动活动阻力增高、四肢松软等肌张力异常表现；患儿吸吮、拥抱等原始反射有无减弱或消失；患儿是否发生惊厥以及惊厥的形式、频率。

（2）监测血氧饱和度，及时给予吸氧：吸氧可提高患儿血氧浓度，对改善脑细胞缺氧状况十分重要。

（3）目前未发现有效药物可治疗早产儿脑白质损伤，建议以支持、对症治疗为主。如患儿出现惊厥，及时处理；如患儿出现生命体征的不稳定，尽早给予生命支持。

（二）住院护理

1. 护理要点

（1）密切观察患儿生命体征，如有异常及时通知医生；观察患儿神经系统症状及体征，如早期有无抑制、反应淡漠、肌张力低下、双侧肢体活动有无不对称，晚期有无惊厥的表现。

（2）适当限制入量和控制脑水肿，维持血糖正常，及时对脑、心、肺、肾及胃肠等器官功能进行监测。

（3）做好感染预防，及时发现感染症状，指导患儿家长接触患儿前后洗手，正确消毒奶瓶、奶具，防止感染发生；如使用中心静脉导管、呼吸机等随时评估患儿情况，减少使用时间，并做好导管相关性血流感染、呼吸机相关性肺炎等预防。

（4）早产儿脑白质损伤部分程度影响患儿远期运动发育、认知等，应尽早根据患儿的情况，给予发育支持，如袋鼠式护理、以家庭为中心的护理，积极的疼痛管理，减少相关并发症，给予抚触、早期的吞咽吸吮功能训练等，促进触觉、听觉、视觉等感觉的发育成熟，可在一定程度上改善预后。

（5）健康教育：指导患儿家长合理喂养患儿。强调随访的重要性。

2. 关键点

（1）对于机械通气患儿，遵医嘱监测血气，及时发现并纠正低碳酸血症的发生。

（2）做好门诊随访工作定期监测患儿生长发育指标、及时发现智力、运动、视听感官功能发育过程中存在的问题，给予个体化的后期治疗。

【早产儿脑白质损伤相关知识】

（一）概述

脑白质损伤，常见于早产儿，最严重的结局是早产儿脑室周白质软化（periventricular leukomalacia，PVL），会造成小儿神经系统后遗症，如脑瘫、视听功能异常、认知障碍等。近年来，我国早产儿、低体重儿、多胎儿的发生率、救治成功率明显升高，然而，远期患儿会出现不同程度的神经发育问题，故日益受到重视。

（二）病因

与多种因素有关，归纳为以下几个方面：

1. 成熟度　胎龄 32~34 周的早产儿易发生脑白质损伤，与其脑血管发育不成熟、脑血管自主调节功能不足、少突胶质细胞前体易感性有关。

2. 缺血缺氧　产前、产时、产后发生的各种缺血缺氧，包括母亲妊娠多种合并症、早产儿自身疾病等。

3. 感染 产前、产时、产后的感染,如绒毛膜羊膜炎、新生儿败血症等严重疾病时,易因炎症因子的侵害导致脑白质损伤。

4. 营养 研究显示多种宏量与微量营养素与白质发育和损伤有关,如糖、蛋白、脂肪酸、胆碱、铁等不足可影响髓鞘发育和星形胶质细胞功能。

（三）临床表现

脑白质损伤早期缺乏特异性神经系统症状和体征,脑内的病理改变需影像学进一步检查明确诊断,后期的神经系统异常在发育过程中逐渐出现。

（四）辅助检查与诊断

1. 对具有围生期高危因素的早产儿,应警惕脑白质损伤的发生。

2. 影像学检查是确诊脑白质损伤的方法。

（1）实验室检查:窒息新生儿血清中 CK、CPK-MB、LDH 显著增高,与脑损伤程度平行;脑脊液中 CK-BB、NSE 明显增高对于预后判定有一定价值。

（2）影像学检查

1）颅脑超声:无创、便捷,可床边检查。对高危早产儿应在生后 1 周内常规筛查,存在白质损伤者在 1 个月内每周复查,后期酌情复查,评估病变的严重程度及转归。

2）MRI:分辨率高,观察视野清晰、完整,对有脑白质损伤高危因素、颅脑超声异常的早产儿,尤其严重脑白质损伤者,建议行 MRI 检查,评价损伤的广泛程度及严重程度。

3）其他影像技术的应用:脑容积定量分析可应用于严重、广泛的脑灰质、脑白质损伤患儿,后期可采用 3D 超声行脑容积测量,也可应用 MRI 行脑白质容积和皮质厚度测量;脑白质纤维束发育的评价可应用于严重脑白质损伤患儿,可在后期行 DTI 检查,了解脑白质纤维束发育及走行。

（3）脑功能检查:在高危因素影响下,早产儿脑白质损伤前及损伤急性期可发生脑功能改变。尽管脑功能检查存在非特异性,但在预测脑损伤发生、评价损伤严重程度及预后方面,仍有积极的参考价值。目前已用于临床和正在研究探索中的方法如下:

1）脑电生理检查:EEG 是评价神经元电活动的传统方法,近年临床应用的振幅整合脑电图（amplitude-integrated electroencephalogram, aEEG）技术用于患儿脑功能的临床监测。

2）脑代谢检查:应用 MRS 检测脑内神经化学成分,了解神经发育与损伤状况。应用近红外光谱技术（near infrared spectroscopy, NIRS）了解脑损伤时脑血容量、细胞氧代谢变化等。

（五）治疗

目前尚无可推荐于临床使用的针对早产儿脑白质损伤的特异性治疗药物。重要是预防,减少出生前危险因素;出生后,尽早给予支持治疗、功能训练等。

（六）高危患儿的综合管理

1. 产科 治疗母亲合并症,防止母子间感染的传播,尽量延长孕周。

2. 儿科 提高 NICU 救治水平,建议建立早产儿神经重症监护团队（多学科）,并进行个体化干预。出生时规范复苏,转运过程中适宜温度管理及呼吸管理,维持稳定的血压,保证适宜和稳定的脑血流及氧合,避免低碳酸血症,积极控制感染。合理的肠内肠外营养,避免和减少宫外发育迟滞。

3. 生后常规影像筛查、检查,早期及时发现脑白质损伤。

4. 对于脑白质损伤患儿应多学科协作管理（包括物理康复科、小儿神经内科、小儿神经外科、五官科、儿童保健科、精神科等）和定期随访,随访内容包括:体格发育,神经发育（神经异常症状体征,如运动障碍、惊厥、认知障碍、癫痫等）,视听障碍,行为心理异常。

【早产儿脑白质损伤复习题】

A1 型题

1. 关于脑白质损伤描述**不正确**的是（B）

A. 脑白质损伤常见于早产儿

B. 最严重的结局是早产儿脑室旁白质软化

C. 造成小儿神经系统后遗症,如脑瘫、视听功能异常、认知障碍等

D. 协助诊断,因颅脑超声无创、便捷,可床边检查,可首选使用

E. 对高危早产儿一般在生后 1 个月后常规筛查

A2 型题

2. 男婴,母孕 30 周,娩出过程顺利,生后 24h 出现频繁的呼吸暂停,最可能的原因是（D）

A. 低体温　　　　　　　　　B. 红细胞增多症

C. 肺炎　　　　　　　　　　D. 颅内出血

E. 肺透明膜病

A3/A4 型题

（3~4 题共用题干）

患儿,男,生后 35min。因"早产,呻吟、吐沫、呼吸困难 30min"入院。生后 23d 行头颅 B 超提示:双侧脑室周围白质回声轻度增强,可见少量液化灶。

3. 该患儿的诊断为（E）

A. 脑积水　　　　　　　　　B. 颅内出血

C. 化脓性脑膜炎　　　　　　D. 新生儿脑梗死

E. 早产儿脑白质损伤

4. 判断颅脑是否存在病变常用的筛查手段是（A）

A. 颅脑超声　　　　　　　　B. MRI

C. CT　　　　　　　　　　　D. 脑容积定量分析

E. 脑白质纤维束发育的评价

（5~6 题共用题干）

患儿,男,母孕 33 周,生后呼吸 10 次/min,心率 <100 次/min,周身苍白,四肢瘫软,刺激无反应,Apgar 评分 1min 为 2 分,立即给予复苏,5min 评分为 7 分。

5. 生后 3d 行头颅超声,提示脑白质损伤,原因**不可能**是（E）

A. 脑血管发育不成熟　　　　B. 脑血管自主调节功能不足

C. 少突胶质细胞前体易感性　D. 产时缺血缺氧

E. 髓鞘发育过于成熟

6. 如患儿诊断为脑白质损伤,在治疗过程中,最重要的是（A）

A. 给予支持治疗、功能训练　B. 输注抗生素

C. 输注丙种球蛋白　　　　　D. 机械通气

E. 肌注维生素 B_{12}

（张大华　龚庆南）

第九节 血液系统疾病护理

足月儿出生时血红蛋白为 170g/L（140~200g/L）。由于刚出生时入量少，不显性失水等原因，可致血液浓缩，血红蛋白值上升。通常生后 24h 达峰值，约于第一周末恢复至出生时水平，以后逐渐下降。血红蛋白中胎儿血红蛋白 70%~80%，5 周后降至 55%，随后逐渐被成人型血红蛋白取代。网织红细胞数初生 3d 内为 0.04~0.06，4~7d 迅速降至 0.005~0.015，4~6 周回升至 0.02~0.08。血容量为 85~100ml/kg，与脐带结扎时间有关，脐带结扎延迟，胎儿可从胎盘多获得 35% 的血容量。新生儿白细胞数生后第 1d 为（15~20）×10^9/L，3d 后明显下降，5d 后接近婴儿值。分类以中性粒细胞为主，4~6d 与淋巴细胞相近，以后淋巴细胞占优势。血小板数与成人相似。由于胎儿肝脏维生素 K 储存量少，凝血因子 Ⅱ、Ⅶ、Ⅸ、Ⅹ 活性较低。早产儿血容量为 85~110ml/kg，周围血中有核红细胞较多，白细胞和血小板稍低于足月儿。大多数早产儿第 3 周末嗜酸性粒细胞增多，持续 2 周左右。

一、新生儿贫血

【案例分析】

典 型 案 例

患儿，男，生后 23d，因"全身皮肤苍白 7d，加重 3d"入院。患儿系 G$_3$P$_1$，母孕 33 周 $^{+4/7}$，生后因"新生儿呼吸窘迫综合征、新生儿 Rh 血型不合性溶血病"住院治疗好转出院。7d 前出现全身皮肤苍白，以唇周为主，3d 前医院就诊。血常规示 Hb：79g/L，Hct：23.5%，PLT：450×10^9/L，拟新生儿 Rh 血型不合溶血病、新生儿重度贫血入院。查体：反应好，口唇、皮肤苍白，全身皮肤轻度黄染，无皮下出血点及瘀斑。T：36.5℃，P：130 次/min，RR：35 次/min，BP：68/32mmHg。

1. 溶血性贫血的临床表现有哪些？

2. 针对此患儿如何进行输血疗法？

（一）入院处置

1. 护理要点

（1）病情观察：观察患儿反应、贫血进展情况，密切观察生命体征、尿量、尿色变化并做好记录。

（2）呼吸支持：根据血气分析结果及血氧饱和度予低流量鼻导管吸氧。

（3）液体管理：建立静脉通道，做好交叉配血及静脉输血准备。

（4）预防感染：做好保护性隔离，避免过多人员接触及探视。做好环境的清洁及物品消毒。

2. 关键点

（1）评估患儿的贫血程度，做好相关检查。

（2）建立静脉通道，做好交叉配血及输血准备。

（二）住院护理

1. 护理要点

（1）病情观察：观察贫血情况，监测血常规和血细胞比容。观察有无气促、心力衰竭、呼吸暂停等情况。

（2）体温管理：根据患儿病情选择合适的保暖方式，维持体温在36.5~37℃。

（3）呼吸支持：低流量吸氧，改善组织缺氧症状。

（4）用药护理：根据病情掌握输血速度，避免输血速度过快或输血量过大导致心力衰竭。通常输血速度应 <5~10 滴 /min。早产儿或心功能不全者速度应减慢，可采用注射泵控制速度至 20ml/h。

（5）营养支持：评估出入量，监测体重、头围及身长。根据患儿消化情况增加奶量。必要时给予鼻饲和肠外营养。

（6）体位护理：头高位或侧卧位，减轻心脏负荷。

（7）预防感染：贫血患儿抵抗力低下，做好保护性隔离，预防交叉感染。

（8）健康教育：向家长讲解新生儿贫血发生的原因，缓解家长的焦虑情绪。指导和鼓励家长参与患儿护理。教会家长观察贫血的特征性表现。

2. 关键点

（1）监测输血不良反应：输血可引起过敏、溶血、发热、感染、心衰等不良反应，应密切观察，早期识别、及时处理。

（2）预防并发症：贫血严重者可致呼吸暂停、生长障碍、营养不良，机体抵抗力减低易致各种感染，应注意预防并发症的发生。

（3）减少医源性失血：合理评估诊疗程序；微量法血标本检验；出生 2 周内采血量控制在 10ml/kg 以内。

【新生儿贫血相关知识】

（一）概述

新生儿贫血（neonatal anemia）的诊断目前国际上尚缺乏统一标准。国外一般以出生后 Hb 水平或血细胞比容（hematocrit, Hct）低于正常同龄对照组两个标准差来判断贫血的轻重。国内则以出生后 2 周内静脉血血红蛋白≤130g/L，毛细血管血红蛋白≤145g/L，红细胞（red blood cell, RBC）<4.6 × 10^9/L，Hct<43% 作为贫血的诊断标准。7d 内出现的为早期贫血，7d 后出现的贫血为晚期贫血。晚期新生儿贫血多继发于感染。新生儿窒息、脐带胎盘异常、母婴血型不合及医源性失血是新生儿期贫血高危诱发因素。生理性贫血是指足月儿生后 6~12 周血红蛋白（hemoglobin, Hb）降至 95~119g/L，早产儿出生体重 1 200~2 500g 者生后 5~10 周时 Hb 降至 80~100g/L，或出生体重 <1 200g 者生后 4~8 周时 Hb 降至 65~90g/L。生理性贫血呈自限性，一般无须治疗。

（二）病因

1. 生理性贫血 ①生后血氧饱和度增加至95%或以上，血中促红细胞生成素（erythropoietin, EPO）下降。②体重增加，血容量扩充，红细胞稀释。③新生儿红细胞寿命较短。

早产儿 Hb 浓度下降更为显著是由诸多因素共同导致,如产时 Hct 降低、铁储备不足、医源性失血、红细胞寿命更短、EPO 浓度更低、生长速度增快等。

2. 病理性贫血 ①失血性贫血:占 50% 左右,分为产前、产时、产后失血。产前失血多见于双胎输血、胎儿母体输血;产时出血主要见于产伤导致新生儿颅内出血或母体出血;产后出血包括新生儿自然出血症、弥散性血管内凝血、各种原因的血小板减少、医源性失血等。多次采血超过总血量 10% 可引起失血性贫血。有研究表明,医源性失血是早产儿生后 2 周内贫血发生的最常见原因。②红细胞破坏性贫血:自身免疫性溶血多见,红细胞膜疾病、红细胞酶缺陷、血红蛋白病、葡萄糖 –6– 磷酸脱氢酶缺乏症(G-6-PD 缺乏症)及感染等也可导致红细胞破坏增加。③红细胞生成障碍:临床较少见,包括先天性染色体或基因异常,如纯红细胞再生障碍性贫血、先天性白血病等。

(三)临床表现

与病因、失血量及贫血速度有关。

1. 急性贫血 表现为皮肤黏膜苍白,需与新生儿重度窒息的苍白(有心率和呼吸改变,常有三凹征,除苍白外伴有青紫,给氧及辅助呼吸有明显改善)鉴别。失血时伴烦躁不安、呼吸急促、心动过速、血压下降或休克、肌张力低下,无肝脾大。一般无青紫,给氧及辅助呼吸无改善。

2. 慢性贫血 表现为面色苍白,无明显呼吸窘迫,多有肝脾大。

(四)辅助检查

1. 血常规 RBC、Hb、Hct 等,确定有无贫血、贫血的程度及性质。急性失血 Hb 浓度出生时正常,24h 内迅速下降,慢性失血出生时 Hb 浓度低。

2. 周围血涂片 急性失血时 RBC 形态为正色素、大细胞性,慢性失血时 RBC 形态为小细胞低色素,红细胞大小不均。

3. 网织红细胞计数是重要的鉴别诊断线索,增加考虑出血或溶血,减少考虑再生不良。

4. 抗人球蛋白试验、抗体释放试验、游离抗体试验 同族免疫反应阳性者。

5. 血清胆红素 溶血及内出血时总胆红素及间接胆红素增高,外出血则无。

(五)诊断标准

1. 病史 家族史、母亲疾病史及产科病史。家族史对于判断先天遗传性疾病具有重要意义,母亲病史包括孕前患自身免疫性疾病及孕期营养状况等。产科病史包括孕期产检情况、分娩方式、窒息史、脐带及胎盘是否异常。

2. 实验室检查 包括血常规、网织红细胞计数、外周血涂片、溶血指标、抗人球蛋白试验等。

3. 体格检查 检查是否存在急慢性贫血的表现。注意胎盘或脐带有无破损或血凝块。

(六)治疗

1. 治疗原则 首先应明确病因,选择相应治疗措施;其次要了解贫血程度及临床表现,决定是否输血或给予其他对症治疗。

2. 治疗方法

(1)去除病因:是治疗贫血的关键,对贫血病因未明者应积极寻找病因。

(2)一般治疗:加强护理、预防感染、保证液体量及热卡摄入。

(3)药物治疗:根据贫血病因选择有效的药物治疗,如铁剂、EPO、维生素 K 和维生素 E。

（4）输血疗法

1）输血指征：出生 24h 内静脉 Hb<130g/L；失血性休克或急性失血量≥10% 总血容量；Hb≥130g/L 伴严重心肺疾患；Hb<80g/L 伴贫血症状。

2）血源：一般输新鲜全血，如有血容量减少而全血暂时无法得到，可给 O 型血或血浆、清蛋白、右旋糖酐或生理盐水 20ml/kg 以维持血容量。

3）输血量：输 RBC2ml/kg 可提高血红蛋白 1g，因此，输浓缩红细胞 3ml/kg 或全血 6ml/kg 可提高血红蛋白 1g。输血量（ml）= 体重（kg）×（预期血红蛋白值 – 实际血红蛋白值）×6，输注浓缩红细胞血量减半。总量分次输入，每次 5~15ml/kg。

（5）治疗并发症：积极抗休克，抗心力衰竭，有外科指征时外科止血。

【新生儿贫血复习题】

A1 型题

1. 新生儿贫血是指生后 2 周静脉血血红蛋白（A）

A. ≤130g/L　　　　　　　　　B. ≤140g/L

C. ≤150g/L　　　　　　　　　D. ≤160g/L

E. ≤170g/L

A2 型题

2. 关于生理性贫血原因描述**不当**的是（E）

A. 红细胞寿命较短　　　　　　B. 生长速度较快

C. 医源性失血相对较多　　　　D. 血清红细胞生成素水平低下

E. 红细胞生成障碍

A3/A4 型题

（3~4 题共用题干）

患儿，男，母孕 39 周$^{+5/7}$，足月顺产娩出，出生体重 3 400g，娩出后查体发现右侧头顶部有 2cm×4cm 的头皮血肿，面色苍白。诊断：新生儿贫血。

3. 诊断发生贫血的辅助检查**不包括**（E）

A. 血常规　　　　　　　　　　B. 周围血涂片

C. 网织红细胞计数　　　　　　D. 胆红素

E. APTT

4. 输全血 6ml/kg 可提高血红蛋白（A）

A. 1g　　　　　　　　　　　　B. 2g

C. 3g　　　　　　　　　　　　D. 4g

E. 5g

（5~7 题共用题干）

患儿，男，生后 3d，第一胎足月顺产，生后 18h 发现皮肤黄染。查体：反应好，皮肤巩膜重度黄染，肝肋下 2cm，患儿血型"B"，母血型"O"，血清胆红素：323μmol/L。

5. 该患儿最可能的诊断是（C）

A. 新生儿肝炎　　　　　　　　B. 新生儿败血症

C. 新生儿 ABO 溶血病　　　　D. 新生儿 Rh 溶血病

E. 先天性胆道闭锁

6. 患儿静脉采血后出现呼吸心率加快,予紧急换血治疗。该患儿换血时应选择（A）

A. AB 型血浆和 O 型红细胞　　　　　B. AB 型红细胞和 O 型血浆

C. AB 型全血　　　　　　　　　　　D. O 型全血

E. 与患儿血型相同的全血

7. 换血量约为全血量的（C）

A. 1 倍　　　　　　　　　　　　　　B. 1.5 倍

C. 2 倍　　　　　　　　　　　　　　D. 2.5 倍

E. 3 倍

（李素萍）

二、新生儿出血性疾病

【案例分析】

典 型 案 例

患儿,男,生后 4h,因"血小板低待查"入院。患儿系 G_2P_1、母孕 37 周$^{+2/7}$,顺产娩出,母妊娠中期曾有上呼吸道感染,服用"连花清瘟胶囊"后好转,孕中晚期无头晕、头痛、眼花、胸闷、心悸、气促等不适。查体:足月儿貌,皮肤无出血点,T: 36.3℃, P: 131 次 /min, RR: 30 次 /min。实验室检查示 WBC: 7.82×10^9/L, RBC: 2.48×10^{12}/L, Hb: 118g/L, PLT: 65×10^9/L, 血型 B 型 Rh 阳性。

1. 如何识别出血性疾病临床表现?

2. 护理操作有哪些注意事项?

（一）入院处置

1. 护理要点

（1）病情观察:注意观察颅内及内脏出血情况。血小板 $<20 \times 10^9$/L 可发生自发性内脏出血,应密切观察患儿反应、面色及生命体征变化,监测血压、心率及有无喷射性呕吐等。

（2）液体管理:建立静脉通路。及时交叉配血,备好血源。

2. 关键点

（1）新生儿凝血系统发育不成熟,而且往往缺乏特异性病史及体征,因此,应掌握出血性疾病的临床表现及实验室检查特点,早期识别、早期干预。

（2）正确抽取血标本,取血量必须准确,否则可造成实验误差。

（3）对有活动性出血的患儿,在取血送化验之后应采取措施尽快止血。

（二）住院护理

1. 护理要点

（1）病情观察:密切观察患儿神志、面色及生命体征变化。密切监测血压、心率及有无喷射性呕吐等。

（2）体温管理:予暖箱保暖,根据出生天数及体温调节箱温。

（3）用药护理：集中进行治疗，尽量减少穿刺次数，选用小针头，注射局部延长压迫时间。尽量避免肌内注射、皮下注射。

（4）液体管理：严格按照输血常规执行，根据病情调节滴速。密切观察有无输血不良反应，并根据不同反应及时处理。

（5）皮肤护理：保持床单清洁平整，使用棉质衣物和包被，避免患儿皮肤摩擦及肢体受压。

（6）预防感染：严格遵守消毒隔离规范，加强手卫生，防止交叉感染，严格无菌操作，必要时实行保护性隔离。

（7）并发症护理

1）皮肤出血：静脉穿刺时尽量缩短止血带使用时间。尽量避免肌内注射、皮下注射，必须注射或穿刺时应快速、准确，拔针后局部按压时间应适当延长，并观察有无渗血。穿刺部位交替使用。

2）鼻出血：保持室内相对湿度55%~65%，防止鼻黏膜干燥而增加出血机会。防止鼻部外伤。少量出血时可局部压迫，出血较多时需鼻腔填塞。双侧鼻腔填塞者，被迫张口呼吸，应加强口腔护理，保持口腔湿润。

3）内脏出血：消化道少量出血者，可喂养温凉母乳或配方奶；大量出血者应禁食，建立静脉通道，做好配血和输血准备。准确记录出入量。

4）眼底及颅内出血：若患儿突然呼吸急促、喷射性呕吐甚至昏迷，提示颅内出血的可能，应立即报告医生，采取处理措施：去枕平卧，头偏向一侧，保持呼吸道通畅，吸氧。按医嘱快速静滴20%甘露醇等。观察意识及瞳孔改变。

（8）健康教育：告知家长相关疾病知识，减轻焦虑情绪，积极配合治疗。指导家长观察患儿病情，包括精神状态、皮肤颜色、生命体征、出血部位、出血程度，如有异常及时报告医护人员。指导家长避免出血的诱因。

2. 关键点

（1）严密观察各种出血症状，及时予以处理。

（2）注意输血安全，观察输血不良反应并及时处理。

（3）护理操作集中进行，减少不必要的穿刺或侵入性操作。

【新生儿出血性疾病相关知识】

（一）概述

新生儿出血性疾病（neonatal haemorrhagic diseases）指生理的止血、凝血或抗凝血机制发生障碍，机体发生出血倾向或发生血栓。新生儿出血较年长儿多见，与部分新生儿（特别是早产儿和小于胎龄儿）存在止血、凝血机制一时性障碍、早产儿血管脆性增加、新生儿易感染及代谢紊乱以及早产儿、危重儿常需要动静脉插管有关。

（二）病因

新生儿出血的主要原因是获得性的，特别是继发于可导致凝血因子和血小板消耗的疾病。

常见病因包括以下内容：

1. 血管壁功能失常可由于缺氧、感染、营养不良或维生素C缺乏及机械性、遗传性、先天性及过敏性因素引起。

2. 血小板减少或功能异常常见原因有免疫性、感染性、先天性或遗传性、围生期因素所致血小板减少,血小板功能异常见于先天性血小板无力症及血小板因子缺陷。

3. 凝血因子缺陷或抗凝作用增强包括先天性及后天性凝血障碍。

（三）临床表现

新生儿出血的表现多样化,从静脉取血部位少量渗血到严重的大出血均可出现。新生儿出血可仅仅表现为气管内或鼻胃管内分泌物少量血染、轻度口腔或鼻腔渗血、大便潜血阳性、取血部位渗血时间延长、镜下血尿、皮肤紫癜或瘀斑等。当血小板计数或凝血检查无明显异常或仅有轻微变化时,出血表现容易被忽视,但是微量出血可能就是严重出血的先兆。

（四）辅助检查

对新生儿出血性疾病的实验室诊断程序宜采用由简至繁、归类筛选的方法。

1. **血小板计数** 如在短期内进行性减少,尤其血小板 $<100 \times 10^9/L$ 有诊断价值,应进一步查明病因。

2. **出/凝血时间** 出血时间（bleeding time, BT）延长常与血小板数量减少、质量异常及毛细血管情况有关。凝血时间（clotting time, CT）检查可了解血液高凝或低凝状态,对弥散性血管内凝血的诊断和治疗有指导意义。

3. **凝血酶原时间**（prothrombin time, PT） 参与外凝系统的各凝血因子（包括因子 X、Ⅶ、Ⅴ、Ⅱ 及纤维蛋白原）缺乏时 PT 延长。

4. **活化部分凝血活酶时间**（activated partial thromboplastin time, APTT） 参与内凝系统的各凝血因子（包括因子 Ⅷ、Ⅴ、Ⅱ、Ⅸ、Ⅺ、Ⅻ、Ⅹ 及纤维蛋白原）缺乏时 PT 延长。

5. **纤维蛋白原测定** 弥散性血管内凝血时减少。

（五）诊断标准

1. **病史** 对诊断有重要意义。询问患儿出血性疾病家族史、母亲患病史（感染、特发性血小板减少性紫癜、红斑狼疮）、母亲既往妊娠出血史、母亲及新生儿用药史等。

2. **体格检查** 不同原因所致出血部位、性质及严重程度是不相同的。广泛皮肤瘀点常提示血小板减少症,局部瘀点常发生在静脉压增高部位;小而表浅的淤血常提示血小板疾病,广泛深部出血提示凝血因子异常;无基础疾病的新生儿短期内大量出血,可能是维生素 K 缺乏、血友病、免疫性血小板减少症,有严重疾病基础的新生儿出现广泛性出血倾向常提示弥散性血管内凝血。

3. **实验室检查** 根据病史、遗传性疾病家族史、主要临床表现和初步的实验室检查,初步确定诊断方向,再选用必要的确定性实验,可做出疾病诊断。

（六）治疗

新生儿出血性疾病的诊断依赖于临床表现及实验室检查。若诊断成立,则应立即给予凝血因子等治疗,而仅有实验室检查的阳性,没有临床表现,不需要立即给予凝血因子等输血治疗。

1. **病因治疗** 新生儿出生后立即予以维生素 K_1 肌注, 2mg/kg。避免使用影响出凝血的药物如阿司匹林、吲哚美辛、双嘧达莫、前列腺素 E 等。对于获得性出血,病因治疗很重要。

2. **止血药** 毛细血管因素所致出血可选用维生素 C、芦丁及卡巴克络。血小板异常所致出血可用酚磺乙胺及肾上腺皮质激素。弥散性血管内凝血高凝期用肝素,消耗期同时补充凝血因子加用肝素,纤溶亢进期可在肝素基础上加用抗纤溶制剂。

3. **替代疗法**　血小板减少或凝血因子缺乏者,可输血小板、冷沉淀物、新鲜血浆(每次 10~15ml/kg)或新鲜全血(每次 10ml/kg),必要时换血治疗。

4. **其他**　予以局部压迫止血,免疫性疾病可输注静脉丙种球蛋白。

【新生儿出血性疾病复习题】

A1 型题

1. 以下**不属于**新生儿出血症诱因的是(D)

A. 感染　　　　　　　　　　　B. 腹泻

C. 新生儿肝炎综合征　　　　　D. 新生儿溶血病

E. 孕母患结核用利福平治疗

A2 型题

2. 某足月新生儿,母乳喂养,生后 2d,出现呕血和血便,诊断为新生儿出血症。该患儿可能缺乏了凝血因子(B)

A. Ⅱ、Ⅶ、Ⅹ、Ⅺ　　　　　　　B. Ⅱ、Ⅶ、Ⅸ、Ⅹ

C. Ⅱ、Ⅲ、Ⅴ、Ⅶ　　　　　　　D. Ⅴ、Ⅶ、Ⅸ、Ⅹ

E. Ⅲ、Ⅶ、Ⅸ、Ⅺ

A3/A4 型题

(3~4 题共用题干)

患儿,男,系 G_1P_1,母孕 38 周 $^{+2/7}$ 顺产娩出,无脐带绕颈,羊水清,出生时 Apgar 评分 1min 为 10 分,5min 为 10 分。生后 2d,一般情况好,脐部残端出现渗血。

3. 针对患儿病情**不需要**做的辅助检查是(B)

A. 血小板计数　　　　　　　　B. 血生化组合

C. 纤维蛋白原测定　　　　　　D. 活化部分凝血活酶时间(APTT)

E. 凝血酶原时间(PT)

4. 对该患儿脐部护理**不当**的是(D)

A. 出血多时可用吸收性明胶海绵止血

B. 经常巡视观察脐部出血情况

C. 保持脐部的清洁和干燥

D. 3% 过氧化氢棉签消毒,从脐窝由外向内

E. 0.9%NaCl 棉签从脐窝由内向外清洗到脐周

(5~7 题共用题干)

患儿,女,G_1P_1,母孕 34 周 $^{+1/7}$,生后 3d 出现腹部散在性出血点,脐部残端渗血及肺出血,实验室检查 PT:29s,APTT:43s,予完善检查后确诊“维生素缺乏症”。

5. 该患儿使用肝素抗凝主要是加强抗凝血酶(C)

A. Ⅰ　　　　　　　　　　　　B. Ⅱ

C. Ⅲ　　　　　　　　　　　　D. Ⅳ

E. Ⅴ

6. 对该患儿护理**不当**的是(D)

A. 尽量减少穿刺次数　　　　　B. 尽可能选用小针头

C. 避免肌内注射、皮下注射　　D. 可选择股静脉穿刺

E. 注射局部应延长压迫时间（>10min）

7. 如患儿突然呼吸急促、喷射性呕吐甚至昏迷,应警惕发生了（D）

A. 脑积水 　　　　　　　　　　 B. 消化道出血

C. 皮肤出血 　　　　　　　　　 D. 颅内出血

E. 肺出血

（李素萍）

三、新生儿红细胞增多症

【案例分析】

典 型 案 例

患儿,男,生后 8h,因"生后出现全身肤色深红"入院。患儿系 G_6P_4、母孕 35 周 $^{+6/7}$,双胎之大,顺产娩出,急产,无胎膜早破,羊水清,无脐带绕颈。脐血 pH: 7.109, Apgar 评分 1min、5min 均为 10 分,出生体重 2 680g,身长 47cm,生后 6h 出现全身肤色深红。实验室检查示 Hb: 227g/L, Hct: 67.3%,为进一步诊治拟"早产儿,新生儿红细胞增多症 – 高黏滞度综合征"转入新生儿科。查体:足月儿貌,全身皮肤肤色深红,T: 36.5℃, P: 138 次 /min, RR: 39 次 /min, BP: 68/35mmHg。

1. 该患儿换血过程中有哪些观察要点?

2. 部分换血治疗的准备和护理工作要点有哪些?

（一）入院处置

1. 护理要点

（1）病情观察:监测 Hct,观察尿色及尿量情况。观察心率、血压、肝脏大小、皮肤发红现象及肢端发绀,注意有无心力衰竭、肾衰竭发生。

（2）呼吸支持:监测呼吸状况及血气分析,根据结果给予吸氧,维持正常血氧分压,有酸中毒时遵医嘱纠正酸中毒,维持酸碱平衡。

（3）用药护理:评估皮肤黄染程度,监测胆红素,及早光疗、口服酶诱导剂降低胆红素,补充白蛋白,预防胆红素脑病。

（4）液体管理:补充足够液体,避免脱水后加重血液黏滞度。建立多条静脉通道,做好静脉采血和换血准备。

2. 关键点

（1）监测呼吸状况及血气分析,根据结果给予吸氧,维持正常血氧分压,有酸中毒时遵医嘱纠正酸中毒,维持酸碱平衡。

（2）评估皮肤黄染程度,监测胆红素,及时予光疗、口服酶诱导剂、补充白蛋白等措施降低胆红素,预防胆红素脑病。

（二）住院护理

1. 护理要点

（1）病情观察:密切观察患儿反应、呼吸、心率、肌张力及有无抽搐等。评估皮肤黄染程度,预防胆红素脑病。

（2）体温管理：置辐射抢救台保暖。换血过程中严密观察体温变化。

（3）气道管理：及时清理呼吸道分泌物，如有呼吸窘迫应给予氧气吸入。

（4）换血治疗护理

1）掌握部分换血指征：静脉血 Hct≥70%，无论有无临床症状，宜采用部分交换输血。静脉血 Hct≥65%，有临床症状，需采取部分交换输血。静脉 Hct 在 65%~70%，无临床症状，可略增加补液量，4~6h 后复查 Hct，再考虑是否行部分交换输血。

2）选择换血部位：脐静脉抽出血液，周围静脉输入生理盐水、白蛋白或血浆；或采用周围小动脉（如桡动脉）抽出血液，周围静脉输入生理盐水、白蛋白或血浆。

3）换入液体种类：生理盐水、5% 白蛋白、新鲜或冰冻血浆。换血量少时，宜选择生理盐水；换血量多时（如超过血容量 10%），宜选择白蛋白或血浆。

4）核对换血量：换血量 = 血容量 × 体重（kg）×（实际 Hct– 预期 Hct）/ 实际 Hct，血容量可按 80~100ml/kg 计算，极低出生体重儿 100ml/kg，预期 Hct 以 55%~65% 为宜。

5）备好换血用物及急救物品。建立外周静脉通道，保持静脉通畅。

6）预防并发症：换血前先排空胃内容物，换血过程中注意保暖。换出血液与输入液体等量、等速。换血时监测心率、血压、呼吸或中心静脉压。换血前后测定 Hct，换血后禁食 2~4h，输注 4∶1 液或 10% 葡萄糖液，以防低血糖发生。注意观察有无腹胀、血便等，防止继发坏死性小肠结肠炎。

（5）营养支持：喂养困难和禁食者予静脉输液补充热量，监测血糖，预防并及时处理低血糖。

（6）皮肤护理：做好口腔、脐部、臀部及皮肤护理。

（7）预防感染：严格遵守消毒隔离规范，加强手卫生，防止交叉感染，严格无菌操作。

（8）健康教育：向家长讲解疾病相关知识，缓解家长焦虑情绪，配合医疗护理工作。讲解患儿病情及治疗进展。指导和鼓励家长参与患儿护理。

2. 关键点

（1）评估皮肤黄染程度，预防胆红素脑病。

（2）做好换血过程的病情观察及护理。注意避免血容量降低，确保环境温暖，胃内抽吸排空，换血后禁食 2~4h，监测生命体征，监控血糖，准备好复苏设备，严格无菌操作，防止坏死性小肠结肠炎的发生。

【新生儿红细胞增多症相关知识】

（一）概述

新生儿红细胞增多症（polycythemia of newborn）是指新生儿生后 1 周内静脉血血细胞比容（Hct）≥65%，血红蛋白≥220g/L（22g/dl），毛细血管 Hct≥70%。发病率 1%~5%。主要病理生理改变是血黏滞度增加，血流速度减慢，氧运转减少。约半数患儿因血液黏稠度增高，血流瘀滞引起多系统功能障碍，称高黏滞血症（hyperviscosity）。

（二）病因

1. 主动型　宫内缺氧引起宫内红细胞生成增加。可见于：

（1）胎盘功能不全：小于胎龄儿、过期儿、母亲妊高症、前置胎盘等。

（2）内分泌或代谢性疾患：先天性肾上腺皮质增生症、糖尿病母亲婴儿、染色体异常、Beckwith 综合征等。

2. **被动型** 继发于红细胞输注,如胎－母输血、胎－胎输血和延迟结扎脐带等,使体内红细胞总量增加。区别于由于血容量减少所致的血液浓缩,或血流不畅、红细胞瘀滞所引起的 Hct 假性增高等情况。

（三）临床表现

症状为非特异性,大部分患儿血细胞比容增加但无症状,但部分患儿血细胞比容增加时可表现各种症状与体征,并与累及器官有关。

1. **多血症** 皮肤红色或紫色,呈多血质貌。

2. **心血管系统** 由于冠状动脉灌注不足,可引起心肌损害,若同时有血容量增加及血管阻力增加,可出现心率加快、心脏扩大、充血性心力衰竭等。

3. **呼吸系统** 可出现气促、发绀及呼吸暂停、肺出血。

4. **神经系统** 嗜睡、烦躁、呕吐、抽搐、呼吸暂停等。

5. **消化系统** 拒食、腹胀、腹泻、血便、肝大,黄疸,严重者可因肠系膜血管阻塞引起肠道坏死。

6. **泌尿系统** 肾血流量减少,可有少尿,偶可出现急性肾衰竭。

7. **血液系统** 血液浓缩、血流阻滞、组织缺氧导致微循环瘀滞、微血栓形成,引起出血、血管栓塞并出现相应症状。

8. **代谢方面** 糖消耗增加,可发生低血糖症;由于缺氧损害甲状旁腺可引起低钙血症;酸中毒;因红细胞过多,可出现高胆红素血症。

9. **其他** 可有手指变黑、肢端坏疽等症状。

（四）辅助检查

1. **实验室检查** 出生后 12h 静脉血细胞比容≥0.65 可诊断。毛细血管血标本值较静脉血高 10%,如将新生儿足跟放于 40~42℃水浴 5min 后,取血测定所得数值与静脉血值相关性好。

2. **影像学检查** X 线检查部分病例可见心脏扩大,肺纹理增粗及过度充气、肺门浸润等改变。

（五）诊断标准

1. **临床表现** 表现无特异性,大部分新生儿无症状或仅面色深红或全身皮肤发红、血红细胞及血红蛋白增高。因血黏稠度增高,可出现心功能不全、惊厥、高胆红素血症、尿少及代谢紊乱。部分新生儿可因血液瘀滞累及各个器官,出现各系统症状,出现代谢紊乱。

2. **实验室检查** 新生儿生后第一周静脉血 Hb≥220g/L;血细胞比容≥0.65;或毛细血管血细胞比容两次≥0.70。

（六）治疗

1. **对症治疗** 监测血糖和补液,黄疸者予以光疗、呼吸窘迫者吸氧等。

2. **部分换血治疗** 即移去若干量全血,代之以等量的新鲜冰冻血浆或白蛋白,使静脉血血细胞比容降至安全值 0.55~0.60。一般静脉血血细胞比容在 0.65~0.70,而无症状的患儿应密切观察,如已有症状或虽无临床症状,但血细胞比容>0.70,应给予换血治疗。此外,新生儿在生后最初 2~12h 血细胞比容上升,决定换血治疗时要考虑患儿日龄。多选用新鲜冰冻血浆、5% 白蛋白。

3. **放血疗法**　仅用于有血容量增多尤其合并心力衰竭时,可从静脉放血 5~8ml/kg。

【新生儿红细胞增多症复习题】

A1 型题

1. 以下**不属于**新生儿红细胞增多症病因被动型的是(E)

A. 红细胞的输注 　　　　　　　　　B. 胎 – 母输血

C. 胎 – 胎输血 　　　　　　　　　　D. 脐带延迟结扎

E. 宫内缺氧

A2 型题

2. 患儿,男,G_1P_1,母孕 34 周 $^{+2/7}$,剖宫产娩出,生后 12h 静脉血血细胞比容:68%。该患儿可能的诊断是(B)

A. 新生儿贫血 　　　　　　　　　　B. 新生儿红细胞增多症

C. 新生儿出血症 　　　　　　　　　D. 新生儿溶血症

E. 新生儿高胆红素血症

A3/A4 型题

(3~4 题共用题干)

患儿,男,G_2P_2,母孕 34 周 $^{+3/7}$,出生体重 1 250g,顺产娩出,双胎之大,生后不久出现气促,无呻吟、无发绀。血常规示 WBC:12×10^9/L,Hb:192g/L,Hct:71%。

3. 该患儿换血治疗的换血量应为(C)

A. 80ml/kg 　　　　　　　　　　　B. 90ml/kg

C. 100 ml/kg 　　　　　　　　　　D. 110ml/kg

E. 120ml/kg

4. 换血治疗常见并发症**不包括**(E)

A. 低血糖 　　　　　　　　　　　　B. 心血管功能障碍

C. 坏死性小肠结肠炎 　　　　　　　D. 空气栓塞

E. 颅内出血

(5~7 题共用题干)

患儿,女,G_2P_2,母孕 37 周 $^{+2/7}$,因“臀位、双胎”剖宫产娩出,双胎之大,生后不久出现气促,无呻吟、无发绀。血常规示 WBC:24.64×10^9/L,Hb:267g/L,PLT:103×10^9/L,Hct:65%。双胎之小:Hb:58g/L,Hct:16.2%。生后 6h 出现全身皮肤黄染,肌张力增高,血清胆红素:223μmol/L。

5. 引起患儿气促的原因可能是(D)

A. 新生儿黄疸 　　　　　　　　　　B. 新生儿肺炎

C. 新生儿败血症 　　　　　　　　　D. 胎胎输血(受血者)

E. 吸入性肺炎

6. 该患儿最优先的治疗方案是(A)

A. 部分换血治疗 　　　　　　　　　B. 光照疗法

C. 抗感染 　　　　　　　　　　　　D. 改善脑细胞代谢

E. 补液治疗

7. 患儿需要换血治疗时,以下**不属于**换血注意事项的是(D)

A. 换血前应禁食,注意胃排空　　　B. 监测血压变化,避免血容量降低

C. 换血过程中注意保暖　　　D. 换血后禁食 6h

E. 严格无菌操作

（李素萍）

四、弥散性血管内凝血

【案例分析】

典 型 案 例

患儿,男,生后4d,因"生后3d发现呼吸急促、吐奶、反应弱,体温38.4℃"入院。患儿系 G_2P_1、母孕 36 周 $^{+3/7}$,因其母妊娠高血压,经硫酸镁治疗效果不佳行剖宫产。查体:早产儿貌,T:37.8℃,P:150 次/min,RR:45 次/min,呼吸促,双肺呼吸音粗,血常规:WBC:$16.6×10^9$/L,Hb:142g/L,PLT:$75×10^9$/L。入院后 24h 出现双下肢硬肿和代谢性酸中毒,入院 52h 排脓血便约 10g,全身少许出血点。实验室检查:凝血酶原时间(PT):21.2s,活化部分凝血活酶时间(APTT):47s,纤维蛋白原测定:1.98g/L。

1. 为该患儿行护理穿刺时有哪些注意事项?

2. 针对该患儿如何做好出血的病情评估?

（一）入院处置

1. 护理要点

（1）病情观察:及早识别弥散性血管内凝血早期征象,如四肢厥冷、指(趾)发绀等,做好相关实验室检查协助诊断。

（2）体温管理:置温箱内保暖,根据体温调节箱温。

（3）呼吸支持:予低流量鼻导管吸氧,监测呼吸状况及血气分析,维持正常血氧分压。

（4）体位护理:抬高床头 30°,减少胃液反流误吸。

（5）液体管理:迅速建立两条以上静脉通道。

（6）并发症护理:有呕血、黑便等消化道出血时可暂禁食。血尿者留尿送检并记录尿量,早期发现肾功能衰竭症状。注意任何出血倾向,发现出血先兆,立即通知主管医师,并配合做好急救治疗。

2. 关键点

（1）病情观察,及早识别弥散性血管内凝血早期征象。

（2）迅速建立两条以上的静脉通道,做好急救物品及药品的准备。

（二）住院护理

1. 护理要点

（1）病情观察:注意出血部位、范围及严重程度,记录 24h 尿量。及早识别弥散性血管内凝血早期征象。

（2）体温管理:保持恰当的环境温湿度,注意保暖。

（3）气道管理:保持呼吸道通畅。注意吸痰动作轻柔,避免损伤气道黏膜。

（4）呼吸支持：根据呼吸状况及血气分析的结果选择氧疗方式，维持正常血氧分压。

（5）用药护理

1）肝素：新鲜配制，剂量准确。严格按医嘱用药，根据病情变化和凝血时间及时调整肝素用量和滴注速度。肝素用量过大有加重出血的危险，使用中应注意观察出血程度变化，每天常规检查大便潜血、尿常规。观察皮肤、黏膜及痰中是否带血，并备好鱼精蛋白，必要时进行对抗治疗。肝素有可能引起发热、过敏反应、脱发等副作用，使用时应注意观察。使用肝素应尽量减少肌内注射及各种穿刺，操作完毕应局部按压 5min 以上，以免出血不止或形成血肿。

2）低分子肝素：皮下注射给药，可使药物吸收持续稳定，避免静脉注射引起肝素水平骤然升高而导致出血。低分子肝素皮下注射时易引起皮下瘀斑、血肿及硬结等，注射后按压时间要超过 30min，注射部位每天更换、交替进行。

3）纤维蛋白原：输注前用生理盐水溶解，溶解时不宜过分震荡，轻轻摇动即可，否则会产生大量泡沫，影响输入量。溶解后要立即输注，以免变成不溶性纤维蛋白，注意输注速度，观察不良反应。

（6）皮肤护理：严格无菌操作，各种治疗集中进行，尽量减少穿刺次数，选用小针头，注射局部应延长压迫时间（>10min）。尽量避免肌内注射、皮下注射。穿刺或注射部位易出血不止，操作后适当延长压迫时间至出血停止。

（7）管路护理：建立两条以上的静脉通道。

（8）并发症护理

1）溶血性贫血：密切观察体温变化，注意有无寒战、高热、头痛、血红蛋白尿、黄疸，如有以上变化应通知医师，明确是否为溶血性黄疸并做好相关护理。注意尿色及酸碱度、尿量等改变。

2）休克：定时测量血压、脉搏，并注意皮肤、甲床等处的微循环变化，若患儿出现面色苍白、脉搏细弱、皮肤湿冷、神志淡漠等表现，提示休克的发生。出现休克时应密切观察血压，留置尿管，观察尿量，注意保暖，建立有效的静脉通道，保持输液通畅。

（9）健康教育：向家长讲解疾病相关知识，缓解家长焦虑情绪。解释反复实验室检查的目的，以取得配合。

2. 关键点

（1）治疗原发病，去除激发弥散性血管内凝血的因素是治疗弥散性血管内凝血最关键的环节。

（2）及时准确输注肝素，保证药物疗效并观察用药反应。

（3）皮肤护理：尽量减少穿刺，避免肌内注射、皮下注射。穿刺或注射部位易出血不止，操作后应适当延长压迫时间至出血停止。

【弥散性血管内凝血相关知识】

（一）概述

弥散性血管内凝血（disseminated intravascular coagulation, DIC）是一种不同原因引起的，以全身性血管内凝血系统激活为特征的获得性综合征。其特点是大量微血栓形成，继发性广泛出血及重要脏器发生器质性变化。

（二）病因

1. 孕母因素 重度妊娠高血压。

2. 胎盘和脐带因素　胎盘早剥、前置胎盘。

3. 分娩因素　窒息、胎粪吸入。

4. 胎儿因素　肺透明膜病、新生儿溶血症、颅内出血、生后感染、新生儿硬肿症等。

（三）临床表现

1. 出血　是最常见的症状，也是诊断 DIC 的主要依据之一。常见皮肤瘀斑、脐残端及穿刺点渗血、消化道或泌尿道出血、肺出血。个别见广泛内脏出血及颅内出血，出血多不止。

2. 休克　由于广泛微血栓形成，回心血量和心排血量不足，血压下降，出现休克。休克又加重 DIC，两者形成恶性循环。

3. 栓塞　受累器官（肾、肝、肺、消化道等）缺血、缺氧而致功能障碍，甚至器质性坏死，临床上可出现肝、肾衰竭，呼吸窘迫、惊厥、昏迷、肺出血、消化道出血、皮肤瘀斑或坏死。

4. 溶血　由于微血管内广泛凝血所产生纤维蛋白丝与红细胞膜相互作用，使红细胞变形受损，甚至破裂发生溶血性贫血（又称微血管病性溶血性贫血）。急性溶血时可见血红蛋白尿、黄疸、发热等。

（四）辅助检查

1. 血常规　①血涂片检查可见红细胞呈盔形、三角形、扭曲形及红细胞碎片。网织红细胞增多。②血小板计数 $<100 \times 10^9/L$，严重时 $<50 \times 10^9/L$，常较早出现。

2. 凝血时间　①凝血时间（试管法）：正常为 7~12min，在 DIC 高凝期缩短 ≤6min。②PT：新生儿 DIC 诊断标准，日龄 4d 内 ≥20s，日龄 5d 内 ≥15s。③APTT：正常 37~45s，>45s 可作为 DIC 的诊断标准。④纤维蛋白原测定：新生儿正常值 <160mg 有参考价值。

3. 纤溶检查　①血浆凝血酶时间（thrombin time, TT）延长，新生儿正常值为 19~44s，比对照 >3s 有意义。②血浆鱼精蛋白副凝（3P）试验：24h 后阳性有意义，但 3P 试验阴性不能排除 DIC。③血清纤维蛋白降解产物（fibrin degradation product, FDP）增高，FDP>20μg/ml。

（五）诊断标准

1. 存在易引起 DIC 的基础疾病。

2. 有下列两项以上临床表现者　①多发性出血倾向，不易用原发病解释的微循环衰竭或休克。②多发性微血管栓塞的症状和体征，如皮肤、皮下、黏膜栓塞坏死及早期出现的肾、肺、脑等脏器功能不全，抗凝治疗有效。

3. 实验室检查　下列三项以上异常者：①血小板 $<100 \times 10^9/L$ 或进行性降低，或下列两项以上血小板活化分子标志物血浆水平增高：β 血小板球蛋白（β-TG）；血小板因子（PF_4）；血栓烷 B_2（TXB_2）；血小板颗粒膜蛋白 -140（P- 选择素，GMP-140）。②纤维蛋白原 <1.5g/L 或进行性减少或高于 4g/L。③3P 试验阳性或 FDP>20mg/L。④凝血酶原时间缩短或延长 3s 以上或呈动态变化或 APTT 缩短或延长 10s 以上。⑤抗凝血酶Ⅲ（AT-Ⅲ）含量及活性降低。⑥优球蛋白溶解时间缩短或纤维蛋白溶酶原减少或活性降低。⑦（凝血因子Ⅷ：C）活性 <50%。⑧血浆内皮素 -1（ET-1）含量 >80pg/ml 或血浆血栓调节蛋白（TM）增高。患有严重疾病的新生儿出现自发性出血如胃肠出血、血尿、穿刺部位持续渗血或血止住后又重新出血；组织、器官有栓塞的表现；出现溶血性黄疸、血红蛋白尿或休克等的基础上，加上上述实验室检查指标中三项阳性可疑为 DIC，四项指标阳性可确诊。

（六）治疗

1. 病因治疗　治疗原发病，去除激发 DIC 的因素，如缺氧、酸中毒、低体温、感染和休克等是治疗 DIC 最关键的环节。

2. 改善微循环和纠正水电解质紊乱 是阻止微循环内凝血的重要措施。目前扩容推荐生理盐水 20ml/kg 于 30~60min 内快速输入,然后视病情以 10~20ml/kg 分批进行重复输液,但总量不超过 60ml/kg。

3. 抗凝治疗 目的是阻断血管内凝血的进展。临床上常用肝素疗法,肝素可用于持续静脉点滴,滴速为 15U/(kg·h);或使用 80~100U/kg 皮下注射,每 4~6h 给药一次,每次用药前应测定凝血时间(试管法),以不超过 20~25min 为准。若凝血时间超过 30min 且出血加重者,应立即停用肝素,如出血明显,可用鱼精蛋白中和。1mg 鱼精蛋白中和 1mg 肝素,肝素治疗有效者。

4. 替代治疗 替代治疗则是以控制出血风险和临床活动性出血为目的,包括输入新鲜冰冻血浆、血小板等血液制品。

【弥散性血管内凝血复习题】

A1 型题

1. 弥散性血管内凝血指的是(E)

A. 心、肝、肾等重要器官中有较多的血栓形成

B. 全身小动脉内有广泛性的血栓形成

C. 全身小静脉内有广泛的血栓形成

D. 小动脉和小静脉内均有广泛性的血栓形成

E. 微循环内有广泛的微血栓形成

A2 型题

2. 患儿,男,G_1P_1,母孕 38 周$^{+2/7}$,顺产娩出,无脐带绕颈,羊水清,出生时 Apgar 评分 1min 为 10 分,5min 为 10 分,出生后第 2d,一般情况好,脐部残端出现渗血。患儿采用吸收性明胶海绵止血效果不佳,怀疑发生 DIC,以下可确诊 DIC 的检查是(E)

A. 血小板 $<100 \times 10^9$/L 或进行性降低

B. 纤维蛋白原 <1.5g/L 或进行性减少或高于 4g/L

C. 3P 试验阳性或 FDP>20mg/L

D. 以上检查两项以上异常者可确诊

E. 以上检查三项以上异常者可确诊

A3/A4 型题

(3~4 题共用题干)

患儿,男,G_2P_2,母孕 38 周$^{+3/7}$,因前置胎盘予剖宫产分娩,生后不久出现呼吸困难、呕吐及血尿情况。

3. 以下**不属于**发生 DIC 的产科因素是(A)

A. 脐带延迟结扎   B. 胎盘早期剥离

C. 严重妊娠高血压   D. 前置胎盘

E. 羊水栓塞

4. 具有出现 DIC 及肺出血特点的疾病是(A)

A. 新生儿寒冷损伤综合征   B. 颅内出血

C. 新生儿水肿   D. 新生儿皮下坏疽

E. 新生儿贫血

（5~7 题共用题干）

患儿，女，G_1P_1，母孕 36 周$^{+1/7}$，于家中急产，自然分娩。出生时面色发绀、四肢凉、吃奶差、哭声小，入院查体：体温不升，反应低下，哭声弱，面色苍白，皮肤薄嫩，口周青紫，小腿外侧皮肤红有硬肿。入院第 2d 出现低血压，实验室检查：凝血酶原时间（PT）：21s，凝血活酶时间（APTT）：46s，纤维蛋白原测定：1.98g/L。

5. 该患儿最可能发生了（C）

A. 颅内出血　　　　　　　　　　　　B. 新生儿红细胞增多症

C. 弥散性血管内凝血　　　　　　　　D. 新生儿出血症

E. 新生儿溶血病

6. 该患儿患病的高危因素是（A）

A. 新生儿寒冷损伤综合征　　　　　　B. 感染

C. 新生儿窒息　　　　　　　　　　　D. 新生儿溶血病

E. 颅内出血

7. 患儿诊断 DIC，给予抗凝治疗，以下描述**错误**的是（D）

A. 目的是阻断血管内凝血的进展

B. 常用肝素疗法，持续静脉点滴，滴速 15U/（kg·h）

C. 肝素每 4~6h 给药一次，每次用药前测定凝血时间（试管法）

D. 凝血时间超过 25min 且出血加重者，应立即停用肝素

E. 如出血明显，可用鱼精蛋白中和

（李素萍）

第十节　营养代谢和内分泌系统疾病护理

　　机体维持水、电解质、酸碱度和渗透压的正常主要依赖于神经、内分泌系统、肺、肾等器官的正常调节功能。新生儿极易受疾病和外界环境的影响而发生体液平衡失调，如处理不当或不及时，可危及生命。

　　内分泌系统的主要功能是促进和协调人体生长发育、性成熟和生殖等生命过程。在正常生理状态时，各种激素在下丘脑 – 垂体 – 靶腺轴的各种反馈机制及其相互之间的调节作用而处于动态平衡状态。因某种原因导致激素的合成、释放、调节及靶细胞的反应出现异常时，均可导致内分泌疾病的发生。由于内分泌功能与生长发育密切相关，其功能障碍常导致生长迟缓、性分化异常和激素功能异常，严重影响新生儿体格和智能发育，易造成残疾，甚至死亡。因此，对于新生儿内分泌系统疾病应及早关注，早期发现、早期诊断、早期治疗及护理。

一、新生儿糖代谢紊乱

【案例分析】

典 型 案 例

患儿,男,生后1d,体重5 400g,因"血糖低1d",由县医院转运入NICU。患儿系母孕37周$^{+2/7}$,母孕期尿糖偏高,孕中期有甲状腺功能减退史,自行口服优甲乐治疗。患儿出生后血糖0.9mmol/L,给予"10%葡萄糖静推"对症处理后,血糖上升至2.2mmol/L,立即由120转运入我科。查体:巨大儿貌,呼吸平稳,经皮血氧饱和度为93%,前囟平坦,张力不高,大小约1.5cm×1.5cm,生后Apgar评分1min为9分。

1. 预防低血糖发生和治疗无症状低血糖的首要策略是什么?

2. 持续低血糖引起的脑损伤表现有哪些?

（一）入院处置

1. 护理要点

（1）病情观察:观察生命体征及低血糖表现。

（2）监测血糖:实时监测血糖,遵医嘱采取临床干预。

（3）实验室检查:协助医生完成血生化标本的采集和送检,如血糖、胰岛素、皮质醇、血气分析等。

（4）喂养管理:尽早开奶或人工喂养,保证营养摄入、糖分供给。

2. 关键点 建立静脉通路:遵医嘱及时准确输注药物,纠正低血糖。

（二）住院护理

1. 护理要点

（1）病情观察:出现烦躁、激惹、抽搐、萎靡、肌张力降低、喂养不耐受、哭声无力或高调、呼吸增快、发绀、呼吸暂停、心率增快等症状时需监测血糖。症状性低血糖临床表现尚无特异性,主要以呼吸、神经系统为主,且低血糖症状的出现与血糖数值无显著相关。任何时候床旁血糖<2.6mmol/L都应及时通知医生,积极处理。

（2）风险筛查:高危新生儿及有低血糖临床表现的患儿均应及时进行血糖监测。下列情况应进行筛查:①存在低血糖高危因素。②患病新生儿。③不能解释的异常症状和体征,可能与低血糖有关。注意:纸片法血糖结果应经静脉血检查证实（血气分析或化验室生化检查）。对低血糖高危新生儿进行密切监测,早期识别、早期干预仍是目前最好的管理策略。尽早开奶或人工喂养是预防低血糖发生和治疗无症状低血糖的首要策略。世界卫生组织推荐,高危新生儿应在出生后1h内开始喂养,早产儿和小于胎龄儿应每2~3h喂养一次,出生后最初24h应在每次喂养前及喂养后30min监测血糖,按需哺乳无须严格限定时间。

（3）监测血糖:生后1h开始床旁监测,如果母亲确诊为胰岛素依赖性糖尿病或患儿为小于胎龄儿或大于胎龄儿,床旁血糖监测如下:最少Q1h,如果连续3次Q1h测血糖>2.2mmol/L,可改为Q2h;如果连续3次Q2h测血糖>2.2mmol/L,可改为Q3h~Q6h和必要时测量直到第一个24h结束。如果母亲的妊娠合并糖尿病经饮食控制,床旁血糖仪监测如下:

Q2h，如果连续 4 次 Q2h 测血糖 >2.2mmol/L，可改为 Q4h 和必要时测量直到第一个 24h 结束；遵医嘱测量血清葡萄糖（送检实验室）。一旦患儿血清血糖 <2.6mmol/L，则需立即进行临床干预。

（4）建立静脉通路：根据低血糖严重程度、疾病病情进展情况及时选择合适的输液工具。尤其当患儿需要输注高浓度葡萄糖才能维持血糖水平时（葡萄糖浓度 >12.5%），有条件者尽早建立中心静脉通路，以防止液体渗透压过高、静脉输注速度过快而导致血管损伤外渗，造成机体局部皮下组织坏死、瘢痕形成。输液过程中密切观察输注部位有无肿胀、输液泵速度是否精准，杜绝一切医源性低血糖的发生。

（5）健康教育：对有高危因素的患儿家长，应积极做好解释工作，告知家长低血糖发生的原因及预后。新生儿低血糖的预后与低血糖持续时间、发作次数、严重程度及潜在病因有关。有症状的、持续的、发生在高危新生儿中的低血糖易引起脑损伤，通常表现为脑瘫、智力低下、视觉障碍、惊厥、小头畸形等。无症状性低血糖的预后目前仍没有一致结论，需要定期随访。

2. 关键点

用药护理：无症状者静脉滴注 10% 葡萄糖 6~8mg/（kg·min），用后 15~30min 床旁血糖仪监测；无效可增至 8~10mg/（kg·min）。有症状者静脉推注 10% 葡萄糖 2ml/kg，继之以 6~8mg/（kg·min）静脉滴注；无效可增加葡萄糖滴速，每次增加 2mg/（kg·min），最大至 12mg/（kg·min）。葡萄糖输注应在症状消失和血糖正常后 24~48h 停用。若血糖仍不能维持正常水平，可加用肾上腺皮质激素，顽固性低血糖则可加用胰高血糖素治疗。使用胰高血糖素时需与常规补液分开，且必须使用推注泵匀速输注，以免高血糖素浓度不稳定而造成血糖波动。

【新生儿低血糖症相关知识】

（一）概述

新生儿低血糖症（hypoglycemia）是指血糖低于正常新生儿的最低血糖值。多数新生儿生后数小时内血糖降低，足月儿通过动员和利用其他原料代替葡萄糖，但部分新生儿可出现持续或进行性血糖降低。低血糖使脑组织失去基本能量来源，无法进行代谢和生理活动，严重者导致神经系统后遗症。低血糖新生儿常同时伴随其他临床异常，早产儿和胎儿宫内生长受限（intrauterine growth retardation，IUGR），患儿大脑内葡萄糖替代物少，如伴有红细胞增多症、高黏滞血症及低血压等使心排血量降低的疾病会使脑血流量减少、葡萄糖向脑内转移速度降低；缺氧缺血性神经损伤可同时伴有低血糖。新生儿低血糖的界限值尚存争议，目前多主张不论胎龄和日龄，全血血糖 <2.2mmol/L（<40mg/d），血浆糖 <2.2~2.5mmol/L（<40~45mg/d）作为诊断标准，而低于 2.6mmol/L（47mg/d）为临床需要处理的界限值。

（二）病因

1. 糖原和脂肪贮存不足　胎儿肝糖原贮备主要发生在出生前 4~8 周，胎儿棕色脂肪的分化从胎龄 26~30 周开始，延续至生后 2~3 周。早产儿和小于胎龄儿贮存量少，生后代谢所需能量又相对高，易发生低血糖症。

2. 耗糖过多　新生儿患严重疾病如窒息、呼吸窘迫综合征、硬肿症和败血症等易发生低血糖。应激状态常伴有：①代谢率增加；②缺氧；③低体温；④摄入减少。

3. 高胰岛素血症　暂时性高胰岛素血症常见于母亲患糖尿病的婴儿，这些婴儿有丰富的糖原和脂肪贮备,母孕期血糖高,胎儿血糖随之增高,胎儿胰岛细胞代偿性增生,胰岛素增加,胰岛素 – 血糖激素分泌失衡及生后来自母亲的糖原中断,可致低血糖。

4. 内分泌和代谢性疾病 新生儿半乳糖血症时因血中半乳糖增加,葡萄糖相应减少。糖原贮积症患儿糖原分解减少,血中葡萄糖量低。亮氨酸过敏的新生儿,母亲乳汁中的亮氨酸可使新生儿胰岛素增加。其他如脑垂体、甲状腺或肾上腺先天性功能不全也可影响糖含量。

5. 遗传代谢及其他疾病 偶尔可见。

（三）临床表现

新生儿低血糖常缺乏典型症状,相同血糖水平的患儿症状可能差异很大,原因尚不明。无症状低血糖较症状低血糖多 10~20 倍。症状和体征常非特异性,多出现在生后数小时至 1 周内或伴发于其他疾病过程中而被掩盖,主要表现包括轻至重度的意识改变如嗜睡或昏迷,兴奋性高,刺激无反应,常随摄入葡萄糖很快逆转。疾病程度取决于低血糖持续时间及发生频率,严重者可发生低血糖脑病,表现为少动、尖叫、喂养困难、低体温、惊厥、昏迷、呼吸抑制、呼吸暂停、青紫及肌张力降低;最严重者见于严重、持续低血糖晚期,尽管提供外源性葡萄糖使血糖正常,但临床症状及体征很难快速恢复,多有神经系统后遗症。

（四）诊断标准

主要根据病史、临床表现、血糖确诊。

1. 病史 母亲糖尿病史或妊娠高血压疾病史;患儿有红细胞增多症、ABO 或 Rh 血型不合溶血病、围生期窒息、感染、硬肿症、RDS 等,特别是早产儿、SGA 以及肠内喂养延迟、摄入量不足等情况。

2. 临床表现 有上述临床表现,特别是经滴注葡萄糖液症状好转者或具有无原因解释的神经系统症状、体征患儿均应考虑本症。

3. 血糖及其他检查 血糖测定是确诊和早期发现本症的主要手段。生后 1h 内应监测血糖。对有可能发生低血糖（如 SGA）的高危患儿,于生后第 3h、6h、12h、24h 监测血糖。其他血液学检测如血胰岛素（血胰岛素/血糖比值）、皮质醇、生长激素、促肾上腺皮质激素（adrenocorticotropic hormone, ACTH）、甲状腺功能、血及尿氨基酸、遗传代谢病检测等。诊断不明确者根据需要查血型、血红蛋白、血钙、血镁、尿常规与酮体,必要时做脑脊液、X 线胸片、心电图或超声心动图等检查。

（五）治疗

新生儿血糖的监测及低血糖的早期治疗对防止神经系统损伤有重要作用。

1. 血糖管理 对可能发生低血糖者应从生后 1h 即开始喂奶（或鼻饲）,可喂母乳或婴儿配方奶,24h 内每 2h 喂一次。如血糖低于需要处理的界限值 2.6mmol/L,患儿无症状,应静脉点滴葡萄糖液 6~8mg/（kg·min）,每小时监测微量血糖一次,直至血糖正常后逐渐减少至停止输注葡萄糖。如血糖低于界限值,患儿有症状,应立即静脉注射 10% 葡萄糖液 2ml/kg,速度为 1ml/min。随后继续滴入 10% 葡萄糖液 6~8mg/（kg·min）。如经上述处理,低血糖不缓解,则逐渐增加输注葡萄糖量至 10~12mg/（kg·min）。外周静脉输注葡萄糖的最大浓度为 12.5%,如超过此浓度应经中心静脉导管输液。治疗期间每小时监测微量血糖一次,每 2~4h 监测静脉血糖,如症状消失,血糖维持正常 12~24h,逐渐减少至停止输注葡萄糖,并及时喂奶。出生 24~48h 后溶液中应给生理需要量的氯化钠和氯化钾。

2. 激素治疗 如用上述方法补充葡萄糖仍不能维持血糖正常水平,可加用氢化可的松 5mg/(kg·d)静脉滴注,至症状消失、血糖恢复后24~48h停止,激素疗法可持续数日至1周。

3. 持续性低血糖 可用胰高血糖素(glucagon)0.025~0.2mg/kg肌注,必要时6h后重复应用。同时进一步检查除外高胰岛素血症,必要时应用二氮嗪和生长抑素。

4. 治疗原发病 如半乳糖血症患儿应完全停止乳类食品,代以不含乳糖食品;亮氨酸过敏患儿,应限制蛋白质;糖原贮积症患儿应昼夜喂奶;先天性果糖不耐受症应限制蔗糖及水果汁等摄入。

【新生儿高胰岛素血症相关知识】

（一）概述

新生儿高胰岛素血症(hyperinsulinism, HI)是新生儿期顽固性低血糖的最常见原因,可以是暂时性也可以是持续性(先天性)。暂时性高胰岛素血症往往继发于糖尿病母亲婴儿和IUGR的新生儿,而先天性高胰岛素血症(congenital hyperinsulinism, CHI)是一组具有遗传异质性和临床表现异质性的综合征。

（二）病因

CHI是胰腺β细胞分泌胰岛素失调的结果,根据其病理生理学可以分成"离子通道病"和"代谢病"两类。离子通道病是指胰腺β细胞三磷酸腺苷(adenosine triphosphate, ATP)敏感钾通道缺陷导致胰岛素不受调节的异常分泌;代谢病是指β细胞内信号分子浓度的改变如ATP/腺苷二磷酸(adenosine diphosphate, ADP)的改变或中间代谢产物的堆积所致的胰岛素异常分泌。

（三）临床表现

1. 高胰岛素血症的临床特点 随病因不同临床表现各异。典型CHI可在出生后数天内起病,表现为症状性低血糖,可以为非特异性低血糖表现如喂养困难、嗜睡、烦躁不安或出现惊厥、昏迷等症状。轻症CHI则起病较晚(婴儿期甚至儿童期)。低血糖往往是持续性,只有给予高浓度的葡萄糖输注才能维持正常血糖值。一些患儿表现为巨大儿,表明出生前已经受到高胰岛素血症的影响,但不是巨大儿也不能除外CHI诊断。一些CHI患儿具有轻微的特殊面容如前额突出、小鼻梁、四方脸等,特殊面容的原因尚不清楚。

2. 新生儿期低血糖与脑损伤 来自动物(包括灵长类)的实验研究以及人类新生儿神经病理学和神经影像学的研究均显示:严重的持续性新生儿低血糖既可损伤大脑皮质的神经元,也可损伤皮质下白质的胶质细胞,特别是后部的顶-枕部区域;尽管偶尔也可损害丘脑和基底节,但与缺氧缺血性脑损伤中所见的选择性边缘带或矢状旁区的损害明显不同。常见的神经学后遗症包括脑瘫、智力低下、视觉障碍、惊厥和小头。

（四）诊断标准

诊断继发于胰岛素高分泌的低血糖有一定难度,确诊需要证实在症状性低血糖的同时有不恰当的胰岛素水平升高。由于胰岛素的分泌是脉冲式的,因此,在诊断时可能需要多次测定胰岛素水平。

1. 新生儿期反复的低血糖发作 多为严重低血糖,甚至<1mmol/L或不能测出。

2. 绝对或相对持续高胰岛素血症 如低血糖时空腹血胰岛素>10U/L;血糖0.6~0.8mmol/L,血胰岛素>5U/L;血胰岛素(单位U/L)/血糖(单位mg/dl)比值>0.3;注射胰高血糖素1mg(静脉或肌注)后0.5h,血胰岛素>80U/L等,都提示高胰岛素血症。

3. 低血糖时无酮症。

4. 静脉输注葡萄糖需要 ≥8mg/（kg·min）才能维持血糖正常。

5. 影像学检查无异常改变。

（五）治疗

1. 治疗原则 包括基本的饮食管理、药物治疗及手术治疗三个方面。治疗的目标是：预防低血糖脑损伤的发生、建立正常喂养方式（包括喂养途径、喂养内容、喂养量和喂养频率等），确保能够耐饥饿状态而不产生低血糖且保证患儿的正常发育。

2. 营养支持 对高胰岛素血症的第一线治疗是尽快通过静脉输注葡萄糖，维持血糖正常。当肠道喂养开始后，可以逐渐降低葡萄糖输注速度，并在每次喂养之前监测血糖水平。如果在正常的喂养方案期间仍有低血糖发生，可以缩短喂养的间隔，增加喂养次数或持续夜间喂养。

3. 药物治疗 当患儿需要葡萄糖输注速率 >10mg/（kg·min）才能维持血糖水平正常时，可以开始药物治疗（表 3-12）。

表 3-12 先天性高胰岛素血症常用药物

药物	给药途径	剂量	作用机制	不良反应
二氮嗪	口服	5~20mg/（kg·d），分 3 次使用	K^+-ATP 通道拟似剂	常见：水潴留、多毛症 不常见：高尿酸血症、粒细胞减少、低血压
氯噻嗪	口服	7~10mg/（kg·d），分 2 次使用	激活 K^+-ATP 通道，与二氮嗪产生协同作用	低钠、低钾血症
尼莫地平	口服	0.25~2.5mg/（kg·d），分 3 次使用	钙离子通道拮抗剂	低血压（不多见）
高血糖素	皮下或静注	1~20μg/（kg·h）	通过 G 蛋白偶联受体激活 cAMP，增加糖原分解和糖的异生	恶心、呕吐，高剂量促使胰岛素分泌，皮疹等
奥曲肽	持续静滴 6~8h，皮下注射	5~25μg/（kg·h）	对 β 细胞多方面的作用：激活生长抑素受体、抑制胰岛素分泌、抑制钙离子移动和乙酰胆碱活性等	胃肠道：厌食、恶心、腹痛、腹泻、胆石症 内分泌：抑制 GH、TSH、ACTH、胰高糖素，生长抑制

4. 手术治疗 绝大多数 CHI 患儿都可通过上述内科治疗使病情稳定，如果内科治疗失败，则可能需要外科手术切除部分胰腺。

【新生儿高血糖症相关知识】

（一）概述

新生儿高血糖症（hyperglycemia）多以全血血糖 >7mmol/L（125mg/dl）或血浆血糖 >8mmol/L（145mg/dl）作为诊断标准，多见于早产儿。

（二）病因

1. 血糖调节功能不成熟、对糖耐受力低 新生儿尤其早产儿、SGA 缺乏成人所具有的

Staub-Traugott 效应（即重复输入葡萄糖后血糖水平递降和葡萄糖的消失率加快），与胰岛素 β 细胞功能不完善、对输入葡萄糖反应不灵敏和胰岛素的活性较差有关，因而葡萄糖清除率较低。胎龄、体重、生后日龄越小，此特点越明显，生后第 1d 葡萄糖清除率最低。体重 <1 000g 者甚至不能耐受葡萄糖 5~6mg/（kg·min）的输注速度。

2. 疾病影响　在应激状态下，如处于窒息、感染或寒冷的新生儿易发生高血糖。监测低体温硬肿病患儿的静脉葡萄糖耐量曲线（intravenous glucose tolerance test, IVGTT）并计算其葡萄糖清除率，显示低体温组比正常体温组及恢复期组的 IVGTT 下降缓慢，葡萄糖清除率低。这与应激状态下胰岛反应差、分泌减少或受体器官对胰岛素的敏感性下降，儿茶酚胺分泌增加，血中高血糖素、皮质醇类物质水平增高，糖原异生的作用增强等有关。中枢神经系统损害影响血糖的调节机制尚不十分清楚，可能系下丘脑 – 垂体功能受损，使糖的神经、内分泌调节功能紊乱所致。

3. 医源性高血糖　常见于早产儿，由于补液时输入葡萄糖量过多、速度过快，母亲分娩前短时间内应用糖和糖皮质激素，以及婴儿在产房复苏时应用高渗葡萄糖、肾上腺素及长期应用糖皮质激素等药物所致。

4. 新生儿暂时性糖尿病　又称新生儿假性糖尿病，其病因和发病机制尚不十分清楚，认为与胰岛 β 细胞暂时性功能低下有关。有报道血中胰岛素水平低下，恢复后即上升。约 1/3 患儿家族中有糖尿病患者。多见于 SGA，多在出生 6 周内发病，病程呈暂时性，血糖常高于 14mmol/L，出现消瘦、脱水和尿糖阳性，尿酮体常为阴性或弱阳性。治愈后不复发，不同于真性糖尿病。

5. 真性糖尿病　新生儿少见。

（三）临床表现

高血糖不严重者无临床症状，血糖显著增高或持续时间长的患儿可发生高渗血症、高渗性利尿，出现脱水、烦躁、多尿等。患儿呈特殊面貌，眼闭合不严，伴惊恐状。体重下降，血浆渗透压增高。新生儿颅内血管壁发育较差，出现严重高渗血症时，颅内血管扩张，甚至发生颅内出血。

血糖增高时常伴有糖尿。医源性高血糖时糖尿是暂时性和轻度，暂时性糖尿病的糖尿可持续数周或数月。除真性糖尿病外，医源性高血糖或暂时性糖尿病尿酮体常为阴性或弱阳性。伴发酮症酸中毒者较少见。

（四）诊断标准

由于新生儿高血糖症常无特殊临床表现，诊断主要依据血糖和尿糖监测，但应及时查清引起血糖增高的原因。

（五）治疗

1. 输液管理　医源性高血糖症应根据病情暂时停用或减少葡萄糖入量，严格控制输液速度，并监测血糖、尿糖。肠道外营养应从葡萄糖的基础量开始，逐步增加。胎龄 32~34 周的早产儿应每天增加基础量的 1%，较大早产儿和足月儿每天增加基础量的 2.5%。胃肠道外营养应同时加用氨基酸溶液和脂肪乳，以减少葡萄糖用量。

2. 维持水电解质稳定　重症高血糖症伴有明显脱水表现应及时补充电解质溶液，以迅速纠正血浆电解质紊乱状况，并降低血糖浓度和减少糖尿。

3. 胰岛素使用　当葡萄糖浓度已经降低至 5%，葡萄糖输注速度降低至 4mg/（kg·min）

时,空腹血糖浓度 >14mmol/L、尿糖阳性或高血糖持续不见好转时可试用胰岛素,具体剂量及用法如下:

（1）间歇胰岛素输注:0.05~0.1U/kg,每 4~6h 一次,必要时,通过输液泵输注。

（2）持续胰岛素滴注:滴注速度 0.01~0.2U/（kg·h）,通常开始剂量 0.05U/（kg·h）,新生儿对胰岛素输注极为敏感,应每 30min 监测一次血糖,以调节胰岛素的滴注速度,直至稳定;如果血糖水平仍然 >10mmol/L,增加滴注速率 0.1U/（kg·h）;如果发生低血糖,停止胰岛素滴注,并静脉注射一次 10% 葡萄糖 2mg/kg。

（3）皮下注射胰岛素现已很少应用（新生儿糖尿病除外）。

（4）胰岛素滴注期间,每 6h 监测血钾水平。

4. 持续高血糖,尿酮体阳性,应做血气监测,及时纠正酮症酸中毒。

5. **同时去除病因**　治疗原发病如停用激素、纠正缺氧、恢复体温、控制感染、抗休克等。

【新生儿糖代谢紊乱复习题】

A1 型题

1. 关于新生儿糖代谢紊乱,下列表述**不正确**的是（A）

A. 新生儿低血糖的界限值尚存争议,多以全血血糖 <2.6mmol/L,血浆糖 <2.2mmol/L 作为诊断标准

B. 对有可能发生低血糖的高危患儿,于生后第 3h、6h、12h、24h 监测血糖

C. 对可能发生低血糖者应从生后 1h 即开始喂奶 / 鼻饲,24h 内每 2h 喂一次

D. 新生儿高血糖症多以全血血糖 >7mmol/L 或血浆血糖 >8mmol/L 作为诊断标准

E. 任何时候床旁血糖 <2.6mmol/L 都应及时通知医生,积极处理

A2 型题

2. 患儿,女,4 500g,患儿母亲妊娠期糖尿病,生后 1h 采集末梢血监测血糖:1.0mmol/L,外周静脉持续输注一定浓度的葡萄糖的情况下,血糖仍低于正常值,此类患儿极易发生脑损伤,通常表现应**除外**（E）

A. 脑瘫　　　　　　　　　　　　B. 智力低下

C. 惊厥　　　　　　　　　　　　D. 视觉障碍

E. 佝偻病

A3/A4 型题

（3~4 题共用题干）

患儿,女,母孕 33 周,体重 2 000g,生后出现哭声异常,阵发性青紫,肢体抖动,实验室检查:血糖 1.7mmol/L,诊断为新生儿低血糖。

3. 常见的病因是（A）

A. 早产儿　　　　　　　　　　　B. 过期产儿

C. 过渡期新生儿　　　　　　　　D. 足月儿

E. 巨大儿

4. 输入葡萄糖时,主要的护理措施是（E）

A. 防止外伤　　　　　　　　　　B. 注意保暖

C. 给予高蛋白饮食　　　　　　　D. 给予高糖饮食

E. 监测血糖变化

（5~7 题共用题干）

患儿,女,4 500g,生后 4h,患儿母亲妊娠期高血压,因出生时顺产产程不顺利,改为剖宫产娩出,患儿 Apgar 评分 1min 为 4 分,外院转入我科,未开奶,血糖;1.4mmol/L,体温不升。

5. 引起低血糖的病因**不包括**（E）

A. 母亲妊娠高血压　　　　　　　B. 围生期窒息

C. 低体温　　　　　　　　　　　D. 未尽早开奶

E. 巨大儿

6. 该患儿经治疗 1 周后,出现喂养困难,呼吸暂停持续发作,可见四肢划船样抽动,患儿的临床表现提示已经发展到（C）

A. 低血糖持续发作　　　　　　　B. 低血糖后遗症期

C. 低血糖脑病　　　　　　　　　D. 持续低血糖晚期

E. 严重低血糖

7. 如果患儿不能经口进食,应立即静脉注入 10% 葡萄糖 2ml/kg,随后继续静脉补充葡萄糖,其速度应为（B）

A. 9~10mg/（kg·min）　　　　　B. 6~8mg/（kg·min）

C. 4~5mg/（kg·min）　　　　　 D. 3~4mg/（kg·min）

E. 1~2mg/（kg·min）

（王巧玲）

二、新生儿电解质代谢紊乱

【案例分析】

典 型 案 例

患儿,男,生后 18d,因"近 2d 出现拒乳、反应差、溢奶"入院,足月娩出,G_1P_1,家长诉患儿近来腹泻,每天 6 次,黄色稀糊状便,尿少,体重不增。查体:脱水貌,皮肤弹性差,P:104 次/min,心音低钝,末梢循环差,哭声弱,肌张力减低,呻吟,呼吸急促,伴口唇发绀,未吸氧下经皮血氧饱和度为 75%。实验室结果:钾 9.38mmol/L、钠 119.5mmol/L、氯 83.0mmol/L、尿素氮 23.0mmol/L。心电图提示:T 波高尖、PR 间期延长、房室传导阻滞。

1. 如何密切观察患儿病情?

2. 新生儿电解质代谢的特点是什么?

（一）入院处置

1. 护理要点

（1）维持体液平衡:建立两条及以上静脉通路。根据医嘱使用葡萄糖酸钙静脉注射,碳酸氢钠静脉推注,必要时可用胰岛素静脉泵入。注意血管通路有效性,避免出现静脉液体外渗和静脉炎,使用胰岛素时监测血糖,积极控制高血钾,以降低发生心律失常的风险。计算失水量补充水分,定时复查血气和电解质,及时调整治疗方案。

（2）病情观察：观察心电监护上心电波形是否存在心律失常，予以 12 导联心电图，早期发现心律失常，复查送检血标本，排除溶血导致的假性高钾血症。监测生命体征，记录出入液量，尤其是尿量。观察患儿神经肌肉症状有无改善，追踪实验室结果。

（3）保暖：将患儿置于辐射台或暖箱保暖。

（4）合理用氧：根据血气分析结果和经皮血氧饱和度调整氧疗方式。

（5）实验室检查：协助医生完成各项检验和监测，动脉血气、血糖、血电解质、血尿素氮等生化指标。

2. 关键点

（1）建立静脉通路时，选择避开关节处的粗大静脉，严禁头皮静脉输入钙剂，防止出现钙剂渗漏。

（2）准确计算出入液量，必要时可用集尿袋收集尿液，以便准确计算尿量。

（3）采集血标本时，注意预防溶血的发生，影响血清钾结果。

（二）住院护理

1. 低钠血症

（1）护理要点

1）维持体液平衡：口服或静脉补充钠，口服可在每顿奶中增加 10%NaCl，静脉补充注意输液速度，不可过快，以免导致脑水肿。

2）病情观察：记录出入液量，监测体重、血清电解质、动脉血气、血浆及尿渗透压、尿钠含量等，随时调整治疗方案；监测生命体征，观察有无脱水症（低渗性脱水）或水肿（稀释性低钠血症），观察神经系统症状，如前囟张力，精神反应，有无惊厥；观察有无外生殖器色素沉着、休克表现（先天性肾上腺皮质增生症）。

（2）关键点：①静脉输液需谨慎，不可输入过多的低渗液体，如葡萄糖或注射用水，严格遵医嘱用药。②从身体较低位置检查水肿，如臀部、会阴部、双足以及枕后。

2. 高钠血症

（1）护理要点：①维持体液平衡：根据医嘱补充水分，限制钠的入量。②预防高钠血症：如极低出生体重儿置入暖箱，给予相对较高湿度，减少不显性失水；应用远红外或光照疗法时应额外补充水分或尽早入暖箱；对于有皮肤破损患儿，应注意保护皮肤，减少失水；应用碳酸氢钠或生理盐水纠酸扩容时，应注意输液速度；超低出生体重儿静脉冲封管液量需谨慎。③病情观察：记录出入液量，监测体重、血清电解质、动脉血气、血浆及尿渗透压、尿钠含量等，随时调整治疗方案；患儿多无特异性临床表现，急性高钠血症在早期可表现为发热、烦躁、嗜睡、昏睡、昏迷、震颤、腱反射亢进、肌张力增高、颈强直、尖叫、惊厥等，重症患儿易发生颅内出血或血栓形成。

（2）关键点：①预防医源性高血钠，减少不显性失水。②静脉补液时，需加强巡视，避免短时间内大量输液。

3. 低钾血症

（1）护理要点

1）维持体液平衡：根据医嘱可口服或静脉补钾。静脉补钾时注意血管通路，防止外渗造成皮下组织坏死。

2）防止并发症：杜绝医源性低钾血症的发生，对可能摄入不足（长期静脉营养）或丢失过多（呕吐、长期胃肠减压、腹泻、应用利尿剂等）需要定期监测血电解质，及时补充。

3）病情观察：记录出入液量，监测体重、血清电解质、动脉血气、血浆及尿渗透压、尿电解质含量等，随时调整治疗方案；重点观察神经肌肉症状（腹胀、肌张力低下）、心电图改变（心电图示 T 波增宽、低平或倒置，出现 U 波，Q-T 延长，S-T 下降等）、心律失常和肾脏损害，一旦发现异常，应积极配合医生处理。

（2）关键点：①见尿补钾，尿量 <1ml/（kg·h）为少尿，尿量 <0.5ml/（kg·h）时为无尿，少尿或无尿时谨慎补钾。②静脉补钾浓度 <40mmol/L（0.3%）。

4. 高钾血症

（1）护理要点

1）用药护理：使用胰岛素时注意监测血糖，及时调节葡萄糖液输注速度；使用葡萄糖酸钙时注意血管通路有效性，避免出现静脉炎；进行肠外营养时尿量正常后可补钾。

2）标本采集正确：采集血标本，避免假性高钾血症，避免血标本溶血，禁止从输注含钾液的静脉内采集血标本。

3）病情观察：记录出入液量，重点是尿量（必要时可留置尿管），血清电解质、动脉血气、血浆及尿渗透压、尿电解质含量等，随时调整治疗方案；重点观察神经肌肉症状（兴奋性降低，精神萎靡、嗜睡、躯干和四肢肌肉无力，严重者呈弛缓性瘫痪，常从下肢开始）、心电图（可见高耸的 T 波、P 波消失或 QRS 波群增宽），一旦发现异常应积极配合医生处理。重度高钾血症（>9mmol/L）可出现 P 波缺失，QRS 波宽大畸形，室速、室颤，心脏停搏。

（2）关键点：①正确采集血标本，保证标本有效性。②危重患儿行心电监测，观察心电图改变。

【新生儿钠、钾代谢紊乱相关知识】

（一）概述

钠是细胞外液主要阳离子，对维持血容量、体重增加和组织增长发挥重要作用。正常血清钠 130~150mmol/L，足月儿每天钠需要量为 1~2mmol/kg，早产儿 3~4mmol/kg。新生儿肾脏调节功能不成熟，肾小球滤过率低，不能耐受过多的水和电解质负荷；肾浓缩功能低，排泄所需水量多，不显性失水相对较大，摄入水量不足或失水增加时易发生代谢产物潴留和高渗性脱水；肾脏稀释功能相对成熟，但肾小球滤过率低，摄入水过多易发生水肿和低钠血症。基于以上原因，新生儿尤其是早产儿水、电解质紊乱较为多见。

钾是主要的细胞内阳离子，在调节细胞的各种功能中起重要作用，细胞内钾约为 150mmol/L，血清钾维持在 3.5~5.5mmol/L。除了钾的绝对含量外，细胞内外钾的比例对维持神经和肌细胞的静息电位是非常重要的。血清钾过低可增加静息电位幅度，使细胞膜超极化，影响去极化；血清钾过高可降低膜电位幅度，使细胞易兴奋，不易复极。每天钾需要量为 1~2mmol/kg，钾的再吸收主要发生在远端小管。钾的肾脏调节与动脉血 pH 有关，代谢性碱中毒时，肾脏分泌钾增多，碳酸氢根进入细胞内，导致低钾血症；代谢性酸中毒时，通过钾 – 氢交换，氢离子进入细胞内，钾移出细胞外，导致高钾血症。消化液含钾较高，丢失过多可造成失钾。新生儿行肠外营养时尿量正常方可补钾。

（二）低钠血症

低钠血症是指血清钠低于 130mmol/L，可由原发性钠丢失、体内水总量增加或由于水和钠的代谢均异常引起。

1. **常见病因**

（1）钠的摄入不足：由于失盐较多且补充低钠液体而出现低钠血症。

（2）钠的丢失过多

1）伴有细胞外液减少的低钠血症有：肾上腺皮质激素缺乏，如先天性肾上腺皮质增生症患儿可出现钠的丢失；肠道液体丢失、胃管引流液较多而未被及时补充、NEC早期、呕吐和长期应用利尿药等。

2）伴有正常细胞外液的低钠血症有：静脉输液过多；由于窒息、颅内出血、人工呼吸机应用、气胸等所致的抗利尿激素失宜分泌综合征（syndrome of inappropriate antidiuretic hormone，SIADH）。

3）伴有细胞外液过多的低钠血症有：败血症伴心排血量减少；坏死性小肠结肠炎后期；充血性心力衰竭、淋巴引流异常和神经肌肉麻痹等。

（3）钠的代谢异常：细胞外液缺钾时，钠由细胞外液进入细胞内，使血钠进一步降低。

（4）早产儿迟发性低钠血症：早产儿生长至6~8周时，由于生长发育快，肾小管对滤过的钠不能有效地重吸收而出现的低钠血症。当母乳中含钠量少或患儿因BPD正在接受利尿治疗时，也易出现低钠血症。

2. **临床表现**　一般当血钠低于125mmol/L时可出现临床表现。伴有细胞外液减少的低钠血症可出现低渗性脱水症状，表现为皮肤弹性差、心率增快、血压降低，严重者可出现休克。伴有细胞外液过多者可出现因脑水肿而伴发的神经系统症状。

3. **诊断**　检测血钠可诊断。伴细胞外液减少者常有体重减轻，脱水症和代谢性酸中毒，尿量减少，尿比重增加；SIADH患儿常出现尿量增加、尿比重增加；伴细胞外液增加的低钠血症常有体重增加和水肿。

4. **治疗**　主要针对原发病，积极去除病因，纠正严重低钠血症的危害。对于细胞外液减少的低钠血症，应尽可能降低钠的进一步丢失；补充钠和水的缺失，然后使钠入量平衡于生理需要量加继续丢失量。对于正常细胞外液的低钠血症，应限制液体入量，但在血钠<120mmol/L或出现神经系统症状时不应限制液体量，此时可Q6h静脉应用呋塞米1mg/kg，同时用3%NaCl液补充钠的丢失，1ml（3%NaCl）=0.5mmol/L（Na^+），直到血钠达到120mmol/L。当血钠>120mmol/L和神经系统症状减轻后可限制液体入量。对于细胞外液过多的低钠血症，主要治疗原发病，限制水钠，改善心功能。对于钠丢失性低钠血症，应在第一个24h给予钠丢失量的2/3，其余在后24h补充。当血钠<120mmol/L时，应用3%NaCl溶液经4~6h纠正，纠正后不适合继续应用高张力NaCl溶液，应在48h内缓慢纠正至正常。

（三）高钠血症

高钠血症是指血清钠>150mmol/L，常为钠过多或水的丢失大于相应的钠排出量所致。严重高钠血症可引起神经系统并发症，可留有严重后遗症，重者死亡。

1. **常见病因**　高钠的原发因素可为钠的入量过多，如静脉内不适当的输入过多盐水，失水大于失盐引起高钠血症。中枢神经系统受损、脑室内出血（intraventricular hemorrhage，IVH）等引起的抗利尿激素（antidiuretic hormone，ADH）分泌、转运和储存异常，亦可发生高钠血症。腹泻所致的消化道水分丢失也可能是原因。与喂养相关的高钠血症，如大量给予浓缩奶可使肾脏的溶质负荷增加，出现渗透性利尿和水的负平衡，最终可导致高钠血症。足月儿因母乳喂养不足所致脱水，或因母亲哺乳频率过低，导致母乳钠浓度上升，可导致新生儿高钠血症。高钠血症不一定是体内总钠增多,如极低出生体重儿在生后 24h 内,高钠血症常为水缺失所致。

2. 临床表现 高钠血症使神经细胞脱水、脑组织皱缩、脑脊液压力下降、颅内小血管充血,易产生破裂,导致颅内出血,最终造成患儿死亡或神经系统后遗症。患儿可有嗜睡、激惹、烦躁、呼吸增快、呕吐、心率增快甚至出现心力衰竭等。严重高钠血症可发生惊厥及昏迷。

3. 诊断 检测血钠可做出诊断。伴细胞外液正常或减少者常有体重减轻、心动过速、低血压和代谢性酸中毒、尿量减少、尿比重增加,但如出现中枢性或肾性尿崩症时尿比重降低。伴细胞外液增加的高钠血症,可有体重增加和水肿,而血压、心率、尿量和尿比重可正常。

4. 治疗 对于细胞外液正常或减少的高钠血症,应增加补水的速度,通过观察细胞外液变化的体征来调整钠入量。纠正高钠血症不可过快,速度应 <1mmol/kg,以免引起脑水肿和惊厥。对于细胞外液增加的高钠血症,通过减少液体中的含钠量来减少钠的摄入,和 / 或限制液体进入速度。大多数高钠血症属于高渗性脱水,治疗常分为两个阶段,在急性阶段常用 10~15ml/kg 等张生理盐水恢复循环容量;在补液阶段,补充其余的游离水缺失和生理需要量,至少经过 48h 均匀补充。

（四）低钾血症

低钾血症是指血清钾 <3.5mmol/L,常可引起心律失常、肠麻痹、肾浓缩功能障碍和新生儿反应低下。

1. 常见病因 低钾血症在临床较为多见,其发生的主要原因有:①钾摄入量不足。②由消化道丢失过多,如呕吐、腹泻、各种引流而未及时补充钾。③肾排出过多,如肾小管性酸中毒、利尿剂的应用等。④钾在体内分布异常,如酸中毒纠正后钾由细胞外液迅速地移入细胞内而产生的低钾血症。⑤各种原因的碱中毒。

2. 临床表现 低钾可引起神经肌肉兴奋性降低,患儿可出现反应低下、腱反射减弱、腹胀或肠麻痹;心率可增快、心音低,常出现心律失常。心电图示 T 波增宽、低平或倒置,出现 U 波,Q-T 延长,S-T 下降等。心律失常包括房性或室性期前收缩、室上性或室性心动过速、心室扑动或心室颤动。患儿可因严重心律失常而猝死。

3. 诊断 检测血清钾 <3.5mmol/L 可诊断。

4. 治疗 首先是治疗原发病,尽可能去除低钾病因,防止血钾进一步丢失。低钾时一般每天可给钾 3mmol/kg,严重低钾者每天可给 4~6mmol/kg。补钾常以静脉输入,需精确计算补充的速度和浓度。因细胞对钾的恢复速度有一定限制,即使在严重低钾时,快速补钾也有潜在危象,包括引起致死性心律失常。故补钾时应多次监测血清钾水平,给予心电监护。

（五）高钾血症

高钾血症是指血清钾 >5.5mmol/L,当血清钾 >6.0mmol/L 时常出现临床症状。血清钾增高常反映体内钾总量过多,但当存在细胞内钾向细胞外液转移的情况时,如酸中毒、溶血等时,体内钾总量亦可正常或降低。

1. 常见病因

（1）钾摄入过多:短期内给予大量补钾或同时伴有肾功能障碍、输血等易发生高钾血症。

（2）肾排钾障碍:①肾衰竭、血容量减少、严重脱水及休克。②肾上腺皮质功能不全,如肾上腺出血。③先天性肾上腺皮质增生症。④保钾类利尿药的长期应用。

（3）钾从细胞内释放或移出：①大量溶血、缺氧和组织损伤、头颅血肿、颅内出血。②酸中毒、休克、低体温等。

（4）其他：极低出生体重儿在生后数天内由于肾小球滤过率低、Na^+-K^+-ATP酶活力低而使细胞内钾向细胞外液转移，可出现非少尿性高钾血症。胎龄<25周的极低出生体重儿在生后48h内有近半数可出现血清钾>6.0mmol/L。

2. 临床表现 心电图检查可见高耸的T波、P波消失或QRS波群增宽、心室颤动及心脏停搏等。心电图的异常与否对决定是否需要治疗有很大帮助。

3. 诊断 当怀疑高钾时应监测血清钾浓度及血气分析,血清钾>5.5mmol/L可诊断。

4. 治疗 一旦确诊,所有含钾补液和口服补钾必须终止,其他隐形的钾来源,如抗生素、肠道外营养等含钾情况也需要注意。

（1）稳定心脏传导系统：补充钠和钙可稳定心脏传导系统。10%葡萄糖酸钙1~2ml/kg,在0.5~1h内缓慢静脉注射,可对抗高钾的心脏毒性作用,但同时需要监测心电图。对同时伴有低钠血症者,可用生理盐水静脉注射。对难治性的心律失常,可应用利多卡因等抗心律失常药物。

（2）稀释或使钾向细胞内转移：对于脱水者,补液常能纠正高血钾。血液碱化能促进细胞的K^+-H^+交换,血液pH增加0.1,血钾降低0.6mmol/L,可静脉应用碳酸氢钠。对于生后3d内,小于34周的早产儿,应尽可能避免快速静脉使用碳酸氢钠,以避免发生IVH。胰岛素能直接刺激细胞膜Na^+-K^+-ATP酶,促进细胞对钾的摄取,可开始用0.05U/kg胰岛素加10%葡萄糖2ml/kg静推,然后以10%葡萄糖2~4ml/kg加胰岛素0.1U/（kg·h）维持。机械通气者可以使用高通气提高血pH,但考虑到对脑的潜在损伤,仅可在紧急情况下使用。

（3）增加钾的排泄：利尿剂可增加钾的排出,常用呋塞米1mg/kg静脉注射。对于少尿或肾脏疾病,上述治疗无效时可用腹膜透析或以新鲜（采血24h内）全血双倍换血治疗,以及连续肾脏替代治疗。

【新生儿低钙血症相关知识】

（一）概述

低钙血症（hypocalcemia）是新生儿期常见的临床疾病,离子钙在凝血、神经肌肉兴奋性、细胞膜完整性及多种细胞酶活性中发挥重要作用。新生儿低钙血症定义为：血清钙<1.8mmol/L（7.0mg/dl）或离子钙<1.0mmol/L（4.0mg/dl）。

钙、磷、镁三者在体内的代谢相互影响又相互联系,共同从肠道吸收,从肾脏排出,三者存在互相竞争的关系。钙摄入增加时,镁吸收减少;过多的磷可减少钙、镁吸收。钙磷镁一半以上在骨骼内,1/3在肌肉和软组织,细胞内镁为细胞外液的10倍。

胎盘能主动向胎儿转运钙、磷和镁,孕期后3个月,胎儿每天可从母体得到钙100~150mg/kg,使胎儿血清钙由孕中期的1.38mmol/L增至足月儿的2.75mmol/L,80%的矿物质在此期积累。分娩后,由于经胎盘提供钙突然终止,出生24~48h内,健康足月儿血清总钙和离子钙浓度会迅速降到2.3mmol/L和1.1mmol/L,早产儿会降到1.8mmol/L。

（二）病因和发病机制

1. 早发性新生儿低钙血症 多于出生2d内出现,常伴有血清镁降低。由于妊娠后期胎盘输入胎儿的钙增加,抑制新生儿甲状旁腺功能,甲状旁腺激素（parathyroid hormone,

PTH）降低使血钙降低。PTH 对骨骼和肠道的有效作用需要维生素 D 的参与,而血中 25-（OH）D$_3$ 水平与胎龄呈正相关,早产儿 25-（OH）D$_3$ 向 1, 25-（OH）$_2$D$_3$ 的转化能力低下,尿磷排出低及靶器官对 PTH 的反应低下,这些均使早产儿更易发生早期低钙血症。各种严重疾病如新生儿窒息、颅内出血、MAS、RDS 等因组织缺氧,磷释放增加,同时钙摄入减少,使血磷增高,血钙降低。新生儿生后早期血中降钙素水平较高,抑制骨骼重吸收钙,增加尿钙、磷的排出而降低血清钙。低钙血症早产儿发生率约为 30%,窒息新生儿发生率约为 35%,糖尿病母亲婴儿发生率约为 17%~32%,极低出生体重儿的发生率约为 90%。

2. **晚发性新生儿低钙血症**　即出生 2d 后发生的低钙血症。人工喂养患儿中磷增加过多,肾小管排磷功能不成熟导致高磷血症是晚发性低钙血症的主要原因。其他原因包括:母亲摄入维生素 D 不足、维生素 D 产生或作用异常;药物如脂肪乳、呋塞米、碳酸氢钠及用枸橼酸钠做抗凝剂换血;肾功能衰竭、休克或败血症、光疗、碱中毒、骨骼疾病或低白蛋白血症等。

3. **新生儿甲状旁腺功能减退所致低钙血症**　①母甲状旁腺功能亢进。②暂时性先天性特发性甲状旁腺功能不全。③永久性甲状旁腺功能不全。

（三）临床表现

新生儿低钙血症无特异性症状及体征,临床表现与钙离子降低程度不相关,体格检查多无异常。主要是神经肌肉兴奋性增高,表现为震颤、易惊、尖叫、惊厥、伸肌张力增高或喉喘鸣;因胃肠道平滑肌痉挛引起严重呕吐、便血或肠梗阻;严重者可出现喉痉挛、呼吸暂停和心功能及心电图异常。晚发性低钙血症多见于全牛奶或羊奶喂养者,活动异常、嗜睡常先于惊厥出现,需与其他疾病相鉴别。

（四）辅助检查

1. **实验室检查**　血清钙、离子钙、磷、镁、PTH 和 25-（OH）D$_3$ 水平,离子钙是生物学活性钙,是评价早期钙状态的重要指标。

2. **心电图**　可见 QT 间期延长,足月儿 >0.19s,早产儿 >0.20s。

（五）诊断标准

血清钙低于 1.8mmol/L（7.0mg/dl）或离子钙低于 1.0mmol/L（4.0mg/dl）。了解喂养史和低钙血症相关的危险因素。

（六）治疗

1. **治疗原则**　静脉补钙可造成不良反应,包括心律不齐、心脏骤停、皮下钙沉积导致皮肤坏死。低钙血症的治疗取决于低血钙的程度及是否有临床症状,无症状早产儿或无其他疾病者不需治疗。

2. 早发性低钙血症至少需要钙剂治疗 72h,晚发性低钙血症需要长期补钙,治疗原发病。患严重疾病（RDS、窒息、感染性休克及 PPHN）,需强心药或血管活性药物治疗的新生儿,应监测离子钙,防止发生低钙血症。

3. **治疗药物**　10% 葡萄糖酸钙（1ml 含元素钙 9.4mg）,每日 45~75mg/kg,静脉缓慢滴注。伴惊厥、手足抽搐或呼吸暂停的严重低钙血症,10% 葡萄糖酸钙每次 1~2ml/kg,以 5% 葡萄糖 1 倍稀释缓慢静脉注射（1ml/min）,必要时可间隔 6~8h 再次给药。在注射钙剂过程中,维持心率在 80 次 /min 以上,由于钙剂注射过程中可导致心律失常或组织坏死,不宜快速静脉推注或经脐血管输入,避免药液外渗。不能经口喂养者,可持续输入 10% 葡萄糖酸钙 5~8ml/(kg·d),如喂养耐受,可将 10% 葡萄糖酸钙静脉输液剂量分 4~6 次口服,直至血钙稳定。对于长期或晚期低钙血症,需口服钙盐 2~4 周,以减少肠道吸收磷,并逐渐停药,维持血钙 2~2.3mmol/L;提倡母乳喂养或使用钙磷比适当的配方奶。

4. 低钙血症同时伴有低镁血症者,单纯补钙不易控制惊厥,甚至会导致血镁更低,应先用镁盐治疗,不仅可使血镁升高,还可使血钙恢复正常。

【新生儿电解质代谢紊乱复习题】

A1 型题

1. 高钾血症是指（A）

A. 血清钾 >5.5mmol/L

B. 血清钾 >6.5mmol/L

C. 血清钾 >3.5mmol/L

D. 血清钾 <3.5mmol/L

E. 血清钾 >7.5mmol/L

A2 型题

2. 患儿,女,28 周,出生体重 1 300g,入院后置于辐射抢救台保暖,呼吸机辅助通气,第 2d 体重 1 130g,血清钠 158mmol/L,尿量正常,高血钠的原因考虑为（B）

A. 液体输入不足,立即静脉补液

B. 不显性失水增多,立即置于相对湿度 90% 以上暖箱内保暖

C. 不显性失水增多,需增加呼吸机湿化

D. 正常的体重下降,不需要处理

E. 肾功能异常,少尿

A3/A4 型题

（3~4 题共用题干）

患儿,男,生后 3d,因"拒乳 1d 入院",出生 1d 后吃奶少,每次 3~5ml,3~4h 喂一次,嗜睡,哭声弱。入院后急查血糖:1.1mmol/L,血清钾:6.0mmol/L,血清钠:128mmol/L,血清钙:1.88mmol/L。

3. 病情观察的重点**不包括**（D）

A. 监测血电解质,定期复查

B. 监测血糖,低血糖时及时处理,静脉补液匀速输入

C. 行心电监测,观察心电图的改变

D. 体温波动情况,有无发热或低体温

E. 喂养情况,有无呕吐、腹胀

4. 静脉治疗时,护理措施**不包括**（A）

A. 行 PICC 置管,保障静脉液体输入

B. 遵医嘱进行静脉治疗,合理安排输液顺序

C. 选择粗大、避开关节处的血管置管

D. 加强巡视,避免发生输液渗漏

E. 监测 24h 出入液量,不平衡时及时处理

（5~6 题共用题干）

患儿,女,生后 7d,因"发现进行性水肿 1d 余"入院,查体:全身水肿,双眼睑、双手足、背部及下肢水肿明显,血气分析中血钠:115mmol/L,血钾:5.5mmol/L,血钙:1.23mmol/L,入

院后小便量少,1.5ml/(kg·h)。

5. 入院时的护理措施**不包括**(C)

A. 评估水肿程度,保护受压部位皮肤,预防压疮

B. 病情观察重点:尿量、水肿进展情况

C. 血钙偏低,首选静脉补钙

D. 准确记录24h出入量,量出为入

E. 选择合适的静脉,尽量不选择下肢静脉,注意鉴别输液渗漏和水肿

6. 该患儿出生第2d肾脏B超结果:双肾实质回声增强,血流灌注减少,双侧输尿管不扩张,双肾集合系统光点群未见明显分离。诊断肾功能衰竭、先天性肾病综合征。患儿水肿进行性加重,持续导尿,无尿,进行腹膜透析。护理措施中正确的是(A)

A. 保持腹腔引流管通畅,妥善固定,透析液加温后输入

B. 腹腔引流不畅时护士可调整引流管的位置

C. 透析液可以用生理盐水替代

D. 腹部伤口部位不需要每日换药消毒

E. 腹膜透析液输入不畅时,护士应及时调整引流管

（王巧玲）

三、先天性甲状腺功能减退症

【案例分析】

典 型 案 例

患儿,男,生后17d,因"呼吸困难伴反复腹胀17d"入院,患儿系 G_2P_2,母孕33周 $^{+5/7}$,出生体重1 800g。因新生儿窒息在当地医院治疗,治疗期间反复呼吸暂停,喂养不耐受,腹胀明显。给予CPAP辅助通气,红霉素改善胃动力,氨茶碱兴奋呼吸,美罗培南抗感染,白蛋白、红细胞等支持对症治疗。为求更好治疗效果转运至NICU。查体:嗜睡、哭声弱,肌张力低,全身皮肤黄染,可见花纹,腹胀、肠鸣音弱,CPAP下动脉血气正常。入院诊断:NEC、肺炎。入院第2d甲状腺功能结果:游离和总 T_3、T_4 低于正常值,TSH增高,补充诊断:甲状腺功能减退症。

1. 先天性甲状腺功能减退症的主要临床表现是什么?

2. 疾病早期诊断的主要方法是什么? 有何重要意义?

（一）入院处置

由于先天性甲状腺功能减退症患儿出生时表现缺乏特异性,大多数因为其他疾病住院治疗时发现,所以入院时护理要点为病情观察和处理其他急症。

（二）住院护理

1. 护理要点

（1）病情观察:患儿症状出现的早晚、轻重与残留的甲状腺组织及甲状腺功能的减退程度有关,先天性无甲状腺患儿可在早期出现症状,甲状腺发育不良者可在生后3~6个月,甚

至数年之后才出现症状。新生儿期主要表现为喂养困难,如腹胀、便秘、吸吮无力等;生理功能低下,如反应差、四肢肌张力低、哭声弱等。

（2）用药护理:患儿需要长期服药数月甚至终身,不能随意中断。甲状腺素片口服时注意剂量准确,每日定时服药,宜空腹时口服。应注意避免药片与豆奶混合或与含铁或钙的制剂混合。

（3）健康教育:本病需要定期复查,长期服药,给予家长疾病相关知识的介绍,如早期治疗,预后良好。指导家长掌握正确的服药剂量和服药时间,不可擅自增减药量或停药;教会家长用温水溶解药物,确保患儿全部服下,如有呕吐,应根据呕吐量适当补充。告知家长定期专科门诊随访,第一个月每周一次,之后每月一次至6个月,然后每3个月一次至2岁。

2. 关键点

（1）尽早诊断:所有新生儿需完善新生儿疾病筛查,早期发现,部分新生儿刚分娩即入住 NICU,护理人员应提醒家长及时完善新生儿疾病筛查项目。如住院期间有喂养困难、嗜睡、腹胀、黄疸时间延长等表现时,应及时检测甲状腺功能,尽早发现及时治疗。

（2）耐心喂养:甲状腺功能减退的新生儿多有吃奶慢,吸吮乏力,应耐心喂养,防止误吸,必要时鼻饲喂养。

【先天性甲状腺功能减退症相关知识】

（一）概述

先天性甲状腺功能减退症（congenital hypothyroidism, CH）又称克汀病（cretinism）或呆小病。由于甲状腺先天缺如、发育不良或甲状腺激素合成途径缺陷而引起者称为散发性甲状腺功能减退。因母孕期饮食中缺碘引起者称为地方性甲状腺功能减退。主要临床表现为体格和精神发育障碍,早期诊断和治疗可防止症状的发生或发展,否则会导致严重的脑损害和智力低下。发生率为 1/4 000~1/2 000,由于大多数患病新生儿出生无症状,新生儿甲状腺功能筛查可以早期识别 CH,早期治疗。

（二）病因和发病机制

1. 散发性甲状腺功能减退症

（1）原发性甲状腺功能减退

1）甲状腺不发育或发育不全:包括甲状腺缺如和发育不良（原位或异位）,发生率约占先天性甲状腺功能减退症患儿的 90%,女孩多见。

2）甲状腺激素合成障碍:又称家族性甲状腺激素合成障碍,发病率仅次于甲状腺发育缺陷,多为常染色体隐性遗传,由于酶的缺陷所致,如碘的摄取和氧化、络氨酸的碘化、碘络氨酸的耦联、甲状腺球蛋白的合成和降解、脱碘等障碍。因甲状腺激素合成及分泌不足,TSH 代偿性分泌增多,甲状腺肿大是特点。

3）甲状腺或靶向器官反应低下:甲状腺对 TSH 不反应（TSH 分泌增多,甲状腺激素分泌减少,甲状腺不增大）或周围组织对甲状腺激素不反应（甲状腺激素分泌增多,TSH 分泌正常或增加,可有甲状腺肿）。

4）暂时性甲状腺功能障碍:分为暂时性甲状腺功能减退、暂时性低甲状腺素血症和低 T_3 综合征。暂时性甲状腺功能减退的共同特点是暂时性甲状腺激素分泌减少,TSH 代偿性分泌增加。主要原因有孕妇长期摄入导致甲状腺肿的药物、孕妇患有自身免疫性甲状腺病如慢性淋巴性甲状腺炎、孕妇碘缺乏以及甲状腺功能发育不成熟,后者多见于早产儿,为暂时性甲状腺对 TSH 的反应低下或甲状腺激素合成障碍所致,可持续数周或数月。暂时性低甲状腺素血症多为早产儿,胎龄越小发生率越高,为下丘脑功能不成熟所致。低 T_3 综合征(正常甲状腺疾病综合征),各种严重的急、慢性疾病,如 RDS、肺炎、败血症或营养不良等,血清 T_3 降低,T_4 正常或降低,血清游离甲状腺素(free thyroxine 4,FT_4)正常或增加,TSH 正常,甲状腺素结合球蛋白(thyroxine binding globulin,TBG)多正常或稍低。多见于早产儿,当原发疾病好转时,甲状腺功能恢复正常。

（2）继发性甲状腺功能减退:常伴有脑发育异常,病因为促甲状腺释放激素(thyrotropin-releasing hormone,TRH)缺乏和 TSH 缺乏。

2. 地方性甲状腺功能减退症　多见于地方性甲状腺肿流行区,由于水土和食物中含碘不足,母孕期饮食中缺碘,使胎儿在胚胎期因碘缺乏而导致先天性甲状腺功能减退。女孩多于男孩。随着我国广泛使用碘化食盐作为预防措施,其发病率已显著降低。碘的摄入不足使甲状腺激素的合成与分泌减少,导致胎儿各器官系统尤其是脑发育障碍。垂体 TSH 代偿性增多,甲状腺常肿大,但甲状腺亦可发生萎缩,与甲状腺受到长期过度刺激所致的衰竭性萎缩或甲状腺缺乏生长所需的碘有关。

（三）临床表现

患儿出生时症状和体征缺乏特异性,大多数轻微,甚至缺如。无甲状腺的患儿约在 6 周后症状明显。具有残留甲状腺组织或家族性甲状腺功能减退患儿,可迟至数月或数年才出现症状。少数较重患儿出生时或生后数周出现症状。母乳含有一定量的甲状腺激素尤其是 T_3,故母乳喂养儿的症状出现较晚。母孕期胎动减少,过期产分娩,出生体重大于第 90 百分位（常大于 4 000g）。60%~70% 患儿存在骨成熟障碍的早期体征,如前后囟大和颅缝宽。其他早期表现为嗜睡、活动少、动作慢、反应迟钝、少哭、声音嘶哑、喂奶困难、吸吮缓慢无力、稍食即停或入睡。肌张力低,腹膨大,常有脐疝。肠蠕动慢,首次排胎便时间延迟,生理性黄疸时间延长。体温较低,少汗。由于周围组织灌注不良,四肢凉,苍白,常有花纹。呼吸道黏膜黏液性水肿可致鼻塞、呼吸困难、口周发绀或呼吸暂停,常可伴 HMD。随着年龄增长,症状越发显著,身长及体重的增长和动作及精神发育均明显落后。由酶系统缺陷所致的家族性甲状腺功能减退患儿,少数在出生时即存在甲状腺肿,但多数在数月或数年后出现。继发性甲状腺功能减退患儿出现症状缓慢,除以上临床表现外,可出现聋哑和严重神经系统症状。

（四）辅助检查

1. 甲状腺功能检测　为确诊的主要方法。1995 年 6 月我国颁布的"母婴保护法"已将本病列入新生儿疾病筛查项目。筛查 TSH>15~20mU/L 时,可疑甲状腺功能减退,再进一步检测甲状腺功能以确诊。若血清 FT_4 减低,TSH 增高,可以诊断先天性甲状腺功能减退。若 FT_4 减低,TSH 正常或降低,注意继发性甲状腺功能减退。

2. 甲状腺超声检查　可评估甲状腺发育情况,判定甲状腺位置、大小发育情况。

3. 骨龄的测定　出生时约 1/2 先天性甲状腺功能减退患儿存在骨骼发育不全。

4. TRH 刺激　若血清 T_4、TSH 均低,应进一步做 TRH 刺激试验,以鉴别下丘脑或垂体性甲状腺功能减退。

（五）诊断标准

早期诊断非常重要,但出生时有表现者仅占 2%~3%,待出现症状时才诊断和治疗已为时过晚,因此,新生儿期甲状腺功能减退的筛查尤为关键,可疑者应早进行血清 T_4、TSH 测定以明确诊断。

（六）治疗

1. 治疗原则　本病一旦确诊,不论病因在甲状腺还是在下丘脑－垂体均需立即治疗。甲状腺发育异常者需终身治疗,若疑似暂时性甲状腺功能减退者,可在治疗 2~3 年后减药或停药 1 个月后复查甲状腺功能。

2. 治疗首选用药　L－甲状腺素片,每日口服一次,最初 10~15μg/（kg·d）,逐渐增加剂量,常用剂量 20~50μg/d,治疗目的是使 FT_4 在 2 周恢复正常,TSH 在治疗 4 周达到正常,尽早纠正甲状腺功能减退状态。

【先天性甲状腺功能减退症复习题】

A1 型题

1. 关于甲状腺功能减退,以下描述正确的是（A）

A. 临床表现缺乏特异性

B. 多在新生儿期发病

C. 一旦确诊,需要终身服药治疗

D. 优甲乐可以和碳酸钙同时服用

E. 早产儿发生率高,为 1/4 000~1/2 000

A2 型题

2. 对于甲状腺功能减退的患儿,母亲担心疾病后遗症影响孩子生长发育,影响智力,护理人员健康宣教内容**错误**的是（B）

A. 告知家长出院后需定期到内分泌科随访,监测甲状腺功能

B. 告知家长出院后按时服药,不会出现发育迟缓等情况

C. 治疗首选用药为 L－甲状腺素片,需注意药物剂量准确,不要漏服

D. 早期治疗,预后良好

E. 每天定时空腹时服药

A3/A4 型题

（3~4 题共用题干）

患儿,女,母孕 28 周,生后 20d,TSH 高,游离和总 T_3、T_4 均在正常低限。

3. 考虑诊断为（B）

A. 甲状腺激素合成障碍 　　　　 B. 暂时性低甲状腺功能障碍

C. 低 T_3 综合征 　　　　 D. 继发性甲状腺功能减退症

E. 地方性甲状腺功能减退症

4. 开始口服优甲乐治疗时的剂量为（A）

A. 10~15μg/（kg·d） 　　　　 B. 3~5μg/（kg·d）

C. 6~9μg/（kg·d） 　　　　 D. 1~3μg/（kg·d）

E. 16~25μg/（kg·d）

（5~6 题共用题干）

患儿,男,母孕 33 周,生后 12d,诊断为先天性甲状腺功能减退症,口服优甲乐:6.25μg,qd,自行吃奶 15ml,q2h,吸吮力稍弱。

5. 该患儿因为血钙较低，医嘱口服碳酸钙 D_3，1/4 包，bid，该如何安排口服药（B）

A. 9am 吃奶后口服优甲乐，1h 后口服碳酸钙 D_3

B. 8am 口服优甲乐，9am 吃奶，1h 后口服碳酸钙 D_3

C. 9am 吃奶前服用优甲乐和碳酸钙 D_3，之后喂奶

D. 8am 口服优甲乐，9am 吃奶时将碳酸钙 D_3 混入奶中服用

E. 将优甲乐、碳酸钙 D_3 用奶稀释后同服

6. 8am 服药后患儿呕吐，量约 5ml，含药物，护士应该（A）

A. 根据呕吐量适当补喂，需要补喂至少一半的量

B. 立即补喂全量

C. 不需要补喂

D. 下午再补喂，补喂一次全量

E. 下午再补喂，补喂半量

（王巧玲）

四、先天性肾上腺皮质增生症

【案例分析】

典 型 案 例

患儿，男，生后 18d，因"近 2d 出现拒乳、反应差、溢奶"入院，患儿系 G_1P_1，母孕 38 周 $^{+5/7}$，家长诉患儿近几天腹泻，6 次 /d，黄色稀糊状，尿少，体重不增。查体：脱水貌，皮肤弹性差，阴茎轻度增大，阴囊色素沉着。P：104 次 /min，BP：60/25mmHg，心音低钝，末梢循环差，哭声弱，肌张力减低，呻吟，呼吸急促，伴口唇发绀，未吸氧下经皮血氧饱和度为 75%。实验室结果：K^+9.38mmol/L，Na^+119.5mmol/L，Cl^-83.0mmol/L，BUN23.0mmol/L。

1. 失盐型的 21-OHD 的典型临床表现有哪些？

2. 肾上腺失盐危象表现有哪些？

（一）入院处置

1. 护理要点

（1）维持体液平衡：建立两条静脉通路，遵医嘱给予扩容、纠酸、补充电解质等。定时复查，根据血电解质结果调整治疗方案。

（2）病情观察：密切监测生命体征、血氧饱和度，观察出入液量、脱水征，防止低血容量休克。追踪实验室结果，尤其是血气分析和电解质。入院时仔细查体，尤其是患儿肤色和外生殖器，有助于早期诊断。

（3）保暖：将患儿置于辐射台或暖箱保暖，易于观察。

（4）合理用氧：给予氧气吸入，根据血气分析结果和经皮血氧饱和度调整氧疗方式。

（5）实验室检查：协助医生完成各项检验和监测，如动脉血气、血糖、血电解质、血尿素氮等。及时准确留取各种标本，注意血清 17- 羟孕酮（17-OHP）应在早晨空腹、服药前（不迟于早晨 8 点前）采集。

2. 关键点

（1）纠正脱水和电解质紊乱，建立有效静脉通路。

（2）结合患儿皮肤和外生殖器特征，进行肾上腺皮质功能测定，确定病因。

（二）住院护理

1. 护理要点

（1）病情观察：持续监测生命体征。观察大小便情况，腹泻有无好转，准确记录24h出入液量。协助医生完成实验室检查如血气分析、血电解质等。

（2）用药护理：此类患儿需要使用激素治疗，应准确、按时给药。口服给药注意服药到口。密切观察用药反应，如医源性库欣综合征、出血倾向、消化性溃疡、肠穿孔等；护理操作动作轻柔，预防骨质疏松导致骨折；预防感染，避免真菌感染和交叉感染。

（3）喂养管理：监测生长发育情况。呕吐者给予少量多次喂养，不足部分补充静脉营养，尽可能满足热卡和营养需求。对于失盐型患儿，可在奶中加入10%NaCl。对于拒乳患儿可给予鼻饲喂养，注意观察消化情况。本病患儿由于电解质异常易出现呕吐，注意耳朵有无呕吐物进入，及时更换衣被，防止受凉。

（4）健康教育：①指导家长掌握正确的服药剂量、服药时间和药物不良反应的观察，告知不可擅自增减药量或停药，教会家长用温水溶解药物，确保患儿全部服下，如有呕吐，应根据呕吐量适当补充，一天总量的1/2或2/3在夜间睡眠之前服用。②定期专科门诊随访，开始时每周随访一次，之后每1~3个月随访一次，监测血17-OHP、睾酮、生长速度和性发育情况，在发生肾上腺危象时需立即就医。③假两性畸形患儿需手术矫正，手术最佳时间为2~6月龄。④告知家长本病需要长期服药，且女性性征需要后期手术治疗，宣传疾病相关知识，定期复查，按时服药患儿可有正常的生长发育和生育功能。

2. 关键点

（1）保持水电解质、酸碱平衡，及时降低血钾水平。

（2）避免诱发肾上腺危象发生，教会家长疾病相关知识，预防感染性疾病。如患儿因其他疾病需要手术治疗或患其他重大疾病时，应注意告知医生病史和服药情况。

【先天性肾上腺皮质增生症相关知识】

（一）概述

先天性肾上腺皮质增生症（congenital adrenal hyperplasia，CAH）是一组由肾上腺皮质激素合成过程中所需酶的先天缺陷引起，为常染色体隐性遗传性疾病。CAH以21-羟化酶缺陷症（21-hydroxylase deficiency，21-OHD）最常见，本症有发生致命的肾上腺失盐危象风险，高雄激素血症和性腺轴紊乱，但本症有确定的药物治疗。新生儿发病率为1/16 000~1/20 000，男女比例为2:1。

（二）病因

CAH主要包括P450c21（21-羟化酶）缺乏症、P450c11（11β-羟化酶）缺乏症、3β-HSD（3β-羟类固醇脱氢酶）缺乏症、P450c17（17α-羟化酶）缺乏症、P450scc（胆固醇侧链酶）缺乏症等类型。肾上腺类固醇激素合成所需酶除3β-羟类固醇脱氢酶外，其余均为细胞色素P450蛋白超家族成员。各种酶缺陷均使其阻断部位以前的前体物质增加，阻断后的合成产物减少，引起不同的生化改变和临床表现。

（三）临床表现

21- 羟化酶缺乏和 3β- 脱氢酶缺乏有男性化和失盐的表现,出现低血钠、高血钾、循环衰竭,失盐危象可发生于生后数周内,危及生命。根据临床表现严重程度分为典型和非典型(典型的 CAH 发生率约为 1/10 000,非典型的 CAH 发生率为典型者 10 倍),典型包括失盐型、单纯男性化型。

1. 典型 21-OHD

（1）单纯男性化型:酶活性部分缺乏,占 21-OHD 患儿总数 25%。由于 ACTH 分泌增加的代偿作用,血醛固酮和皮质醇接近正常水平或稍低于正常,临床上无明显失盐症状出现,主要临床表现为雄激素增高症状和体征,男性出生时外生殖器似正常,少数阴茎轻度增大,阴囊色素沉着,随年龄增大出现明显雄激素过多的体征,但睾丸并无增大,与真性性早熟完全不同。女性可表现为阴蒂肥大,伴或不伴阴唇融合,严重者阴唇完全融合似阴囊,阴蒂肥大似阴茎,尿道口开口于肥大阴蒂下,似尿道下裂,外观似男性外生殖器,但内生殖器仍为女性。

（2）失盐型:酶活性完全缺乏,占 21-OHD 患儿总数约 75%。临床上除单纯男性化型一系列临床表现外,还可因醛固酮严重缺乏导致失盐症状。由于同时伴有皮质醇合成障碍,出现不同程度肾上腺皮质功能不足表现,如呕吐、腹泻、脱水和严重代谢性酸中毒,难以纠正的低血钠、高钾血症,如不及时诊治则导致血容量降低、血压下降、休克、循环功能衰竭等。

2. 非典型（迟发型或轻型）21-OHD　该型酶活性为正常人的 25%~50%,CAH 中该型约占 1/3。患儿出生后无临床表现,随着年龄增大（多在儿童期或成年期）逐渐出现雄激素增高体征。

（四）辅助检查

1. 实验室检查

（1）一般检查:血清电解质、血气分析和血糖测定,失盐型有低钠、高钾血症。

（2）肾上腺皮质功能检查:①17-OHP 显著增高是诊断经典 21-OHD 缺乏症的敏感指标,可达到 10 000μg/dl（正常 <100μg/dl）。②血浆皮质激素及其前体类固醇、皮质醇等,血浆肾素活性,血醛固酮和尿醛固酮等。③ACTH 刺激试验,用于鉴别原发性和继发性肾上腺皮质功能减低。

（3）基因诊断:可发现相关基因突变或缺失。

2. 影像学检查　盆腔和腹腔超声检查,明确是否存在子宫、卵巢或睾丸,评估肾上腺位置。

（五）诊断标准

1. 外生殖器性别不清,男性阴茎大或尿道下裂,隐睾,女性外生殖器男性化;生后早期出现水盐代谢障碍或高血压;家族史中有本病患者;实验室检查是确诊的重要依据。

2. 21-OHD 缺乏症可产前诊断和干预。母孕 9~11 周可行绒毛膜活检胎儿细胞 DNA 分析;孕 16~20 周可羊水检测 17-DPH 和雌三醇水平（新生儿筛查 - 血片法可发现 12- 羟化酶缺乏症,旨在防止新生儿危象,降低休克及病死率,预防不良后果）。

（六）治疗

治疗原则:对于肾上腺皮质分泌不足进行生理剂量替代治疗,抑制 ACTH 和雄激素过度产生,对于失盐型还需补充盐皮质激素。

1. 纠正水电解质紊乱　如果存在低血压或休克,首先扩容,注意纠正酸中毒,降低血钾水平。

2. **纠正低血糖**　糖皮质激素缺乏症患儿可能存在低血糖,可静脉补充葡萄糖,维持血糖 >2.6mmol/L。

3. **激素替代治疗**　氢化可的松为糖皮质激素替代治疗首选,急性期首先给予 2mg/kg,静脉注射,随后 2mg/(kg·d),q6h;如果存在盐丢失,则给予 5~10mg/kg,随后 5~10mg/(kg·d),q6h;维持治疗期给予 0.5~1mg/(kg·d) 或 10~25mg/(m²·d)。在出现肾上腺危险或其他危及生命的情况下,可以加大剂量到 100mg/(m²·d)。氟氢可的松为盐皮质激素首选替代治疗方法,剂量 0.1~0.2mg/d,同时补充钠 2~5g/d。

4. **应激治疗**　当应激状态下,患儿不能增加分泌量,需要额外补充皮质醇,否则可发生急性肾上腺皮质功能不全。新生儿期常见原因是感染、窒息、缺氧、呼吸窘迫、产伤、颅内出血、严重呕吐、腹泻和外科手术等。轻度可不增加或稍增加剂量,中度给予 2 倍维持剂量,重度或外科急症给予 3 倍剂量,直至原发病控制,应激状态解除后尽快恢复原维持量。

5. **手术纠正**　主要针对 CAH 导致的女性假性两性畸形,帮助患儿性别认同。

【先天性肾上腺皮质增生症复习题】

A1 型题

1. 下面哪项是先天性肾上腺皮质增生症的最常见类型(A)

A. 21- 羟化酶缺乏症　　　　　　　　B. 17α- 羟化酶缺乏症

C. 11β- 羟化酶缺乏症　　　　　　　　D. 3β- 羟类固醇脱氢酶缺乏症

E. 胆固醇侧链酶缺乏症

A2 型题

2. 足月儿,7d,两性畸形,阴蒂肥大,大阴唇下方融合,因"拒乳、呕吐"入院。血清钠:120mmol/L,血清钾:6.5mmol/L,血 pH:7.1。此时应首先给予的护理措施为(B)

A. 查肾上腺皮质功能,确定病因

B. 建立静脉通路,纠正酸中毒,减低血钾水平,维持水电解质平衡

C. 洗胃,禁食,减少因呕吐发生窒息的风险

D. 记录 24h 出入液体量

E. 做好护理评估,了解家族病史

A3/A4 型题

(3~4 题共用题干)

患儿,男,20d,诊断为先天性肾上腺皮质增生症,目前住院 7d,病情稳定,血电解质正常,能自行吃奶 60ml,预备出院,出院带药醋酸氢化可的松和氟氢可的松。

3. 服药的注意事项**不包括**(D)

A. 准确计算药量,用温水溶解,定时服药

B. 定期到内分泌专科随访,更改治疗方案

C. 不随意停药,更改药量

D. 如服药后呕吐,应再服一次完整剂量

E. 喂奶前服药,用滴管或奶嘴喂服

4. 该病可能出现肾上腺危象,有关肾上腺危象以下**错误**的是(A)

A. 有典型表现,比如发热

B. 肾上腺危象可累及多个系统

C. 常见症状：脱水、呕吐或伴有腹泻、精神萎靡、嗜睡等

D. 因各种原因导致肾上腺皮质激素分泌不足或缺如而引起的一系列临床表现

E. 可由应激诱发肾上腺危象，比如感染、外科手术等

（5~6题共用题干）

患儿，女，29d，因"高钾血症、低钠血症、呕吐由急诊收入院"，询问病史，曾诊断为21-OHD，因服错药物中断激素替代治疗约1周。

5. 入院时的护理措施**不包括**（ B ）

A. 评估脱水程度，测量体重、身高、头围，评估生长发育情况

B. 洗胃并禁食，减少刺激避免呕吐

C. 开通静脉通路，静脉输入 5% 或 10% 葡萄糖补充液体

D. 给予激素治疗

E. 床头抬高并侧卧，减少呕吐所致窒息的风险

6. 该患儿经过1周治疗后病情稳定，准备出院。健康宣教的重点内容是（ A ）

A. 嘱咐家长药物放在外包装盒内，每次服用时需注意核对药物名字

B. 出院后定期复查

C. 预防感冒，不去人多的地方

D. 回家后选择早产儿奶粉喂养，增加营养

E. 耐心喂养，注意体格发育情况

（王巧玲）

五、早产儿代谢性骨病

【案例分析】

典 型 案 例

患儿，男，母孕29周，出生体重1 000g，因"间断呼吸暂停26d"由县级医院转运入NICU。查体：早产儿貌，呼吸急促，欠规则，前囟膨隆，大小约 2.0cm×2.0cm，四肢肌张力低，哭吵不安。生后 Apgar 评分不详，有宫内窘迫史。X线胸片示：肋骨多发性陈旧性骨折，肋骨及四肢长骨多发性陈旧性骨折，左股骨中段陈旧性骨折，断端有错位，局部见大量骨痂影，右胫腓骨远端骨折，断端对径尚可，四肢长骨均可见条状骨膜反应。

1. 早产儿代谢性骨病多发生于生后多少周？早期敏感的指标是什么？

2. 早产儿代谢性骨病重在预防，营养支持方面应该注意哪些？

（一）入院处置

1. 护理要点

（1）疼痛评估：观察有无受累肢体的疼痛表现，评估患儿四肢活动度，动作轻柔，操作集中进行，避免激惹患儿。

（2）营养支持：保证肠内、外营养的摄入，补充维生素 D，添加钙和磷。

（3）实验室检查：协助医生完成各项检验和监测，动脉血气、心电血氧监测、血糖、血电

解质等生化指标以及影像学检查。

2. 关键点 密切观察病情,严重时患儿肋骨骨折可引起呼吸困难,需要观察患儿的胸廓起伏及呼吸次数,必要时给予呼吸支持。

（二）住院护理

1. 护理要点

（1）预防并发症:医疗护理操作动作轻柔,以免引起病理性骨折。患儿表现出严重的佝偻病症状如烦躁、哭闹、夜惊时,应为其创造安静舒适的环境、动作轻柔,集中操作,避免激惹患儿。

（2）康复训练:适当抚触及被动操训练,通过运动刺激骨关节可促进骨矿物质的沉积和骨骼生长。注意动作轻柔,视康复情况可每日 5~10min。

（3）健康教育:有早产儿骨病病史者在出院后要保持矿物质丰富的饮食并且在出院后数周到数月进行实验室指标监测。居家照护患儿时注意动作轻柔。指导家长进行康复训练。

2. 关键点 早产儿代谢性骨病或碱性磷酸酶 >800U/L 时,需补充维生素 D 每天 1 000IU,此时钙和磷补充分别从 20mg/kg、10~20mg/kg 开始,最大值钙 70~80mg/kg 和磷 40~50mg/kg;严重代谢性骨病治疗剂量建议维生素 D 每天可达 1 200IU,钙可达每天 100~150mg/kg,磷达到每天 90mg/kg。

【早产儿代谢性骨病相关知识】

（一）概述

代谢性骨病（metabolic bone disease，MBD）是机体钙磷代谢紊乱导致骨矿物质含量减少的一种疾病。随着早产儿尤其是超低出生体重儿救治成功率不断提高,早产儿代谢性骨病受到人们的关注。临床特征为佝偻病、骨质软化和骨质疏松,病情轻者只有血液生化异常和超声检查骨矿物质含量减少,严重者可出现烦躁、哭闹、夜惊、颅骨软化、生长缓慢、肋骨软化或肋骨骨折而引起呼吸困难等相关表现。X线改变多出现于出生后 4~20 周。本病是早产儿常见合并症。

（二）病因

发生代谢性骨病最重要的独立危险因素为早产,其发生率与胎龄和出生体重成反比,由于约 80% 的钙、磷储备发生在胎龄 24~40 周,胎龄越小,从母体中获得的钙、磷越少,导致合成骨骼的主要无机质缺乏,发生率越高。

代谢性骨病的发生与多个危险因素有关,包括母亲怀孕时的营养状况、早产、低出生体重、影响钙、磷代谢的药物（类固醇类激素、氨茶碱、利尿剂等）、长期肠外营养和全肠道喂养建立延迟等（表 3-13）。

表 3-13 代谢性骨病的危险因素

项目	因素
一般情况	早产、男婴、低胎龄和低出生体重
喂养方式	延迟开奶、喂养受限、肠外营养时间长、应用非强化母乳
药物	类固醇激素、呋塞米和甲基黄嘌呤、镇静剂和肌松剂
缺乏机械刺激	患先天脊柱裂、成骨不全、骨关节发育异常等疾病
维生素 D 缺乏	纯母乳喂养、肾性骨病、增加维生素 D 代谢的药物如苯妥英钠和苯巴比妥、维生素 D 依赖性佝偻病、维生素 D 和钙吸收不良如胆汁淤积和短肠综合征

（三）临床表现

早产儿MBD通常出现在生后6~12周。多数患儿无明显症状,直到出现明显佝偻病表现或发生骨折才被发现。

1. 体重不增 热量和蛋白质摄入量充足,但体重增长不满意。

2. 呼吸功能不全 表现为呼吸急促,辅助呼吸难以撤离或不能离氧,但呼吸窘迫少见。

3. 肌张力低下,肢体活动减少、不明原因持续哭吵或触碰时出现哭吵,提示可能出现骨折。

4. 佝偻病表现 后期可出现,如前囟膨隆、增大,颅缝增宽、颅骨软化、佝偻病串珠、肋膈沟、手镯、脚镯征等;肋骨或其他骨骨折。长期预后不良的表现包括出牙延迟、身高矮小和成年后骨质疏松。

（四）辅助检查

1. 实验室检查

（1）血钙:可正常,降低或轻微升高,诊断意义较小。

（2）血磷与血碱性磷酸酶(alkaline phosphatase, ALP):血清无机磷浓度和骨骼矿物质密度相关。早期敏感的指标为血磷降低,多小于 1.1~1.3mmol/L。血清 ALP 浓度升高和骨骼矿化速度呈正相关,可作为骨骼矿化的标志物。早期即有变化,通常 >800U/L,但并不能反映疾病的严重程度。分析碱性磷酸酶结果时应注意以下情况:早产儿正常值为成人的 4 倍,400~600U/L 的早产儿很多没有骨病;肝胆疾病也可以导致其升高,监测骨碱性磷酸酶可以区分,但一般无临床必要;骨病或肝脏疾病很少仅表现为碱性磷酸酶增加。血磷浓度测定和 ALP 浓度测定可提高 MBD 筛查的敏感性和特异性。无机磷浓度(<1.6mmol/L)伴随 ALP 升高达 900U/L 对于诊断骨矿化不足的敏感度为 100%,特异度 70%。碱性磷酸酶增高对早期诊断早产儿代谢性骨病非常有价值,但应注意与其他原因的区别(表 3-14)。

表 3-14　早产儿代谢性骨病与其他情况的鉴别

诊断	钙	磷	碱性磷酸酶
健康儿	正常	正常	正常
代谢性骨病	正常或轻度增加	降低	升高
骨骼快速增长	正常	正常	升高
胆汁淤积	正常	正常	升高
低镁血症	降低	正常	正常

（3）血清 25- 羟基维生素 D:肝功能正常的早产儿,维生素 D 水平多正常,一般不需要常规检查;对于维生素 D 缺乏患儿,可以测定 25- 羟基维生素 D,多表现为增加,治疗后恢复正常。对于难以治疗的患儿应监测甲状旁腺激素。

（4）尿钙和尿磷:尿钙和尿磷作为骨骼矿化的标志物有助于评估骨骼代谢。尿钙和尿磷同时增高(分别 >1.2mmol/L 和 >0.4mmol/L)提示骨矿物质累积充足。

2. 影像学检查

（1）骨 X 线检查:连续骨 X 线片可发现逐渐进展的骨矿化不全。表现为长骨干骺端透亮,正常的不透明带消失。激进期膝关节长骨干骺端模糊呈杯口状。肋骨可见维生素 D 缺乏病串珠并可发生骨折。

（2）定量超声：可以通过测量超声的传播速度来评估骨骼的矿化程度、皮质的厚度、弹力学和微结构进行评估，可用来测量骨质密度以评估早产儿骨骼状态，同时可用于评估 MBD 的治疗效果、随访骨骼的强度。目前尚无明确的指标评定 MBD 的临界值。定量超声虽然不能预测 ALP 的升高和磷的下降，但因定量超声廉价、操作简便、无放射性，已广泛用于对早产儿骨质密度的评估。

（3）双能量 X 射线吸收测定术：是目前较公认的有效检测技术，作为骨容量测量的金标准，具有很高的精确度，可对被测量骨骼面积、容量、密度进行评价，并可进行骨折发生的风险预测。但考虑到要重复照射，而早产儿可耐受的放射线总量较低（3mRem），其临床使用受到一定限制。

（4）定量 CT 扫描：CT 扫描能确切反应骨骼矿物质含量及骨密度，但因所暴露的放射线剂量相对较高，一般很少用于新生儿。

（五）诊断标准

早期诊断比较困难，临床表现常滞后于影像学表现。而出现典型的影像学表现时骨矿物质丢失已达 30%~40%，故影像学检查不是早期诊断的最佳方法。生化指标和骨矿物质关联性不强，早期特异性较差。代谢性骨病的诊断包括临床表现、生化指标、影像学检查、超声，甚至是治疗性诊断。目前尚无敏感度和特异度高的筛查试验。

（六）治疗

代谢性骨病重在预防。应尽早发现和预防导致 MBD 的危险因素，尽量降低 NICU 中药物的影响，避免不必要的长期药物治疗。

1. 全球营养性佝偻病防治专家组推荐无论是孕妇或者哺乳期妇女，每日至少摄入维生素 D600IU/d，可预防婴儿维生素 D 缺乏。

2. **监测与评估**　对存在以下 MBD 高风险的早产儿应进行监测：①胎龄 <28 周，出生体重 <1 500g。②肠外营养时间 >4 周。③曾使用过利尿药或激素。每周监测钙磷、维生素 D，确定是否需要调整钙、磷、维生素 D 剂量。监测项目包括血钙磷、血钠、血钾、血酸碱状态、血肌酐，尿钙磷生化指标正常或骨骼影像学指标正常，可以停止治疗和检查，改为预防量钙磷、维生素 D 应用。

3. **营养支持**　预防早产儿 MBD，必须有充分的钙磷支持，钙磷比例最好为 1.7∶1，单纯补钙不能预防骨病。尽早建立肠道喂养，必要时微量喂养，强化母乳喂养或给予早产儿配方奶，热卡 >120kcal/kg，可以减少骨病的发生。体重 1 800~2 000g 的新生儿应给予早产儿配方奶或矿物质强化的母乳喂养，同时给予钙和磷；体重 <3 500g 者可给予强化母乳或早产儿配方奶；如果体重 >3 500g，可给予未强化母乳喂养或足月儿配方奶。对于存在骨病表现的早产儿应补充钙磷：元素钙 40mg/（kg·d），元素磷 20mg/（kg·d），分次补充，钙磷不可同时服用，间隔 4~6h 较好。不能口服的患儿需每天静脉注射钙剂 45mg/kg，钙磷比（2~3）∶1。

4. **补充维生素 D**　维生素 D 缺乏可导致短期或长期的骨矿化减低。新生儿可通过母乳强化剂、配方乳及维生素 AD 滴剂补充。2011 年美国儿科内分泌委员会推荐婴儿需要维生素 D400~1 000IU/d，维持体内 25– 羟基维生素 D 水平在 30mg/ml 以上，对机体骨骼及其他系统健康有益。

5. **被动运动和机械刺激**　通过运动对骨关节进行刺激可促进骨矿物质的沉积和骨骼

生长。在评价骨骼生长及治疗效果方面,除在骨矿物质沉积或骨量增多指标外,骨骼强度及稳定性同样重要。

【早产儿代谢性骨病复习题】

A1 型题

1. 早产儿代谢性骨病,重在预防,孕妇或者哺乳期妇女,每日至少摄入维生素 D(C)

A. 200IU/d
B. 400IU/d
C. 600IU/d
D. 800IU/d
E. 1 000IU/d

A2 型题

2. 患儿,男,母孕 27 周 $^{+3/7}$,1 400g 出生,Apgar 评分 1min 为 4 分,住院 29d,目前部分鼻饲喂养,部分胃肠外营养支持,自主呼吸可,因病情需要,在住院期间使用利尿剂和激素类药物。针对这名患儿,下列**不是**早产儿代谢性骨病发生的高风险因素的是(D)

A. 胎龄 <28 周
B. 体重 <1 500g
C. 胃肠外营养时间 >4 周
D. 出生窒息史
E. 使用过利尿药或激素

A3/A4 型题

(3~4 题共用题干)

患儿,男,母孕 28 周,出生体重 1 500g,住院 31d,无创呼吸机辅助呼吸依赖,部分鼻饲喂养,部分胃肠外营养支持,血生化检查大致正常,血磷:1.08mmol/L,ALP:868U/L。

3. 照顾这名患儿的护理要点**错误**的是(C)

A. 护理操作轻柔,尽量集中进行
B. 注意观察患儿的呼吸形态,必要时给予呼吸支持
C. 需补充维生素 D,每天 800IU
D. 选择合适的输液通路,保证营养及时准确足量的供给
E. 尽量降低 NICU 中药物的影响,避免不必要的长期药物治疗

4. 该患儿应及时补充钙和磷,分别从多大剂量开始(D)

A. 10mg/kg,5~10mg/kg
B. 15mg/kg,10~15mg/kg
C. 15mg/kg,15~20mg/kg
D. 20mg/kg,10~20mg/kg
E. 20mg/kg,20~24mg/kg

(5~7 题共用题干)

患儿,男,母孕 26 周,出生体重 980g,出生时使用激素类药物促进肺发育,住院第 1d,实验室检查逐项完善中。

5. 早产儿代谢性骨病通常出现在生后(B)

A. 4~6 周
B. 6~12 周
C. 2~4 周
D. 12~16 周
E. 16~20 周

6. 为避免该患儿发生早产儿代谢性骨病,应尽早建立肠道喂养,影响喂养方式的因素**不包括**(E)

A. 延迟开奶
B. 喂养受限

C. 肠外营养时间长　　　　　　　D. 应用非强化剂

E. 不能亲喂

7. 若该患儿发生早产儿代谢性骨病,可能出现的临床表现**不包括**（C）

A. 体重增长不满意　　　　　　　B. 呼吸急促,不能离氧

C. 四肢出现强直性抽搐　　　　　D. 前囟膨隆、增大

E. 肢体活动度减少

（王巧玲）

第十一节　感染性疾病护理

新生儿感染起病隐匿,症状缺乏特异性,且进展迅速,在数小时内即可出现感染性休克,多脏器功能损害,甚至导致死亡。目前我国新生儿感染性疾病的发病率和病死率仍占新生儿疾病首位。随着抗生素的广泛应用,导致细菌培养阳性率较低,不利于及时有效的治疗败血症。因此,控制抗生素的滥用具有重要意义。因时代和社会原因,新生儿梅毒近年来有增多趋势。本节主要介绍新生儿败血症、新生儿腹膜炎、新生儿破伤风、新生儿皮下坏疽及先天性梅毒的护理。

一、新生儿败血症

【案例分析】

典 型 案 例

患儿,男,生后10d,因"拒乳、反应差、皮肤黄染、抽搐1d"入院。查体:T38.5℃,P158次/min,RR48次/min,面部及躯干皮肤黄染,前囟隆起,张力稍高。脐部有脓性分泌物。血常规示WBC:$22×10^9$/L,N:86%,L:14%,血清总胆红素:290mmol/L,血培养:表皮葡萄球菌生长。

1. 该患儿最可能的诊断是什么? 还需做哪些检查以明确诊断?

2. 如该患儿血清胆红素进一步增高应警惕什么病?

（一）入院处置

1. 护理要点

（1）立即通知医生,测量生命体征,建立静脉输液通路,备好急救用品,必要时给予吸氧。

（2）快速评估:神志、面色、皮肤、前囟张力、脐部分泌物、肌张力、抽搐等情况。

2. 关键点

（1）密切观察体温变化,每1~2h监测体温一次。当体温不升或低体温时,及时给予保温措施;当体温过高时,给予松开包被、温水擦浴等物理降温措施,新生儿一般不给予药物

降温。

（2）患儿血清总胆红素较高，入院后尽早遵医嘱进行有效的退黄治疗，严防胆红素脑病发生。

（3）注意观察惊厥情况，抽搐时及时给予急救处理。保持呼吸道通畅，预防窒息；根据医嘱给予快速有效的抗惊厥药物；加强看护，防止坠床等意外发生。

（二）住院护理

1. 护理要点

（1）病情观察：监测生命体征、神经系统等症状，如神志、囟门、瞳孔、四肢肌张力、尿量等，发现异常及时报告。

（2）体温管理：密切监测体温变化，发现异常及时处理。

（3）惊厥护理：注意观察惊厥情况，抽搐时及时给予急救处理。①预防窒息：将患儿平卧，头偏向一侧，以免口腔分泌物或呕吐物流入气管内引起窒息；及时清除口鼻腔分泌物及呕吐物，颈部及肩部垫小枕，使颈部处于伸展位，防止舌后坠，保持呼吸道通畅。②镇静止惊：根据医嘱给予快速有效的抗惊厥药物，如苯巴比妥钠、地西泮或10%水合氯醛等，注意观察药物副作用。③惊厥发作时，加强看护，防止坠床，切勿用力按压或牵拉患儿抽搐肢体，避免骨折、脱臼，必要时可专人看护，防止意外发生。

（4）用药护理：保证抗菌药物有效进入体内，注意观察药物毒副作用及在使用抗生素前采集患儿血培养。

（5）光疗护理：密切观察皮肤黄染情况及胆红素的变化，积极采取蓝光照射等方法，快速降低血清胆红素浓度。光疗并不是一项完全安全的治疗，它可能会引起呼吸心率下降，诱发呼吸暂停，因此，使用光疗时，建议全程给予心电监护。

（6）营养支持：除经口喂养外，结合病情可给予静脉营养治疗。

（7）皮肤护理：保持皮肤清洁干燥，尤其注意颈部、腋下、腹股沟等皮肤褶皱部位的清洁。勤换尿布，防止尿布皮炎发生。

（8）口腔护理：可用无菌棉签蘸生理盐水轻轻擦拭，清洁口腔；气管插管患儿可采用1%碳酸氢钠漱口液进行擦拭，每4h一次；新生儿口腔黏膜不能擦伤，切记不能挑"马牙"。

（9）脐部护理：保持脐部清洁、干燥，避免尿液及水浸湿。脐残端未脱落、脐部伤口未愈合前及脐部渗血、渗液时，可用0.5%络合碘或75%的酒精由脐根部向外擦拭消毒，每天3~4次，直至伤口愈合。

（10）预防感染：①保持环境清洁，严格执行手卫生，加强探视管理，尽量使用一次性用品，听诊器、小毛巾、奶瓶等均一人一用一消毒。②严格遵守无菌技术操作原则，加强中心静脉导管的置入、使用及维护等环节的管理，严防导管相关性血流感染的发生。

（11）健康教育：向家长讲解新生儿败血症相关知识，指导家长正确喂养和护理患儿，告知家长随访时间和注意事项等。

2. 关键点

（1）并发症观察：如患儿出现面色青灰、呕吐、脑性尖叫、前囟饱满、双眼凝视等提示有脑膜炎的可能；如患儿皮肤出现花纹、四肢厥冷、脉搏细弱、皮肤有出血点等应考虑感染性休克或弥散性血管内凝血。及时发现异常并给予相应处理。

（2）及时处理局部病灶：如脐炎、脓疱疮、皮肤破损等，促进皮肤早日愈合，防止感染继续蔓延扩散。

（3）加强产前、产时护理，预防早发型败血症发生：①在宫内，其母有发热及感染征象时，选用能通过胎盘的抗生素进行抗感染治疗。②孕妇分娩和脐带结扎过程中，严格执行无菌操作原则。③对产程延长、胎膜早破的新生儿应预防性使用抗生素。④对于窒息复苏的新生儿，复苏环境常规消毒，复苏用简易呼吸器、面罩、喉镜、听诊器等用物一人一用一消毒，避免交叉感染发生。

【新生儿败血症相关知识】

（一）概述

新生儿败血症（neonatal septicemia）指细菌侵入血液循环并生长繁殖、产生毒素而造成的全身感染。多见于早产儿及长期住院患儿。根据发病时间，新生儿败血症分为早发型与晚发型两类。对早发型败血症的时间界定目前尚没有定论，世界上多数国家及我国目前采用的标准是以 7d 为界。其危险因素如下：

1. **早发型败血症**　早发型败血症与母体病原菌垂直传播关系较大。下述三项危险因素常共存，若患儿同时具有三项下述高危因素，则高度提示早发型败血症的可能。

（1）早产/极低出生体重儿：是早发型败血症最重要的危险因素。研究表明，在体重 >2 500g 的新生儿中，早发型败血症发生率为 0.57%；而体重 1 500~2 500g 的新生儿，早发型败血症发生率上升到 1.38%，<1 500g 的极低出生体重儿，其发生率高达 10.96%。可能与早产儿围生期并发症较多以及免疫系统发育不完善有关。

（2）胎膜早破≥18h：胎膜早破常常伴随着早产，79% 的早发型败血症的母亲有胎膜早破≥18h 的病史。胎膜早破可能是孕妇绒毛膜羊膜炎的表现或为病原菌的入侵提供了机会。如果伴有胎膜早破而又没有预防性使用抗生素，早发型败血症概率可高达 33%~50%。

（3）羊膜腔内感染：羊膜腔内感染包括羊水、胎盘、绒毛膜感染，在临床上主要是指绒毛膜羊膜炎，其患早发型败血症的概率是对照组的 45 倍。最主要的临床表现是母亲出现发热，临床诊断通常以母亲体温 >38℃为基本诊断条件，外加以下两项阳性（母亲 WBC>15×10^9/L，母亲心率 >100 次/min，胎儿心动过速 >160 次/min，子宫触痛，羊水混浊或发臭）即可诊断。

2. **晚发型败血症**　晚发型败血症在西方发达国家主要是由于院内感染所引起，国内则社区获得性感染较多。

（1）早产儿/低出生体重儿：与早发型败血症相似，早产儿及低出生体重儿是晚发型败血症最首要的危险因素。小于 28 周的早产儿晚发型败血症发生概率超过 1/3，超低出生体重儿晚发型败血症的发病率为 30%~40%。通常胎龄越小，体重越低的新生儿其住院时间越长，发生院内感染的可能性也越大。

（2）院内感染：机械通气、中心静脉置管、脐动脉/静脉置管以及静脉营养等都是晚发型败血症的危险因素。留置导尿管、气管插管等也增加了院内感染的机会。

（3）不良的卫生习惯：在中国部分欠发达地区，仍有家长对新生儿有不良行为如挑"马牙"、不洁处理脐带、挤痈疖等，也是重要的高危因素。

（二）病因

1. **病原菌**　随着抗生素的应用及新的医疗干预措施的实施，新生儿败血症的病原菌有很大的改变。20 世纪 30~40 年代，主要致病菌为 A 族链球菌；50~60 年代有了磺胺和青霉素等抗菌药后，由大肠埃希菌取而代之；而到了 70 年代，B 族溶血性链球菌（group Bstreptococcus，GBS）

成为美国新生儿最常见的病原菌。国内的致病菌随地区不同而不同,我国仍以葡萄球菌、大肠埃希菌为主,近年由于极低出生体重儿的存活率提高和血管内导管、气管插管技术的广泛使用,表皮葡萄球菌、克雷伯杆菌、铜绿假单胞菌等条件致病菌败血症增多。

2. 感染途径　新生儿败血症感染可以发生在产前、产时或产后。①产前感染:与孕妇有明显的感染有关,尤其是羊膜腔的感染更易引起发病。②产时感染:与胎儿通过产道时被细菌感染有关,如胎膜早破、产程延长等。③产后感染:往往与细菌从脐部、呼吸道、消化道及皮肤黏膜损伤处等侵入有关。近年来医源性感染有增多趋势。

3. 自身因素　新生儿免疫系统功能不完善,屏障功能差,血中补体少,白细胞在应激状态下杀菌力下降,T 细胞对特异抗原反应差,细菌一旦侵入易致全身感染。

（三）临床表现

1. 新生儿败血症临床表现无特征性,可以是微妙的和非特异性的,不同致病菌引起的临床表现也无法鉴别,早发型败血症与晚发型败血症临床表现相似,极低出生体重儿临床表现更没有特异性,且不易被发现。此外,败血症还应该注意有无发展成为感染性休克、弥散性血管内凝血及多器官功能衰竭等迹象。

（1）体温改变:可出现发热、体温不升或体温不稳定（每天体温波动≥1℃）。发热和低体温可以是唯一的表现,尽管近一半的病例没有该表现,然而,持续 1h 以上的发热一般提示感染。

（2）一般状况改变:缺乏特异性。早期出现精神食欲欠佳、哭声减弱、体重不增等,很快即可进入面色不好、嗜睡、不吃、不哭、不动。

（3）黄疸:黄疸有时是败血症的唯一表现,常为生理性黄疸消退延迟或退而复现或黄疸迅速加重,不能用其他原因解释的黄疸,均应怀疑本症,严重时可发展为胆红素脑病。

（4）外周微循环灌注改变:从出生到生后 8 周,最可靠的败血症体征包括外周微循环灌注和呼吸状况的改变,可以表现为:面色苍白、四肢凉、皮肤花纹、毛细血管再充盈时间延长、尿少、血压下降等。此外,还应注意早发型败血症早期可能缺乏临床表现（尤其早产儿）,部分患儿刚出生没有表现,但很快出现休克、弥散性血管内凝血及死亡,此时临床诊断将更多依靠产前高危因素及实验室检查。

2. 各系统表现常累及多个系统,出现相应的临床表现:

（1）皮肤、黏膜:脓疱疮,脐周或其他部位蜂窝织炎,皮下坏疽,瘀点、瘀斑、硬肿症等。

（2）消化系统:呕吐、腹泻、腹胀,严重时可出现中毒性肠麻痹或坏死性小肠结肠炎,后期可出现肝脾大。

（3）呼吸系统:气促、发绀或呼吸暂停。

（4）中枢神经系统:易合并化脓性脑膜炎。表现为嗜睡、易激惹、惊厥,前囟张力及四肢肌张力增高等。

（5）血液系统:可合并血小板减少、出血倾向,可有瘀点、瘀斑,甚至 DIC。贫血迅速加重,常提示有溶血或出血。

（6）其他:泌尿系统感染、骨关节化脓性炎症及深部脓肿等。

（四）辅助检查

1. 病原学检查

（1）血培养:是诊断的"金标准"。培养一旦出现细菌生长,即做药敏试验。尽量在应用抗生素前严格消毒下采集血培养。有试验条件者,疑为肠源性感染可行厌氧菌培养;有较长时间用青霉素类和头孢类抗生素者可做 L 型细菌培养。血培养在临床应用中存在如下问题：①出结果时间长，一般至少需要 48h。②敏感性低，对于生长速度慢、培养条件苛刻的细菌阳性率低，且就目前研究的局限性，多数菌种不能培养出来；出生 <7d 血培养阳性率仅 2%；对于新生儿，由于取血量的限制，将进一步降低血培养的敏感性。目前推荐抽血量每次至少 1ml，有条件的单位也可分为两管，分别做需氧菌和厌氧菌培养。

（2）尿培养：对于早发型败血症意义不大，因为生后 72h 内新生儿血源性引起泌尿系统感染的可能性极小。而晚发型败血症中尿培养有诊断价值，可以认为是败血症致病菌，其灵敏度为 100%，特异度为 14%~84%，需要注意的是尿培养中细菌假阳性率较高，特异度较低，这是由于污染所致。需要采用耻骨上膀胱穿刺抽取尿液才能符合尿培养标本要求，不能做耻骨上膀胱穿刺的单位可用清洁导尿代替。

2. 外周血象　新生儿白细胞总数生后 48h 内可有（9~38）×10^9/L。故白细胞总数 <5.0×10^9/L 或未成熟的中性粒细胞 / 总的中性粒细胞（immatureneutrophils/total neutrophils，I/T）≥16% 有诊断价值。

3. 血沉　微量血沉 ≥15mm/h 提示败血症（并发 DIC 时则可减慢）。

4. C 反应蛋白（C-reactive protein, CRP）≥15mg/L 提示败血症。

5. 其他　还可以检测细菌抗原，直接涂片找细菌；除血液、尿液培养外，必要时可取脐部分泌物、脑脊液、浆膜腔液以及拔除的导管头端等送培养。

（五）诊断标准

必须引起重视的是：①新生儿败血症的诊断不能只靠临床表现，因早发型败血症部分刚出生时没有临床表现，20% 也没有母亲妊娠期和分娩时感染表现；足月儿中晚发型败血症早期常常也只有非特异性的感染表现。②血培养分离出致病菌是新生儿败血症诊断的"金标准"。③新生儿脑膜炎常并发于败血症，然而新生儿脑膜炎中 15%~39% 血培养为阴性，故新生儿脑膜炎患儿不能因为血培养阴性而否定败血症的诊断。

1. 新生儿败血症（疑似诊断）　只针对早发型败血症，出生 72h 内，不一定需要临床异常表现，有下列任何一项，则高度怀疑败血症：①母亲有绒毛膜羊膜炎或全身性感染，或者泌尿系统感染。②异常临床表现。③早产、胎膜早破 ≥18h。如生后 72h 内血培养阴性，间隔 24h 的连续两次血液非特异性检查 <2 项阳性，则排除败血症。

2. 新生儿败血症（临床诊断）　在临床异常表现的前提下，满足下列条件中任何一项：①血液非特异性检查 >2 项阳性。②脑脊液检查异常。③血中检出特种细菌脱氧核糖核酸（deoxyribonucleic acid, DNA）或抗原。

3. 新生儿败血症（确诊）　在临床异常表现的前提下，血培养或脑脊液（或其他无菌腔液）培养阳性。

4. 感染性休克　在诊断新生儿败血症前提下，合并心动过速及低灌注体征，如意识状态改变、周围脉搏比中心脉搏慢、皮肤花纹或肢端发冷、血压下降、尿量减少及毛细血管再充盈时间 >3s 等。

（六）治疗

1. 抗菌治疗　对病原菌不明的败血症常用青霉素类加氨基糖苷类，一旦有药敏结果，按药敏结果选用抗生素。一般采用静脉滴注，疗程 7~14d。GBS 及 G⁻ 菌所致化脓性脑膜炎疗程 14~21d。

2. **对症支持** ①及时处理脐炎、脓疱疮等局部病灶。②纠正酸中毒、电解质紊乱,休克患儿可用血浆和白蛋白扩容,纠酸扩容后无改善可静脉滴注多巴胺和多巴酚丁胺,小剂量开始,按心率、血压增减剂量。③纠正缺氧,按缺氧程度选用不同的给氧方式。④黄疸较重者及时予以蓝光治疗,防止胆红素脑病。⑤有抽搐时用镇静、止惊药。⑥有脑水肿时及时给予降颅压处理。

3. **其他治疗** 可少量多次输血或输血浆以增加机体抵抗力等。

【新生儿败血症复习题】

A1 型题

1. 新生儿败血症早期临床表现最主要的特点是(E)

A. 高热不退   B. 呼吸困难

C. 腹胀腹泻   D. 肝脾大

E. 症状缺乏特异性

A2 型题

2. 患儿,女,生后 10d,因"拒乳、无尿 10h"急诊入院,查体:体温不升,重病容,面色苍黄,前囟平,颈软,肺听诊正常,心音略钝,腹胀,肝右肋下 3.0cm,脐有少许分泌物,血 WBC:5.5×10^9/L,N:70%,L:30%。该患儿最可能的诊断是(C)

A. 新生儿肺炎   B. 新生儿硬肿症

C. 新生儿败血症   D. 新生儿颅内出血

E. 新生儿呼吸窘迫综合征

A3/A4 型题

(3~4 题共用题干)

患儿,女,生后 30min,G_1P_1,母孕 33 周,因其母"妊娠高血压"剖宫产出生,体重 1 800g,羊水Ⅲ度污染,Apgar 评分 1min 为 8 分,5min 为 10 分,生后口吐白沫,气促,无呻吟。查体:神清,反应欠佳,T:36.0℃,P:150 次/min,RR:65 次/min。

3. 针对该患儿确诊的"金标准"是(A)

A. 血培养   B. 血常规

C. 尿培养   D. 血沉

E. 磁共振

4. 败血症致病危险因素**不包括**(C)

A. 早产/极低出生体重儿   B. 胎膜早破≥18h

C. 多胞胎   D. 羊水污染

E. 胎盘感染

(5~6 题共用题干)

患儿,女,生后 13d,足月顺产出生,因"发现脐部渗液 2d,拒乳、反应差 1d"入院。查体:T38.0℃,P150 次/min,RR48 次/min,面部及躯干皮肤轻度黄染,前囟隆起,张力稍高。脐部有脓性分泌物。血常规:WBC23 $\times 10^9$/L,N84%,L15%。

5. 下列有关脐部护理措施**错误**的是(B)

A. 保持脐部皮肤清洁

B. 减少局部刺激,严密包扎

C. 避免尿液及水浸湿

D. 脐残端未脱落前,可用 0.5% 络合碘或 75% 的酒精由脐根部向外擦拭消毒,每天 1~2 次

E. 脐部渗血、渗液时,可用 0.5% 络合碘或 75% 的酒精由脐根部向外擦拭消毒,每天 3~4 次

6. 患儿诊断为"新生儿败血症",对于患儿的抗菌治疗的原则是(A)

A. 对病原菌不明的败血症常用青霉素类加氨基糖苷类,一旦有药敏结果,按药敏结果选用抗生素

B. 早期联合用药,足量足疗程

C. 三联抗生素(抗 G⁺、G⁻ 菌及厌氧菌)

D. 早期不用抗生素,一旦有药敏结果,按药敏结果选用抗生素

E. 积极对症治疗,不使用抗生素

(吴丽元)

二、新生儿腹膜炎

【案例分析】

典 型 案 例

患儿,女,足月顺产,生后 7d,因"腹胀、发热、拒乳 15h"入院,查体:T37.3℃,P148 次 /min,RR58 次 /min,体重 3 200g,急性痛苦面容,神志淡漠,呼吸稍促,双肺呼吸音清。腹部明显膨隆,腹壁静脉清晰可见,无明显凹陷。触摸腹壁紧张,叩诊呈鼓音。听诊未闻及肠鸣音。胃肠减压抽出草绿色胃液。经紧急术前准备后,在局麻下行剖腹探查术。术中见十二指肠破裂,行十二指肠修补术,手术顺利。

1. 该患儿可能的诊断是什么?

2. 该患儿的治疗措施及护理要点有哪些?

(一)入院处置

1. 护理要点

(1)立即通知医生,测量生命体征,建立静脉输液通路,备好急救用品,必要时给予吸氧。

(2)快速评估:神志、面色、生命体征、末梢循环、呕吐、腹壁颜色及有无腹壁紧张、腹胀、脱水等情况。

2. 关键点 密切观察患儿生命体征、末梢循环及腹胀等情况,警惕感染性休克发生。

(二)住院护理

1. 术前护理要点 做好术前准备,包括禁食、胃肠减压、备皮、备血,协助完善必要检查、化验等。

2. 术后护理要点

(1)全麻术后护理:①交接患儿时认真检查皮肤、输液等情况,了解手术及麻醉情况。②麻醉未清醒前去枕平卧,头偏向一侧,颈肩部垫小软枕,使头稍后仰,可防止舌根后坠及口

咽分泌物误吸入气管,保持呼吸道通畅。③给予监护,麻醉清醒后给予半坐卧位。④因手术暴露及应激易出现术后体温不升,应及时置于开放式抢救台或暖箱内保温。

（2）病情观察:密切观察生命体征变化。

（3）体温管理:每2h测量体温并记录一次。根据体温调节箱温或辐射保温台温度,高热时予温水浴等物理降温方法。

（4）气道管理:保持呼吸道通畅,防止吸入性肺炎或窒息发生。注意观察患儿呼吸频率、节律及缺氧状况有无改善,根据病情及时调节氧浓度及流量。

（5）营养支持:术后早期给予禁食水,胃肠减压,待肠蠕动恢复,排便正常后,试进水进食,观察并记录大便的颜色、性质、次数及量,评估患儿喂养耐受情况。

（6）液体管理:①根据病情、药品种类与当日补液总量,安排输液顺序及速度。②准确记录出入液量,保持出入量平衡。

（7）皮肤护理:进行护理操作时,动作轻柔,尽量减少不良刺激,每日用温水为患儿擦洗身体,保持臀部皮肤清洁干燥,勤换尿布。

（8）引流管护理:①妥善固定胃管。②妥善固定腹腔引流管并保持引流通畅。③由近端向远端挤压引流管,每天两次。

（9）预防感染:做好保护性隔离,保持病房空气新鲜,温湿度适宜。严格遵守无菌操作及消毒隔离制度,避免交叉感染发生。

（10）健康教育:向家长讲授疾病的相关知识及预后,取得家长配合,讲授科学育儿知识,注意喂养,告知家长随访时间和注意事项等。

3. 关键点

（1）注意观察患儿神志、前囟、肢端温度、皮肤弹性、尿量及心肺功能等,确保输液安全;及时纠正酸中毒;注意保护血管,可经外周中心静脉置管。

（2）密切观察腹部体征及伤口敷料情况。观察有无腹胀,伤口敷料是否清洁干燥,有无新鲜血液渗出,有无感染迹象等。保持患儿安静,烦躁哭闹时及时予以安抚,可有效避免腹压增加及伤口裂开的发生。

（3）观察胃液性状及量,准确记录。防止引流管移位、脱落,观察与记录引流液的性状及量,严格无菌操作,防止感染;定时挤压引流管,防止因血块或脓液阻塞引流管。

【新生儿腹膜炎相关知识】

（一）概述

新生儿期可因感染而致新生儿腹膜炎（neonatal peritonitis）,其中,以细菌性腹膜炎（bacterial peritonitis）多见。分原发性与继发性两类,前者指在出现腹膜炎症状之前并无腹腔内原发感染灶,常为败血症的局部表现之一;后者指由腹腔脏器破损、感染灶蔓延而引起的腹膜炎。新生儿期因免疫功能尚不完善,感染容易扩散而导致弥漫性腹膜炎,常同时发生感染性休克,多器官功能衰竭,病死率超过40%。

（二）病因

1. 原发性腹膜炎（primary peritonitis） 原发病灶常见于呼吸道感染（肺炎）、脐部感染（脐炎、脐周围脓肿）或皮肤感染（脓疱、皮下坏疽等）,细菌经血液或淋巴系统侵入腹腔,引起腹膜炎症。病原菌以大肠埃希菌、金黄色葡萄球菌、链球菌多见。厌氧菌在新生儿感染中具有重要地位,腹膜炎有半数以上为厌氧菌与需氧菌混合感染,其中多为革兰氏阴性杆菌。病原菌经血液循环或淋巴系统引流入腹腔,引起腹膜充血、水肿及渗出,腹水中含大量白细胞、坏死组织细菌及纤维蛋白,呈混浊的稀脓汁。未得到及早治疗的患儿,浆膜坏死组织及纤维蛋白析出粘连,最终可遗留广泛的肠粘连,导致反复发生粘连性肠梗阻。

2. 继发性腹膜炎（secondary peritonitis） 较多见,可继发于各种消化道疾病所致的胃、肠穿孔,如坏死性小肠结肠炎、肠闭锁、肠扭转、巨结肠等,原发感染灶的细菌可直接蔓延而继发腹膜炎,同样引起腹膜充血、水肿及渗出,出现脓性腹水。胃肠穿孔的发生部位,以胃穿孔最多（50%~70%）,其次为小肠（20%）。如治疗及时,病灶不再扩散,只形成局限性腹膜炎,很快治愈,否则可迅速发展为弥漫性腹膜炎,甚至引起脓毒血症。病原菌大多为大肠埃希菌,其次为金黄色葡萄球菌、链球菌。也常为需氧菌和厌氧菌的混合感染。

（三）临床表现

症状特点表现为起病急、病情危重、变化迅速。

1. 腹部表现 胆汁性呕吐、腹胀、便秘、拒乳、呼吸急促、全身发绀,很快出现嗜睡、精神萎靡、生理反射减弱或消失、肠麻痹,引起全腹部胀气及频繁呕吐,腹壁出现水肿及静脉曲张,并可延及外阴部,引起阴囊水肿。查体可见腹部以脐部突出为中心,呈均匀膨胀,无肠型,肠鸣音消失,脐周皮肤呈绛红或紫色。叩诊肝浊音界消失,有移动性浊音。

2. 其他 症状缺少特异性及典型性。重症腹膜炎可无腹痛及腹膜刺激征,发热亦非多见,部分患儿体温可低于正常,很快陷入严重的全身中毒症状、感染性休克直至昏迷、中枢衰竭而死亡。

（四）辅助检查

1. 血常规 白细胞可明显增高,可达 30×10^9/L 以上,但亦可低到 5×10^9/L 以下,中性粒细胞增多。如杆状粒细胞超过 20%、白细胞有异染颗粒或空泡,均提示有严重感染存在。近年来有研究资料提出,感染时新生儿外周白细胞核左移有临床诊断意义,但在严重感染时骨髓功能耗竭,外周白细胞计数及中性粒细胞均可降低、杆状核粒细胞绝对值亦不高。

2. 腹腔穿刺试验 如抽出混浊腹水或脓汁,即可确诊。送检腹水可见含蛋白量多、大量白细胞或脓球,应做细菌学检验,以明确病原菌。肠坏死时,可抽出血性腹水。

3. X 线检查 直立位可见结肠与小肠均明显充气,可有多数散在的低张力液平面,腹壁脂肪线消失,有时可见到腹水征。如见膈下游离气体提示胃肠道穿孔。

4. C 反应蛋白值亦升高 近年来认为,某些急相蛋白升高是新生儿感染的敏感诊断条件,故有条件时应查 C 反应蛋白,可辅助诊断新生儿感染。腹膜炎时 C 反应蛋白值亦升高,但最终确诊仍靠腹腔穿刺。

（五）诊断标准

新生儿除全身感染中毒症状外,伴有呕吐、腹胀及肠鸣音减弱或消失,是腹膜炎的重要临床诊断条件。

（六）治疗

新生儿腹膜炎应采取综合措施,尽快控制感染和积极纠正休克。

1. 抗感染 早期病原菌未明确前,宜选用三联抗生素（抗 G^+、G^- 菌及厌氧菌）,待病原菌明确后,根据药敏结果选择有效抗生素,避免连续大量应用广谱抗生素。抗生素以静脉注射为宜,一日总量分 4 次,每 6h 缓慢静脉注射一次。抗厌氧菌的药物目前有 β- 内酰胺类抗生素及硝基咪唑类。

2. 胃肠减压 可减轻腹胀,有助于胃肠道功能恢复。

3. 对症支持 改善循环状况,维持机体水、电解质及酸碱平衡,输血浆或输血,供给营养与液体及对症支持处理。如有胃肠穿孔、肠扭转、肠梗阻等急腹症情况,应及早进行外科手术治疗,加强围术期体温、呼吸、循环、尿量、代谢等管理,提高疗效。

【新生儿腹膜炎复习题】

A1 型题

1. 新生儿腹膜炎的症状体征特点是(D)

A. 症状缺少特异性,起病急、病情危重、变化迅速

B. 持续性疼痛伴阵发性加剧

C. 多有发热,体温高达 40℃

D. 腹部以脐部突出为中心,呈均匀膨胀,无肠型,肠鸣音消失,脐周皮肤呈绛红或紫色

E. 腹泻,粪便有特殊腐臭味

A2 型题

2. 患儿,男,生后 5d,入院前 1d 出现吃奶减少,腹胀,呕吐 2 次,呕吐物为黄色胃内容物,其他情况尚可。入院当日患儿反应差,T:38.9℃,腹胀明显加重,腹壁静脉曲张,腹肌紧张,肠鸣音减弱。腹腔穿刺抽出混浊腹水。该患儿目前宜选用的抗生素为(D)

A. 万古霉素   B. 头孢二代

C. 青霉素   D. 三联抗生素(抗 G^+、G^- 菌及厌氧菌)

E. 甲硝唑

A3/A4 型题

(3~4 题共用题干)

患儿,男,生后 23d,因"哭吵、排咖啡色大便 3d,吃奶减少 1d"入院。患儿系母孕 39 周剖宫产出生。入院体检:T37.9℃,RR45 次 /min,P126 次 /min,体重 4 200g。精神反应差,腹部中度胀气,肠鸣音减弱,腹部压痛(±),血常规示 Hb:110.0g/L,WBC:25.3 × 10^9/L,N:0.82,L:0.18,大便隐血 +++。入院第 2d 患儿呕吐、血便加重,胃内抽出咖啡色样物约 25ml,大便呈红褐色水样便。胸腹部 X 线示:腹部肠管积气,未见明显液气平面。血培养示:大肠埃希菌生长。

3. 针对该患儿病情,最**不可能**的诊断是(D)

A. 消化道出血   B. 新生儿腹膜炎

C. 败血症   D. 新生儿肺炎

E. 新生儿坏死性小肠结肠炎

4. 该患儿液体疗法护理**错误**的是(C)

A. 准确记录出入液量,保持出入量平衡

B. 注意观察患儿神志、肢端温度、皮肤弹性、尿量等,确保输液安全

C. 根据病情、药品种类与当日补液总量,合理安排输液顺序,快速补液

D. 注意保护血管,可选择经外周中心静脉置管

E. 输液过程中加强巡视,及时发现输液不良反应

（5~7 题共用题干）

患儿,男,生后 25d,因"腹泻 3d,发热 1d"入院,患儿系母孕 37 周,剖宫产出生,入院 3d 前无诱因出现发热,腹泻,日排大便 10 余次,黄绿色水样便,入院时测 T:37.7℃,P:162 次/min,RR:38 次/min,BP:70/38mmHg,体重 2 930g,腹胀明显,入院后查大便常规、培养均无异常,血培养三次分别为屎肠球菌、表皮葡萄球菌、大肠埃希菌,腰椎穿刺脑脊液正常。入院第15d 腹胀加重,可见腹壁静脉曲张,胃管内抽出大量气体,急诊直立位平片示:肠胀气,临床诊断为"新生儿急性腹膜炎"。

5. 该患儿临床诊断标准**不包括**（E）

A. 腹胀　　　　　　　　　　　　B. X 线检查示肠胀气

C. 发热　　　　　　　　　　　　D. CRP 升高

E. 剖宫产出生

6. 原发性腹膜炎与继发性腹膜炎的主要区别是（A）

A. 腹腔有无原发病灶　　　　　　B. 是首次发病或多次发病

C. 致病细菌的种类不同　　　　　D. 患儿全身抵抗力的好坏

E. 新生儿腹膜炎都为原发性

7. 患儿行手术治疗,术后引流管的护理**错误**的是（E）

A. 妥善固定腹腔引流管

B. 保持引流通畅

C. 观察与记录引流液的性状及量

D. 严格无菌操作,防止感染

E. 由远端向近端挤压引流管,每天 2 次,防止因血块或脓液阻塞引流管

（吴丽元）

三、新生儿破伤风

【案例分析】

典 型 案 例

患儿,男,生后 7d,因"牙关紧闭、苦笑面容、四肢抽搐 1d"入院。入院查体:神志不清,躁动不安,苦笑面容、面色发绀,口腔黏膜溃烂,脐部有脓性分泌物,牙关紧闭、四肢抽搐、角弓反张,每天发作 20 余次,每次持续 5~6min。体检时,轻微刺激,便出现肌肉痉挛发作。T:37.5℃,P:146 次/min,RR:48 次/min。头颅 CT 排除"新生儿颅内出血"。

1. 该患儿可能的诊断是什么? 为明确诊断还需要做哪些检查?

2. 该患儿的治疗措施及护理要点有哪些?

（一）入院处置

1. 护理要点

（1）立即通知医生,置患儿于安静,光线暗的单人房间,专人看护。测量生命体征,建立静脉输液通路,必要时给予吸氧。

（2）快速评估：神志、面色、生命体征、脐部、口腔黏膜及吸吮情况、是否牙关紧闭及肌肉痉挛发作、四肢抽搐等情况。

2. 关键点　保持呼吸道通畅，及时清除鼻咽部分泌物，备好急救药品和器械。

（二）住院护理

1. 护理要点

（1）病情观察：监测体温、心率、呼吸、血氧饱和度变化。观察惊厥发作次数、持续时间和间隔时间，有无窒息等。

（2）体温管理：体温过高时予物理降温，根据医嘱使用抗生素。

（3）镇静止惊：①避免声光及不必要的刺激。②遵医嘱应用镇静剂。③必要的治疗护理操作最好在使用止痉剂半小时后集中完成。④尽量采用经外周中心静脉置管给药，以免因反复重复穿刺诱发或加重痉挛发作。

（4）用药护理：遵医嘱注射破伤风抗毒素（用前需做皮试）。

（5）呼吸支持：有缺氧、发绀者，给予氧气吸入。

（6）脐部处理：①选用3%过氧化氢或1∶4 000高锰酸钾溶液清洗脐部，再涂0.5%络合碘，用无菌纱布覆盖。②遵医嘱使用破伤风抗毒素3 000U做脐周封闭，以中和未进入血液的游离毒素。

（7）营养支持：①患儿早期吞咽功能障碍，应予静脉营养以保证热能供给，必要时加用血浆及白蛋白。②痉挛减轻后给予鼻饲，根据喂养耐受情况逐渐增加喂养量。③做好口腔护理，禁食或鼻饲喂养时，唇常干裂，应涂石蜡油等滋润口腔。④病情好转，可改奶头喂养来训练吸吮及吞咽功能，最后撤离鼻饲管。

（8）预防感染：①将患儿置于隔离病房。②仪器设备专用，尽量使用一次性用品。③暖箱内外、监护仪、输液泵、听诊器等用物予消毒擦拭，每天至少两次。④接触患儿时戴口罩、帽子及手套，穿隔离衣。⑤接触患儿前后均用流水洗手。⑥患儿使用的包被及床单等布类物品需高压消毒。⑦所有垃圾应丢入双层医用垃圾袋，贴上感染性废物标签，送焚烧处理。

（9）健康教育：对患儿家长讲授有关脐部护理相关知识和注意事项，并指导家长做好脐部护理。避免诱发惊厥的因素，发生惊厥及时正确处理。

2. 关键点

（1）置患儿于安静，光线暗淡的单人房间，避免声光及不必要的刺激；对于喉部有痉挛，可能发生窒息者，应做好气管切开准备。

（2）为避免氧气直接刺激黏膜，建议选用头罩给氧，用氧流量5L/min，缺氧改善后及时停氧，防止CO_2潴留和氧疗并发症发生。

（3）加强脐部处理，接触脐部的敷料应焚烧。

（4）做好消毒隔离，防止交叉感染。

【新生儿破伤风相关知识】

（一）概述

新生儿破伤风（neonatal tetanus）是因破伤风杆菌经脐部侵入，引起的一种急性严重感染性疾病，常在生后7d左右发病。临床特征为：牙关紧闭、苦笑面容、全身肌肉强直性痉挛，故有"脐风""七日风"之称。由于无菌接生的推广和医疗护理质量提高，世界卫生组织于

2012年宣布我国已基本消除新生儿破伤风,即我国所有地市的新生儿破伤风发病率均低于1‰活产儿。但偏僻地区仍有发病,应引起重视。

（二）病因和发病机制

1. **病原菌** 破伤风梭状杆菌（clostridium tetanus）,为革兰氏染色阳性厌氧菌。本菌广泛分布于自然界,在土壤、尘埃、人畜粪便中都存在。其芽胞抵抗力极强,在无阳光照射的土壤中可存活几十年,能耐煮沸60min,干热150℃ 1h,需用碘酒等含碘的消毒剂、高压消毒或环氧乙烷才能将其杀灭。

2. **感染方式** 用未消毒的剪刀、线绳来断脐、结扎脐带。接生者的手、结扎或包裹脐残端的覆盖物未严格消毒时,破伤风杆菌即可由脐部侵入。

3. **发病机制** 坏死的脐残端及其上面的覆盖物可使该处氧化还原电势降低,有利于破伤风杆菌繁殖并产生破伤风痉挛毒素。此毒素沿神经轴逆行至脊髓前角细胞和脑干运动神经核,也可经淋巴、血液至中枢神经系统,导致全身肌肉强烈痉挛。咀嚼肌首先受累,使牙关紧闭而呈苦笑面容;腹背肌肉痉挛,呈角弓反张。此外,毒素可兴奋交感神经,导致心动过速、高血压、出汗等。

（三）临床表现

潜伏期大多为4~8d,发病越早,发作间隔期越短,预后越差。①起病时,患儿神志清醒,往往哭吵不安,因咀嚼肌首先受累,患儿张口不大,吸吮困难。②随后牙关紧闭、面肌痉挛,出现苦笑面容,双拳紧握、上肢过度屈曲、下肢伸直,呈角弓反张。③强直性痉挛阵阵发作,间歇期肌强直继续存在,轻微刺激可引起痉挛发作。呼吸肌、喉肌痉挛引起呼吸困难、青紫、窒息;咽肌痉挛使唾液充满口腔;膀胱、直肠括约肌痉挛导致尿潴留和便秘。④患儿早期多不发热,以后出现发热,常因肌肉痉挛或肺部继发感染所致。⑤经及时处理能度过痉挛期者（一般需要3周左右）,其发作逐渐减少、减轻、痊愈,否则越发越频,因缺氧窒息或继发感染而死亡。

（四）辅助检查

1. **实验室检查** 血常规、血生化、血气分析、脐分泌物培养及血培养检查等。

2. **其他** 压舌板试验,脑电图检查,CT、磁共振检查等。

（五）诊断标准

根据生后7d左右（2~14d）发病,有消毒不严接生史,"苦笑"面容,牙关紧闭,刺激患儿即诱发痉挛发作,一般容易诊断。早期尚无典型表现时,可用压舌板检查患儿咽部,越用力下压,压舌板反被咬得越紧,称压舌板试验阳性,即可确诊。

（六）预防

1. 大力推广无菌接生法。如遇紧急情况可用2%碘酊涂擦剪刀,待干后断脐,结扎脐带的线绳也应用2%碘酊消毒。

2. 接生消毒不严者,争取在24h内剪去残留脐带的远端,再重新结扎,近端用3%过氧化氢或1:4 000高锰酸钾液清洗后涂以2%碘酊,同时肌注破伤风抗毒素3 000U或人体免疫球蛋白75~250U。

（七）治疗

控制痉挛、预防感染、保证营养是治疗的三大要点,疾病初期控制痉挛尤为重要。

1. **控制痉挛** 常需较大剂量药物才能生效。首选地西泮,其次为苯巴比妥、水合氯醛等。

2. **中和毒素** 破伤风抗毒素 1 万单位立即肌注或静滴,中和未与神经组织结合的毒素。

3. **控制感染** 选用青霉素、甲硝唑等能杀灭破伤风杆菌的抗生素。

4. **对症治疗** 正确处理脐部、给氧、气管切开等。

5. **营养支持** 根据病情予静脉营养和鼻饲喂养。

【新生儿破伤风复习题】

A1 型题

1. 有关破伤风梭状杆菌描述正确的是(B)

A. 为革兰氏染色阴性厌氧菌

B. 本菌广泛分布于自然界,在土壤、尘埃、人畜粪便中都存在

C. 其芽胞抵抗力极强,在阳光照射的土壤中可存活几十年

D. 能耐煮沸 30min,干热 150℃ 1h

E. 需用酒精等消毒剂、高压消毒或环氧乙烷才能将其杀灭

A2 型题

2. 患儿,男,生后 25d,足月剖宫产出生。生后第 7d,四肢抽搐,呼吸不规则及呼吸暂停,面色发绀,不会吮乳,每天发作 10 余次,每次持续 1~2min。查体:唇周发绀、牙关紧闭、苦笑面容、四肢抽搐、屏气、角弓反张;轻微刺激,可见肌肉痉挛发作;脐部脓性分泌物;口腔黏膜溃烂。头颅 CT:排除"新生儿颅内出血",确诊为"新生儿破伤风"。其护理措施**不正确**的是(B)

A. 置患儿于光线暗淡的单人房间,专人看护

B. 保持安静,控制痉挛,禁止不必要的刺激,定时清除鼻咽部分泌物

C. 备好急救药品和器械

D. 观察并记录惊厥发作情况

E. 遵医嘱注射破伤风抗毒素

A3/A4 型题

(3~4 题共用题干)

患儿,女,生后 5d,因"吃奶少 3d,不吃奶伴发热半天,抽搐 2 次"入院。入院时查体:T40.7℃,P206 次/min,RR88 次/min,体重 2 600g,口吐白沫,牙关紧闭,面色发绀,四肢抽动,全身皮肤无黄染,头颅无血肿,前囟平软,约 1.5cm×1.5cm,双瞳孔等大等圆,对光反射存在。两肺呼吸音粗,可闻及痰鸣音,脐部稍红,有少许脓性分泌物。四肢肌张力高,原始反射减弱。入院诊断:新生儿破伤风。

3. 下面**不符合**新生儿破伤风诊断标准的是(E)

A. 生后 7d 左右发病　　　　　　　B. 有消毒不严接生史

C. "苦笑"面容,牙关紧闭　　　　　D. 刺激患儿即诱发痉挛发作

E. 压舌板试验阴性

4. 该患儿脐部处理方法正确的是(B)

A. 选用 0.3% 过氧化氢溶液清洗脐部

B. 选用 1:4 000 高锰酸钾溶液清洗脐部

C. 涂 70% 乙醇

D. 脐部暴露

E. 遵医嘱使用破伤风抗毒素 2 000U 做脐周封闭

（5~6 题共用题干）

患儿，男，生后 16d。因"间歇性抽搐 7d"入院。患儿系足月顺产，G_2P_2，旧法接生。出生第 10d 出现抽搐、张口困难，不能吮乳，阵发性痉挛，牙关紧闭，颜面发绀，面肌紧张，呈"苦笑面容"，双拳紧握，呈角弓反张状。触摸、声、光刺激均诱发痉挛。诊断：新生儿破伤风。

5. 新生儿破伤风临床表现描述正确的是（C）

A. 潜伏期大多为 1~2d

B. 发病越晚，发作间隔期越短，预后越差

C. 因咀嚼肌首先受累，患儿口张不大，吸吮困难

D. 不会出现尿潴留和便秘

E. 经及时处理能度过痉挛期者，一般需要 1 周左右，其发作逐渐减少

6. 此患儿单间隔离后，以下关于护理措施**不正确**的是（E）

A. 仪器设备专用，尽量使用一次性用品

B. 听诊器等用物予消毒擦拭，每天至少两次

C. 接触患儿时戴口罩、帽子及手套，穿隔离衣

D. 接触患儿前后均用流水洗手

E. 患儿使用的包被及床单等布类物品 84 液浸泡消毒后使用

（吴丽元）

四、新生儿皮下坏疽

【案例分析】

典 型 案 例

患儿，女，生后 2d，体重 3 500g，系足月顺产，因"头部肿块进行性增大、发热伴反应差 2d"入院。入院查体：神清，精神反应差，头部肿物，皮肤发红，皮肤温度稍高；颈部及背部皮肤肿块约 5cm×6cm，高于皮肤，有波动感，皮肤温度稍高，有脓性及血性渗出物；T：38℃，P：150 次 /min，RR：46 次 /min；入院当日检查：血常规示 WBC：$18.8×10^9$/L，RBC：$4.42×10^{12}$/L，Hb：157g/L，PLT：$516×10^9$/L；脓液培养示：金黄色葡萄球菌。

1. 根据病史考虑该患儿皮肤肿块的可能原因是什么？

2. 应采取哪些皮肤护理措施？

（一）入院处置

1. 护理要点

（1）立即通知医生，测量生命体征，建立静脉输液通路。

（2）快速评估：面色、精神反应、生命体征、皮肤肿块及渗出物情况。

2. 关键点　发热时及时给予物理降温，注意鉴别皮肤肿块的性质。

（二）住院护理

1. 护理要点

（1）病情观察：注意观察患儿的生命体征、皮肤肿块及渗出物等情况。

（2）体温管理：高热时给予冷水袋等物理降温措施。

（3）用药护理：根据脓液或血培养药敏结果，选用有效的抗生素，注意观察药物毒副作用。

（4）营养支持：患儿早期食欲缺乏，给予静脉营养，病情改善后，开始经口喂养，耐受良好，逐步过渡到全肠内营养。

（5）皮肤护理：①伤口渗血、渗液时及时换药。②若患儿的坏疽部位位于头部、背部，应采用俯卧位和侧卧位相交替，每隔2h更换体位一次，以切口不受压为原则。俯卧位时可使用鸟巢，让患儿更有安全感，利于伤口的愈合。③保持患儿安静，以防患儿因哭闹影响伤口。④加强患儿疼痛护理：在实施操作前给予安慰奶嘴、包裹或者甜味剂等减轻患儿疼痛。

（6）预防感染：将患儿置于隔离病房。暖箱、监护仪、输液泵、听诊器等，给予消毒擦拭，每天至少2次。接触患儿时戴口罩、帽子、手套及穿隔离衣，接触患儿前后均用流水洗手。患儿使用过的包被及床单等布类物品需高压灭菌。

（7）健康教育：对患儿家长讲授有关皮下坏疽疾病相关知识，取得配合，指导家长做好皮肤护理。

2. 关键点

（1）高热常常是新生儿皮下坏疽非常明显的症状，应密切监测体温变化并及时处理。

（2）新生儿皮下坏疽的主要原因是细菌感染，因此，抗感染治疗是关键。

（3）新生儿皮下坏疽可以分为炎症期、皮下坏死期和皮肤坏死期，根据不同的阶段采取不同的护理措施。

（4）加强皮肤护理，及时换药、定期更换体位，防止伤口受压，促进伤口愈合。

（5）做好消毒隔离，防止交叉感染。

【新生儿皮下坏疽相关知识】

（一）概述

新生儿皮下坏疽（subcutaneousgangreneof newborn）是新生儿期一种严重的皮下组织急性感染，以冬季发病较多，在我国北方寒冷地区发病率较高，南方相对较少。绝大多数由金黄色葡萄球菌引起，多发生在生后1周，好发于新生儿容易受压的背部或腰骶部，发病后皮下组织广泛坏死，并发展及蔓延，病情发展快，短时间内病变范围可迅速扩大，易并发败血症，病死率较高。

（二）病因

由于新生儿皮肤发育尚不完善，屏障功能较差，皮肤柔软且娇嫩，易受损，同时患儿经常仰卧，被服受大小便浸渍，哭吵时摩擦等，引起局部皮肤损伤而致细菌侵入。病原菌大多为金黄色葡萄球菌，少数为表皮葡萄球菌、大肠埃希菌、铜绿假单胞菌等，细菌多来源于产房、新生儿室的用具以及工作人员中带菌者。因此，严格执行消毒隔离制度和加强新生儿护理是重要的预防措施。

（三）临床表现

其特征为起病急，数小时内明显扩散。

1. 患病初期表现发热、哭吵、拒乳等症状，体温多在38~39℃，高者可达40℃，亦有腹泻、呕吐。

2. **好发部位** 本病好发于身体受压部位、多见于背部和臀部，也可发生在枕部、骶部、会阴等部位。

3. 局部典型表现皮肤片状红肿,温度增高,触之稍硬,周围无明显界限。病变迅速向四周扩散,中央部位的皮肤渐变为暗红、紫褐色,有漂浮感、波动感。

4. 晚期表现皮肤呈紫黑色,甚至破溃有稀薄脓液流出。合并败血症时表现嗜睡、发绀、体温不升、黄疸、腹胀等,甚至因呼吸、肾衰竭、中毒性休克、弥散性血管内凝血而致死。

（四）辅助检查

血常规、电解质、分泌物培养及血培养检查等。

（五）诊断标准

当新生儿有发热、哭吵、拒乳时,应做全身皮肤检查,尤其是身体受压部位,发现上述局部典型表现时,不难诊断。对于病变范围的估计,可按小儿烧伤面积的计算方法来计算,面积在 10% 以上者属重型。

（六）治疗

1. 早期切开引流当皮肤出现暗红色及有漂浮感时,应及时切开引流。切口要小而多,遍及病变区,每个切口长约 1.5cm,间距 2~3cm,可引流出混浊脓液或血性液体,边切边填塞引流纱条。每日换药 2~3 次,并观察病变区,如有扩散随时加做切口,使引流通畅。

2. **抗感染**　药敏结果未报告前,可选用第三代头孢菌素、红霉素等两种抗生素联合静脉滴注,以后根据药敏结果,选用有效抗生素。

3. **支持疗法**　输全血或血浆;补充热量、维生素、静脉营养等以增强体质和促进愈合。

4. **创面处理**　一般创面愈合后不留严重瘢痕,如有大片皮肤坏死留有较大创面时,可行植皮术以缩短愈合时间。

【新生儿皮下坏疽复习题】

A1 型题

1. 有关新生儿皮下坏疽临床表现描述**不正确**的是（D）

A. 患病后早期表现发热、哭吵、拒乳等症状

B. 本病好发于身体受压部位,多见于背部和臀部

C. 局部典型表现为皮肤片状红肿,触之稍硬,周围有明显界限

D. 病变可迅速向四周扩散,周围有明显界限

E. 晚期皮肤呈紫黑色,甚至破溃有稀薄脓液流出

A2 型题

2. 患儿,男,生后 8d,体重 3 500g,足月顺产出生,T：39.2℃,背部脊柱中间段有一处 2cm×7cm 肿胀物,颜色深红,有漂浮感,脓性渗液。血常规提示:白细胞:27.24×10^9/L,中性粒细胞:10.77×10^9/L,C 反应蛋白:71.2mg/L,诊断为新生儿皮下坏疽。该患儿目前处于皮下坏疽的（B）

A. 炎症期　　　　　　　　　　B. 皮下坏死期

C. 皮肤坏死期　　　　　　　　D. 浸润期

E. 恢复期

A3/A4 型题

（3~4 题共用题干）

患儿,男,生后 10d,出生情况良好,2d 前发现患儿左侧臀部皮肤有 2cm×2cm 的硬肿,经家长自行温水浴、按摩等处理,硬肿逐渐增大至 4cm×6cm,皮肤呈暗红色,触之有漂浮感,

皮温升高,患儿哭闹伴发热(T:39℃),心肺无异常,血常规示 WBC:18.3×10⁹/L,Hb:170g/L,中性粒细胞:0.62。行脓肿部位穿刺,抽出脓血 50ml,脓血培养:金黄色葡萄球菌生长。诊断:新生儿皮下坏疽。

3. 该患儿卧位应采取(D)

A. 侧卧位
B. 俯卧位
C. 半坐卧位
D. 俯卧位和侧卧位相交替
E. 头低脚高位

4. 患儿皮肤护理**不当**的是(A)

A. 切口要大而多,遍及病变区
B. 每个切口长约 1.5cm,间距 2~3cm
C. 边切边填塞引流纱条
D. 每日换药 2~3 次
E. 如有扩散随时加做切口,使引流通畅

(5~6 题共用题干)

患儿,女,生后 9d,因"发热、腰背及臀部红肿 1d"入院。查体:T38.9℃,P155 次/min,RR50 次/min,体重 2 900g。神志清,精神差,呼吸平稳,腰背部至骶尾部皮肤大片红肿,面积约 15cm×15cm,表面皮温高,触之稍硬,有波动感,躯干部散在脓疱疹。血常规示 WBC:4.6×10⁹/L,N:62.1%,L:23.1%,Hb:156g/L,PLT:84×10⁹/L,CRP:160mg/L,脓液培养为金黄色葡萄球菌。

5. 以下致病因素与本病例**无关**的是(B)

A. 皮肤受压
B. 遗传因素
C. 衣物摩擦
D. 医务人员及家人中的带菌者
E. 大小便刺激

6. 患儿诊断为新生儿皮下坏疽,关于该患儿治疗**不当**的是(B)

A. 应用静脉营养等以增强体质和促进愈合
B. 药敏结果未报告前,三种抗生素联合静脉滴注
C. 可选用第三代头孢菌素、红霉素等
D. 药敏结果报告后根据药敏结果,选用有效抗生素
E. 支持疗法,输全血或血浆

(吴丽元)

五、先天性梅毒

【案例分析】

典 型 案 例

患儿,女,生后 40min,因"反应差 40min"入院。患儿系母孕 38 周⁺²ᐟ⁷,因臀位、羊水过少,剖宫产出生。入院查体:精神反应差,T:37.5℃,P:148 次/min,RR:46 次/min,全身皮肤无皮疹及出血点,前囟平,张力不高。其母孕期有感染梅毒病史,梅毒抗体筛查阳性。辅助检查:血常规示 WBC:19.32×10⁹/L,Hb:199g/L,L:28.44%。血生化、血气、胸片、头颅 CT 未见明显异常。入院后腰椎穿刺检查:脑脊液常规+生化结果未见明显异常,脑脊液培养无

细菌生长。梅毒螺旋体抗体检查：TPPA 阳性。复查：TRUST 阳性,滴度 1：1;梅毒螺旋体抗体 TPPA 阳性。

1. 根据以上病史和化验检查,该患儿最可能的诊断是什么?

2. 针对该患儿应采取哪些消毒隔离措施?

（一）入院处置

1. 护理要点

（1）立即通知医生,置患儿于单间隔离,无条件者实施床旁接触隔离。测量生命体征,建立静脉输液通路。

（2）快速评估：神志,面色,皮肤有无皮疹、斑疹、大疱及脱皮现象,鼻腔有无脓血样分泌物、鼻塞等情况及有无假性麻痹特殊体征。

2. 关键点 注意观察皮肤皮疹、斑疹、大疱及脱皮等现象。

（二）住院护理

1. 护理要点

（1）病情观察：①注意患儿生命体征及一般情况,持续监测心率、呼吸、血压及血氧饱和度变化。②加强全身检查,及时发现皮疹、斑疹、大疱、脱皮现象及其他皮肤变化,观察甲床,口腔黏膜及角膜有无炎症表现。③是否出现张口呼吸,脓血样分泌物及鼻前庭湿疹样溃疡等梅毒性鼻炎症状。④有无黄疸及贫血,有无神经系统症状如颈强直、角弓反张、惊厥等。

（2）用药护理：青霉素治疗过程中,护士应加强巡视,注意观察是否出现皮肤红疹、皮炎等皮肤过敏现象及其他不良反应。

（3）皮肤护理：入院后予更换消毒过的柔软棉内衣。脓疱疹溃烂处用 0.5% 的络合碘消毒后涂以抗生素软膏,之后用单层纱布覆盖创面,每天换药一次,注意观察头皮有无斑丘疹,并予及时涂药。若患儿皮肤干裂明显,则涂抹鱼肝油,防止皮肤裂伤。

（4）预防感染：①做好床旁接触隔离,治疗及护理操作集中进行。②在行静脉穿刺时,要注意避开皮肤斑丘疹的部位,动作轻柔,不要碰破皮疹处皮肤,严格执行无菌操作原则,防止交叉感染发生。③医护人员在日常的医疗护理操作过程中,应加强自我防护,接触患儿时戴口罩、帽子、手套,穿隔离衣,脱手套后应用流水洗手。④仪器设备专用,尽量使用一次性用品。⑤予消毒湿巾擦拭暖箱内外、听诊器、监护仪、输液泵等用物,每天至少 2 次。⑥患儿使用的包被及床单等布类物品需先消毒后送洗。⑦所有垃圾应丢入双层医疗垃圾袋,贴上感染性废物标签,送焚烧处理。

（5）健康教育

1）做好家长的心理护理：多数家长不能接受事实,加之担心疾病对孩子将来健康状况等的影响,会产生恐惧、焦虑、自责等复杂的心理情绪。医护人员应针对本病相关知识主动与家长沟通,消除家长的恐惧心理,使他们积极配合治疗,同时注意保护患儿及家长的隐私。

2）出院时指导定期复查（治疗后 1 个月、2 个月、3 个月、6 个月、12 个月）,追踪观察血清学试验,治疗成功时快速血浆反应素试验在 3 个月时滴度下降,6~12 个月时转阴。若 1 岁时滴度仍未降低或升高,应再次进行正规治疗 10~14d。

2. 关键点

（1）皮肤护理是该病护理的难点和重点。加强脓疱疹溃烂处的换药处理,加强眼部、口腔、脐部及臀部皮肤护理。患儿躁动时易擦伤足跟部,要用纱布加以包裹。

（2）由于新生儿先天性梅毒常累及到心、肝、脾、肺、皮肤黏膜等器官和神经、血液系统等,在护理过程中应加强对患儿以上各器官、系统表现的观察,做到早发现,早治疗。

（3）由于并发梅毒假性麻痹,四肢常呈弯曲状态,张力大,不能自然放松伸直,牵拉时患儿出现尖叫,提示有剧烈的疼痛。因此在治疗护理操作时,动作轻柔,不采取强行体位。患儿常出现哭闹、烦躁不安,护士必须检查全身情况,发现异常及时处理。

【先天性梅毒相关知识】

（一）概述

先天性梅毒(congenitalsyphilis, CS)又称胎传梅毒,是梅毒螺旋体(treponemapallidum, TP)经胎盘直接侵入胎儿所致。胎传梅毒可引起胎儿宫内感染,造成流产、早产、死胎、死产、畸形或分娩先天梅毒儿,存活婴儿发病年龄不一,2岁以内发病者为早期梅毒,2岁以后发病为晚期梅毒。近年来,我国新生儿梅毒发病率已有明显上升趋势。

（二）病因

1. 病原体主要是苍白螺旋体。梅毒螺旋体有生活发育周期,平均30h增殖一代。梅毒螺旋体的抵抗力极弱,对温度、干燥均特别敏感,离体干燥1~2h死亡,41℃中1h死亡,100℃立即死亡;对化学消毒剂敏感,但对潮湿和寒冷耐受性很强。

2. 传播途径和发病机制既往认为,妊娠16周后,由于胎盘滋养层细胞退化,胎盘失去屏障作用,梅毒螺旋体经胎盘血液循环进入胎儿体内,导致胎儿感染。近年来,电镜检查发现,妊娠任何时期都可以发生母婴传播,梅毒螺旋体首先感染蜕膜组织,然后侵袭相邻的绒毛组织,最后使胎儿受到感染。梅毒螺旋体可通过感染胎盘播散到胎儿所有器官,引起死胎、死产或早产及新生儿先天性梅毒。还可引起其他妊娠不良结局,如流产、宫内发育迟缓及低出生体重儿等。父亲的梅毒螺旋体不能随精子或精液直接传给胎儿。胎儿的感染与母亲梅毒是否治疗以及治疗的时机有关。非螺旋体抗体滴度高、母亲患早期梅毒特别是Ⅱ期梅毒、首次治疗开始至分娩间隔时间短等,与发生先天性梅毒及妊娠不良结局呈正相关。

（三）临床表现

大多数先天性梅毒患儿出生时无症状,生后2~3周才逐渐出现症状。如母亲在妊娠期感染梅毒又未及时治疗,则新生儿发病时间早且病情重。

1. **全身症状**　发育差,营养差,皮肤萎缩,貌似老人,常出现低热、黄疸、贫血、低血糖、哭声嘶哑等。

2. **皮肤黏膜损害**

（1）皮疹:30%~60%的患儿会出现皮肤表现,常于生后2~3周出现,为多形性,可以表现为水疱、脓疱、红斑、糜烂、皲裂等,主要为暗红色斑丘疹伴皮肤脱屑样改变及出血点,以四肢为主,尤其手心、足心为多见,也可表现为全身散在斑丘疹。梅毒性天疱疮皮损最常见于口周、鼻翼和肛周,皮损数月后呈放射状裂痕。

（2）梅毒性鼻炎:约有15%会出现,是胎传梅毒最早的症状,表现为脓血样分泌物及鼻塞等,分泌物含有大量病原体,极具传染性。后期鼻黏膜溃疡累及鼻软骨时形成"鞍鼻",累及喉部引起声音嘶哑。

3. **骨骼系统损害**　约占90%,多发生于生后数周。大多数骨骼受累的患儿无任何症状,偶尔可产生疼痛和假性麻痹,疼痛严重者可因剧痛而形成"假瘫"。X线检查可见对称性长骨骨骺端横行透亮带,骨膜下骨样组织增生、增厚等改变。

4. 肝脾、全身淋巴结肿大 几乎所有患儿均有肝大,可出现黄疸、肝功能受损。25%~50% 的患儿,可见全身性坚硬,有弹性,无压痛的淋巴结肿大。一般认为肱骨内上髁淋巴结肿大是胎传梅毒的重要特征。

5. 中枢神经系统症状 新生儿罕见。在先天性梅毒病例中,40%~60% 可出现脑脊液异常,但神经梅毒的临床表现一直要到出生后 3~6 个月时才能比较明显地出现。

6. 其他 可见视网膜脉络膜炎、肺炎、心肌炎、胰腺炎、肾小球病变等。

(四)辅助检查

1. 梅毒螺旋体检查 取早期梅毒皮损表面分泌物等作暗视野显微镜检查,找到有活动能力的苍白螺旋体,即为阳性结果,具有诊断价值。

2. 非梅毒螺旋体血清试验

(1)性病研究实验室试验(venerealdiseaseresearchlaboratory test, VDRL):此试验易于操作,敏感性高,非特异性,有假阳性,用于大规模筛查。

(2)快速血浆反应素(rapidplasmareactions, RPR)及环状玻片试验 / 甲苯胺红未加热血清试验(toluidineredunheatedserumtest, TRUST):RPR 是 VDRL 试验的改良法。TRUST 主要用于梅毒的筛选和疗效观察。

(3)梅毒螺旋体血清试验:以梅毒螺旋体作为抗原检测血清中的特异性抗体,可用于确定诊断。①梅毒螺旋体 IgM 型抗体:对诊断先天性梅毒具有较大价值,也可作为疗效判断和再感染的诊断指标。②荧光螺旋体抗体吸收试验(fluorescence treponemal antibody absorption, FTA-ABS):一般在感染早期即可阳性,假阳性率仅 0.18%~0.26%,缺点是抗梅毒治疗后阳性仍可保持 10 年之久,不能作为疗效判断指标。③梅毒螺旋体血凝试验、梅毒螺旋体乳清凝集试验(treponema pallidum whey agglutination test, TPPA):梅毒确诊试验,但不能用于判断再感染和复发的指标。

3. 脑积液检查 对梅毒婴儿应常规进行腰椎穿刺。脑脊液如有异常,如淋巴细胞增加,蛋白增高,VDRL 阳性,无论临床有无症状,均可诊断为神经梅毒。

4. X 线检查 胸片常显示肺部炎性浸润影。先天性梅毒新生儿期骨骼 X 线检查阳性率往往不高,但随着日龄增加,骨损程度会逐渐加重,到婴儿期骨骼受损的 X 线检查阳性率可高达 100%。主要表现为先期钙化带增厚、致密、不规整;先期胫骨钙化带下方横行透亮带,即"夹心饼"征;胫骨对称性干骺端内侧骨皮质破坏缺损,即 Wimberger 征,具有特征性。

(五)诊断标准

主要根据母亲病史、临床表现、实验室检查和 X 线检查进行诊断。强调早期、及时,防止发展成晚期。

1. 病史 应详细询问父母亲,尤其母亲有无性病梅毒检验情况及治疗史。如有怀疑,母亲应做梅毒血清试验。

2. 临床表现 新生儿期症状常不明显,故早期诊断困难。胎盘大、苍白提示宫内梅毒感染。母亲梅毒血清反应阳性,新生儿生后外观正常也应怀疑。出生新生儿有脾大、黄疸、典型皮肤损害、瘀斑和血小板减少等是考虑该病的重要症状和体征。

3. 实验室检查 从病变部位、胎盘或脐带处找到梅毒螺旋体;体液梅毒螺旋体 IgM 抗体阳性或螺旋体 DNA 阳性;婴儿血非螺旋体试验抗体滴度较母亲增高 4 倍以上可确诊。

4. 其他辅助检查对诊断或高度怀疑先天性梅毒患儿的检查项目包括脑脊液检查、血常规检查；根据临床需要做其他检查，如长骨 X 线检查、胸片、肝功能、颅脑超声、眼底检查和脑干听觉反应等。

（六）预防

1. 对所有孕妇妊娠 3 个月内进行首次梅毒血清学筛查；对梅毒高发地区或梅毒高危孕妇，在妊娠 28~32 周及临产前需再次筛查。

2. 治疗妊娠梅毒是预防先天性梅毒的重要措施。应早期、规范进行治疗。青霉素是治疗本病的首选药物，敏感，一般无耐药，且能通过胎盘到达胎儿体内。在分娩前 30d 完成规范治疗可以预防 94%~99% 的先天性梅毒，妊娠梅毒治疗方案如下：

（1）病程不到 1 年的潜伏梅毒、一期及二期梅毒：应用苄星青霉素 240 万 U 肌内注射，1 次 /w，连用 2 周；或普鲁卡因青霉素 80 万 U，肌内注射，1 次 /d，连用 10~14d。

（2）病程超过 1 年或病程不清楚的潜伏梅毒及心血管梅毒：用苄星青霉素 240 万 U 肌内注射，1 次 /w，连用 3 周（共 720 万 U）；或普鲁卡因青霉素 80 万 U 肌内注射，1 次 /d，连用 10~14d。

（3）青霉素过敏者：可选用头孢曲松 500mg，肌内注射，1 次 /d，共 10d；或红霉素 500mg，4 次 /d，口服，连用 14d。但非青霉素治疗不能确保药物通过胎盘预防先天性梅毒的效果。

（七）治疗

1. **严格隔离**　避免感染其他疾病及他人被感染。

2. **确诊或高度怀疑先天性梅毒患儿的治疗**　青霉素为治疗先天性梅毒的首选药物。水剂青霉素，出生 7d 内，每次 5 万 U/kg，每 12h 给一次，静脉滴注。出生 7d 后，每次 5 万 U/kg，每 8h 给一次，静脉滴注，连续 10d；神经梅毒患儿疗程延长至 14d。药物治疗应系统进行，治疗期间中断 1d 以上，则梅毒螺旋体可以增殖，整个疗程需重新开始。

3. **先天性梅毒患儿的随访**

（1）疗程完成后须在 2 个月、4 个月、6 个月、9 个月、12 个月追踪观察血清学试验，直至非螺旋体抗体滴度转阴性。

（2）治疗 6 个月内血清滴度未出现 4 倍下降或滴度保持稳定或增高，应视为治疗失败或再感染，应重复治疗。

（3）神经梅毒应每 6 个月复查脑脊液一次，直至脑脊液细胞计数正常为止。如果 2 年后细胞计数仍不正常或每次复查无下降趋势者，该患儿应予重复治疗，重复治疗后也应 6 个月复查脑脊液一次，若脑脊液非螺旋体试验阳性，应予重复治疗。

【**先天性梅毒复习题**】

A1 型题

1. 治疗梅毒的首选药物是（A）

A. 青霉素　　　　　　　　　　　B. 头孢二代

C. 头孢三代　　　　　　　　　　D. 甲硝唑

E. 氧氟沙星

A2 型题

2. 患儿，女，生后 15d。生后 2h 被发现双手足红斑和鳞屑，皮疹逐渐增多，于生后 15d 到医院就诊。其母曾有梅毒感染史，未经治疗，快速血浆反应素试验（RPR）示 1∶8。体格检查：T37.1 ℃，P150 次 /min，RR46 次 /min，体重 3 000g，吃奶、睡眠可。稍烦躁，前囟

2cm×2cm,膨隆,双肺未闻及干湿性啰音,心音稍低钝,心律齐,腹软,双手足分布鳞屑性红斑。辅助检查:RPR1:4,TPPA(+),梅毒螺旋体抗体 IgM(+)。血常规示 WBC:12×10⁹/L,Hb:180g/L。诊断:先天性梅毒。有关该患儿致病的传播途径及发病机制说法正确的是(C)

A. 妊娠 16 周前,由于胎盘滋养层细胞退化,胎盘失去屏障作用,梅毒螺旋体经胎盘血液循环进入胎儿体内,导致胎儿感染

B. 父亲的梅毒螺旋体随精子或精液直接传给胎儿

C. 与母亲患梅毒且未接受及时规范治疗有关

D. 母亲虽有梅毒感染史,但程度不重不致病

E. 妊娠梅毒治疗不能确保药物通过胎盘达到预防先天性梅毒的效果

A3/A4 型题

（3~4 题共用题干）

患儿,女,生后 40min。因"窒息复苏后 40min"入院。患儿为母孕 38 周 ⁺²ᐟ⁷,因臀位、羊水过少剖宫产娩出。羊水清亮,Apgar 评分 1min 为 3 分,5min 为 10 分,出生体重 2 650g,入院诊断:新生儿重度窒息、新生儿吸入性肺炎。查体:T35.5℃,P140 次/min,RR60 次/min,反应欠佳,呼吸浅促,不规则,双肺呼吸音粗,可闻及少许湿啰音,颜面部及唇周发绀,颜面部可见散在红斑,其母孕期有感染梅毒病史,产科梅毒抗体筛查阳性。

3. 该患儿的护理措施**错误**的是(D)

A. 置患儿于单间隔离,无条件者实施床旁接触隔离

B. 持续监测心率、呼吸、血压及血氧饱和度变化

C. 仪器设备专用,尽量使用一次性用品

D. 患儿使用的包被及床单等布类物品需焚烧处理

E. 注意保护患儿及家长的隐私

4. 该患儿进一步确诊检查**不包括**(E)

A. 快速血浆反应素(RPR)

B. 梅毒螺旋体 IgM 型抗体

C. 梅毒螺旋体血凝试验

D. X 线检查

E. 新生儿神经行为测试检查

（5~6 题共用题干）

患儿,女,生后 20d,体重 4 000g。因"发热、皮疹 1d"入院。查体:T38℃,P124 次/min,RR43 次/min,反应欠佳,腹部膨隆,肠鸣音稍活跃,双下肢可见红色斑块状皮疹,高于皮面,压之不退;手足均可见表皮膜状样脱落,躯干部皮肤可见花斑。辅助检查:外周血 WBC15.25×10⁹/L,中性粒细胞百分比 26.5%,Hb86g/L,PLT193×10⁹/L,CRP21.68mg/L。X 线胸片示:支气管肺炎。梅毒螺旋体特异性抗体(TPHA)阳性,快速血浆反应素试验(RPR)阳性,不加热血清反应素试验阳性(1:4),提示梅毒螺旋体感染。追问患儿父母病史,患儿母亲有"梅毒"病史,具体诊治不详。脑脊液检查未见明显异常。诊断:先天性梅毒、急性支气管肺炎。

5. 患儿疗程完成后需追踪观察血清学试验,直至非螺旋体抗体滴度转阴性,需在疗程结束后多少个月追踪观察血清学试验(A)

A. 2、4、6、9、12　　　　B. 1、2、4、6、9

C. 2、4、6、9、12、24　　D. 1、3、6、9、12

E. 2、4、6、8、10

6. 患儿经治疗后,疗效不佳,视为治疗失败或再感染,应重复治疗的时间是指治疗多少个月内血清滴度未出现多少倍下降或滴度保持稳定或增高（D）

A. 6,5　　　　B. 4,3

C. 5,3　　　　D. 6,4

E. 5,4

（吴丽元）

第十二节　新生儿遗传与免疫系统疾病护理

遗传性疾病是由于遗传物质结构功能改变所导致的疾病。是因维持机体正常代谢所必需的某些由多肽和/或蛋白组成的酶、受体、载体及膜泵生物合成发生遗传缺陷,即编码这类多肽(蛋白)的基因发生突变而导致的疾病。随着基因诊断技术的提高,很多遗传代谢病能够早期明确诊断,患儿得到及时、有效的治疗和有针对性的护理。遗传代谢病的种类非常多,可以发生新生儿期,也可发生在各年龄阶段。常见新生儿期代谢疾病如苯丙酮尿症、糖原贮积病、甲基丙二酸血症等,因发病原因不同,每种疾病表现各不相同,目前多通过临床表现,结合实验室特异性的一些检查可以诊断。实验室检查,如血/尿常规、肝肾功能、电解质、血氨、血气分析、血/尿氨基酸、有机酸分析,还通过一些特异性实验室检查,如串联质谱技术检查血尿。如气相色谱–质谱技术对有机酸尿症和某些疾病的诊断有重要意义。遗传代谢病为终身性疾病,患儿的用药、饮食、疾病、应激状态等都可能影响机体代谢,进而影响病情,因此遗传性代谢疾病的护理,一是针对患儿的易感染、机体抵抗力低、营养状况差等特点进行基础护理,二是针对患儿的病情进行针对的护理,重点是病情观察、饮食指导,做好长期的健康管理工作,非常重要。

免疫系统疾病是一类免疫功能异常的疾病。这两种疾病均可涉及全身各个系统,单一病种患病率低,但是总体病死率及致残率均较高。本节主要介绍甲基丙二酸血症、苯丙酮尿症、原发性免疫缺陷病的护理。

一、新生儿遗传性代谢疾病

【案例分析】

典型案例

患儿,女,生后24h。因"精神反应差、肌张力低24h"入院。患儿系母孕39周 +4/7,顺产娩出,出生体重2 600g,宫内生长受限。患儿生后出现喂养困难伴反应低下就诊,入院查体：精神反应差，颜面部略青紫，四肢末梢凉，呼吸平稳，四肢肌张力稍低，无呕吐、意识障碍、抽搐发作。头颅 CT 示：双侧额顶叶脑白质密度减低，后纵裂池密度增高。血代谢示：游离肉碱（CO）：6.98μmol/L（5.23~51.4），丙酰基肉碱（C3）：9.19μmol/L（0.25~4.7），C3/CO：1.32（0.01~0.2），C3/C2：2.30（0.03~0.35），提示甲基丙二酸血症。头颅超声示：双侧脑室旁白质回声轻度增强；头颅核磁示：双侧额顶叶、左侧颞叶斑点状 T1 信号灶，出血不除外。脑电图：边缘状态。动态脑电图：清醒期低幅节律欠佳，QS 期仍可见交替图形。胆红素最高 358.58μmol/L（生后 8d）。生后 15d 未恢复到出生体重。予更换深度水解配方奶及抗感染、营养神经、光疗治疗。治疗效果欠佳，患儿奶量 40ml，q3h（生后 25d），反应欠佳，肌张力偏低，出院体重 2 800g。小便 7~8 次/d，大便 1 次/d，量少。

1. 该甲基丙二酸血症患儿病情观察的重点内容是哪些方面？

2. 该患儿饮食指导的要点是什么？

（一）入院处置

1. 护理要点

（1）评估患儿意识状态、生命体征、体格发育、神经系统、饮食形态等。

（2）评估患儿家族史。

（3）给予患儿吸氧、保暖等措施。

（4）协助医生完成各项检验：血常规、凝血功能、生化检查、血钙、血氨，血气分析、血糖和有机酸分析、血代谢及尿代谢。

2. 关键点

（1）观察患儿生命体征，必要时心电监护监测。

（2）观察患儿神志、面色、口唇颜色、呼吸节律频率，警惕酸中毒发生。一旦发生，立即通知医生纠酸治疗。

（二）住院护理

1. 护理要点

（1）病情观察：继续监测生命体征如心率、血压、呼吸，保证患儿呼吸道通畅，及时清理分泌物，必要时呼吸机支持治疗。观察患儿神志及精神状态，面色、口唇颜色及呼吸节律的变化，警惕酸中毒发生，及时纠酸补液治疗。完善检查如血气分析、血糖等，维持血糖正常。

（2）饮食护理：给予患儿低蛋白饮食，限制天然蛋白摄入，天然蛋白摄入量应为 0.8~1.2g/（kg·d），蛋白质总摄入量婴幼儿期应保证在 1.5~3.0g/（kg·d），给予不含异亮氨酸、缬氨酸、蛋氨酸和苏氨酸的特殊配方奶粉或蛋白粉；以淀粉、碳水化合物为主要能量来源；婴幼儿可添加米粥、米粉、果汁，保持机体生长发育需求。

（3）用药护理

1）维生素 B_{12}：肌内注射应臀部两侧轮流注射，防止硬结。维生素 B_{12} 可致皮疹、瘙痒，过量可致叶酸缺乏。

2）左卡尼汀：主要为一过性的恶心和呕吐，还要注意观察有无癫痫发作。

（4）健康教育：向家长介绍相关疾病知识，解释目前患儿疾病状况，解释低蛋白饮食重要性及药物作用和副作用。定期监测甲基丙二酸浓度，根据正常年龄发展进行相应康复指导。高危家庭可做基因检测及产前诊断。

2. 关键点

（1）对于呕吐脱水的患儿详细记录出入量，及时补液治疗。

（2）针对患儿的易感染、机体抵抗力低、营养状况差等特点进行基础护理；针对患儿的病情进行对症护理，重点是病情观察、饮食指导，做好长期健康管理工作。

【甲基丙二酸血症相关知识】

（一）概述

甲基丙二酸血症（methylmalonic acidemia，MMA）又称甲基丙二酸尿症（methylmalonic aciduria），是先天性有机酸代谢异常中最常见的疾病，属于常染色体隐性遗传，主要是由于甲基丙二酰辅酶 A 变位酶缺陷或辅酶谷氨酸（维生素 B_{12}）代谢缺陷所致。临床主要表现为起病早，严重的间歇性酸中毒，血和尿中甲基丙二酸增多，常伴中枢神经系统症状。

（二）病因

L- 甲基丙二酸的前体是支链氨基酸、胆固醇、蛋氨酸、脂肪酸等，由于甲基丙二酰 CoA 变位酶或其辅酶腺苷钴胺代谢缺陷，使 L- 甲基丙二酸 CoA 在线粒体不能转变为琥珀酸而蓄积，继之水解为甲基丙二酸，使有机酸在体内蓄积。

（三）临床表现

1. 重型　新生儿期起病，患儿生后 2~3d 内发病，早期精神不佳，呕吐，抽搐，呼吸急促，昏迷，病情迅速恶化，可有致死性酸中毒，用碳酸氢钠不能纠正。如果不给予治疗，很快死亡。

2. 中间型　婴儿早期发病，以中枢神经系统受累为主要表现。

3. 间歇型　婴儿晚期或儿童期发病。在发热、感染、饥饿、疲劳、外伤等应激状态或高蛋白饮食等因素诱发下引起精神差，呕吐，肌张力低下，可进展为昏迷等。

4. 晚发型　成人期发病，首发症状表现为精神及心理异常。

（四）辅助检查

1. 血生化检测　血氨高，乳酸高，严重代谢性酸中毒。

2. 血氨基酸谱及酰基肉碱谱检测　运用串联质谱分析可见血丙酰肉碱（C3）与乙酰肉碱（C2）的比值（即 C3/C2）增高。

3. 尿有机酸检测　运用气相色谱质谱技术分析可见尿甲基丙二酸增高，可伴甲基枸橼酸和 3- 羟基丙酸增高。

4. 血清同型半胱氨酸检测　以明确是否合并高同型半胱氨酸血症。

（五）诊断标准

根据临床表现，尿有机酸分析示甲基丙二酸明显增高，血氨基酸及酰基肉碱谱分析示丙酰肉碱（C3）与乙酰肉碱（C2）的比值（即 C3/C2）增高即可临床诊断 MMA。

（六）治疗

1. 急性期治疗　以补液、纠正酸中毒为主，维生素 B_{12} 肌内注射；同时限制蛋白摄入，供给足够能量。

2. 长期治疗　维生素 B_{12} 无效型以饮食治疗为主，限制天然蛋白；对于维生素 B_{12} 有效型每周肌内注射维生素 B_{12}1~2 次，每次 1mg。静脉输注左卡尼汀注射液，口服左旋肉碱、甜菜碱、叶酸等。

【苯丙酮尿症相关知识】

（一）概述

苯丙酮尿症（phenylketonuria，PKU）是一种最常见的遗传代谢病，属常染色体隐性遗传，因患儿尿中排出大量苯丙酮酸而得名。

（二）病因

由于苯丙氨酸羟化酶缺乏或活性减低使苯丙氨酸不能正常代谢，过量的苯丙氨酸及其代谢产物蓄积体内，影响神经系统发育而导致患儿智力低下。

（三）临床表现

患儿智力发育落后，皮肤、毛发色素浅淡和鼠尿样体味。若能在新生儿期筛查发现，并及时给予低或无苯丙氨酸饮食治疗可避免智能障碍的发生。

（四）辅助检查

1. 新生儿筛查　新生儿哺乳 3d 后，采集足跟血进行实验室筛查，测定苯丙氨酸浓度。

2. 血苯丙氨酸浓度　当苯丙氨酸浓度 >1 200μmol 则为典型的 PKU，中度 PKU 为 60~1 200μmol，轻度 PKU 为 120~360μmol。

3. 血浆氨基酸分析和尿液有机酸分析　可为本病提供生化诊断依据，同时，也可鉴别其他的氨基酸、有机酸代谢病。

4. 尿蝶呤分析　应用高压液相层析测定尿液中新蝶呤和生物蝶呤的含量，用以鉴别各型 PKU。典型 PKU 患儿尿中蝶呤总排出量增高，新蝶呤与生物蝶呤比值正常。二氢蝶呤还原酶（dihydropteridine reductase，DHPR）缺乏的患儿蝶呤总排出量增加，四氢生物蝶呤（tetrahydrobiopterin，BH_4）减少。6- 丙酮酰四氢蝶呤合成酶（6-PTS）缺乏的患儿则新蝶呤排出量增加，其与生物蝶呤的比值增高。三磷酸鸟苷环水解酶（guanosine triphosphate ring hydrolase，GTP-CH）缺乏的患儿其蝶呤总排出量减少。

（五）诊断标准

根据临床表现，血苯丙氨酸浓度升高可以确诊。

（六）治疗

1. 一经确诊，立刻开始饮食控制，限制苯丙氨酸摄入量，既要满足患儿生长发育需求，又不能超过一定范围。可予患儿低或无苯丙氨酸的配方奶粉，待血浓度降至理想浓度时，可逐渐少量添加天然饮食，以母乳最佳，因母乳不仅营养丰富，而且苯丙氨酸含量低，仅为牛乳的 1/3。故可给予患儿低或无苯丙氨酸的配方奶粉加适量母乳喂养。

2. 注意补充其他必需氨基酸、维生素、矿物质及微量元素，以保证营养物质的均衡摄入。

【新生儿遗传性代谢疾病复习题】

A1 型题

1. 甲基丙二酸血症是（A）

A. 常染色体隐性遗传　　　　　　　　B. 染色体病

C. 性染色体遗传　　　　　　　　　　D. 常染色体显性遗传

E. 非染色体遗传

A2 型题

2. 患儿，女，生后 1 个月，因"精神反应差，反复呕吐 1 周"入院，诊断甲基丙二酸血症。下列描述**不正确**的是（E）

A. 甲基丙二酰辅酶 A 变位酶缺陷或辅酶谷氨酸（维生素 B_{12}）代谢缺陷所致

B. 线粒体钴胺素还原酶缺乏

C. 线粒体钴胺素腺苷转移酶缺乏

D. 转钴胺素 II 缺陷

E. 母亲长期维生素 B_{12} 摄入过多

A3/A4 型题

（3~4 题共用题干）

患儿，男，生后 7d。因"喂养困难伴反应低下 24h"入院，查体示：精神反应差，颜面部略青紫，四肢末梢凉，呼吸平稳，四肢肌张力稍低，病程中无呕吐、意识障碍、抽搐发作。

3. 关于甲基丙二酸血症，以下说法**错误**的是（C）

A. 是遗传性有机酸代谢异常中最常见的疾病，为常染色体显性遗传病

B. 临床主要表现为早期起病，严重的间歇性酮症酸中毒，血和尿中甲基丙二酸增多

C. 甲基丙二酸血症的预后取决于发现早晚与长期治疗，但与疾病类型无关

D. 最常见的症状和体征是嗜睡、生长障碍、反复呕吐、脱水、呼吸困难及肌张力低下

E. 根据甲基丙二酰辅酶 A 变位酶缺陷分为完全缺失 Mut0 型和部分缺失 Mut– 型

4. 确诊甲基丙二酸血症的首选方法是（B）

A. 尿酮体测定、血气分析等一般生化检查

B. 气相 – 色谱质谱检测尿、血、脑脊液中有机酸和串联质谱检测血丙酰肉碱

C. 血中甲基丙二酸浓度检测

D. 病理活检

E. 脑 CT

（5~6 题共用题干）

患儿，男，生后 25d，经新生儿代谢筛查诊断为苯丙酮尿症。

5. 关于苯丙酮尿症，描述正确的是（A）

A. 一种常染色体隐性遗传疾病

B. 一种常染色体显性遗传疾病

C. 一种性染色体遗传疾病

D. 出生时就有明显的症状，如皮肤白皙、头发发黄

E. 苯丙酮尿症是由于缺乏苯丙氨酸羟化酶活性，不能将苯丙氨酸转化为苯丙酮酸而发病

6. 若实验室检查提示：苯丙氨酸浓度 >1 200μmol/L，诊断为苯丙酮尿症，对于此患儿治疗重要的是（C）

A. 确诊后可等患儿添加辅食后开始饮食治疗

B. 饮食管理，低苯丙氨酸配方奶，服用至添加辅食后，改为正常饮食

C. 饮食管理，低苯丙氨酸配方奶，服用至添加辅食后，改为低苯丙氨酸饮食

D. 低苯丙氨酸饮食只需服用至青春期

E. 一旦确诊，不建议母乳喂养

（张大华）

二、原发性免疫缺陷病

【案例分析】

典 型 案 例

患儿,女,生后5个月,因"持续发热4d"入院。患儿于4d前接触人群后出现发热,热峰40℃,曾数次出现热峰,热峰无明显规律,未出现皮疹、关节疼痛等伴随症状。抗生素治疗曾有好转,但发热反复。查体:神志清,精神可,心音有力,律齐,肺部听诊双肺呼吸音稍粗,偶可闻及痰鸣音,腹部膨隆,脾大,未触及肝脏;颜面部及四肢可见陈旧性脐凹样皮疹,部分已结痂,部分近痊愈。个人史、家族史无特殊。既往史:生后16d曾因黄疸就诊,诊断为活动性肝炎;生后1个月、3个月反复皮疹,诊断为种痘样水疱病样EB病毒感染相关T淋巴细胞增生症。入院前辅助检查:血常规示WBC:6.51×10^9/L,RBC:4.16×10^{12}/L,Hb:10^6g/L,Hct:33.3%,MCV:80fl,PLT:214×10^9/L,PCT:0.21%,中性粒细胞计数:2.98×10^9/L,淋巴细胞计数:2.93×10^9/L,单核细胞计数:0.56×10^9/L,CRP:31mg/L,IgG<0.07g/L,IgA<0.25g/L。入院后完善血、尿、便常规,T、B细胞亚群分析,EB病毒感染筛查,出凝血,生化,C3、C4及IgA、IgM、IgG检查以及血培养。入院后给予注射用盐酸头孢吡肟、去甲万古霉素、伏立康唑抗感染治疗。诊断:原发性免疫缺陷病,无丙种球蛋白血症,肺炎。

1. 原发免疫缺陷患儿的护理要点是什么?

2. 患儿出院后的健康教育重点是什么?

（一）入院处置

1. 护理要点

（1）根据患儿感染的情况、病史,安置于单独房间。

（2）快速评估:①生命体征,体温的变化、观察心率、血氧饱和度等情况。②感染的病灶及程度。③皮肤有无出血点等出血倾向。

（3）遵医嘱立即进行相关检查,如血常规、培养,根据病情协助进行X线等检查,积极寻找感染的原因。

2. 关键点

（1）免疫缺陷病患儿抵抗力低,容易发生交叉感染,应将其放置在单人间,减少不必要的探视。

（2）医护人员接触患儿前严格洗手或用快速手消液消毒,戴口罩帽子、穿清洁衣;备专用体温计、血压计、听诊器;进行操作时严格无菌操作,并尽量集中进行。

（二）住院护理

1. 护理要点

（1）保护性隔离:将免疫缺陷病患儿安置在单独的房间,如有条件可以为层流病房,注意消毒患儿的衣物、用物。减少不必要的人员走动,工作人员严格按保护性隔离措施开展工作。

（2）病情观察:继续生命体征监测如心率、血压、呼吸。观察有无感染征象,部分患儿有出血倾向及表现,注意检查血压。因患儿表现为反复感染,可以侵犯各个系统,具体感染可参照各系统疾病护理。

（3）用药护理

1）合理使用抗菌药物：应选择对感染致病菌有强大活性的抗菌药物，不仅要参照药物敏感试验的最低抑菌浓度，更应根据药物敏感试验的最低杀菌浓度选择抗菌药物。应用抗菌药物的间隔时间应比免疫正常的患儿间隔时间短。

2）合理使用静脉丙种球蛋白：在行丙种球蛋白输入前要严格检查静脉通路，输入中和输入后严密观察有无血制品输入的不良反应，及时发现病情变化，随时与医师保持联系。

（4）营养支持：免疫缺陷病患儿身体抵抗力差，应保证热量，营养丰富，没有母乳喂养禁忌情况下，继续母乳喂养，合理添加辅食，以提高患儿的免疫力。

（5）基础护理：患儿抵抗力低，优质的护理可以增加舒适，并减少感染发生，特别关注口腔、肛门、尿道清洁、脐部消毒，并做好皮肤清洁、保护。

（6）预防感染：患儿住院时间长，病情反复，治疗比较多，需注意导管相关性血流感染，同时需要注意抗生素致菌群失调等情况。

（7）健康教育：向家长介绍疾病相关知识，解释目前患儿疾病状况。重点是预防感染，介绍预防感染的卫生常识，树立战胜疾病的信心。高危家庭可做基因检测及产前诊断。

2. 关键点

（1）嘱患儿家长多喂水，进食前后及睡前、晨起用生理盐水擦洗口腔，避免真菌感染，同时积极观察患儿口腔黏膜有无感染征象；每次大小便后用质地柔软的毛巾温水擦洗肛周及会阴部，保持清洁干燥；勤擦洗，穿棉质衣服，勤换衣服，保持皮肤清洁干燥。及时发现感染征象，尽早处理。

（2）向患儿家长说明预防感染的重要性、隔离病房的规章制度及消毒隔离措施，取得配合；对出院患儿家长进行健康教育，使其能认识到预防感染的重要性并依从。

【原发性免疫缺陷病相关知识】

（一）概述

原发性免疫缺陷病（primary immunodeficiency diseases，PID）是指一组免疫器官、组织、细胞或分子缺陷，导致机体免疫功能不全的疾病。

（二）病因

免疫系统在发生和发育的过程中，由于某种原因导致某个环节受阻，就会发生免疫缺陷。PID包括T细胞和B细胞联合免疫缺陷、以抗体为主的免疫缺陷综合征、其他已明确临床的免疫缺陷综合征、免疫调节失衡性疾病、先天性吞噬细胞数量和/或功能缺陷、天然免疫缺陷、自身炎症反应性疾病和补体缺陷等，其中B细胞缺陷最多见，约占50%，其次为联合免疫缺陷，约占20%。

（三）临床表现

PID的临床表现主要是在婴儿期或儿童期频繁发生的特殊感染，在新生儿期受到母体的抗体保护，一般症状无特异性，因而在新生儿期确诊的病例较少，多在排除其他疾病后进行相关检测确诊，随着诊疗技术的发展，确诊病例逐年增加。每种缺陷病的表现各不相同，但基本都有不同程度的反复和/或慢性感染症状。感染的病原体可以为低致病性的病毒、细菌、真菌、寄生虫等，全身脏器均可受累，最常见的是呼吸道、胃肠道、皮肤感染等，严重感染甚至可以导致死亡。

（四）辅助检查

1. 实验室检查　PID 的确诊依靠实验室免疫学检测和基因分析结果。免疫网络极为复杂，测定全部免疫功能几乎不可能，在进行该病的实验室检查时，可分为三个层次进行，即初筛试验、进一步检查、特殊或研究性试验。初筛试验在疾病的初期筛查过程中尤其重要，其中包括 Ig 测定、抗 A 和抗 B 同族凝集素、抗链球菌溶血素（antistreptolysin O, ASO）和噬异凝集素滴度、分泌型 IgA 水平、外周血淋巴细胞绝对计数、补体 CH50 活性、C3 和 C4 水平测定等。

2. 影像学检查

（1）胸部 X 线：新生儿常规检查胸腺影，筛查胸腺发育不全的重要手段。

（2）颈部侧位片：了解咽部腺样体影是否缩小，腺体影缩小见于某些免疫缺陷病。一些非原发性免疫缺陷病所致的反复上呼吸道感染常呈腺样体影增大。

3. 特殊性实验　进一步 B/T 细胞表型分析、淋巴结/胸腺/皮肤/肠黏膜活检、酶测定、基因突变分析等。

（五）诊断标准

反复不明原因的感染发作和阳性家族史提示原发性免疫缺陷的可能性，结合相应的实验室检查，可以明确免疫缺陷的性质。

（六）治疗

1. 合理的抗感染治疗　合并感染时根据实验室检测的细菌培养及药物敏感试验结果选用抗生素，使用过程中注意条件致病菌的感染及联合感染。

2. 支持治疗　营养支持、保持水电解质酸碱平衡。对于无胃肠道相关并发症者，尽量给予肠内营养，母乳首选，必要时给予肠外营养。

3. 免疫治疗　为提高机体免疫力，补充所缺乏的免疫物质，约 80% 的 PID 都伴有不同程度的 IgG 缺乏，因此，使用免疫球蛋白进行替代治疗可以提高免疫力，减少感染的发生。免疫重建的目的是为患儿移植免疫器官或组织，并在患儿体内定居存活，以恢复其免疫功能。其方法有干细胞移植、胎儿胸腺移植、胎肝移植、输注胸腺上皮细胞培养物或胸腺素。

【原发性免疫缺陷病复习题】

A1 型题

1. 原发性免疫缺陷病最常见的临床表现是（A）

A. 反复或慢性感染　　　　　　　　B. 自身免疫性疾病

C. 淋巴系统肿瘤　　　　　　　　　D. 过敏性疾病

E. 消化道疾病

A2 型题

2. 患儿，女，生后 2 岁，反复呼吸道感染和肺炎，3 周前因败血症死亡，尸检发现其胸腺发育不全。此患儿发生持续感染的主要原因是（B）

A. 补体系统缺陷　　　　　　　　　B. 细胞免疫缺陷

C. 继发性免疫缺陷　　　　　　　　D. 吞噬细胞缺陷

E. 体液免疫缺陷

A3/A4 型题

（3~4 题共用题干）

患儿，男，生后 4 岁，自生后 4 个月反复患上呼吸道感染，曾因肺炎住院 3 次，本次因类风湿关节炎住院,查体发现扁桃体发育不良,查血清抗体总量低于正常。

3. 此患儿考虑诊断为（A）

A. 原发性免疫缺陷病

B. 胸腺发育不良

C. 继发性免疫缺陷病

D. 获得性免疫缺陷综合征

E. 正常儿

4. 此患儿最为显著的临床特点是（A）

A. 反复、慢性感染

B. 生长发育迟滞

C. 肿瘤发生几率增加

D. 家族集聚发病

E. 自身免疫倾向

（5~7 题共用题干）

患儿,男,生后 2 岁。反复呼吸道感染 3 个月,患肺炎 3 次。查体:气促,口周发绀,双肺布满湿啰音。肝肋下 3cm,脾肋下 1cm。血清 IgG:1.4g/L,IgM:1g/L,IgA:0.05g/L。

5. 该病例的诊断,除肺炎外,还应考虑（C）

A. 毛细支气管炎

B. 先天性支气管发育异常

C. 原发性免疫缺陷病

D. 继发性免疫缺陷病

E. 真菌感染

6. 为明确诊断,首选的实验室检查是（E）

A. 呼吸道分泌物真菌学检查

B. 呼吸道分泌物测定呼吸道合胞病毒

C. 支原体检查

D. 纤维支气管镜检查

E. 外周血淋巴细胞计数

7. 患儿呼吸急促加重,发热 40℃,多次血常规 WBC:(4~5)×10⁹/L,中性粒细胞:85%~90%,淋巴细胞:10%~15%,首选检查是（B）

A. 骨髓涂片检查

B. 淋巴细胞亚群测定

C. 胸部 CT

D. DNA 分析

E. 肺穿刺活检和培养

（张大华 龚庆南）

第十三节 新生儿皮肤疾病护理

皮肤（skin）是人体最大的器官,由表皮、真皮和皮下组织构成。皮肤具有屏障、吸收、感觉、调节体温、免疫、代谢等生理功能。皮肤性疾病是指各种原因造成皮肤的正常生理功能受到损害,引起相应的症状或体征的一类疾病。

对新生儿而言,皮肤至少占体重的 13%,而成人占体重的 3%。新生儿皮肤厚约 1mm,而成人皮肤大部分厚度为 2mm,臀部、手掌及足部更厚。新生儿皮肤柔嫩,角质层薄而富有血管,局部防御能力差,易受损伤,加之免疫功能不足,皮肤黏膜屏障功能较差,常受到各种因素的影响,易患各种皮肤病。如体温调节功能较差,可发生体液不平衡、经皮肤吸收毒素、皮肤易受损伤和发生感染且不易愈合等。

由于新生儿的皮肤特点,治疗过程中还易出现医源性皮肤损伤。医源性皮肤损伤是指在医疗过程中由于操作不当或仪器故障所造成的与原发病无关的皮肤损伤。新生儿医源性皮肤损伤的主要原因有:使用粘贴敷料的方法不正确、静脉药液外渗、压伤、割伤、摩擦伤、烫伤等。为减少新生儿医源性皮肤损伤的发生,医护人员需重视,加强管理,采取各种有效的护理干预措施,采用预见性护理程序和环节管理,提高新生儿医疗护理的安全性,有效地降低医源性皮肤损伤发生率。

一、新生儿脓疱疮

【案例分析】

典 型 案 例

患儿,男,生后8d,因"全身脓疱疹,发热1周,双上肢抽搐一次"入院。患儿系母孕40周$^{+2/7}$,G_3P_3,出生体重2 700g,无宫内窘迫抢救史,Apgar评分1min为10分。母乳喂养。2d前患儿出现发热,体温最高达40℃,呼吸稍促,有吐奶,无哭吵,全身可见散在脓疱。1h前出现了一次双上肢抽搐现象。查体:足月儿貌,面色可,反应较差,哭声小,无呻吟,无三凹征。T:39.5℃,P:148次/min,RR:52次/min,体重3 220g。全身可见散在性周围红晕不显著的薄壁水脓疱,大小不等。四肢屈曲,张力正常。

1. 如何做好该患儿的护理?

2. 针对此患儿如何防止医源性交叉感染?

(一)入院处置

1. 护理要点

(1)给患儿沐浴更衣。

(2)将患儿置于新生儿辐射保温台上(温度设置32~34℃或腹部体表温度36.5℃)。

(3)评估患儿:①生命体征情况。②反应状况。③脓疱疹大小、形态,是否有半月状现象。④脓痂的颜色、脱屑的范围及程度。⑤有无发热、呕吐、水肿等症状。做好护理记录。

2. 关键点 将患儿安置于隔离室,有条件放单间。所有用物专人专用,严格执行手卫生。患儿使用过的衣物及物品,均需按医院感染相关要求处置。

(二)住院护理

1. 护理要点

(1)皮肤护理:保持患儿皮肤、床单位、衣物清洁干燥。及时修剪患儿指甲。避免患儿局部皮肤长期受压。观察脓疱形态、部位、大小、颜色及性质的变化。有较大脓疱时,可抽出脓液,外涂抗菌药物。疱壁未破时,可外用10%炉甘石洗剂;脓疱破溃时,遵医嘱给予外用药物及物理治疗。

(2)预防感染:有条件者安排单间病室。做好接触隔离,患儿衣物、用品专人专用,衣服勤换洗。污染的衣物、用品按医院感染相关要求消毒处理。医护人员严格执行手卫生。

（3）并发症护理：密切观察生命体征及辅助检查结果。注意患儿发热及神经系统症状，有无败血症、脑膜炎征象。注意观察呼吸情况，警惕肺炎的发生。

（4）健康教育：患儿住院期间，向家长讲解新生儿脓疱疮的发病原因、临床特点及护理方法。患儿出院后，告知家长应继续关注患儿脓疱疮是否再次出现，提供安全、清洁的家庭环境，注意个人卫生，发现异常及时就医。

2. 关键点　忌搔抓及热水烫洗，避免使用碱性强的肥皂沐浴。做好皮肤保湿，保持适宜的室温。给患儿戴手套、脚套，避免抓伤或擦伤。

【新生儿脓疱疮相关知识】

（一）概述

新生儿脓疱疮（impetigo neonatorum）是发生在新生儿中的一种以周围红晕不显著，以薄壁水脓疱为特点的金黄色葡萄球菌或溶血性链球菌引起的感染，是新生儿最常见的皮肤病之一。脓疱疹为大小不等的脓疱和脓痂，常见于新生儿的面部、颈部、前胸、耳后及腹股沟，甚至蔓延全身。本病发病急骤，传染性强，在婴儿室、哺乳室中常可造成流行。

（二）病因

本病病原菌通常由凝固酶阳性金黄色葡萄球菌引起，80% 为噬菌体 Ⅱ 组，其中 60% 为71 型。此外，还可由 B 族链球菌（group B streptococcus）感染引起。由于新生儿皮肤解剖、生理的特点和免疫功能低下，细菌特别容易侵入致病。其传播源主要来自婴儿室的工作人员、产妇本人或家长等；其次为污染的尿布或床单。此外，营养不良、气候湿热、过度包裹以及其他使皮肤易发生浸渍等因素，对引起本病也起着一定的作用。

（三）临床表现

多于生后 4~10d 发病。在面部、躯干和四肢突然发生大疱，由豌豆大到核桃大小不等或更大，疱液初呈淡黄色而清澈，1~2d 后，部分疱液变混浊，疱底先有半月形积脓现象，以后脓疱逐渐增多，但整个大疱不全化脓，因而出现水脓疱的特征。疱周红晕不显著，壁薄，易于破裂，破后露出鲜红色湿润的糜烂面，上附薄的黄痂，痂皮脱落后遗留暂时性的棕色斑疹，消退后不留痕迹。病变发展迅速，数小时、1~2d 即波及大部分皮面，黏膜亦可受损。初期可无全身症状，随后可有发热，严重者可并发菌血症、肺炎、肾炎或脑膜炎，甚至死亡。

（四）辅助检查

疱面、脓液细菌培养出金黄色葡萄球菌和 / 或溶血性链球菌。

（五）诊断标准

本病依据发病季节、发病部位、临床特点有传染性等容易诊断。根据周围红晕不显著的薄壁水脓疱即可确诊。

（六）治疗

治疗是选择局部还是全身应用抗生素，取决于多种因素，但感染的部位和范围是首要的。

1. 局部治疗　对于无并发症的轻至中度局限性皮损，以局部治疗为主。无菌消毒后可刺破脓疱，用 0.05% 的依沙吖啶溶液或 0.1% 呋喃西林溶液湿敷或清洗创面。皮损无脓液时可用莫匹罗星软膏、夫西地酸软膏涂抹，也可使用金霉素软膏。

2. 全身治疗　皮损广泛及有系统感染合并症的患儿，以系统应用抗生素为主。临床首选耐 β- 内酰胺酶药物（如苯唑西林）或头孢菌素。

【新生儿脓疱疮复习题】

A1 型题

1. 下列属于细菌感染性疾病的是（D）

A. 湿疹

B. 头癣

C. 鱼鳞病

D. 脓疱疮

E. 新生儿单纯疱疹

A2 型题

2. 患儿，男，生后 5d，系 G_1P_1，母孕 39 周，剖宫产，无窒息抢救史。查体：患儿额部、耳后及四肢躯干可见大小不等的脓疱。以下入院处置**不正确**的是（E）

A. 给患儿沐浴更衣

B. 通知医生

C. 先将患儿置于新生儿辐射保温台上或预热好的保暖台上查体

D. 评估患儿

E. 将患儿安置于普通病室

A3/A4 型题

（3~4 题共用题干）

患儿女，生后 10d，系 G_2P_1，母孕 40 周，头位阴道产，无窒息抢救史。因颜面及全身出现大小不等的疱疹入院，入院诊断：新生儿脓疱疮。

3. 引起新生儿脓疱疮的病原菌主要是（C）

A. 大肠埃希菌

B. 螺旋杆菌

C. 金黄色葡萄球菌

D. 链球菌

E. 肺炎双球菌

4. 该患儿的护理措施**不正确**的是（D）

A. 保持患儿皮肤、床单位、衣物清洁干燥

B. 及时修剪患儿指甲

C. 避免患儿局部皮肤长期受压

D. 用碱性肥皂沐浴，清除皮肤污垢

E. 忌用热水清洗

（5~7 题共用题干）

患儿，男，生后 6d，系 G_3P_2，母孕 40 周。主诉：1d 前患儿面部出现散在的红疹，未做处理，今天发现患儿颈部、前胸后背及四肢都出现了大小不等的疱疹。查体：T38.5℃，P150 次 /min，RR45 次 /min，哭声响，颜面有黄染，脐部潮湿，患儿全身散在大小不一的水疱，有半月形积脓现象，水疱周围红晕不显著且壁薄，腹部有三处破溃。

5. 该患儿临床首要诊断为（A）

A. 新生儿脓疱疮

B. 新生儿黄疸

C. 新生儿败血症

D. 新生儿菌血症

E. 新生儿脐炎

6. 确诊该病最主要依据是（E）

A. 起病急

B. 大小不一的水疱

C. 金黄色葡萄球菌感染

D. 传染性极强

E. 根据周围红晕不显著的薄壁水脓疱

7. 患儿入院确诊后,针对该病治疗护理措施**不正确**的是（D）

A. 疱壁未破时,可外用 10% 炉甘石洗剂外涂

B. 皮损无脓液时可用莫匹罗星软膏涂抹

C. 治疗的方法有局部治疗及全身治疗

D. 安置单间,做好飞沫隔离

E. 注意控制高热,密切观察病情变化,防止并发症发生

（辛　萍）

二、新生儿硬肿症

【案例分析】

典型案例

患儿,男,生后 14d,因"发现体温低 1d"入院。系 G_2P_1,母孕 36 周$^{+2/7}$,不明原因早产,头位阴道产,1d 前发现患儿额头及手脚冰凉,具体体温未测,吃奶 10ml/ 次。查体:早产儿外貌,姿势屈曲,面色淡红,精神反应差,肛温:33℃,腋温:33℃,P:110 次 /min,RR:40 次 /min,双下肢有硬肿,无花纹,末梢循环欠佳,颜面躯干有轻度黄染。

1. 该患儿如何进行复温?

2. 针对此患儿如何进行病情分度?

（一）入院处置

1. 护理要点

（1）评估患儿:①评估患儿反应,生命体征情况,用低体温计测试肛温及腋温,了解患儿体温及肛温的变化。②评估患儿皮肤情况,患儿硬肿的部位及范围,皮肤颜色有无改变;患儿皮肤有无水肿以及水肿的部位及范围。③了解有无出血倾向、凝血时间、血小板计数等实验室检查结果,评估患儿是否有休克或肺出血的表现。

（2）复温:将患儿置于已预热至中性温度的暖箱中。用低体温计测量肛温,每小时测体温一次,正常 6h 后改每 4h 测一次。

（3）护理操作尽量集中,减少打开暖箱门,维持箱内温度稳定。

（4）合理喂养,遵医嘱用药,密切观察患儿病情变化,防止并发症发生。

2. **关键点**　复温是护理低体温患儿的关键措施,低体温持续时间过长,病情易于恶化。按照硬肿症正确的复温方法进行复温。

（二）住院护理

1. 护理要点

（1）复温:遵循正确的复温原则,定时监测患儿体温、肛温和暖箱温度,操作尽量在暖箱

320

内进行。

（2）营养支持：遵医嘱给予经口喂养及静脉营养，必要时可采用鼻饲喂养，以保证足够的营养和热量的摄入。喂养过程中要严密观察患儿的面色，以免呕吐引起窒息。

（3）保证液体供给，严格控制补液速度：应用输液泵控制，以防止输液速度过快引起心衰和肺出血。

（4）预防感染：做好消毒隔离，加强皮肤护理，经常更换体位，防止体位性水肿和坠积性肺炎，尽量减少肌内注射，防止皮肤破损引起感染。

（5）观察病情：注意体温、心率、呼吸、硬肿范围及程度、尿量、有无出血症状等，备好抢救药物和设备。

（6）健康教育：患儿住院期间，向家长讲解新生儿硬肿症的发病原因、临床特点及护理方法，告知家长要观察患儿的反应、生命体征及皮肤情况，观察患儿有无低体温，有无硬肿、水肿，皮肤颜色有无改变，发现异常立即通知医护人员进行处理。患儿出院后，教会家长正确使用体温计的方法，告知家长要对患儿采取保暖措施，应继续关注患儿反应、生命体征及皮肤情况，发现异常及时就医。

2. 关键点

（1）复温：①对于轻、中度硬肿症患儿，肛温 >30℃，腋温 – 肛温差值（腋 – 肛温差，T_{A-R}）≥0，可将患儿置于已预热至中性温度的暖箱中，6~12h 内恢复正常体温。②对于重度硬肿症患儿，肛温 <30℃，T_{A-R}<0 时，应将患儿置于箱温比肛温高 1~2℃ 的暖箱中，每小时提高箱温 1℃，箱温不超过 34℃，12~24h 内恢复正常体温，再根据患儿体温调整暖箱温度。

（2）患儿出现呼吸困难，发绀加重，肺内湿啰音增加，气管插管内吸出血性液体等，应警惕肺出血。

【新生儿硬肿症相关知识】

（一）概述

新生儿硬肿症（scleredema neonatorum）是由于寒冷损伤、感染、早产和窒息等多种原因引起的，以皮肤、皮下脂肪变硬，伴有水肿为特点的一组综合征。常伴有低体温，可继发肺出血、休克、多脏器功能衰竭，是新生儿期的危重急症。

（二）病因

寒冷、早产、感染和窒息为主要病因。

1. 寒冷损伤　①新生儿体温调节中枢发育不成熟。②新生儿皮肤体表面积相对较大，血流丰富，易于失热。③能量贮备少，产热不足，尤以早产儿、低出生体重儿和小于胎龄儿为明显。④以棕色脂肪组织的化学产热方式为主，缺乏寒战等物理产热方式。⑤新生儿皮下脂肪组织的饱和脂肪酸比未饱和脂肪酸多，前者熔点高，当受寒或其他原因引起体温降低时，皮脂容易发生硬化，出现硬肿症。

2. 疾病因素　严重的感染、缺氧、休克、心力衰竭等可使能源消耗增加，热量摄入不足，缺氧时产热能力不足，也可出现低体温和皮肤硬肿。严重的颅脑疾病也可抑制尚未成熟的体温调节中枢，使散热大于产热，出现低体温，甚至皮肤硬肿。

3. 其他　许多非感染性病理因素如窒息、出血、先天性心脏病、手术或某些畸形等均可引起硬肿。

（三）临床表现

本病多发生在冬、春寒冷季节，以出生 3d 内的新生儿或早产儿多见。发病初期表现体温降低、吮乳差或拒乳、哭声弱等症状；病情加重时发生硬肿和多器官损害体征。

1. 低体温　体核温度（肛门内 5cm 处温度）常降至 35℃ 以下，重症 <30℃。新生儿由于腋窝下含有较多棕色脂肪，寒冷时氧化产热，使局部温度升高，此时腋温 ≥ 肛温（核心温度）。因此 T_{A-R} 可作为判断棕色脂肪产热状态的指标。正常状态下，棕色脂肪不产热，$T_{A-R}<0$；重症硬肿症，因棕色脂肪耗尽，故 T_{A-R} 也 <0；新生儿硬肿症初期，棕色脂肪代偿产热增加，则 $T_{A-R} \geqslant 0$。

2. 硬肿　由皮脂硬化和水肿所形成，其特点为皮肤硬肿，紧贴皮下组织，不能移动，有水肿者压之有轻度凹陷。硬肿发生顺序是：小腿→大腿外侧→整个下肢→臀部→面颊→上肢→全身。硬肿范围可按：头颈部 20%，双上肢 18%，前胸及腹部 14%，背及腰骶部 14%，臀部 8%，双下肢 26% 计算。

3. 多器官功能损害　早期常有心音低钝、心率缓慢、微循环障碍表现；严重时可呈现休克、DIC、急性肾衰竭和肺出血等多器官衰竭（multiple organ failure, MOF）表现。

4. 病情分度　根据临床表现，病情可分为轻、中、重三度（表 3-15）。

表 3-15　新生儿硬肿症的病情分度

分度	肛温	腋-肛温差	硬肿范围	全身情况及器官功能改变
轻度	≥35℃	>0	<20%	无明显改变
中度	<35℃	≥0	20%~50%	反应差、功能明显低下
重度	<30℃	<0	>50%	休克、DIC、肺出血、急性肾衰竭

（四）诊断标准

1. 病史　有发病处于寒冷季节、环境温度过低或保温不当史；或有严重感染、窒息、产伤等所致的摄入不足或能量供给低下史。

2. 临床表现　早期吮乳差、哭声低、反应低下。病情加重后，体温（肛温或腋温）<35℃，严重者 <30℃。硬肿为对称性。多器官功能损害：早期心率减慢、微循环障碍，严重时休克、心力衰竭、DIC、肺出血、肾衰竭等。

3. 实验室检查　根据需要检测动脉血气，检测血糖钠、钾、钙、磷、尿素氮或肌酐，进行心电图、胸部 X 线摄片检查等。

（五）治疗

1. 复温　是低体温患儿治疗的关键。复温原则是逐步复温，循序渐进。

2. 支持疗法　足够的热量有利于体温恢复，根据患儿情况选择经口喂养或静脉营养。但应注意严格控制输液量及速度。

3. 用药护理　有感染者选用抗生素，纠正代谢紊乱。有出血倾向者用止血药，高凝状态时考虑用肝素，但 DIC 已发生出血时不宜用肝素。休克时除扩容纠正酸中毒外，可用多巴胺。

【新生儿硬肿症复习题】

A1 型题

1. 处理新生儿硬肿症，以下说法**错误**的是（A）

A. 快速复温 B. 提供足够的热量

C. 严格控制输液量及速度 D. 及时处理肺出血

E. 有感染者选用抗生素

A2 型题

2. 患儿,男,生后 3d,母孕 35 周,面色红,P:126 次/min,RR:40 次/min,肛温:35.5℃,$T_{A-R}>0℃$,双小腿外侧皮肤有硬肿,该患儿硬肿症分度为(C)

A. Ⅰ度 B. Ⅱ度

C. 轻度 D. 中度

E. 重度

A3/A4 型题

(3~4 题共用题干)

患儿,男,生后 5d,母孕 32 周,哭声低,反应差,肛温:34℃,P:110 次/min,心音低钝,双下肢外侧皮肤有硬肿,尿少,诊断为新生儿硬肿症。

3. 引起新生儿硬肿症的主要病因**不包括**(E)

A. 寒冷 B. 早产

C. 感染 D. 窒息

E. 进食少,释放能量不足

4. 该患儿关键的护理措施是(D)

A. 供给足够的能量 B. 供给足够的水分

C. 预防感染 D. 复温

E. 防止出血

(5~7 题共用题干)

患儿,女,生后 2d,母孕 30 周,颜面躯干有轻度黄染,反应差,肛温:29℃,P:98 次/min,心音低钝,双下肢、背部及会阴部皮肤有硬肿,尿少。

5. 该患儿主要的临床诊断是(D)

A. 新生儿黄疸 B. 新生儿颅内出血

C. 新生儿缺氧缺血性脑病 D. 新生儿硬肿症

E. 新生儿肾衰竭

6. 复温是该患儿治疗的关键,其复温原则是(A)

A. 逐步升温,循序渐进 B. 供给足够液量,帮助复温

C. 立即升温,使体温迅速达正常 D. 立即放入 34℃暖箱,逐步升温

E. 保证体温每小时升高 1℃

7. 该患儿的复温措施中**错误**的是(B)

A. 将患儿置于箱温比肛温高 1~2℃的暖箱中

B. 争取在 4~6h 内体温恢复正常

C. 箱温每小时升高 1℃,不超过 34℃

D. 争取在 12~24h 内体温恢复正常

E. 根据患儿体温调整暖箱温度

(辛 萍)

三、新生儿大疱性表皮松解症

【案例分析】

典 型 案 例

患儿,女,生后4d,因"发现皮肤水疱及破溃4d"入院。患儿系母孕38周,因"瘢痕子宫"剖宫产娩出,无宫内窘迫史,羊水无污染。生后即发现四肢可见散在水疱,水疱内可见淡黄色清亮液体,进行性加重,水疱渐渐扩展至颜面、耳部及口腔,且增多增大,并出现破溃。入院后查体:反应差,面色红,易哭闹,颜面、左外耳、四肢、口腔内可见大小不等的水疱,最大水疱约4cm×5cm,水疱内可见淡黄色清凉液体,部分水疱破溃,破溃处为红色鲜肉,躯干暂未见明显水疱,无发热,无抽搐。

1. 该患儿如何进行皮肤护理?

2. 针对该患儿如何做好保护性隔离?

（一）入院处置

1. 护理要点

（1）立即报告医生,并评估患儿,包括生命体征、精神反应、面色、哭声、皮肤颜色;大疱的分布范围、大小、形状;皮肤有无破溃、有无血疱、掌和跖有无过度角化和脱屑;是否累及口腔及有无继发感染。

（2）询问是否有大疱家族史。

（3）将患儿置于暖箱,裸体暴露,保持床单干燥清洁。修剪患儿指甲,避免抓破皮肤与大疱。

（4）向医生汇报情况,如患儿生命体征、精神反应、大疱的分布,有无破溃。并协助医生完成患儿查体工作,尽量减少查体过程中摩擦对皮肤造成的伤害。

（5）大水疱可采用穿刺放液。

2. 关键点

（1）查体前做好个人防护,严格执行手卫生,戴好口罩及手套,听诊器、体温计专人使用,患儿所有用物均应消毒,保持皮肤清洁。

（2）箱温维持在28~32℃,相对湿度55%~65%。

（3）大水疱可用1ml无菌注射器针头进行"十字对穿",让水疱内液体自然流出,无感染的创面浮皮予以保留。换药时注意观察有无感染,对腐败的痂皮应彻底清除,再用生理盐水冲洗伤口。采用含银伤口敷料粘贴在伤口表面,再以无边型泡沫敷料覆盖,弹力绷带缠绕固定。

（二）住院护理

1. 护理要点

（1）病情观察:注意观察患儿生命体征、反应、面色、哭声、皮肤颜色、吮奶情况、四肢活动度并做好记录。观察患儿有无新的大疱发生,伤口敷料是否干燥,有无渗液。

（2）皮肤护理:①保护皮肤,避免机械性损伤。②剪短指甲,避免患儿用手抓破皮肤。

③观察水疱的分布范围、大小,大疱可穿刺抽出疱液。④创面用含银离子的伤口敷料和泡沫敷料进行换药,清洁皮肤时戴无菌手套,局部先用无菌生理盐水脉冲式冲洗创面,将坏死组织和血痂尽量冲洗干净。手足指(趾)破溃处以泡沫敷料包裹后戴上无菌小布套,隔天换药。用棉垫抬高、分隔双足,双足悬空。每次换药时应注意有无新的水疱出现。

(3)预防感染:①严格执行消毒隔离制度,每天空气消毒2次,开窗通风2次,每次30min。②严格执行手卫生及无菌操作,接触创面时戴口罩和无菌手套。③喂养时给予软奶嘴,减轻吸吮疼痛。奶嘴应每天消毒,预防感染。④保持呼吸道通畅,尽量取侧卧位,防止呛咳,避免窒息。注意观察皮肤有无感染及有无新的水疱出现,以及伤口敷料是否干燥,有无渗液。⑤做好保护性隔离。暖箱每天使用消毒液擦拭,每周更换暖箱。患儿衣物及床单位用物均需高压灭菌,每天更换。患儿所用诊疗护理用物,均专用。严格执行无菌操作及手卫生,各种治疗和护理集中进行。

(4)健康教育:患儿住院期间,向家长讲解新生儿大疱性表皮松解症的发病原因、临床特点及护理方法,允许家长洗手穿隔离衣进入病室探视患儿,指导家长如何正确护理皮肤创面。出院时告知家长选择合适的伤口敷料、减少机械力对皮肤的伤害。保持皮肤清洁干燥,少去公共场所,预防感染。有异常情况及时就医。

2. 关键点

(1)及时处理创面及水疱,如不及时处理,易引发继发感染;小水疱易融合成大水疱,形成皮损,带来疼痛。对皮肤水疱和创面的管理是减少发疱、促进愈合、防治感染、减轻病情、降低死亡的关键。

(2)更换尿裤及任何操作动作应轻柔,并集中进行,减少机械力对皮肤的损害及患儿的疼痛。

(3)德湿银是一种新型的抗菌敷料,具有高效的杀灭致病微生物的作用。美皮康湿性敷料能防止浸渍,不粘连伤口,具有高吸收和减压能力,有效降低换药时间和周期,减少了换药时给患儿带来的疼痛;具有良好的创面保温和透气能力,患儿感觉舒适。

(4)掌握大疱性表皮松解症的分型,警惕交界型累及多脏器功能及合并呼吸道梗阻的发生,必要时行气管插管,维持自主呼吸,避免气道梗阻而死亡。

【新生儿大疱性表皮松解症相关知识】

(一)概述

新生儿大疱性表皮松解症(epidermolysis bullosa,EB)是一组较少见的常染色体多基因遗传性水疱样皮肤疾病,发生率为2/10万。EB主要特征为皮肤受压或摩擦后即可引起大疱,被归于机械性大疱病,皮损易发生在受外力影响的部位,如四肢关节等处。伤口修复后可遗留皮肤损害和结痂。EB最初分为三型:单纯型、营养不良型和交界型。最新分类为原来的三型和Kindler综合征四个临床类型及所属不同的亚型。

(二)病因

真皮–表皮交界区内编码蛋白的不同基因发生突变是EB发病的遗传学基础,单纯型主要是常染色体显性遗传;营养不良型可表现为常染色体显性或隐性遗传;交界型为常染色体隐性遗传;Kindler综合征属于常染色体隐性遗传。

(三)临床表现

EB共同的临床特点,多为出生后或2岁内发病;摩擦部位如手足、膝、肘、踝和臀部等都可出疱；皮肤摩擦后出现大小不等的水疱、血疱、糜烂、结痂和色素沉着。

1. **单纯型**　为临床上最常见的一种类型，一般多在生后24h内起病。可分为11种不同亚型，其中最严重的亚型在出生时即可出现明显表现。三种最为常见的亚型均为常染色体隐性遗传，包括泛发性大疱性表皮松解症、局限性大疱性表皮松解症和疱疹样大疱性表皮松解症。其中泛发性大疱性表皮松解症起病于新生儿，皮损多见于手足和四肢，还可见掌、跖过度角化和脱屑，不累及甲、牙齿和口腔黏膜。疱疹样大疱性表皮松解症出生时即可起病，是最严重的亚型，水疱严重，易于继发感染，但很少危及生命，一般青春期症状可减轻。

2. **营养不良型**　本型患儿往往有明确的家族史，临床表现因遗传方式不同而存在差异。

（1）显性营养不良型：皮损松弛的大疱，愈后留有萎缩性瘢痕、白斑和棕色斑，常伴有粟粒疹。毛发、牙齿常不累及。

（2）隐性营养不良型：除皮损松弛的大疱外，可有血疱，愈后留有萎缩性瘢痕、白斑和棕色斑。黏膜易累及。

（3）新生儿暂时性大疱性表皮松解症：是少见的亚型，特点为出生时或摩擦后出现水疱、大疱性皮疹，表皮下水疱起于真皮乳头层，出生数月后可自行恢复，无瘢痕形成。

（4）Bart综合征：常染色体显性遗传，主要特征为先天性表皮缺损、机械性水疱、甲畸形，预后良好。

3. **交界型**　本型较为严重，预后差。最常见的类型为Herlitz型、mitis型和泛发性良性营养不良型。Herlitz型又称为致死型，患儿常死于婴儿期，是最严重的大疱性表皮松解症，可累及多功能脏器，常合并呼吸道梗阻，部分可侵犯消化道和泌尿系。

4. **Kindler综合征**　患儿自出生时发病，皮损泛发。在新生儿时期水疱症状严重且泛发，后期症状趋向缓和。除此之外，患儿常有皮肤异色症和光敏感现象，皮肤受累部位出现色素沉着、色素减退和毛细血管扩张的表现。

（四）辅助检查

1. **透射电镜**　是EB诊断的常规方法，可以明确患儿水疱出现的部位并进行分型。

2. **免疫荧光定位标记**　根据荧光标记部位判断水疱发生的位置并进行分型。

3. **免疫组化定位标记**　原理与免疫荧光相似，可避免反复或多次取材，但其敏感性及特异性较透射电镜及免疫荧光稍差。

4. **致病基因检测**　EB是一种遗传性疾病，进一步诊断需要明确致病基因位点。

（五）诊断标准

询问有无水疱疾病的家族史。根据2岁前发病，摩擦部位出现水疱的临床表现，结合病史可做出初步诊断。结合透射电镜、免疫荧光抗原定位及基因检测后明确诊断，再进行亚型及变异型诊断。

（六）治疗

各型遗传性EB均无特效治疗，治疗原则：保护创面，无菌操作；皮肤护理，预防感染；给予营养支持。目前主要采用对症治疗，包括预防创伤、大疱的减压和防止发生严重并发症。

1. **一般治疗**　可以口服补充从皮损处丢失的营养。口服多种维生素及微量元素，如维生素E以及锌和铁。单纯型和营养不良型用大剂量维生素E可减轻症状，交界型可短期应用肾上腺皮质激素以缓解症状。

2. **全身治疗** 近十年来骨髓移植等干细胞移植疗法应用于表皮松解症的研究取得了相当的进展,有关于如何恢复表皮真皮之间连接蛋白的研究已经从实验室阶段发展到临床患儿的治疗。

3. **局部治疗** ①注意皮肤保护,减少摩擦,防止水疱发生。②出现水疱时,可挑破水疱,防止水疱进一步扩大。③预防和治疗继发感染,保持创面清洁,必要时每日或隔日清洁创面,外用抗炎霜剂。慢性感染的创面外用莫匹罗星软膏抗感染。④局部用碱性成纤维细胞生长因子可促进表皮生长。

4. **外科治疗** 少数交界型及营养不良型的患儿,可行狭窄扩张术、尿道松解术和手足指(趾)间假蹼松解术等。长期不愈的糜烂可行片皮移植或采用同种或自体角朊细胞培养后移植覆盖创面。EB皮损处发生鳞癌时,应将病损完整切除。某些交界型患儿,必要时行气管插管,维持自主呼吸,避免气道梗阻而死亡。釉质发育不全的患儿早期行牙齿修复术。

【新生儿大疱性表皮松解症复习题】

A1 型题

1. 患儿,男,生后 18h,诊断为新生儿大疱性表皮松解症,下列临床表现**不正确**的是(D)

A. 水疱分布于全身,四肢多见　　　　B. 受压和摩擦后可引起大疱

C. 出生时即可发病　　　　　　　　　D. 皮肤损害不随年龄增长而减轻

E. 伤口修复后可遗留皮肤损害

A2 型题

2. 患儿,男,生后 6h,全身可见大小不等水疱,四肢多见,不累及甲、牙齿和口腔黏膜,诊断为新生儿大疱性表皮松解症,该患儿属于哪型病理的表现(A)

A. 单纯型　　　　　　　　　　　　　B. 显性营养不良型

C. 隐性营养不良型　　　　　　　　　D. 泛发性良性营养不良型

E. 交界型

A3/A4 型题

(3~4 题共用题干)

男婴,生后 20h,全身可见大小不等水疱,四肢多见,不累及甲、牙齿和口腔黏膜,皮肤摩擦后会引发新的水疱,有家族史。

3. 该男婴的诊断为(B)

A. 新生儿脓疱疮　　　　　　　　　　B. 新生儿大疱性表皮松解症

C. 新生儿剥脱性皮炎　　　　　　　　D. 先天性鱼鳞病

E. 新生儿葡萄球菌烫伤样综合征

4. 下列**不属于**该病治疗原则的是(C)

A. 保护创面,无菌操作　　　　　　　B. 皮肤护理

C. 尽早使用抗生素　　　　　　　　　D. 大剂量维生素

E. 预防感染

(5~6 题共用题干)

男婴,生后 12h,全身见水疱,四肢多见,双下肢可见破溃创面,累及甲、牙齿和口腔黏膜,有家族史,诊断为新生儿大疱性表皮松解症。

5. 该患儿的护理措施**不正确**的是(B)

A. 喂养时给予软奶头,减轻口腔疼痛

B. 置患儿于暖箱中,穿衣保护皮肤

C. 做任何操作均动作轻柔,避免与皮肤摩擦

D. 保护性隔离

E. 积极处理水疱与创面,预防感染

6. 该患儿皮肤摩擦后引发新的水疱,对于其中小水疱的处理**不正确**的是(E)

A. 积极处理

B. 以小穿刺针针头"十字对穿"水疱,减轻压力

C. 将无感染的创面浮皮保留

D. 换药时注意观察有无感染

E. 不予处理

（辛　萍）

四、先天性鱼鳞病

【案例分析】

典 型 案 例

患儿,男,生后 2h,母孕 39 周$^{+5/7}$,头位阴道产,羊水Ⅲ度污染,否认出生时窒息抢救史,因"皮肤干裂 2h"入院。查体:T36℃,P150 次 /min,RR48 次 /min。患儿全身呈羊皮纸样,皱褶处有大量胎粪覆盖,口周皲裂,呈放射状。皮纸样膜有硬化、断裂和脱落,可见浅红色皮肤。

1. 该患儿如何进行皮肤护理?

2. 患儿出院后的健康宣教重点是什么?

（一）入院处置

1. 护理要点

（1）立即报告医生。

（2）置患儿于辐射保温台,清理皮肤。评估患儿,包括患儿生命体征,尤其是患儿皮肤状况及疼痛评估。

（3）预热暖箱,温度 32℃,湿度 55%~65%,备"鸟巢"。

（4）实施保护性隔离。

2. 关键点

（1）为患儿清理皮肤时,护理人员戴口罩及无菌手套,用无菌生理盐水棉球擦拭患儿全身,特别是皱褶处,清除胎粪污物。必要时用银离子敷料覆盖,以利吸收渗液,外层用无菌纱布包裹固定。

（2）用物专人专用,接触患儿的布类均经高压消毒。医护人员严格执行手卫生及无菌操作技术。

（二）住院护理

1. 护理要点

（1）预防感染：患儿采取保护性隔离，患儿用物专人专用。一切治疗护理措施都在暖箱内集中进行。做好患儿周围环境的消毒。

（2）皮肤护理：床头抬高 15°~30°，暖箱温湿度适宜。经常更换体位并检查患儿全身情况，发现异常及时处理。

（3）营养支持：给予肠内营养结合肠外营养，提倡母乳喂养。静脉输液选择粗大的静脉或行深静脉置管，并妥善固定。维持尿量 >1ml/（kg·h）。

（4）眼部、口腔护理：暖箱外置不透光外罩。用灭菌注射用水清洁、湿润双眼后，予金霉素眼膏涂眼，每日 3 次，并用生理盐水纱布覆盖。每 4h 用 1% 碳酸氢钠清洁口腔一次。

（5）疼痛管理：评估患儿疼痛等级，给予镇痛措施，必要时可遵医嘱采用药物治疗，避免各种副作用。

（6）病情观察：注意避免因护理不当导致的压力性损伤及肢端末梢血供不足等，如每 2h 更换一次血氧饱和度探头位置等。

（7）健康教育：患儿住院期间，向家长讲解先天性鱼鳞病的发病原因、临床特点及护理方法，向家长强调手卫生的重要性。指导家长密切观察皮肤发硬、角化、断裂、脱屑等情况，发现异常立即通知医护人员处理。出院时指导家长做好皮肤护理及生活护理。患儿房间每天开窗通风 2 次，每次 30min。保持皮肤清洁，禁止使用碱性肥皂或刺激性药物。保持患儿衣服清洁舒适，穿棉质、宽松的衣服，并勤洗勤换。建议患儿家长纯母乳喂养至少 6 个月，6 个月后给予高热量、高蛋白质、高维生素的辅助食物。告知家长出院后前往皮肤科、眼科随访。

2. 关键点

（1）患儿周围环境的消毒：每天采用 500mg/L 含氯消毒液擦拭暖箱外表，箱内用清洁水擦拭，每天更换一次暖箱水槽内灭菌注射用水。每周更换暖箱。采用 500mg/L 含氯消毒液擦拭地面、桌椅及治疗车，2 次/d。定时开窗通风，及时更换床单位。

（2）全身皮肤护理：护理人员戴口罩及无菌手套，用无菌生理盐水棉球为患儿擦拭全身，特别是皮肤皱褶处（如颈部、腋下、腹股沟），并用美皮康银离子敷料覆盖，以利于吸收渗液，外层以无菌纱布包扎固定，暴露眼、口、鼻、脐部和会阴部、肛门。眼、口、肛周黏膜可用金霉素眼膏涂抹，3 次/d。每小时为患儿更换一次体位，发现患儿手指、上臂、下肢等处有角化上皮形成的干皮环，似"手镯""脚镯""戒指"时，用消毒剪刀将环剪断。及时为患儿修剪指（趾）甲，戴无菌柔软小手套。

【先天性鱼鳞病相关知识】

（一）概述

先天性鱼鳞病（congenital ichthyosis）是一组常染色体遗传性皮肤脱屑性疾病。新生儿期起病的先天性鱼鳞病包括性联寻常性鱼鳞病、板层状鱼鳞病、显性遗传先天性鱼鳞病样红皮病、胎儿鱼鳞病、火棉胶婴儿等。

（二）病因

性联寻常性鱼鳞病与类固醇硫酸酯酶异常有关，类固醇硫酸酯酶水解硫酸酯，包括硫酸胆固醇和硫酸类固醇。男性患儿组织中类固醇硫酸酯酶活性降低或缺乏，女性患儿类固醇硫酸酯酶水平介于正常和男性水平之间。男性性联寻常性鱼鳞病发病率为 1/2 000~1/6 000。板层状鱼鳞病为常染色体隐性遗传。显性遗传先天性鱼鳞病样红皮病与 12 号染色体上的 K1 角蛋白基因或 17 号染色体上的 K16 角蛋白基因突变有关,这些基因的突变可能引起角质形成细胞内张力细丝异常聚集,破坏细胞骨架网及板层小体分泌。

（三）临床表现

1. **性联寻常性鱼鳞病**（ichthyosis vulgaris）　X 连锁隐性遗传,几乎全部见于男性,出生时或出生后不久即发病。皮损表现为四肢、面部、颈、躯干、臀部大片显著的鳞屑,以面部、颈、躯干最严重。极少数可累及肘部、腋下及腘窝,掌跖外观正常或轻度增厚,鳞屑呈褐色、有黏性。女性携带者在臂及胫前可见轻度鳞屑;男性患儿可伴隐睾。皮损不随年龄增长而减轻。

2. **板层状鱼鳞病**（lamellar ichthyosis）　出生时或出生后不久即可发病,皮损特点为粗大的、灰棕色板样鳞屑,中央黏着,边缘呈游离高起,伴弥漫性红斑,掌跖常见中度角化过度,约 1/3 患儿有睑外翻。

3. **先天性鱼鳞病样红皮病**（congenital ichthyosiform erythroderma）　属显性遗传。出生时即有皮肤发红,角质样增厚,鳞屑如盔甲状分布于全身,呈灰棕色,脱屑后留下湿润面,可伴有松弛性大疱,以四肢屈侧和皱襞部位如腹股沟、腋窝、腘窝、肘窝等处受累较重。随年龄增长症状可减轻。

4. **胎儿鱼鳞病**（ichthyosis fetalis）　为罕见遗传性皮肤病,属常染色体隐性遗传。患儿出生时即可见全身覆盖角质性盔甲状斑块,双耳郭缺如或发育不全,有显著的睑、唇外翻,"O" 形嘴,面容丑陋,大多数为死胎或生后因呼吸、吸吮困难于数天或数周内死亡。

5. **火棉胶婴儿**（collodion baby）　是新生儿期较为常见的一种皮肤病,属隐性遗传。患儿出生时即可见全身被覆一层发亮的羊皮纸样或胶样薄膜,使体位固定受限,并引起眼睑外翻。胶状膜干燥呈棕黄色,毛发贯穿其中。生后 24h 内,包被的薄膜开始出现裂隙或脱落,膜下为表皮深层,潮湿、高低不平,呈红斑样。脱屑从皲裂部位开始,于 15~30d 内累及全身,头颅和肢端最晚脱屑。鳞屑和红斑累及全身,屈侧尤为严重。鳞屑为糠秕状,有时亦可增厚如甲片。有的患儿可终生有反复的薄纸状脱屑,常伴有掌跖角化过度。本病是一个不稳定的鱼鳞病类型。根据遗传方式的不同,部分患儿可能转化为性连锁鱼鳞病、板层状鱼鳞病或表皮松解性角化过度症。转变为寻常性鱼鳞病者罕见。患儿常早产,轻者脱屑后可好转或恢复正常皮肤,严重者生后不久即死亡。

（四）诊断标准

根据临床表现可诊断,必要时进行皮肤组织病理检查。

（五）治疗

鱼鳞病尚无特效治疗,最主要的治疗原则在于促进愈合、防止感染和营养供应等方面。应用各种外用药的目的在于改善皮肤的干燥状态,可用各种皮肤滋润霜,如尿素脂、乳膏基质、0.05%~0.1% 维生素 A 软膏等。外用 5% 乳酸软膏可去除鳞屑,抗生素液洗涤可减少细菌污染。将新生儿置入暖箱中裸体暴露,可减少擦伤。应给予维生素 A 口服,并避免使用皂液或沐浴露。

【先天性鱼鳞病复习题】

A1 型题

1. 对先天性鱼鳞病患儿应实施（D）

A. 接触隔离   B. 空气隔离

C. 飞沫隔离   D. 保护性隔离

E. 无须隔离

A2 型题

2. 患儿,男,生后 1d,母孕 40 周,头位阴道产,羊水Ⅲ度污染,出生时否认窒息抢救史。查体:患儿全身呈羊皮纸样,皱褶处有大量胎粪覆盖,口周皲裂,呈放射状,上、下眼睑外翻。以下护理措施正确的是（A）

A. 将患儿置于暖箱中,暖箱外置不透光外罩

B. 入院后立即用沐浴露洗澡,清除胎粪

C. 抬高床头 30°~45°

D. 患儿皮肤损伤,为避免不显性失水增多,应用襁褓包裹患儿

E. 暴露眼、口、鼻、脐部和肛门

A3/A4 型题

（3~4 题共用题干）

患儿,男,生后 10h,体重 2 520g,入院诊断:先天性鱼鳞病。入院后遵医嘱入暖箱,监测生命体征等变化。

3. 暖箱应设置箱温、湿度为（C）

A. 30℃、50%~60%   B. 31℃、55%~65%

C. 32℃、55%~65%   D. 34℃、50%~60%

E. 35℃、55%~65%

4. 以下有关暖箱处理**不正确**的是（E）

A. 暖箱外置不透光外罩   B. 暖箱内每天用清洁水擦拭

C. 暖箱每周更换   D. 每天采用有效氯消毒液擦拭暖箱外表

E. 每周更换一次暖箱水槽内灭菌注射用水

（5~7 题共用题干）

患儿,女,因"出生后全身皮肤呈羊皮纸样 10h"入院,查体:T37.3℃,P150 次/min,RR52 次/min,血氧饱和度 90%。全身皮肤呈羊皮纸样,口周皲裂,呈放射状。

5. 遵医嘱记录 24h 尿量,患儿尿量应维持在（C）

A. >10ml/（kg·h）   B. >5ml/（kg·h）

C. >1ml/（kg·h）   D. >0.5ml/（kg·h）

E. >0.1ml/（kg·h）

6. 监测患儿血氧饱和度时,宜先用优拓纱布或其他药物浸润的纱布包裹后再将探头对准患儿相应部位进行监测,（B）小时更换一次位置。

A. 1h   B. 2h

C. 3h   D. 4h

E. 每班

7. 患儿出院时的健康宣教最重要的是（A）

A. 做好皮肤护理

B. 密切观察生命体征

C. 为防止患儿皮屑脱落,患儿应选择紧身的衣服

D. 患儿房间避免开窗通风

E. 6个月后给予低热量、高脂、高纤维素的辅助食物

（辛　萍　汪金秀）

第十四节　新生儿常见外科疾病护理

新生儿外科是小儿外科最具特点的分支专业,新生儿外科疾病多为先天性疾病,需要早发现、早诊断、早治疗,在护理过程中需要照护人员具有专业护理知识和技能,包括新生儿基础护理知识和外科相关护理知识,应以新生儿解剖和生理特点为依据,做好病情观察,及时发现并解决复杂的并发症,有针对性地对患儿进行护理并做好家长的健康宣教,从而降低病死率,改善患儿远期预后。

一、新生儿食管闭锁

【案例分析】

典 型 案 例

患儿,男,生后1d,因"反复呕吐1d余"入院。患儿系母孕40周,因"宫缩发动"顺产娩出,出生体重2 670g,生后Apgar评分1min为8分,5min为10分,羊水清,量偏少,脐带、胎盘未见明显异常。生后2~3h予配方奶喂养一次,进奶后有呕吐,呕吐物为胃液、奶液及咖啡色液体。查体:患儿反应可,哭声低哑,四肢肌张力偏低,呼吸浅促,口吐白沫,口腔分泌物多,听诊两肺呼吸音粗,闻及细湿啰音,经皮血氧饱和度为85%,P:150次/min,律齐,未闻及病理性杂音,腹部膨隆,质地软,无肠型,肠鸣音正常。入院后给予经口置胃管10cm处有阻力。

1. 该患儿入院后需给予什么护理措施?

2. 食管闭锁患儿术后的护理要点是什么?

（一）入院处置

1. 护理要点

（1）病情观察:严密观察患儿口鼻溢出分泌物情况;口唇面色有无发绀,是否出现呼吸困难,给予正确的氧疗方式。

（2）禁食水,放置引流管,行食管盲端引流。

2. 关键点

（1）体位：取半卧位或侧卧位，抬高床头。

（2）保持呼吸道通畅：及时清除口腔内分泌物，吸痰管插入食管盲端及口咽部动作宜轻柔，以免损伤和引起强烈的咳嗽反射，防止滞留分泌物吸入呼吸道。

（二）住院护理

1. 术前护理要点

（1）早期建立静脉通道，评估全身营养状况，给予营养支持，预防和纠正水电解质紊乱，由于患儿常合并肺炎及先天性心脏病，需注意输液量及速度。

（2）早期诊断，行上消化道造影或 CT 食管三维检查，明确盲端位置，并全面体检明确是否合并四肢、骨骼、肛门等畸形，必要时行染色体检查。

（3）协助医生完善其他各项检查，做好术前准备。

2. 术后护理要点

（1）体温管理：因新生儿体温调节功能差，术后注意保暖。

（2）疼痛管理：术后早期哭吵和咳嗽对食管远端强烈牵拉，易发生吻合口瘘，需做好镇静镇痛护理。

（3）呼吸道护理：术后由于麻醉和创伤使机体呼吸能力减弱，气管插管使上呼吸道防御能力下降等加重肺炎和肺不张，因此，呼吸道护理尤为重要。①每 2h 监测生命体征和呼吸功能，记录呼吸机数据，应特别注意呼吸机参数调整，避免因压力过大引起气胸甚至纵隔气肿，保持呼吸机环路通畅，术后机械通气时间 3~5d，待呼吸平稳后方可撤离呼吸机。撤机后根据呼吸道分泌物的量逐步减少吸痰次数。②低负压浅距离吸痰，测量气管插管顶端至插管最外端的距离，在床边做好等距离的安全记号，气管内吸引时插入深度比安全记号短 1cm，吸引负压 <100mmHg，以防影响气管瘘口修复处的愈合。

（4）管道护理：每班测量各导管的外露长度，加强对各导管的评估，给予恰当固定措施，防止导管脱落。保持导管通畅，观察各导管内液体的颜色、性质及量，并做好记录。①引流管的护理：妥善固定防脱出、准确记录每天的引流量及性质。胸腔闭式引流管每 2h 挤压一次，使引流通畅，观察水柱波动。搬运或移动患儿，需要用两把血管钳夹闭引流管。如引流管内出现白色液体，提示有吻合口瘘发生的可能。②胃造瘘管的护理：妥善固定，防止牵拉脱出；视情况术后 48h 可经造瘘管喂养，喂奶后予温开水冲管，如导管堵塞可轻压导管，以便再通；喂食药物时应充分碾碎后方可注入。

（5）营养支持：术后加强静脉营养，早期建立 PICC 导管，给予 TPN 治疗，保证热量 >100kcal/（kg·d）。喂养从低浓度、小剂量开始，逐步增加，由胃造瘘管或胃管内缓慢注入。喂养时严密观察有无呛咳及发绀情况。

3. 关键点

（1）支撑胃管的护理：妥善固定支撑胃管至关重要，是食管闭锁手术成败的关键。既对吻合口的愈合起支撑作用，又可引流胃液，防止胃酸反流影响吻合口愈合。需要做好醒目标志，并进行鼻部和面颊的两道固定。每班测量外露长度，防止胃管移动或脱落，保持胃管引流通畅。如发生支撑胃管滑脱不可再置入，需外科医生处理。

（2）并发症的观察与处理

1）吻合口瘘：术后吻合口瘘的发生与吻合口张力大、食管分离过多导致血运障碍、胃食管反流以及吻合技术等原因有关。术后引流管内出现白色液体或患儿反复肺炎不愈,伴有呛咳、吐奶等症状,提示有吻合口瘘发生的可能,一旦出现,需保持胸腔持续负压引流,继续抗感染和全身支持疗法,绝大多数会自行闭合。除非吻合口完全离断,才需再次手术修补。

2)吻合口狭窄:吻合口狭窄的发生与吻合口张力、吻合口瘘、缝线种类以及胃食管反流等因素有关。观察患儿有无经口喂养后出现吞咽困难、反复呕吐以及营养不良等表现。术后早期(3~4周)吻合口狭窄发生率高,轻度狭窄可通过吞咽活动逐渐改善,随访观察。若狭窄明显,有吞咽困难及反复呼吸道感染等症状,应行食管造影检查或胃镜检查明确食管狭窄的程度与长度。对于简单局限的狭窄,球囊扩张比探条扩张更安全有效。两次扩张治疗间隔以2周~1个月为宜。术后食管狭窄可进行扩张治疗,症状大多在扩张治疗6个月内改善,成功率58%~96%。对于狭窄超过2cm、食管扭曲的复杂性狭窄,扩张治疗多次仍然有进食困难、发育迟缓者,可考虑行手术切除治疗。

3)肺炎:是食管闭锁术后常见的并发症,特别是Ⅲ型食管闭锁。若患儿术后出现呼吸困难、面色灰、肺部听诊可闻及湿啰音、SpO_2不能维持正常范围等症状,应高度警惕肺炎的发生。一旦出现,应抬高床头30°以及右侧卧位,持续吸氧,加强翻身、叩背、吸痰,保持呼吸道通畅。

4)胃食管反流:食管闭锁患儿术后约50%存在不同程度的胃食管反流,尤其见于长段型食管闭锁。患儿可出现反复呕吐、拒食、易激惹、咳嗽、反复发作的肺炎以及低体质量等症状。首选的诊断方法是上消化道造影。

5)气管-食管瘘复发:观察患儿有无喂奶呛咳、面色青紫、呕吐等表现。气管-食管瘘复发确诊需要通过支气管镜证实或通过三维重建CT明确,再次手术是唯一彻底解决的途径。

6)气管软化:气管软化也是食管闭锁易出现的并发症,占25%,是术后猝死的常见原因。可经CT气道重建或纤支镜检查确诊。

【新生儿食管闭锁相关知识】

(一)概述

新生儿(先天性)食管闭锁(congenital esophageal atresia)是胚胎期食管发育过程中空泡期发生障碍所致畸形,是新生儿时期较为常见影响呼吸及消化的一类先天性发育缺陷,国外发病率为1/2 500~1/3 000,国内发病率约为1/4 000,男女比例为1.4:1,常合并胸肺部畸形和其他各种畸形,如VACTERL综合征,包括脊柱(vertebral)、直肠和肛门(anorectal)、心脏(cardiac)、气管(tracheal)、食管(esophageal)、肾脏、生殖泌尿系统(renal/genitourinary)和肢体(limb),手术治疗是唯一的治疗选择。随着新生儿重症监护水平的提高,生存率达到了95%。

(二)病因

食管闭锁的病因可能与遗传因素、炎症或血管发育不良等有关,但具体病因尚不清楚。

1. **基因遗传** 尚未完全证实,但部分临床资料提示,食管闭锁患儿的后代可有同样的畸形,食管闭锁在双胎中的发生率约为6%,而在普通人群中的发生率约1%。食管闭锁患儿中约6.6%有染色体异常,主要包括18-三体综合征。

2. **环境** 环境致畸因子与母亲长期服用避孕药或在孕期服雌激素或雄激素有关。

3. 食管闭锁中可能也存在着细胞与细胞间物质迁移等问题,导致VACTERL综合征的发生。

（三）临床表现

1. **临床分型**　可分为五型：

（1）Ⅰ型：食管上段及下段均闭锁，食管不通入气管，无食管气管瘘。此型约占6%。

（2）Ⅱ型：食管上段通入气管后壁，形成食管气管瘘，食管下段为盲端。此型少见，约占2%。

（3）Ⅲ型：食管上段为盲端，食管下段均通入气管后壁，形成食管气管瘘。此型最常见，占85%；食管上段与下段距离超过2cm者称为ⅢA型，食管上段与下段距离小于2cm者称为ⅢB型。

（4）Ⅳ型：食管上段、下段均通入气管后壁，形成两处食管气管瘘。此型亦很少见，占1%。

（5）Ⅴ型：食管腔无闭锁，但食管前壁与气管后壁相通，形成单纯性食管气管瘘，占6%。

2. **典型的症状**　口腔分泌物多、口吐白沫、呛咳、呕吐、呼吸困难、发绀、严重者并发吸入性肺炎。Ⅲ型患儿出生后唾液不能下咽，大量带黏液的泡沫状唾液经患儿鼻孔、口腔溢出。患儿哭吵时因气体由气管瘘管进入食管下端和胃内而导致腹胀，叩诊呈鼓音。使用胃管经鼻或口腔插入食管，胃管自动返回，不能进入胃内。不能进食将引起患儿脱水、消瘦，如不及时治疗，患儿数天内可死于严重脱水和营养不良。

（四）辅助检查

1. **实验室检查**

（1）血气分析：病情严重者血气分析可显示呼吸性酸中毒或代谢性酸中毒。患儿呼吸治疗时，必须测定PaO_2、$PaCO_2$和pH值。根据血气分析值选择氧疗方式。

（2）血常规：发生吸入性肺炎患儿易出现血象的变化。

2. **影像学检查**

（1）X线检查：可观察导管插入时受阻情况，同时了解盲端高度，一般在胸椎4~5水平。Ⅰ型、Ⅱ型胃肠不充气，Ⅲ型、Ⅳ型、Ⅴ型胃肠均充气，肠道内充气可证实存在食管气管瘘。

（2）上消化道造影：经胃管注入等渗对比造影剂（如泛影葡胺或碘化油）1~2ml，检查有无瘘管，摄片后立即将造影剂抽净，以防反流引起窒息。钡肺较难治愈，因此，忌用钡剂，易增加吸入性肺炎的危险。

（3）颈部超声或MRI：可显示扩张的盲端，增加敏感性达100%。

（五）诊断标准

1. **产前诊断**　孕期32周时B超检查可发现食管上段盲袋征，是产前诊断食管闭锁较为可靠的征象。

2. **出生后诊断**

（1）出生后新生儿第一次喂食时发生呕吐、气哽、咳嗽、发绀等症状，可能为食管闭锁。当疑此诊断时，由鼻孔或口腔插入胃管，插到10cm左右时，常因受阻而折回，屡次从口腔返出，吸出液体为碱性而非酸性。根据胃管插入长度，也可预测瘘管位置。

（2）根据影像学检查明确诊断。

（六）治疗

唯一的治疗方法是手术治疗，一经确诊，应早期手术。手术以矫正畸形，重新建立消化道通路并且消除患儿气管食管瘘为原则。

1. 手术方式

（1）开胸食管闭锁手术：开放式手术一般选择胸膜外入路，对肺功能影响较小。

（2）胸腔镜食管闭锁手术：胸腔镜食管闭锁手术可以缩短术后恢复时间和减少术后疼痛和术后胸廓畸形的发生率。

2. 长段型食管闭锁的治疗
食管近远端距离超过 3cm，Ⅰ期吻合手术存在困难，可先行胃造瘘术进行胃肠营养，近端吸引或防止唾液误吸，远端如有食管气管瘘，需行经胸瘘管结扎，2~3 个月后再考虑食管重建。

【新生儿食管闭锁复习题】

A1 型题

1. 下列表述**不符合**新生儿食管闭锁临床表现的是（B）

A. 口腔分泌物多，不断从口腔外溢

B. 第一次喂奶或喂水时，咽下几口就开始出现喷射性呕吐

C. 胃管置入不畅，置入 7~10cm 受阻

D. 出现肺炎症状，呼吸费力、气促

E. 营养不良，有酸中毒表现

A2 型题

2. 下列食管闭锁分型的描述**不正确**的是（C）

A. Ⅰ型：食管上段及下段均闭锁，食管不通入气管，无食管气管瘘

B. Ⅱ型：食管上段通入气管后壁，形成食管气管瘘，食管下段为盲端

C. Ⅲ型：食管上段为盲端，食管下段均通入气管后壁，形成食管气管瘘。食管上段与下段距离小于 2cm 者称为ⅢA 型，食管上段与下段距离超过 2cm 者称为ⅢB 型

D. Ⅳ型：食管上段、下段均通入气管后壁，形成两处食管气管瘘

E. Ⅴ型：食管腔无闭锁，但食管前壁与气管后壁相通，形成单纯性食管气管瘘

A3/A4 型题

（3~4 题共用题干）

患儿，男，生后 1d，因"反复呕吐 1d 余"入院。生后给予配方奶喂养一次，进奶后有呕吐、呛咳，呕吐物为奶液，为进一步治疗收治入院，查体：患儿反应好，呼吸浅促，口吐白沫，口腔分泌物多，听诊两肺呼吸音粗，闻及细湿啰音；腹部膨隆，质地软，无肠型，肠鸣音尚可。入院后给予经口置胃管 10cm 处有阻力。

3. 该患儿最可能的诊断是（B）

A. 新生儿肠闭锁　　　　　　　　B. 新生儿食管闭锁

C. 新生儿先天性食管狭窄　　　　D. 新生儿肠扭转

E. 新生儿食管蹼

4. 下列护理措施是**错误**的是（A）

A. 每班测量支撑胃管外露长度，保持引流通畅，如不小心滑出，应及时插入至原来内置长度

B. 术后早期患儿哭吵，为避免食管远端牵拉，需术后做好镇静镇痛护理

C. 术后呼吸机支持时应保持呼吸道通畅，低负压浅距离吸痰

D. 术后应保持引流管通畅,每 2h 挤压一次,观察水柱波动,并观察引流液的颜色、性状及量

E. 术后加强静脉营养,给予 TPN 治疗,保证热量 >100kcal/kg

（5~7 题共用题干）

患儿,男,生后 6h,因"呛咳,呕吐 6h"入院。患儿 6h 前即开奶,每次喂奶时均出现呛咳、呕吐,呕吐物为奶汁,遂来医院就诊。查体:口吐白沫,口周发绀,呼吸促,可见轻度三凹征。经鼻插入胃管时,阻力大,屡次从口腔翻出。

5. 对该患儿的处置**不正确**的是（A）

A. 可尝试少量经口喂养
B. 补充生理需要的液体和电解质
C. 择期手术
D. 完善术前准备
E. 取半卧位或平卧位

6. 该患儿 X 线检查提示:盲端在胸椎 4~5 水平,胃肠充气,**不可能**的疾病分型为（A）

A. Ⅱ 型
B. ⅢA 型
C. ⅢB 型
D. Ⅳ 型
E. Ⅴ 型

7. 该患儿术后第 4 周,经口喂养后出现吞咽困难、反复呕吐等症状,经口腔运动锻炼后症状可改善,该患儿最可能出现了（D）

A. 吻合口瘘
B. 气管软化
C. 胃食管反流
D. 吻合口狭窄
E. 肺炎

（罗飞翔　王　琴）

二、新生儿气漏综合征

【案例分析】

典型案例

患儿,男,生后 5h 25min,因"生后呻吟 1h 余"入院。患儿系 G_2P_2,母孕 40 周$^{+2/7}$,剖宫产娩出,羊水清,胎盘、脐带无异常,生后 Apgar 评分 1min 为 10 分。生后不久出现气促、呻吟。胸部 X 线提示:右侧气胸,当地医院予右侧胸腔穿刺抽出 55ml 气体后,患儿气促、呻吟症状好转,2h 后患儿再次出现呼吸困难、面色青紫,为进一步治疗拟"新生儿气胸"收治入院。体格检查:患儿呼吸促,伴有呻吟,面色青紫,双侧呼吸音不对称,右侧偏低。查体: T36.5℃,P160 次/min,RR68 次/min,BP41/25mmHg。

1. 该患儿目前的监护重点是什么?

2. 如何配合医生做好胸腔穿刺引流?

（一）入院处置

1. 护理要点

（1）基础护理:将患儿置于辐射保温台保暖。各项操作集中进行,保持患儿安静,避免

哭吵。给予头罩或面罩吸氧,正确调节吸入氧浓度,以提高动脉血氧含量,加快肺间质氮气的排出,促进气体的吸收。

（2）备好用物,协助医生放置胸腔闭式引流管,连接 10~20cmH₂O 的低负压持续引流,并协助医生做好 X 线胸部摄片,以确认胸导管开口位置。

2. 关键点

（1）病情观察:密切观察患儿神志、反应、面色等情况。严密监测患儿呼吸、经皮血氧饱和度、心率、血压等生命体征,注意观察胸廓形状、呼吸运动是否对称。若患儿出现胸廓运动减弱、呼吸音消失、心音遥远或移位,可判断为患儿气胸加重,应及时做好抢救准备。

（2）备好高频呼吸机:必要时使用高频呼吸机辅助呼吸,高频振荡通气是一种高频率、低通气且小于生理解剖无效腔的低潮气量通气方法,是目前治疗新生儿气胸的首选方案。

（二）住院护理

1. 护理要点

（1）基础护理:保持病室安静,注意保暖。

（2）合理用氧:对无原发肺部疾病的患儿,气胸仅造成轻微的呼吸增快或无症状,如无呼吸窘迫症状,只需严密观察,等待自行恢复;呼吸困难者,根据情况予面罩吸氧或机械通气,正确调节吸入氧浓度。

（3）营养支持:遵医嘱合理喂养,机械通气或吸吮、吞咽功能欠佳者予鼻饲喂养,注意观察胃肠道耐受情况;病情严重、胃肠道功能差者,予静脉营养支持,以保持足够的热量和水分,增强机体抵抗力,促进患儿早日康复。

（4）预防感染:保持环境清洁,做好基础护理,严格执行无菌操作,预防感染。

2. 关键点

（1）胸腔闭式引流的护理

1）在胸腔闭式引流期间,注意观察伤口敷料有无渗血、渗液,引流管插入胸腔端有无脱出。观察水封瓶内水柱波动情况,有无气泡逸出,并记录引流液的量及性质。妥善固定引流管,防止引流管扭曲或受压,定期从上到下挤压引流管,保持引流通畅。引流管挤压方法为:一手贴近胸壁,手心向上,示指、中指、无名指及小指并拢,将引流管置于四指腹侧与大鱼际之间,另一手的拇指与示指在距前一只手的小指远端 4~5cm 处捏压阻断胸腔闭式引流管,同时前面一只手冲击式地用力捏挤引流管,利用引流管内液体或空气冲击将堵塞引流管的血凝块或组织块冲出引流管。当水封瓶内无水柱波动及气泡逸出且患儿症状加重时,则考虑引流管堵塞、移位或脱出,若经反复挤压引流管无效,及时告知医生调整引流管位置或重新穿刺留置。

2）引流期间,若引流管与水封瓶连接处脱落,需立即两把止血钳双重夹闭引流管或将引流管反折,按无菌技术重新更换水封瓶。若意外脱管,需予凡士林油性纱布封闭伤口,立即通知医生处理。

3）水封瓶内无气泡逸出且患儿临床症状好转,可尝试夹闭引流管。再经 24h, X 线检查胸腔内无气体积聚即可协助医生拔管。拔管后,密切监测患儿呼吸、经皮血氧饱和度,观察有无皮下气肿、伤口渗血等情况。

（2）高频呼吸机的护理:遵医嘱合理设置呼吸参数。高频振荡通气期间,为保证通气效果,减少人机对抗,需适当使用镇静剂以保持患儿安静。选择低顺应性的呼吸管路,剪短气管导管的外露部分,保持湿化罐内的湿化水在最高水位,以减少环路无效腔。

【新生儿气漏综合征相关知识】

（一）概述

新生儿气漏综合征（air leak syndrome）是指气体从正常的肺部气腔中漏出,空气漏出的类型取决于从正常肺部漏出的部位,包括间质性肺气肿、纵隔气肿、气胸、皮下气肿、心包积气、气腹等,其发生率为1%~2%。

肺泡内压力过大时可引起肺泡过度膨胀和破裂。空气沿着血管外鞘进入间质,形成间质性肺气肿。如果肺泡继续破裂,空气沿着支气管周围和间质的血管鞘穿过脏层胸膜进入纵隔,形成纵隔气肿。脏层胸膜和纵隔胸膜均易破裂,空气能穿入胸腔而发生气胸。如果空气沿大血管进入后腹膜间隙,则发生气腹。如果空气进入心包腔,就发生心包积气。

（二）病因

1. 肺实质性疾病 如新生儿肺透明膜病和胎粪吸入综合征等引起不均匀的肺泡通气以及如血液、羊水或胎粪吸入引起的气道部分阻塞是气胸的基本病因。

2. 多种原因所致的经肺压异常增高 肺萎陷时的通气不均、肺泡表面活性物质缺乏、肺出血等造成的肺泡过度扩张破裂;肺顺应性降低的情况下使用较高的气道压力;新生儿肺透明膜病使用肺泡表面活性物质后肺顺应性增加而未及时降低呼吸机参数;机械通气时由于自主呼吸与人工呼吸机不同步而发生人机对抗;常频通气时吸气峰压过高、吸气时间过长等。

3. 直接的机械损伤 如喉镜、气管插管、吸引管、胃管放置不当等损伤气道表层,导致气胸和纵隔气胸。

（三）临床表现

突然烦躁不安、气促、呼吸困难、面色苍白伴发绀。单侧气胸时心尖向对侧移动,听诊患侧呼吸音降低。小量积气时,心率增快,血压升高;严重积气时血压下降,心动过缓,甚至出现休克。血气分析PaO_2降低,$PaCO_2$升高。

（四）辅助检查

1. 胸部透光试验 常采用光强度较大的光纤冷光源或光线较强的细小手电筒直接接触胸壁进行探查。检查时保持室内光线较暗,当存在大量气胸时,整个患侧胸腔透亮,而对侧由于受压而透光范围很小。

2. X线射线检查 仰卧位状态下后前位和水平侧位X线检查对诊断有决定性意义,必要时加水平侧卧位片。较大的张力性气胸可表现为患侧肺有脏层与壁层胸膜分离的透亮区、横膈平坦和纵隔向对侧移位,同侧肺叶萎陷。严重的RDS早产患儿,由于肺本身已有实变,张力性气胸时肺萎陷可表现不明显,而只有轻微的纵隔移位,当纵隔侧胸膜因气胸超过中线、凸入对侧时,可见心影上明显的曲线阴影。纵隔气肿最好以侧位片检查。孤立性的纵隔气肿在前位X线片表现为心脏和胸腺周围有高透亮的边缘;积气常位于中央,将胸腺包围或抬高,形成大三角帆影像。

3. 穿侧诊断 当张力性气胸引起临床急剧变化时,可胸腔穿刺进行诊断。

（五）诊断标准

临床症状表现为突发呼吸急促、呻吟、发绀、烦躁不安或反应低下等;机械通气过程中突然出现血氧饱和度下降；查体出现三凹征，患侧胸廓膨隆，呼吸音减弱或双侧不对称，心音低钝、遥远或移位、心率增快或减慢，血压下降；血气分析 pH、PaO_2 下降，$PaCO_2$ 升高，调节呼吸机参数患儿病情无改善。以上临床症状结合胸部 X 线检查结果即可诊断。

（六）治疗

1. **保守治疗**　无症状气胸和自主呼吸状态下轻度有症状气胸可临床密切观察而不需要特殊治疗。吸入高浓度氧，可形成肺泡与漏出气体间的氮梯度而有利于氮气排出，从而促进气肿吸收，但对于早产儿有氧中毒和 ROP 的危险，不宜应用。

2. **胸腔穿刺抽气**　常用方法是将 23~25 号静脉注射用蝴蝶针或 22~24 号静脉套管针通过三通接头连接 10~20ml 注射器，在锁骨中线 2~3 肋间（第 3 肋上缘）进针；在穿刺同时进行抽吸，当进入胸膜腔后即有气体迅速进入注射器，此时不应继续进针，以免损伤肺组织。

3. **持续低负压胸腔闭式引流**　将 10~12Fr 的胸腔穿刺针置入胸腔，置管一般位于腋前线，连接低负压吸引装置进行吸引。置管后应经胸部 X 线摄片确认。持续低负压引流至水封瓶无气泡逸出，将引流管夹闭，如无进一步胸腔积气，24h 内将引流管拔除。

4. **机械通气**　在机械通气时如发生气胸应可能用较小的气道压力。

5. **纵隔气肿的治疗**　一般纵隔气肿无须引流治疗；当纵隔积气不能通过进入胸腔、后腹膜、颈部软组织等途径进行减压而引起张力压迫时，需要纵隔引流。

【间质性肺气肿相关知识】

（一）概述

间质性肺气肿（pulmonary interstitial emphysema，PIE）常发生在有肺实质性疾病并在机械通气状态下的早产儿或足月儿，由于肺泡的通气不均，气体较易进入顺应性好的肺单位，使其过度扩张而破裂。

（二）病因

常见病因是极低或超低出生体重的 RDS 患儿在机械通气应用后，肺泡或小气道破裂后气体进入肺血管周围组织；由于呼气时间不足引起的气体滞留也是引起 PIE 的原因之一。

（三）临床表现

PIE 是机械通气的严重并发症，临床症状取决于未受累的肺组织的范围和功能。常发生在生后 48h 内，可伴有低血压、心动过缓、低氧、高碳酸血症和酸中毒。

（四）辅助检查

1. **胸部 X 线检查**　单叶或多叶散在的囊样变化，常伴有纵隔向对侧移位。

2. **病理学检查**　可见多发、不规则充气型囊肿，直径 0.1~1cm，局限于叶间隔，从肺门放射状扩展。

（五）诊断标准

临床症状结合胸部 X 线检查或病理学检查结果即可诊断。

（六）治疗

局限性 PIE 可保守观察或通过选择性支气管插管至健侧，使症状在短时间内（<24h）缓解，内科治疗无效或不能自行缓解时，可外科行肺叶切除。如果 PIE 为双侧性，可以将呼吸机的吸气时间缩短（如 0.1s），潮气量和吸气峰压均降至较低，这样过度充气现象会逐渐消退。

【其他气漏综合征相关知识】

（一）心包积气

在所有新生儿气漏中,心包积气最为少见。心包积气常由间质肺气肿沿大血管进入心包腔而形成。由于气体在心包腔内造成的压力,可影响心房、心室充盈而使每搏输出量降低,最终使心排血量和血压降低。心包积气大多数发生在早产儿RDS,在机械通气出现PIE和纵隔气肿后发生,死亡率高达70%~80%。患儿可出现发绀、心率增快、血压降低、脉压减少和心音低钝。胸部X线摄片具有诊断价值,表现为心脏被气体环绕,其中心脏底部有气体存在具有确诊意义。无症状的心包积气可进行临床观察,有症状的心包积气可引起心脏压塞,穿刺排气可缓解急性期症状。

（二）气腹

纵隔气肿沿主动脉和腔静脉进入腹膜后,再进入腹腔内形成气腹。患儿常突然出现腹胀和相应的腹部X线表现。当气腹较大时可使横膈抬高引起呼吸困难,需要引流治疗。当气腹与胃肠穿孔所致的腹腔积气难以鉴别时,可进行腹腔穿刺。

（三）皮下气肿

皮下气肿可在颈部、面部和锁骨下等处触及。在早产儿,颈部较大的气肿可能会压迫气管而引起呼吸道梗阻症状。

【新生儿气漏综合征复习题】

A1型题

1. 新生儿气漏综合征最少见的是（D）

A. 气胸 　　　　　　　　　　B. 气腹

C. 纵隔气肿 　　　　　　　　D. 心包积气

E. 间质性肺气肿

A2型题

2. 患儿,男,生后3h,母孕42周,自然分娩,第二产程延长,因"青紫、呼吸困难3h"入院,入院查体:口周青紫,呼吸急促,哭声低,胸廓成桶状,颈部、前胸部有皮下握雪感,该患儿最可能的诊断是（A）

A. 气胸 　　　　　　　　　　B. 纵隔气肿

C. 心包积气 　　　　　　　　D. 气腹

E. 间质性肺气肿

A3/A4型题

（3~4题共用题干）

患儿,女,生后5d,母孕38周$^{+6/7}$,顺产娩出,诊断为"胎粪吸入综合征",今患儿剧烈哭吵后突然出现经皮血氧饱和度及血压下降。

3. 该患儿目前首要的处理措施是（B）

A. 安抚患儿 　　　　　　　　B. 给予吸氧

C. 吸痰 　　　　　　　　　　D. 行X线检查以明确诊断

E. 保暖

4. 该患儿目前最可能的诊断是（A）

A. 气胸 　　　　　　　　　　B. 肺动脉高压

C. 心包积气   D. 气腹

E. 间质性肺气肿

（5~7 题共用题干）

男婴,患儿系 G_1P_1,母孕 41 周,生后 8d,顺产娩出,因"新生儿呼吸窘迫综合征"予肺表面活性物质应用,今日患儿在机械通气下突然出现呼吸急促伴发绀,心率增快,胸片提示:右侧大量气胸,欲行胸腔闭式引流术。

5. 该患儿行胸腔闭式引流术时,引流管应置于（E）

A. 第 7 肋间,腋后线   B. 第 8 肋间,腋后线

C. 第 7 肋间,腋中线   D. 第 2 肋间,锁骨中线

E. 第 2 肋间,腋前线

6. 胸腔闭式引流期间,检查胸引管是否通畅最简单的方法是（C）

A. 检查引流管有无扭曲   B. 检查患儿呼吸音是否正常

C. 观察水封瓶中长管内水柱的波动   D. 观察水封瓶内有无血性液体

E. 观察引流管内有无液体

7. 胸腔闭式引流术后第 3d,患儿症状好转,水封瓶内无气泡逸出,予尝试夹闭引流管。期间护士为其更换体位后发现引流管突然自胸壁伤口脱出,应（B）

A. 立即通知医生   B. 立即用手捏住引流管周围皮肤

C. 立即吸氧   D. 重新更换引流瓶

E. 立即用床旁止血钳双重夹管

（罗飞翔）

三、新生儿乳糜胸

【案例分析】

典 型 案 例

患儿,男,生后 2d,因"胸腔 B 超发现胸腔积液 1d"入院。患儿系 G_1P_1,母孕 39 周剖宫产娩出,出生体重 3 350g,Apgar 评分 1min 为 9 分,5min 为 10 分,羊水清亮,胎盘正常。出生后进乳少,无吐奶及呛奶,易激惹,呼吸略急促。母孕 36 周时超声提示:胎儿胸腔积液。入院体检:T36.8℃,P135 次/min,RR70 次/min,$SpO_2$99%,精神反应可,躯干皮肤可见散在红色皮疹,入院后患儿逐渐出现呼吸困难,出现吸气性三凹征,伴烦躁,SpO_2 及心率下降。予以气管插管,呼吸机辅助呼吸,呼吸困难无缓解,频发 SpO_2 下降。床旁彩超检查提示:右侧胸腔可见宽度约 3.8cm 的积液暗区。遂行胸腔穿刺及胸腔闭式引流术,回抽胸腔积液约 80ml 黄色乳状积液。胸水常规示:黄色,混浊,淋巴细胞:90%。胸水甘油三酯:9.76mmol/L,总胆固醇:1.77mmol/L。胸水细菌培养阴性。诊断:新生儿乳糜胸。立即予以禁食,肠外营养中减少脂肪乳的用量。胸腔闭式引流后患儿呼吸平稳,SpO_2 维持在 94% 以上,予拔除气管导管,撤离呼吸机。

1. 该患儿入院后需给予什么护理措施?

2. 新生儿乳糜胸的护理要点是什么?

（一）入院处置

1. 护理要点

（1）基础护理：注意保暖,置辐射保温台维持体温恒定。立即给予心电监护,密切监测患儿的心率、血压、呼吸及经皮血氧饱和度。

（2）禁食水：遵医嘱予禁食水,胃肠减压,保持胃肠减压管通畅,观察胃肠减压的颜色、性质、量,注意监测血糖,维持血糖稳定。

2. 关键点

（1）呼吸道护理：取半卧位,床头抬高 30°,保持呼吸道通畅,按需吸痰,及时清理呼吸道分泌物,避免过多刺激患儿。吸痰时注意动作轻柔,吸引时负压合适,不宜过高,以免损伤黏膜。

（2）营养支持：建立静脉通路,遵医嘱给予肠外营养支持,调节输液速度,严格控制输液量,预防输液不良反应。准确记录 24h 出入液量。

（3）镇痛、镇静：遵医嘱使用镇痛、镇静药物,注意观察药物的不良反应,选择合适的评分表,每班给予镇痛、镇静评分,对治疗期间躁动明显患儿给予安抚、屈曲体位和襁褓包裹,满足新生儿情感需求,减少应激行为,从而缓解疼痛。

（4）胸腔穿刺术准备：遵医嘱备好胸腔穿刺术及胸腔闭式引流术用物,操作中注意无菌操作。术后妥善固定胸腔闭式引流管,避免扭曲、折叠,防脱管,检查引流装置是否正确、密封,每班记录引流液的量及性质。

（二）住院护理

1. 护理要点

（1）保持气道通畅：取半卧位,床头抬高 30°,减轻乳糜液对肺组织的压迫,缓解呼吸困难症状。同时根据 SpO_2、动脉血气监测结果,调节合适的氧浓度,避免长时间吸入高浓度氧气造成氧中毒。及时清理呼吸道分泌物,保持呼吸道通畅。吸痰时注意动作轻柔,负压不超过 100mmHg,吸痰管插入深度不超过气管导管的长度,减少对患儿的刺激。

（2）胸腔闭式引流术的护理：胸腔穿刺或胸腔闭式引流术可使受压的肺组织扩张,扩张的肺组织压迫胸导管,使漏出液减少。穿刺后严密观察穿刺口有无渗液、渗血、红肿,保持敷料清洁干燥。观察引流液的颜色、性质、量,并及时记录。出生时,乳糜是透明的、淡黄色。母乳喂养开始后,乳糜微粒（乳化的脂肪球）变成乳白色。定期挤压引流管,若引流量突然减少,警惕是否堵管。妥善固定引流管,防止扭曲、折叠及滑脱。

2. 关键点

（1）病情观察：观察患儿心率、呼吸、SpO_2,观察是否出现因乳糜液积于胸腔内,造成肺萎陷,出现呼吸窘迫伴胸廓运动减弱；口唇面色有无发绀。

（2）营养支持：禁食水,减少乳糜液的生成,促进胸导管的闭合。给予肠外营养（包括小儿氨基酸、20% 中长链脂肪乳、脂溶性维生素、电解质等）,输注丙种球蛋白、白蛋白,给予营养支持,提高患儿抵抗力。营养液输注时应用蠕动泵,24h 匀速输注,防止输液过快或过慢导致心力衰竭、低血糖、休克等并发症。

（3）积极控制感染：早产儿对外界环境的防御能力差,又因乳糜液中含有大量的蛋白质、脂肪、水及电解质,随着乳糜液的丢失导致患儿出现低蛋白血症、低钠血症、代谢性酸中毒和淋巴细胞减少,导致早产儿免疫力低下,易感染,应给予保护性隔离。严格执行各项无菌操作。

（4）用药护理：生长抑素（somatostatin）和奥曲肽（octreotide）对持续性先天性和术后乳糜胸有积极作用，主要抑制各种激素（如生长激素、胰岛素）的释放和淋巴液的排泄，从而促进胸导管瘘的愈合。生长抑素的使用缩短了静脉营养的持续时间和住院时间，避免了手术干预的需要，由于其潜在的不良反应包括胆石症、肝功能损害、肾功能损害、血糖的异常，需定时监测肝肾功能、血常规及血糖。

【新生儿乳糜胸相关知识】

（一）概述

新生儿乳糜胸（neonatal chylothorax）是胎儿和新生儿胸腔积液最常见的原因，由乳糜液从胸导管漏入胸腔引起。它可能是自发的，也可能是胸外科手术、非医源性创伤或恶性浸润的并发症。男婴发病率是女婴的 2 倍，60% 的病例见于胸部右侧。

（二）病因

任何原因引起胸导管或胸腔内大淋巴管阻塞破裂时，都可以造成乳糜胸。新生儿乳糜胸按其病因分三类：

1. 先天性乳糜胸　先天性乳糜胸的病因尚不清楚，但它被认为是继发于分娩时胸导管损伤或先天性淋巴管畸形。多于生后发现双侧乳糜胸漏，生后 Apgar 评分较低，需要立即进行胸腔穿刺。常合并染色体异常及其他先天性畸形。

2. 创伤性乳糜胸　主要由于产伤如臀位过度牵引或复苏操作等造成中心静脉压过高，导致胸导管过度扩张、破裂。某些医源性因素也可导致创伤性乳糜胸，常继发于开胸手术之后或行外周静脉中心置管。

3. 非创伤性乳糜胸　非创伤性乳糜胸在新生儿期极为罕见，是由胸内肿瘤、炎症性疾病或纵隔淋巴管瘤病引起的胸导管阻塞所致。

（三）临床表现

先天性乳糜胸患儿，呼吸窘迫的症状可能在出生后不久或在出生后 2 周内的任何时间出现。创伤性乳糜胸患儿主要表现为呼吸急促、呼吸困难、胸廓饱满和发绀，患儿呼吸音变钝或减弱，叩诊胸部浊音，心脏和纵隔向健侧推移。大量乳糜液的丢失会导致营养不良、败血症、代谢性酸中毒和肾功能衰竭。大量的蛋白质丢失和淋巴细胞的减少可能导致免疫缺陷，包括低 – 丙种球蛋白血症和异常的细胞免疫反应，易激发感染。

（四）辅助检查

1. 超声检查　是一种可靠的方法，产检中，超声为胎儿胸部成像的主要方法。出生后超声检查有助于胸腔穿刺术前定位。

2. X 线表现　乳糜胸患侧胸腔密度增深，肋膈角消失，心与纵隔向对侧移位。

3. 胸水检查　经胸腔穿刺的乳糜液可确诊。未开奶前，乳糜液是淡黄色，开始喂奶后变成乳糜色。乳糜的特征是总蛋白和白蛋白水平升高，比重为 >1.012，存在以淋巴细胞为主的白细胞。

（五）诊断标准

分析经胸腔穿刺获得的乳糜液或脓液可确诊。

（六）治疗

1. 胸腔穿刺术　主要是为即刻缓解呼吸衰竭，并通过对胸腔积液标本的化学分析来确认诊断。

2. 胸腔闭式引流术 适用于经胸腔穿刺但乳糜仍增长迅速者。

3. 营养支持 给予富含 MCT 的高蛋白饮食来补充营养,乳糜液有增多趋势时应禁食 2 周。同时给予持续肠外营养支持。

4. 抗生素的使用 预防感染,大多数脓胸患儿通过胸腔闭式引流术和长时间的全身抗生素治疗能够痊愈,但如果是厌氧菌感染的,可能需要清创。

5. 奥曲肽 可用于对其他医学治疗有抵触的病例或作为标准医学治疗的辅助药物。奥曲肽可直接作用于内脏循环中的生长抑素受体,以减少淋巴液的产生,胸导管淋巴管血流依赖于内脏血管张力和胃动力,奥曲肽降低胃、胰、胆分泌物的体积,从而降低胸导管内液体的体积和蛋白质含量。使用奥曲肽可能发生的副作用:胆石症、肝脏损害(包括胆汁淤积)、肾损害、暂时性葡萄糖不耐受、甲状腺功能降低和新生儿坏死性小肠结肠炎,需警惕。

6. 手术治疗 当药物治疗乳糜液不能显著减少、乳糜引流超过 14d 或患儿在此之前病情明显恶化时应选择手术治疗。

【新生儿乳糜胸复习题】

A1 型题

1. 关于新生儿乳糜胸,下列表述**不正确**的是(B)

A. 指出生后逐渐出现呼吸困难、循环障碍

B. 创伤性乳糜胸被认为是继发于分娩时胸导管损伤或先天性淋巴管畸形

C. 是新生儿胸腔积液最常见原因

D. 患儿常继发营养不良、感染

E. 凡是引起胸导管或胸腔内大淋巴管阻塞破裂均可引起乳糜胸

A2 型题

2. 男婴,37 周,出生体重 3 000g,生后 2h 出现阵发性呼吸困难,B 超示:左侧胸腔积液。胸腔穿刺抽出 60ml 淡黄色液体,胸水化验:乳糜阳性。下列护理措施**错误**的是(C)

A. 半卧位,保持呼吸道通畅 B. 禁食 2 周

C. 持续高浓度吸氧改善发绀 D. 吸痰时负压选择 100mmHg

E. 定时定秤称体重

A3/A4 型题

(3~4 题共用题干)

患儿,男,因"生后阵发性呼吸困难、全身青紫、呻吟、吐沫 1min"入院。查体:足月儿,全身皮肤黄染,呼吸急促,可见三凹征,胸部 X 线片示:右肺可见片状模糊阴影,心影稍右移,未见纵隔摆动,右膈面及膈角消失。

3. 该患儿可能的诊断是(D)

A. 新生儿呼吸窘迫综合征 B. 新生儿食管气管瘘

C. 新生儿高胆红素血症 D. 新生儿乳糜胸

E. 新生儿湿肺

4. 下列检查可确诊的是(C)

A. 超声检查 B. 胸部 X 线片

C. 胸腔穿刺 D. 乙醚振荡实验

E. 胸腔闭式引流

（5~7 题共用题干）

患儿，女，38 周，生后 2 周，因"发热、咳嗽 2d，加重伴气促半天"入院。查体：精神、食欲一般，咳嗽伴气促，哭闹时伴口唇发绀，胸片示：肺纹理增多，模糊，左肺野外可见弧形稍高密度影，B 超示：左侧肩胛线第 8 肋以下探及液性暗区。立即予胸腔穿刺，见乳白色胸腔积液流出，胸水生化：胸水甘油三酯 24.04mmol/L。

5. 关于该患儿的疾病描述**不正确**的是（C）

A. 给予不含长链脂肪酸的静脉营养液

B. 患侧胸廓饱满，肋间隙增宽

C. 禁食，可少量饮水

D. 易发生低蛋白血症

E. 半卧位，减轻乳糜液对肺组织的压迫

6. 给予该患儿的营养支持护理，**不正确**的是（E）

A. 胸水持续增多者予禁食

B. 积极补充血浆、白蛋白

C. 静脉营养治疗需预防心力衰竭、低血糖

D. 监测血气，预防电解质紊乱

E. 胸水减少患儿给予母乳喂养

7. 对患儿留置胸腔闭式引流管进行的治疗，以下关于胸腔闭式引流管护理措施**不正确**的是（C）

A. 观察引流液的颜色、性质、量

B. 妥善固定引流管，防止扭曲、折叠及滑脱

C. 若引流量突然减少，说明病情已经好转

D. 保持敷料清洁干燥

E. 定期挤压引流管

（罗飞翔）

四、新生儿膈疝

【案例分析】

典 型 案 例

患儿，男，生后 1d，系 G_1P_1，母孕 39 周剖宫产娩出，出生体重 3 200g，Apgar 评分不详。生后出现呼吸窘迫和口唇青紫伴咳嗽、发热，拒食和呕吐。查体：患侧胸腔呼吸运动减弱，呼吸音弱；腹部呈舟状腹。胸部 X 线示：患侧肺受压萎陷，可见不规则肠管充气影；纵隔、气管向健侧移位。胸部 CT 示：患侧胸腔见肠管影，部分肺实变影。

1. 该患儿入院后需给予什么护理措施？

2. 该患儿护理的关键点是什么？

（一）入院处置

1. 护理要点

（1）病情观察：严密监测心率、血压、呼吸、尿量等变化。注意呼吸节律、频率、胸廓运动、两肺呼吸音及经皮血氧饱和度等的变化，并及时记录。

（2）插管配合：对于需机械通气患儿，备好呼吸机，气管插管用物，准确测量体重，为选择气管导管型号提供依据。

2. 关键点

（1）忌加压、面罩给氧：由于肺受压，呼吸困难是膈疝、膈膨升患儿最突出表现，护理中供氧吸痰十分重要，但吸氧必须控制气压，切忌采用加压、面罩给氧，压力过大反而增加心肺压力，加重患儿呼吸困难。

（2）禁食水：留置胃管，持续胃肠减压。

（3）体位：术前取平卧位或患侧卧位，以促使膈肌下降，改善通气，床头抬高 30°，为防止患儿下滑，可在膝关节处垫柔软物。

（4）保持呼吸道通畅：吸痰动作轻柔，避免吸痰时间过长、负压过大造成气管黏膜损伤和缺氧，严格无菌操作。根据情况适当湿化气管，新生儿呼吸道黏液腺分泌不足，使用呼吸机时呼吸道易干燥，分泌物成痂阻塞而影响通气换气，应保持湿化器温度 36.5~37℃，以维持呼吸道纤毛正常功能。气管插管时易发生导管扭曲、滑脱，应定期叩背，促进呼吸道分泌物及时排出，妥善固定气管插管。

（5）药物及营养管理：静脉供给足够的热量和水分，纠正酸碱失衡和电解质紊乱，改善内环境和保持血流动力学稳定；给予咪达唑仑镇静，吗啡镇痛；必要时给予小剂量多巴胺、多巴酚丁胺微量泵入或使用米力农、前列腺素 E1、硫酸镁等药物，改善循环，降低肺血管阻力。

（二）住院护理

1. 护理要点

（1）注意保暖：因新生儿体温调节功能差，术后极易发生低体温，环境温度应维持在24~26℃，湿度在 55%~65%。

（2）生命体征监测：连接心电监护，严密监测患儿生命体征变化及末梢循环情况，观察患儿肌张力、哭声、刺激反应、面色、腹部切口敷料有无渗血、消化道症状如呕吐、排便等情况，判断有无胃肠道梗阻的表现，必要时遵医嘱应用开塞露或应用胃肠动力药等促进胃肠功能恢复。

2. 关键点

（1）体位：麻醉未清醒期间，取平卧位，头偏向一边；待麻醉清醒后取头高足低、健侧卧位，床头抬高 30°，减轻胸腔内压和膈肌缝线处的张力，促进肺复张，加快切口愈合。

（2）呼吸道管理：是术后护理的重点，由于婴幼儿鼻腔小、气道狭窄、黏膜血管丰富、腺体分泌旺盛，加之气管插管影响纤毛运动，极易造成痰液堵塞引起肺不张。应密切观察患儿呼吸情况，保持呼吸道通畅，翻身、叩背、吸痰和雾化吸入配合可以有效排出呼吸道分泌物，吸痰动作轻柔，每次吸痰时间 <10s，同时遵医嘱静脉输入抗生素控制肺部炎症。

（3）呼吸机管理：术后使用呼吸机辅助呼吸，应用最低的氧浓度维持正常的血氧饱和度，防止高浓度氧损害视网膜或造成肺损伤。同时，严密观察呼吸系统症状和血氧饱和度。通过血气分析了解缺氧状况，及时调节呼吸机参数。妥善固定气管插管，及时排除各种报警原因。

（4）管道护理：每班测量各导管的外露长度，加强对导管的评估，给予恰当的固定措施，防止导管脱落。保持导管的通畅，观察各导管内液体的颜色、性质及量，并做好记录。①胃管：由于手术将疝入胸腔内的腹腔内容物全部回纳入腹腔，并修补了膈肌，常常引起胃扩张和胃肠道积气、积液，应严密检查胃肠减压装置是否漏气，观察有无堵塞，保持有效的胃肠减压。②胸腔闭式引流管：保持胸腔闭式引流管通畅，定期挤压，同时密切观察引流液的颜色、性状、量。为防止纵隔摆动，采用无负压吸引。

（5）营养支持：补充足够的液体和营养，维持水、电解质、酸碱平衡，保证充足的热量。采用微量泵静脉补充液体和营养。严格记录24h出入量，严格控制补液速度和量，密切观察患儿尿量、皮肤弹性、血压、体重等变化。待胃肠功能恢复后可给予鼻饲饮食，母乳喂养优先，从少至多逐渐加量。鼻饲的患儿，鼻饲时头部应抬高，动作要缓慢，鼻饲过程中注意观察患儿有无呕吐、哭闹及面部痛苦表情。

【新生儿膈疝相关知识】

（一）概述

先天性膈疝（congenital diaphragmatic hernia，CDH）是指腹腔部分脏器通过膈肌缺损进入胸腔。发病率在新生儿中为1/2 200~1/5 000。

（二）病因

其病因目前尚不清楚，可能与遗传、药物和环境中的化学物质等因素有关。本病染色体异常占30%，为常染色体显性或隐性遗传。

（三）临床表现

1. 症状、体征 主要表现为呼吸系统症状。严重者出生后即有呼吸困难及持续或阵发性发绀，哭闹或喂奶、变换体位时加重。体检时双侧胸部呼吸运动不对称，病侧胸廓饱满，呼吸音减低或消失或可闻及肠鸣音。心尖搏动与心界向对侧移位。重者腹部呈舟状腹。较轻的病例，当腹腔内容物通过膈肌小的缺损逐渐疝入胸腔后，在数小时或数天后出现轻度呼吸困难。

2. 临床分型 依其疝孔部位不同分为以下三型：

（1）后外侧膈疝（Bochdalek疝）：为最多见（85%~90%），又称胸腹裂孔疝。多见于左侧。本型大多无疝囊，疝内容物可为全部小肠、部分结肠、脾和肝左叶等。发病时间多在生后6h以内，临床表现为生后即出现呼吸急促，呼吸困难，甚至发绀、呕吐等。

（2）胸骨后疝（Morgagni疝）：即前膈疝，较少见。常见于右侧（85%~95%）或双侧。大都有疝囊，内容物为大网膜、横结肠、肝、胃等，因有疝囊，疝入胸腔的范围较小，症状较轻。如疝囊内肠曲扭转或嵌闭亦可引起肠梗阻症状。X线检查于前纵隔下部右侧心膈角处可见到边界清晰的圆形阴影，密度不匀，可见肠曲积气影。

（3）食管裂孔疝：食管裂孔疝可以无症状或症状轻微，其症状轻重与疝囊大小、食管炎症的严重程度无关。裂孔疝和反流性食管炎可同时也可分别存在。

（四）辅助检查

1. 胸腹部X线平片 显示患侧胸腔内见肠管充气影，心脏和纵隔偏离中线，横膈影消失，腹部胃泡影缩小，肠管充气影减少。

2. 消化道造影 由胃管注入少许空气或含碘造影剂，可观察到胸腔内消化道影像。

3. **增强 CT**　具有诊断意义,同时可以显示患侧肺发育情况。

（五）诊断标准

1. **产前诊断**　胎儿期产妇羊水过多,羊水检测可发现卵磷脂和神经鞘磷脂低于正常。超声可见胎儿胸腔内有腹腔脏器。羊膜腔穿刺造影见造影剂于胎儿胸腔内,即可做出胎内诊断。

2. **先天性膈疝诊断**　新生儿出生后有明显缺氧、呼吸困难、患侧胸部闻及肠鸣音,心界向健侧移位,应首先考虑有先天性膈疝的可能。

3. **辅助检查确诊**　X 线摄片检查、消化道造影均可确诊。

（六）治疗

1. **宫内治疗**　胎儿诊断膈疝者,应由产科超声专家及胎儿超声心动图专家检查有无其他畸形和心脏异常,是否合并染色体异常。经围生医学专家讨论,决定是否终止妊娠、胎儿手术或待出生后再手术。原则上:①肝脏在膈肌以下,于妊娠早期可行胎儿手术,在宫内作膈肌修补术。如妊娠后期,则在严密监护下出生后再治疗。②肝脏在膈肌以上,可在宫内做暂时性气道阻塞手术,以促进发育不良的肺继续发育。

2. **手术治疗**　膈疝是亚急性手术,手术目的是还纳疝内容物、修补疝孔及促使患侧肺膨胀。术后严格的监护及呼吸管理是关键。欧洲 CDH 协会一致认为当满足以下条件时即可行手术治疗:①平均动脉压在正常值范围。②导管前血氧饱和度为 85%~95%,吸入氧体积分数 <50%。③血清乳酸 <3mmol/L。④尿量 >2ml/(kg·h)。一些医院提倡修补时采用 ECMO,可扩张肺部,减轻纵隔移动,减少术后风险。

【新生儿膈疝复习题】

A1 型题

1. 关于新生儿膈疝,下列表述**不正确**的是（A）

A. 术前取平卧位或健侧卧位

B. 先天性膈疝指腹腔部分脏器通过膈肌缺损疝入胸腔

C. 后外侧膈疝（Bochdalek 疝）最多见（85%~90%）

D. 患侧胸腔呼吸运动、呼吸音减弱

E. 切忌采用加压、面罩给氧

A2 型题

2. 患儿,男,生后 1d,母孕 38 周剖宫产娩出,出生体重 3 000g,生后出现呼吸窘迫,口唇青紫伴咳嗽、发热,拒食和呕吐。查体:单胸腔呼吸运动减弱,呼吸音弱;腹部呈舟状腹。下列护理措施**错误**的是（B）

A. 禁食水,留置胃管,持续胃肠减压

B. 患儿 SpO_2 下降时可采用皮囊面罩加压给氧

C. 术前取平卧位或患侧卧位,以改善通气

D. 保持呼吸道通畅,吸痰时负压不应超过 100mmHg

E. 纠正酸碱失衡和电解质紊乱,维持内环境稳定

A3/A4 型题

（3~4 题共用题干）

患儿,男,因"气促、发绀、反应差 1d 余",由急诊科收住院,患儿系 G_1P_1,母孕 38 周$^{+5/7}$

剖宫产,出生体重 3 800g,羊水、胎盘、脐带情况不详,生后 Apgar 评分 1min 为 10 分、5min 为7 分,生后颜面、肢端皮肤发绀,反应差,弹足哭声小,肌张力低,呻吟样呼吸,吸气性三凹征(+),予气管插管、呼吸机辅助呼吸、抗感染、补液等治疗后症状稍缓解。左肺呼吸音减弱,右肺可闻及湿啰音,腹部呈舟状腹。

3. 该患儿可能的诊断是(E)

A. 新生儿呼吸窘迫综合征　　　　B. 新生儿食管气管瘘

C. 新生儿湿肺　　　　　　　　　D. 新生儿乳糜胸

E. 新生儿膈疝

4. 下列检查**不适用**于该患儿的是(E)

A. 超声检查　　　　　　　　　　B. 胸部 X 线片

C. 造影　　　　　　　　　　　　D. 胸部 CT

E. 听力发声检查

(5~7 题共用题干)

患儿,男,生后 1d,母孕 37 周$^{+4/7}$剖宫产娩出,出生体重 2 900g,Apgar 评分不详。生后出现呼吸窘迫、口唇青紫伴咳嗽、发热、拒食和呕吐。查体:左肺呼吸音减弱,右肺可闻及湿啰音;腹部呈舟状腹。胸片示:患侧肺受压萎陷,可见不规则肠管充气影;纵隔、气管向健侧移位。胸部 CT 示:患侧胸腔见肠管影,部分肺实变影。

5. 对患儿进行的治疗方案**不正确**的是(C)

A. 胸腔穿刺或胸腔闭式引流术

B. 保持呼吸道通畅,必要时予机械通气

C. 立即进行手术治疗

D. 控制感染,维持内环境稳定

E. 补充营养,预防新生儿营养不良

6. 该患儿若进行手术治疗,以下条件**不正确**的是(E)

A. 平均动脉压在 50mmHg

B. SpO_2 维持 95%,FiO_2<50%

C. 血清乳酸 2.5mmol/L

D. 尿量 2.5ml/(kg·h)

E. 尿量 1.8ml/(kg·h)

7. 该患儿术后护理,**不正确**的是(D)

A. 麻醉清醒后取头高足低位、健侧卧位

B. 严密监测患儿生命体征变化

C. 通过血气分析结果及时调节呼吸机参数

D. 保持胸腔闭式引流管通畅,持续低负压吸引

E. 严格记录 24h 出入量

(罗飞翔)

五、先天性肥厚性幽门狭窄

【案例分析】

典型案例

患儿,男,生后21d,因"间断呕吐11d"入院。系母孕38周$^{+2/7}$,因"宫缩发动"顺产娩出,出生体重3 150g,生后Apgar评分1min为9分,5min为10分,羊水清,脐带、胎盘未见明显异常。患儿生后予以母乳喂养,11d前无明显诱因出现呕吐,初呈非喷射状,呕吐物为奶汁,不含黄绿色胆汁性液体,量不多,不伴腹胀、发热、血便等不适,吐后求食欲强烈,渐加重,呈喷射状,自口鼻腔喷出,量多,呕吐物仍为奶汁,偶有少许咖啡样物质,试行抬高上半身无效。体重下降,大、小便减少。患儿入院后查体:中度脱水貌,腹部查体:可见胃型及蠕动波,右上腹肋缘下腹直肌外缘处可触及肿块,质硬。

1. 该患儿入院后给予什么护理措施?
2. 先天性肥厚性幽门狭窄患儿术后的护理要点是什么?

（一）入院处置

1. 护理要点　遵医嘱完善术前检查,实验室检查血常规、尿常规、大便常规、凝血功能、血型、血生化、感染性疾病筛查（乙肝、丙肝、艾滋病、梅毒等）、血气分析等;其他检查包括胸片、上消化道造影、腹部超声、心脏超声等。如电解质异常（低钠、低氯、低钾、代谢性碱中毒）,应及时纠正,保持内环境稳定。

2. 关键点　重点检查营养状况、有无贫血、脱水、电解质紊乱等。

（二）住院护理

1. 术前护理要点

（1）病情观察:①密切观察患儿呕吐的次数、性质、量及呕吐方式。床旁备负压吸引器、吸痰管等急救物品。②观察患儿有无脱水征象,如眼眶凹陷,皮肤出现皱褶,尿量减少,低血糖、低氯低钾性碱中毒的表现等。遵医嘱及时采集血标本,根据血气分析结果合理安排补液顺序和速度,及时纠正水、电解质紊乱。③遵医嘱记录24h出入量。

（2）体温管理:保持患儿体温稳定,将患儿安置于暖箱内或辐射台保暖,必要时使用电热毯加温保暖。

（3）保持呼吸道通畅:观察患儿呼吸状况,有吸入性肺炎者遵医嘱使用抗生素。

（4）用药护理:①脱水、电解质紊乱患儿,补液时注意见尿补钾,纠正补钾的同时注意补充血钙,避免发生喉痉挛。②术前根据血常规结果,及时纠正贫血;根据血清白蛋白水平,了解患儿的营养状况。

（5）皮肤护理:消瘦患儿注意保护骨隆突处皮肤,防止压力性损伤的发生;呕吐频繁患儿注意保持颈部及耳部皮肤清洁、干燥。

（6）营养支持:①少量多次喂养,每次喂奶后将患儿抱起轻拍背部,待气体排出后再轻放;人工喂养患儿,要选择合适大小的奶嘴孔。②呕吐频繁、剧烈的患儿立即禁食水,必要时留置胃管或胃肠减压,给予补液支持或TPN支持。③评估患儿营养状况,观察体重变化,每日测量体重一次。

（7）体位护理：为避免呕吐物误吸导致吸入性肺炎或窒息，宜取头高足低侧卧位。

（8）行上消化道造影患儿，如选用钡餐进行检查，安全返回病室后立即予以温盐水洗胃，及时抽出胃内钡剂，防止钡剂结块引起梗阻，减轻胃黏膜水肿。

2. 术后护理要点

（1）病情观察：①术后给予心电监护、血氧饱和度监测、动态血压监测至患儿生命体征平稳。②密切观察患儿呕吐情况，术前症状和体征是否缓解或消失，一般术后 2~3d 内仍有呕吐现象，无须特殊处理，应继续观察呕吐的次数、性质和量；如患儿呕吐频繁，应及时通知医生处理。③密切观察患儿腹部体征的变化，观察腹部是否膨隆、肛门是否排气排便。④禁食期间记录 24h 出入量。

（2）保持呼吸道通畅：床旁备负压吸引器、吸痰管、复苏囊等急救物品。

（3）管路护理：留置胃管或胃肠减压，术后管路牢固固定，保持管路通畅，防止打折、扭曲、压迫管路。

（4）营养支持：①手术当天禁食、禁饮，胃肠减压。②术后第 1d 暂闭胃管，口服糖水，每 2h 喂哺一次，喂 2~3 次无呕吐后，试喂母乳或配方奶，由少到多，2~3d 后奶量加至正常需要量。③术后早期仍有呕吐的患儿，适当延长禁食时间。④术前营养不良未完全纠正的患儿，术后可给予液体支持或 TPN 支持，改善全身情况。

（5）体位护理：术后麻醉清醒前给予平卧位，头偏向一侧；清醒后取头高足低侧卧位。

（6）并发症护理

1）伤口感染：密切观察患儿体温变化、伤口有无红肿、渗液、渗血。了解患儿血细胞分析是否处于正常范围。

2）胃黏膜出血：观察患儿胃肠减压引流物或呕吐物的颜色、性状、量，发现血性液体立即通知医生处理。

3）吸入性肺炎：如果患儿出现呼吸急促、呼吸困难、青紫、鼻翼扇动、三凹征等情况，立即通知医生处理。

（7）健康教育：患儿住院期间，向家长讲解先天性肥厚性幽门狭窄的发病原因、临床特点及护理方法，告知家长要观察患儿呕吐物的颜色、性质及量，观察患儿排尿情况，观察患儿体重增长情况，发现患儿因呕吐引起误吸、窒息等异常情况，立即通知医护人员处理。患儿出院后，告知家长应继续关注呕吐有无缓解，观察患儿伤口情况，患儿体重增长情况，及时就医。告知家长术后 1 年内，每 3 个月门诊复查一次。

3. 关键点

（1）呕吐频繁、剧烈患儿，注意防止呕吐引起窒息。

（2）维持患儿体液平衡，保持内环境稳定。

（3）保持伤口及皮肤清洁干燥，预防感染。

（4）留置胃肠减压患儿，注意保持胃管有效减压。

【先天性肥厚性幽门狭窄相关知识】

（一）概述

先天性肥厚性幽门狭窄（congenital hypertrophy pylorus stenosis）是由于幽门管肌层异常增生肥厚，使幽门管狭窄并延长而引发的机械性不全梗阻，是新生儿期最常见的外科疾病，发病率为 1/1 000~3/1 000。其主要特征为幽门环肌层肥厚、幽门管狭窄和胃排空延迟。

（二）病因

肥厚性幽门狭窄的病因至今尚未明确。目前普遍认为本病的形成与以下因素有关：

1. **遗传因素** 本病具有家族性发病的特点。

2. **胃肠激素** 可能与幽门肌层局部激素浓度增高，使肌肉处于持续紧张状态有关。

3. **神经功能** 幽门神经节细胞发育异常可能导致幽门肌层肥厚。

4. **环境因素** 发病率有明显的季节性高峰，以春秋季为主。有研究显示，母亲哺乳期暴露于红霉素者及新生儿生后 2 周内应用红霉素抗感染治疗者发病率明显升高。

（三）临床表现

1. **呕吐** 为主要症状。一般在出生后 2~4 周发生，少数于生后 1 周内发病，也有迟至生后 3~4 个月发病。开始为溢乳，之后进行性加重并呈喷射性呕吐，不伴恶心，几乎每次喂奶后 15~30min 后均发生呕吐。呕吐物为黏液或带凝块的奶汁，不含胆汁，少数患儿因呕吐频繁使胃黏膜毛细血管破裂出血，呕吐物可含咖啡样物或带血。呕吐后，患儿仍食欲旺盛，用力吸吮，喂奶后又出现呕吐。

2. **消瘦、脱水及电解质紊乱** 呕吐初期，因大量胃酸及钾离子丢失，可引起碱中毒，呼吸变浅而慢，并使血中游离钙下降，可出现喉痉挛及手足抽搐。晚期脱水加重、组织缺氧，产生乳酸血症、低钾血症；肾功能损害时，酸性代谢产物潴留，可合并代谢性酸中毒。

3. **黄疸** 发生率约为 2%，多数以非结合胆红素升高为主；或因肿块 / 扩张的胃压迫胆管引起了肝外阻塞性黄疸；或因反复呕吐、热量摄入不足导致肝脏的葡萄糖醛酸转移酶活性低下。

4. **腹部检查** 腹部检查可见胃型及蠕动波。

（四）辅助检查

1. **实验室检查**

（1）血气分析：血气分析显示脱水患儿可有低氯低钾性碱中毒，血 pH 值、$PaCO_2$ 升高。

（2）血清电解质测定：监测血糖、电解质、血尿素氮和肌酐等生化指标。根据病情需要还可选择性测血糖、血钠、血钾、血钙等。

2. **影像学检查**

（1）腹部 B 超检查：超声已广泛应用于先天性肥厚性幽门狭窄的诊断。超声检查能清晰地显示幽门管长度、幽门肌层厚度及胃的蠕动和排空情况。诊断标准包括反映幽门肿块的三项指标：幽门肌层厚度 ≥4mm，幽门管长度 ≥18mm，幽门管直径 ≥15mm。有学者提出以狭窄指数 ≥50% 作为诊断标准。狭窄指数 =（肌层厚度 ×2/ 幽门管直径）×100%。

（2）上消化道造影检查：典型的影像表现包括：①胃扩张、胃蠕动波增强，胃排空延迟。②幽门管狭窄，呈线样征、双轨征、鸟嘴征。③幽门管腔增长。

（五）诊断标准

依据典型的呕吐表现、肉眼可见胃蠕动波、腹部扣及幽门肿块，诊断即可确定。其中最可靠的诊断依据是触及幽门肿块。如未能触及肿块，可进行超声或上消化道造影检查以帮助明确诊断。

（六）治疗

幽门环肌切开术是治疗先天性肥厚性幽门狭窄的标准术式。一旦明确诊断，尽快纠正脱水、电解质紊乱、酸碱平衡失调、贫血、低蛋白血症等,积极行术前准备,择期手术。

【先天性肥厚性幽门狭窄复习题】

A1 型题

1. 关于先天性肥厚性幽门狭窄,下列表述正确的是(D)

A. 呕吐为主要症状,一般在出生后 2~4d 发生

B. 黄疸发生率为 2%,多数以结合胆红素升高为主

C. 呕吐物为黏液或带凝块的奶汁,含胆汁

D. 主要特征为幽门环肌层肥厚、幽门管狭窄和胃排空延迟

E. 电解质紊乱患儿多表现为低氯低钾性酸中毒

A2 型题

2. 患儿,男,生后 25d,发热、呕吐 18d,无尿 8h,查体:精神萎靡,眼窝深陷,皮肤有花纹,脉细数,四肢厥冷。遵医嘱首选的治疗措施是(C)

A. 升压　　　　　　　　　　B. 利尿

C. 扩容　　　　　　　　　　D. 止泻

E. 抗感染

A3/A4 型题

(3~4 题共用题干)

患儿,女,生后 19d,吐奶 12d,无尿 6h,精神极度萎靡,呼吸深快,皮肤弹性极差,口腔黏膜干燥,前囟眼窝深陷,口唇呈樱桃红。血生化检查血钾:3.0mmol/L,血钠:138mmol/L,HCO_3^-:14mmol/L。

3. 护士对其身体进行评估,判断该患儿脱水的程度为(D)

A. 无脱水　　　　　　　　　B. 轻度脱水

C. 中度脱水　　　　　　　　D. 重度脱水

E. 极重度脱水

4. 该患儿脱水的性质为(C)

A. 极低渗脱水　　　　　　　B. 低渗脱水

C. 等渗脱水　　　　　　　　D. 高渗脱水

E. 极高渗脱水

(5~7 题共用题干)

患儿,男,生后 26d,吐奶 10d,尿少半天,门诊拟 "呕吐待查" 收入院。查体:枕秃,中度脱水貌,腹部查体可见胃型及蠕动波,右上腹肋缘下腹直肌外缘处可触及肿块,质硬。

5. 该患儿最可能的诊断是(A)

A. 先天性肥厚性幽门狭窄　　B. 胃扭转

C. 胃食管反流　　　　　　　D. 肠闭锁

E. 肠扭转

6. 患儿目前就诊,下列检查最重要的是(B)

A. 血常规　　　　　　　　　B. 血气分析

C. 血生化　　　　　　　　　D. 大便常规

E. 凝血

7. 经补液该患儿脱水症状基本消失,但突然出现惊厥,应首先考虑(C)

A. 中毒性脑病　　　　　　　　B. 化脓性脑膜炎

C. 低钙血症　　　　　　　　　D. 低镁血症

E. 高钠血症

(李会敏)

六、新生儿胃扭转

【案例分析】

典型案例

患儿,女,生后12d,因"间断呕吐12d"入院,患儿系母孕39周,因"宫缩发动"顺产娩出,出生体重3 200g,生后Apgar评分均10分,羊水清,脐带、胎盘未见明显异常。患儿生后予以母乳喂养,喂奶后即出现呕吐,持续12d,逐渐加重,2d前出现喷射性呕吐,呕吐物为凝乳块和清水,量多。腹部查体:上腹膨隆,未触及胃型及肠型。腹部X线立位片示:扩大的胃阴影,行上消化道造影示:胃扭转。

1. 该患儿入院后需给予的护理措施是什么?

2. 患儿术后的护理要点是什么?

(一)入院处置

1. **护理要点**　遵医嘱完善术前检查,实验室检查包括血常规、尿常规、大便常规、凝血功能、血型、血生化、感染性疾病筛查(乙肝、丙肝、艾滋病、梅毒等)、血气分析;其他检查包括胸片、上消化道造影、腹部超声、心脏超声等。补充水、电解质,维持内环境稳定。

2. **关键点**　完善检查不漏项,维持患儿体液平衡。

(二)住院护理

1. 护理要点

(1)病情观察:①观察患儿呕吐次数、性质、量及呕吐方式,床旁常规备吸痰用物。②观察患儿有无脱水征象,如眼眶凹陷、皮肤出现皱褶,尿量减少、低血糖、低氯性碱中毒的表现等,遵医嘱及时抽血送化验,查血气分析,合理安排补液顺序及速度,纠正患儿水电解质紊乱。③记录24h出入量。

(2)体温管理:保持患儿体温稳定,将患儿安置于暖箱内或辐射台保暖,必要时使用电热毯加温保暖。

(3)保持呼吸道通畅:观察患儿呼吸状况,有吸入性肺炎者遵医嘱使用抗生素。

(4)用药护理:①脱水、电解质紊乱患儿补液时注意见尿补钾,纠正补钾的同时注意补充血钙,避免发生喉痉挛。②术前根据血常规结果,及时纠正贫血;根据血清白蛋白水平,了解患儿的营养状况。

(5)皮肤护理:消瘦患儿注意有无硬肿症,加强保暖及皮肤护理,注意保护骨隆突处,必要时用水胶体敷料保护;呕吐频繁患儿注意保持颈部及耳部皮肤清洁、干燥。

355

（6）营养支持：①呕吐频繁、剧烈的患儿必要时应禁食、禁饮,给予胃肠减压,TPN 支持。②少量多次喂养,头偏向一侧,防止呕吐引起误吸,每次喂奶后抱起患儿拍背至患儿打嗝;对贫血或严重营养不良者,可采用多次少量输入全血或人血白蛋白。③评估患儿营养状况,观察体重变化,每日测量体重一次。

（7）体位护理：取头高足低右侧斜坡卧位,消瘦患儿加强翻身。

2. 关键点

（1）防止呕吐物误吸引起窒息等不良后果。

（2）遵医嘱纠正脱水、电解质紊乱等异常,必要时营养支持,维持内环境平衡。

（3）严格执行体位护理,一旦确诊,采取头高足低右侧斜坡卧位。

（4）消瘦患儿,注意皮肤护理。

【新生儿胃扭转相关知识】

（一）概述

各种原因引起的胃沿其纵轴（贲门与幽门的连线）或横轴（胃大弯和胃小弯中点的连线）扭转并出现胃内梗阻症状称为胃扭转。1866 年 Berti 首次报道该病。急性胃扭转发展迅速,通常需要手术治疗,以免发生严重并发症,如胃壁坏死、穿孔。慢性胃扭转症状不典型,不易诊断。

（二）病因

胃扭转与解剖异常有密切关系。正常胃的固定主要依靠食管裂孔处的食管下端和幽门部,肝胃韧带、胃脾韧带、胃结肠韧带及胃膈韧带也对胃起固定作用。这些韧带解剖上的异常如韧带松弛、过长、缺失或薄弱等均可导致胃扭转。膈肌发育不良也是胃扭转的解剖学因素,如较大的食管裂孔疝、膈疝、膈膨升使食管裂孔处的食管下端不易固定而导致胃扭转。新生儿胃扭转多与先天性膈肌发育异常有关。急性胃扩张、急性结肠胀气、暴饮暴食、剧烈呕吐、胃肠蠕动功能紊乱等可以突然改变胃的位置,故常是急性胃扭转的诱因。

1. 按扭转的轴心,胃扭转可分为三型

（1）器官轴型：是指胃体沿着贲门和幽门连线的轴心发生旋转,多数是向前扭转,胃大弯在上而胃小弯在下,使胃的后壁翻转到前面,贲门和幽门同时发生梗阻。

（2）系膜轴型：是指胃随着胃大、小弯中点连线的轴心发生旋转,多数是幽门沿顺时针方向向上向前向左旋转,有时幽门可达贲门水平。右侧结肠常被拉起扭转到左上腹,形成急性扭曲而发生梗阻。少数情况下,胃底部沿逆时针方向向下向右旋转。但大多数系膜轴型胃扭转是慢性和部分型的。

（3）混合型：较少见,同时存在系膜轴型和器官轴型胃扭转的特点。

2. 根据扭转的范围可分为胃全部扭转和部分扭转。前者是指除与横膈相贴的胃底部分外整个胃向前向上的扭转。由于胃贲门部相对固定,胃全部扭转很少超过 180°。部分胃扭转是指胃的一部分发生扭转,通常是胃幽门部,偶可扭转 360°。

3. 根据起病的快慢及临床表现分为急性和慢性胃扭转。急性胃扭转具有急腹症的临床表现,而慢性胃扭转的病程较长,常反复发作。

（三）临床表现

胃扭转的临床表现主要取决于扭转和梗阻的程度。

1. 急性胃扭转　起病较急,进展快,其临床表现与急性胰腺炎、溃疡病急性穿孔、绞窄性肠梗阻等急腹症颇为相似。起病时均有骤发的上腹部剧烈疼痛,常牵涉至背部或下胸部。伴有频繁呕吐,呕吐物不含胆汁。如为胃近端梗阻,则为干呕。此时如留置鼻胃管减压,常不能插入胃内。体检见上腹膨胀而下腹平坦,腹壁柔软,肠鸣音正常。急性胃扭转伴有完全性贲门梗阻时,可表现为典型的 Borchardt 三联征:反复性干呕、上腹局限性膨胀和不能将胃管插入胃内,在扭转程度较轻时并不一定存在。

2. 慢性胃扭转　临床表现无特异性,可无任何明显症状或症状较轻微,可有类似胃、十二指肠溃疡或慢性胆囊炎的症状。呕吐为主要症状,以间断发作为特征,呕吐物含或不含胆汁,取决于幽门梗阻的程度,呕吐物可混有血液,偶呈喷射性。长时间呕吐可影响生长发育并容易出现肺部感染。上腹部的疼痛或膨胀在年长儿应引起重视。部分患儿可无任何症状,偶在胃镜、胃肠钡餐检查或腹部手术时被发现。

（四）辅助检查

1. 留置胃管受阻　完全性胃扭转时,留置胃管受阻或无法将胃管置入胃内。

2. 腹部 X 线检查　完全性胃扭转时,腹部 X 线平片可见充满气体和液体的扩大的胃阴影,有时可见左膈升高(膈膨升、膈疝等)。上消化道造影是最特异的检查方法,根据扭转类型不同可有不同的 X 线征象。器官轴型可表现为胃大、小弯倒置(即胃大弯朝向膈面、胃小弯向下)、胃底液平面不与胃体相连、胃体变形、胃大弯在小弯上方、幽门向下,胃后壁向前呈倒置胃、胃黏膜皱襞可呈扭曲走行等。系膜轴型胃扭转可表现为左膈上抬,膈下扩张的胃底和胃体呈现两个气液平面以及幽门和贲门处在相近平面。上消化道造影检查还可发现食管裂孔疝、胃溃疡等病变。

3. 上消化道内镜检查　纤维或电子胃镜进镜受阻,胃内解剖关系异常,胃体进镜途径扭曲,有时胃镜下充气可使胃扭转复位。

（五）诊断标准

急性胃扭转可依据 Borchardt 三联征和上消化道造影检查确诊。慢性胃扭转可以通过临床表现、上消化道造影、胃镜检查确诊。

（六）治疗

新生儿胃扭转多属于慢性不完全性胃扭转,多采用体位疗法。喂奶前尽量防止患儿哭闹,以免吞入空气,喂奶时将患儿上半身抬高并向右侧卧位,喂奶后不要搬动,保持原位,拍背数次,将胃内积气排出。新生儿胃扭转有自愈的可能,一般在 4~6 个月症状可逐渐消失,胃扭转可自行复位。

急性胃扭转或慢性胃扭转急性发作时,可先试行留置胃管,如能成功地插入胃内,吸出大量气体、液体,急性症状缓解,可随后进一步检查,再考虑手术治疗。若急性胃扭转症状无缓解、慢性胃扭转经保守治疗无效者需手术治疗,以防止胃壁坏死、穿孔。

【新生儿胃扭转复习题】

A1 型题

1. 关于胃扭转,下列表述**不正确**的是（ D ）

A. 胃扭转的临床表现主要取决于扭转和梗阻的程度

B. 根据起病的快慢及临床表现分为急性和慢性胃扭转

C. 新生儿胃扭转多与先天性膈肌发育异常有关

D. 胃扭转患儿应采取左侧斜坡卧位（左侧卧位,上身抬高）

E. 胃扭转患儿应采取右侧斜坡卧位（右侧卧位,上身抬高）

A2 型题

2. 患儿,男,生后 11d,发热、间断呕吐 11d,尿少 1d,诊断为"中度脱水",静脉补液 10h,观察患儿眼窝仍凹陷,尿少色黄。患儿出现此症状最可能的原因是（B）

A. 脱水已纠正   B. 脱水未纠正

C. 合并肾功能不全   D. 合并低钾血症

E. 稀释性低钠血症

A3/A4 型题

（3~4 题共用题干）

患儿,女,生后 19d,间断吐奶 19d,发热、尿少半天。查体:枕秃,脱水明显,精神萎靡,呼吸深快,口唇呈樱桃红。

3. 该患儿呼吸深快,最可能的原因是（E）

A. 休克   B. 败血症

C. 低钾血症   D. 中毒性脑病

E. 代谢性酸中毒

4. 针对该患儿目前的身心状况,护理诊断**不包括**（E）

A. 体温过高   B. 体液不足

C. 清理呼吸道无效   D. 有皮肤完整性受损的危险

E. 体温不升

（5~6 题共用题干）

患儿,男,生后 12d,间断吐奶 12d,尿少半天,门诊拟"呕吐待查"收入院。腹部查体:上腹膨隆,未触及胃型及肠型。腹部 X 线立位片示:扩大的胃阴影,行上消化道造影示:左膈上抬,膈下扩张的胃底和胃体呈现两个气液平面以及幽门和贲门处在相近平面。

5. 该患儿最可能的诊断是（B）

A. 先天性肥厚性幽门狭窄   B. 胃扭转

C. 胃食管反流   D. 肠闭锁

E. 肠扭转

6. 针对该疾病对于家长的健康宣教,描述正确的是（B）

A. 不能自行复位

B. 有自愈的可能

C. 一般在 4~6 周症状可逐渐消失

D. 不能采用体位疗法

E. 体位疗法时应采取右侧斜坡卧位（右侧卧位,下肢抬高）

（李会敏）

七、新生儿环状胰腺

【案例分析】

典型案例

患儿,男,生后2d,因"反复呕吐1d余"入院。患儿系母孕38周,剖宫娩出,出生体重2 580g,生后Apgar评分1min均10分,羊水尚清,脐带、胎盘未见明显异常,无窒息抢救史。母孕37周时B超提示羊水过多,胎儿胃泡扩张,上腹部可见"双泡征"。患儿生后5h予以配方奶喂养,进奶后有呕吐,呕吐物为胃内容物,后出现黄绿色呕吐物,排少量胎便。查体:患儿发育良好,呼吸平稳。听诊两肺呼吸音清,未闻及细湿啰音,经皮血氧饱和度为93%,P:148次/min,律齐,未闻及病理性杂音,腹部平软,未见肠型及蠕动波,无包块,肠鸣音3次/min。

1. 该患儿入院后需给予的护理措施是什么?

2. 患儿术后的护理要点是什么?

（一）入院处置

1. 护理要点 遵医嘱完善术前检查,实验室检查包括血常规、尿常规、大便常规、凝血功能、血型、血生化、感染性疾病筛查(乙肝、丙肝、艾滋病、梅毒等)、血气分析;其他检查包括胸片、上消化道造影、腹部超声、心脏超声等。补充水、电解质,维持内环境稳定。

2. 关键点 完善检查不漏项,维持患儿体液平衡。

（二）住院护理

1. 术前护理要点

（1）病情观察:①观察患儿生命体征、精神状态及反应,观察患儿有无发热、体温不升、面色苍白、哭声细小、小便量少等现象。②观察患儿呕吐物性质,呕吐物是否有胆汁,有无便血,腹胀、腹肌紧张等消化道症状和体征,警惕肠坏死的发生。③观察患儿呼吸情况,对于极低出生体重儿、合并呼吸窘迫综合征或严重先天性心脏病的患儿,备好心肺复苏、机械通气等相关设备。保持患儿呼吸道通畅,防止误吸。

（2）体温管理:保持患儿体温稳定,将患儿安置于暖箱内或辐射台保暖。由于很多患儿是早产儿或低出生体重儿,因此,所有操作过程均应注意保暖,同时避免低血糖的发生。低体温患儿预防硬肿症,高热者予物理降温。

（3）管路护理:遵医嘱禁食禁饮、胃肠减压,妥善固定胃管,防止打折、扭曲、受压,保持管路通畅,持续有效胃肠减压,减少胃肠积气、积液,降低肠腔内压力,观察引流液颜色、性质及量,并记录。

（4）用药护理:①准确记录出入量,维持体液平衡,补足丢失/额外丢失的液体。②观察患儿脱水程度、有无腹胀、呼吸深快等表现,遵医嘱检查血生化、血气分析,合理安排补液速度及顺序,及时纠正血动力学及电解质紊乱。防止持续呕吐引起低钾、低氯代谢性碱中毒。必要时行床旁超声辅助完成液体容量控制。③术前根据血常规结果,及时纠正贫血;根据血清白蛋白水平,了解患儿的营养状况。④预防性使用抗生素:遵医嘱使用抗生素,控制感染。

（5）皮肤护理：消瘦患儿注意保护骨隆突处皮肤，防止压力性损伤的发生，使用鸟巢或新生儿支持包辅助保护，必要时使用水床；呕吐频繁患儿注意保持颈部及耳部皮肤清洁、干燥。

（6）营养支持：①呕吐频繁、剧烈的患儿立即禁食、禁饮，必要时留置胃肠减压，给予补液支持或 TPN 支持。②评估患儿营养状况，观察体重变化，每日测量体重一次。

（7）体位护理：早产儿出生 3d 内给予中线卧位；3d 后可给予头高足低卧位，头偏向一侧或头高足低侧卧位。

2. 术后护理要点

（1）病情观察：①新生儿术后转送至监护室，密切监护心率、呼吸、血氧饱和度变化。②注意观察患儿意识情况，皮肤黏膜颜色及温度、四肢末梢循环等情况。③观察患儿腹部体征及肠蠕动恢复情况，加强翻身，观察腹肌张力，有无切口或腹腔感染的发生。有无呕吐、腹胀，必要时遵医嘱肛管排气或给予开塞露通便。④禁食期间记录 24h 出入量。

（2）体温管理：保持患儿体温稳定，将其安置于暖箱内或辐射台保暖。

（3）保持呼吸道通畅：加强呼吸道管理，术后呼吸机支持的患儿，密切监测患儿的呼吸功能，注意呼吸机参数的调节并记录，避免因呼吸机参数设置不当引起气胸等并发症，密切关注呼吸机系统报警，及时给予处理。插管期间，做好吸痰护理。

（4）管路护理：每班测量各导管的外露长度，加强对导管的评估，给予恰当的固定方式，防止导管脱落。保持导管的通畅，观察各导管内液体的颜色、性质及量，并做好记录。腹腔引流管每 2h 挤压一次，持续 $10\sim15cmH_2O$ 低负压吸引。

（5）体位护理：患儿麻醉未清醒期间取平卧位，头偏向一侧；苏醒后，取头高足低 30°斜坡卧位，以利于增加呼吸交换量并有利于切口的愈合。每 2h 翻身一次，促进患儿肠蠕动。

（6）疼痛护理：术后早期哭闹使腹压增加，造成伤口牵拉，易发生吻合口瘘、伤口裂开等并发症，因此，术后做好镇痛镇静护理。

（7）营养支持：①术后加强营养，早期建立 PICC 导管给予 TPN 治疗，保证热量大于 100kcal/kg。②禁食禁饮、胃肠减压，严格记录 24h 出入量。③肠功能恢复后，暂夹闭胃管，给予少量糖水口服，无呕吐后拔除胃管，给予等量配方奶，以后逐渐增加奶量，喂养应从低浓度、小剂量开始，逐步增加。④遵医嘱复查血生化、血气分析，并根据临床表现、胃肠减压和水电解质水平，调整液体和电解质的摄入量。⑤每天测量体重一次，密切监测血糖、电解质、胆红素水平，避免低血糖、电解质紊乱及核黄疸的发生。

（8）并发症护理

1）伤口裂开：术后密切注意腹部伤口敷料有无渗血渗液，该病患儿营养状况差，易出现伤口裂开。

2）吻合口狭窄：是较常见的术后并发症。十二指肠吻合口太小，吻合时切口边缘组织内翻过多，吻合口呈直线形而非菱形等均可造成吻合口狭窄。手术后十二指肠梗阻症状持续存在，往往需要重新手术。

3）吻合口瘘或穿孔：患儿出现呕吐、腹胀、病情恶化等，腹部 X 线提示腹腔游离气体等征象，提示吻合口瘘或穿孔，立即通知医生，协助医生处理，必要时遵医嘱做急诊手术准备。

4）十二指肠盲端综合征：十二指肠吻合位置过高，切口远离环状胰腺上缘，吻合后易发生十二指肠盲端综合征。患儿经常呕吐含胆汁的胃内容物,影响营养物质的摄取及生长发育,需要再次行十二指肠 – 空肠 Roux–Y 吻合术。

（9）健康教育:做好对家长的解释和知情同意工作,取得患儿家长的理解与信任。耐心解答患儿家长关于患儿病情的疑问,减轻恐惧和焦虑。

3. 关键点

（1）观察患儿呕吐物性质、呼吸情况,维持体温稳定。

（2）保持呼吸道通畅,做好管路护理、皮肤护理,加强营养支持等。

（3）加强监护,预防术后感染及并发症的发生。

【新生儿环状胰腺相关知识】

（一）概述

环状胰腺（annular pancreas）指胰腺组织异常发育呈环状或钳状包绕压迫十二指肠降段,当环状胰腺对肠管造成压迫时引起十二指肠不同程度梗阻。在十二指肠梗阻病例中占10%~30%,环状胰腺常合并其他畸形,合并的畸形按发生率大小的顺序为唐氏综合征、肠旋转不良、先心病、直肠肛门畸形及食管闭锁等,部分患儿可同时并发两种或多种畸形。

（二）病因

环状胰腺和正常胰腺组织结构相同,含有胰岛组织腺泡和导管系统。胚胎胰腺的腹、背两侧始基正常应同向肠管左侧旋转融合形成胰头。若背侧始基反向旋转则形成环状完全或部分包绕肠管（大多数为十二指肠降段,特别是降段上部）而形成完全或不完全肠梗阻。

（三）临床表现

患儿多在生后 1 周内出现呕吐症状。主要表现为急性完全性十二指肠梗阻症状。患儿出现持续性呕吐,且进行性加重,多含有黄绿色液体,个别为胃内容物和深色液体。频繁性呕吐,导致患儿短期内出现脱水、电解质紊乱、酸碱平衡失调、营养不良、体重下降等。上腹部饱满,可见胃型及蠕动波,下腹干瘪。十二指肠降段受压者可出现尿色深、大便色浅等黄疸的症状。

（四）辅助检查

1. 实验室检查

（1）血气分析:提示有无酸碱失衡。

（2）血清电解质测定:监测血糖、电解质、血尿素氮和肌酐等生化指标。根据病情需要还可选择性测血糖、血钠、血钾、血钙等。

2. 影像学检查

（1）X 线检查:腹部 X 线是最基本最常用的诊断手段。典型的征象是上腹双泡征,下腹致密或仅有少量气体。有时由于幽门管内压力的增高,幽门管扩张并持续开放,胃体和十二指肠内气体融合连续,平片中出现单泡征表现。

（2）腹部 B 超检查:进行常规形态学检查的同时经胃管注水进行动力学观察。为方便观察,应在 B 超检查前 5~10min 将水经胃管注入胃内或少量饮水。可以刺激胃肠的蠕动,同时可有时间观察进水后发生呕吐的情况。

（3）上消化道造影检查:表现为胃扩张、下垂,内有大量空腹滞留液,排空时间延长,十二指肠壶腹部均匀扩大、伸长,其下缘光滑圆隆。

（4）MRI 检查:可见与胰头相连续的围绕十二指肠降段与胰腺同等信号强度的组织结

构,即为胰腺组织。可以更加全面地观察十二指肠与胰腺的解剖关系,对术式的选择、手术难易的判断甚至预后的估算均有重要指导意义。

（五）诊断标准

造成十二指肠梗阻的病因较多,临床表现相近,梗阻位置接近,影像学表现类似,不能仅仅依靠临床表现准确诊断,应结合腹部 X 线及 B 超做出初步诊断。

（六）治疗

环状胰腺引起的肠梗阻多为非绞窄性不完全肠梗阻,择期手术是唯一的治疗方法。目前广泛采用十二指肠 – 十二指肠菱形吻合术。

【新生儿环状胰腺复习题】

A1 型题

1. 关于环状胰腺,下列表述**不正确**的是（D）

A. 患儿多在生后 1 周内出现呕吐症状

B. 主要表现为急性完全性十二指肠梗阻症状

C. 患儿出现持续性呕吐,且进行性加重,多含有黄绿色液体

D. 上腹部干瘪,可见胃型及蠕动波,下腹饱满

E. 频繁性呕吐,导致患儿短期内出现脱水、电解质紊乱

A2 型题

2. 患儿,男,生后 3d,因 "反复呕吐 2d 余" 入院。母孕 38 周时 B 超提示:羊水过多,胎儿胃泡扩张,上腹部可见 "双泡征"。患儿出现此症状最可能的诊断是（B）

A. 胃扭转　　　　　　　　　　　B. 环状胰腺

C. 胃食管反流　　　　　　　　　D. 先天性肥厚性幽门狭窄

E. 肠扭转

A3/A4 型题

（3~4 题共用题干）

患儿,女,生后 2d,反复呕吐 1d 余,发热、尿少半天。超声显示:胎儿胃泡扩张,上腹部可见 "双泡征"。

3. 最可能的原因是（B）

A. 胃扭转　　　　　　　　　　　B. 环状胰腺

C. 胃食管反流　　　　　　　　　D. 先天性肥厚性幽门狭窄

E. 肠扭转

4. 该患儿的治疗宜选择（A）

A. 手术治疗　　　　　　　　　　B. 门诊随访

C. 供给营养　　　　　　　　　　D. 激素治疗

E. 抗病毒治疗

（5~7 题共用题干）

患儿,女,生后 2d,反复呕吐 1d 余,发热、尿少半天。查体:脱水明显,精神极度萎靡,皮肤弹性极差,眼窝深陷,呼吸深快,口唇呈樱桃红。超声显示:胎儿胃泡扩张,上腹部可见 "双泡征"。

5. 判断该患儿的脱水程度为（D）

A. 无脱水　　　　　　　　　　　　B. 轻度脱水

C. 中度脱水　　　　　　　　　　　D. 重度脱水

E. 极重度脱水

6. 针对该患儿目前的身心状况,护理诊断**不包括**（E）

A. 体温过高　　　　　　　　　　　B. 体液不足

C. 清理呼吸道无效　　　　　　　　D. 有皮肤完整性受损的危险

E. 体温不升

7. 该患儿术后密切注意腹部伤口敷料有无渗血渗液,该患儿营养状况差,易出现（A）

A. 伤口裂开　　　　　　　　　　　B. 吻合口瘘

C. 感染　　　　　　　　　　　　　D. 肠粘连

E. 吻合口狭窄

（李会敏）

八、新生儿胆道闭锁

【案例分析】

典 型 案 例

患儿,男,生后18d,因"皮肤黄染14d"入院。患儿为G_1P_1,母孕39周自然分娩,出生体重2 890g。患儿于生后4d无明显诱因出现颜面、巩膜黄染,逐渐波及躯干和四肢,颜色暗黄。患儿精神反应好,母乳喂养,大便陶土色,小便深黄。查体:T36.6℃,P142次/min,RR38次/min,BP77/43mmHg。母亲孕期及患儿生后无用药史,无既往史及家族史;B超提示:未见充盈的胆囊,胆道闭锁。

1. 新生儿胆道闭锁引起皮肤发黄的机制是什么?

2. 新生儿胆道闭锁的护理要点有哪些?

（一）入院处置

1. 护理要点

（1）立即通知医生接诊患儿。

（2）将患儿置于新生儿辐射保温台上（温度设置32~34℃或腹部体表温度36.5℃）,接心电监护仪,测量生命体征。

（3）评估患儿:①是否足月儿。②生命体征是否平稳。③皮肤黄疸程度及黄染颜色、部位。④有无抽搐症状。⑤腹部体征,有无腹胀。⑥大小便颜色。

（4）协助医生完成各项检验。

2. 关键点　评估患儿黄疸程度、皮肤及大小便颜色,判断黄疸的病因。皮肤颜色暗黄提示阻塞性黄疸,大便陶土色提示胆道闭锁。

（二）住院护理

1. 术前护理要点

（1）病情观察:密切观察患儿神志、生命体征和腹部体征,特别注意有无高热不退、腹膜炎等重症表现,准确记录 24h 出入量。观察皮肤、尿液、粪便、呕吐物的性状及量。观察有无出血现象,监测凝血功能。

（2）用药护理:遵医嘱静脉输注和口服保肝及退黄的药物,观察疗效及副作用。

（3）营养支持:尽量母乳喂养,人工喂养者选择中链脂肪酸的配方奶。

（4）皮肤护理:保持患儿皮肤清洁,给患儿修剪指甲,避免抓伤皮肤。

（5）术前准备:纠正凝血功能障碍,术前遵医嘱口服肠道抑菌剂,术前晚遵医嘱温盐水清洁灌肠。

2. 术后护理要点

（1）术后评估:包括手术情况（手术方式、术中出血、输血、麻醉等）、神志、生命体征情况;疼痛及症状管理、切口引流情况;用药情况,药物的作用及副作用。

（2）病情观察:持续心电监护,监测患儿生命体征、血氧饱和度。观察肠蠕动、有无腹胀、腹肌紧张。观察黄疸程度及大小便性状较术前有无改变。

（3）疼痛及伤口护理:患儿术后使用镇痛泵缓解疼痛。观察手术伤口有无渗血、渗液,敷料有无脱落,保持伤口敷料清洁干燥,预防感染。

（4）用药护理:遵医嘱给予抗生素预防感染,给予促进胆汁分泌的药物,如熊去氧胆酸等。对手术前或肝门空肠吻合术后,胆汁未充分引流者,要给予中链甘油三酯,采用鼻胃管滴注,微量泵控制持续滴入。给予患儿脂溶性维生素包括维生素 A、维生素 D、维生素 E、维生素 K 等及水溶性维生素 B_1、维生素 B_6、维生素 C。适当补充铁剂。

（5）营养支持:手术后给予禁食、胃肠减压。禁食期间给予静脉营养,保证营养摄入。所有患儿均需补充脂溶性维生素（通过肠内和肠外）。胃肠功能恢复时可以进食,鼓励以含中链脂肪酸的奶粉进行喂养。

（6）导管护理:术后患儿有留置鼻胃管、腹腔引流管、尿管等,注意保持各种引流管的通畅,防止其扭曲、受压及阻塞;适当约束患儿,妥善固定各种管路,防止脱出;引流管和袋均应低于腹部切口高度,防止胆汁反流造成逆行感染。每日详细记录 24h 腹腔引流量,准确记录引流液的颜色、性质、透明度;如患儿伴有腹痛、寒战、高热,伤口周围大量黄色渗液,应考虑发生胆漏,及时告知医生。

（7）健康教育:手术前向家长讲解胆道闭锁的发病原因、临床特点及护理方法,告知家长要观察患儿的皮肤及大小便颜色,观察患儿有无抽搐,告知家长发现患儿异常立即通知医护人员进行处理。患儿术后注意伤口情况,注意防止感染。患儿出院后,遵医嘱用药,定期复诊。

3. 关键点

（1）注意观察手术伤口敷料及周围皮肤情况。

（2）术后患儿有留置鼻胃管、腹腔引流管、尿管等,注意导管护理;防止导管脱出、堵塞,防止胆汁反流造成逆行感染。

【新生儿胆道闭锁相关知识】

（一）概述

胆道闭锁（biliary atresia,BA）是以炎症、纤维化及肝外胆道闭锁为特征的一种进行性炎性胆道疾病,是新生儿期阻塞性黄疸的主要病因之一,可导致胆汁淤积及进行性肝纤维化和肝硬化,如果不进行治疗最终可进展为终末期肝硬化而死亡。其发病率亚洲高于西方国家。

（二）病因

胆道闭锁的病因尚未明确，围生期学说认为是由于围生期的病毒感染引发的免疫应答导致肝外胆道炎症和纤维化；胚胎学说认为由于胚胎在发育过程中胆道受损而致。由于胆道闭锁，结合胆红素不能排出而反流入血循环，使血液内结合胆红素增高，表现出皮肤黄染症状。因胆汁排泄不畅，长期淤积，约经数周后可使肝细胞功能受损，从而影响未结合胆红素在肝细胞内的转化。

（三）临床表现

根据近端肝外胆道闭塞的水平把胆道闭锁分为：①Ⅰ型（5%）：胆总管闭锁，近端有开放的胆管，胆囊内含胆汁。②Ⅱ型（3%）：肝总管闭锁，胆囊内不含胆汁，近端肝管腔内含胆汁。③Ⅲ型（>90%）：肝门部闭锁，即肝外胆道完全闭锁。④囊肿型（少见）：是特殊类型的胆道闭锁，占肝外胆道闭锁的5%，囊肿内含有黏液或胆汁。

黄疸进行性加重且不可逆，巩膜黄染、皮肤初期呈金黄色，颜色逐渐加深，甚至呈黄绿色，后期呈灰暗色，同时伴有陶土色大便，深色小便（胆红素尿）。腹部触诊可能摸到肿大的肝脾，由软变硬，晚期患儿可出现大量腹水，腹壁静脉曲张。由于脂肪吸收障碍，出生后体重不长，患儿可出现消瘦、肝功能障碍、肝昏迷等，最后可危及生命。

（四）辅助检查

1. **实验室检查** 血清胆红素水平持续不变或进行性上升，特别是当结合胆红素占总胆红素50%以上时，是诊断胆道闭锁最重要的实验室检查项目。

2. **腹部B超** 需禁食后进行，对胆总管闭锁伴囊性扩张具有诊断价值，但对于绝大多数Ⅲ型肝门部闭锁的诊断意义有限。

3. **肝活检** 胆道闭锁的组织学诊断标准为小胆管增生伴胆栓形成，以及汇管区的纤维化和/或炎性变。

（五）诊断标准

腹部B超提示胆道闭锁的征象有胆囊萎缩或缺如、三角形索带征（肝门纤维块）和肝脏质地变化，如不能确诊需行术中胆道造影。

（六）治疗

手术治疗为唯一的治疗方式。应在胆道完全闭塞前进行，原则为解除胆道梗阻，重建胆肠引流。包括Kasai肝门空肠吻合术、肝管或胆总管空肠Roux-Y吻合术和肝移植。

【新生儿胆道闭锁复习题】

A1型题

1. 关于新生儿胆道闭锁描述**不正确**的是（E）

A. 黄疸进行性加重

B. 黄疸不可逆

C. 可导致胆汁淤积

D. 腹部触诊可触及肿大的肝脾

E. 血液内未结合胆红素增高

A2型题

2. 患儿，男，生后25d，诊断为"胆道闭锁"，对患儿临床症状描述**不正确**的是（C）

A. 皮肤黄染

B. 巩膜黄染

C. 体重增长较快

D. 大便颜色为陶土色

E. 皮肤颜色暗黄

A3/A4 型题

（3~4 题共用题干）

患儿，男，生后 20d，因 "发现皮肤黄染 16d" 入院。患儿系母孕 39 周自然分娩。入院查体：精神反应好，生命体征平稳，母乳喂养，大便陶土色。

3. 引起患儿皮肤黄染的原因为（E）

　A. 母乳性黄疸　　　　　　　　B. 生理性黄疸

　C. 溶血性黄疸　　　　　　　　D. 贫血

　E. 阻塞性黄疸

4. 为了进一步确诊，首选的辅助检查是（D）

　A. 血常规　　　　　　　　　　B. 血生化

　C. 心电图　　　　　　　　　　D. 腹部超声

　E. 胸部 X 线

（5~7 题共用题干）

患儿，男，生后 25d，主因 "发现皮肤黄染 18d" 入院。患儿系 G_1P_1，母孕 40 周自然分娩，出生体重 3 250g。查体：T36.5℃，P136 次 /min，RR36 次 /min，BP82/43mmHg。患儿精神反应好，母乳喂养，大便陶土色，小便深黄；皮肤及巩膜黄染，颜色暗黄。B 超提示：未见充盈的胆囊，胆道闭锁。

5. 针对患儿病情，应采取的治疗措施是（D）

　A. 蓝光照射　　　　　　　　　B. 静脉使用保肝药物

　C. 口服退黄药物　　　　　　　D. 手术治疗

　E. 换血疗法

6. 患儿术后护理措施**不正确**的是（E）

　A. 观察患儿肠蠕动情况　　　　B. 观察患儿黄疸程度

　C. 保持伤口敷料清洁干燥　　　D. 妥善固定各种管路

　E. 腹引流管和袋均应高于腹部切口高度

7. 如患儿伴有腹痛、寒战、高热，伤口周围大量黄色渗液，应考虑发生了（D）

　A. 伤口感染　　　　　　　　　B. 败血症

　C. 肠穿孔　　　　　　　　　　D. 胆瘘

　E. 胆囊炎

（吴旭红）

九、先天性脐膨出

【案例分析】

典 型 案 例

患儿，女，生后 1d，系 G_1P_1，母孕 38 周$^{+2/7}$，单胎剖腹产（孕 12 周发现脐膨出），出生体重 2 700g，羊水清，出生时 Apgar 评分 1min 为 10 分，否认窒息抢救史。患儿生后 1h 发现脐膨出，查体：神志清，呼吸平稳，腹软，脐部可见圆形膨出物，表面覆有一层半透明、无血管的囊膜,可见内容物为部分肝脏和肠管,大小约 7cm×7cm,质软,不可回纳,无发黑,无硬结。患儿入院 48h 内即采用新型 silo 袋行分期修补术治疗。

1. 该患儿入院后如何对脐部膨出物进行护理?
2. 患儿的术后护理要点有哪些?

（一）入院处置

1. 护理要点

（1）脐部膨出物护理:患儿出生后,仔细检查患儿膨出物囊膜是否完整,并立即用生理盐水纱布覆盖,保鲜膜包裹;若囊膜破裂,用 20~30℃生理盐水清洗外露脏器,再用生理盐水纱布覆盖,包裹保鲜膜。

（2）保暖:因为脐部膨出物暴露在体外,丢失水分和热量的风险极高,立即将患儿置于新生儿辐射保温台上(温度设置 32~34℃或腹部体表温度设置为 36.5℃),并用保鲜膜覆盖,减少热量丢失及不显性失水,防止代谢紊乱。

（3）胃肠减压:持续有效的胃肠减压,减轻腹胀,降低肠腔内压力,防止胃肠道因充气膨胀而增加肠管复位的难度,同时减少呕吐和吸入性肺炎的发生。

2. 关键点

（1）脐部护理:脐部膨出囊膜的处置不当会导致囊膜破裂,引起腹腔感染和囊内脏器脱出,直接影响手术和治疗效果。因此,患儿入院后应立即对脐部膨出囊膜进行湿敷、包裹,防止水分丢失引起囊膜干燥、肠管肿胀、缺血坏死。同时,避免牵拉或外物撞击囊膜及内容物,防止囊膜破裂;定时查看纱布是否干燥,及时更换纱布;密切观察囊膜有无渗血,肠管颜色的变化;确保暴露的肠管在腹壁开口水平不发生扭转。

（2）与腹裂进行鉴别:腹裂(gastroschisis)是以腹腔内脏通过脐环的一侧腹壁缺损脱出腹腔外为特征的先天性畸形,80% 位于脐旁右侧,脐环及脐带正常,没有囊膜或囊膜残余物覆盖。腹裂患儿脱出的肠管颜色暗红发紫,肠壁水肿增厚,没有蠕动。

（二）住院护理

1. 术前护理要点

（1）脐部膨出物护理:术前始终保持膨出部位于中线位,保持湿润,保持囊膜的完整性。

（2）建立静脉通道:遵医嘱合理安排补液速度及顺序,预防和纠正水电解质紊乱。

（3）完善术前各项检查,以备急诊手术。

2. 术后护理要点

（1）病情观察:持续心电监护,动态监测患儿心率、呼吸、血氧饱和度等生命体征变化,注意患儿尿量、进出量情况。

（2）呼吸功能监护:手术将膨出的脏器放回腹腔、修补腹壁缺损后,会引起腹腔和胸腔压力增加,膈肌上升,均可影响呼吸功能,并发术后腹腔高压综合征,一般给予机械通气至患儿生命体征平稳。术后必须保持腹肌肌松状态 20~48h。保持患儿安静,尽量避免哭闹,防止腹压增高,必要时使用镇静剂、肌松剂。

（3）心功能监护:防止心力衰竭、肺水肿和脱水是术后监护的重点。根据床旁监护指标的变化,随时调整补液的速度,维护血流动力学的稳定。

（4）胃肠道护理：术后早期患儿腹腔压力高，胃肠功能恢复慢，必须保证有效的胃肠减压，保持胃管通畅，每4h抽吸胃内容物一次，观察并记录引流液的颜色、性状、量。观察排便排气情况，必要时肛管排气或开塞露灌肠，促进肠蠕动恢复。

（5）营养支持：禁食期间，保证患儿营养物质的需求，观察有无低蛋白血症，遵医嘱输入人血白蛋白或给予静脉营养支持，可行PICC穿刺予静脉输液。术后当胃肠功能恢复时可以喂养。

（6）并发症的观察和护理：膨出脏器回纳后下腔静脉受压迫使静脉回流到心脏、肾脏的血液减少而引发肾功能衰竭等均可导致全身水肿，应及时与医生沟通进行处理。

（7）健康教育：向家长介绍手术后的注意事项及其行二期修补术的重要性。指导家长正确喂养，尽量减少患儿哭闹，定期复查，密切观察切口有无红肿、渗血、水肿、感染，加强患儿脐部护理，如有异常及特殊变化及时处理。

3. 关键点

（1）silo袋护理：用silo袋代替囊膜，悬吊silo袋顶部，利用膨出脏器的自身重力及间断挤压，逐步使脏器回纳入腹腔，在此期间需全面配合医生做好以下护理：①保持套袋垂直位，避免用力牵拉及过分松弛，防止肠管再次脱出。②搬运患儿时先放松牵引后再移动患儿，防止囊袋破裂。③密切观察袋中的肠管，避免机械损伤，如肠管的颜色由淡粉色转为暗紫色、黑色，提示肠管血运障碍，及时报告医生。④silo袋卡扣处皮肤每日用5%碘伏消毒待干后，再用无菌生理盐水清洗。操作时应注意保持无菌，可于囊袋外敷含有抗生素的盐水纱布防止感染和干燥。通常术后7~10d可将脱出脏器压回腹腔之内，再行第二次手术将人工腹膜去除、逐层缝合关闭腹壁。

（2）导尿管的护理：脐膨出物的回纳压迫会增加腹内压，影响切口的愈合，因此，需要通过留置导尿管监测膀胱内压间接测量腹内压。妥善固定导尿管，保持通畅，每天使用聚维酮碘消毒尿道口，观察尿液性质，准确记录尿量，当患儿腹内压正常时遵医嘱拔除导尿管。

（3）预防感染：预防感染是术后恢复的关键，密切观察伤口有无渗血、渗液、血肿等，加强局部保护，防止感染发生，严格执行无菌技术操作，遵医嘱合理应用抗生素，加强患儿营养支持。

【先天性脐膨出相关知识】

（一）概述

脐膨出（omphalocele）指腹壁发育不全，在脐带周围发生缺损，腹腔内脏由此膨出体外的先天性畸形，其发生率为0.1‰~0.3‰，男女发病率为3:2。脐膨出合并其他畸形率可达到74%，这些畸形中20%为心脏畸形。

（二）病因

脐膨出的发生原因是胚胎发育过程中某一环节发生障碍，腹腔脏器未能完全复位，而有部分位于脐带基底部，引起先天性脐膨出，腹壁缺损直径从1cm至8cm以上，有巨大型及小型之分。

（三）临床表现

膨出的内脏表面覆有一层半透明、无血管的囊膜，囊膜由腹膜、羊膜和中间加有一层较薄的胶冻样结缔组织构成。囊膜外观透明，略呈白色，厚度仅1mm。

1. 小型脐膨出

腹壁缺损直径<5cm，囊膜内主要为肠曲，可见正常脐带，脐带附着点

位于囊顶部。

2. 巨型脐膨出　腹壁缺损直径 >5cm,脐带附着点位于囊下部较低处,囊膜内可见膨出内容物除有肠管外,还可见肝脏、脾脏、膀胱、生殖腺。囊膜在出生数小时之内为柔软、光亮半透明状,24h 后囊膜逐渐变为不透明、混浊、干燥脆弱直至坏死。如未及时就医进行处理,表面可覆有脓苔、硬痂。囊膜可在几天内出现裂缝,引起腹腔感染,大的破裂则可发生内脏脱出。

（四）辅助检查

1. 产前 B 超　产前 B 超发现脐膨出的阳性率为 75%。

2. 染色体核型鉴定　通过羊水穿刺或胎儿绒毛取样法,做染色体核型检查。脐膨出常伴有染色体异常,应尽早发现或除外染色体畸形。

3. 胎儿标记物　90% 脐膨出病例伴有母亲血清胎甲球蛋白升高。

4. 超声心动图　产前发现脐膨出者,需要做超声心动图,以发现或除外合并心血管畸形。

（五）诊断标准

生产后通过临床表现即可确诊。出生时囊膜已破裂者需与腹裂相鉴别,后者的脐带位置和形态均正常,腹壁的裂缝大多位于脐旁右侧。

（六）治疗

1. 手术治疗　根据脐膨出的类型选择手术方式。

（1）一期修补术:在结扎脐动脉和脐静脉后可以将囊膜切除,在没有过度的腹内压力下,将腹壁一期缝合。适用于小型脐膨出。

（2）二期修补术:第一期手术中保留脐膨出囊膜完整不予切除,只将脐带切除,先行游离两侧腹壁皮肤以覆盖膨出的囊膜,中央缝合,待 12~24 个月后,小儿腹腔发育较充分,膨出的脏器基本能还纳时,再行二期腹壁缝合修复手术。适用于巨大型脐膨出、腹腔容量与膨出器官不成比例者。

（3）分期修补术:如果肠管还纳腹腔使腹腔内压力明显增高,可以置 silo 袋。先采用硅化物纤维膜制成的 silo 袋覆盖缝合,再反复多次逐渐加压使内脏还纳,再拆除 silo 袋,修复腹壁。

2. 保守治疗　用于偶见的脐膨出过大,即使应用 silo 袋,腹腔在很长时间内仍不能容纳疝出的内容物等情况。使用磺胺嘧啶银涂抹,其可以使囊膜形成一层干痂。干痂下逐渐出现肉芽组织,而周围皮肤的上皮细胞也慢慢地向中央生长。最终形成从缺损皮缘开始并覆盖整个囊膜的假性皮肤,当患儿其他问题改善后可以择期修补腹壁疝。

【先天性脐膨出复习题】

A1 型题

1. 下列表述**不符合**脐膨出的是（C）

　A. 先天性腹壁发育不全　　　　　　　B. 在脐带周围发生缺损

　C. 脐膨出多数无完整的囊膜　　　　　D. 脐膨出多伴发其他畸形

　E. 脐膨出囊壁上有脐带残株

A2 型题

2. 关于先天性脐膨出的治疗,下列**不正确**的是（D）

　A. 先天性脐膨出应尽早手术

B. 早期肠道内积气较少,无感染,有利于肠管及脏器回纳

C. 生后 3~4d 才就诊,囊膜表面已有感染者可先行非手术疗法

D. 脐膨出均行一期手术

E. 脐膨出患儿治愈后效果良好,可正常发育

A3/A4 型题

(3~4 题共用题干)

患儿,男,生后 4h,脐部见一圆形膨出物,大小约 6cm×6cm,表面覆有一层半透明的囊膜,囊膜外无正常皮肤覆盖,内里可见部分肠管,质软,不可回纳。

3. 该患儿可能的诊断是(C)

A. 新生儿脐疝　　　　　　　　B. 新生儿腹裂

C. 先天性脐膨出　　　　　　　D. 新生儿肠扭转

E. 新生儿脐茸

4. 下列检查有助于确诊该患儿的是(A)

A. 产前 B 超　　　　　　　　　B. 增强 CT

C. 染色体核型鉴定　　　　　　D. 超声心动图

E. MRI

(5~7 题共用题干)

患儿,女,生后 2h,因“生后发现脐部有一膨出物”入院。入院查体:精神一般,面色发绀,呼吸费力,吸气凹陷明显,脐部膨出物大小约 7cm×7cm,表面覆有残缺的半透明囊膜,可见部分肝脏和肠管。

5. 对患儿实施的治疗方案**不正确**的是(D)

A. 开放气道,立即给氧,必要时予机械通气

B. 胃肠减压

C. 检查血气、生化、血常规,依据结果纠正电解质紊乱

D. 先用 20~30℃生理盐水清洗外露脏器,再予以暴露,保持干燥

E. 应用抗生素

6. 关于患儿术后护理,正确的是(E)

A. 为促进患儿术后肠蠕动,可进行腹部按摩

B. 移动患儿时必须保证 silo 袋垂直悬吊,不可放松牵引绳

C. silo 袋卡扣处用无菌生理盐水纱布湿敷

D. 术后第 2d,若患儿尿量正常,可拔除导尿管,防止感染

E. 患儿胃肠道功能恢复后即可喂养

7. 该患儿术后并发症**不包括**(D)

A. 感染　　　　　　　　　　　B. 肾衰竭

C. 全身水肿　　　　　　　　　D. 坏死性小肠结肠炎

E. 肠梗阻

（罗飞翔　张培）

十、先天性腹股沟疝

【案例分析】

典 型 案 例

患儿,男,生后 15d,因"发现腹股沟肿物 2d,无法还纳 6h"入院。患儿系母孕 37 周,因"宫缩发动"顺产娩出,出生体重 2 750g,生后 Apgar 评分均 10 分,羊水清,脐带、胎盘未见明显异常。不伴腹胀、呕吐、发热等不适。查体:患儿反应可,生长发育正常,右侧腹股沟可触及 3cm×3cm×3cm 包块,质软,无压痛,无法还纳。

1. 该患儿入院后需给予的护理措施是什么?
2. 患儿术后的护理要点是什么?

（一）入院处置

1. 护理要点

（1）嘱患儿平卧位,避免哭闹。

（2）腹股沟斜疝无法还纳者,遵医嘱完善术前检查:实验室检查包括血常规、尿常规、大便常规、凝血功能、血型、血生化、感染性疾病筛查（乙肝、丙肝、艾滋病、梅毒等）、血气分析等;其他检查包括胸片、上消化道造影、腹部超声、心脏超声等。

（3）呕吐患儿遵医嘱补充水、电解质,维持内环境稳定。

2. 关键点

（1）安抚患儿,避免哭闹,防止腹压升高。

（2）完善检查不漏项。

（3）维持患儿体液平衡。

（二）住院护理

1. 术前护理要点

（1）病情观察:①密切观察患儿腹部体征的变化,腹股沟肿块局部情况,及时发现并发症并处理。②嵌顿性疝或绞窄性疝的患儿应注意观察患儿精神状况、哭声以及腹部体征等。予禁食、补液、胃肠减压,纠正水、电解质酸碱失衡。③手法复位的患儿应观察患儿腹部体征。④防止患儿因疼痛剧烈哭闹,加重病情,做好镇痛镇静护理。⑤保持大便通畅,大便干燥患儿必要时使用开塞露灌肠,防止腹压增高。

（2）体温管理:保持患儿体温稳定,将其安置于暖箱内或辐射台保暖。

（3）用药护理:①脱水、电解质紊乱患儿,补液时注意见尿补钾,纠正补钾的同时注意补充血钙,避免发生喉痉挛。②术前根据血常规结果,及时纠正贫血;根据血清白蛋白水平,了解患儿的营养状况。

（4）皮肤护理:嵌顿性疝或绞窄性疝的患儿注意保护阴囊部位皮肤,必要时水胶体敷料保护;呕吐频繁患儿注意保持颈部及耳部皮肤清洁、干燥。

（5）营养支持:①绞窄性疝和嵌顿疝的患儿禁食水后注意静脉营养供给。②腹股沟斜疝手法复位患儿,少量多次喂养,头偏向一侧,防止呕吐引起误吸;对贫血或严重营养不良者,可采用多次少量输入全血或人血白蛋白。③评估患儿营养状况,观察体重变化,每日测量体重一次。

(6)体位护理:对于巨大疝的患儿,应卧床休息,避免腹腔内容物脱出,防止疝嵌顿。疝嵌顿时嘱患儿卧床休息,抬高患儿臀部,安抚患儿,尽量避免和减少患儿哭闹以及剧烈运动。

(7)术前特殊准备:①仔细清洗患儿阴囊及会阴部皮肤,行腹腔镜手术的患儿应注意清洁脐孔。②嵌顿疝或绞窄性疝患儿术前留置胃管。

2. 术后护理要点

(1)病情观察:①术后给予心电监护、血氧饱和度监测、动态血压监测至患儿生命体征平稳。②严密观察伤口有无渗血、渗液,保持伤口敷料清洁,避免大小便污染伤口,腹腔镜手术注意观察伤口周围有无皮下积气。③腹腔镜手术及嵌顿性疝或绞窄性疝手术应观察患儿腹部体征,有无腹痛、腹胀等,嵌顿疝或绞窄性疝术后应观察肠功能恢复的情况。④注意观察阴囊有无肿胀、青紫,必要时用"丁"字带托起阴囊。⑤合理镇痛,安抚患儿,应尽量避免引起腹内压增高的因素。

(2)保持呼吸道通畅:床旁备负压吸引器、吸痰管、复苏囊等急救物品。

(3)管路护理:留置胃肠减压,术后管路牢固固定,保持管路通畅,防止打折、扭曲、压迫管路。

(4)营养支持:一般患儿麻醉清醒后 6h 即可恢复饮食,嵌顿性疝或绞窄性疝患儿术后应禁食至肠功能恢复为止,胃管拔除后方可进食。

(5)体位护理:麻醉清醒前,平卧位头偏向一侧;麻醉清醒后,即可半卧位,避免剧烈活动。

(6)并发症护理

1)伤口感染:一般疝修补术不发生感染,而绞窄性疝行肠切除、肠吻合术伤口感染机会增加。术后要注意伤口有无红肿、疼痛,避免被尿液污染,一旦发现伤口感染,应立即处理。

2)阴囊血肿:因阴囊比较松弛,且位置较低,渗血易积聚于此。为避免阴囊内积血和促进淋巴回流,术后可用"丁"字带托起患儿阴囊。

3)疝复发:避免引起腹内压增高的因素,及时治疗患儿呼吸道感染,预防患儿便秘等。

(7)健康教育:①保持伤口周围清洁干燥,防止尿液浸湿伤口及周围皮肤,引起感染。②术后 1 个月内,保持患儿大便通畅,预防便秘的发生;预防剧烈的咳嗽和哭闹,防止腹压增高引起疝气的复发。

3. 关键点

(1)术前密切观察患儿腹部体征,腹股沟肿块局部情况;保持患儿情绪稳定,防止哭闹引起腹压增高;根据患儿营养状况,遵医嘱适时调整营养支持方案。做好皮肤护理。

(2)术后严密观察生命体征、腹部体征,观察伤口情况,保持伤口清洁干燥。

(3)预防并发症的发生。

【先天性腹股沟疝相关知识】

(一)概述

腹股沟疝(inguinal hernia)有斜疝和直疝两种。小儿腹股沟疝几乎均为斜疝,直疝极为罕见。小儿腹股沟斜疝为先天性发育异常,是最常见的小儿外科疾病。出生后即可发病,出生后 3 个月内发生率最高。随着救治成活的早产儿增加,其发生腹股沟斜疝的几率更高。腹股沟斜疝的疝内容物在疝囊颈部阻塞而不能还纳腹腔时,即为嵌顿性腹股沟斜疝（incarcerated inguinal hernia),简称嵌顿疝,是小儿腹股沟斜疝最常见的并发症,新生儿发生嵌顿的危险性特别高。由于颈部持续的收缩,疝内容物出现血运障碍时发生绞窄。因而虽然新生儿及早产儿的手术和麻醉风险高,但是对这些患儿提倡尽早手术。

（二）病因

在胚胎发育过程中,睾丸在引带（gubernaculum）导引下通过腹股沟管向阴囊下降,在此下降过程中腹膜向外形成一个突起称腹膜鞘状突（peritonealsheath process）,睾丸伴随着鞘状突逐渐降至阴囊内。在正常发育情况下,出生前鞘状突逐渐封闭,唯附着在睾丸上的那部分鞘状突未闭则形成睾丸固有鞘膜（tunicaevagfnalis propria testis）,该鞘膜腔与腹膜不相连,右侧睾丸下降较晚,故鞘状突闭合推迟进行。如因故鞘状突未闭合,在腹压增高的情况下,腹腔内脏进入其中形成腹股沟斜疝。

女性的子宫圆韧带（round ligament of uterus）与男性睾丸引带同源于胚胎期中肾的腹股沟韧带,子宫圆韧带与腹膜鞘状突（Nuck 管）一同穿过腹股沟管进入大阴唇。生后鞘状突已闭合,如闭合受阻则腹腔内容物可通过此管下降至 Nuck 管而成腹股沟斜疝。

在腹膜鞘状突未闭时如腹腔液体经过此管降至睾丸鞘膜腔或精索鞘膜（女性降至 Nuck 管内）则形成各种鞘膜积液,又称水囊肿（hydrocele）。鞘状突问题是腹股沟疝形成的因素,而腹压带增高则为其诱因。包括:婴儿哭闹、排便、用力、站立、跳动以及病理性便秘、巨结肠、下尿路梗阻、咳嗽、喘憋、腹水、腹内肿物、腹壁缺损畸形或神经疾病。

（三）临床表现

新生儿常常表现为由母亲发现的随哭闹而出现并增大的腹股沟包块,患儿安静、放松时包块可以自行消失,但有时可以持续存在数小时,引起哭闹,明显不适,甚至出现呕吐。腹股沟包块还纳后,由于存在疝囊,通常可以触及增粗的精索结构。女孩的腹股沟包块绝大多数是由卵巢疝入疝囊引起,因此包块较小,往往不仔细观察不易发现,包块呈卵圆形,有触痛、不易还纳。虽然可能性非常罕见,但确有早产儿及足月儿在疝囊内的阑尾感染的报道。

（四）辅助检查

1. 实验室检查

（1）血气分析:提示有无酸碱失衡。

（2）血清电解质测定:监测血糖、电解质、血尿素氮和肌酐等生化指标。根据病情需要还可选择性测血糖、血钠、血钾、血钙等。

2. 影像学检查 腹部 B 超检查。

（五）诊断标准

可靠的病史及触及增粗的精索可高度怀疑腹股沟斜疝,检查腹股沟部或阴囊部位出现可复性软包块,即可做出诊断。睾丸疝产前可以通过 B 超检查发现。

（六）治疗

小儿腹股沟疝有极少数可能自愈,只见于内环口较小,偶尔出现腹股沟包块的病例,但这样的患儿发生嵌顿性腹股沟斜疝的危险性同样增高。因此除非有明确禁忌证,均应手术治疗。目前无论是国际还是国内绝大多数小儿外科医生的主张是不用疝气带或其他所谓的保守治疗方法,即使是低出生体重儿也不主张。

1. 手术时机的选择 患儿年龄越小,嵌顿性腹股沟斜疝发生率越高,危险性越大。特别是新生儿易引起睾丸梗死,因此,理想的手术时间是诊断后尽早手术。

2. 手术方法

(1)经外环口疝囊结扎术:手术包括单纯的疝囊结扎,不打开腹股沟管,多采用此方法。

(2)经腹股沟管疝囊结扎术:是经典的手术方法。手术中切开腹股沟,在管内分离疝囊,高位结扎疝囊并切断,再将腹股沟管紧缩修复,精索置原位。这是其他疝手术的基础。

(3)腹腔镜疝囊高位结扎术:腹腔镜直视下,内环口高位缝合结扎疝囊。

【先天性腹股沟疝复习题】

A1 型题

1. 关于腹股沟斜疝的临床表现**不正确**的是(D)

A. 随哭闹而出现并增大的腹股沟包块

B. 患儿安静、放松时包块可以自行消失

C. 女孩的腹股沟包块绝大多数是由卵巢疝入疝囊引起

D. 女孩的腹股沟包块一般无触痛

E. 腹股沟包块还纳后,由于存在疝囊,通常可以触及增粗的精索结构

A2 型题

2. 患儿,女,生后 26d,发现腹股沟肿物 2d,肿物呈卵圆形,有触痛、不易还纳,考虑嵌顿物为(B)

A. 肠管   B. 卵巢

C. 子宫   D. 输卵管

E. 肿大的淋巴结

A3/A4 型题

(3~4 题共用题干)

患儿,男,生后 15d,发现腹股沟肿物 2d,查体:患儿反应可,生长发育正常,右侧腹股沟可触及 3cm×3cm×3cm 包块,质软,无压痛,可还纳。

3. 该患儿考虑(A)

A. 腹股沟斜疝   B. 鞘膜积液

C. 腹股沟淋巴结肿大   D. 腹股沟直疝

E. 肠扭转

4. 该患儿的治疗宜选择(A)

A. 手术治疗   B. 门诊随访

C. 供给营养   D. 激素治疗

E. 抗病毒治疗

(5~7 题共用题干)

患儿,男,生后 15d,发现腹股沟肿物 2d,无法还纳 6h。伴腹胀、呕吐、发热等不适。查体:患儿反应可,生长发育正常,右侧腹股沟可触及 3cm×3cm×3cm 包块,质硬,有压痛,无法还纳。

5. 判断该患儿应（A）

A. 急诊手术　　　　　　　　　　B. 择期手术

C. 门诊随访　　　　　　　　　　D. 抗感染治疗

E. 激素治疗

6. 针对该患儿护理措施应强调（A）

A. 保持安静,卧床休息　　　　　B. 记录 24h 出入量

C. 清理呼吸道　　　　　　　　　D. 保持皮肤清洁干燥

E. 营养支持

7. 该患儿手术前出现腹胀、呕吐提示（B）

A. 胃穿孔　　　　　　　　　　　B. 绞窄性肠梗阻

C. 肠闭锁　　　　　　　　　　　D. 肠粘连

E. 吻合口狭窄

（李会敏）

十一、新生儿巨结肠

【案例分析】

典 型 案 例

患儿,男,生后 15d,因"排胎便延迟、腹胀、呕吐"入院。患儿系 G_1P_1,母孕 39 周,剖宫产娩出,出生体重 3 270g,Apgar 评分 1min 为 9 分,5min 为 10 分,羊水清,胎盘正常。入院查体:腹胀明显,腹壁静脉曲张,腹壁张力高,稍有刺激即可出现粗大的肠型及肠蠕动波,听诊时肠鸣音亢进。肛诊后有喷射性排气排便。入院后持续胃肠减压,减压液为黄绿色。腹立位片显示:低位肠梗阻,小肠扩张明显。钡剂造影提示:长段巨结肠。

1. 该患儿入院后需给予的护理措施是什么?

2. 新生儿巨结肠术后的护理要点是什么?

（一）入院处置

1. 护理要点

（1）病情观察:观察患儿生命体征、呕吐、腹胀、排便情况,观察患儿全身营养状况,每周监测体重。

（2）营养支持:对存在营养不良、低蛋白血症者应加强支持疗法。

2. 关键点

（1）术前特殊肠道的准备:口服缓泻剂、润滑剂,帮助排便;使用开塞露、扩肛等刺激括约肌,诱发排便;部分患儿需要生理盐水进行清洁灌肠,每日一次,肛管插入深度要超过狭窄段肠管,至扩张的结肠内,有气体和胎粪冲出时才可达到要求;忌用清水灌肠,以免发生水中毒。

（2）术后管道护理及饮食指导:术后注意肛门肛管的通畅情况及观察有无出血,肠道分泌物及粪便的排出易污染切口,刺激肛周而造成糜烂,术后应用生理盐水棉球或呋喃西林棉

球清洁肛周,适当使用护臀膏,防止肛周皮肤糜烂,术后 2~3d 拔除肛管。术后留置导尿管,防止滑脱及气囊撕裂,用 1% 皮维碘溶液浸湿棉球擦洗尿道口,每日 3 次,术后 3d 拔除尿管。由于术中未开腹,对腹腔损害小,术后 6h 无呕吐即可拔除胃管进行母乳喂养,乳量由少到多,防止乳量过多而造成呕吐,出现误吸。

（二）住院护理

1. 术前护理要点

（1）术前肠道的准备:维持肠道清洁,缓解腹胀,排除积粪,减少手术时污染肠道的可能性,同时也有利于术中正常肠管范围的辨认。肠道准备是否妥当,与患儿手术的成败直接相关。确诊后,每日应回流灌肠一次,灌肠 1 周后再使用 0.9% 氯化钠溶液灌肠,温度为 37~39℃,若进出水量及推注压力过高,要看灌肠肛管是否在正确的位置上,否则要调整灌肠肛管的位置。灌洗时间根据患儿日龄及肠道清洁程度而定,必要时加用硫酸镁或甘油,直至完全清除结肠内陈旧积粪或粪石;如合并巨结肠相关性小肠结肠炎（hirschsprung disease associated enterocolitis, HAEC）,可用甲硝唑溶液、益生菌、云南白药等保留灌肠。

（2）术前皮肤准备:腹部手术做好皮肤清洁,经腹手术和腹腔镜手术者,做好脐部清洁。

（3）饮食护理:婴幼儿过早禁食水易导致饥饿性哭闹、口渴,有诱发脱水、低血糖风险,甚至加重应激。患儿可术前 3d 开始无渣或母乳饮食,麻醉前 2h 推荐口服含碳水化合物的饮品,如口服适量 10% 葡萄糖水,减少患儿饥饿感,加速机体代谢,增加肝糖原的储备,减轻传统禁食方案给患儿带来的应激,并不增加麻醉风险。

2. 术后护理要点

（1）了解手术情况,术后 24h 内密切注意患儿的生命体征,注意患儿的意识情况,循环体征等情况,每小时评估记录。

（2）肛门手术后观察留置肛管是否脱落,观察患儿有无便血。

（3）观察患儿腹部体征变化,肛门排气排便等肠功能恢复情况。

（4）保持伤口敷料的清洁干燥,观察伤口有无出血、渗血。

（5）健康教育

1）扩肛:定期门诊复查,术后 2 周开始每天扩肛治疗一次,坚持 3~6 个月,同时训练排便习惯,以改善排便功能,如不能奏效,应进一步检查和处理;定期随诊,确定是否有吻合口狭窄。

2）并发症的观察与护理:观察体温、大便情况,如体温升高、大便次数增多,肛门处有脓液流出,直肠指检可打得吻合口裂隙,表示盆腔感染;如术后仍有腹胀,并且无排气、排便,可能与病变肠段切除不彻底或吻合口狭窄有关,均应及时报告医生进行处理。

3. 关键点

（1）肛门口护理:①术后测量患儿腋温,禁止测肛温、灌肠,以免发生吻合口瘘。②做好臀部皮肤护理,保持床单位及臀部皮肤清洁干燥,每次便后用生理盐水棉球或呋喃西林棉球清洁肛周,使用护臀膏,防止臀红。

（2）肛管护理:术后留置肛管引流肠腔积液,利于排气,避免患儿腹胀。一般留置 2~3d。妥善固定,防止肛管脱出,观察肛门渗血情况,保持肛管周围皮肤的清洁。观察引流物的颜色、性质和量,术后 24h 内如肛管内有活动性出血,及时与医生联系。

【新生儿巨结肠相关知识】

（一）概述

巨结肠（megacolon）是新生儿低位肠梗阻的常见病因。又称肠管无神经节细胞症（aganglionosis）或赫什朋病（Hirschsprung disease，HD），是由于直肠或结肠远端的肠管持续痉挛，粪便淤滞在近端结肠而使该段肠管肥厚、扩张。本病是较常见的先天性肠道发育畸形，发病率 1/2 000~1/5 000，男女比为（3~4）∶1，有遗传倾向。

（二）病因

目前认为本病是多基因遗传和环境因素共同作用的结果。其基本病理变化是局部肠壁肌间和黏膜下神经丛缺乏神经节细胞，致该段肠管收缩狭窄呈持续痉挛状态，痉挛肠管的近端因肠内容物堆积而扩张，在形态上可分为痉挛段、移行段和扩张段三部分。根据病变肠管痉挛段的长度，可分为常见型（病变自肛门向上达乙状结肠远端，约占85%）、短段型（病变局限于直肠下端，约占10%）、长段型（病变肠段延伸至降结肠以上，约占4%）、全结肠型（约占1%）。

（三）临床表现

1. 胎便排出延迟、顽固性便秘和腹胀 患儿生后 24~48h 内多无胎便或仅有少量胎便排出，生后 2~3d 出现腹胀、拒食、呕吐等急性低位性肠梗阻表现，以后逐渐出现顽固性便秘。患儿数日甚至 1~2 周以上排便一次，腹胀明显，可见肠型和蠕动波，经灌肠排出奇臭粪便和气体后症状好转，反复发作，严重者必须依赖灌肠才能排便。

2. 呕吐、营养不良、发育迟缓 由于功能性肠梗阻，可出现呕吐，量不多，呕吐物含少量胆汁，严重者可见粪液。由于腹胀、呕吐、便秘使患儿食欲下降，影响营养吸收致营养不良、发育迟缓。

3. 并发症 患儿常并发小肠结肠炎、肠穿孔及继发感染。

（四）辅助检查

1. 直立前后位平片。

2. 钡剂灌肠 对于典型的 HD 患儿，新生儿期钡剂灌肠可见狭窄段、移行段及扩张段；24h 复查，钡剂潴留的情况可反映结肠的蠕动功能，HD 患儿的钡剂排空功能很差，对诊断很重要。

3. 直肠肛门测压 直肠肛管抑制反射（rectal anal inhibitory reflex，RAIR）对 HD 诊断有重要价值，90% 以上的 HD 患儿 RAIR 消失。然而在正常新生儿，特别是早产儿，由于肠神经未发育完善，可在生后数天（国外报道多为 14d）内不出现内括约肌松弛反射。所以如果首次检查阴性者，应在 7~14d 后再次检查以帮助诊断。

4. 活体组织检查 取直肠黏膜或直肠壁肌层组织检查，多提示无神经节细胞。

5. 肌电图检查 可见低矮波形，频率低，不规则，峰波消失。

（五）诊断标准

目前对新生儿巨结肠的诊断仍存在许多困难，对于临床症状疑似的新生儿可首先通过结肠造影作为筛查，判断是否需要进一步检查。直肠黏膜活检是诊断新生儿巨结肠的金标准。

（六）治疗

1. 保守治疗 对于诊断尚不明确的新生儿，症状轻微，如轻度便秘、腹胀不明显，可以扩肛治疗,密切观察随访。如果反复便秘、腹胀,应该复查系列检查、明确诊断后再进行手术。

2. 结肠灌洗 适用于诊断尚未肯定的病例或用于确诊病例的术前准备。肛管置入扩张肠段内,应用等渗盐水,多次等量冲洗,同时按摩腹部,使积粪排尽,每天 1~2 次。新生儿结肠灌洗容易发生肠穿孔,应密切注意。

3. 结肠造瘘 已经确诊的病例,通过灌肠不能缓解症状者,又因多种原因无根治手术条件的病例,宜早日施行造瘘;反复发作的肠梗阻和小肠结肠炎,甚至伴发肠穿孔也应积极施行近端造瘘,通常肠造瘘选择在移行段近端,术中应行组织冰冻切片,快速病理提示造瘘处肠管内有发育成熟的神经节细胞,待根治手术时将造瘘口拖至肛门,行根治手术。

4. 根治手术 患儿出生后最初的数天或数周内,一旦 HD 诊断明确,即可行一期根治术。①结肠切除,直肠后结肠拖出术(Duhamel 手术)。②结肠直肠切除吻合术(Rehbein 手术)。③直肠黏膜剥除、鞘内结肠拖出术(Soave 手术)。④拖出性直肠乙状结肠切除术(Swenson 手术)。⑤回肠降结肠侧侧吻合术(Martin 术):本手术主要用于全结肠型巨结肠。

【新生儿巨结肠复习题】

A1 型题

1. 患儿,女,生后 4d,生后一直未排便,患儿可能(E)

A. 正常现象
B. 胆道梗阻
C. 消化道梗阻
D. 消化道出血
E. 巨结肠

A2 型题

2. 巨结肠的发病机制主要是由于(D)

A. 结肠的弹力纤维发育不良
B. 结肠交感神经丛发育不良
C. 扩张结肠部分的平滑肌发育不良
D. 结肠肠壁的肌间神经节细胞缺如
E. 小肠的弹力纤维发育不良

A3/A4 型题

(3~4 题共用题干)

患儿男,生后 15d,因"排胎便延迟、腹胀、呕吐"入院。入院后持续胃肠减压,减压液为黄绿色。腹立位片显示:低位肠梗阻,小肠扩张明显。钡剂造影提示:长段巨结肠。

3. 该患儿可能的诊断是(C)

A. 新生儿肠套叠
B. 新生儿坏死性小肠结肠炎
C. 新生儿巨结肠
D. 新生儿肠穿孔
E. 先天性肥厚性幽门狭窄

4. 下列检查可以确诊的是(C)

A. 超声检查
B. 胸部 X 线片
C. 造影检查
D. 腹部触诊
E. 活体组织检查

(5~7 题共用题干)

患儿,生后 1 个月,生后半个月开始出现便秘,进行性加重,常需要辅以泻药。查体:精神尚好,消瘦,腹胀,可见肠型及肠蠕动波,X 线示:肠管扩张,腹腔内可见液平面。

5. 对患儿进行的治疗方案是（B）

A. 抗生素治疗　　　　　　　　　B. 手术治疗

C. 胃肠减压,输液　　　　　　　　D. 低压盐水灌肠

E. 空气灌肠复位术

6. 该患儿营养支持护理中,**不正确**的是（E）

A. 腹胀加剧予以禁食

B. 积极补充血浆、白蛋白

C. 静脉营养患儿需预防心力衰竭、低血糖

D. 监测血气,预防电解质紊乱

E. 患儿消瘦给予母乳喂养

7. 患儿若出现并发症,则最可能的并发症是（A）

A. 小肠结肠炎　　　　　　　　　B. 腹膜炎

C. 肠穿孔　　　　　　　　　　　D. 败血症

E. 肠梗阻

（罗飞翔　凌云）

十二、新生儿肠闭锁、肠狭窄、肠旋转不良

【案例分析】

典型案例

患儿,男,生后 5d,足月顺产,出生体重 3 500g,因"胆汁性呕吐 2d"急诊入院。患儿生后 4h 开始母乳喂养,初始没有呕吐,胎便排出正常。2d 前无明显诱因下出现胃纳减少伴呕吐,呕吐含胆汁,无发热、无咳嗽、无腹胀,排尿减少,排暗红色血便一次。查体:呼吸平稳,皮肤未见花纹,但轻度黄染,轻度脱水貌,皮肤干燥,弹性差,哭有泪,腹软,无明显膨隆,肠鸣音 3~4 次/min,移动性浊音（－）。实验室检查:pH7.260,HCO_3^-:18mmol/L,BE-6.5,血糖 2.5mmol/L,Na^+132mmol/L,K^+3.5mmol/L,Cl^-97mmol/L,肝肾功能正常。腹部正侧位片提示:胃和十二指肠扩大,小肠内散在少量气体,侧位片未见气液平。腹部超声检查:肝脾肾未见明显异常,肠系膜上动脉位于肠系膜上静脉左侧,考虑肠旋转不良。给予补液支持治疗后,复查患儿 pH,电解质,纠正好转至正常范围。同时查凝血功能、肝炎病毒筛查、梅毒筛查、HIV,血型、交叉配血,完善术前准备与评估,急诊手术。

术后诊断:①肠旋转不良。②十二指肠狭窄。③电解质紊乱。

1. 患儿入院后给予的护理措施是什么?

2. 患儿术后的护理要点是什么?

（一）入院处置

1. 护理要点

（1）遵医嘱禁食禁饮,留置胃肠减压。

（2）建立静脉通路,必要时建立两条,补充水、电解质,维持内环境稳定。

（3）遵医嘱完善术前检查：实验室检查包括血常规、尿常规、大便常规、凝血功能、血型、血生化、感染性疾病筛查（乙肝、丙肝、艾滋病、梅毒等）、血气分析等；其他检查包括胸片、上消化道造影、腹部超声、心脏超声等。

2. **关键点**　维持患儿体液平衡，完善检查不漏项。

（二）住院护理

1. 术前护理要点

（1）病情观察：①观察患儿生命体征、精神状态及反应，观察患儿有无发热、体温不升、面色苍白、哭声细小、小便量少等现象。②观察患儿呕吐物性质，呕吐物是否有胆汁，观察患儿有无便血，腹胀、腹肌紧张等消化道症状和体征，警惕肠坏死的发生。③观察患儿呼吸情况，对于极低出生体重儿、合并呼吸窘迫综合征或严重先天性心脏病的患儿，备好心肺复苏、机械通气等相关设备。保持患儿呼吸道通畅，防止误吸。④遵医嘱记录24h出入量。

（2）体温管理：由于很多患儿是早产儿或低出生体重儿，因此，所有操作过程均应注意保暖，同时避免低血糖的发生，必要时入暖箱。低体温患儿预防硬肿症，高热者予物理降温。

（3）保持呼吸道通畅：观察患儿呼吸状况，有吸入性肺炎者遵医嘱使用抗生素。

（4）用药护理：①准确记录出入量，维持体液平衡，补足丢失/额外丢失的液体。②观察患儿脱水程度、有无腹胀、呼吸深快等表现，遵医嘱急查血生化、血气分析，合理安排补液速度及顺序，及时纠正血流动力学及电解质紊乱。③防止持续呕吐引起低钾、低氯代谢性碱中毒。脱水、电解质紊乱患儿，补液时注意见尿补钾，纠正补钾的同时注意补充血钙，避免发生喉痉挛。④必要时行床旁超声辅助完成液体容量控制。⑤术前根据血常规结果，及时纠正贫血；根据血清白蛋白水平，了解患儿的营养状况。⑥预防性使用抗生素，控制感染。

（5）皮肤护理：消瘦患儿注意保护骨隆突处皮肤，防止压力性损伤的发生，使用鸟巢或新生儿支持包辅助保护，必要时使用水床；呕吐频繁患儿注意保持颈部及耳部皮肤清洁、干燥。

（6）营养支持：①呕吐频繁、剧烈的患儿立即禁食、禁饮，必要时留置胃肠减压，给予补液支持或 TPN 支持。②评估患儿营养状况，观察体重变化，每日测量体重一次。

（7）管路护理：遵医嘱留置胃肠减压，妥善固定，防止打折、扭曲、受压折叠，保持管路通畅，持续有效胃肠减压，减少胃肠积气、积液，降低肠腔内压力，观察引流液颜色、性质及量，并记录。

（8）体位护理：早产儿出生 3d 内给予中线卧位；3d 后可给予头高足低卧位，头偏向一侧或头高足低侧卧位。

2. 术后护理要点

（1）病情观察：①新生儿术后转送至监护室，密切监护心率、呼吸、血氧饱和度变化。②注意观察患儿意识情况，皮肤黏膜颜色及温度、四肢末梢循环等情况。③观察患儿腹部体征及肠蠕动恢复情况，加强翻身，观察腹肌张力，有无切口或腹腔感染的发生。有无呕吐、腹胀，必要时遵医嘱肛管排气或给予开塞露通便。

（2）保持呼吸道通畅：术后呼吸机支持的患儿，密切监测患儿的呼吸功能，注意呼吸机参数的调整并记录，避免因呼吸机参数设置不当引起气胸等并发症，密切关注呼吸机系统报警,及时处理。插管期间,做好吸痰护理。

（3）体温管理:置患儿于暖箱中,注意保暖,防止硬肿症的发生。若患儿体温升高,应做好物理降温,同时警惕感染的发生。

（4）体位护理:麻醉未清醒期间,患儿平卧位,头偏向一侧,防止呕吐引起误吸;清醒后头高足低30°斜坡卧位,以利于增加呼吸交换量并有利于切口的愈合。每2h翻身一次,促进患儿肠蠕动。

（5）疼痛护理:术后早期哭闹使腹压增加,造成伤口牵拉,易发生吻合口瘘、伤口裂开等并发症,因此,术后需做好镇痛镇静护理。

（6）管路护理:每班测量各导管的外露长度,加强对导管的评估,给予恰当的固定方式,防止导管脱落。保持导管的通畅,观察各导管内液体的颜色、性质及量,并做好记录。腹腔引流管每2h挤压一次,持续10~15cmH$_2$O低负压吸引。

（7）营养支持:①术后加强营养,早期建立PICC导管给予TPN治疗,保证热量>100kcal/kg。②禁食禁饮、胃肠减压,严格记录24h出入量。③胃肠功能恢复后,暂夹闭胃管,给予少量糖水口服,无呕吐后拔除胃管,给予等量配方奶,以后逐渐增加奶量,喂养应从低浓度、小剂量开始,逐步增加。④遵医嘱复查血生化、血气分析,并根据临床表现、胃肠减压和水电解质水平,调整液体和电解质的摄入量。⑤每天测量体重一次,密切监测血糖、电解质、胆红素水平,避免低血糖、电解质紊乱及核黄疸的发生。

（8）造口护理:对肠造瘘的患儿,做好造口护理,防止造口周围皮炎、造口出血等并发症的发生,及时处理。

（9）并发症护理

1）伤口裂开:术后伤口裂开的发生与患儿伤口张力大、营养状况较差等有关。术后伤口处突然出现大量活动性出血、腹部伤口敷料有渗血渗液、换药时伤口可见黄色渗液、到拆线时间伤口仍未愈合,提示有伤口裂开的可能,术后加强营养支持,一旦伤口裂开,及时急诊手术。

2）吻合口瘘或穿孔:患儿出现呕吐、腹胀、病情恶化等,腹部X线提示腹腔游离气体等征象,提示吻合口瘘或穿孔,立即通知医生,协助医生处理,必要时遵医嘱做急诊手术准备。

3）短肠综合征:根据残留小肠长度判断肠功能紊乱程度。如果丢失70%的小肠长度或者术后剩余小肠长度少于70cm,可以考虑短肠综合征。长期TPN超过7d者首选中心静脉通路。一旦肠功能恢复,逐步由肠外营养过渡到肠内营养。

（10）健康教育:做好对家长的解释和知情同意工作,取得患儿家长的理解与信任。耐心解答患儿家长关于患儿病情的疑问,减轻恐惧和焦虑。一般术后胃肠道功能紊乱是常见现象,所以应注意予指导家长给予患儿合理喂养及营养支持,减少患儿哭闹,予患儿适宜体位,防止伤口裂开,定期到医院复查。

3. 关键点

（1）密切观察患儿病情,对于极低出生体重儿合并呼吸窘迫综合征或严重先天性心脏病的患儿,备好复苏囊、机械通气等相关设备。保持患儿呼吸道通畅,防止误吸。

（2）维持体温恒定,保持呼吸道通畅。

（3）做好皮肤护理、疼痛护理、体位护理、管路护理等。

（4）加强营养支持。

【新生儿肠闭锁、肠狭窄、肠旋转不良相关知识】

（一）概述

先天性肠闭锁（congenitalintestinal atresia）和肠狭窄（intestinal stenosis）是一种较常见的先天性消化道畸形，是从十二指肠到结肠间发生的肠道先天性闭塞和变窄，也是新生儿期肠梗阻的常见病因。包括十二指肠闭锁和狭窄、小肠闭锁和狭窄、结肠闭锁和狭窄。其发病率约为 1/5 000，男女发病率相似。

肠旋转不良（malrotation of intestine）是指肠管在胚胎发育过程中以肠系膜上动脉为轴心的旋转运动发生异常或不完全，使肠道位置发生变异和肠系膜附着不全，致使中肠旋转不良和肠不旋转或肠逆旋转，其中以肠旋转不良为多见。该病发病率约为 1/6 000，男性发病率高于女性，约为 2∶1。该病可引发肠梗阻和 / 或肠扭转。有时肠旋转不良可合并其他严重畸形，如腹裂、膈疝等。

（二）病因

先天性肠闭锁和肠狭窄的发病原因尚不清楚，目前有多重学说解释其发生。

1. **十二指肠闭锁和狭窄**　常伴发其他先天畸形，十二指肠闭锁、"风袋样"隔膜及狭窄好发于十二指肠降部，紧贴参与胆道和胰腺结构发育的有强烈胚胎活跃的区域，属于胚胎时期的中肠头段。常可牵涉到胆管及胰管的发育，这些病变被认为是由于胚胎早期发育异常导致。十二指肠发育异常继发于胚胎 5 周的内胚层增殖不良（肠道延长超过增殖）或者发生于胚胎 11 周的实心化上皮"肠管"再贯通化障碍（实心的肠管空泡化异常），即肠管空泡化学说。

2. **小肠闭锁和狭窄**　小肠闭锁是指先天因素导致的肠管连续性中断，是新生儿肠梗阻的常见病因。有研究提出，肠闭锁的发生与胚胎发育过程中血管事件有关，而非与管腔再贯通障碍有关，即血管学说。

3. **结肠闭锁和狭窄**　结肠闭锁可能由妊娠期间血管发育异常导致，闭锁远端存在的胆汁、鳞状上皮及毛发的证据支持胚胎发育期发生"血管事件"这一假设。许多病因可以导致肠管血供障碍，例如肠套叠、扭转、疝、腹裂、栓塞以及血栓。虽然有单卵双胞胎和同卵兄弟同样患病的报道，提示基因可能与结肠闭锁的发生有关，但通常没有遗传学特性的根据。

4. **肠旋转不良**　若肠管的正常旋转过程，在任何阶段发生障碍或反流，都会出现肠管异位，并可发生各种不同类型的肠旋转不良。①十二指肠被压迫：胚胎期肠管旋转障碍或旋转异常，包括脐环过大、中肠不发生旋转、旋转不完全、反向旋转，十二指肠被压迫。②肠扭转。③空肠上段膜状组织压迫和屈曲：肠管发育障碍或肠系膜固定不全，近端结肠或小肠袢继续旋转而形成肠扭转，空肠上段膜状组织压迫或扭曲。

（三）临床表现

1. **呕吐**　肠闭锁或严重肠狭窄的新生儿表现为肠梗阻症状，呕吐多于第一次喂奶后或出生后第 1d 出现。十二指肠和高位闭锁呕吐出现较早，次数频繁，呕吐物为奶块，多含胆汁，喂奶后患儿呕吐加重。回肠、结肠等低位闭锁呕吐可于出生后 2~3d 出现，呕吐物可呈粪便样并带臭味。肠旋转不良患儿初起喂奶经过良好，一般 3~5d 突然出现大量胆汁性呕吐，呕吐物为草绿色或黄色。

2. **排便**　肠闭锁或肠狭窄患儿出生后无正常胎便排出或仅排出少量灰白色或青灰色

黏液样粪便。肠旋转不良患儿出生后 24h 内有正常胎粪排出。

3. 全身表现 肠闭锁或肠狭窄患儿生后数小时出现躁动不安、拒乳或吸吮无力,出现脱水及中毒症状,常伴有吸入性肺炎,全身情况迅速恶化。肠旋转不良患儿出现肠坏死或肠穿孔时可出现腹膜炎、高热、脱水等中毒性休克症状,部分新生儿可伴发黄疸。

（四）辅助检查

1. 产前 B 超 肠闭锁和肠狭窄的产前筛查。

2. X 线检查 肠闭锁或肠狭窄,腹部平片显示扩张的胃及十二指肠,以及特征性的"双泡征",胃及近端十二指肠充气,十二指肠远端肠道无气体充盈;在不全肠梗阻情况下,腹部平片除表现为"双泡征"外,远端小肠可见部分、少量气体充盈。肠旋转不良患儿腹部平片显示胃和十二指肠扩大,小肠内仅有少量气体甚至完全无气体。

3. 腹部 B 超检查 腹部超声可以清晰地发现异常扩张的肠管直径和蠕动情况,明确地判断出梗阻的部位和原因。用于诊断肠旋转不良主要判断肠系膜上动脉和系膜上静脉位置关系是否正常。

4. 上消化道造影检查 明确不完全梗阻的原因。

（五）治疗

1. 肠闭锁和肠狭窄 一经明确诊断,立即手术治疗。①肠切除肠吻合是治疗十二指肠闭锁、狭窄和环状胰腺的可供选择的术式之一。②小肠闭锁需明确闭锁类型及可能原因,远端小肠开放造瘘,切除近端扩张、缺血肠管,尽量避免过多切除远端肠管,远端肠管注入生理盐水明确是否通畅,测量残留肠管长度,端 - 端单层间断缝合。③结肠闭锁位于脾区近端,常采用一期肠切除肠吻合;闭锁位于脾区远端,则采取先造瘘后吻合。

2. 肠旋转不良 新生儿期无症状者可继续观察。梗阻症状或急性腹痛发作是手术指征,均应早期手术治疗。可行开腹手术或腹腔镜采用 Ladd 索带松解术。

【新生儿肠闭锁、肠狭窄、肠旋转不良复习题】

A1 型题

1. 关于短肠综合征表述**不正确**的是（D）

A. 根据残留小肠长度判断肠功能紊乱程度

B. 丢失 70% 的小肠长度,可考虑短肠综合征

C. 术后剩余小肠长度少于 70cm,可考虑短肠综合征

D. 长期 TPN 超过 7d 者首选外周静脉通路

E. 一旦肠功能恢复,逐步由肠外营养过渡到肠内营养

A2 型题

2. 患儿,男,生后 2d,排出少量青灰色黏液样粪便,考虑为（C）

A. 胃扭转 | B. 肠旋转不良

C. 肠闭锁 | D. 先天性肥厚性幽门狭窄

E. 肠扭转

A3/A4 型题

（3~4 题共用题干）

患儿,男,生后 5d,因"胆汁性呕吐 2d"急诊入院。查体:呼吸平稳,皮肤未见花纹,但轻度黄染,轻度脱水貌,皮肤干燥,弹性差,哭有泪,腹软,无明显膨隆,肠鸣音 3~4 次 /min,移动

性浊音（－）。腹部超声检查：肝脾肾未见明显异常，肠系膜上动脉位于肠系膜上静脉左侧。

3. 该患儿考虑（B）

A. 胃扭转

B. 肠旋转不良

C. 胃食管反流

D. 先天性肥厚性幽门狭窄

E. 肠扭转

4. 该患儿的治疗宜选择（A）

A. 手术治疗

B. 门诊随访

C. 供给营养

D. 激素治疗

E. 抗病毒治疗

（5~7 题共用题干）

患儿，男，生后 5d，因"胆汁性呕吐 2d"急诊入院。查体：呼吸平稳，皮肤未见花纹，但轻度黄染，轻度脱水貌，皮肤干燥，弹性差，哭有泪，腹软，无明显膨隆，入院后实验室检查：pH7.250，HCO_3^- 18mmol/L，BE–6.3，血糖 2.4mmol/L，Na^+ 133mmol/L，K^+ 4.5mmol/L，Cl^- 99mmol/L，肝肾功能正常。腹部正侧位片：平片显示胃和十二指肠扩大，小肠内散在少量气体，侧位片未见气液平。腹部超声检查：肝脾肾未见明显异常，肠系膜上动脉位于肠系膜上静脉左侧。

5. 判断该患儿可能发生了（B）

A. 胃扭转

B. 肠旋转不良

C. 胃食管反流

D. 先天性肥厚性幽门狭窄

E. 肠扭转

6. 针对该患儿目前的身心状况，护理诊断**不包括**（A）

A. 体温过高

B. 体液不足

C. 清理呼吸道无效

D. 有皮肤完整性受损的危险

E. 营养失调：低于机体需要量

7. 该患儿术后出现呕吐、腹胀、病情恶化等，腹部 X 线提示：腹腔游离气体等征象提示（B）

A. 伤口裂开

B. 吻合口瘘

C. 感染

D. 肠粘连

E. 吻合口狭窄

（李会敏）

十三、新生儿肛门直肠畸形

【案例分析】

典型案例

患儿，女，生后 5h，因"体格检查发现无肛 5h"入院。患儿系 G_1P_1，母孕 39 周剖宫产娩出，出生体重 3 350g，Apgar 评分 1min 为 10 分，5min 为 10 分，羊水清亮，胎盘正常。出生后常规体格检查发现肛门凹陷处光滑无孔，腹部膨隆。入院体检：T36.8℃，P135 次/min，RR54 次/min，SpO_2 99%，精神反应可，腹部膨隆，正常肛门处封闭。诊断：新生儿肛门直肠畸形。予禁食,静脉高营养支持,患儿哭吵时可见阴道内有少许墨绿色便排出,外科会诊后行人工肛门成形术,直肠阴道瘘管结扎术。

1. 该患儿入院后需给予的护理措施是什么?

2. 新生儿肛门直肠畸形术后的护理要点是什么?

(一)入院处置

1. 护理要点

(1)体格检查:仔细查看患儿肛门位置、有无正常生理结构。

(2)基础护理:注意保暖,足月儿置于辐射保温台,低出生体重儿宜置于暖箱维持体温恒定。

(3)将患儿置于侧卧位,防止呕吐物吸入窒息。

2. 关键点

(1)评估腹胀情况,观察并记录呕吐的次数、量及性状。

(2)评估有无脱水症状,开放静脉通路,根据病情遵医嘱及时补充生理需要的液体和电解质。

(3)观察外阴有无胎便痕迹,并观察粪便出口。

(二)住院护理

1. 术前护理要点

(1)给予禁食水、胃肠减压,保持胃管引流通畅,并观察引流液的量和性状。

(2)做好皮试等术前准备。

(3)术前测量体重,以便麻醉精确给药。

2. 术后护理要点

(1)监测生命体征,保持呼吸道通畅,有缺氧症状时给予氧气吸入。

(2)麻醉清醒后取蛙式俯卧位或仰卧位,充分暴露肛门口;保持肛门清洁,便后随时用生理盐水棉球或聚乙烯吡咯烷酮(povidone-I,PVP-I)棉球擦拭排出的粪便。

(3)病情观察:如体温是否升高、大便次数是否增多,肛门口有无渗血渗液、脓性分泌物等感染症状;评估腹胀情况,观察有无呕吐,肛门口有无排气排便情况,如术后仍有腹胀,并且无排气、排便或与肛门狭窄有关,需及时报告医生处理。

(4)禁食至肠蠕动恢复,胃肠减压防止腹胀;禁食期间做好口腔护理,保证液体输入,及时纠正水电解质紊乱,根据医嘱应用抗生素。

3. 关键点

(1)留置导尿患儿,支撑导尿管需醒目标记,妥善固定防止滑脱,保持导尿管引流通畅,观察小便量,给予导尿管护理,保持会阴清洁。

(2)行肠造瘘者注意观察外露肠管的血供及排便情况,及时清除瘘口排出物,保持瘘口周围皮肤清洁干燥;保持腹部敷料清洁干燥,污染后及时更换敷料防止感染。

(3)术后因切口瘢痕挛缩,可导致肛门不同程度狭窄,需定期扩肛,一般于术后2周开始每天扩肛一次,每次5~10min;术后4~6个月每周扩肛2~3次,术后7~12个月后每周扩肛一次,用小拇指或小号扩肛器开始逐步由细到粗扩肛。如排便无改善,应进一步检查和处理。术后定期随诊以防吻合口狭窄。

（4）健康教育：向家长讲解各种术前准备的必要性，取得家长的配合与理解。向家长介绍疾病的性质、手术的必要性及预后。指导家长观察患儿排便情况及大便的性状，训练排便习惯。造瘘患儿注意观察外露肠管及排便情况，继续做好造瘘口周围皮肤的护理。指导家长掌握造瘘袋更换技术，定期复诊。向家长说明术后扩肛的必要性，并指导家长掌握扩肛技术和注意事项。强调扩肛必须坚持 1 年，不得随意中断，以保证扩肛效果。向家长讲解母乳喂养的优点，提倡母乳喂养，按时添加辅食。

【新生儿肛门直肠畸形相关知识】

（一）概述

新生儿肛门直肠畸形（anorectal malformations，ARM）是因胚胎期直肠发育障碍而形成的各类消化道畸形，先天性直肠肛门畸形发生率居新生儿消化道畸形第一位，我国的发病率为 1∶4 000，男女发病率大致相等，但仍以男婴居多，常伴有心血管、消化道、肢体等畸形，畸形并存率高达 50%。

（二）病因

是正常胚胎发育期发生障碍的结果，胚胎发育障碍发生的时间越早，所致畸形的位置越高、越复杂。引起发育障碍的原因尚不十分清楚，与遗传因素也有关。与妊娠尤其是妊娠早期（4~12 周）受病毒感染、化学物质、环境及营养等因素的作用有关。

（三）临床表现

1. **典型的症状** 由于在正常位置没有肛门，绝大多数肛门直肠畸形患儿易被发现。因类型较多，临床表现不一，出现症状时间也不同。主要表现为低位肠梗阻的症状。无瘘管者，患儿出生后无胎粪排出，腹部逐渐膨胀，进食后呕吐，吐出物为奶，含胆汁和粪样物，症状进行性加重，并出现脱水、电解质紊乱，可引起肠穿孔等合并症，1 周内可死亡。有瘘管者，可因瘘管的粗细及位置不同，临床表现有很大差异。男婴无肛合并直肠后尿道瘘者，从尿道口排便是最常见的症状，在尿道口、尿布上沾染极少量胎粪。肛门直肠狭窄和女婴合并低位直肠阴道瘘者，可通过瘘管排便，肠梗阻症状多不明显。

2. **临床分类**

（1）直肠会阴瘘：ARM 中位置最低，直肠开口于括约肌中心前方的中缝皮肤上，故也称为直肠皮肤瘘。大多数患儿可从瘘口排出少量粪便，临床见到中缝上形似黑带或白带的皮下瘘管就可以提示直肠会阴瘘，会阴部发育良好。一般无须影像学检查就可诊断。

（2）直肠尿道球部瘘和直肠尿道前列腺部瘘：直肠分别开口在尿道球部和尿道前列腺部，直肠尿道球部瘘的共通壁比直肠尿道前列腺瘘要长，两者均可从尿道排出粪便。倒立X 线摄片可初步判断该类型。

（3）直肠膀胱颈瘘：约占男婴 ARM 的 10%，直肠开口于膀胱颈部呈"T"形。大部分患儿盆底肌发育差，会阴部平坦，伴泌尿系畸形高达 90%，故必须行泌尿系统检查。倒立侧位X 线摄片显示直肠盲端位于耻骨尾骨肌上方。患儿也可从尿道排出粪便，生后 12~24h 内就出现肠梗阻症状。

（4）直肠前庭瘘：为女婴中最常见的畸形，直肠末端开口于前庭后壁，其直肠和阴道之间的共通壁很长。排便顺畅与瘘口大小呈正相关，排便不畅时可先予扩肛治疗。

（5）泄殖腔畸形：为最复杂畸形，占全部 ARM 的 10%，其特征为直肠、阴道、会阴和尿道汇合成一共通管腔。共通管腔 <3cm、肛门括约肌和骶骨发育正常且无伴发其他畸形的

患儿预后良好；共通管腔 >3cm 且伴有短阴道畸形、严重梗阻性尿路病变、骶骨异常及肛门括约肌发育不良的患儿术后排便、排尿功能差。此类 ARM 约 70%~90% 患儿伴发泌尿道梗阻。

（6）无瘘管的肛门闭锁：少见。直肠盲端常位于尿道球部水平，直肠与尿道或阴道之间无共通壁，其中 50% 以上的患儿同时伴有 Down 综合征。

（7）肛门狭窄：罕见。往往于出生后肛门内插入肛温表或灌肠时才发现，其特征为肛门外观正常、直肠闭锁或狭窄位于肛缘上方 1~2cm，直肠呈袋状扩张，极少伴有其他系统畸形，诊断时应常规行超声或 MRI 检查以排除骶前肿块。

（8）直肠阴道瘘：占女婴 ARM 中的 1%。直肠开口于处女膜环内侧的阴道壁上，70% 伴发泌尿道畸形，是腹腔镜手术的适应证。

（四）辅助检查

1. **X 线检查** 采用倒置侧位 X 线平片，准确测定直肠闭锁的高度，有无泌尿系瘘。一般认为生后 12h 摄片最适宜。

2. **B 超检查** 了解肾、输尿管、膀胱、子宫、阴道以及脊髓有无异常，骶前有无肿块。

3. **CT 或 MRI 检查** 了解食管、气管、心脏、脊髓、肢体等系统有无伴发畸形。

4. **尿液检查** 尿液里混有气体、胎粪或鳞状细胞，为直肠尿道瘘的证据。

5. **临床检查** 出生 24h 无胎便排出或仅有少量胎便从尿道口或阴道口排出时应仔细观察会阴部有无正常肛门。肛门位置正常时应考虑有无直肠闭锁或肛门狭窄，肛门位置异常或正常部位无肛门时需检查有无肛膜、异常皮肤隆起、沟或管等，有无瘘管及瘘管的位置、大小，骶尾骨是否发育正常。

6. **其他**

（1）瘘管造影：可显示瘘管走向、长度及瘘管与直肠关系。

（2）排泄性膀胱尿道造影：可显示直肠泌尿道瘘的走向和位置。

（五）诊断标准

先天性肛门直肠畸形多在出生后常规检查时被发现，正常肛门位置无开口、发现胎粪异常排出即可诊断。直肠膀胱瘘和直肠尿道瘘，尿内有粪便即可诊断。

（六）治疗

除少数肛门狭窄患儿可用扩肛疗法外，多数需经手术重建肛门位置和功能。手术大致可分为经会阴肛门成形术、骶会阴肛门成形术和腹骶会阴肛门成形术。低位畸形争取在出生后 24h 内急诊行肛门成形术，高位畸形可先行结肠造瘘，6 个月再行肛门成形术。有瘘型，瘘管较粗者，出生后无明显排便困难可择期手术；直肠、泌尿道瘘者由于逆行感染的危险，应尽早手术。

【新生儿肛门直肠畸形复习题】

A1 型题

1. 新生儿肛门直肠畸形是世界卫生组织常规监测的先天畸形之一，占新生儿消化道畸形第一位。对其特点的叙述中，下列表述**不正确**的是（ D ）

A. 女婴以直肠前庭瘘最为常见

B. 容易合并泌尿生殖系、瘘和会阴瘘

C. 倒置位摄片对于诊断肛门直肠畸形有重要价值

D. 肛门狭窄是高位先天性肛门畸形术后最常见的并发症

E. 对于合并泌尿系瘘的患儿术中应常规作膀胱造瘘术,以促进窦道愈合

A2 型题

2. 患儿,男,生后 5d,38 周剖宫产娩出,出生体重 3 000g。生后 3d 出现进行性腹胀,进食后呕吐,5d 未排大便。查体:腹部膨隆,肠鸣音正常,肛门凹陷处平滑,未见正常肛门开口。下列护理措施**错误**的是(B)

A. 留置胃肠减压

B. 给予母乳喂养

C. 给予抬高头位及侧卧位,防止窒息

D. 保持呼吸道通畅

E. 纠正酸碱失衡和电解质紊乱,维持内环境稳定

A3/A4 型题

(3~4 题共用题干)

患儿,男,生后 3d,因"腹胀 3d,呕吐 2d"入院,患儿系 G_1P_1,母孕 38 周$^{+5/7}$,自然分娩,出生体重 3 800g,羊水、胎盘、脐带情况正常。生后 2h 经口喂养,吃奶好,肠鸣音正常。3d 前出现腹胀并进行性加重,2d 前患儿出现吃奶呕吐,胃肠减压引出较多奶汁及粪渣样液体。患儿生后小便正常,未排大便,遵医嘱予灌肠时肛门无正常开口。

3. 该患儿可能的诊断是(E)

A. 新生儿巨结肠   B. 新生儿坏死性小肠结肠炎

C. 新生儿食管气管瘘   D. 新生儿肠闭锁

E. 新生儿肛门直肠畸形

4. 下列检查适用于该患儿的是(E)

A. 超声检查   B. X 线片摄片

C. MRI   D. CT

E. 以上都可以

(5~7 题共用题干)

患儿,男,生后 2d,因"腹胀 2d"入院。患儿系母孕 37 周$^{+4/7}$,剖宫产娩出,出生体重 2 900g,Apgar 评分不详。出生后大小便已排,体格检查时发现尿道口可见少许粪渣样液体。查体:患儿肛门未见正常开口,小便常规显示:患儿尿液呈黄绿色,可见少许墨绿色粪渣样絮状物。

5. 对患儿的治疗方案**不正确**的是(C)

A. 禁食   B. 胃肠减压

C. 如无腹胀可行择期手术   D. 完善术前准备

E. 补充生理需要的液体和电解质

6. 该患儿若实施手术治疗,以下处理**不正确**的是(D)

A. 术前禁食   B. 术前测体重

C. 术前行抗生素皮试   D. 术前留置导尿

E. 向家长讲解手术的必要性

7. 对于该患儿的术后护理,以下说法**不正确**的是(D)

A. 麻醉清醒后取仰卧位,充分暴露肛门口

B. 严密监测患儿生命体征变化

C. 禁食至肠蠕动恢复

D. 患儿能自行排便后可停止扩肛

E. 开奶后可母乳喂养

（罗飞翔　罗益芬）

十四、新生儿尿道下裂

【案例分析】

典 型 案 例

患儿,男,生后26d,因"生后发现阴茎外观异常"在新生儿外科门诊就诊。查体:患儿生命体征平稳,四肢肌张力正常,腹壁反射存在,双侧膝腱反射正常,双侧巴氏征阴性,克氏征阴性,布氏征阴性,营养发育好,尿道口开口于阴茎体处,阴茎向腹侧轻度弯曲,阴囊发育可,双侧睾丸均下降。诊断为:新生儿尿道下裂。患儿目前不需特殊处理。

1. 尿道下裂如何治疗?

2. 尿道下裂如何护理?

【门诊处置】

1. 护理要点

（1）通知医生接诊患儿。

（2）妥善安置患儿,查体并测量生命体征。

（3）评估患儿:①生命体征是否平稳。②排尿姿势、尿道开口的位置、尿线的粗细及射程远近、阴茎阴囊发育情况、睾丸是否下降、有无包皮帽状堆积、系带缺如表现等。③神经系统发育情况,如腹壁反射、膝腱反射、双侧巴氏征、克氏征、布氏征等。④根据评估结果正确识别尿道下裂类型。

（4）了解相关检查结果,如性腺轴、染色体检查、泌尿系和盆腔彩超及其他常规检查结果。

（5）健康教育:①向家长介绍尿道下裂知识,并告知家长患儿目前不需要治疗,待2岁后再进行手术。②告知家长阴茎阴囊处皮肤褶皱较多,细菌容易隐藏,易造成感染,每日要用清水给患儿清洁会阴部皮肤。③手术前注意观察患儿排尿姿势、尿道开口的位置、尿线的粗细及射程的远近,由于疾病关系,患儿以后会出现蹲位排尿等不同于正常男孩的排尿姿势,要注意保护患儿隐私,正确引导患儿,消除自卑心理。④患儿术后1个月内每日坐浴,保持会阴及外生殖器清洁,给患儿穿宽松的内裤。术后1~2个月避免剧烈运动,3个月内避免骑跨运动,2年内避免劈腿、骑跨动作,避免阴茎与硬物撞击造成愈合的尿道裂开。鼓励患儿站立排尿,如有尿瘘者,术后6个月再做尿瘘修补术。

2. 关键点 ①正确识别尿道下裂的类型及表现。②每日用肥皂水清洗会阴部,保持清洁,预防感染。

【新生儿尿道下裂相关知识】

（一）概述

尿道下裂（hypospadias）是常见的男性外生殖器畸形，是由于前尿道发育不全，胚胎发育过程中尿生殖沟没有自后向前在中线完全闭合，造成尿道口达不到正常位置的阴茎畸形，常伴有阴茎向腹侧弯曲和包皮分布异常。临床分型：①Ⅰ型：阴茎头型，尿道开口于冠状沟的腹侧，阴茎头向腹侧弯曲，腹侧无包皮。②Ⅱ型：阴茎型，最常见，尿道开口于冠状沟至阴茎根部之间，阴茎不同程度向腹侧弯曲。③Ⅲ型：阴茎阴囊型，尿道开口于阴茎阴囊交界处，阴茎严重下弯，不能直立排尿。④Ⅳ型：阴囊型，尿道开口于阴囊部，常伴有睾丸发育不良和下降不全。⑤Ⅴ型：会阴型，尿道开口于会阴部，外生殖器似女性，成为假两性畸形。

（二）病因

大多数尿道下裂患儿的发病原因尚不清楚，可能与环境中广泛存在的激素类物质的污染有关。目前已证实的引起尿道下裂的原因包括：雄激素不敏感综合征、5α还原酶缺乏、多种染色体异常等。20%~25%的临床病例中有明确遗传因素，同胞兄弟患病的风险约为12%。另外，母亲孕期服用避孕药物、低出生体重均为高风险因素之一。

（三）临床表现

1. 异位尿道口　尿道口可异位于从正常尿道口近端至会阴部尿道的任何部位。部分尿道口有轻度狭窄，其远端可以有黏膜样浅沟。如果尿道海绵体缺如，远端尿道常为膜状。尿道口位于阴茎体近端时尿线向后，患儿蹲位排尿。

2. 阴茎下弯　指阴茎向腹侧弯曲。国外文献报道尿道下裂合并明显阴茎下弯者约占35%。按阴茎头与阴茎体纵轴的夹角，阴茎下弯分为轻度：小于15°；中度：15°~35°；重度：大于35°。多为轻度下弯。

3. 包皮的异常分布　阴茎头腹侧包皮因未能在中线融合，所以包皮系带缺如，包皮在阴茎头背侧呈帽状堆积。

（四）辅助检查

1. 对部分病例应做染色体检查，以确定为男性。

2. 对疑为女假两性畸形者，应检查血睾酮（testosterone，T）、促卵泡生成素（follicle-stimulating hormone，FSH）、促黄体生成素（luteinizing hormone，LH）和尿17-羟、17-酮类固醇检查；进行腹部超声检查。

3. 腹部B超检查有无卵巢、子宫等进一步明确诊断。

（五）诊断标准

患儿自出生就表现为尿道口位于正常尿道口与会阴部之间，多数合并阴茎下弯。

（六）治疗

目前手术矫正是唯一的治疗方法。手术方法很多，根据阴茎屈曲程度、尿道缺失长度等决定手术方式。由于小儿3岁之内阴茎增长幅度很小，而且早期治疗可减少患儿的心理负担，如果条件允许，建议手术在3岁以内完成。国外首次手术年龄一般在6~18个月之间，如果患儿年龄过大，会增加手术操作难度，增加术后并发症的风险。

手术治愈的标准为：①阴茎下弯完全矫正。②尿道口位于阴茎头正位。③阴茎外观满意，可与正常人一样站立排尿，成年后能够进行正常性生活。尿道下裂治疗最重要的是阴茎外观满意,有无阴茎下弯和下弯严重程度是选择术式的关键因素。

【新生儿尿道下裂复习题】

A1 型题

1. 先天性尿道下裂的病因**不包括**(E)

A. 遗传因素   B. 孕期服用避孕药

C. 雄激素不敏感综合征   D. 多种染色体异常

E. 孕期病毒感染

A2 型题

2. 患儿,男,生后 15d,因"阴茎外观异常"就诊,医生查体后发现,患儿患有尿道下裂合并中度阴茎下弯,该患儿阴茎下弯的角度应该是(C)

A. 10°~30°   B. 15°~30°

C. 15°~35°   D. 20°~30°

E. 20°~35°

A3/A4 型题

(3~4 题共用题干)

患儿,男,生后 2 岁,因"生后发现阴茎外观异常"入院。查体:生命体征平稳,营养发育好。患儿尿道口开口于阴茎体处,阴茎轻度腹壁弯曲。

3. 该患儿尿道下裂的分型为(B)

A. 阴茎头型   B. 阴茎型

C. 阴茎阴囊型   D. 阴囊型

E. 会阴型

4. 对家长关于该疾病的健康教育内容**不包括**(E)

A. 介绍尿道下裂知识

B. 每日要用清水给患儿清洁会阴部皮肤

C. 阴茎阴囊处皮肤褶皱较多,细菌容易隐藏

D. 患儿以后会出现蹲位排尿

E. 患儿在 5 岁以后进行手术

(5~7 题共用题干)

患儿,男,生后 10d,诊断为"尿道下裂"。

5. 下列健康教育内容中**不正确**的是(A)

A. 3 个月后可以住院进行手术   B. 每日给患儿清洁会阴部皮肤

C. 给患儿穿宽松的内裤   D. 观察尿线的粗细及射程的远近

E. 注意保护患儿隐私

6. 关于术后家庭护理**不正确**的是(C)

A. 注意会阴及外生殖器清洁

B. 术后 1 个月避免剧烈运动

C. 可以做骑跨运动

D. 如有尿瘘者,术后 6 个月再做尿瘘修补术

E. 鼓励患儿站立排尿

7. 手术治愈的标准不包括（E）

A. 阴茎下弯完全矫正

B. 尿道口位于阴茎头正位

C. 阴茎外观基本正常

D. 可站立排尿并成柱状

E. 尿线射程与正常人一样

（吴旭红 陈 征）

十五、先天性肾盂积水

【案例分析】

典 型 案 例

患儿，男，生后1min，因"产前检查发现左肾积水"入院。患儿系 G_2P_2、母孕38周$^{+2/7}$，顺产娩出。查体：足月儿貌，T：36.8℃，P：126次/min，RR：30次/min，腹膨隆，无压痛及反跳痛。双肾无叩击疼痛，输尿管压痛点、无压痛。肠鸣音4次/min。生后CT检查示：左上尿路完全性梗阻伴积液，左肾功能轻度受损。生后第4d行"左侧肾盂输尿管成形术"。

1. 如何预防尿路感染？

2. 如何做好疼痛评估？

（一）入院处置

1. 护理要点

（1）病情观察：密切观察患儿生命体征，尤其注意血压情况。遵医嘱予持续心电监护。

（2）用药护理：遵医嘱用药，监测肾功能。

2. 关键点

（1）完善肾积水相关检查，明确诊断、及早治疗。

（2）肾积水患儿多伴有高血压，注意血压监测。

（二）住院护理

1. 护理要点

（1）病情观察：观察生命体征，予持续心电监护，如有异常及时通知医生处理。定期监测血生化和肾功能。

（2）体温管理：监测体温变化，如有高热遵医嘱予退热处理。

（3）营养支持：术后禁食水，提供足够营养支持，提高机体抵抗力，促进吻合口愈合。肛门排气后逐步恢复正常饮食。保持大便通畅，避免用力排便引起血尿。

（4）液体管理：保持水、电解质平衡，根据尿量调整输液速度，记录24h出入量，术后每1~2h测量尿量，尿量<1.5ml/（kg·h）、严重血尿应及时报告医生处理。

（5）体位护理：术后麻醉清醒前取去枕平卧位，防止呕吐窒息。清醒后尽量侧卧位或头高半卧位，利于引流管引流。

（6）管路护理：保持各引流管固定、通畅，避免受压或堵塞，不合作的患儿要固定四肢，必要时使用镇静剂。翻身或更衣时勿牵拉引流管，引流管应低于伤口处，以防感染。输尿管支架管留置期间尽量卧床休息,避免剧烈被动运动。注意引流液的颜色、性状、量,如有异常应及时处理。留置导尿管期间每天会阴擦洗2次,保持会阴部清洁,预防逆行感染。

（7）并发症护理:发热、感染是术后常见并发症,执行各项操作时严格遵守无菌原则,及时更换引流袋。更换引流袋时保持引流袋处于低位,防止逆行性感染。

（8）健康教育:告知患儿家长疾病相关知识,讲解手术注意事项、护理要点、预后转归等。出院后防止管腔阻塞及尿路感染。注意排尿情况,如出现腹胀、发热、尿少、哭闹不安应及时就医。

2. 关键点

（1）管路护理:保持导尿管、引流管固定、通畅,做好标识,避免受压或堵塞。

（2）预防发热、感染等术后并发症。

【先天性肾盂积水相关知识】

（一）概述

先天性肾盂积水（congenital hydronephrosis）常发生于妊娠晚期,除非严重的肾盂积水,一般不伴有肾实质受损。而胎儿期肾实质的改变,对新生儿生后是否仍有肾积水至关重要。如果在胎儿期经超声诊断肾实质扩大或变薄,则生后多存在肾积水,手术常证实其尿路存在器质性梗阻（肾盂输尿管交界处梗阻）。

（二）病因

先天性肾盂输尿管连接处梗阻所致肾积水是较常见的泌尿系畸形。其主要病因是:①肾盂输尿管连接处狭窄。②迷走神经压迫。③肾盂输尿管连接处瓣膜。④高位输尿管。⑤输尿管起始部扭曲折叠。⑥输尿管起始部息肉。

（三）临床表现

1. 腹部包块　大多在患侧能触及包块,位于一侧腰腹部,呈囊性、界限清楚、表面光滑且有压痛。

2. 腰腹部疼痛　由于肾脏扩大,肾包膜被牵拉,出现钝痛。

3. 消化道功能紊乱　消化不耐受、体重不增、发育迟缓。

4. 尿路感染　脓尿或发热。

5. 血尿　一般为镜下血尿。

（四）辅助检查

1. 实验室检查　尿常规可有尿路感染征象。

2. 影像学检查

（1）腹部B超:B超可作为初步影像检查。产前即可检出肾积水。可见肾盂扩大,肾皮质变薄。

（2）静脉肾盂造影（intravenous pyelography, IVP）:大多数能显示出肾盂及肾盏扩张影像。

（3）MRI:显示肾盂、肾盏积水扩张,肾盂与输尿管移行部变细,肾皮质变薄。

（4）核素肾图:可显示肾功能不同程度受损。

（五）诊断标准

有关肾积水的诊断及治疗无统一标准。美国胎儿泌尿协会建议将胎儿上尿路扩张分为

5级。①0级：无肾盂扩张。②Ⅰ级：仅肾盂扩张。③Ⅱ级：肾盂扩张，肾盏可见。④Ⅲ级：肾盂、肾盏均扩张。⑤Ⅳ级：除有Ⅲ级表现外，扩张更严重，伴有肾皮质变薄。

（六）治疗

对于胎儿肾积水的处理，目前多数学者认为不需要在胎儿期处理，可于生后继续观察，因为大多数病例生后肾脏可恢复正常。

动态观察方法：首次生后的第3d哺乳后进行超声检查核实，如仍有肾积水应给予抗生素预防性治疗，以免感染进一步损害肾功能，并于1个月后进行肾图检查。肾小球滤过率<35%者为梗阻，建议外科手术治疗。

手术方式：离断式肾盂输尿管成形手术最常用。通过手术切除病变段输尿管及少部分肾盂，重建肾盂输尿管交界处，使尿液能顺利流入输尿管。术后可放置内引流（Double-J）或者外引流（肾造瘘管）。同时包括微创手术（内镜下手术或腹腔镜下肾盂成形术）。

【先天性肾盂积水复习题】

A1 型题

1. 上尿路梗阻最常见的原因是（B）

A. 前列腺增生　　　　　　　　　B. 肾盂输尿管交界处先天性狭窄

C. 肿瘤　　　　　　　　　　　　D. 炎症

E. 尿道下裂

A2 型题

2. 患儿，男，生后1d，因"产前检查发现左肾积水"入院。肾积水最常见于（C）

A. 先天性肾发育不全　　　　　　B. 肾异位

C. 输尿管、肾盂连接部梗阻　　　D. 肾囊性肿物

E. 肾癌

A3/A4 型题

（3~4 题共用题干）

患儿，男，G_2P_2，生后1d，因"产前检查发现左肾积水"入院。需做影像学静脉肾盂造影检查。

3. 行逆行肾盂造影的**禁忌证**是（D）

A. 静脉肾盂造影显影不良　　　　B. 肾盂积水严重

C. 先天性多囊肾　　　　　　　　D. 尿道狭窄

E. 肾功能差

4. 先天性肾盂积水患儿影像学检查项目通常**不包括**（E）

A. 腹部B超　　　　　　　　　　B. 静脉肾盂造影

C. MRI　　　　　　　　　　　　D. 核素肾图

E. X线片

（5~7 题共用题干）

患儿，男，G_2P_1，母孕36周$^{+1/7}$，顺产娩出。生后CT检查示：左上尿路完全性梗阻伴积液，左肾功能轻度受损。生后第4d行"左侧肾盂输尿管成形术"，术后留置肾盂引流管。

5. 美国胎儿泌尿协会建议将胎儿上尿路扩张分为（D）

A. 2 级　　　　　　　　　　B. 3 级

C. 4 级　　　　　　　　　　D. 5 级

E. 6 级

6. 以下有关肾盂造瘘的护理描述**不正确**的是（D）

A. 保持引流管通畅

B. 注意固定,避免脱管

C. 执行各项操作时严格遵守无菌原则

D. 更换引流袋时保持引流袋处于高位

E. 保持会阴部清洁,预防逆行感染

7. 患儿术后随访检查提示对侧肾积水,输尿管全程扩张,伴有尿道狭窄,血 Cr: 165μmol/L。此时最适宜的治疗是（E）

A. 继续药物治疗　　　　　　B. 膀胱扩大术

C. 膀胱造瘘术　　　　　　　D. 肾造瘘术

E. 输尿管皮肤造口术

（李素萍）

第四章 新生儿专科护理技术操作

专科护理技术操作是新生儿护理最重要的组成部分,标准化、规范化的操作有利于提高新生儿护理专业水平,满足临床需要,确保患儿安全。由于新生儿护理的特殊性,常涉及日常照护及关键救治技术等,护理能力要求高。因此,新生儿的各项护理技术操作均需进行专业评估,了解操作的目的,掌握适应证和禁忌证,熟悉操作流程,同时正确识别处理并发症。

第一节 袋鼠式护理

【定义】

袋鼠式护理又称皮肤接触式护理,是指住院或较早出院的低出生体重儿在出生早期,其母(父)亲类似袋鼠等有袋动物照顾婴幼儿的方式,即由皮肤接触的方式,将新生儿直立式地贴在母(父)亲的胸口,提供新生儿所需的温度及安全感,此种方式可使用到校正胎龄为40周时。

【目的】

1. 增加新生儿的安全感,增加亲子关系。

2. 有利于体温、情绪的稳定。

3. 有助于体重的增长、有助于睡眠、有助于大脑的发育。

【适应证】

1. 新生儿生命体征稳定,没有潜在的并发症发生。

2. 母(父)亲身体健康。

3. 母(父)亲心理准备充分。

【禁忌证】

1. 患儿病情变化,体重、胎龄过小等。

2. 母(父)亲身体不适者。

【操作流程】

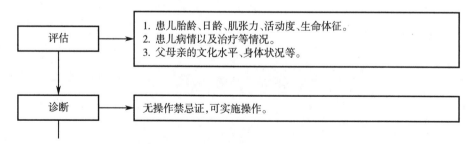

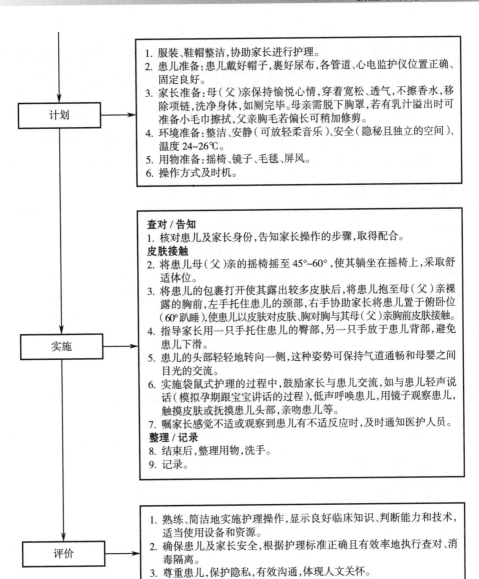

计划

1. 服装、鞋帽整洁,协助家长进行护理。
2. 患儿准备:患儿戴好帽子,裹好尿布,各管道、心电监护仪位置正确、固定良好。
3. 家长准备:母(父)亲保持愉悦心情,穿着宽松、透气,不擦香水,移除项链,洗净身体,如厕完毕。母亲需脱下胸罩,若有乳汁溢出时可准备小毛巾擦拭,父亲胸毛若偏长可稍加修剪。
4. 环境准备:整洁、安静(可放轻柔音乐)、安全(隐秘且独立的空间)、温度24~26℃。
5. 用物准备:摇椅、镜子、毛毯、屏风。
6. 操作方式及时机。

实施

查对/告知
1. 核对患儿及家长身份,告知家长操作的步骤,取得配合。
皮肤接触
2. 将患儿母(父)亲的摇椅摇至45°~60°,使其躺坐在摇椅上,采取舒适体位。
3. 将患儿的包裹打开使其露出较多皮肤后,将患儿抱至母(父)亲裸露的胸前,左手托住患儿的颈部,右手协助家长将患儿置于俯卧位(60°趴睡),使患儿以皮肤对皮肤、胸对胸与其母(父)亲胸前皮肤接触。
4. 指导家长用一只手托住患儿的臀部,另一只手放于患儿背部,避免患儿下滑。
5. 患儿的头部轻轻地转向一侧,这种姿势可保持气道通畅和母婴之间目光的交流。
6. 实施袋鼠式护理的过程中,鼓励家长与患儿交流,如与患儿轻声说话(模拟孕期跟宝宝讲话的过程),低声呼唤患儿,用镜子观察患儿,触摸皮肤或抚摸患儿头部,亲吻患儿等。
7. 嘱家长感觉不适或观察到患儿有不适反应时,及时通知医护人员。
整理/记录
8. 结束后,整理用物,洗手。
9. 记录。

评价

1. 熟练、简洁地实施护理操作,显示良好临床知识、判断能力和技术,适当使用设备和资源。
2. 确保患儿及家长安全,根据护理标准正确且有效率地执行查对、消毒隔离。
3. 尊重患儿,保护隐私,有效沟通,体现人文关怀。
4. 患儿生命体征平稳。

【常见并发症及处理】

并发症	临床表现	原因	预防及处理
窒息、呼吸暂停	患儿面色发绀,皮肤青紫或苍白,伴有呼吸费力,血氧饱和度和/或心率下降。	1. 错误操作致口鼻堵塞。 2. 颈部过度扭转堵塞气管。 3. 口腔分泌物过多。 4. 操作时间过长。 5. 患儿病情不稳定。	1. 规范操作标准,避免因操作原因造成呼吸道阻塞。袋鼠式护理时严密监测生命体征。 2. 暂停操作,予患儿呼吸支持。 3. 轻拍背部或刺激足底产生呼吸。 4. 清理呼吸道,保持气道通畅,必要时给予呼吸支持。
疼痛	哭闹,烦躁不安。	1. 体位不舒适。 2. 暴力操作。	1. 给予患儿舒适体位。 2. 操作过程中动作轻柔。

续表

并发症	临床表现	原因	预防及处理
感染	无明显原因的感染指标升高,反应低下,频繁呼吸暂停。	1. 未严格落实手卫生。 2. 患儿抵抗力低下。	1. 操作前加强父母无菌观念,告知父母做好充分准备。 2. 操作前严格手卫生。 3. 积极查明病原体,合理应用抗生素。

【袋鼠式护理复习题】

1. 进行袋鼠式护理时适宜的环境为（E）

A. 18~22℃

B. 18~20℃

C. 20~22℃

D. 22~24℃

E. 24~26℃

2. 在进行袋鼠式护理时,将新生儿母（父）亲的摇椅摇至（C）

A. 15°~30°

B. 30°~45°

C. 45°~60°

D. 60°~75°

E. 75°~90°

3. 对新生儿进行袋鼠式护理时,应将新生儿置于（E）

A. 仰卧位 45°

B. 仰卧位 60°

C. 平卧位

D. 俯卧位 45°

E. 俯卧位 60°

4. 袋鼠式护理的**禁忌证**为（D）

A. 母亲身体健康

B. 父亲心理准备充分

C. 父母文化水平低

D. 新生儿病情变化

E. 胎龄、体重正常

（张　欣　董婧琦）

第二节　新生儿抚触

【定义】

新生儿抚触是指通过对新生儿皮肤进行有序的、有手法技巧的抚摸,让大量温和的、良好的刺激通过皮肤感受器传导到中枢神经系统,从而使新生儿感到身体满足和心理安慰的一种有益于新生儿健康的医疗护理技术。

【目的】

1. 促进新生儿的血液循环和新陈代谢,增强机体免疫力,提高应激能力。

2. 改善新生儿呼吸系统、循环系统、消化系统功能,利于生长发育。

3. 使新生儿情绪稳定,改善睡眠,促进母子之间情感交流,有助于母性的唤起。

【适应证】

1. 新生儿出生后 1d、生命体征平稳。
2. 新生儿皮肤完整性良好。

【禁忌证】

1. 窒息抢救、观察期、颅内出血、皮下出血等有特殊情况的患儿。
2. 皮肤不完整,有伤口或破损。

【操作流程】

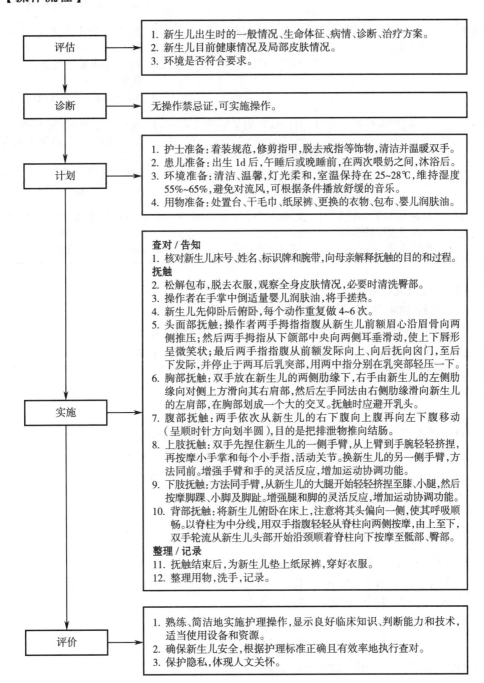

评估

1. 新生儿出生时的一般情况、生命体征、病情、诊断、治疗方案。
2. 新生儿目前健康情况及局部皮肤情况。
3. 环境是否符合要求。

诊断

无操作禁忌证,可实施操作。

计划

1. 护士准备:着装规范,修剪指甲,脱去戒指等饰物,清洁并温暖双手。
2. 患儿准备:出生 1d 后,午睡后或晚睡前,在两次喂奶之间,沐浴后。
3. 环境准备:清洁、温馨,灯光柔和,室温保持在 25~28℃,维持湿度 55%~65%,避免对流风,可根据条件播放舒缓的音乐。
4. 用物准备:处置台、干毛巾、纸尿裤、更换的衣物、包布、婴儿润肤油。

实施

查对/告知
1. 核对新生儿床号、姓名、标识牌和腕带,向母亲解释抚触的目的和过程。
抚触
2. 松解包布,脱去衣服,观察全身皮肤情况,必要时清洗臀部。
3. 操作者在手掌中倒适量婴儿润肤油,将手搓热。
4. 新生儿先仰卧后俯卧,每个动作重复做 4~6 次。
5. 头面部抚触:操作者两手拇指指腹从新生儿前额眉心沿眉骨向两侧推压;然后两手拇指从下颌部中央向两侧耳垂滑动,使上下唇形呈微笑状;最后两手指指腹从前额发际向上、向后抚向囟门,至后下发际,并停止于两耳后乳突部,用两中指分别在乳突部轻压一下。
6. 胸部抚触:双手放在新生儿的两侧肋缘下,右手由新生儿的左侧肋缘向对侧上方滑向其右肩部,然后左手同法由右侧肋缘滑向新生儿的左肩部,在胸部划成一个大的交叉。抚触时应避开乳头。
7. 腹部抚触:两手依次从新生儿的右下腹上腹再向左下腹移动(呈顺时针方向划半圆),目的是把排泄物推向结肠。
8. 上肢抚触:双手先捏住新生儿的一侧手臂,从上臂到手腕轻轻挤捏,再按摩小手掌和每个小手指,活动关节。换新生儿的另一侧手臂,方法同前。增强手臂和手的灵活反应,增加运动协调功能。
9. 下肢抚触:方法同手臂,从新生儿的大腿开始轻轻挤捏至膝、小腿,然后按摩脚踝、小脚及脚趾。增强腿和脚的灵活反应,增加运动协调功能。
10. 背部抚触:将新生儿俯卧在床上,注意将其头偏向一侧,使其呼吸顺畅。以脊柱为中分线,用双手指腹轻轻向脊柱两侧按摩,由上至下,双手轮流从新生儿头部开始沿颈顺着脊柱向下按摩至骶部、臀部。
整理/记录
11. 抚触结束后,为新生儿垫上纸尿裤,穿好衣服。
12. 整理用物,洗手,记录。

评价

1. 熟练、简洁地实施护理操作,显示良好临床知识、判断能力和技术,适当使用设备和资源。
2. 确保新生儿安全,根据护理标准正确且有效率地执行查对。
3. 保护隐私,体现人文关怀。

【常见并发症及处理】

并发症	临床表现	原因	预防及处理
体温降低	患儿皮肤苍白,肢端凉,体温 <36.0℃。	1. 室温低。 2. 未关紧门窗。 3. 操作者双手凉。	1. 室温保持在 25~28℃,操作时关好门窗。 2. 进行抚触时,应避开新生儿疲劳、饥饿时。 3. 操作时需先将双手搓热。
皮下出血	周身皮肤可见散在出血点。	1. 操作力度掌握不当。 2. 患儿凝血功能异常。 3. 操作时间过长。	1. 操作过程中力度适宜,动作轻柔。 2. 待凝血功能恢复正常再进行抚触。 3. 单次抚触时间不宜超过 15min。
疼痛	哭闹,烦躁不安。	1. 开始时力度太大,患儿未适应。 2. 操作者双手未涂抹润肤油。	1. 抚触手法要轻,逐渐加力,让患儿慢慢适应,以新生儿舒适为宜。 2. 操作时在手掌中倒适量润肤油起到润滑皮肤的作用。
关节脱位、骨折	触碰到关节/骨骼时患儿剧烈哭闹,患肢活动不良。	1. 操作不当,关节活动度过大。 2. 代谢性骨病患儿。	1. 四肢抚触时,如果新生儿四肢弯曲,不要强迫其伸直。 2. 特殊患儿避免抚触。

【新生儿抚触复习题】

1. 新生儿抚触时,室温、湿度应保持在（E）

A. 18~22℃,35%~45%　　　　　B. 20~22℃,45%~55%

C. 22~24℃,55%~65%　　　　　D. 24~26℃,45%~55%

E. 25~28℃,55%~65%

2. 关于新生儿抚触,以下说法正确的是（D）

A. 为了减少新生儿受伤的危险,操作者应位于新生儿头端

B. 操作者在手掌中倒适量婴儿润肤油后,应立即抚触新生儿

C. 抚触体位一般是先俯卧后仰卧,以利于抚触后期对新生儿的观察

D. 时机:出生 1d 后,午睡后或晚睡前,在两次喂奶之间,洗澡后

E. 四肢抚触时,顺序由远心端至近心端

3. 实施新生儿抚触时,正确的抚触顺序为（A）

A. 头面部,胸部,腹部,上肢,下肢,背部

B. 头面部,胸部,背部,腹部,上肢,下肢

C. 头面部,背部,胸部,腹部,上肢,下肢

D. 背部,头面部,胸部,腹部,上肢,下肢

E. 背部,头面部,上肢,胸部,腹部,下肢

4. 以下关于新生儿抚触的注意事项正确的是（E）

A. 抚触时,先用力,而后逐渐减小力度

B. 抚触时间从 10min 开始,而后逐渐延长至 20min

C. 头面、胸腹用指腹法,背臀、四肢用指捏法

D. 保证抚触过程不受外界干扰,不要和新生儿交流,可以目光对视

E. 如新生儿四肢弯曲,不要强迫其伸直

（张　欣　董婧琦）

第三节　新生儿口腔运动干预

【定义】

口腔运动干预是指采取口腔按摩、非营养性吸吮等方法,对唇、颊、颌、舌、软腭、牙龈等与吸吮 – 吞咽 – 呼吸相关组织或肌肉群进行感官刺激,改善口咽机制的生理基础及功能。

【目的】

1. 增加口腔内、口周的组织、肌肉的力量和运动范围。

2. 刺激并促进吸吮吞咽。

【适应证】

1. 出生胎龄 <30 周的早产儿。

2. 矫正胎龄 >34 周仍不能全经口喂养的早产儿。

【禁忌证】

1. 有气管插管、拔管前的早产儿。

2. 口咽部皮肤、黏膜完整性受损、外伤。

3. 鹅口疮。

【操作流程】

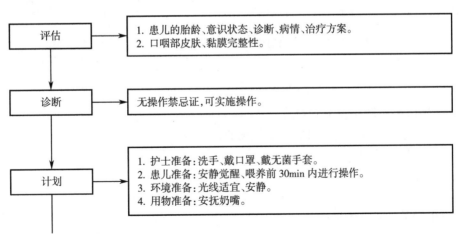

| 评估 | 1. 患儿的胎龄、意识状态、诊断、病情、治疗方案。
2. 口咽部皮肤、黏膜完整性。 |

| 诊断 | 无操作禁忌证,可实施操作。 |

| 计划 | 1. 护士准备:洗手、戴口罩、戴无菌手套。
2. 患儿准备:安静觉醒、喂养前 30min 内进行操作。
3. 环境准备:光线适宜、安静。
4. 用物准备:安抚奶嘴。 |

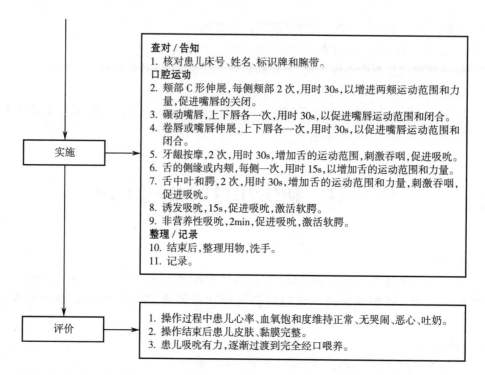

实施

查对 / 告知
1. 核对患儿床号、姓名、标识牌和腕带。
口腔运动
2. 颊部 C 形伸展,每侧颊部 2 次,用时 30s,以增进两颊运动范围和力量,促进嘴唇的关闭。
3. 碾动嘴唇,上下唇各一次,用时 30s,以促进嘴唇运动范围和闭合。
4. 卷唇或嘴唇伸展,上下唇各一次,用时 30s,以促进嘴唇运动范围和闭合。
5. 牙龈按摩,2 次,用时 30s,增加舌的运动范围,刺激吞咽,促进吸吮。
6. 舌的侧缘或内颊,每侧一次,用时 15s,以增加舌的运动范围和力量。
7. 舌中叶和腭,2 次,用时 30s,增加舌的运动范围和力量,刺激吞咽,促进吸吮。
8. 诱发吸吮,15s,促进吸吮,激活软腭。
9. 非营养性吸吮,2min,促进吸吮,激活软腭。
整理 / 记录
10. 结束后,整理用物,洗手。
11. 记录。

评价

1. 操作过程中患儿心率、血氧饱和度维持正常、无哭闹、恶心、吐奶。
2. 操作结束后患儿皮肤、黏膜完整。
3. 患儿吸吮有力,逐渐过渡到完全经口喂养。

【常见并发症及处理】

并发症	临床表现	原因	预防及处理
恶心、吐奶	操作过程中患儿出现恶心或吐奶。	1. 手指进入患儿口腔过深。 2. 操作距离上次喂奶时间过短。	1. 动作轻柔、深度适宜。 2. 出现症状暂停操作。 3. 清理擦拭口周吐出的奶液。
口腔分泌物增加	操作过程中患儿流出较多口水。	患儿张口时间过长。	1. 每完成一个口腔内干预动作,让患儿闭口休息数秒。 2. 及时擦拭口腔分泌物。
呼吸间歇或呼吸暂停	呼吸停止数秒或数十秒,伴有血氧饱和度和 / 或心率下降,皮肤青紫或苍白。	1. 口腔分泌物过多导致气流阻塞。 2. 操作时间过长所致的环境温度下降。	1. 暂停操作,让患儿休息片刻。 2. 轻拍背部或刺激足底产生呼吸。 3. 清理呼吸道,保持气道通畅。 4. 合理安排护理操作,避免开暖箱时间过长。

【新生儿口腔运动干预复习题】
1. 以下各种情况可以进行口腔运动干预的是(E)
A. 有气管插管的早产儿
B. 口咽部皮肤、黏膜完整性受损
C. 鹅口疮
D. 出生胎龄 >30 周的早产儿
E. 矫正胎龄 >34 周仍不能全经口喂养的早产儿
2. 关于口腔运动干预,以下说法正确的是(D)

A. 在喂养后 30min 进行

B. 颊部 Z 形伸展,每侧颊部 2 次,用时 30s

C. 牙龈按摩一次,用时 30s

D. 舌的侧缘或内颊,每侧一次,用时 15s

E. 非营养性吸吮,15s,促进吸吮

3. 在口腔运动干预操作过程中患儿呼吸停止数十秒,伴有血氧饱和度和心率下降,皮肤青紫。出现这种状况的原因可能是(D)

A. 患儿张口时间过长

B. 手指伸入患儿口腔过深

C. 操作距离上次喂奶时间过短

D. 操作时间过长所致的环境温度下降

E. 操作手法过于粗暴

4. 在给予患儿口腔运动干预的过程中,出现血氧饱和度下降应(C)

A. 首先给患儿吸氧或加大氧浓度　　　　B. 首先清理患儿呼吸道

C. 暂停操作　　　　D. 放慢操作速度

E. 通知医生

(张 欣　李琳琳)

第四节　新生儿吸氧

【定义】

氧气吸入法是指通过给氧提高动脉血氧分压(PaO_2)和动脉血氧饱和度(SaO_2),增加动脉血氧含量(CaO_2),纠正各种原因造成的缺氧状态,促进组织的新陈代谢,维持机体生命活动的一种治疗方法。

【目的】

1. 提供氧气,改善缺氧状态,促进组织的新陈代谢,维持机体生命活动。

2. 对于新生儿持续肺动脉高压的患儿可减少右向左分流。

3. 对于气胸患儿可促进气体的吸收。

【适应证】

1. 肺活量减少,因呼吸系统疾病而影响肺活量者。

2. 心肺功能不全,肺部充血导致呼吸困难者。

3. 各种中毒引起的呼吸困难。

4. 昏迷患儿。

5. 某些外科手术及休克患儿。

【禁忌证】

依赖动脉导管未闭者。

【操作流程】

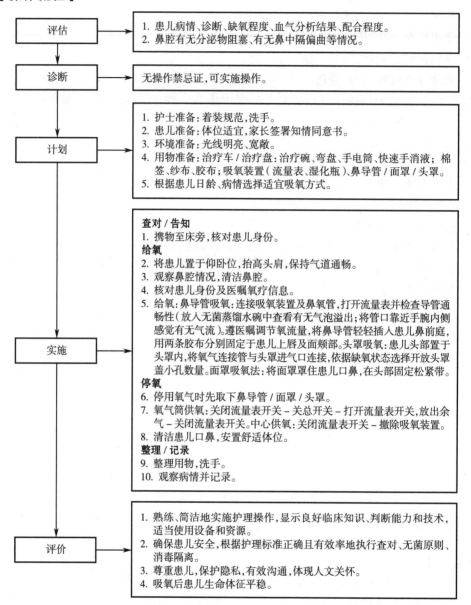

| 评估 | → | 1. 患儿病情、诊断、缺氧程度、血气分析结果、配合程度。
2. 鼻腔有无分泌物阻塞、有无鼻中隔偏曲等情况。 |

| 诊断 | → | 无操作禁忌证,可实施操作。 |

| 计划 | → | 1. 护士准备:着装规范,洗手。
2. 患儿准备:体位适宜,家长签署知情同意书。
3. 环境准备:光线明亮、宽敞。
4. 用物准备:治疗车/治疗盘:治疗碗、弯盘、手电筒、快速手消液;棉签、纱布、胶布;吸氧装置(流量表、湿化瓶)、鼻导管/面罩/头罩。
5. 根据患儿日龄、病情选择适宜吸氧方式。 |

| 实施 | → | **查对/告知**
1. 携物至床旁,核对患儿身份。
给氧
2. 将患儿置于仰卧位,抬高头肩,保持气道通畅。
3. 观察鼻腔情况,清洁鼻腔。
4. 核对患儿身份及医嘱氧疗信息。
5. 给氧:鼻导管吸氧:连接吸氧装置及鼻氧管,打开流量表并检查导管通畅性(放入无菌蒸馏水碗中查看有无气泡溢出;将管口靠近手腕内侧感觉有无气流)。遵医嘱调节氧流量,将鼻导管轻轻插入患儿鼻前庭,用两条胶布分别固定于患儿上唇及面颊部。头罩吸氧:患儿头部置于头罩内,将氧气连接管与头罩进气口连接,依据缺氧状态选择开放头罩盖小孔数量。面罩吸氧法:将面罩罩住患儿口鼻,在头部固定松紧带。
停氧
6. 停用氧气时先取下鼻导管/面罩/头罩。
7. 氧气筒供氧:关闭流量表开关 - 关总开关 - 打开流量表开关,放出余气 - 关闭流量表开关。中心供氧:关闭流量表开关 - 撤除吸氧装置。
8. 清洁患儿口鼻,安置舒适体位。
整理/记录
9. 整理用物,洗手。
10. 观察病情并记录。 |

| 评价 | → | 1. 熟练、简洁地实施护理操作,显示良好临床知识、判断能力和技术,适当使用设备和资源。
2. 确保患儿安全,根据护理标准正确且有效率地执行查对、无菌原则、消毒隔离。
3. 尊重患儿,保护隐私,有效沟通,体现人文关怀。
4. 吸氧后患儿生命体征平稳。 |

【常见并发症及处理】

并发症	临床表现	常见原因	预防及处理
支气管肺发育不良	进行性呼吸困难、发绀、三凹征等。	长时间吸入高浓度氧。	1. 避免或缩短高浓度氧吸入时间。 2. 做好血氧饱和度监测及血气分析监测。
晶状体后纤维组织增生	以早产儿多见。视网膜血管收缩、视网膜纤维化,最后出现不可逆转的失明。	1. 长时间吸入高浓度氧。 2. 氧分压波动过大。	1. 严格掌握氧疗指征。 2. 严格控制吸氧浓度和时间。

【新生儿吸氧复习题】

1. 新生儿吸氧评估内容**不包括**（D）

A. 病情 　　　　　　　　　　B. 诊断

C. 缺氧程度 　　　　　　　　D. 心电图

E. 鼻腔情况

2. 关于鼻导管给氧方法以下说法**不正确**的是（E）

A. 连接吸氧装置及鼻氧管

B. 打开流量表并检查导管通畅性

C. 遵医嘱调节氧流量

D. 将鼻导管轻轻插入鼻前庭

E. 用胶布固定鼻导管于上唇

3. 新生儿吸氧的**禁忌证**是（E）

A. 肺活量减少，因呼吸系统疾病而影响肺活量者

B. 心肺功能不全，肺部充血导致呼吸困难者

C. 各种中毒引起的呼吸困难

D. 某些外科手术及休克患儿

E. 依赖动脉导管未闭者

4. 关于新生儿头罩吸氧的方法，以下说法**不正确**的是（D）

A. 核对患儿身份及医嘱氧疗信息

B. 患儿头部置于头罩内

C. 氧气连接管与头罩进气口连接

D. 开放头罩盖小孔 2~3 个

E. 停用氧气时先取下面罩再关闭氧气开关

（彭文涛）

第五节　新生儿吸痰

【定义】

新生儿吸痰是指经口鼻或人工气道吸出呼吸道分泌物，以保持呼吸道通畅，预防吸入性肺炎、肺不张及窒息等并发症的方法。

【目的】

清除气管内分泌物，保持呼吸道通畅。

【适应证】

1. 呼吸费力、气道内可见分泌物、闻及痰鸣音、血氧饱和度下降。

2. 呼吸机吸气峰压增加或潮气量减少。

3. 可疑胃内容物或上呼吸道分泌物吸入。

【禁忌证】

1. 颅底骨折患儿禁止鼻腔内吸痰。
2. 口鼻腔内急性活动性出血。

【操作流程】

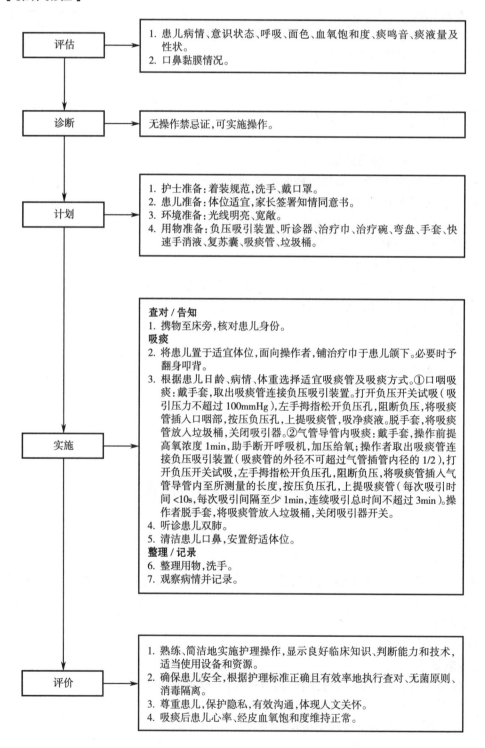

评估
1. 患儿病情、意识状态、呼吸、面色、血氧饱和度、痰鸣音、痰液量及性状。
2. 口鼻黏膜情况。

诊断
无操作禁忌证,可实施操作。

计划
1. 护士准备:着装规范,洗手、戴口罩。
2. 患儿准备:体位适宜,家长签署知情同意书。
3. 环境准备:光线明亮、宽敞。
4. 用物准备:负压吸引装置、听诊器、治疗巾、治疗碗、弯盘、手套、快速手消液、复苏囊、吸痰管、垃圾桶。

实施
查对 / 告知
1. 携物至床旁,核对患儿身份。
吸痰
2. 将患儿置于适宜体位,面向操作者,铺治疗巾于患儿颌下。必要时予翻身叩背。
3. 根据患儿日龄、病情、体重选择适宜吸痰管及吸痰方式。①口咽吸痰:戴手套,取出吸痰管连接负压吸引装置。打开负压开关试吸(吸引压力不超过 100mmHg),左手拇指松开负压孔,阻断负压,将吸痰管插入口咽部,按压负压孔,上提吸痰管,吸净痰液。脱手套,将吸痰管放入垃圾桶,关闭吸引器。②气管导管内吸痰:戴手套,操作前提高氧浓度 1min,助手断开呼吸机,加压给氧;操作者取出吸痰管连接负压吸引装置(吸痰管的外径不可超过气管插管内径的 1/2),打开负压开关试吸,左手拇指松开负压孔,阻断负压,将吸痰管插入气管导管内至所测量的长度,按压负压孔,上提吸痰管(每次吸引时间 <10s,每次吸引间隔至少 1min,连续吸引总时间不超过 3min)。操作者脱手套,将吸痰管放入垃圾桶,关闭吸引器开关。
4. 听诊患儿双肺。
5. 清洁患儿口鼻,安置舒适体位。
整理 / 记录
6. 整理用物,洗手。
7. 观察病情并记录。

评价
1. 熟练、简洁地实施护理操作,显示良好临床知识、判断能力和技术,适当使用设备和资源。
2. 确保患儿安全,根据护理标准正确且有效率地执行查对、无菌原则、消毒隔离。
3. 尊重患儿,保护隐私,有效沟通,体现人文关怀。
4. 吸痰后患儿心率、经皮血氧饱和度维持正常。

【常见并发症及处理】

并发症	临床表现	常见原因	预防及处理
低氧血症	呼吸、心率增快,血氧饱和度下降,面色发绀。	1. 吸痰管过粗,吸痰时间过长,吸痰管插入过深。 2. 吸痰操作时间过长、中断机械通气时间过长。 3. 患儿对吸痰不耐受。	1. 采用适宜型号的吸痰管、吸痰方式、时间和负压。 2. 发生低氧血症时立即停止操作,给予氧气吸入,必要时予复苏气囊加压给氧。
呼吸道黏膜损伤	吸出血性痰,纤支镜检查可见受损黏膜糜烂、充血肿胀、渗血甚至出血。口唇黏膜受损可见表皮破溃,甚至出血。	1. 吸痰动作粗暴、负压过大、反复插管、吸引时间过长,造成呼吸道黏膜损伤。 2. 插入吸痰管时使用负压,负压吸引呼吸道黏膜造成损伤。	1. 采用适宜型号的吸痰管、吸痰方式、时间和负压。 2. 发生损伤时立即停止吸痰操作,严重者遵医嘱给予药物。
感染	口鼻腔局部黏膜感染可出现局部黏膜充血肿胀、疼痛,有脓性分泌物。肺部感染时出现寒战,高热,痰多,痰液黏稠或脓痰。	1. 操作者未严格执行无菌技术操作原则。 2. 操作过程中吸痰物品污染。 3. 吸痰管反复使用。	1. 严格执行无菌操作原则。 2. 吸痰用品一旦污染或疑似污染应立即更换。 3. 严格遵守吸痰顺序,先吸气管导管,再吸口腔和鼻腔。 4. 吸痰管一次性使用。

【新生儿吸痰复习题】

1. 新生儿吸痰评估内容**不包括**(D)

A. 病情、意识　　B. 呼吸、面色

C. 痰鸣音、痰液量及性状　　D. 血气分析结果

E. 口鼻黏膜情况

2. 新生儿吸痰时,吸痰时吸引压力**不应超过**(A)

A. 100mmHg　　B. 110mmHg

C. 120mmHg　　D. 130mmHg

E. 140mmHg

3. 新生儿吸痰时,每次吸引时间**不应超过**(A)

A. 10s　　B. 15s

C. 20s　　D. 25s

E. 30s

4. 以下关于新生儿气管内吸痰方法的说法**不正确**的是(A)

A. 操作前提高氧浓度30s,助手断开呼吸机,加压给氧

B. 操作者取出吸痰管,连接负压吸引装置

C. 打开负压开关试吸,左手拇指按压负压孔,阻断负压

D. 将吸痰管插入气管导管内至所测量的长度,松开负压,上提吸痰管

E. 助手将复苏气囊与气管导管连接,加压给氧,在 SpO_2 平稳时连接呼吸机

(彭文涛)

第六节　新生儿洗胃

【定义】

洗胃是将胃管由鼻腔或口腔插入胃内,先抽出胃内容物,再注入适量洗胃液,反复多次进行冲洗的方法。

【目的】

1. 清除胃内潴留物,减轻胃黏膜水肿。

2. 缓解呕吐症状,减轻患儿痛苦。

【适应证】

1. 频繁呕吐的患儿。

2. 咽下综合征患儿。

3. 消化道手术或检查前准备。

【禁忌证】

1. 先天性食管闭锁。

2. 上消化道出血或穿孔。

3. 摄入强腐蚀性溶液。

【操作流程】

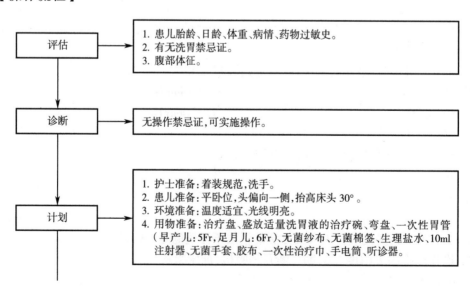

评估	1. 患儿胎龄、日龄、体重、病情、药物过敏史。 2. 有无洗胃禁忌证。 3. 腹部体征。
诊断	无操作禁忌证,可实施操作。
计划	1. 护士准备:着装规范,洗手。 2. 患儿准备:平卧位,头偏向一侧,抬高床头 30°。 3. 环境准备:温度适宜,光线明亮。 4. 用物准备:治疗盘、盛放适量洗胃液的治疗碗、弯盘、一次性胃管(早产儿:5Fr,足月儿:6Fr)、无菌纱布、无菌棉签、生理盐水、10ml注射器、无菌手套、胶布、一次性治疗巾、手电筒、听诊器。

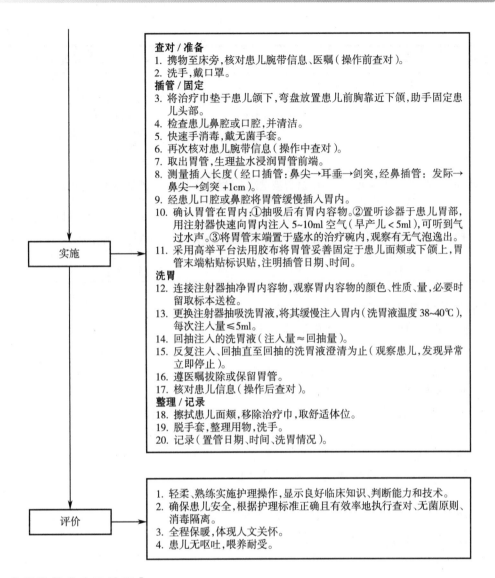

实施

查对/准备
1. 携物至床旁,核对患儿腕带信息、医嘱(操作前查对)。
2. 洗手,戴口罩。
插管/固定
3. 将治疗巾垫于患儿颌下,弯盘放置患儿前胸靠近下颌,助手固定患儿头部。
4. 检查患儿鼻腔或口腔,并清洁。
5. 快速手消毒,戴无菌手套。
6. 再次核对患儿腕带信息(操作中查对)。
7. 取出胃管,生理盐水浸润胃管前端。
8. 测量插入长度(经口插管:鼻尖→耳垂→剑突,经鼻插管:发际→鼻尖→剑突+1cm)。
9. 经患儿口腔或鼻腔将胃管缓慢插入胃内。
10. 确认胃管在胃内:①抽吸后有胃内容物。②置听诊器于患儿胃部,用注射器快速向胃内注入5~10ml空气(早产儿<5ml),可听到水过水声。③将胃管末端置于盛水的治疗碗内,观察有无气泡逸出。
11. 采用高举平台法用胶布将胃管妥善固定于患儿面颊或下颌上,胃管末端粘贴标识贴,注明插管日期、时间。
洗胃
12. 连接注射器抽净胃内容物,观察胃内容物的颜色、性质、量,必要时留取标本送检。
13. 更换注射器抽吸洗胃液,将其缓慢注入胃内(洗胃液温度38~40℃),每次注入量≤5ml。
14. 回抽注入的洗胃液(注入量≈回抽量)。
15. 反复注入、回抽直至回抽的洗胃液澄清为止(观察患儿,发现异常立即停止)。
16. 遵医嘱拔除或保留胃管。
17. 核对患儿信息(操作后查对)。
整理/记录
18. 擦拭患儿面颊,移除治疗巾,取舒适体位。
19. 脱手套,整理用物,洗手。
20. 记录(置管日期、时间、洗胃情况)。

评价

1. 轻柔、熟练实施护理操作,显示良好临床知识、判断能力和技术。
2. 确保患儿安全,根据护理标准正确且有效率地执行查对、无菌原则、消毒隔离。
3. 全程保暖,体现人文关怀。
4. 患儿无呕吐,喂养耐受。

【常见并发症及处理】

并发症	临床表现	原因	预防及处理
窒息	面色发绀、呛咳、呼吸困难。	1. 新生儿咽反射弱。 2. 操作技术不熟练。	1. 确定胃管位置正确。 2. 洗胃同时观察患儿面色、神志等情况。 3. 发生窒息,立即停止洗胃,取平卧位,清理气道。 4. 通知医生,进行窒息抢救。
消化道黏膜损伤	洗出液为淡红色或鲜红色。	1. 胃管型号选择不适合。 2. 胃管材质过硬。 3. 抽吸胃液时力度过大。	1. 选择适合的胃管型号。 2. 操作时动作轻柔。 3. 遵医嘱应用胃黏膜保护剂和止血药物。 4. 严重者立即停止操作。

续表

并发症	临床表现	原因	预防及处理
穿孔	高度腹胀、呼吸困难。	1. 胃管材质过硬。 2. 操作不熟练、动作粗暴。 3. 胃壁先天缺陷。	1. 选择硅胶材质的胃管。 2. 插管时动作轻柔。 3. 插管过程突然发生腹胀、呼吸困难应立即停止操作,拔除胃管。 4. 拍腹部平片确诊。 5. 手术治疗。
急性胃扩张	腹部膨隆可见胃型,频繁呼吸暂停。	1. 洗胃液量注入过多、抽出量少,严重不均衡。 2. 注液速度过快。	1. 严格遵守操作规范。 2. 保持洗胃液注入与抽出平衡。 3. 缓慢匀速推注或抽出洗胃液。
呼吸心跳骤停	突然出现面色青紫、意识丧失,无自主呼吸与心跳。	置胃管操作时刺激迷走神经。	1. 立即拔出胃管。 2. 吸氧、复苏。 3. 通知医生。

【新生儿洗胃复习题】

1. 新生儿洗胃时每次注入胃的液体量为（A）

A. 3~5ml   B. 6~8ml   C. 8~10ml

D. 10~12ml   E. 12~14ml

2. 下列**不是**新生儿洗胃的禁忌证是（E）

A. 先天性食管闭锁   B. 上消化道出血

C. 摄入强腐蚀性溶液   D. 上消化道穿孔

E. 频繁呕吐

3. 下列**不是**新生儿洗胃并发症的选项是（D）

A. 误入气管   B. 消化道黏膜损伤   C. 穿孔

D. 腹泻   E. 急性胃扩张

4. 新生儿洗胃时洗胃液的温度是（C）

A. 20~25℃   B. 35~38℃   C. 38~40℃

D. 41~45℃   E. 45~48℃

（王 玲）

第七节 新生儿胃肠道管饲

【定义】

胃肠道管饲是将胃管通过鼻腔或口腔插入胃或肠道内并保留,给患儿提供食物、药物、水、营养液的方法。

【目的】

1. 补充水分和食物,维持生长发育和营养需要。

2. 注入药物,治疗疾病。

【适应证】

1. <32 周的早产儿。

2. 吸吮、吞咽功能障碍,不能经口喂养的患儿。

3. 疾病本身或治疗因素不能直接经口喂养的患儿。

【禁忌证】

1. 禁食的患儿。

2. 消化系统手术后患儿。

【操作流程】

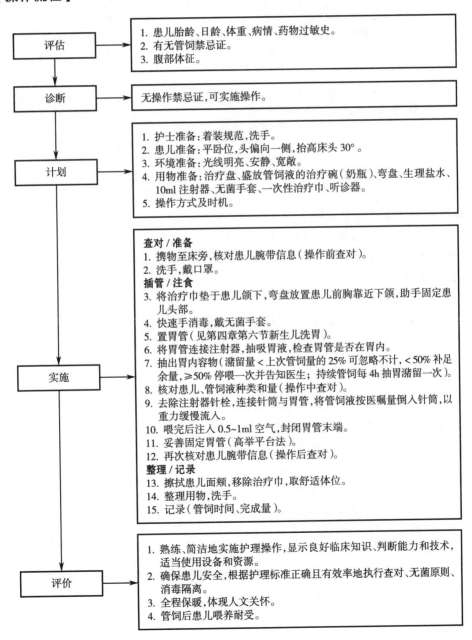

【常见并发症及处理】

并发症	临床表现	原因	预防及处理
误吸	面色发绀、呛咳、呼吸困难。	1. 新生儿胃呈水平位,容量小,贲门括约肌松弛。 2. 胃管隐性脱出。 3. 注入管饲液速度过快、量过多。	1. 立即停止操作。 2. 取头肩抬高、侧卧位。 3. 清理气道,必要时吸氧。 4. 每次注入管饲液前需确认胃管位置正确。 5. 控制管饲液注入速度和量。
消化道黏膜损伤	烦躁、拒乳,口、鼻腔黏膜糜烂、出血,严重时可出现感染、发热。	1. 长时间留置胃管刺激引起。 2. 操作动作粗暴、造成损伤。 3. 反复脱管、插管。	1. 操作时动作轻柔。 2. 妥善固定。 3. 避免长时间留置。
腹泻	大便次数增多,腹胀、肠鸣音亢进。	1. 管饲液放置时间长,变质。 2. 操作不严格,被细菌污染。 3. 特殊患儿(如乳糖不耐受)。	1. 现配现用,暂时不用的管饲液可置4℃冰箱内,保存时间不超过24h。 2. 严格执行无菌操作原则。 3. 乳糖不耐受患儿更换无乳糖奶粉。

【新生儿胃肠道管饲复习题】

1. 下列**不是**新生儿胃肠道管饲的目的是(E)

A. 补充水分和食物　　　　　B. 维持生长发育

C. 注入药物治疗疾病　　　　D. 补充营养素

E. 防止胃食管反流

2. 下列**不是**新生儿胃肠道管饲并发症的选项是(C)

A. 误吸　　　　　　　　　　B. 消化道黏膜损伤

C. 胃穿孔　　　　　　　　　D. 腹泻

E. 鼻腔出血

3. 下列哪项是新生儿胃潴留正确的处理措施(A)

A. 潴留量 < 上次鼻饲量25%,忽略不计

B. 潴留量 > 上次鼻饲量25%,停喂

C. 潴留量 < 鼻饲量80%,补足剩余量

D. 潴留量 < 鼻饲量60%,补足剩余量

E. 潴留量 > 鼻饲量60% 停喂一次,并告知医生

4. 下列**不是**新生儿管饲误吸的处理措施是(C)

A. 立即停止操作　　　　　　B. 取头肩抬高、侧卧位

C. 重新插入鼻饲管　　　　　D. 清理气道、必要时吸氧

E. 控制管饲液注入速度与量

(王　玲)

412

第八节 新生儿胃肠减压

【定义】

胃肠减压技术是利用负压吸引的原理,将胃肠道积聚的气体和液体吸出,以降低胃肠道内压力,改善胃肠壁血液循环,有利于炎症的局限,促进伤口愈合和胃肠道功能恢复的一种治疗方法。

【目的】

1. 缓解肠梗阻所致的腹胀等症状。

2. 消化道及腹部手术的术前准备,以减少胃肠胀气,增加手术安全。

3. 消化道及腹部手术术后减轻腹胀,减轻缝线张力,改善胃肠壁血液循环,促进伤口愈合。

4. 观察胃肠减压引出物,判断病情并协助诊断。

【适应证】

1. 无创持续正压通气、复苏气囊加压给氧的患儿。

2. 腹胀、频繁呕吐的患儿。

3. 消化道及腹部手术前、后。

4. 肠梗阻、肠麻痹等。

【禁忌证】

1. 先天性食管闭锁或狭窄。

2. 严重的食管静脉曲张。

3. 食管和胃腐蚀性损伤。

【操作流程】

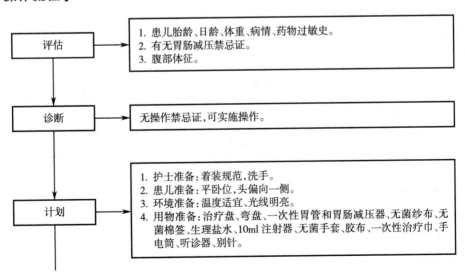

评估 → 1. 患儿胎龄、日龄、体重、病情、药物过敏史。
　　　　 2. 有无胃肠减压禁忌证。
　　　　 3. 腹部体征。

诊断 → 无操作禁忌证,可实施操作。

计划 → 1. 护士准备:着装规范,洗手。
　　　　 2. 患儿准备:平卧位,头偏向一侧。
　　　　 3. 环境准备:温度适宜、光线明亮。
　　　　 4. 用物准备:治疗盘、弯盘、一次性胃管和胃肠减压器、无菌纱布、无菌棉签、生理盐水、10ml 注射器、无菌手套、胶布、一次性治疗巾、手电筒、听诊器、别针。

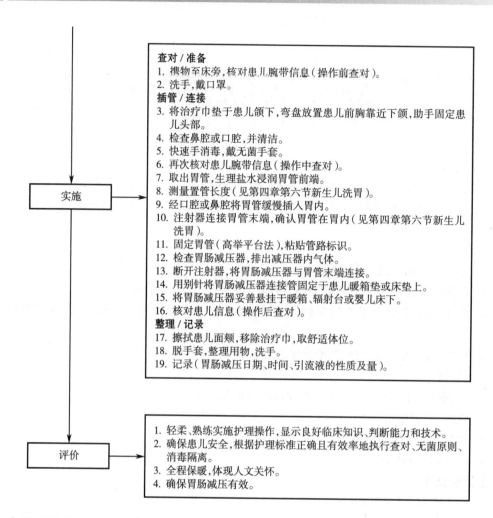

| 实施 |

查对 / 准备
1. 携物至床旁,核对患儿腕带信息(操作前查对)。
2. 洗手,戴口罩。
插管 / 连接
3. 将治疗巾垫于患儿颌下,弯盘放置患儿前胸靠近下颌,助手固定患儿头部。
4. 检查鼻腔或口腔,并清洁。
5. 快速手消毒,戴无菌手套。
6. 再次核对患儿腕带信息(操作中查对)。
7. 取出胃管,生理盐水浸润胃管前端。
8. 测量置管长度(见第四章第六节新生儿洗胃)。
9. 经口腔或鼻腔将胃管缓慢插入胃内。
10. 注射器连接胃管末端,确认胃管在胃内(见第四章第六节新生儿洗胃)。
11. 固定胃管(高举平台法),粘贴管路标识。
12. 检查胃肠减压器,排出减压器内气体。
13. 断开注射器,将胃肠减压器与胃管末端连接。
14. 用别针将胃肠减压器连接管固定于患儿暖箱垫或床垫上。
15. 将胃肠减压器妥善悬挂于暖箱、辐射台或婴儿床下。
16. 核对患儿信息(操作后查对)。
整理 / 记录
17. 擦拭患儿面颊,移除治疗巾,取舒适体位。
18. 脱手套,整理用物,洗手。
19. 记录(胃肠减压日期、时间、引流液的性质及量)。

| 评价 |

1. 轻柔、熟练实施护理操作,显示良好临床知识、判断能力和技术。
2. 确保患儿安全,根据护理标准正确且有效率地执行查对、无菌原则、消毒隔离。
3. 全程保暖,体现人文关怀。
4. 确保胃肠减压有效。

【常见并发症及处理】

并发症	临床表现	原因	预防及处理
胃管滑脱 / 胃肠减压器打折、断开	减压器无负压、患儿腹胀。	1. 患儿烦躁。 2. 胃管固定不牢,胃肠减压器连接不紧密。 3. 过度牵拉。	1. 及时安抚患儿、保持镇静。 2. 妥善固定胃管及减压器,紧密连接。 3. 及时调整减压器位置,防止过度牵拉。
感染	无明显原因的感染指标升高,反应低下,频繁呼吸暂停。	1. 胃肠减压器位置高于患儿,引出物逆流。 2. 未严格落实手卫生。 3. 无菌操作规范执行不到位。	1. 立即更换全套引流装置。 2. 遵医嘱应用抗生素。

【新生儿胃肠减压复习题】

1. 下列**不是**新生儿胃肠减压的目的是(E)

A. 缓解腹胀

B. 减少胃肠胀气

C. 消化道手术术前准备　　　　　D. 腹部手术术前准备

E. 防止胃食管反流

2. 下列**不是**新生儿胃肠减压禁忌证的选项是（D）

A. 先天性食管闭锁或狭窄

B. 食管和胃腐蚀性损伤

C. 严重的食管静脉曲张

D. 腹泻

E. 严重的心肺功能不全

3. 下列**不是**新生儿胃肠减压适应证的选项是（B）

A. 无创持续正压通气、复苏气囊加压给氧的患儿

B. 食管和胃腐蚀性损伤

C. 腹胀、频繁呕吐的患儿

D. 消化道及腹部手术前、后

E. 肠梗阻、肠麻痹等

4. 下列**不是**新生儿胃管滑脱的预防措施是（E）

A. 及时安抚　　　　　　　　　　B. 牢固固定

C. 适当约束　　　　　　　　　　D. 避免牵拉

E. 遵医嘱应用镇静药

（王　玲）

第九节　新生儿静脉营养液配制

【定义】

静脉营养液配制是由经过培训的专业技术人员,将医生开处方、药师审核后的机体所需要的营养素,在特定的环境中,按规定的操作规程混合于一个无菌容器中的过程。

【目的】

1. 供给患儿足够的能量、合成人体或修复组织所必需的营养素。

2. 增进自身免疫能力,促进伤口愈合。

【人员要求】

1. 必须掌握无菌操作技术,定期参加培训与考核。

2. 推荐根据实际条件利用培养基灌装测试对人员的无菌操作进行验证。

3. 配制人员每年至少进行一次健康检查,健康状况应满足配制需求。

【注意事项】

1. 全营养混合液(total nutrient admixture, TNA)输注过程中使用避光输液袋和装置,避免太阳光对静脉营养液的直接照射。

2. 推荐易折安瓿和侧孔针头,避免玻璃碎屑和胶塞落屑。

【操作流程】

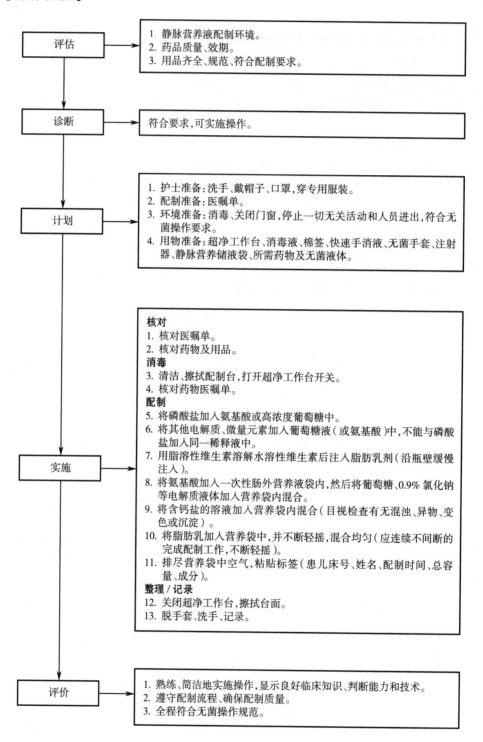

评估
1. 静脉营养液配制环境。
2. 药品质量、效期。
3. 用品齐全、规范、符合配制要求。

诊断
符合要求,可实施操作。

计划
1. 护士准备:洗手、戴帽子、口罩,穿专用服装。
2. 配制准备:医嘱单。
3. 环境准备:消毒、关闭门窗,停止一切无关活动和人员进出,符合无菌操作要求。
4. 用物准备:超净工作台、消毒液、棉签、快速手消液、无菌手套、注射器、静脉营养储液袋、所需药物及无菌液体。

实施
核对
1. 核对医嘱单。
2. 核对药物及用品。
消毒
3. 清洁、擦拭配制台,打开超净工作台开关。
4. 核对药物医嘱单。
配制
5. 将磷酸盐加入氨基酸或高浓度葡萄糖中。
6. 将其他电解质、微量元素加入葡萄糖液(或氨基酸)中,不能与磷酸盐加入同一稀释液中。
7. 用脂溶性维生素溶解水溶性维生素后注入脂肪乳剂(沿瓶壁缓慢注入)。
8. 将氨基酸加入一次性肠外营养液袋内,然后将葡萄糖、0.9% 氯化钠等电解质液体加入营养袋内混合。
9. 将含钙盐的溶液加入营养袋内混合(目视检查有无混浊、异物、变色或沉淀)。
10. 将脂肪乳加入营养袋中,并不断轻摇,混合均匀(应连续不间断的完成配制工作,不断轻摇)。
11. 排尽营养袋中空气,粘贴标签(患儿床号、姓名、配制时间、总容量、成分)。
整理 / 记录
12. 关闭超净工作台,擦拭台面。
13. 脱手套、洗手、记录。

评价
1. 熟练、简洁地实施操作,显示良好临床知识、判断能力和技术。
2. 遵守配制流程、确保配制质量。
3. 全程符合无菌操作规范。

【常见并发症及处理】

并发症	临床表现	原因	预防及处理
营养液污染	患儿出现不明原因的感染症状。	1. 配制环境不符合要求。 2. 配制过程未严格执行无菌操作。 3. 配制用品过期或污染。	1. 在 C 级（ISO7）环境背景下的 B 级（ISO5）层流洁净工作台中进行配制。 2. 严格执行无菌操作规范。 3. 认真核查,禁止使用不符合规范的物品。
营养液变质	气味改变、颜色改变。	1. 配制过程未严格执行无菌操作。 2. 营养液存放时间过长、温度过高。	1. 严格执行无菌操作规范。 2. 现配现用。 3. 4℃冰箱存放,不超过 24h。

【新生儿静脉营养液配制复习题】

1. 下列**不是**新生儿静脉营养的目的是（C）

A. 供给患儿足够的能量　　　　　　B. 合成人体或修复组织所必需的营养素

C. 改善微循环,维持血压　　　　　　D. 增进自身免疫能力

E. 促进伤口愈合

2. 下列**不是**新生儿静脉营养注意事项的选项是（A）

A. 输注过程中使用避光输液袋

B. 避免太阳光对静脉营养液的直接照射

C. 推荐易折安瓿和侧孔针头

D. 避免玻璃碎屑

E. 避免胶塞落屑

3. 下列有关新生儿静脉营养配制**错误**的步骤是（E）

A. 将磷酸盐加入氨基酸中

B. 将磷酸盐加入高浓度葡萄糖中

C. 将电解质、微量元素加入葡萄糖液中

D. 将电解质、微量元素加入氨基酸中

E. 将脂溶性维生素加入氨基酸中

4. 下列关于新生儿静脉营养液的配制描述**不正确**的是（D）

A. 应在超净工作台内进行配制

B. 用脂溶性维生素溶解水溶性维生素后注入脂肪乳剂（沿瓶壁缓慢注入）

C. 配制过程需遵守无菌操作规范

D. 将磷酸盐加入电解质中

E. 将脂肪乳加入营养袋中,并不断轻摇,混合均匀（应连续不间断的完成配制工作,不断轻摇）

（王 玲）

第十节　新生儿外周静脉留置针输液

【定义】

外周静脉留置针输液是指将无菌溶液及药液等经静脉留置针注入体内的方法。

【目的】

1. 补充水分、电解质,维持体液平衡。

2. 补充血容量,改善血液循环。

3. 输入药物,治疗疾病。

4. 维持营养,供给热量。

【适应证】

连续静脉输液超过 4h 以上者。

【禁忌证】

1. 发疱剂药物、持续刺激性药物。

2. pH<5 或 pH>9 的液体或药物。

3. 渗透压 >600mOsm/L 的液体或药物。

【操作流程】

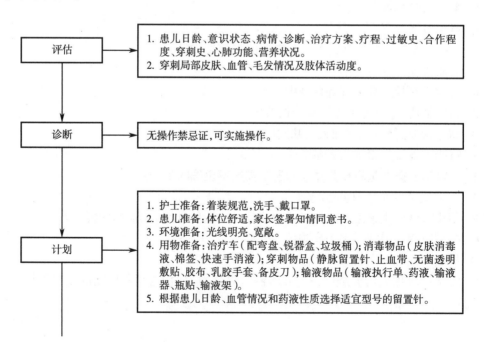

实施

查对／告知
1. 携物至床旁，核对患儿身份，如有家长陪护，告知家长操作配合。
2. 核对医嘱及药液；准备敷贴胶布。
消毒／排气
3. 选择血管（选择粗、直血管，避开关节及静脉瓣）。助手固定患儿头部、躯干及四肢。
4. 第一次消毒穿刺部位，消毒范围 8cm×8cm（或消毒范围大于敷贴面积）。
5. 检查输液器并连接药液，关闭调节器。
6. 核对患儿及药液信息。
7. 第二次消毒穿刺部位（小于第一次消毒面积）。
8. 戴手套；扎止血带（穿刺点上方 6cm）。
9. 连接留置针，将头皮针插入肝素帽内（或将头皮针去除，连接无针输液装置），输液管道排气。
穿刺／固定
10. 穿刺：可选用直形或者 Y 形留置针穿刺。穿刺时需绷紧皮肤，在血管上方以 15°~30° 进针；见回血后降低角度 5°~10°，继续进针 0.2cm。
11. 送管：可采用单手法或双手法送软管入血管，松开止血带，左手固定针柄，右手撤针芯放入锐器盒。直形留置针：一人按压留置针导管前端，另一人连接肝素帽，推注生理盐水确认导管留置的有效性。Y 形留置针：直接推注生理盐水确认导管留置的有效性。
12. 固定：无菌透明敷贴固定留置针（无张力粘贴），胶布固定留置针和输液接头（高举平台法），如使用带延长管的输液接头则将延长管与导管呈 U 型固定。注明留置日期、时间、操作者姓名，固定于留置针靠近输液接头处。观察患儿活动情况，必要时适当加强固定。
13. 调节滴速：根据患儿病情、药物性质调节滴数。
14. 核对药液与患儿信息。
封管
15. 脉冲式冲管，正压封管。无针接头：推注剩余 1~2ml 封管液时改为正压匀速推注，约剩余 0.5ml 余液时迅速夹闭小夹子。肝素帽：推注剩余 1~2ml 封管液时仅将针尖斜面留在肝素帽内，改为匀速推注，边推液边拔针。
整理／记录
16. 脱手套，整理用物，洗手。
17. 记录。

评价

1. 熟练、简洁地实施护理操作，显示良好临床知识、判断能力和技术，适当使用设备和资源。
2. 确保患儿安全，根据护理标准正确且有效率地执行查对、无菌原则、消毒隔离。
3. 尊重患儿，保护隐私，有效沟通，体现人文关怀。
4. 静脉穿刺一次性成功。

【常见并发症及处理】

并发症	临床表现	常见原因	预防及处理
外渗／渗出	输液部位疼痛并逐渐加剧；局部肿胀；静脉推注时感觉有阻力；滴注过程中溶液速度突然变慢；浸润部位周围皮肤发白、发凉。	1. 穿刺部位或血管选择不当。 2. 固定不当。 3. 患儿躁动不安。 4. 置入技术不当。	1. 停止输液，回抽所有液体，拔除留置针。 2. 根据外渗药物种类选择处理方法。 3. 选择恰当的穿刺部位、血管及适宜型号的留置针。 4. 妥善固定留置针，必要时对患儿加强固定。 5. 避免反复穿刺同一血管。

续表

并发症	临床表现	常见原因	预防及处理
导管堵塞	回抽无回血或回血不畅;输液时滴速缓慢;输液部位出现渗出/外渗或肿胀/渗液;电子输液装置多次发出堵塞警报。	1. 输注黏稠性药物(液)后导管冲洗不彻底。 2. 多种药物混合时未注意药物配伍禁忌,造成不溶性颗粒。 3. 封管液种类、用量及封管方法不当。 4. 患儿凝血机制异常。	1. 根据堵塞物的种类及性质进行处理。不溶性微粒堵塞应立即拔针。新鲜血栓可用10ml注射器轻轻回抽凝块。 2. 正确配制药液。 3. 正确冲封管。
静脉炎	局部组织发红、肿胀、疼痛,沿静脉走向出现条索状红线,有时伴有畏寒、发热等全身症状。	1. 无菌技术不到位。 2. 输注高渗溶液。 3. 某些药物刺激。 4. 置管时皮肤消毒剂未完全待干即进入静脉。 5. 导管过大、移位、置入时损伤、导管材料过硬。 6. 患儿相关因素如现患感染、免疫缺陷等。	1. 热敷。 2. 肢体抬高。 3. 药物干预(如抗生素、止痛药)。 4. 必要时拔除导管。 5. 有计划地更换输液部位,保护血管。

【新生儿外周静脉留置针输液复习题】

1. 新生儿静脉留置针输液评估内容**不包括**(D)

A. 患儿日龄、合作程度 B. 过敏史、穿刺史

C. 治疗方案、疗程 D. 生长发育状况

E. 穿刺局部皮肤及血管情况

2. 新生儿静脉留置针输液穿刺部位消毒面积是(E)

A. 4cm×4cm B. 5cm×5cm

C. 6cm×6cm D. 7cm×7cm

E. 8cm×8cm

3. 新生儿静脉留置针输液扎止血带的位置是在穿刺点上方(E)

A. 2cm B. 3cm

C. 4cm D. 5cm

E. 6cm

4. 新生儿静脉留置针输液穿刺的角度是(B)

A. <15° B. 15°~30°

C. 31°~45° D. 46°~60°

E. >60°

(彭文涛)

第十一节 新生儿置管术的
配合与护理

（一）新生儿外周动脉置管

【定义】

新生儿外周动脉置管是用留置针经外周浅表动脉血管穿刺并留置在动脉血管内的方法。

【目的】

1. 采集血标本，做化验检查和动脉血气分析。

2. 持续动态监测血压变化，为维持血压稳定提供可靠依据。

【适应证】

1. 危重患儿需持续、动态血压监测时。

2. 需要频繁采集血标本、做动脉血气的患儿。

3. 同步交换输血。

【禁忌证】

1. 局部感染。

2. 凝血功能障碍。

3. 动脉近端梗阻。

4. 雷诺现象。

【操作流程】

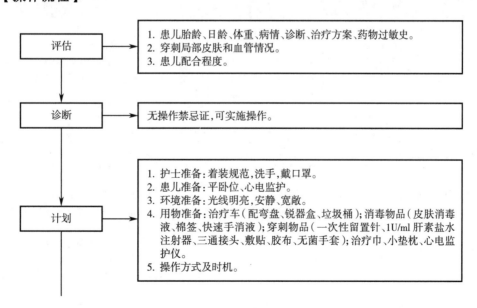

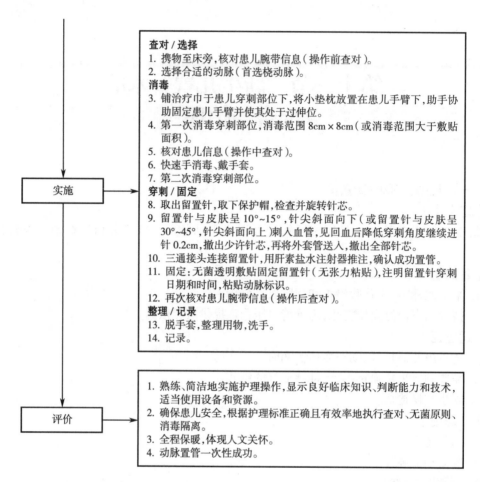

实施

查对/选择
1. 携物至床旁,核对患儿腕带信息(操作前查对)。
2. 选择合适的动脉(首选桡动脉)。

消毒
3. 铺治疗巾于患儿穿刺部位下,将小垫枕放置在患儿手臂下,助手协助固定患儿手臂并使其处于过伸位。
4. 第一次消毒穿刺部位,消毒范围 8cm×8cm(或消毒范围大于敷贴面积)。
5. 核对患儿信息(操作中查对)。
6. 快速手消毒、戴手套。
7. 第二次消毒穿刺部位。

穿刺/固定
8. 取出留置针,取下保护帽,检查并旋转针芯。
9. 留置针与皮肤呈 10°~15°,针尖斜面向下(或留置针与皮肤呈 30°~45°,针尖斜面向上)刺入血管,见回血后降低穿刺角度继续进针 0.2cm,撤出少许针芯,再将外套管送入,撤出全部针芯。
10. 三通接头连接留置针,用肝素盐水注射器推注,确认成功置管。
11. 固定:无菌透明敷贴固定留置针(无张力粘贴),注明留置针穿刺日期和时间,粘贴动脉标识。
12. 再次核对患儿腕带信息(操作后查对)。

整理/记录
13. 脱手套,整理用物,洗手。
14. 记录。

评价
1. 熟练、简洁地实施护理操作,显示良好临床知识、判断能力和技术,适当使用设备和资源。
2. 确保患儿安全,根据护理标准正确且有效率地执行查对、无菌原则、消毒隔离。
3. 全程保暖,体现人文关怀。
4. 动脉置管一次性成功。

【常见并发症及处理】

并发症	临床表现	原因	预防及处理
动脉痉挛	1. 指/趾端发白,皮肤花纹。 2. 动脉搏动减弱或消失。	1. 穿刺时间长。 2. 穿刺次数多。 3. 穿刺动作粗暴。 4. 血管与留置针型号不匹配,血管细,穿刺针粗。	1. 缩短穿刺时间。 2. 提高穿刺成功率。 3. 尽可能选用最小型号穿刺针。 4. 停止穿刺,局部湿热敷。
出血/血肿	置管局部肿胀,皮下淤血,针眼渗血。	1. 穿刺失败。 2. 固定不牢、留置针脱出血管。 3. 患儿躁动不安。	1. 提高穿刺技能。 2. 借助夹板等辅助用具妥善固定。 3. 应用黏性强的贴膜进行固定。 4. 迅速按压止血。
皮肤缺血坏死	指/趾端皮肤苍白、发绀。	1. 循环障碍。 2. 反复穿刺血管痉挛。 3. 动脉血栓。	1. 改善患儿循环状态。 2. 抽血操作动作轻柔,速度不宜过快。 3. 严重者立即拔出留置针,局部湿热敷。 4. 报告医生遵医嘱用血管活性药物。

续表

并发症	临床表现	原因	预防及处理
感染	局部组织发红、肿胀、疼痛,沿血管走向出现条索状红线,有时伴有寒战、发热等全身症状。	1. 置管前消毒不彻底。 2. 置管中未严格遵守无菌操作原则。 3. 导管留置时间过长。	1. 置管前严格消毒。 2. 置管中遵守无菌操作原则。 3. 缩短导管留置时间。 4. 遵医嘱应用抗感染药物。
血栓	指/趾端苍白,末梢凉,严重者变黑、坏死。	1. 导管留置时间长。 2. 患儿凝血机制异常。 3. 反复穿刺损伤血管内膜。	1. 缩短导管留置时间。 2. 提高置管成功率,减少对血管内膜的损伤。 3. 遵医嘱应用1U/ml肝素盐水溶液持续泵入。 4. 必要时遵医嘱溶栓。

(二)新生儿脐动静脉置管

【定义】

脐动静脉置管术(umbilical artery/venous catheterization, UAC/UVC)是利用新生儿脐动静脉尚未关闭,将一次性专用导管插入脐动脉/脐静脉的方法。

【目的】

1. 采集血标本,做化验检查和动脉血气分析。

2. 换血、输血治疗。

3. 持续动态监测血压变化,为维持血压稳定提供可靠依据。

【适应证】

1. 危重患儿中心静脉压测定和持续、动态血压监测时。

2. 需要频繁采集血标本、做动脉血气的患儿。

3. 同步交换输血。

4. 极低或超低出生体重儿的中心静脉输液通道。

【禁忌证】

1. 腹膜炎、坏死性小肠结肠炎的患儿。

2. 脐炎、脐膨出的患儿。

【操作流程】

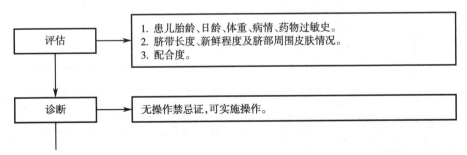

评估 → 1. 患儿胎龄、日龄、体重、病情、药物过敏史。
2. 脐带长度、新鲜程度及脐部周围皮肤情况。
3. 配合度。

诊断 → 无操作禁忌证,可实施操作。

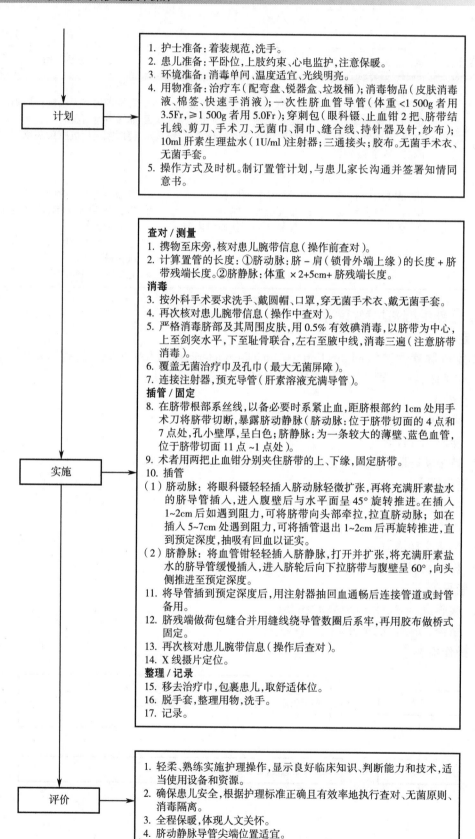

计划

1. 护士准备：着装规范，洗手。
2. 患儿准备：平卧位，上肢约束，心电监护，注意保暖。
3. 环境准备：消毒单间，温度适宜，光线明亮。
4. 用物准备：治疗车（配弯盘、锐器盒、垃圾桶）；消毒物品（皮肤消毒液、棉签、快速手消液）；一次性脐血管导管（体重 <1 500g 者用 3.5Fr，≥1 500g 者用 5.0Fr）；穿刺包（眼科镊、止血钳 2 把、脐带结扎线、剪刀、手术刀、无菌巾、洞巾、缝合线、持针器及针、纱布）；10ml 肝素生理盐水（1U/ml）注射器；三通接头；胶布。无菌手术衣、无菌手套。
5. 操作方式及时机。制订置管计划，与患儿家长沟通并签署知情同意书。

实施

查对 / 测量
1. 携物至床旁，核对患儿腕带信息（操作前查对）。
2. 计算置管的长度：①脐动脉：脐 – 肩（锁骨外端上缘）的长度 + 脐带残端长度。②脐静脉：体重 ×2+5cm+ 脐残端长度。
消毒
3. 按外科手术要求洗手、戴圆帽、口罩，穿无菌手术衣、戴无菌手套。
4. 再次核对患儿腕带信息（操作中查对）。
5. 严格消毒脐部及其周围皮肤，用 0.5% 有效碘消毒，以脐带为中心，上至剑突水平，下至耻骨联合，左右至腋中线，消毒三遍（注意脐带消毒）。
6. 覆盖无菌治疗巾及孔巾（最大无菌屏障）。
7. 连接注射器，预充导管（肝素溶液充满导管）。
插管 / 固定
8. 在脐带根部系丝线，以备必要时系紧止血，距脐根部约 1cm 处用手术刀将脐带切断，暴露脐动静脉（脐动脉：位于脐带切面的 4 点和 7 点处，孔小壁厚，呈白色；脐静脉：为一条较大的薄壁、蓝色血管，位于脐带切面 11 点 ~1 点处）。
9. 术者用两把止血钳分别夹住脐带的上、下缘，固定脐带。
10. 插管
（1）脐动脉：将眼科镊轻轻插入脐动脉轻微扩张，再将充满肝素盐水的脐导管插入，进入腹壁后与水平面呈 45° 旋转推进。在插入 1~2cm 后如遇到阻力，可将脐带向头部牵拉，拉直脐动脉；如在插入 5~7cm 处遇到阻力，可将插管退出 1~2cm 后再旋转推进，直到预定深度，抽吸有回血以证实。
（2）脐静脉：将血管钳轻轻插入脐静脉，打开并扩张，将充满肝素盐水的脐导管缓慢插入，进入脐轮后向下拉脐带与腹壁呈 60°，向头侧推进至预定深度。
11. 将导管插到预定深度后，用注射器抽回血通畅后连接管道或封管备用。
12. 脐残端做荷包缝合并用缝线绕导管数圈后系牢，再用胶布做桥式固定。
13. 再次核对患儿腕带信息（操作后查对）。
14. X 线摄片定位。
整理 / 记录
15. 移去治疗巾，包裹患儿，取舒适体位。
16. 脱手套，整理用物，洗手。
17. 记录。

评价

1. 轻柔、熟练实施护理操作，显示良好临床知识、判断能力和技术，适当使用设备和资源。
2. 确保患儿安全，根据护理标准正确且有效率地执行查对、无菌原则、消毒隔离。
3. 全程保暖，体现人文关怀。
4. 脐动静脉导管尖端位置适宜。

【常见并发症及处理】

并发症	临床表现	原因	预防及处理
脐部渗血	脐部出血、渗血。	1. 凝血机制异常。 2. 导管未扎紧。	1. 遵医嘱抗凝。 2. 重新结扎。
动脉痉挛	臀部及下肢发绀或发白。	1. 导管型号选择不当。 2. 导管尖端异位,影响循环。	1. 轻者局部湿热敷。 2. 重者立即拔管。
导管堵塞/血栓	无法抽取回血,有创血压监测数值成负数。	1. 凝血机制异常。 2. 压力组件维护不及时。	1. 更换压力组件。 2. 遵医嘱溶栓。
感染	无明显原因的感染指标升高,反应低下,频繁呼吸暂停。	1. 未严格落实手卫生。 2. 无菌操作规范执行不到位。 3. 患儿抵抗力低下。	1. 立即拔除导管。 2. 遵医嘱应用抗生素。
穿孔	高度腹胀。	1. 穿刺技术不熟练。 2. 导管异位。	1. 立即拍腹部平片。 2. 拔除导管。

(三)新生儿经外周中心静脉置管

【定义】

经外周静脉置入中心静脉导管(PICC)是经外周静脉穿刺,将一根标有刻度、可以放射显影的导管插入静脉,使其尖端位于上腔或者下腔静脉内。

【目的】

1. 长期(数周或数月)放置体内,提供长时间静脉给药。

2. 避免重复穿刺,减轻患儿痛苦。

3. 减少药物对外周静脉的刺激。

【适应证】

1. 需长时间静脉输液或给药的患儿,如早产儿、低出生体重儿。

2. 需静脉输注高渗性液体、黏稠度较高的药物或刺激性药物,如静脉营养的患儿。

3. 缺乏外周静脉通路的患儿。

【禁忌证】

1. 穿刺部位或附近组织有感染、皮炎、蜂窝织炎、烧伤、外伤等情况。

2. 严重的凝血功能障碍。

3. 严重感染。

4. 已知或怀疑对导管材质过敏。

【操作流程】

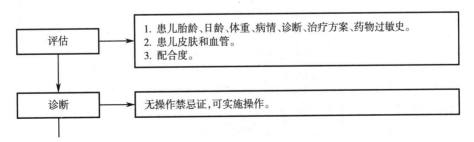

计划

1. 护士准备:着装规范,洗手。
2. 患儿准备:平卧位、心电监护。
3. 环境准备:消毒单间、光线明亮、安静、宽敞。
4. 用物准备:辐射保温台、治疗车(快速手消液、锐器盒、垃圾桶),消毒物品(0.5% 有效碘消毒液、75% 酒精、无菌棉球),PICC 穿刺套件(导入鞘、PICC 导管、输液接头),PICC 穿刺包(治疗巾 3 块、孔巾、无齿镊1 把、剪刀、纱布块数块、弯盘 2 个、止血带),其他物品(无菌手术衣 2件、无菌手套 4 副、10ml 注射器、20ml 注射器、生理盐水、透明敷贴)。
5. 操作方式及时机.制订置管计划,与患儿家长沟通并签署知情同意书。

实施

查对 / 选择
1. 携物至床旁,核对患儿腕带信息(操作前查对)。
2. 选择:将患儿外展于辐射台上,取平卧位,手臂外展与躯干呈 90°,在预穿刺部位以上扎止血带,再次评估患儿的血管状况,首选贵要静脉为最佳穿刺血管,也可根据情况选择下肢大隐静脉或其他静脉进行穿刺。
测量 / 消毒
3. 测量:①上肢穿刺测量:手臂外展 90°,由预穿刺点沿血管走向,至右胸锁关节,右侧 +0.5cm,左侧 +1cm。②下肢穿刺测量:下肢外展45°,由预穿刺点沿血管走向,至腹股沟,向上过脐带,至剑突。
4. 穿刺者洗手、戴口罩、穿无菌手术衣、戴无菌手套。
5. 铺无菌台,助手打开所有穿刺用物外包装,由穿刺者取出,按使用顺序摆放于无菌台上(PICC 导管用生理盐水预充、浸润导管,按预计置入长度修剪,纱布块放弯盘中,用 0.5% 有效碘消毒液浸湿)。
6. 先清洁穿刺侧手臂,足月儿可先用酒精消毒,助手用 0.5% 有效碘消毒液纱布块包裹患儿穿刺侧肢端并提起,穿刺者用 0.5% 有效碘消毒液棉棒消毒穿刺侧肢体(上肢:穿刺点为中心,臂臂消毒,包括指尖、肩胛与腋窝。下肢:穿刺点为中心,整腿消毒,包括脚趾、腹股沟与会阴),按照顺时针 - 逆时针 - 顺时针的顺序消毒三遍。
7. 助手将患儿穿刺肢体交给穿刺者,弃去纱布,洗手、戴口罩、穿无菌手术衣、戴无菌手套。
8. 建立无菌区:助手先将一块治疗巾铺于穿刺肢体下,再上下、左右各铺一块,最后与穿刺者配合将患儿穿刺肢体自孔巾穿出(最大无菌屏障)。
9. 穿刺者更换无菌手套,再次消毒穿刺肢体,待干后在穿刺点上方扎止血带,使静脉充盈,15°~30° 进针,见回血,降低穿刺角度,退出少许针芯,再送入少许,使导管鞘进入血管。
10. 松开止血带,左手示指固定导入鞘以避免移位,中指轻压导入鞘尖端所处上端的血管,右手从导入鞘中退出穿刺针。
11. 用镊子轻轻夹住 PICC 导管尖端,自"漏斗形"导入鞘末端缓缓送入静脉。
12. 穿刺上肢时,送至腋下需将患儿头转向穿刺侧,下颌靠近胸锁关节,继续送管。
13. 送入到预定长度后,用生理盐水注射器抽吸回血,回血顺畅。
14. 指压导入鞘上端静脉固定导管,从静脉内退出导入鞘,撕裂导入鞘并从置管上撤离。
15. 连接输液接头,生理盐水冲管,肝素盐水正压封管。
16. 用生理盐水纱布清洁穿刺点周围皮肤,必要时涂以皮肤保护剂(注意不能触及穿刺点)。
17. 将体外导管放置呈"S"或"L"状弯曲,在圆盘上贴胶带(避开骨隆突关节处),在穿刺点上方放置 1cm×1cm 纱布吸收渗血。
18. 以穿刺点为中心放置透明贴膜(无张力粘贴),贴膜下缘要完全覆盖圆盘,边按压边去除纸质边框,用胶带在圆盘远端蝶形交叉固定导管,在记录胶条上写导管名称、日期及操作者姓名并贴于透明敷贴下缘,高举平台法固定输液接头(操作过程保暖)。
19. 再次核对患儿腕带信息(操作后查对)。
整理 / 记录
20. 移去治疗巾,包裹患儿,取舒适体位。
21. 脱手套,整理用物,洗手。
22. 记录。
23. X 线摄片定位。

评价

1. 熟练、简洁地实施护理操作,显示良好临床知识、判断能力和技术,适当使用设备和资源。
2. 确保患儿安全,根据护理标准正确且有效率地执行查对、无菌原则、消毒隔离。
3. 全程保暖,体现人文关怀。
4. PICC 导管尖端位置适宜。

【常见并发症及处理】

并发症	临床表现	原因	预防及处理
导管异位	导管尖端附近皮肤肿胀；突然发生与原发病无关的呼吸困难。	1. 置管时体位不正确。 2. 静脉分支多、有血管畸形。 3. 操作不熟练。 4. 导管测量不准确。 5. 胸腔积液/心包积液。	1. 置管时正确摆放体位。 2. 熟练掌握置管技术。 3. 准确测量导管置入长度。 4. 体外调管，调整无效或出现严重并发症时拔管（留置期间只能向外拔出导管，不能送入，以免感染）。
心律失常	烦躁、心率增快。	导管过深进入右心房、右心室。	1. 置管后立即X线摄片定位。 2. 外撤导管。
导管堵塞	推注时感觉明显阻力、无回血；输注溶液不滴；肉眼可见导管内有回血。	1. 封管方法不正确。 2. 两组液体之间未做到有效冲管。 3. 输液速度过慢。	1. 掌握正确封管方法。 2. 两组液体之间冲管。 3. 适当提高输液速度。 4. 必要时尿激酶溶栓。
静脉炎	局部组织发红、肿胀、疼痛，沿血管走向出现条索状红线，有时伴有畏寒、发热等全身症状。	1. 穿刺技术不熟练。 2. 长期留置导管刺激。 3. 导管的型号和血管粗细不匹配，血管内膜损伤。 4. 穿刺部位在关节处，反复牵拉。	1. 提高穿刺技术。 2. 缩短导管留置时间。 3. 选择适宜的小型号导管。 4. 亲水性敷料贴敷。 5. 炎症部位多磺酸黏多糖乳膏外涂。
感染	穿刺点红肿、硬结、有脓性分泌物；不明原因的发热和血象升高。（早产儿频繁呼吸暂停）	1. 未严格执行无菌操作技术。 2. 置管环境不符合要求。 3. 置管部位消毒时间、消毒面积和消毒力度不够。 4. 患儿自身抵抗力低下。 5. 导管留置时间过长。	1. 严格手卫生消毒。 2. 置管时保证最大无菌屏障。 3. 导管维护时消毒范围应大于透明敷贴。 4. 消毒输液接头时使用机械法，加大消毒力度，消毒时间大于15s。 5. 每日评估导管情况，治疗结束尽早拔管。

【新生儿置管术的配合与护理复习题】

1. 下列**不是**新生儿经外周中心静脉置管的目的是（A）

A. 供给患儿足够的能量

B. 长期（数周或数月）放置体内

C. 提供长时间给药的管道

D. 避免重复穿刺，减轻患儿疼痛

E. 减少药物对外周静脉的刺激

2. 脐动脉位于脐带切面的（C）

A. 11 点和 1 点处   B. 8 点和 12 点处

C. 4 点和 7 点处   D. 3 点和 8 点处

E. 1 点和 4 点处

3. 下列**不是**新生儿脐动静脉置管常见并发症的是（C）

A. 脐部渗血   B. 导管堵塞

C. 心律失常   D. 穿孔

E. 血栓

4. 下列**不是**新生儿 PICC 常见并发症的是（A）

A. 脐部渗血   B. 导管异位

C. 心律失常   D. 静脉炎

E. 导管堵塞

（王 玲）

第十二节　新生儿动脉血压监测技术

【定义】

有创血压监测是指通过外周动脉置管，将机械能转变为电信号，直接连续的监测血压变化。

【目的】

进行连续、直接、动态的血压监测，及时、准确反映患儿血流动力学状况，为临床诊断及治疗提供可靠依据。

【适应证】

1. 各类危重患儿、循环功能不全、体外循环直视手术、复杂大手术及有大出血的手术。

2. 严重低血压、休克、其他血流动力学不稳的疾病或无创血压难以监测者。

3. 需要反复抽血进行动脉血气分析的患儿。

【禁忌证】

1. 穿刺部位局部感染。

2. 桡动脉侧支循环试验阳性，雷诺病、脉管炎。

3. 凝血功能障碍为相对禁忌证。

4. 手术操作涉及同一部位。

【操作流程】

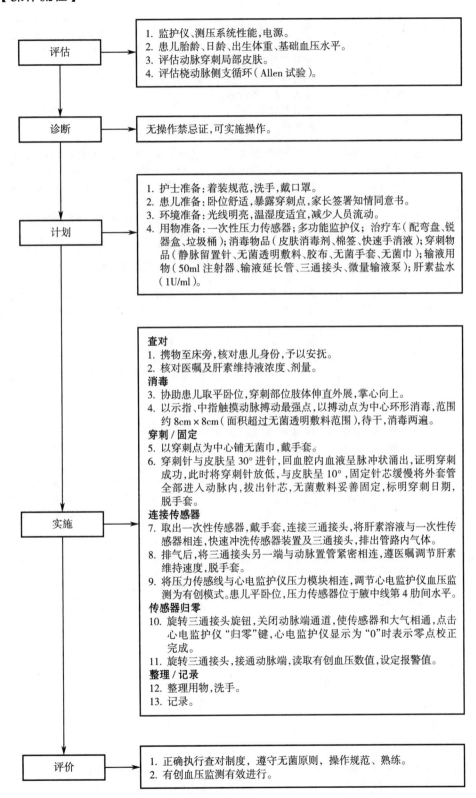

| 评估 | → | 1. 监护仪、测压系统性能、电源。
2. 患儿胎龄、日龄、出生体重、基础血压水平。
3. 评估动脉穿刺局部皮肤。
4. 评估桡动脉侧支循环（Allen 试验）。 |

| 诊断 | → | 无操作禁忌证，可实施操作。 |

| 计划 | → | 1. 护士准备：着装规范，洗手，戴口罩。
2. 患儿准备：卧位舒适，暴露穿刺点，家长签署知情同意书。
3. 环境准备：光线明亮，温湿度适宜，减少人员流动。
4. 用物准备：一次性压力传感器；多功能监护仪；治疗车（配弯盘、锐器盒、垃圾桶）；消毒物品（皮肤消毒剂、棉签、快速手消液）；穿刺物品（静脉留置针、无菌透明敷料、胶布、无菌手套、无菌巾）；输液用物（50ml 注射器、输液延长管、三通接头、微量输液泵）；肝素盐水（1U/ml）。 |

实施

查对
1. 携物至床旁，核对患儿身份，予以安抚。
2. 核对医嘱及肝素维持液浓度、剂量。

消毒
3. 协助患儿取平卧位，穿刺部位肢体伸直外展，掌心向上。
4. 以示指、中指触摸动脉搏动最强点，以搏动点为中心环形消毒，范围约 8cm×8cm（面积超过无菌透明敷料范围），待干，消毒两遍。

穿刺 / 固定
5. 以穿刺点为中心铺无菌巾，戴手套。
6. 穿刺针与皮肤呈 30° 进针，回血腔内血液呈脉冲状涌出，证明穿刺成功，此时将穿刺针放低，与皮肤呈 10°，固定针芯缓慢将外套管全部进入动脉内，拔出针芯，无菌敷料妥善固定，标明穿刺日期，脱手套。

连接传感器
7. 取出一次性传感器，戴手套，连接三通接头，将肝素溶液与一次性传感器相连，快速冲洗传感器装置及三通接头，排出管路内气体。
8. 排气后，将三通接头另一端与动脉置管紧密相连，遵医嘱调节肝素维持速度，脱手套。
9. 将压力传感线与心电监护仪压力模块相连，调节心电监护仪血压监测为有创模式。患儿平卧位，压力传感器位于腋中线第 4 肋间水平。

传感器归零
10. 旋转三通接头旋钮，关闭动脉端通道，使传感器和大气相通，点击心电监护仪 "归零" 键，心电监护仪显示为 "0" 时表示零点校正完成。
11. 旋转三通接头，接通动脉端，读取有创血压数值，设定报警值。

整理 / 记录
12. 整理用物，洗手。
13. 记录。

| 评价 | → | 1. 正确执行查对制度，遵守无菌原则，操作规范、熟练。
2. 有创血压监测有效进行。 |

【常见并发症及处理】

并发症	临床表现	原因	预防及处理
远端肢体缺血	置管部位及对应肢体皮肤呈花纹状,颜色青紫。	多因反复穿刺、操作粗暴、抽血速度过快、输入冰冷液体引起血管痉挛、缺血等导致。	1. 患肢抬高保暖。 2. 必要时拔除测压管。
导管阻塞	导管内出现血凝块,监测动脉血压波形异常。	正压封管方法不正确、抽血后未及时冲管,患儿躁动导致血压回流。	1. 置管成功后,用肝素盐水(1U/ml)以 0.5~1.0ml/h 的速度持续维持输注。 2. 正确执行脉冲式正压封管操作,抽血后及时冲洗导管。 3. 目测导管内有血凝块时,严禁用肝素或生理盐水强行推注。 4. 保持患儿处于安静状态,适当固定。 5. 导管堵塞时及时拔管。
血栓形成	置管侧肢体远端皮温下降,指(趾)端发绀,严重者坏死。	血管内膜受损、置管时间长、患儿有红细胞增多症或血液高凝状态、未正确封管。	1. 首选桡动脉,因腋动脉、肱动脉、股动脉等大动脉缺乏侧支,一旦血栓形成,极易发生缺血坏死。 2. 提高穿刺技术,避免反复穿刺,减少血管内膜损伤。 3. 若有血栓形成,尽快遵医嘱实施全身静脉溶栓。
感染	体温升高,白细胞升高,局部皮肤红肿,有脓性分泌物。	置管及日常维护中,未严格执行无菌操作。	1. 操作时严格遵守无菌操作原则,接触患儿前后均要洗手。 2. 保持穿刺部位周围皮肤清洁、干燥,如有潮湿、渗血、渗液,及时更换敷料。 3. 外周动脉置管留置时间不超过 7d,发现感染迹象及时拔管,并留取导管末端送培养。 4. 每日评估导管留置的必要性,尽早拔除导管。
导管滑脱	导管滑出皮肤/导管滑出血管外,监测动脉血压波形异常。	患儿烦躁,导管固定不牢固。	1. 正确有效固定导管,充分暴露穿刺部位,适当约束患儿肢体,必要时遵医嘱实施镇静镇痛治疗。 2. 妥善固定换能器,避免重力牵拉,导致导管滑脱。

【新生儿动脉血压监测技术复习题】

1. 新生儿动脉置管,首选动脉是(B)

A. 肱动脉

B. 桡动脉

C. 股动脉

D. 颞浅动脉

E. 尺动脉

2. 新生儿动脉血压监测时,患儿平卧位,压力传感器放置的最佳位置是(C)

A. 腋中线第 2 肋间水平

B. 腋前线第 2 肋间水平

C. 腋中线第 4 肋间水平　　　　　D. 腋前线第 4 肋间水平

E. 腋后线第 4 肋间水平

3. 关于新生儿有创血压监测,以下**不属于**常见并发症的是(D)

A. 导管堵塞　　　　　　　　　　B. 感染

C. 导管脱出　　　　　　　　　　D. 皮下出血

E. 远端肢体缺血

4. 持续有创血压监测护理**不当**的是(D)

A. 置管成功后,用肝素液(1U/ml)以 0.5~1.0ml/h 的速度持续维持输注

B. 保持穿刺部位周围皮肤清洁、干燥,如有潮湿、渗血、渗液,及时更换敷料

C. 每日评估导管留置的必要性,尽早拔除导管

D. 为了预防感染,每日一次归零操作即可

E. 妥善固定导管及换能器,避免重力牵拉,导致导管滑脱

（李　芳）

第十三节　新生儿气管插管

【定义】

新生儿气管插管术是指将特制的气管导管通过口腔或鼻腔插入新生儿气管内的一种技术。是一种气管内给药、麻醉和抢救患儿的技术,也是保持上呼吸道通畅的有效手段。

【目的】

1. 通过气管插管迅速清除吸入气管内的羊水、胎粪、黏液等,保持呼吸道通畅。

2. 迅速建立人工气道,进行辅助呼吸。

3. 通过气管插管给药。

【适应证】

1. 吸入胎粪性羊水需气管内吸引。

2. 人工呼吸机机械通气。

3. 呼吸心搏骤停。

4. 经气管注入药物。

5. 获取气管内分泌物做培养。

6. 特殊复苏情况,如先天性膈疝或超低出生体重儿。

【禁忌证】

1. 绝对禁忌证　喉头水肿、急性喉炎、喉头黏膜下血肿。

2. 相对禁忌证　①呼吸道不全梗阻有插管适应证,但禁忌快速诱导插管。②合并出血性血液病(如血友病、血小板减少性紫癜等)。③插管损伤易诱发喉头声门或气管黏膜下出血或血肿,继发呼吸道急性梗阻。④主动脉瘤压迫气管,插管可能导致主动脉瘤破裂。⑤插管技术不熟练或插管设备不完善。

【操作流程】

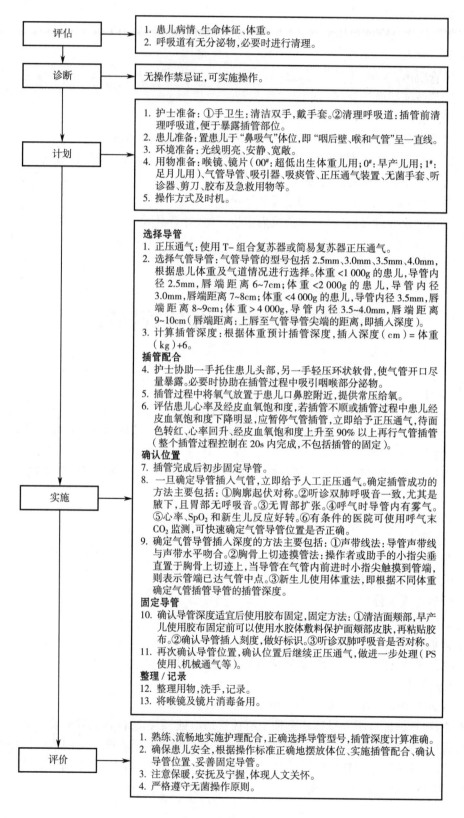

| 评估 | → | 1. 患儿病情、生命体征、体重。
2. 呼吸道有无分泌物，必要时进行清理。 |

| 诊断 | → | 无操作禁忌证，可实施操作。 |

| 计划 | → | 1. 护士准备：①手卫生：清洁双手，戴手套。②清理呼吸道：插管前清理呼吸道，便于暴露插管部位。
2. 患儿准备：置患儿于"鼻吸气"体位，即"咽后壁、喉和气管"呈一直线。
3. 环境准备：光线明亮、安静、宽敞。
4. 用物准备：喉镜、镜片（00#：超低出生体重儿用；0#：早产儿用；1#：足月儿用）、气管导管、吸引器、吸痰管、正压通气装置、无菌手套、听诊器、剪刀、胶布及急救用物等。
5. 操作方式及时机。 |

| 实施 | → | **选择导管**
1. 正压通气：使用 T- 组合复苏器或简易复苏器正压通气。
2. 选择气管导管：气管导管的型号包括 2.5mm、3.0mm、3.5mm、4.0mm，根据患儿体重及气道情况进行选择。体重 <1 000g 的患儿，导管内径 2.5mm，唇端距离 6~7cm；体重 <2 000g 的患儿，导管内径 3.0mm，唇端距离 7~8cm；体重 <4 000g 的患儿，导管内径 3.5mm，唇端距离 8~9cm；体重 >4 000g，导管内径 3.5~4.0mm，唇端距离 9~10cm（唇端距离：上唇至气管导管尖端的距离，即插入深度）。
3. 计算插管深度：根据体重预计插管深度，插入深度（cm）= 体重（kg）+6。
插管配合
4. 护士协助一手托住患儿头部，另一手轻压环状软骨，使气管开口尽量暴露。必要时协助在插管过程中吸引咽喉部分泌物。
5. 插管过程中将氧气放置于患儿口鼻腔附近，提供常压给氧。
6. 评估患儿心率及经皮血氧饱和度，若插管不顺或插管过程中患儿经皮血氧饱和度下降明显，应暂停气管插管，立即给予正压通气，待面色转红、心率回升、经皮血氧饱和度上升至 90% 以上再行气管插管（整个插管过程控制在 20s 内完成，不包括插管的固定）。
确认位置
7. 插管完成后初步固定导管。
8. 一旦确定导管插入气管，立即给予人工正压通气。确定插管成功的方法主要包括：①胸廓起伏对称。②听诊双肺呼吸音一致，尤其是腋下，且胃部无呼吸音。③无胃部扩张。④呼气时导管内有雾气。⑤心率、SpO_2 和新生儿反应好转。⑥有条件的医院可使用呼气末 CO_2 监测，可快速确定气管导管位置是否正确。
9. 确定气管导管插入深度的方法主要包括：①声带线法：导管声带线与声带水平吻合。②胸骨上切迹摸管法：操作者或助手的小指尖垂直置于胸骨上切迹上，当导管在气管内前进时小指尖触摸到管端，则表示管端已达气管中点。③新生儿使用体重法，即根据不同体重确定气管插管导管的插管深度。
固定导管
10. 确认导管深度适宜后使用胶布固定，固定方法：①清洁面颊部，早产儿使用胶布固定前可以使用水胶体敷料保护面颊部皮肤，再粘贴胶布。②确认导管插入刻度，做好标识。③听诊双肺呼吸音是否对称。
11. 再次确认导管位置，确认位置后继续正压通气，做进一步处理（PS 使用、机械通气等）。
整理/记录
12. 整理用物，洗手，记录。
13. 将喉镜及镜片消毒备用。 |

| 评价 | → | 1. 熟练、流畅地实施护理配合，正确选择导管型号，插管深度计算准确。
2. 确保患儿安全，根据操作标准正确地摆放体位、实施插管配合、确认导管位置、妥善固定导管。
3. 注意保暖、安抚及宁握，体现人文关怀。
4. 严格遵守无菌操作原则。 |

【常见并发症及处理】

并发症	临床表现	原因	预防及处理
导管误入食管	呼气时导管内无雾气；胸廓听诊无呼吸音而胃内有"咕噜"声；通气时可见胃部扩张；心率、血氧饱和度及新生儿反应未见好转；呼气末 CO_2 监测。	1. 患儿体位摆放不当，声门暴露不清。 2. 呼吸道分泌物过多，遮盖咽喉部。 3. 操作不当或操作不熟练。	1. 立即拔出气管导管。 2. 置患儿于"鼻吸气"体位，充分暴露声门。 3. 协助清理咽喉壁分泌物。 4. 更换气管导管、重新插管。
导管误入右侧主支气管	听诊胸廓右侧呼吸音强，左侧轻；胸部 X 线片提示气管导管尖端位于右侧主支气管。	气管导管置入过深。	1. 重新计算插管深度。 2. 缓慢退出导管，边退边听诊双肺呼吸音，调整气管导管位置。
心律失常	部分患儿出现心动过缓或心搏骤停。	导管刺激会厌，反射性引起迷走神经及交感神经系统过度兴奋。	1. 立即拔出气管导管。 2. 给予正压通气等处理，待患儿恢复后再行插管。
口腔软组织损伤	插管后口腔内可见较多新鲜血液；吸痰时从口腔内吸出新鲜血性分泌物。	1. 喉镜置入不当。 2. 暴力操作。 3. 镜片选择不当。	1. 紧急情况下或预估插管困难者选择操作熟练者进行气管插管。 2. 轻柔操作。 3. 针对不同患儿合理选择不同型号的镜片。
喉头水肿	喉喘鸣、呼吸困难、喉镜下可见黏膜呈深红色水肿、表面发亮甚至表现为弥漫性水肿、苍白。	1. 喉镜置入不当。 2. 导管内径不合适。	1. 避免反复插管。 2. 选择合适的导管内径，避免导管过粗，压迫声门引起水肿。

【新生儿气管插管复习题】

1. 以下关于新生儿气管插管适应证**错误**的是（D）

A. 呼吸心跳骤停　　　　　　　　　　B. PS 的应用

C. 人工呼吸机机械通气　　　　　　　D. 喉头水肿

E. 吸入胎粪性羊水，需气管内吸引

2. 以下关于新生儿气管插管配合的说法**错误**的是（B）

A. 护士协助一手托住患儿头部，另一手轻压环状软骨，使气管开口尽量暴露

B. 整个插管过程控制在 30s 内完成

C. 插管过程中将氧气放置于患儿口鼻腔附近，提供常压给氧

D. 插管过程中患儿经皮血氧饱和度下降明显，应暂停气管插管，立即给予正压通气

E. 插管过程中必要时吸引咽喉部分泌物

3. 判断新生儿气管插管成功的方法**错误**的是（B）

A. 心率、SpO_2 和新生儿反应好转

B. 呼气时导管内无雾气

C. 听诊双肺呼吸音一致,且胃部无呼吸音

D. 胸廓起伏对称

E. 无胃部扩张

4. 新生儿气管插管的并发症**不包括**（A）

A. 导管误入左侧主支气管　　　　　B. 导管误入食管

C. 心律失常　　　　　　　　　　　D. 口腔软组织损伤

E. 喉头水肿

（彭文涛）

第十四节　新生儿机械通气

新生儿机械通气是指新生儿无自主呼吸或自主呼吸微弱不能满足生理需要时,通过经鼻使用鼻塞/鼻罩或经口插管连接呼吸机提供呼吸支持,改善通气和换气功能,纠正低氧血症和高碳酸血症,为治疗导致呼吸功能衰竭的原发疾病创造条件的一种方法。主要包括以下通气模式:持续气道正压通气（CPAP）、常频机械通气（conventional mechanical ventilation, CMV）、高频通气（high-frequency ventilation, HFV）。目的是改善通气和换气功能;纠正低氧血症和高碳酸血症;缓解严重缺氧和 CO_2 潴留;减少呼吸肌做功,保持呼吸道通畅。

（一）CPAP

【适应证】

1. 有呼吸窘迫,在头罩吸氧时需要氧浓度 >30%。

2. 头罩吸氧时需要氧浓度 >40%。

3. 在近期拔除气管插管者,出现明显的吸气性凹陷和/或呼吸窘迫。

4. 胎龄 25~28 周,有自主呼吸的早产儿在产房应用,以稳定肺功能残气量。一般来说,RDS 患儿在用 CPAP 时, FiO_2 >35%~40% 都应气管插管、PS 应用和机械通气或在 PS 应用后拔管继续 CPAP 应用。

【禁忌证】

1. 进行性呼吸衰竭不能维持氧合,动脉 $PaCO_2$ >60mmHg, pH<7.25。

2. 先天性畸形,包括先天性膈疝、气管-食管瘘、后鼻道闭锁、腭裂等。

3. 心血管系统不稳定（低血压和心功能不全）。

4. 呼吸驱动不稳定,如中枢性呼吸暂停或无自主呼吸。

5. 肺气肿、气胸、消化道出血、严重腹胀、NEC、局部损伤（包括鼻黏膜、口腔、面部）。

【 常见并发症及处理 】

并发症	临床表现	原因	预防及处理
胃部扩张	患儿表现为腹胀明显、频繁呕吐等。	CPAP患儿吞入较多空气导致胃扩张所致。	留置胃管,定时抽出残留气体,必要时可保持胃管持续开放。
鼻损伤	患儿表现为鼻腔黏膜及鼻中隔受损。	CPAP鼻塞压迫过紧导致损伤。	1. 佩戴鼻塞松紧度合适。 2. 预防性使用人工皮进行鼻黏膜保护。 3. Q2h松动鼻塞。 4. Qid行鼻黏膜护理(鱼肝油)。
气胸	患儿面色发绀,SpO_2进行性下降,持续呼吸困难;叩诊呈清音,听诊双侧不对称。	气道压力过高或容量过高导致。	1. 立即下调呼吸机参数。 2. 对症处理,立即行胸腔穿刺排气,必要时行胸腔闭式引流。
心排血量降低	皮肤苍白、皮温下降、发绀、神经系统功能紊乱、尿量减少、心力衰竭等。	肺过度扩张,压迫肺毛细血管,使静脉回流受限和通气/血流比值失调、压力过高引起。	根据患儿病情调节合适的呼吸机参数。

（二）CMV

【 适应证 】

1. 相对指征

（1）频繁、间歇的呼吸暂停,经药物干预无效。

（2）血气分析急剧恶化、机械通气估计难于避免时,可考虑早期应用。

（3）患儿中、重度呼吸困难,为了减轻呼吸做功负担。

（4）RDS需要用PS治疗时。

2. 绝对指征

（1）长时间呼吸暂停。

（2）$PaO_2<50mmHg$而$FiO_2>85\%$（但不适用于青紫型先天性心脏病）。

（3）$PaCO_2>60\sim65mmHg$,伴有持续性酸中毒（$pH<7.20$）。

（4）全身麻醉的新生儿。

【 禁忌证 】

1. 无绝对禁忌证。

2. 相对禁忌证气漏综合征,气管、支气管异物。

（三）HFV

【 适应证 】

尚无统一标准,常用于CMV失败后的补救性治疗,以下情况可考虑使用HFV:

1. 各种气漏、支气管胸膜瘘。

2. 肺部均一改变的非RDS患儿,如肺炎、PPHN。

3. 一般认为常频呼吸机$PIP>20\sim25cmH_2O$,$FiO_2>0.4\sim0.6$,应用HFV常常有效。严重的

非均一性肺部疾病,如 MAS,但应用时应注意气体的滞留。

    4. 肺发育不良,如膈疝所致的肺发育不良。

    5. 腹胀、严重的胸廓畸形。

    6. 足月儿严重肺部疾病已达到 ECMO 应用标准时。

    7. 早产 RDS 可作为选择性应用,也可作为首选。

【禁忌证】

    1. 活动性颅内出血。

    2. 同 CMV 禁忌证。

【常见并发症及处理】

并发症	临床表现	原因	预防及处理
误吸	患儿表现为肺部感染加重。	患儿口咽部分泌物、胃内容物反流,沿气管与导管内壁流入下呼吸道。	1. 床头抬高 30°,侧卧位或俯卧位交替。 2. 及时清理口鼻咽部分泌物。 3. 开放胃管,定时排空胃内空气。 4. 吸痰时先吸气管内分泌物,然后更换吸痰管,再吸引口鼻咽部分泌物,严格无菌操作。
医源性感染	患儿表现为呼吸机相关性肺炎症状。	未严格无菌操作,未严格执行手卫生。插管时间过长、未及时清理呼吸机回路中的冷凝水等导致。	1. 严格执行手卫生操作。 2. 严格执行消毒隔离制度,各种器械用物等均做到一人一用一消毒。 3. 每日评估患儿呼吸功能恢复情况,尽早拔管撤机。
气道损伤	气管-支气管软化,气管炎症,声门下狭窄,肉芽肿形成,鼻中隔损伤,坏死性气管-支气管炎等。	长期插管所致。	每日评估患儿呼吸功能恢复情况,尽早拔管撤机。
气管插管并发症	插管堵塞,插管意外拔出等。	气管分泌物过多、操作不当,固定不稳妥等。	及时清除呼吸道分泌物,妥善固定,按规范操作,加强巡视。
慢性肺损伤	获得性大叶肺气肿,BPD 等。	长期插管所致。	每日评估患儿呼吸功能恢复情况,尽早拔管撤机。
气漏综合征	间质性肺气肿,气胸,纵隔气肿,心包积液,气腹,空气栓塞等。	气道压力过高或容量过高导致。	1. 立即下调呼吸机参数。 2. 对症处理,立即行胸腔穿刺排气,必要时行胸腔闭式引流。
心血管系统并发症	心排血量降低,PDA 等。	肺过度扩张压迫肺毛细血管使静脉回流受限和通气/血流比值失调、压力过高引起。	1. 立即下调呼吸机参数。 2. 对症处理。 3. 每日评估患儿呼吸功能恢复情况,尽早拔管撤机。

【操作流程】

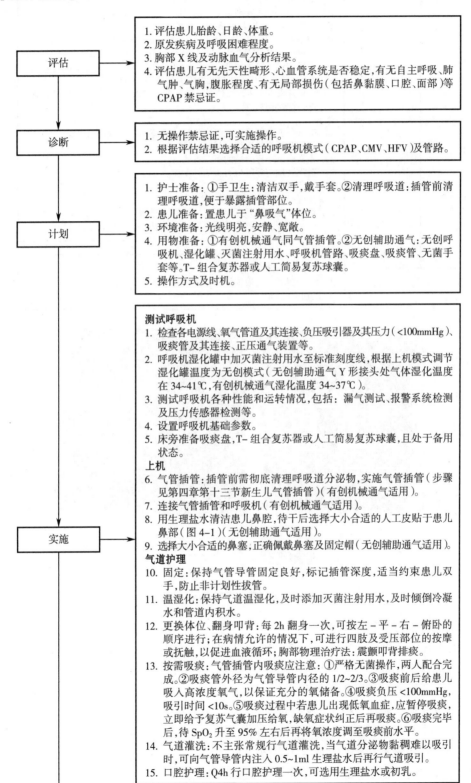

评估	1. 评估患儿胎龄、日龄、体重。 2. 原发疾病及呼吸困难程度。 3. 胸部 X 线及动脉血气分析结果。 4. 评估患儿有无先天性畸形、心血管系统是否稳定,有无自主呼吸、肺气肿、气胸,腹胀程度、有无局部损伤(包括鼻黏膜、口腔、面部)等 CPAP 禁忌证。
诊断	1. 无操作禁忌证,可实施操作。 2. 根据评估结果选择合适的呼吸机模式(CPAP、CMV、HFV)及管路。
计划	1. 护士准备:①手卫生:清洁双手,戴手套。②清理呼吸道:插管前清理呼吸道,便于暴露插管部位。 2. 患儿准备:置患儿于"鼻吸气"体位。 3. 环境准备:光线明亮,安静、宽敞。 4. 用物准备:①有创机械通气同气管插管。②无创辅助通气:无创呼吸机、湿化罐、灭菌注射用水、呼吸机管路、吸痰盘、吸痰管、无菌手套等。T- 组合复苏器或人工简易复苏球囊。 5. 操作方式及时机。
实施	**测试呼吸机** 1. 检查各电源线、氧气管道及其连接、负压吸引器及其压力(<100mmHg)、吸痰管及其连接、正压通气装置等。 2. 呼吸机湿化罐中加灭菌注射用水至标准刻度线,根据上机模式调节湿化罐温度为无创模式(无创辅助通气 Y 形接头处气体湿化温度在 34~41℃,有创机械通气湿化温度 34~37℃)。 3. 测试呼吸机各种性能和运转情况,包括:漏气测试、报警系统检测及压力传感器检测等。 4. 设置呼吸机基础参数。 5. 床旁准备吸痰盘、T- 组合复苏器或人工简易复苏球囊,且处于备用状态。 **上机** 6. 气管插管:插管前需彻底清理呼吸道分泌物,实施气管插管(步骤见第四章第十三节新生儿气管插管)(有创机械通气适用)。 7. 连接气管插管和呼吸机(有创机械通气适用)。 8. 用生理盐水清洁患儿鼻腔,待干后选择大小合适的人工皮贴于患儿鼻部(图 4-1)(无创辅助通气适用)。 9. 选择大小合适的鼻塞,正确佩戴鼻塞及固定帽(无创辅助通气适用)。 **气道护理** 10. 固定:保持气管导管固定良好,标记插管深度,适当约束患儿双手,防止非计划性拔管。 11. 温湿化:保持气道温湿化,及时添加灭菌注射用水,及时倾倒冷凝水和管道内积水。 12. 更换体位、翻身叩背:每 2h 翻身一次,可按左 - 平 - 右 - 俯卧的顺序进行;在病情允许的情况下,可进行四肢及受压部位的按摩或抚触,以促进血液循环;胸部物理治疗法:震颤叩背排痰。 13. 按需吸痰:气管插管内吸痰应注意:①严格无菌操作,两人配合完成。②吸痰管外径为气管导管内径的 1/2~2/3。③吸痰前后给患儿吸入高浓度氧气,以保证充分的氧储备。④吸痰负压 <100mmHg,吸引时间 <10s。⑤吸痰过程中若患儿出现低氧血症,应暂停吸痰,立即给予复苏气囊加压给氧,缺氧症状纠正后再吸痰。⑥吸痰完毕后,待 SpO₂ 升至 95% 左右后再将氧浓度调至吸痰前水平。 14. 气道灌洗:不主张常规行气道灌洗,当气道分泌物黏稠难以吸引时,可向气管导管内注入 0.5~1ml 生理盐水后再行气道吸引。 15. 口腔护理:Q4h 行口腔护理一次,可选用生理盐水或初乳。

16. 鼻黏膜护理：Q2h~Q4h 松动鼻塞及使用 3M 水胶体保护鼻黏膜，Q2h~Q4h 鱼肝油外涂（无创辅助通气适用）。
17. 报警处理：掌握各种报警的意义，及时处理，以保证患儿安全。
18. 病情观察：密切观察患儿的生命体征及尿量变化情况，观察呼吸机参数的变化及患儿对机械通气的反应，注意观察患儿自主呼吸与机械通气是否协调，当患儿发生病情变化时立即通知医生处理。
19. 血气分析：密切关注患儿血气分析结果，早日撤机。
20. 严格床旁交接班：包括患儿病情变化情况、气管导管大小、插入深度、呼吸机参数等。

拔管
21. 拔管后遵医嘱予雾化吸入治疗，以减轻呼吸道黏膜水肿。
22. 将患儿的头稍后仰，保持呼吸道通畅。
23. 根据病情选择合适的氧疗方式。
24. 对症处理与呼吸机有关的并发症。

整理 / 记录
25. 整理用物，洗手并记录。
26. 按要求处理呼吸机管道（一次性管道置于医疗垃圾，非一次性管道送供应室环氧乙烷消毒处理），呼吸机按要求消毒后备用。

评价 →
1. 熟练、流畅地实施护理。
2. 确保患儿安全，根据操作标准按需吸痰，严密病情观察，未发生呼吸机相关性肺炎。

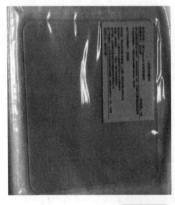
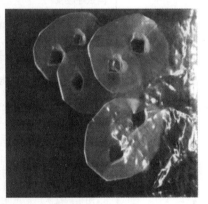
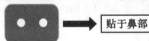

3M水胶体 → 贴于鼻部

图 4-1　无创辅助通气鼻黏膜保护

【新生儿机械通气复习题】

1. 关于新生儿机械通气的目的**不正确**的是（C）
A. 改善通气功能
B. 改善换气功能
C. 纠正高氧血症和高碳酸血症
D. 缓解 CO_2 潴留
E. 减少呼吸肌做功，保持呼吸道通畅

2. 以下关于 CPAP 适应证的说法正确的是（D）
A. 心血管系统不稳定（低血压和心功能不全）
B. 呼吸驱动不稳定：如中枢性呼吸暂停或无自主呼吸
C. 气胸

D. 头罩吸氧时需要氧浓度 >40%

E. 进行性呼吸衰竭不能维持氧合,动脉血 $PaCO_2$>60mmHg,pH<7.25

3. 新生儿无创呼吸机使用的禁忌证**不包括**（B）

A. 严重腹胀　　　　　　　　　　B. NRDS

C. 消化道出血　　　　　　　　　D. NEC

E. 先天性膈疝

4. 机械通气的新生儿,关于气道管理的说法**错误**的是（E）

A. 无创辅助通气 Y 形接头处气体湿化温度在 34~41℃,有创机械通气湿化温度 34~37℃

B. 及时更换体位、翻身叩背

C. 不主张常规行气道灌洗

D. 吸痰管外径为气管导管内径的 1/2~2/3

E. 吸痰负压 <100mmHg,吸引时间 <15s

（彭文涛）

第十五节　新生儿肺表面活性物质气管内给药

【定义】

新生儿肺表面活性物质气管内给药是指通过气管插管,将肺表面活性物质经细导管滴入肺内,使其替代患儿缺乏的内源性肺表面活性物质,并均匀分布在肺泡的气液界面上,发挥内源性肺表面活性物质的作用,以治疗新生儿呼吸窘迫综合征的一种方法。

【目的】

1. 用于遗传性 PS 蛋白缺陷症。

2. 预防或治疗新生儿呼吸窘迫综合征。

3. 用于胎粪吸入综合征患儿的外源性 PS 药物治疗。

4. 急性呼吸窘迫综合征的外源性 PS 药物治疗。

【适应证】

1. **产房预防**　对胎龄和出生体重非常小的早产儿在产房复苏后立即使用 PS,一般为生后 15~30min 给药一次。由于胎龄和体重非常小的早产儿 RDS 发生率比较高,生后立即给予 PS 预防,可使 RDS 发生率减少和严重程度减轻。由于 PS 预防是对符合指征的所有早产儿均适用,使得其中相当一部分早产儿即使没有发生 RDS 也使用了 PS,造成了浪费。美国儿科学会指南建议:早产儿出生后先观察呼吸变化,如发生呼吸困难、呻吟,先使用 NCPAP,根据病情选择性给予 PS 治疗。欧洲新生儿 RDS 指南 2016 版也建议:不主张预防性使用 PS。在完善的新生儿监护下,并符合下列条件的情况时可预防性用药:

（1）胎龄 <26 周的新生儿,推荐预防性用药。

（2）胎龄 26~28 周的新生儿:①出生前未使用糖皮质激素者,推荐生后立即预防应用。②出生前使用糖皮质激素者,在诊断为 NRDS 后才使用肺表面活性物质;考虑到胎龄 <28 周的危险因素,在有以下两项或多项 NRDS 危险因素存在的情况下也推荐预防用药:围生期室

息、出生时需要气管插管、母亲糖尿病、多胎妊娠、男性、家族 NRDS 易患因素、剖宫产。

2. 早期治疗 一般是指生后 2h 内给药治疗,出生后密切观察呼吸变化,如出现呼吸困难、呻吟,应先使用无创通气,同时立即摄取胸片,如显示两肺透亮度下降,颗粒网状影,提示 RDS 早期,即给 PS 治疗。2016 年欧洲新生儿 RDS 防治指南推荐方案:对胎龄 <26 周,$FiO_2>0.30$ 或胎龄 >26 周,$FiO_2>0.40$ 时应给 PS 治疗。

3. 抢救性治疗 是指病情非常严重,X 线显示双肺出现典型 RDS 改变才给药。

【操作流程】

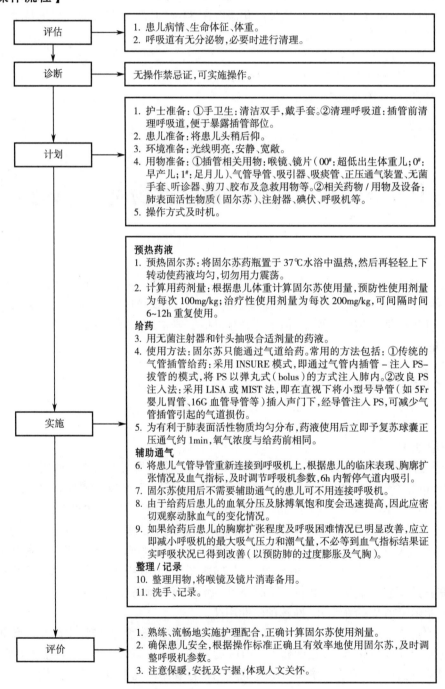

评估
1. 患儿病情、生命体征、体重。
2. 呼吸道有无分泌物,必要时进行清理。

诊断
无操作禁忌证,可实施操作。

计划
1. 护士准备:①手卫生:清洁双手,戴手套。②清理呼吸道:插管前清理呼吸道,便于暴露插管部位。
2. 患儿准备:将患儿头稍后仰。
3. 环境准备:光线明亮,安静、宽敞。
4. 用物准备:①插管相关用物:喉镜、镜片(00#:超低出生体重儿;0#:早产儿;1#:足月儿)、气管导管、吸引器、吸痰管、正压通气装置、无菌手套、听诊器、剪刀、胶布及急救用物等。②相关药物 / 用物及设备:肺表面活性物质(固尔苏)、注射器、碘伏、呼吸机等。
5. 操作方式及时机。

实施

预热药液
1. 预热固尔苏:将固尔苏药瓶置于 37℃水浴中温热,然后再轻轻上下转动使药液均匀,切勿用力震荡。
2. 计算用药剂量:根据患儿体重计算固尔苏使用量,预防性使用剂量为每次 100mg/kg;治疗性使用剂量为每次 200mg/kg,可间隔时间 6~12h 重复使用。
给药
3. 用无菌注射器和针头抽吸合适剂量的药液。
4. 使用方法:固尔苏只能通过气道给药。常用的方法包括:①传统的气管插管给药:采用 INSURE 模式,即通过气管内插管 – 注入 PS– 拔管的模式,将 PS 以弹丸式(bolus)的方式注入肺内。②改良 PS 注入法:采用 LISA 或 MIST 法,即在直视下将小型号导管(如 5Fr 婴儿胃管、16G 血管导管等)插入声门下,经导管注入 PS,可减少气管插管引起的气道损伤。
5. 为有利于肺表面活性物质均匀分布,药液使用后立即予复苏球囊正压通气约 1min,氧气浓度与给药前相同。
辅助通气
6. 将患儿气管导管重新连接到呼吸机上,根据患儿的临床表现、胸廓扩张情况及血气指标,及时调节呼吸机参数,6h 内暂停气道内吸引。
7. 固尔苏使用后不需要辅助通气的患儿可不用连接呼吸机。
8. 由于给药后患儿的血氧分压及脉搏氧饱和度会迅速提高,因此应密切观察动脉血气的变化情况。
9. 如果给药后患儿的胸廓扩张程度及呼吸困难情况已明显改善,应立即减小呼吸机的最大吸气压力和潮气量,不必等到血气指标结果证实呼吸状况已得到改善(以预防肺的过度膨胀及气胸)。
整理 / 记录
10. 整理用物,将喉镜及镜片消毒备用。
11. 洗手、记录。

评价
1. 熟练、流畅地实施护理配合,正确计算固尔苏使用剂量。
2. 确保患儿安全,根据操作标准正确且有效率地使用固尔苏,及时调整呼吸机参数。
3. 注意保暖,安抚及宁握,体现人文关怀。

【常见并发症及处理】

并发症	临床表现	原因	预防及处理
过度通气和高氧血症	呼吸深快费力，心动过速，动脉血 $PaCO_2$ 降低，PaO_2>100%。	PS 治疗后肺部病变快速改变，肺通气和换气显著改善，不及时下调 FiO_2 和呼吸机参数导致。	及时下调 FiO_2 和呼吸机参数。
气漏	患儿可表现为张力性气胸、肺间质气肿、纵隔气肿、皮下气肿、心包气肿、空气栓塞等相应症状。	PS 治疗后因肺顺应性的改善，气道压力过高或容量过高导致。	1. PS 使用后应及时调整呼吸机参数。 2. 对症处理，若发生张力性气胸，立即行胸腔闭式引流。
肺出血	气管导管内可吸出血性分泌物。	使用 PS 后，肺血管阻力迅速降低及肺血管血流增加导致肺组织充血所致。	1. 暂停气道灌洗。 2. 气管内及静脉使用止血药物。 3. 遵医嘱对症处理。
动脉导管开放	PDA 由右向左分流转为左向右分流。	PS 治疗后因肺部病变及肺顺应性的改善，使肺动脉压力下降。	是 NRDS 恢复过程中的暂时现象，无须特殊处理。
脑血流动力学改变	PS 治疗后 10min 内脑血流速度增快或血流量增加。	可能为反射性所致。	给药过程中应轻柔操作，一般在 30min 后恢复正常，应严密观察。

【新生儿肺表面活性物质气管内给药复习题】

1. 以下关于肺表面活性物质（PS）的描述**不正确**的是（C）

A. 用于遗传性 PS 蛋白缺陷症

B. 预防或治疗新生儿呼吸窘迫综合征

C. 预防剂量为 200mg/kg

D. 使用前需预热固尔苏

E. 间隔时间 6~12h 可重复使用

2. 以下关于肺表面活性物质（PS）的使用表述**不正确**的是（D）

A. 固尔苏只能通过气道给药

B. 可采用 INSURE 模式，LISA 或 MIST 法

C. PS 以弹丸式（bolus）的方式注入肺内

D. PS 使用后应无须调整呼吸机参数

E. 使用后 6h 内暂停气道内吸引

3. 肺表面活性物质（PS）使用后的并发症**不包括**（E）

A. 张力性气胸　　　　　　　　　　　B. 肺出血

C. 动脉导管开放　　　　　　　　　D. 高氧血症

E. NRDS

4. 关于肺表面活性物质（PS）使用过程中的注意事项表述**不正确**的是（E）

A. 注意保暖　　　　　　　　　　　B. 确保患儿安全

C. 插管前需清理呼吸道　　　　　　D. 注意无菌操作

E. 预热 PS 至 37~40℃

（彭文涛　李小文）

第十六节　新生儿亚低温治疗

【定义】

新生儿亚低温治疗是一种以物理方法将患儿的体温降低到预期水平以达到治疗疾病目的的方法。对围生期发生缺氧缺血的新生儿给予亚低温治疗,可降低神经系统后遗症及不良反应,目前将脑部温度降低 2~5℃ 的亚低温治疗被认为是临床上可行的改善新生儿缺氧缺血性脑病预后的手段。

【目的】

通过亚低温治疗的方法使患儿的脑温降低 2~5℃,同时降低患儿的脑代谢率及脑耗氧量,尽量减轻脑细胞结构破坏,同时促进脑组织细胞功能及结构修复。

【适应证】

胎龄 ≥ 36 周、出生体重 ≥ 2 500g、出生 12h 以内,同时存在下列情况:

1. 有胎儿宫内窘迫的证据。

2. 有新生儿窒息的证据。

3. 有新生儿 HIE 或初始振幅整合脑电图监测异常的证据。

【禁忌证】

1. 出生 12h 以后。

2. 初始振幅整合脑电图监测正常。

3. 存在严重的先天性畸形,特别是复杂青紫型先天性心脏病,复杂神经系统畸形,存在 21、13 或 18- 三体等染色体异常。

4. 颅脑创伤或中、重度颅内出血。

5. 全身性先天性病毒或细菌感染。

6. 临床有自发性出血倾向或血小板 $<50 \times 10^9/L$。

【**操作流程**】

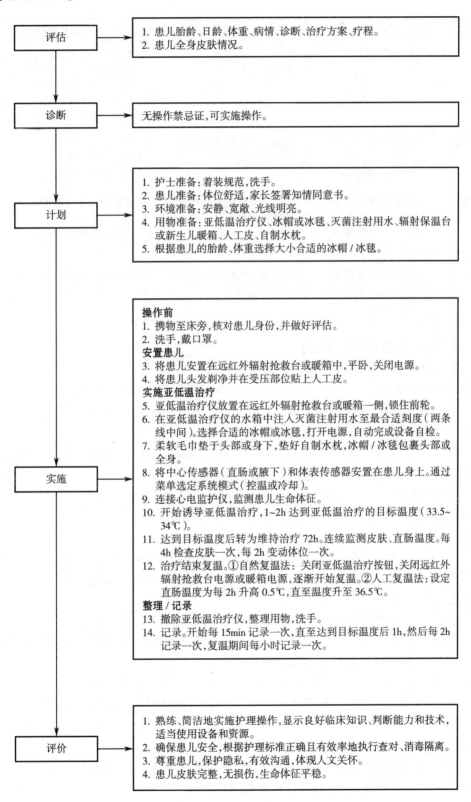

评估	1. 患儿胎龄、日龄、体重、病情、诊断、治疗方案、疗程。 2. 患儿全身皮肤情况。
诊断	无操作禁忌证,可实施操作。
计划	1. 护士准备:着装规范,洗手。 2. 患儿准备:体位舒适,家长签署知情同意书。 3. 环境准备:安静、宽敞、光线明亮。 4. 用物准备:亚低温治疗仪、冰帽或冰毯、灭菌注射用水、辐射保温台或新生儿暖箱、人工皮、自制水枕。 5. 根据患儿的胎龄、体重选择大小合适的冰帽/冰毯。
实施	**操作前** 1. 携物至床旁,核对患儿身份,并做好评估。 2. 洗手,戴口罩。 **安置患儿** 3. 将患儿安置在远红外辐射抢救台或暖箱中,平卧,关闭电源。 4. 将患儿头发剃净并在受压部位贴上人工皮。 **实施亚低温治疗** 5. 亚低温治疗仪放置在远红外辐射抢救台或暖箱一侧,锁住前轮。 6. 在亚低温治疗仪的水箱中注入灭菌注射用水至最合适刻度(两条线中间)。选择合适的冰帽或冰毯,打开电源,自动完成设备自检。 7. 柔软毛巾垫于头部或身下,垫好自制水枕,冰帽/冰毯包裹头部或全身。 8. 将中心传感器(直肠或腋下)和体表传感器安置在患儿身上。通过菜单选定系统模式(控温或冷却)。 9. 连接心电监护仪,监测患儿生命体征。 10. 开始诱导亚低温治疗,1~2h 达到亚低温治疗的目标温度(33.5~34℃)。 11. 达到目标温度后转为维持治疗 72h。连续监测皮肤、直肠温度。每4h 检查皮肤一次,每 2h 变动体位一次。 12. 治疗结束复温:①自然复温法:关闭亚低温治疗按钮,关闭远红外辐射抢救台电源或暖箱电源,逐渐开始复温。②人工复温法:设定直肠温度为每 2h 升高 0.5℃,直至温度升至 36.5℃。 **整理/记录** 13. 撤除亚低温治疗仪,整理用物,洗手。 14. 记录。开始每 15min 记录一次,直至达到目标温度后 1h,然后每 2h 记录一次,复温期间每小时记录一次。
评价	1. 熟练、简洁地实施护理操作,显示良好临床知识、判断能力和技术,适当使用设备和资源。 2. 确保患儿安全,根据护理标准正确且有效率地执行查对、消毒隔离。 3. 尊重患儿,保护隐私,有效沟通,体现人文关怀。 4. 患儿皮肤完整,无损伤,生命体征平稳。

【常见并发症及处理】

并发症	临床表现	原因	预防及处理
体温过低	核心温度<33.5℃。	1. 中心传感器脱落。 2. 原发病所致。	1. 必须保证直肠温度探头插入为4cm,固定于大腿一侧,避免随排便反射脱出导致测量不准。 2. 行远红外辐射抢救台或暖箱保暖至目标温度(33.5~34℃)。
低氧血症	经过积极呼吸支持治疗后,PaO₂仍低于80mmHg。	1. 低体温导致的不良反应。 2. 原发病所致。	1. 考虑停止亚低温治疗。 2. 设置适宜的低温上下限报警范围及监护报警参数。
低血压	积极支持治疗和给予血管活性药物后,平均动脉压仍低于35mmHg。	1. 低体温导致的不良反应。 2. 原发病所致。	1. 考虑停止亚低温治疗。 2. 设置适宜的低温上下限报警范围及监护报警参数。
心律失常	心率持续降低至80次/min或出现心律失常。	1. 低体温导致的不良反应。 2. 原发病所致。	1. 监护仪报警设置为低于80次/min。 2. 及时调整或停止亚低温治疗。

【新生儿亚低温治疗复习题】

1. 关于新生儿亚低温治疗,其禁忌证**不包括**（D）

A. 出生 12h 以后　　　　　　　　　B. 存在严重的先天性畸形

C. 颅脑创伤或中、重度颅内出血　　D. 初始振幅整合脑电图监测异常

E. 临床有自发性出血倾向

2. 患儿,男,足月儿,经阴道娩出,体重 4 000g,Apgar 评分 1min 为 4 分,计划实施亚低温治疗,其目标直肠温度为（C）

A. 32.5~33℃　　　　　　　　　　　B. 33~33.5℃

C. 33.5~34℃　　　　　　　　　　　D. 34~34.5℃

E. 34.5~35℃

3. 患儿,男,母孕 38 周,经阴道娩出,体重 3 000g,Apgar 评分 1min 为 1 分,5min 为 4 分,携气管插管复苏气囊加压给氧,由产科转入。计划为该患儿实施亚低温治疗,现护理措施**不当**的是（A）

A. 立即予以远红外辐射抢救台保暖　　B. 剃头,枕部贴美皮康保护

C. 护理动作轻柔,减少搬动　　　　　D. 连接呼吸机,给予积极的呼吸支持治疗

E. 及时完善相关检查,向家长做好解释工作

4. 患儿,女,母孕 42 周,因宫内窘迫,剖宫产娩出,出生体重 5 000g,Apgar 评分 1min 为 3 分,5min 评分为 6 分,出生 6h 由外院送入。患儿出现哪些情况,需要中断亚低温治疗,下面列举的选项应**除外**（E）

A. 经过积极呼吸支持治疗后,PaO₂仍低于 80mmHg

B. 积极支持治疗和给予血管活性药物后,平均动脉压仍低于 35mmHg

C. 心率持续降低至 80 次/min 或出现心律失常

D. 需要外出检查

E. 患儿出现四肢抖动等抽搐表现

（王巧玲　张　蓉）

第十七节　新生儿输血

【定义】

输血是将全血或成分血如血浆、红细胞、白细胞及血小板等通过静脉输入体内的方法。

【目的】

1. 补充血容量。

2. 纠正贫血。

3. 补充血浆蛋白。

4. 补充各种凝血因子和血小板。

5. 补充抗体、补体等血液成分。

6. 排除有害物质。

【适应证】

1. 失血性休克。

2. 各种原因引起的大出血。

3. 贫血、低蛋白血症。

4. 严重感染。

5. 凝血功能障碍。

【禁忌证】

急性肺水肿、充血性心力衰竭、恶性高血压、真性红细胞增多症、肾功能极度衰竭、对输血有变态反应者禁止输血。

【操作流程】

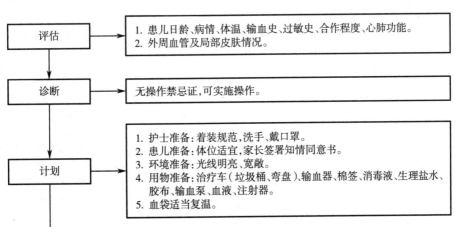

评估 → 1. 患儿日龄、病情、体温、输血史、过敏史、合作程度、心肺功能。
2. 外周血管及局部皮肤情况。

诊断 → 无操作禁忌证,可实施操作。

计划 →
1. 护士准备：着装规范,洗手、戴口罩。
2. 患儿准备：体位适宜,家长签署知情同意书。
3. 环境准备：光线明亮、宽敞。
4. 用物准备：治疗车（垃圾桶、弯盘）、输血器、棉签、消毒液、生理盐水、胶布、输血泵、血液、注射器。
5. 血袋适当复温。

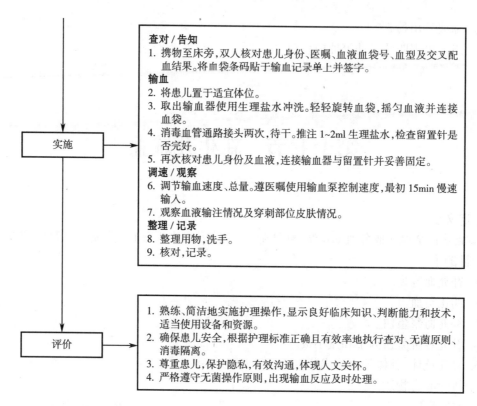

【常见并发症及处理】

并发症	临床表现	常见原因	预防及处理
发热反应	发冷、寒战、高热等。	1. 致热原引起。 2. 白细胞抗体。 3. 输入低温库存血。 4. 细菌污染。	1. 严格无菌操作。 2. 去除致热原。必要时给予抗致热原药物。 3. 去除血液制品中的白细胞。 4. 发生发热反应减慢输血速度或暂停输血,明确原因。 5. 对症处理。寒战者保暖,高热者物理降温。密切监测体温变化。
过敏反应	皮疹、血管神经水肿,呼吸困难、神志不清甚至休克。	1. 过敏体质。 2. IgA 缺陷。 3. 其他抗体。	1. 既往有输血过敏史者可给予抗组胺类药物。 2. IgA 或其亚型缺乏者应输注特定血液。 3. 轻微过敏反应无须特别处理,可放慢输血速度、严密观察、给予抗组胺药,严重过敏应立即停止输血,根据医嘱使用激素、镇静剂等。发生循环衰竭应抗休克,喉头水肿严重呼吸困难者可插管或气管切开、氧气吸入。

续表

并发症	临床表现	常见原因	预防及处理
溶血反应	面部潮红、烦躁、呕吐、高热、呼吸急促、血压下降、血红蛋白尿、DIC甚至死亡等。	1. ABO血型系统不相容输血。 2. 输入低渗液体、冰冻或过热红细胞等。	1. 严格查对。 2. 严格执行血液保存要求。 3. 发生溶血反应立即停止输血，吸氧，预防肾衰。使用激素抑制免疫反应。 4. 根据病情抗休克、预防和纠正DIC。 5. 对症处理。
循环超负荷	输血中或输血后1h内突然出现呼吸困难、心动过速、烦躁不安、双肺布满湿啰音等心衰和急性肺水肿表现。	短时间输入大量血液或输血速度过快。	1. 严格控制输血速度。 2. 如有心功能障碍,应少量、多次、缓慢输注。 3. 输注冷藏血前适当加温。 4. 发生循环超负荷应立即停止输血。半坐卧位。给予高压吸氧、镇静、扩血管、强心、利尿药等对症治疗。

【新生儿输血复习题】

1. 新生儿输血评估内容不包括（E）
A. 病情、体温及合作程度
B. 过敏史、输血史
C. 心肺功能
D. 局部皮肤
E. 营养状况

2. 新生儿输血的适应证不包括（B）
A. 失血性休克
B. 充血性心力衰竭
C. 贫血、低蛋白血症
D. 严重感染
E. 凝血功能障碍

3. 新生儿输血的不良反应不包括（E）
A. 发热反应
B. 过敏反应
C. 循环超负荷
D. 溶血反应
E. 低氧血症

4. 关于新生儿输血的速度描述不当的是（A）
A. 遵循先慢后快的原则,最初20min慢速输入
B. 遵医嘱使用输血泵控制速度
C. 一旦出现异常情况,应立即减慢输血速度或停止输血
D. 如无不良反应则根据需要调整速度
E. 输血速度通常应小于5~10滴/min

（彭文涛）

第十八节 新生儿换血疗法

【定义】

新生儿换血疗法是治疗新生儿高胆红素血症最快速有效的方法,指通过较大量(常为患儿循环血容量的两倍)的健康血液来置换患儿体内的病理血液,可换去致敏的红细胞和血清中的免疫性抗体,终止红细胞继续溶血,及时换去游离胆红素,使其降低到安全水平,以防止胆红素脑病的发生。

【目的】

1. 换出血液中的胆红素、抗体以及致敏红细胞,减轻溶血,预防胆红素脑病的发生。

2. 纠正贫血,预防心力衰竭的发生。

3. 用于有重症感染的高胆红素血症,可以换出致病菌及其毒素。

4. 新生儿红细胞增多症患儿换血的目的是减少红细胞数量,改善临床症状。

【适应证】

1. 产前诊断明确为新生儿溶血病,出生时脐血胆红素 >76μmol/L(4.5mg/dl),血红蛋白<110g/L,伴有水肿、肝脾大和心力衰竭。

2. 各种原因导致的高胆红素血症达到换血标准时均应进行换血。足月儿和早产儿换血标准见第三章第三节新生儿黄疸护理(见图 3-5、表 3-2)。

3. 凡有早期急性胆红素脑病症状者,不论血清胆红素浓度是否达到换血标准或血清胆红素在准备换血期间已明显下降,均应换血。

4. 胆红素/白蛋白可作为考虑换血的附加依据。如胎龄≥38 周新生儿间接胆红素/白蛋白(B/A)值达 8.0,胎龄≥38 周伴溶血或胎龄 35~37 周新生儿 B/A 值达 7.2,胎龄 35~38 周伴溶血新生儿 B/A 值达 6.8,可作为考虑换血的附加依据。

5. 在准备换血的同时先给予患儿强光疗 4~6h,若血清胆红素水平未下降甚至持续上升,或对于免疫性溶血患儿在光疗后血清胆红素下降幅度未达到 34~50μmol/L(2~3mg/dl),应立即给予换血。

6. 24~48h 血清胆红素值≥342μmol/L(20mg/dl),且主要是未结合胆红素者。

7. 新生儿红细胞增多症伴有高黏滞综合征者,需进行部分换血治疗缓解症状。

8. 早产儿及前一胎有死胎,全身水肿、严重贫血等病史者,酌情降低换血标准。

【禁忌证】

1. 急性心力衰竭患儿慎用。

2. 凝血功能严重异常患儿慎用。

【操作流程】

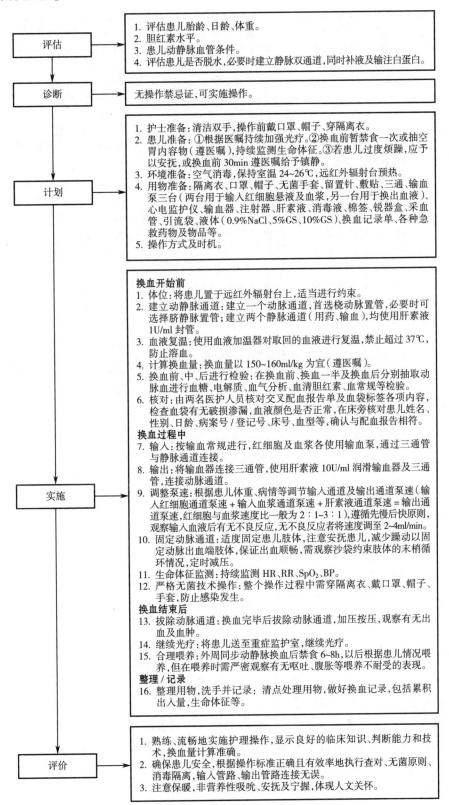

评估
1. 评估患儿胎龄、日龄、体重。
2. 胆红素水平。
3. 患儿动静脉血管条件。
4. 评估患儿是否脱水,必要时建立静脉双通道,同时补液及输注白蛋白。

诊断
无操作禁忌证,可实施操作。

计划
1. 护士准备:清洁双手,操作前戴口罩、帽子、穿隔离衣。
2. 患儿准备:①根据医嘱持续加强光疗。②换血前暂禁食一次或抽空胃内容物(遵医嘱),持续监测生命体征。③若患儿过度烦躁,应予以安抚,或换血前30min 遵医嘱给予镇静。
3. 环境准备:空气消毒,保持室温 24~26℃,远红外辐射台预热。
4. 用物准备:隔离衣、口罩、帽子、无菌手套、留置针、敷贴、三通、输血泵三台(两台用于输入红细胞悬液及血浆,另一台用于换出血液)、心电监护仪、输血器、注射器、肝素液、消毒液、棉签、锐器盒、采血管、引流袋、液体(0.9%NaCl、5%GS、10%GS)、换血记录单、各种急救药物及物品等。
5. 操作方式及时机。

实施

换血开始前
1. 体位:将患儿置于远红外辐射台上,适当进行约束。
2. 建立动静脉通道:建立一个动脉通道,首选桡动脉置管,必要时可选择脐静脉置管;建立两个静脉通道(用药、输血),均使用肝素液 1U/ml 封管。
3. 血液复温:使用血液加温器对取回的血液进行复温,禁止超过 37℃,防止溶血。
4. 计算换血量:换血量以 150~160ml/kg 为宜(遵医嘱)。
5. 换血前、中、后进行检验:在换血前、换血一半及换血后分别抽取动脉血进行血糖、电解质、血气分析、血清胆红素、血常规等检验。
6. 核对:由两名医护人员核对交叉配血报告单及血袋标签各项内容,检查血袋有无破损渗漏,血液颜色是否正常,在床旁核对患儿姓名、性别、日龄、病案号/登记号、床号、血型等,确认与配血报告相符。

换血过程中
7. 输入:按输血常规进行,红细胞及血浆各使用输血泵,通过三通管与静脉通道连接。
8. 输出:将输血器连接三通管,使用肝素液 10U/ml 润滑输血器及三通管,连接动脉通道。
9. 调整泵速:根据患儿体重、病情等调节输入通道及输出通道泵速(输入红细胞通道泵速+输入血浆通道泵速+肝素液通道泵速=输出通道泵速,红细胞与血浆速度比一般为 2:1~3:1),遵循先慢后快原则,观察输入血液后有无不良反应,无不良反应者将速度调至 2~4ml/min。
10. 固定动脉通道:适度固定患儿肢体,注意安抚患儿,减少躁动以固定动脉出血端肢体,保证出血顺畅,需观察沙袋约束肢体的末梢循环情况,定时减压。
11. 生命体征监测:持续监测 HR、RR、SpO$_2$、BP。
12. 严格无菌技术操作:整个操作过程中需穿隔离衣、戴口罩、帽子、手套,防止感染发生。

换血结束后
13. 拔除动脉通道:换血完毕后拔除动脉通道,加压按压,观察有无出血及血肿。
14. 继续光疗:将患儿送至重症监护室,继续光疗。
15. 合理喂养:外周同步动静脉换血后禁食 6~8h,以后根据患儿情况喂养,但在喂养时需严密观察有无呕吐、腹胀等喂养不耐受的表现。

整理/记录
16. 整理用物,洗手并记录:清点处理用物,做好换血记录,包括累积出入量,生命体征等。

评价
1. 熟练、流畅地实施护理操作,显示良好的临床知识、判断能力和技术,换血量计算准确。
2. 确保患儿安全,根据操作标准正确且有效率地执行查对、无菌原则、消毒隔离,输入管路、输出管路连接无误。
3. 注意保暖,非营养性吸吮、安抚及宁握,体现人文关怀。

【常见并发症及处理】

并发症	临床表现	原因	预防及处理
心功能障碍	1. 心室纤维性颤动。 2. 静脉压不稳定。 3. 心律不齐。	1. 库存血中血清钾含量高。 2. 换血速度过快或过慢。 3. 脐静脉插管时导管插入过深,导管顶端与心肌接触,或由于快速直接向心脏灌注血液。	1. 将血袋置于室温下预温,保持在27~37℃。 2. 立即暂停换血。 3. 根据血钾浓度遵医嘱用药及对症处理。 4. 严格控制换血速度,保证出入平衡。 5. 导管插入深度不宜过深。
栓塞	1. 早期可见输血管道里有大量空气。 2. 血凝块堵塞致换血不畅。	1. 换血过程中未排气及患儿哭闹致空气栓塞。 2. 血凝块栓塞。	1. 立即停止换血。 2. 严密观察生命体征及意识、神志等。 3. 遵医嘱对症处理。
出血倾向	可见留置针穿刺点渗血或皮下出血点、瘀斑等。	换血过程中肝素用量过大所致。	1. 暂停换血。 2. 遵医嘱予凝血酶原复合物对症处理。
败血症	换血后患儿感染症状加重或 CRP 较前升高。	换血过程中未严格遵守无菌操作。	1. 对症处理。 2. 合理使用抗生素。
NEC	患儿表现为腹胀明显、肠鸣音减弱、频繁呕吐、腹泻和血便。	换血过程中输注血液时门静脉系统会产生反压,阻滞血流到肠道引起缺血和坏死,甚至肠壁穿孔的后果。	1. 立即禁食、胃肠减压。 2. 改为完全肠外营养进行补液。 3. 按 NEC 分级进行对症处理,必要时行外科手术治疗。
电解质紊乱	高血钾导致心室纤维性颤动、心律失常以及心脏停搏。	1. 高钾,库存血中血钾含量过高。 2. 低钙,血液中枸橼酸盐易与钙结合。	遵医嘱口服或静脉补钙。

【新生儿换血疗法复习题】

1. 新生儿换血疗法的目的**不包括**（A）

A. 去除血清中的结合胆红素,防止胆红素脑病的发生

B. 纠正贫血,预防心力衰竭的发生

C. 用于有重症感染的高胆红素血症,可以换出致病菌及其毒素

D. 新生儿红细胞增多症患儿换血的目的是减少红细胞数量

E. 换出血液中的抗体以及致敏红细胞,减轻溶血

2. 以下关于新生儿换血疗法说法**错误的**是（E）

A. 换血前暂禁食一次或抽空胃内容物,换血后禁食 6~8h

B. 建立一个动脉通道,首选桡动脉;建立两个静脉通道

C. 血液复温:使用血液加温器对取回血液进行复温,禁止超过 37℃,防止溶血

D. 调整泵速:根据患儿体重、病情等调节输入通道及输出通道泵速（输入红细胞通道泵速 + 输入血浆通道泵速 + 肝素液通道泵速 = 输出通道泵速）

E. 血浆与红细胞速度比一般为 2∶1~3∶1

3. 以下关于新生儿换血疗法并发症的说法**错误的**是（B）

A. 空气栓塞 B. 呼吸衰竭

C. 败血症 D. NEC

E. 高钾血症

4. 以下是新生儿换血疗法的禁忌证的是（A）

A. 急性心力衰竭 B. 早期有急性胆红素脑病症状

C. 新生儿红细胞增多症 D. 严重感染

E. 电解质紊乱

（彭文涛）

第十九节　新生儿床旁血液净化

【定义】

血液净化又称肾脏替代治疗（renal replacement therapy，RRT），是所有能够缓慢经体外循环和滤器清除水分和溶质，并对脏器功能起支持作用的血液净化技术的总称，主要包括：血液透析（hemodialysis，HD）、血液滤过（hemofiltration，HF）、和血液透析滤过（hemodiafiltration，HDF）。临床上 RRT 主要分为两类，单次治疗连续时间 <24h 的 RRT 称为间断性肾脏替代治疗（intermittent renal replacement therapy，IRRT）；治疗连续时间 ≥24h 的 RRT 称为连续性血液净化（continuous blood purification，CBP）或 CRRT，主要包括持续血液透析、持续血液滤过、持续血液透析滤过及缓慢连续超滤等。

【目的】

1. 连续地清除机体多余的水分和溶质，调节水、电解质和酸碱平衡，有效地维持机体内环境的稳定。

2. 清除血液中的炎症介质，降低组织炎症介质水平。

3. 改善重要脏器功能。

【适应证】

1. 急性肾功能衰竭常规治疗效果不明显，处于急性肾功能衰竭风险期者。

2. 肾功能在 48h 内迅速减退，血肌酐升高绝对值 ≥26.4μmol/L，或较基础值升高 ≥50%（增至 1.5 倍）。

3. 尿量 <0.5ml/（kg·h）超过 6h。

4. 其他非肾脏疾病，如脓毒症、多脏器功能障碍综合征、肝性脑病等。

【禁忌证】

1. CRRT 治疗无绝对禁忌证。

2. 相对禁忌证

（1）严重的凝血功能障碍及活动性出血（尤其是颅内出血）者，CRRT 治疗时应使用枸橼酸体外局部抗凝法或无肝素治疗。

（2）病情极不稳定者。

451

【操作流程】

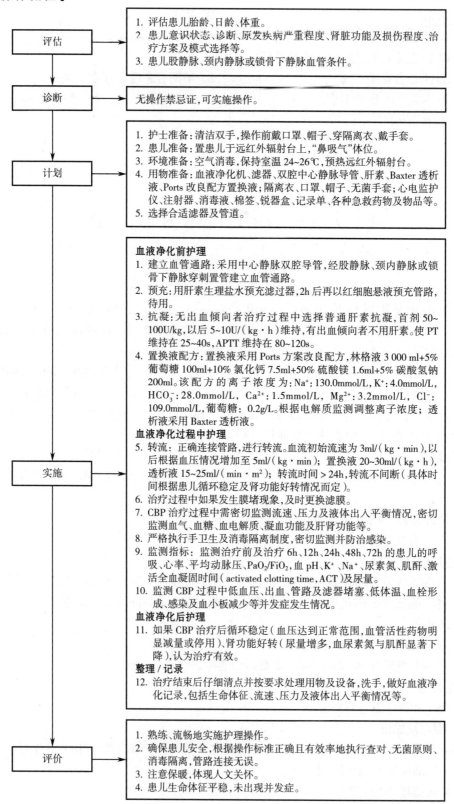

评估
1. 评估患儿胎龄、日龄、体重。
2. 患儿意识状态、诊断、原发疾病严重程度、肾脏功能及损伤程度、治疗方案及模式选择等。
3. 患儿股静脉、颈内静脉或锁骨下静脉血管条件。

诊断
无操作禁忌证,可实施操作。

计划
1. 护士准备:清洁双手,操作前戴口罩、帽子、穿隔离衣、戴手套。
2. 患儿准备:置患儿于远红外辐射台上,"鼻吸气"体位。
3. 环境准备:空气消毒,保持室温 24~26℃,预热远红外辐射台。
4. 用物准备:血液净化机、滤器、双腔中心静脉导管、肝素、Baxter 透析液、Ports 改良配方置换液;隔离衣、口罩、帽子、无菌手套;心电监护仪、注射器、消毒液、棉签、锐器盒、记录单、各种急救药物及物品等。
5. 选择合适滤器及管道。

实施
血液净化前护理
1. 建立血管通路:采用中心静脉双腔导管,经股静脉、颈内静脉或锁骨下静脉穿刺置管建立血管通路。
2. 预充:用肝素生理盐水预充滤过器,2h 后再以红细胞悬液预充管路,待用。
3. 抗凝:无出血倾向者治疗过程中选择普通肝素抗凝,首剂 50~100U/kg,以后 5~10U/(kg·h)维持,有出血倾向者不用肝素。使 PT 维持在 25~40s,APTT 维持在 80~120s。
4. 置换液配方:置换液采用 Ports 方案改良配方,林格液 3 000 ml+5% 葡萄糖 100ml+10% 氯化钙 7.5ml+50% 硫酸镁 1.6ml+5% 碳酸氢钠 200ml。该配方的离子浓度为:Na^+:130.0mmol/L,K^+:4.0mmol/L,HCO_3^-:28.0mmol/L,Ca^{2+}:1.5mmol/L,Mg^{2+}:3.2mmol/L,Cl^-:109.0mmol/L,葡萄糖:0.2g/L。根据电解质监测调整离子浓度;透析液采用 Baxter 透析液。
血液净化过程中护理
5. 转流:正确连接管路,进行转流。血流初始流速为 3ml/(kg·min),以后根据血压情况增加至 5ml/(kg·min);置换液 20~30ml/(kg·h),透析液 15~25ml/(min·m²);转流时间 > 24h,转流不间断(具体时间根据患儿循环稳定及肾功能好转情况而定)。
6. 治疗过程中如果发生膜堵现象,及时更换滤膜。
7. CBP 治疗过程中需密切监测流速、压力及液体出入平衡情况,密切监测血气、血糖、血电解质、凝血功能及肝肾功能等。
8. 严格执行手卫生及消毒隔离制度,密切监测并防治感染。
9. 监测指标:监测治疗前及治疗 6h、12h、24h、48h、72h 的患儿的呼吸、心率、平均动脉压、PaO_2/FiO_2、血 pH、K^+、Na^+、尿素氮、肌酐、激活全血凝固时间(activated clotting time,ACT)及尿量。
10. 监测 CBP 过程中低血压、出血、管路及滤器堵塞、低体温、血栓形成、感染及血小板减少等并发症发生情况。
血液净化后护理
11. 如果 CBP 治疗后循环稳定(血压达到正常范围,血管活性药物明显减量或停用)、肾功能好转(尿量增多,血尿素氮与肌酐显著下降),认为治疗有效。
整理/记录
12. 治疗结束后仔细清点并按要求处理用物及设备,洗手,做好血液净化记录,包括生命体征、流速、压力及液体出入平衡情况等。

评价
1. 熟练、流畅地实施护理操作。
2. 确保患儿安全,根据操作标准正确且有效率地执行查对、无菌原则、消毒隔离,管路连接无误。
3. 注意保暖,体现人文关怀。
4. 患儿生命体征平稳,未出现并发症。

【常见并发症及处理】

并发症	临床表现	原因	预防及处理
低血压	患儿血压下降。	患儿有效循环血量降低时会出现血压下降。	治疗前后均应严密观察患儿生命体征,出现不适立即处理。
出血	患儿表现为插管处渗血。	可能为肝素液浓度较大或患儿躁动所致。	1. 减少肝素用量。 2. 躁动患儿给予安抚或镇静。
血管通路血流不畅	管路及滤器凝血堵塞。	未用肝素进行抗凝或肝素液浓度不够所致。	1. 调整肝素用量。 2. 防止管路受压、曲折,密切观察动脉压、静脉压、滤前压及跨膜压。 3. 追加肝素后如效果不佳需更换管路或血滤器。
空气栓塞	急性呼吸困难、咳嗽、气喘、发绀,严重者甚至发生昏迷或者死亡。	1. 未预充滤过器及回路。 2. 管道连接不严。 3. 动脉补液时液体输完未及时夹住。 4. 用空气回血操作失误。	1. 立即停止血液净化操作。 2. 夹闭管道,置患儿于头低左侧卧位。 3. 进入气体量大者可行右室穿刺抽气,禁忌做心脏按压,以免空气进入肺血管和左心室。
低体温	患儿体位降低。	治疗过程中大量血液在经过体外循环的管路时丢失热量。	注意保暖,可通过在前置换液和滤器后的回血管路进行加热,或采用温毯保暖。

【新生儿床旁血液净化复习题】

1. 血液净化的适应证**不包括**（C）

A. 急性肾功能衰竭　　　　　　　　B. 尿量 <0.5ml/（kg·h）超过 6h

C. 严重凝血功能障碍　　　　　　　D. 多脏器功能障碍综合征

E. 肝性脑病

2. 新生儿血液净化的并发症**不包括**（C）

A. 低体温　　　　　　　　　　　　B. 空气栓塞

C. 心力衰竭　　　　　　　　　　　D. 出血

E. 低血压

3. 关于新生儿血液净化的说法**错误**的是（E）

A. 注意保暖,可通过在前置换液和滤器后的回血管路进行加热,或采用温毯保暖

B. 净化过程中躁动患儿给予安抚或镇静

C. 连续性血液净化治疗过程中需密切监测流速、压力及液体出入平衡情况

D. 连续性血液净化过程中监测有无低血压、出血、管路及滤器堵塞、低体温、血栓形成、感染及血小板减少等并发症发生

E. 经股动脉、颈内静脉或锁骨下静脉穿刺置管建立血管通路

4. 关于新生儿血液净化治疗有效的说法**错误**的是（B）

A. 血肌酐下降　　　　　　　　　　B. 净化后血管活性药物增量

C. 尿量增多　　　　　　　　　　　D. 血尿素氮显著下降

E. 血压达到正常范围

（彭文涛）

第二十节　新生儿穿刺术配合与引流管护理

（一）胸腔穿刺及引流

【定义】

胸腔穿刺是指用一次性无菌穿刺针,经皮肤、肋间组织、壁层胸膜穿刺进入胸膜腔的操作。

【目的】

1. 排出胸腔内的气体和液体,以减轻症状,明确诊断。

2. 向胸腔内注入药物,以达到治疗的目的。

【适应证】

1. 气胸或胸腔积液的诊断。

2. 气胸或胸腔积液的引流。

【禁忌证】

病情危重,有严重出血倾向。

【操作流程】

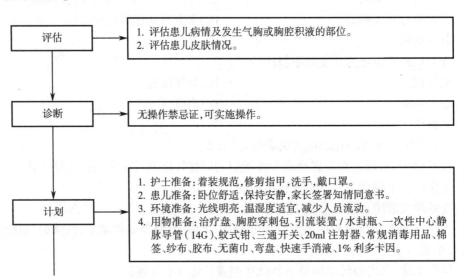

| 评估 | → | 1. 评估患儿病情及发生气胸或胸腔积液的部位。
2. 评估患儿皮肤情况。 |

| 诊断 | → | 无操作禁忌证,可实施操作。 |

| 计划 | → | 1. 护士准备:着装规范,修剪指甲,洗手,戴口罩。
2. 患儿准备:卧位舒适,保持安静,家长签署知情同意书。
3. 环境准备:光线明亮,温湿度适宜,减少人员流动。
4. 用物准备:治疗盘、胸腔穿刺包、引流装置/水封瓶、一次性中心静脉导管(14G)、蚊式钳、三通开关、20ml 注射器、常规消毒用品、棉签、纱布、胶布、无菌巾、弯盘、快速手消液、1% 利多卡因。 |

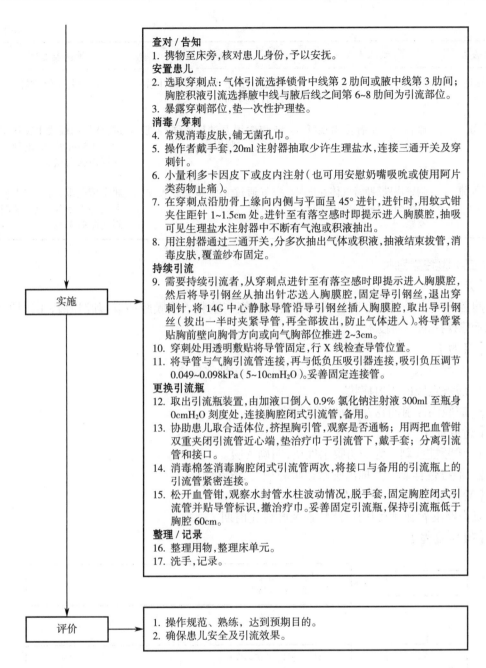

实施

查对/告知
1. 携物至床旁,核对患儿身份,予以安抚。
安置患儿
2. 选取穿刺点:气体引流选择锁骨中线第 2 肋间或腋中线第 3 肋间;胸腔积液引流选择腋中线与腋后线之间第 6~8 肋间为引流部位。
3. 暴露穿刺部位,垫一次性护理垫。
消毒/穿刺
4. 常规消毒皮肤,铺无菌孔巾。
5. 操作者戴手套,20ml 注射器抽取少许生理盐水,连接三通开关及穿刺针。
6. 小量利多卡因皮下或皮内注射(也可用安慰奶嘴吸吮或使用阿片类药物止痛)。
7. 在穿刺点沿肋骨上缘向内侧与平面呈 45° 进针,进针时,用蚊式钳夹住距针 1~1.5cm 处。进针至有落空感时即提示进入胸膜腔,抽吸可见生理盐水注射器中不断有气泡或积液抽出。
8. 用注射器通过三通开关,分多次抽出气体或积液,抽液结束拔管,消毒皮肤,覆盖纱布固定。
持续引流
9. 需要持续引流者,从穿刺点进针至有落空感时即提示进入胸膜腔,然后将导引钢丝从抽针芯送入胸膜腔,固定导引钢丝,退出穿刺针,将 14G 中心静脉导管沿导引钢丝插入胸膜腔,取出导引钢丝(拔出一半时夹紧导管,再全部拔出,防止气体进入)。将导管紧贴胸前壁向胸骨方向或向气胸部位推进 2~3cm。
10. 穿刺处用透明敷贴将导管固定,行 X 线检查导管位置。
11. 将导管与气胸引流管连接,再与低负压吸引器连接,吸引负压调节 0.049~0.098kPa(5~10cmH₂O)。妥善固定连接管。
更换引流瓶
12. 取出引流瓶装置,由加液口倒入 0.9% 氯化钠注射液 300ml 至瓶身 0cmH₂O 刻度处,连接胸腔闭式引流管,备用。
13. 协助患儿取合适体位,挤捏胸引管,观察是否通畅;用两把血管钳双重夹闭引流管近心端,垫治疗巾于引流管下,戴手套;分离引流管和接口。
14. 消毒棉签消毒胸腔闭式引流管两次,将接口与备用的引流瓶上的引流管紧密连接。
15. 松开血管钳,观察水封管水柱波动情况,脱手套,固定胸腔闭式引流管并贴导管标识,撤治疗巾。妥善固定引流瓶,保持引流瓶低于胸腔 60cm。
整理/记录
16. 整理用物,整理床单元。
17. 洗手,记录。

评价

1. 操作规范、熟练,达到预期目的。
2. 确保患儿安全及引流效果。

【常见并发症及处理】

并发症	临床表现	原因	预防及处理
感染	常见感染为蜂窝织炎。	操作中未严格执行无菌操作。	严格执行无菌操作,减少感染。
出血	引流管内引出大量血液,严重者呼吸、心率、血压急剧变化,危及生命。	操作中刺破大血管或发生肺损伤。	操作前确认穿刺部位,明确各标志点,以免损伤。

并发症	临床表现	原因	预防及处理
神经损伤	肋间神经痛。	解剖位置不了解，穿刺针沿肋骨下缘刺入。	导管从肋骨上缘进针。
肺损伤	血胸。严重者可出现呼吸、循环改变。	操作中用力过猛或强行进针易造成肺损伤。	进针时，用蚊式钳夹住距针尖1~1.5cm处，防止刺入过深损伤肺组织。
皮下气肿	胸壁皮肤肿胀，气体在皮下组织内移动，可出现捻发感。	空气通过受损部位进入皮下组织。	通常情况下，对于皮下气肿无须特殊治疗，但应及时控制气体的来源。

（二）腹腔穿刺术

【定义】

腹腔穿刺术是通过穿刺针或导管直接从腹前壁刺入腹膜腔抽取腹腔积液，用以协助诊断和治疗疾病的一项技术。

【目的】

1. 了解腹水性质，送检常规、生化、细菌及病理学检查。

2. 缓解腹腔内压迫症状。

3. 腹腔内注射药物及腹水浓缩回输术。

【适应证】

1. **诊断性穿刺**　为查明腹水性质，明确气腹。

2. **治疗性穿刺**　为抽出腹水或腹腔积气，解除腹胀。

【禁忌证】

疑有卵巢囊肿、腹腔内广泛粘连及肝昏迷前期。

【操作流程】

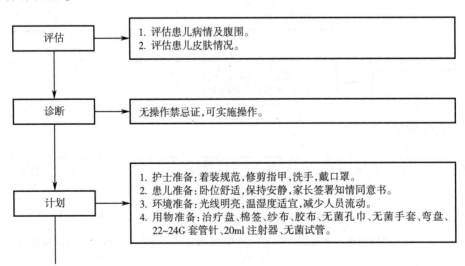

评估 → 1. 评估患儿病情及腹围。 2. 评估患儿皮肤情况。

诊断 → 无操作禁忌证，可实施操作。

计划 → 1. 护士准备：着装规范，修剪指甲，洗手，戴口罩。 2. 患儿准备：卧位舒适，保持安静，家长签署知情同意书。 3. 环境准备：光线明亮，温湿度适宜，减少人员流动。 4. 用物准备：治疗盘、棉签、纱布、胶布、无菌孔巾、无菌手套、弯盘、22~24G套管针、20ml注射器、无菌试管。

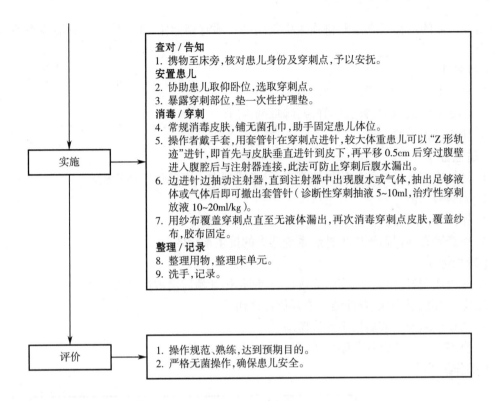

实施

查对 / 告知
1. 携物至床旁,核对患儿身份及穿刺点,予以安抚。
安置患儿
2. 协助患儿取仰卧位,选取穿刺点。
3. 暴露穿刺部位,垫一次性护理垫。
消毒 / 穿刺
4. 常规消毒皮肤,铺无菌孔巾,助手固定患儿体位。
5. 操作者戴手套,用套管针在穿刺点进针,较大体重患儿可以"Z形轨迹"进针,即首先与皮肤垂直进针到皮下,再平移0.5cm后穿过腹壁进入腹腔后与注射器连接,此法可防止穿刺后腹水漏出。
6. 边进针边抽动注射器,直到注射器中出现腹水或气体,抽出足够液体或气体后即可撤出套管针(诊断性穿刺抽液5~10ml,治疗性穿刺放液10~20ml/kg)。
7. 用纱布覆盖穿刺点直至无液体漏出,再次消毒穿刺点皮肤,覆盖纱布,胶布固定。
整理 / 记录
8. 整理用物,整理床单元。
9. 洗手,记录。

评价

1. 操作规范、熟练,达到预期目的。
2. 严格无菌操作,确保患儿安全。

【常见并发症及处理】

并发症	临床表现	原因	预防及处理
感染	主要表现为穿刺部位的感染及腹腔内的感染。	未严格执行无菌操作,尤其是反复多次执行此操作时易发生。	严格按照腹腔穿刺的无菌操作。感染发生后根据病情适当应用抗生素。
低血压	血压急剧降低。	抽出腹水或气体过快过多。	注意控制抽出腹水的速度及量。出现血压改变应立即停止操作,适当处理。
肠穿孔	弥漫性腹膜炎、腹部膨隆、触痛明显、腹壁红肿。	操作过程中误伤肠管。	尽可能用短套管针,操作时动作轻柔。
持续漏液	穿刺点有液体漏出。	进针手法不正确。	按"Z形轨迹"进针,预防漏液的发生。
膀胱穿孔	轻者无明显临床表现,严重时可发生盆腔积液,甚至腹腔炎症。	穿刺时误伤。	通常自限性,不需特别处理,严重者可行外科手术修补。

（三）新生儿腰椎穿刺
【定义】
　　腰椎穿刺(lumbar puncture)是指通过穿刺第3~4腰椎或第4~5腰椎间隙进入蛛网膜下

腔放出脑脊液的过程。它是儿科临床中常用的一项有创操作,通常作为脑脊液检查的诊断性操作。

【目的】

1. 检查脑脊液的化学成分和性质。

2. 测定脑脊液压力,释放脑脊液,降低颅内压。

3. 鞘内注射药物。

【适应证】

1. 怀疑中枢神经系统疾病如脑膜炎、脑炎或颅内出血的诊断性检查。

2. 脑脊液引流。

3. 鞘内注射药物。

4. 检查脑脊液以监测中枢神经系统感染的抗生素疗效。

【禁忌证】

1. 颅内压明显升高或已有脑疝迹象,特别是怀疑颅后窝占位性病变。

2. 穿刺部位感染灶、脊柱结核或开放性损伤。

3. 明显出血倾向或病情不允许搬动。

4. 脊髓压迫症的脊髓功能处于即将丧失的临界状态。

【操作流程】

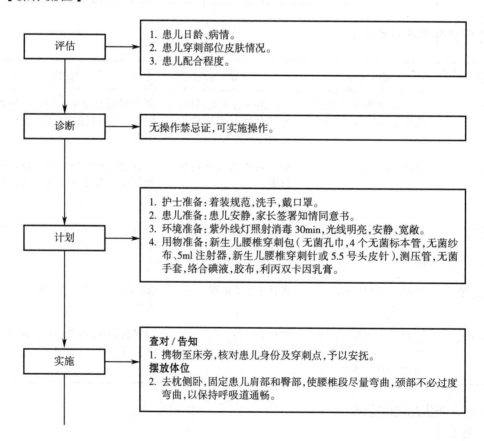

评估 →
1. 患儿日龄、病情。
2. 患儿穿刺部位皮肤情况。
3. 患儿配合程度。

诊断 → 无操作禁忌证,可实施操作。

计划 →
1. 护士准备:着装规范,洗手,戴口罩。
2. 患儿准备:患儿安静,家长签署知情同意书。
3. 环境准备:紫外线灯照射消毒 30min,光线明亮,安静、宽敞。
4. 用物准备:新生儿腰椎穿刺包(无菌孔巾,4 个无菌标本管,无菌纱布、5ml 注射器,新生儿腰椎穿刺针或 5.5 号头皮针),测压管,无菌手套,络合碘液,胶布,利丙双卡因乳膏。

实施 →
查对 / 告知
1. 携物至床旁,核对患儿身份及穿刺点,予以安抚。
摆放体位
2. 去枕侧卧,固定患儿肩部和臀部,使腰椎段尽量弯曲,颈部不必过度弯曲,以保持呼吸道通畅。

消毒 / 穿刺
3. 戴手套，常规消毒穿刺部位，铺好无菌孔巾。
4. 以脊柱中线第 4~5 腰椎间隙为穿刺点（新生儿首选），皮下注射利多卡因或术前 60~90min 外涂利丙卡因乳膏止痛，垂直缓慢进针。有突破感后即达到蛛网膜下腔（如果用头皮针穿刺突破感不明显），早产儿一般进针 0.5~0.7cm，足月儿进针 1~2cm 即可。如用腰椎穿刺针，应经常撤出针芯查看有无脑脊液流出。如用头皮针穿刺，穿刺成功后可见到针管中有脑脊液流出。

收集标本
5. 测压：先接测压管进行压力测定。
6. 收集标本：测量脑脊液压力后用无菌标本管收集脑脊液标本。分别留取 0.5~1ml（第一管送细菌培养和药敏，第二管送糖和蛋白质等生化检查，第三管送细胞计数和分类检查，第四管送其他检查）。
7. 插回针芯，拔除穿刺针，重新消毒穿刺点皮肤，并用无菌纱布覆盖，用胶布固定。

整理 / 记录
8. 安置患儿：术后去枕平卧 6h，观察穿刺部位有无渗血、渗液及有无穿刺后并发症，观察患儿生命体征。
9. 洗手，记录，整理用物。

评价

1. 熟练、简洁地实施护理操作，显示良好临床知识、判断能力和技术，适当使用设备和资源。
2. 确保患儿安全，根据护理标准正确且有效率地执行查对制度、无菌原则、消毒隔离。
3. 尊重患儿，保护隐私，体现人文关怀。

【常见并发症及处理】

并发症	临床表现	原因	预防及处理
感染	主要为脑膜炎及菌血症的表现。	未严格执行无菌操作，经穿刺针污染脑脊液或刺破血管而导致菌血症。	严格执行无菌操作可减少细菌进入脑脊液的机会。
出血	可见引流液含有血液。	穿刺时易误穿入周围血管。	定位不准确，必要时重新定位穿刺。
创伤性穿刺	脊髓和神经损伤。	穿刺部位不正确。	在第 4 腰椎以下穿刺。
椎管内表皮样瘤	主要表现为神经压迫症状，症状的严重程度视表皮样瘤的大小而定。	使用没有针芯的穿刺针，上皮组织成为针管的填充物被带到他处。	应尽量使用有针芯的腰椎穿刺针。
呼吸暂停和心动过缓	主要表现为呼吸及心率的改变。	由于患儿被过紧束缚所致。	暂停操作，待患儿好转后再进行。

【新生儿穿刺术配合与引流管护理复习题】

1. 以下**不属于**腹腔引流常见禁忌证的是（B）
A. 妊娠中后期
B. 肝硬化腹水
C. 肝性脑病先兆
D. 电解质紊乱，如低钾血症
E. 巨大卵巢囊肿

2. 新生儿行胸腔穿刺时能有效预防肺损伤的是（ C ）

A. 穿刺针从肋骨上缘进针

B. 尽可能用短套管针，进针速度要快

C. 进针时用蚊式钳夹住距针尖 1~1.5cm 处

D. 按"Z 形轨迹"进针

E. 从穿刺点进针至有落空感时再进针 1cm 左右

3. 患儿，男，生后 15d，因"高热 2d"收入院，入院查体：T37.9℃，P106 次 /min，RR55 次 /min，哭声略尖，前囟饱满，四肢活动好，初步诊断：新生儿败血症，新生儿化脓性脑膜炎。为进一步确诊，拟行腰椎穿刺检查。关于新生儿腰椎穿刺部位以下说法正确的是（ B ）

A. 第 3~4 腰椎间隙　　　　　　　B. 第 4~5 腰椎间隙

C. 椎间隙宽者　　　　　　　　　D. 靠骶尾部选择

E. 新生儿椎间隙窄可适当上移

4. 患儿，男，生后无呼吸，心率 <100 次 /min，周身苍白，四肢瘫软，刺激无反应，Apgar 评分 1min 为 1 分，立即给予窒息复苏，5min 评分为 8 分。急诊转入 NICU，行气管插管，机械通气治疗。X 线摄片提示：右上肺气胸，行胸腔闭式引流。该患儿胸腔闭式引流期间护理不当的是（ E ）

A. 更换引流管时需用两把血管钳双重夹闭引流管近心端

B. 更换引流管时，分离引流管和接口后，应消毒胸腔闭式引流管两次

C. 持续低负压引流，吸引负压调节 5~10cmH_2O

D. 妥善固定导管，引流瓶应低于胸部 60cm

E. 持续低负压引流，吸引负压调节 5~10mmHg

（李　芳）

第二十一节　新生儿造口护理

【定义】

人工造口护理是针对各类造口术后患儿行造瘘口处皮肤清洁和护理的一种方法，此方法可保持患儿造口周围皮肤清洁，保护造口周围的正常皮肤组织。

【目的】

1. 评估造口情况，及时发现并处理早期造口及并发症。

2. 保持造口及周围皮肤清洁，防止皮炎等并发症的发生。

3. 指导患儿及家长学习造口护理的知识，帮助家长达到照顾患儿的目的。

【适应证】

各种类型的造口手术患儿。

【禁忌证】

无绝对禁忌证。

【 操作流程 】

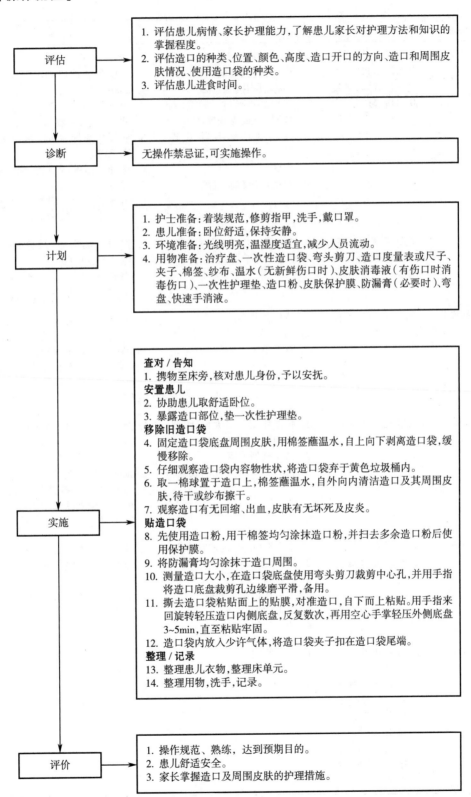

评估
1. 评估患儿病情、家长护理能力,了解患儿家长对护理方法和知识的掌握程度。
2. 评估造口的种类、位置、颜色、高度、造口开口的方向、造口和周围皮肤情况、使用造口袋的种类。
3. 评估患儿进食时间。

诊断
无操作禁忌证,可实施操作。

计划
1. 护士准备:着装规范,修剪指甲,洗手,戴口罩。
2. 患儿准备:卧位舒适,保持安静。
3. 环境准备:光线明亮,温湿度适宜,减少人员流动。
4. 用物准备:治疗盘、一次性造口袋、弯头剪刀、造口度量表或尺子、夹子、棉签、纱布、温水(无新鲜伤口时)、皮肤消毒液(有伤口时消毒伤口)、一次性护理垫、造口粉、皮肤保护膜、防漏膏(必要时)、弯盘、快速手消液。

实施
查对 / 告知
1. 携物至床旁,核对患儿身份,予以安抚。
安置患儿
2. 协助患儿取舒适卧位。
3. 暴露造口部位,垫一次性护理垫。
移除旧造口袋
4. 固定造口袋底盘周围皮肤,用棉签蘸温水,自上向下剥离造口袋,缓慢移除。
5. 仔细观察造口袋内容物性状,将造口袋弃于黄色垃圾桶内。
6. 取一棉球置于造口上,棉签蘸温水,自外向内清洁造口及其周围皮肤,待干或纱布擦干。
7. 观察造口有无回缩、出血,皮肤有无坏死及皮炎。
贴造口袋
8. 先使用造口粉,用干棉签均匀涂抹造口粉,并扫去多余造口粉后使用保护膜。
9. 将防漏膏均匀涂抹于造口周围。
10. 测量造口大小,在造口袋底盘使用弯头剪刀裁剪中心孔,并用手指将造口底盘裁剪孔边缘磨平滑,备用。
11. 撕去造口袋粘贴面上的贴膜,对准造口,自下而上粘贴。用手指来回旋转轻压造口内侧底盘,反复数次,再用空心手掌轻压外侧底盘3~5min,直至粘贴牢固。
12. 造口袋内放入少许气体,将造口袋夹子扣在造口袋尾端。
整理 / 记录
13. 整理患儿衣物,整理床单元。
14. 整理用物,洗手,记录。

评价
1. 操作规范、熟练,达到预期目的。
2. 患儿舒适安全。
3. 家长掌握造口及周围皮肤的护理措施。

【常见并发症及处理】

并发症	临床表现	原因	预防及处理
造口皮炎	皮肤发红、糜烂，有渗液，可伴有红色丘疹，严重者皮肤出血、破溃。	1. 造口袋底盘开口过大，造口周围皮肤暴露，长时间与排泄物接触刺激。 2. 造口袋更换过于频繁，剥离时，导致皮肤损伤。 3. 造口袋粘贴不当，出现皱褶，排泄物流出刺激皮肤。 4. 对造口袋材质过敏。	1. 准确测量造口大小，保持造口底盘和造口黏膜的间隙1~2mm。 2. 更换造口袋的次数视粪便的性质而定，一般3d更换。 3. 使用防漏膏后再贴造口袋，可避免渗漏。 4. 选择合适的造口袋，预防皮肤过敏。 5. 出现皮疹，可使用含治疗成分的药物进行治疗，再使用保护膜。
出血	主要表现造口表面出血及造口内出血。	造口黏膜与皮肤连接处的毛细血管及小静脉破裂出血。	1. 造口表面出血，避免刺激，用棉签按压止血。 2. 造口内出血，应及时告知医生，查找原因。
皮肤黏膜分离	皮肤与造口分离，出现一条开放性伤口。	1. 造口黏膜缝线太紧。 2. 伤口感染。 3. 营养不良。	生理盐水棉球清洗伤口及造口皮肤，分离处填充造口粉或藻酸盐敷料，感染者可填充银离子敷料，以水胶体敷料外敷，涂上防漏膏，最后贴造口袋。每2~3d换药一次。有渗漏及时更换。
造口脱垂	造口脱出于腹腔外。	1. 腹壁肌层开口太大，腹部长期用力，腹压过大。 2. 患儿剧烈哭闹。 3. 营养不良，皮下脂肪缺乏。	1. 及时通知医生，发现造口黏膜颜色发黑发紫，行手法复位，将造口回纳腹腔。 2. 预防性使用腹带。 3. 造口袋开口按造口基底大小剪裁，边缘剪成放射状，预防脱垂时底盘开口嵌顿造口。
造口回缩	造口凹陷于皮肤表面或造口低于表面。	1. 术后造口坏死与皮肤分离。 2. 造口缝线过早脱落。 3. 造口肠管过短。 4. 术后伤口瘢痕形成。 5. 体重增加。 6. 造口位置不当。	1. 加强造口周围皮肤保护。 2. 应用防漏膏垫高造口边缘。 3. 使用凸面造口袋。 4. 术后监测患儿体重增长，不宜过快。
造口狭窄	1. 外观皮肤开口缩小，看不见黏膜或外观正常，指诊时造口有紧缩感。 2. 排出粪便变细，不成形；排便困难，腹胀，常有便秘。	1. 手术原因。 2. 造口黏膜受损。 3. 瘢痕组织形成。	1. 用手指或扩肛器扩张开口处。 2. 服用软便剂。 3. 放置引流管。 4. 灌肠。

【新生儿造口护理复习题】

1. 以下**不属于**新生儿造口护理常见并发症的是（E）

A. 造口狭窄　　　　　　　　　　　B. 造口脱垂

C. 造口皮炎　　　　　　　　　　　D. 出血

E. 疼痛

2. 患儿,男,生后15d,坏死性小肠结肠炎手术治疗。昨日,全麻下行部分小肠切除术,肠造瘘术,造瘘口位于右下腹。关于造瘘袋的护理**不正确**的是（B）

A. 评估造口的种类、位置、颜色、高度、造口开口的方向、造口和周围皮肤情况、使用造口袋的种类

B. 尽可能将造口袋底盘中心孔裁剪大一些,防止造口袋边缘损伤造口

C. 对准造口,自下而上粘贴,用手指来回旋转轻压造口内侧底盘,反复数次

D. 贴上造瘘袋后,再用空心手掌轻压外侧底盘3~5min,直至粘贴牢固

E. 造口袋内放入少许气体,将造口袋夹子扣在造口袋尾端

3. 患儿,男,因"生后呼吸困难、全身青紫、呻吟、吐沫1min"入院。入院后第3d因并发坏死性小肠结肠炎,行外科手术。今日查房发现,造瘘口外观皮肤开口缩小,看不见黏膜,指诊时造口有紧缩感。腹部略膨隆,排便量减少。该患儿可能发生了（C）

A. 造口回缩　　　　　　　　　　　B. 造口脱垂

C. 造口狭窄　　　　　　　　　　　D. 严重窒息

E. 造口皮炎

4. 患儿,男,生后15d,肠扭转术10d后,精神佳,呼吸平稳,开奶10ml,每3h喂一次,排稀水便,近几日出现造口周围皮肤发红、糜烂,有渗液。该患儿发生此并发症的原因**不包括**（B）

A. 造口袋底盘开口过大,造口周围皮肤暴露,长时间与排泄物接触刺激

B. 营养不良

C. 造口袋更换过于频繁,剥离时,导致皮肤撕坏

D. 造口袋粘贴不当,出现皱褶,排泄物流出刺激皮肤

E. 对造口袋材质过敏

（李　芳）

第二十二节　新生儿体外膜肺氧合技术

【定义】

体外膜肺氧合（extracorporeal membrane oxygenation, ECMO）技术源自心脏手术中的体外循环术,采用体外循环技术进行操作和管理的一种辅助治疗手段,但是其应用范围已经不再局限于心脏手术。ECMO技术是利用心-肺联合膜氧合仪对可逆性肺脏和/或心功能不全的患儿提供心肺支持,以体循环系统为基本设备,将血液从体内引到体外,经膜式氧合器

（膜肺）氧合再用泵将血灌入体内，可进行长时间心肺支持，目前已经作为新生儿呼吸衰竭的一个标准治疗方法而广为接受。

【目的】

主要用于治疗严重的呼吸衰竭和循环衰竭患儿。

【适应证】

1. **严重呼吸衰竭**　新生儿疾病如先天性膈疝、胎粪吸入综合征、持续胎儿循环、呼吸窘迫综合征、肺炎和败血症等。应用 ECMO 治疗时，可有效缓解肺动脉高压，纠正低氧血症。

2. **心力衰竭**　常规治疗方法无效或不适合于常规治疗的心力衰竭。

3. **其他**　①新生儿先天性心脏病的术后管理。②呼吸心跳骤停。③供体脏器支持。

【禁忌证】

对于需行 ECMO 治疗的患儿而言，绝大多数禁忌证都是相对禁忌证，是否行 ECMO，需权衡该项治疗可能存在的风险与患儿可能的获益，最终做出决策。相对禁忌证包括：

1. 胎龄 <35 周和 / 或体重 <2 000g，机械通气时间 >2 周。

2. 重度缺氧缺血性脑损伤、颅内出血 > Ⅱ 级、严重出血倾向（如弥散性血管内凝血）及严重血液系统疾病。

3. 严重非可逆性先天畸形或疾病，多器官功能衰竭者。

4. 心肺功能无恢复可能性。

【操作流程】

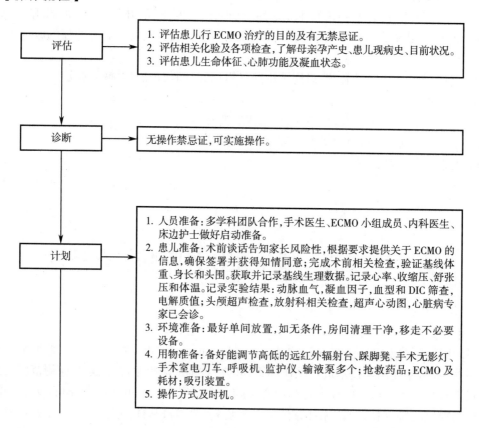

评估

1. 评估患儿行 ECMO 治疗的目的及有无禁忌证。
2. 评估相关化验及各项检查，了解母亲孕产史、患儿现病史、目前状况。
3. 评估患儿生命体征、心肺功能及凝血状态。

诊断

无操作禁忌证，可实施操作。

计划

1. 人员准备：多学科团队合作，手术医生、ECMO 小组成员、内科医生、床边护士做好启动准备。
2. 患儿准备：术前谈话告知家长风险性，根据要求提供关于 ECMO 的信息，确保签署并获得知情同意；完成术前相关检查，验证基线体重、身长和头围。获取并记录基线生理数据。记录心率、收缩压、舒张压和体温。记录实验结果：动脉血气，凝血因子，血型和 DIC 筛查，电解质值；头颅超声检查，放射相关检查，超声心动图，心脏病专家已会诊。
3. 环境准备：最好单间放置，如无条件，房间清理干净，移走不必要设备。
4. 用物准备：备好能调节高低的远红外辐射台、踩脚凳、手术无影灯、手术室电刀车、呼吸机、监护仪、输液泵多个；抢救药品；ECMO 及耗材；吸引装置。
5. 操作方式及时机。

ECMO 安装

1. 核对患儿住院号、床号、姓名,患儿取平卧位,给予心电监护、机械通气。术前了解患儿病情,充分镇静镇痛、按医嘱使用预防性抗生素、神经肌肉阻滞、肝素负荷剂量。肝素化前插入导尿管和胃管。
2. 在启动 ECMO 支持时持续监测血压,并按顺序处理。
3. 洗手,戴手套,穿手术衣,戴口罩。
4. 遵守手术安全核查制度,做好身份识别。
5. 麻醉并在患儿胸部下放置 X 线片。
6. 协助医生消毒皮肤,铺无菌巾。
7. 建立 ECMO 插管及中心静脉置管,紧急情况下床边穿刺者,协助备齐用物及穿刺。
8. 协助做好 ECMO 管路的预冲。
9. 置管成功后协助连接 ECMO 管路及抗凝剂(常用肝素钠)。用血管钳妥善固定 ECMO 管路,注意观察患儿病情变化,有异常及时报告医生处理。
10. 协助定位 ECMO 管路。置于辐射台,维持体位、管路的稳定。
11. 根据需要设置呼吸机。
12. 在 ECMO 插管部位用无菌纱布和 3M 敷贴覆盖保护。防止管道扭曲引起"吸壁"、渗血、开裂等情况。
13. 调整床高,密切观察患儿生命体征,根据血气分析结果调整呼吸机参数及药物剂量。
14. 操作结束后妥善安置患儿,取适宜体位。
15. 记录。

ECMO 安装后管理

16. ECMO 管路护理:①专人管理,严格执行操作流程。经颈内静脉置入 ECMO 导管后,限制体位避免头部自主移动,维持正确的导管末端位置。②加强仪器和器械的管理,保证管路、离心泵、膜肺等整个系统的密封;保持管路通畅,注意勿打折、扭曲、牵拉,可用血管钳将管路固定在床单上。③检查离心泵的转速和流量是否稳定,每小时记录离心泵转速及血流量,观察泵前压力及泵后压力,防止负压过大造成溶血,流速忽高忽低的时候,注意是否存在血流量不足或心脏压塞。若发现管路有抖动现象,提示采血困难,出血不畅,予调整体位后仍有抖动现象,可能是容量不足所致,及时报告 ECMO 小组人员。④每班检查 ECMO 管路有无血凝块和血栓形成。
17. ECMO 系统监测:ECMO 系统可以监测机器的流量(以 L/min 为单位衡量),同时监测离心泵的转速(以 r/min 衡量)。监测静脉端和泵后动脉端压力(以 mmHg 衡量)。监测仪持续监测混合静脉血氧饱和度(SvO_2)、血细胞比容(Hct)及动脉血氧饱和度(SaO_2),维持 SvO_2 在 60%~75%,Hct 在 35%~40%。
18. 循环系统护理:①血流动力学监测:持续有创血压监测,每班及动脉置管抽血后及时较零,保证有创血压的准确性。抽取血标本检查时严格遵循最低试验血量,避免加剧医源性失血。单独静脉通路输入血管活性药物,应用注射泵持续均匀泵入,防止输液速度变化引起循环波动。每天检查心脏超声,监测心功能的变化,根据心功能变化及时调整血管活性药物的剂量。持续心电监护,观察心电波形的改变,注意有无心律失常。②出入量监测:维持尿量在 $2ml/(kg \cdot h)$,若 $<0.5ml/(kg \cdot h)$,提示肾功能受损。记录每小时出入量,量出为入,严格控制输液总量及速度,心功能未恢复时液体保持负平衡,以减轻心脏负担。
19. 体温监测:设置水箱温度 36~37℃,维持患儿体温 36~37℃,每小时监测体温,使用辐射台肤温控制模式时需要监测患儿体温、台温以及水箱温度。
20. 呼吸道护理:机械通气采用保护性通气策略,设置低压低流量通气。密切观察患儿的呼吸、血氧饱和度,根据血气分析结果调整呼吸机的参数。ECMO 建立 24h 患儿制动,24h 后 ECMO 运行稳定,每 2h 翻身一次,应用密闭式吸痰管,按需吸痰,压力控制在 75~100mmHg,吸痰注意动作快速且轻柔,避免损伤气道黏膜引起出血。
21. 实验室指标监测:①ACT:1~4h 监测一次,维持 180~220s,根据 ACT 水平调整肝素用量。②血气电解质分析:每 4h 监测一次。③血常规:每日一次,如有变化随时复查,维持血红蛋白在 120~140g/L,血小板计数在 $100 \times 10^9/L$ 以上。④凝血功能:每日一次。⑤生化全项:包括肝功能、肾功能、心肌酶,每日一次。

实施

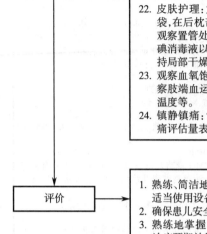

22. 皮肤护理:定期翻身按摩,动作轻柔;在身下放置水床和水凝胶袋,在后枕部、内外踝部、尾骶部等骨隆突处,用 3M 人工皮保护。观察置管处皮肤情况,伤口有无渗血、裂开。按需更换敷料,使用含碘消毒液以穿刺点为中心螺旋式消毒,消毒范围大于敷料范围,保持局部干燥无菌。
23. 观察血氧饱和度的变化:血氧饱和度探头多连接于左侧肢体。观察肢端血运情况,有无苍白、肿胀、僵硬,动脉搏动是否良好,皮肤温度等。
24. 镇静镇痛:常选芬太尼、咪达唑仑、维库溴铵。每班采用新生儿疼痛评估量表评估患儿一次,观察镇静镇痛效果。

评价

1. 熟练、简洁地实施护理操作,显示良好临床知识、判断能力和技术,适当使用设备和资源。
2. 确保患儿安全,按要求正确的护理 ECMO 患儿,正确的记录及用药。
3. 熟练地掌握 ECMO 运行中的并发症,早发现,早治疗,掌握 ECMO 治疗预期效果。

【常见并发症及处理】

并发症	临床表现	原因	预防及处理
出血	可有颅内出血、胃肠道、手术部位出血。	主要因为 ECMO 使用期间应用肝素有关。	1. 合理应用肝素。 2. 动态监测 ACT。 3. 细致观察病情,及早发现出血倾向,予补充血小板、鱼精蛋白及凝血酶原复合物等,对症治疗,局部止血。
肾功能不全	尿少或无尿,发生率较高,尤其是在 ECMO 转流 24~48h。	由于毛细血管通透性增加,血容量不足造成。	通常进行血液透析来治疗肾功能不全。
溶血	较常见并发症,可观察血尿,严重的溶血可引起肾功能不全和 DIC,甚至导致患儿死亡。	多由氧合器有关。	1. 更换管路及离心泵头,减少负压等。 2. 碱化尿液、利尿、必要时进行血浆置换。
感染	出现感染相关症状。	与操作有关及患儿功能下降等有关。	1. 保证各个环节严格无菌操作。 2. 合理使用抗生素。 3. 缩短 ECMO 时间,减少感染及并发症。 4. 尽早进行血培养和药敏试验,一旦发生感染迹象,积极针对性的加强抗感染治疗。
管路血凝	机械并发症最常见的一种。	肝素应用不合理,ACT 过低。	及时更换 ECMO 管路。
插管故障	约 13% 新生儿存在插管问题。	插管过深、过浅、过粗、过细均会影响血流及灌注。	正确的插管位置是:右颈内静脉插入右房,右颈总动脉插入主动脉弓的上方。应根据患儿的体重选择合适的管径,插管后及时在 X 线下调整位置。

续表

并发症	临床表现	原因	预防及处理
血泵故障	运转过程中突然停止转动。	1. 常见原因可能是在泵头内涂抹油、滑石粉使电机短路或电机传送带断裂。 2. 出现血泵突然震颤或蠕动或出现失控高速运转。	1. 尽可能选择性能良好的血泵，并定期维修。 2. 运转中勿使用高频电流的仪器，将手摇把放于固定位置，一旦出现机械故障应立即关闭电源，手摇泵以维持循环。

【新生儿体外膜肺氧合技术复习题】

1. 新生儿体外膜肺氧合技术最常见的并发症是（A）

A. 出血　　　　　　　　　　　　B. 肾功能不全

C. 溶血　　　　　　　　　　　　D. 感染

E. 管路血凝

2. 下列**不是**新生儿 ECMO 技术的禁忌证是（E）

A. 胎龄 <34 周,体重 <2 000g　　　B. 颅内出血Ⅱ级以上

C. 出血性疾病　　　　　　　　　D. 不可逆的肺部疾病

E. 肺动脉高压危象

3. 新生儿 ECMO 运行中,ACT 理想的维持范围是（B）

A. 140~180s　　　　　　　　　　B. 180~220s

C. 220~260s　　　　　　　　　　D. 260~300s

E. 300~340s

4. 以下关于新生儿 ECMO 的实验室检查的说法**错误**的是（E）

A. ACT 通常 1~4h 监测一次

B. 血气电解质分析通常每 4h 监测一次

C. 凝血功能有变化随时复查

D. 维持血红蛋白在 120~140g/L

E. 维持血小板计数在 100×10^9/L 以下

（罗飞翔　商祯茹）

第五章　新生儿病房仪器设备使用与维护

新生儿病房是救治各类新生儿的诊疗场所,病房内仪器种类繁多,操作复杂。仪器设备工作性能和工作状态是否良好,直接影响到患儿的医疗、护理质量。为保障患儿安全,临床工作顺利进行,新生儿病房医务人员应熟练掌握所有仪器设备的使用与维护方法,减少仪器设备的损坏和丢失,使其处于良好备用状态。

第一节　新生儿暖箱

【概述】

新生儿尤其是早产儿体温调节功能发育不完善,并且皮下脂肪薄、散热明显,容易受到外界环境的影响而发生波动,对其体温保持提出巨大挑战。暖箱(incubator)是新生儿保暖、治疗、抢救的重要场所,对提高新生儿抢救成功率和疾病治疗效果起到至关重要的作用。暖箱种类繁多,除保暖外还兼具湿化、磅体重、生命体征监测、呼吸支持等功能,原理和使用方法大致相同。

【工作原理】

暖箱是通过空气循环系统及温控仪反馈调节对温度进行控制,温度控制模式有箱温型和肤温型两种。

【应用指征】

1. 需要裸体观察或进行医疗、急救的新生儿。
2. 出生体重 <2 000g 的低出生体重儿。
3. 体温偏低或不升者,如硬肿症等。
4. 需要保护性隔离者,如剥脱性皮炎等。

【操作流程】

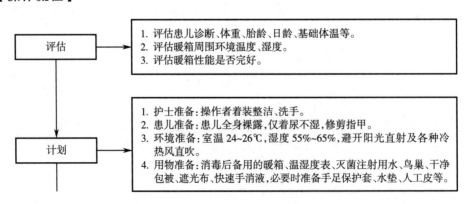

```
┌──────┐    ┌─────────────────────────────────────────────────┐
│ 评估 │───▶│ 1. 评估患儿诊断、体重、胎龄、日龄、基础体温等。        │
└──────┘    │ 2. 评估暖箱周围环境温度、湿度。                      │
            │ 3. 评估暖箱性能是否完好。                           │
            └─────────────────────────────────────────────────┘

┌──────┐    ┌─────────────────────────────────────────────────┐
│ 计划 │───▶│ 1. 护士准备:操作者着装整洁、洗手。                    │
└──────┘    │ 2. 患儿准备:患儿全身裸露,仅着尿不湿,修剪指甲。       │
            │ 3. 环境准备:室温 24~26℃,湿度 55%~65%,避开阳光直射及各种冷│
            │    热风直吹。                                      │
            │ 4. 用物准备:消毒后备用的暖箱、温湿度表、灭菌注射用水、鸟巢、干净│
            │    包被、遮光布、快速手消液,必要时准备手足保护套、水垫、人工皮等。│
            └─────────────────────────────────────────────────┘
```

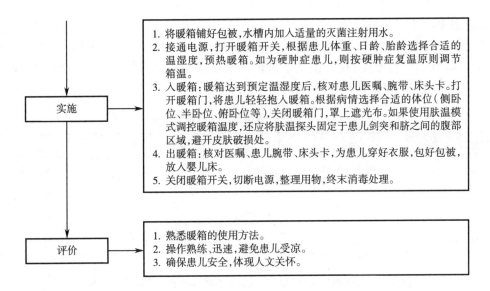

【日常维护】

1. 使用中的暖箱应每天更换湿化水并清洁,暖箱外壁用一次性医用消毒湿巾或采用 500~1 000mg/L 含氯消毒剂擦拭消毒,内壁用清水擦拭。

2. 使用时间达 1 周时需更换暖箱,定期进行细菌学监测。患儿出箱后行终末消毒处理,彻底拆卸暖箱各部件,用一次性医用消毒湿巾擦拭或采用 500~1 000mg/L 含氯消毒剂浸泡消毒。组装好暖箱后张贴已消毒的标识备用。

3. 根据产品说明的时间要求更换过滤器,如果发现过滤器变色应立即更换。

4. 暖箱在备用状态时应拔除电源,使用布罩防尘。

5. 医务人员应掌握暖箱性能,严格按操作规程使用,定期检查、维修。

【常见故障及处理】

1. **无法开机** 检查电源线是否正确连接电源插座和主机;电源插座是否断电。

2. **显示屏无显示** 检查显示屏连接电缆是否正确连接主机和显示屏。

3. **箱内空气温度不升** 检查暖箱空气温度设置是否过低;风扇是否损坏或变形;暖箱门是否关闭;治疗窗密封条是否连接正确。

4. **箱内空气温度过高** 检查暖箱空气温度设置是否过高;是否放在阳光直射处或受到附近加热装置的影响;空气进气口是否被尿不湿、纱布等障碍物堵塞;是否使用光疗设备。

5. **湿度不上升** 检查暖箱空气出气口是否被尿不湿、纱布等障碍物堵塞;水槽中是否装有足量的湿化水;暖箱门是否关闭;治疗窗密封条是否连接正确。

6. **湿度过高** 检查相对湿度是否因雨季或其他原因而升高。

7. **称重不准确** 检查电缆是否放在称重板上;床垫平台上的仪器是否靠在暖箱内壁上。

8. 暖箱的工作状态关系着患儿生命安全,当暖箱报警时,需及时处理。对于不能处理的故障,应立即停止使用,将患儿转移至安全的保温环境,并通知工程师维修,待故障排除后再使用。

【注意事项】

1. 适中温度的选择 适中温度(neutral temperature,NET)是指维持正常体核及皮肤温度最适宜的环境温度,在此温度下身体耗氧量最少,蒸发散热量最少,新陈代谢最低(表5-1)。暖箱内的早产儿需要每天根据体重和日龄调节适中温度(表5-2)。

表5-1 不同出生体重早产儿适中温度分布

出生体重(kg)	35℃	34℃	33℃	32℃
1.0~<1.5	初生10d内	10d后	3周后	5周后
1.5~<2.0		初生10d内	10d后	4周后
2.0~<2.5		初生2d内	2d后	3周后
≥2.5			初生2d内	2d后

表5-2 超低出生体重早产儿出生后不同日龄的暖箱温度和湿度

日龄(d)	温度(℃)	湿度(%)
1~10	35	100
11~20	34	90
21~30	33	80
31~40	32	70

2. 患儿入暖箱最初2h,应每30~60min测量体温一次。体温稳定后,每班测量一次,保持体温36.5~37.5℃,并记录箱温和患儿体温。

3. 使用肤温模式时应固定妥当,避免因肤温探头脱落,造成体温不升的假象,导致箱温调节失控。

4. 严禁骤然升高箱温,以免患儿因体温短时间内上升过快导致不良后果。

5. 打开暖箱门进行操作时需注意安全,操作后及时关闭,避免患儿坠落。

6. 暖箱应避免放置在阳光直射、有对流风或取暖设备附近,以免影响箱内温度。所有操作应尽量集中进行,减少开门次数和时间。不要在暖箱旁大声说话,轻柔开、关治疗窗,避免外界声、光干扰。

7. 出暖箱条件患儿体重增长到2 000g以上,室温22~24℃时能维持正常体温,一般情况良好者可给予出暖箱;患儿在暖箱中生活1个月以上,体重不到2 000g,但一般情况良好者可遵医嘱灵活掌握。

【新生儿暖箱复习题】

1. 使用中的暖箱内面擦拭用(D)

A. 75% 酒精

B. 稀释的碘伏溶液

C. 500~1 000mg/L 的含氯消毒液

D. 清水

E. 灭菌注射用水

2. 使用中的暖箱应多久更换(B)

A. 每周更换两次

B. 每周更换一次

C. 每天更换一次　　　　　　　　D. 每月更换一次

E. 每月更换两次

3. 终末消毒暖箱体用（C）

A. 75% 酒精　　　　　　　　　　B. 稀释的碘伏溶液

C. 500~1 000mg/L 的含氯消毒液　　D. 清水

E. 灭菌注射用水

4. 下列**不符合**出暖箱的条件是（C）

A. 患儿体重大于 2 000g

B. 患儿在暖箱中生活 1 个月以上,体重小于 2 000g,生命体征平稳

C. 患儿体重大于 2 000g,患有剥脱性皮炎

D. 室温下能维持正常体温,患儿一般情况良好

E. 患儿硬肿症复温期间

（张先红）

第二节　新生儿转运箱

【概述】

　　新生儿转运（neonatal transport, NT）是新生儿重症监护病房的重要工作内容之一,目的是安全地将高危新生儿转运到 NICU 进行救治,充分发挥优质卫生资源。有研究显示寒冷可导致低血糖和严重的呼吸窘迫,保持新生儿尤其是早产儿体温正常,可以增加其 50% 的成活率。因此,运用新生儿转运箱转运危重新生儿,能够维持患儿体温正常,提高转运成功率。

【工作原理】

同新生儿暖箱。

【应用指征】

需要转运的危重新生儿,尤其是早产儿。

【操作流程】

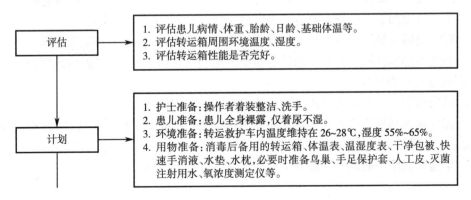

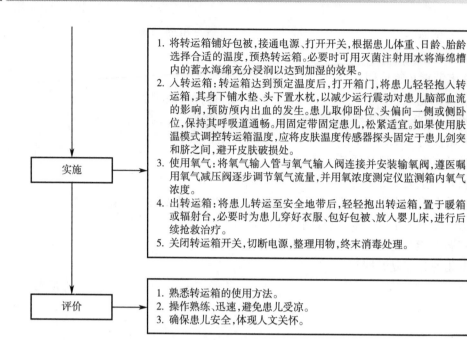

实施

1. 将转运箱铺好包被,接通电源、打开开关,根据患儿体重、日龄、胎龄选择合适的温度,预热转运箱。必要时可用灭菌注射用水将海绵槽内的蓄水海绵充分浸润以达到加湿的效果。
2. 入转运箱:转运箱达到预定温度后,打开箱门,将患儿轻轻抱入转运箱,其身下铺水垫、头下置水枕,以减少运行震动对患儿脑部血流的影响,预防颅内出血的发生。患儿取仰卧位、头偏向一侧或侧卧位,保持其呼吸道通畅。用固定带固定患儿,松紧适宜。如果使用肤温模式调控转运箱温度,应将皮肤温度传感器探头固定于患儿剑突和脐之间,避开皮肤破损处。
3. 使用氧气:将氧气输入管与氧气输入阀连接并安装输氧阀,遵医嘱用氧气减压阀逐步调节氧气流量,并用氧浓度测定仪监测箱内氧气浓度。
4. 出转运箱:将患儿转运至安全地带后,轻轻抱出转运箱,置于暖箱或辐射台,必要时为患儿穿好衣服、包好包被、放入婴儿床,进行后续抢救治疗。
5. 关闭转运箱开关,切断电源,整理用物,终末消毒处理。

评价

1. 熟悉转运箱的使用方法。
2. 操作熟练、迅速,避免患儿受凉。
3. 确保患儿安全,体现人文关怀。

【日常维护】

1. 转运箱每次使用后均需用一次性医用消毒湿巾或采用 500~1 000mg/L 含氯消毒剂擦拭消毒。

2. 妥善安装氧气瓶,以防氧气瓶移动或破碎等导致氧气释放过快。

3. 进行清洁、维修操作和更换蓄电池时,应切断供氧设备同转运箱的连接,以免引起火灾甚至爆炸。

4. 转运箱在蓄电池工作模式下,当蓄电池电量 <9V 时,设备将进入蓄电池保护模式(仅断电指示灯亮,其余无任何显示和声音提示),此时需马上进行充电或关机,以免影响蓄电池使用寿命。

5. 在有电源的地方,应使用交流电源供电,减少电池消耗,保证电池充分充电。

6. 每 2 个月更换空气过滤器,如果发现过滤器变色明显应及时更换。

7. 转运箱在备用状态时,应充满电后,拔除电源,使用布罩防尘。

8. 医务人员应掌握转运箱的性能,严格按操作规程使用,定期检查、维修。

【常见故障及处理】

1. **断电报警**　检查电源线或蓄电池是否正确连接;蓄电池是否有足够的电量。

2. **低压故障报警**　检查蓄电池是否电量过低;电源开关是否损坏。

3. **箱温传感器故障**　检查箱温传感器是否正确连接;箱温传感器是否损坏。

4. **肤温传感器故障**　检查肤温传感器是否正确贴在患儿身上;肤温传感器是否正确连接;肤温传感器是否损坏。

5. **风机报警**　检查风机转速是否正常;风机是否损坏。

6. **温度偏差报警**　检查转运箱附近是否有热源;环境温度是否变化过大;有机玻璃罩的门窗是否关闭。

7. **手推车高度不能调节**　检查手推车支撑弹簧是否损坏。

8. 转运箱的工作状态关系着患儿生命安全,当转运箱报警时,需及时处理。对于不能处理的故障,应立即停止使用,将患儿转移至安全的保温环境,并通知工程师维修,待故障排除后再使用。

【注意事项】

1. 转运箱放置于救护车内时,应与救护车的纵轴方向相同,并锁定箱轮,以减少行驶途中颠簸对患儿脑部血流的影响。

2. 转运途中尽量减少开箱门的次数和时间,保证转运途中患儿体温维持正常。

3. 打开转运箱箱门进行操作时需注意安全,操作后及时关闭,避免患儿坠落。

4. 转运过程中加强对患儿生命体征的观察,连接监护仪,如需机械通气者,建议使用T-组合复苏器或转运呼吸机进行辅助通气。

5. 注意用氧安全,在转运箱附近严禁放置任何火源,不得使用乙醚、酒精等易燃物质,以免与转运箱内的氧气接触引起火灾。

6. 热辐射会引起转运箱温度上升至危险程度,不允许将转运箱置于阳光下暴晒或者有其他辐射热源的地方。

7. 搬运转运箱时须确保手推车与机箱的固定锁处于锁定位置。

8. 进入救护车前将手推车降至最低位置,进入救护车后必须锁紧脚轮。

9. 转运箱推入救护车时,确保患儿头部朝上,不得倒置推入;若将转运箱抬入救护车,必须由4名以上操作人员分别在前、后、左、右不同位置抬起转运箱。

【新生儿转运箱复习题】

1. 转运患儿前设置转运箱温度应根据(A)

A. 胎龄、体重、日龄　　　　　　　B. 日龄、体重

C. 胎龄、日龄　　　　　　　　　　D. 胎龄

E. 体重

2. 转运箱的空气过滤器多长时间更换(E)

A. 每周更换两次　　　　　　　　　B. 每周更换一次

C. 每天更换一次　　　　　　　　　D. 每月更换一次

E. 每2个月更换一次

3. 转运箱擦拭消毒用(C)

A. 75% 酒精　　　　　　　　　　　B. 稀释的碘伏溶液

C. 500~1 000mg/L 的含氯消毒液　　D. 清水

E. 灭菌注射用水

4. 下列操作**不符合**转运箱的使用要求的是(B)

A. 转运箱放置在救护车内时,方向与救护车的纵轴方向相同

B. 转运途中可随时打开箱门,不用限制次数与时间

C. 在转运箱附近严禁放置任何火源

D. 更换蓄电池时,切断供氧设备同转运箱的连接

E. 转运箱推入救护车时,确保患儿头部朝上,不得倒置推入

（张先红）

第三节　新生儿辐射保温台

【概述】

　　新生儿辐射保温台又称辐射台或抢救台,是手术室、新生儿病房、产科病房和新生儿重症监护病房常用的医疗设备之一。除具有保暖的功能外,也便于对重症、手术前后等需要密切观察病情变化的患儿进行抢救和操作。

【工作原理】

　　顶部辐射箱中的加热源所散发出来的热量,通过高反射率的抛物线型反射罩均匀地辐射至床面上,从而将热量传递给处于床面上的患儿。新生儿辐射保温台的温度控制模式有预热模式、手控模式和肤温模式三种。

【应用指征】

　　1. 需要裸体观察的新生儿。

　　2. 室温下不能维持自身体温的新生儿。

　　3. 重症、手术前后等需密切观察病情变化、随时可能需要急救的患儿。

【操作流程】

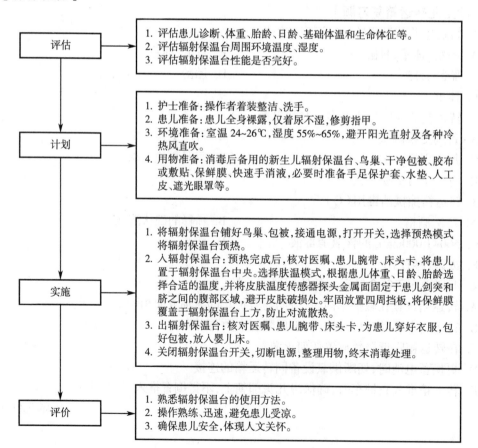

评估
1. 评估患儿诊断、体重、胎龄、日龄、基础体温和生命体征等。
2. 评估辐射保温台周围环境温度、湿度。
3. 评估辐射保温台性能是否完好。

计划
1. 护士准备:操作者着装整洁、洗手。
2. 患儿准备:患儿全身裸露,仅着尿不湿,修剪指甲。
3. 环境准备:室温 24~26℃,湿度 55%~65%,避开阳光直射及各种冷热风直吹。
4. 用物准备:消毒后备用的新生儿辐射保温台、鸟巢、干净包被、胶布或敷贴、保鲜膜、快速手消液,必要时准备手足保护套、水垫、人工皮、遮光眼罩等。

实施
1. 将辐射保温台铺好鸟巢、包被,接通电源,打开开关,选择预热模式将辐射保温台预热。
2. 入辐射保温台:预热完成后,核对医嘱、患儿腕带、床头卡,将患儿置于辐射保温台中央。选择肤温模式,根据患儿体重、日龄、胎龄选择合适的温度,并将皮肤温度传感器探头金属面固定于患儿剑突和脐之间的腹部区域,避开皮肤破损处。牢固放置四周挡板,将保鲜膜覆盖于辐射保温台上方,防止对流散热。
3. 出辐射保温台:核对医嘱、患儿腕带、床头卡,为患儿穿好衣服,包好包被,放入婴儿床。
4. 关闭辐射保温台开关,切断电源,整理用物,终末消毒处理。

评价
1. 熟悉辐射保温台的使用方法。
2. 操作熟练、迅速,避免患儿受凉。
3. 确保患儿安全,体现人文关怀。

【日常维护】

1. 使用中的辐射保温台每天用一次性医用消毒湿巾或采用 500~1 000mg/L 含氯消毒剂擦拭消毒。

2. 为避免有机玻璃挡板出现银丝裂纹,不能使用酒精、丙酮或其他的有机溶液进行清洁,也不能让其处于紫外线的直接辐照之下。

3. 不得以拉扯导线的方式拔出皮肤温度传感器,不得弯折传感器的连接处,以免影响使用寿命。插入皮肤温度传感器时,传感器插头上的箭头标记需对准插座的缺口位置。

4. 辐射箱中的反射罩是用来向床面反射红外辐射热量的一个重要部件,清洁时需防止损伤或划伤其表面,不得使其抛物线形状发生改变。

5. 加热器的使用寿命为 2 000h,为确保红外辐照的效果,加热器超过使用寿命后,即使仍能正常工作,也必须予以更换。

6. 待加热器完全冷却后才能对辐射箱的外表面进行清洁处理。

7. 辐射保温台在备用状态时应拔除电源,使用布罩防尘。

8. 医务人员应掌握辐射保温台的性能,严格按操作规程使用,定期检查、维修。

【常见故障及处理】

1. **显示器无显示**　检查电源开关是否开启。

2. **断电报警**　检查是否停电;供电电源线是否连接;熔丝管是否损坏。

3. **传感器报警**　检查皮肤温度传感器是否插入;皮肤温度传感器是否损坏或失准。

4. **偏差报警**　检查环境温度是否波动过大;皮肤温度传感器是否从患儿身上脱落;患儿皮肤温度是否显著升高或降低。

5. **设置报警**　检查皮肤温度传感器是否固定在患儿身上;温度控制模式是否选择适当。

6. 辐射保温台的工作状态关系着患儿生命安全,当其报警时,需及时处理。对于不能处理的故障,应立即停止使用,将患儿转移至安全的保温环境,并通知工程师维修,待故障排除后再使用。

【注意事项】

1. 不同出生体重的新生儿在使用辐射保温台的肤温模式时需要设置不同的温度(表 5-3),且需注意监测体温并做好记录。

表 5-3　不同出生体重儿辐射保温台设置温度

出生体重（kg）	辐射保温台设置温度（℃）
~1.0	37.0
~1.5	36.8
~2.0	36.6
~2.5	36.4
>2.5	36.2

2. 辐射保温台应避免放置在空气流通处,以免造成患儿失热过多。必要时可在床挡边放置湿棉球,并覆盖保鲜膜保湿,减少患儿水分蒸发。

3. 患儿放在辐射保温台上时应保证有机玻璃挡板全部关上,并锁紧脚轮,以防止患儿坠落或突然移动造成伤害。

4. 调节辐射保温台档位时,应做好安全防护,防止患儿摔伤,还要确保倾斜度合适、位置锁定。

5. 为保障患儿安全,建议使用肤温模式,并确保皮肤温度传感器探头金属面与患儿皮肤可靠接触,以免患儿过分的接收热量或急剧地失热,甚至烫伤或死亡。探头应保持干燥,防尿液渗湿,以免影响测温效果。若患儿为仰卧位,应将探头放置于腹部剑状软骨和脐之间,注意避开肝脏部位;若患儿为俯卧位,应将探头放置于患儿背部,最好是肾脏部位。至少每班更换一次探头位置,防止压伤。

6. 当患儿处于休克或发热状态时不得使用肤温模式:休克状态时,皮肤温度比正常温度要低,如果使用肤温模式的自动调节功能来控制,将会导致患儿体温过高;发热状态时,皮肤温度比正常温度要高,如果使用肤温模式的自动调节功能来控制,将会导致患儿体温过低。

7. 辐射箱被移开后,处于保温台上的患儿会因没有红外辐射热量的补充而急剧地失热,应尽量缩短辐射箱被移开的时间。

8. 禁止用手触摸辐射保温台的加热器及其防护罩,以免烫伤。

【新生儿辐射保温台复习题】

1. 在消毒有机玻璃挡板时,**禁止**使用的消毒液是(A)

A. 75% 酒精
B. 稀释的碘伏溶液
C. 500~1 000mg/L 的含氯消毒液
D. 清水
E. 灭菌注射用水

2. 患儿仰卧位时,应将探头放置于(A)

A. 剑状软骨
B. 胸骨
C. 肋骨
D. 髂骨
E. 腹股沟

3. 下列患儿**不应**设置肤温模式的是(E)

A. 体温在 36.5~37.5℃的患儿

B. 现体重达 2 000g 以上的低出生体重儿

C. 出生胎龄 35 周的早产儿

D. 肠造瘘患儿

E. 感染性休克的患儿

4. 下列操作**不符合**辐射保温台的使用要求的是(C)

A. 当辐射台报警时,需及时处理并查看患儿情况

B. 患儿放在辐射保温台上时应保证有机玻璃挡板全部关上,并锁紧脚轮

C. 加热器超过使用寿命后,仍可继续使用

D. 可在床挡边放置湿棉球,并覆盖保鲜膜保湿,减少患儿水分蒸发

E. 禁止用手触摸辐射保温台的加热器及其防护罩,以免烫伤

（张先红）

第四节 新生儿黄疸监测与光疗设备

新生儿黄疸是胆红素（大部分为未结合胆红素）在体内积聚而引起,有生理性和病理性之分。严重者可导致胆红素脑病,造成中枢神经系统受损,引起严重后遗症甚至死亡,应加强对新生儿黄疸的临床观察,尽快找出病因,积极治疗。

（一）经皮胆红素测定仪

【概述】

为预防胆红素脑病,医务人员需动态监测胆红素值、判断黄疸严重程度,在临床上以血清胆红素测定作为诊断的金标准。但由于抽血是有创操作,患儿家长不易接受,且存在穿刺失败、出血、感染等可能,故不宜用血清胆红素水平来动态监测。经皮胆红素（transcutaneous bilirubin,TCB）测定具有无创、操作简单等特点,利于医务人员重复测定胆红素及动态观察,因此经皮胆红素测定仪广泛运用于产科及新生儿病房。

【工作原理】

经皮胆红素测定仪是利用蓝色光波（450nm）和绿色光波（550nm）之间的光波差来测定沉淀于新生儿皮肤组织内胆红素的浓度。当探头置于新生儿皮肤表面时,发光二极管发出的光线经光导纤维导引到皮肤表面,并直射皮下。在皮肤上的光波反复分散与吸收,最终回到光导纤维。返回到光导纤维的光,一部分经纤维内芯分散在表层皮肤组织内（短光波）,另一部分经外芯（长光波）深入到皮肤组织内,并到达相应的光电二极管。通过计算光密度的差异,表皮和真皮之间共同的光波将被扣除,得到的仅是皮肤组织内两波长区间的光密度差。光波密度的差异显示出相应的血清胆红素,显示器上的读数则为血清胆红素值。

【应用指征】

需要进行经皮胆红素监测的新生儿。

【操作流程】

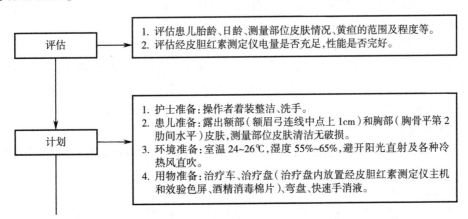

| 评估 | 1. 评估患儿胎龄、日龄、测量部位皮肤情况、黄疸的范围及程度等。
2. 评估经皮胆红素测定仪电量是否充足,性能是否完好。 |

| 计划 | 1. 护士准备:操作者着装整洁、洗手。
2. 患儿准备:露出额部（额眉弓连线中点上1cm）和胸部（胸骨平第2肋间水平）皮肤,测量部位皮肤清洁无破损。
3. 环境准备:室温24~26℃,湿度55%~65%,避开阳光直射及各种冷热风直吹。
4. 用物准备:治疗车、治疗盘（治疗盘内放置经皮胆红素测定仪主机和效验色屏、酒精消毒棉片）、弯盘、快速手消液。 |

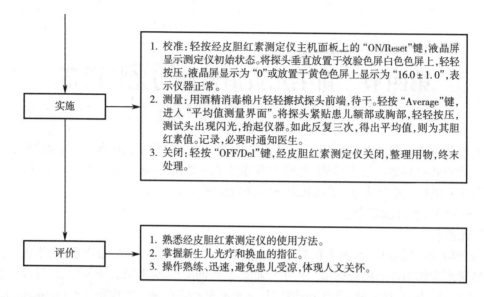

【日常维护】

1. 每天检测前应先用校验色屏校验经皮胆红素测定仪。

2. 校验色屏表面若有污迹,用干棉签清理,不得使用酒精等液体,以免色屏变色失去校验意义。

3. 每次接触患儿前均应用酒精消毒棉片擦拭消毒经皮胆红素测定仪探头。

4. 使用中的经皮胆红素测定仪外壳应用一次性医用消毒湿巾或采用500~1 000mg/L含氯消毒剂擦拭消毒。

5. 仪器内装有可充电锂电池,若长时间不使用,在1个月左右充电一次。若检测量>400次/d,应每天充电。充电时,必须用该仪器配备的专业充电器,以免损坏。

6. 备用仪器请放置于阴凉干燥处,不得在阳光下暴晒,尤其是效验色屏。

7. 医务人员应掌握经皮胆红素测定仪的性能,严格按操作规程使用,定期检查、维修。

【常见故障及处理】

1. **开机后屏幕不显示或显示不正常** 检查锂电池是否有电或电量过低;显示器接口是否故障。

2. **检测过程中出现异常** 检查仪器周围是否有强干扰。

3. **按键无效** 检查面板是否损坏;面板接口是否故障。

4. **测试电源不亮** 检测光源是否损坏;光源接口是否故障。

5. 经皮胆红素测定仪的工作状态关系着经皮胆红素测定值的准确性,为避免延误病情,当其出现故障时,需及时处理。对于不能处理的故障,应立即停止使用,并通知工程师维修,待故障排除后再使用。

【注意事项】

1. 出生胎龄35周以上的晚期早产儿和足月儿可参照光疗参考标准(图3-4)和换血参考标准(图3-5)。

2. 测量时压力适中,以免造成患儿不适甚至皮损。

3. 无论是对患儿进行检测还是校验色屏进行校准,都必须将经皮胆红素测定仪垂直于被检测部位,将探头整个端面紧贴皮肤外表或效验色屏,不得有间隙,否则检测结果无效。

4. 为了减少误差,光疗中的患儿应用遮光布遮盖测量部位,测量时关闭蓝光灯,在同一部位测 3~5 次,取其平均值。

5. 由于经皮胆红素浓度反应有滞后性,光疗后至少 4h 才能使用经皮胆红素测定仪检测,换血后检测无效。

6. 由于受光疗及皮肤色素等影响,经皮胆红素测定仪有一定的误差,只能用于新生儿高胆红素血症的初步筛查。当患儿的胆红素水平 >14mg/dl 时不推荐使用经皮胆红素测定仪,血清胆红素水平才是临床诊断最可信赖的方法。

(二)黄疸治疗仪

【概述】

黄疸治疗仪是运用光照疗法治疗新生儿高胆红素血症的仪器,它不仅可有效地降低胆红素水平并阻止其进一步上升,还能减少换血的需求,如今已成为新生儿高胆红素血症的常规治疗仪器。常见的黄疸治疗仪有单面黄疸治疗仪、双面黄疸治疗仪、新生儿光疗毯等,可根据患儿的具体情况采取不同的治疗方式,原理和使用方法大致相同,现就双面黄疸治疗仪做以下介绍:

【工作原理】

常见光疗光源有日光、白色或蓝色荧光管、卤素灯、发光二极管(light emitting diode, LED),最有效的是蓝色荧光管和 LED。通过照射,使波长主峰在 425~475nm 的蓝光透过皮肤,使血清中的间接胆红素产生异构体,将胆红素由脂溶性转化为水溶性,经胆汁及尿液排出体外,降低血清间接胆红素浓度。

【应用指征】

1. 各种原因所致的新生儿高胆红素血症,如溶血症、败血症、胆红素代谢先天缺陷等。

2. 早期(生后 36h 内)出现黄疸并进展较快。

3. 换血前后的辅助治疗。

4. 高危儿出生后即可进行预防性治疗。

【禁忌证】

1. 直接胆红素 >68.4μmol/L。

2. 心肺或肝功能损害。

3. 胆汁淤积。

4. 频繁呕吐或腹泻表现。

5. 先天性卟啉病。

6. 体温 >38.5℃。

7. 蓝光过敏。

【操作流程】

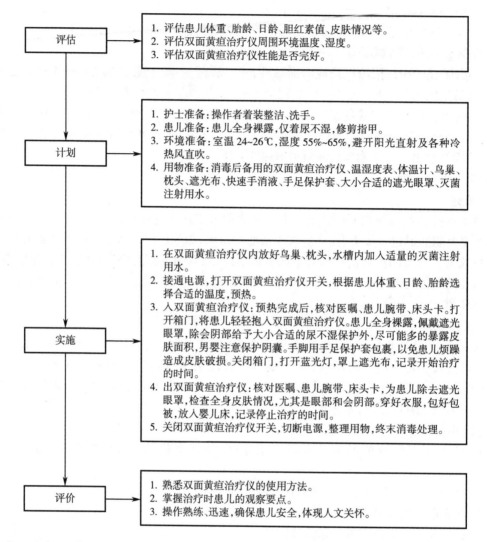

评估
1. 评估患儿体重、胎龄、日龄、胆红素值、皮肤情况等。
2. 评估双面黄疸治疗仪周围环境温度、湿度。
3. 评估双面黄疸治疗仪性能是否完好。

计划
1. 护士准备：操作者着装整洁、洗手。
2. 患儿准备：患儿全身裸露，仅着尿不湿，修剪指甲。
3. 环境准备：室温 24~26℃，湿度 55%~65%，避开阳光直射及各种冷热风直吹。
4. 用物准备：消毒后备用的双面黄疸治疗仪、温湿度表、体温计、鸟巢、枕头、遮光布、快速手消液、手足保护套、大小合适的遮光眼罩、灭菌注射用水。

实施
1. 在双面黄疸治疗仪内放好鸟巢、枕头，水槽内加入适量的灭菌注射用水。
2. 接通电源，打开双面黄疸治疗仪开关，根据患儿体重、日龄、胎龄选择合适的温度，预热。
3. 入双面黄疸治疗仪：预热完成后，核对医嘱、患儿腕带、床头卡。打开箱门，将患儿轻轻抱入双面黄疸治疗仪。患儿全身裸露，佩戴遮光眼罩，除会阴部给予大小合适的尿不湿保护外，尽可能多的暴露皮肤面积，男婴注意保护阴囊。手脚用手足保护套包裹，以免患儿烦躁造成皮肤破损。关闭箱门，打开蓝光灯，罩上遮光布，记录开始治疗的时间。
4. 出双面黄疸治疗仪：核对医嘱、患儿腕带、床头卡，为患儿除去遮光眼罩，检查全身皮肤情况，尤其是眼部和会阴部。穿好衣服，包好包被，放入婴儿床，记录停止治疗的时间。
5. 关闭双面黄疸治疗仪开关，切断电源，整理用物，终末消毒处理。

评价
1. 熟悉双面黄疸治疗仪的使用方法。
2. 掌握治疗时患儿的观察要点。
3. 操作熟练、迅速，确保患儿安全，体现人文关怀。

【日常维护】

1. 双面黄疸治疗仪应避免放置在阳光直射、有对流风或取暖设备附近，以免影响箱内温度。

2. 使用中的双面黄疸治疗仪应每天更换湿化水并清洁，外壁用一次性医用消毒湿巾或采用 500~1 000mg/L 含氯消毒剂擦拭消毒，内壁用清水擦拭。

3. 为避免有机玻璃床板出现银丝裂纹，不能使用酒精、丙酮或其他的有机溶液进行清洁，也不能让其处于紫外线的直接辐照之下。

4. 所有操作应尽量集中进行，减少开关蓝光灯的次数。

5. 开黄疸治疗仪时应先开电源，再开蓝光灯；关黄疸治疗仪时应先关蓝光灯，再关电源。

6. 记录蓝光灯使用时间，为确保光照治疗的效果，蓝光灯管使用超过 1 000h、LED 使用超过 5 000h，即使仍能正常工作，也必须更换。

7. 治疗结束后行终末消毒处理,彻底拆卸双面黄疸治疗仪各部件用一次性医用消毒湿巾或采用 500~1 000mg/L 含氯消毒剂擦拭消毒。组装好后张贴已消毒标识备用。

8. 黄疸治疗仪在备用状态时,应拔除电源,使用布罩防尘。

9. 医务人员应掌握黄疸治疗仪的性能,严格按操作规程使用,定期检查、维修。

【常见故障及处理】

1. **断电**　检查电源线是否正确连接电源插座;电源插座是否断电。

2. **超温**　检查排风口是否被遮挡;黄疸治疗仪周围环境温度是否合适。

3. **偏差**　检查排风口是否被遮挡;箱门是否关闭。

4. **风机报警**　风机不能正常工作属于机器故障,应及时通知工程师维修。

5. 黄疸治疗仪的工作状态关系着患儿生命安全,当其报警时,需及时处理。对于不能处理的故障,应立即停止使用,为患儿更换新的黄疸治疗仪,并通知工程师维修,待故障排除后再使用。

【注意事项】

1. **黄疸治疗仪的选择**　需根据患儿病情、黄疸严重程度选择合适的治疗仪。

(1)单面黄疸治疗仪:多用于不宜双面光疗患儿,如睡于开放辐射保温台或暖箱中的患儿、极低出生体重儿预防性光疗等。对于一些胆红素水平较高但不宜接受双面光疗的患儿,除上方放置单面黄疸治疗仪外,还可在患儿两侧增加单面黄疸治疗仪,加强疗效。使用单面黄疸治疗仪的患儿应定时翻身,均匀接受光照以达到光疗效果。

(2)双面黄疸治疗仪:患儿裸露于有机玻璃床板上,由上下两排光源照射,适用于胆红素水平高且能耐受有机玻璃床板者。

(3)光疗毯适用于睡于小床且胆红素水平较低的患儿。

2. **黄疸治疗仪的副作用**　黄疸治疗仪副作用较多,应注意观察,必要时遵医嘱停止治疗。

(1)发热:由蓝光灯发热、环境温度相对过高、光疗装置通风问题所致。

(2)腹泻:大便 4~5 次 /d,其主要原因是光疗分解产物经肠道排出时,刺激肠壁引起肠蠕动增加所致。

(3)皮疹:常在患儿面部、下肢、躯干出现红斑或瘀点,可持续到光疗结束,消退后不留痕迹。

(4)青铜症:胆汁淤积性黄疸患儿光疗后可使皮肤、血清及尿呈青铜色。光疗结束后,青铜症可逐渐消退,但时间较长。

(5)DNA 损伤:光能穿透薄的阴囊皮肤,在光疗期间需用尿不湿遮盖外生殖器。

(6)视网膜损伤:强光线照射能够损伤视网膜,造成结膜充血、角膜溃疡等,光疗时应使用黑布或遮光眼罩保护眼睛。

(7)其他:光疗期间,可引起血清核黄素浓度降低,早产儿可能发生低钙血症。

3. 光疗过程中应给予患儿心电监护,观察患儿精神反应、生命体征、皮肤完整性、大小便,四肢肌张力及黄疸进展程度并记录。如出现烦躁、嗜睡、高热、皮疹、呕吐、拒乳、腹泻及脱水等症状,应立即通知医生处理。

4. 光疗下的足月儿及近足月儿易哭吵、出汗,显性失水增加,光疗下的早产儿显性失水增加造成的体液平衡失调对其影响更大,因此需监测患儿尿量,必要时遵医嘱补液。有研究提出对于足月儿只需给予足够的奶量,不需要额外的静脉补液。

5. 患儿光疗时应监测体温,使其维持在36.5~37.2℃,为减少误差,测量时需关闭蓝光灯。如体温高于37.8℃或低于35℃,应暂停光疗并对症处理。

6. 保持有机玻璃床板透明度,如被患儿呕吐物、奶汁、大小便等污染,及时清洁,以免影响光疗效果。

7. 保持患儿全身皮肤清洁,不得在皮肤上涂抹粉剂或油类,防止影响光疗效果甚至灼伤。

8. 对于黄疸较重的患儿,一般光疗时间较长,但通常不超过4d。

9. 以视觉来评估黄疸的程度是不可靠的,尤其是早产儿和正在接受光疗的患儿,应借助仪器或实验室检查监测胆红素值的变化。

10. 光疗期间,为避免医务人员出现头晕、恶心、视觉模糊等不适现象,停留在光辐照区域的时间不宜超过30s,若需长时间给患儿进行治疗、护理,建议暂时关闭蓝光灯。

11. 终止光疗的时机缺乏严格的标准,用血清胆红素水平判断何时停止光疗依赖于开始光疗的日龄和高胆红素血症的病因。

（三）新生儿光疗毯

【概述】

新生儿光疗毯是近年来应用于临床的一种新型光疗仪器,与传统蓝光箱相比,使用光疗毯进行光疗的患儿在使用过程中仍可以母乳喂养和母婴同室,副作用也较少,因此被越来越多的产科和新生儿科所接受。

【工作原理】

同黄疸治疗仪。

【应用指征】

因光疗范围较小,治疗效果有限,新生儿光疗毯仅适用于胆红素水平较低的患儿。

【禁忌证】

同黄疸治疗仪。

【操作流程】

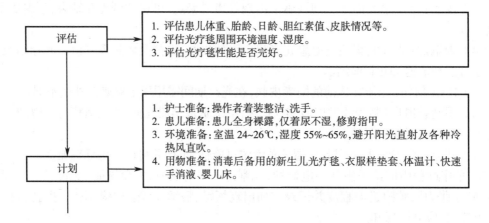

评估	1. 评估患儿体重、胎龄、日龄、胆红素值、皮肤情况等。 2. 评估光疗毯周围环境温度、湿度。 3. 评估光疗毯性能是否完好。
计划	1. 护士准备:操作者着装整洁、洗手。 2. 患儿准备:患儿全身裸露,仅着尿不湿,修剪指甲。 3. 环境准备:室温24~26℃,湿度55%~65%,避开阳光直射及各种冷热风直吹。 4. 用物准备:消毒后备用的新生儿光疗毯、衣服样垫套、体温计、快速手消液、婴儿床。

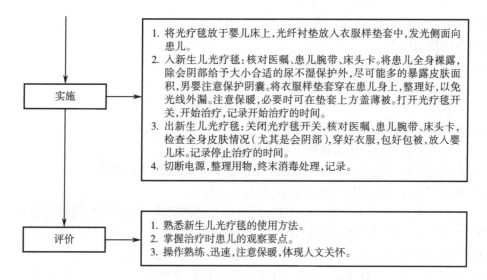

实施
1. 将光疗毯放于婴儿床上,光纤衬垫放入衣服样垫套中,发光侧面向患儿。
2. 入新生儿光疗毯:核对医嘱、患儿腕带、床头卡。将患儿全身裸露,除会阴部给予大小合适的尿不湿保护外,尽可能多的暴露皮肤面积,男婴注意保护阴囊。将衣服样垫套穿在患儿身上,整理好,以免光线外漏。注意保暖,必要时可在垫套上方盖薄被。打开光疗毯开关,开始治疗,记录开始治疗的时间。
3. 出新生儿光疗毯:关闭光疗毯开关,核对医嘱、患儿腕带、床头卡,检查全身皮肤情况(尤其是会阴部),穿好衣服,包好包被,放入婴儿床。记录停止治疗的时间。
4. 切断电源,整理用物,终末消毒处理,记录。

评价
1. 熟悉新生儿光疗毯的使用方法。
2. 掌握治疗时患儿的观察要点。
3. 操作熟练、迅速,注意保暖,体现人文关怀。

【日常维护】
1. 新生儿光疗毯主机不得置于床褥、沙发、毛毯等处,以免堵塞或盖住通风口,影响散热。
2. 一人一用一消毒,主机、光纤电缆和衬垫应使用一次性医用消毒湿巾或采用 500~1 000mg/L 含氯消毒剂擦拭消毒,衣服样垫套为一次性用品。
3. 累计使用 8 000~10 000h,需更换 LED 模块,以免影响光疗效果。
4. 新生儿光疗毯在备用状态时,应拔除电源,使用布罩防尘。
5. 医务人员应掌握新生儿光疗毯的性能,严格按操作规程使用,定期检查、维修。

【常见故障及处理】
1. 光源失效报警　检查 LED 模块是否接触不良;LED 模块是否被烧坏。
2. 光源过热报警　检查通风口是否堵塞;风扇是否出现故障。
3. 新生儿光疗毯的工作状态关系着患儿生命安全,当其报警时,需及时处理。对于不能处理的故障,应立即停止使用,为患儿更换新的光疗毯,并通知工程师维修,待故障排除后再使用。

【注意事项】
1. 新生儿光疗毯由于实际照射面积小,且常规照射仅限于躯干部皮肤,有研究显示其降低血清胆红素效果并不比传统蓝光箱好,对于胆红素水平相对较高的患儿还需使用双面蓝光治疗仪。
2. 不得将患儿直接置于光纤衬垫上,必须配合垫套使用,非专用的垫套会影响治疗效果。
3. 新生儿光疗毯不得在暖箱内使用。

【新生儿黄疸监测与光疗设备复习题】
1. 经皮胆红素测定仪测定部位为(C)
A. 腹部
B. 足背
C. 前额
D. 手背
E. 脸颊
2. 光疗毯的主机、光纤电缆和衬垫使用结束后消毒用(C)
A. 75% 酒精
B. 稀释的碘伏溶液

C. 500~1 000mg/L 的含氯消毒液　　　　　D. 清水

E. 灭菌注射用水

3. 黄疸治疗仪的副作用**不包括**（A）

A. 哭吵　　　　　　　　　　　　　　B. 腹泻

C. 青铜症　　　　　　　　　　　　　D. 皮疹

E. 视网膜损伤

4. 下列关于黄疸治疗仪的操作**不符合**规范的是（B）

A. 蓝光灯管使用超过 1 000h、LED 使用超过 5 000h，必须予以更换

B. 观察到患儿皮肤黄染程度减轻后，可停止光疗

C. 光疗过程中应给予患儿心电监护，观察患儿精神反应、生命体征、皮肤完整性、大小便，四肢肌张力及黄疸进展程度并记录

D. 对于黄疸较重的患儿，一般光疗时间较长，但通常不超过 4d

E. 保持患儿全身皮肤清洁，不得在皮肤上涂抹粉剂或油类

（张先红）

第五节　无创呼吸机

【概述】

机械通气是在患儿通气和 / 或氧合功能出现障碍时运用呼吸机使患儿恢复有效通气并改善氧合的一种技术方法，是目前治疗新生儿呼吸衰竭最有效的方法之一。机械通气所使用的呼吸机可以根据是否需要建立人工气道（气管插管或气管切开）分为有创呼吸机和无创呼吸机。无创呼吸机是指不经人工气道，而是通过鼻 / 面罩等方法与患儿相连，给患儿提供正压支持而完成通气辅助的呼吸机。通气模式包括加温湿化高流量鼻导管通气（heated humidified high-flow nasal canula，HFNC）、经鼻持续气道正压通气（NCPAP）、双水平气道正压（bi-level positive airway pressure，BiPAP）、经鼻间歇正压通气（NIPPV）和无创高频震荡通气（noninvasive high-frequency oscillation ventilation，NHFOV）。无创呼吸机种类繁多，原理和使用方法大致相同。

【工作原理】

无创呼吸机将持续恒定的空气－氧气混合气体经过湿化器加温加湿，经科恩达效应和气流切换原理的正压发生器通过患儿鼻部送入肺内，从而输送给患儿压力或者空氧混合气体。

【应用指征】

对有自主呼吸能力的新生儿，凡是符合以下条件，即可使用无创呼吸机进行无创通气。

1. **适应证**

（1）早产儿出生后不久，轻度呼吸窘迫，表现为呼吸增快、三凹征、呻吟、发绀或苍白、有明显的激惹现象，FiO_2 较低。

（2）呼吸窘迫，在头罩吸氧时 $FiO_2>30\%$。

（3）头罩吸氧时 FiO_2>40%。

（4）近期拔除气管导管者,出现明显三凹征和/或呼吸窘迫。

（5）部分呼吸窘迫综合征患儿在应用肺表面活性物质后的辅助通气。

（6）早产儿呼吸暂停。

（7）在 FiO_2>60% 的情况下,患儿 $PaCO_2$<70mmHg, PaO_2<50mmHg。

（8）胸部 X 线表现为弥散性细颗粒阴影、多发性肺不张、支气管充气征肺水肿、毛玻璃样改变和肺膨胀不全。

2. 禁忌证　当患儿有以下情况时,不得使用无创呼吸机。

（1）进行性呼吸衰竭不能维持氧合, $PaCO_2$>60mmHg, pH<7.25。

（2）先天畸形:先天性膈疝、气管 – 食管瘘、后鼻孔梗阻、腭裂等。

（3）心血管系统不稳定(低血压和心功能不全)。

（4）呼吸驱动不稳定,如中枢性呼吸暂停。

【操作流程】

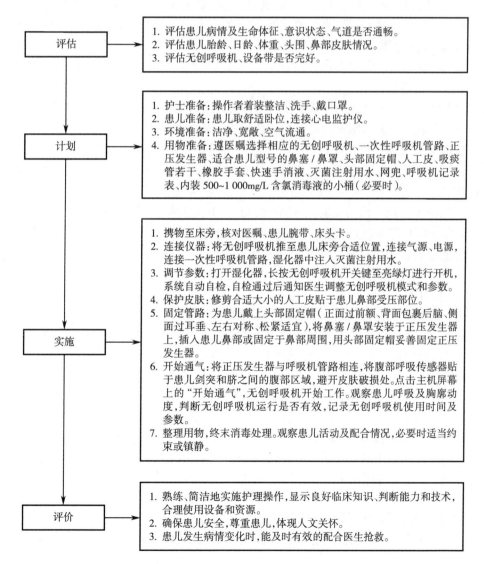

【日常维护】

1. 使用中的无创呼吸机应每天用一次性医用消毒湿巾或采用 500~1 000mg/L 含氯消毒剂擦拭消毒,并每天更换湿化水。每 7d 更换一次呼吸机管路,如有污染随时更换。

2. 避免用二甲苯、丙酮等溶剂清洁消毒呼吸机,以免造成外壳破损。

3. 鼻塞/鼻罩专人专用,定期检查是否有分泌物累积,避免阻塞,如有污染随时更换。

4. 空气气源积水杯用于过滤空气气源中的水汽,位于无创呼吸机左后侧,需定期检查并清空积水。

5. 氧传感器是电气化学设备,氧气通过膜片透入电池,使金属电极氧化,氧化作用产生与电极传感表面氧分压成正比的电流,金属电极在氧化过程中会逐渐消耗。因此为确保氧浓度的监测精度,需定期对氧传感器进行测试、校准,每 12 个月更换一次。

6. 呼吸机使用完毕后,请先关机,再断开气源和关闭电源开关。

7. 呼吸机长期不用时,应每 3 个月充电一次,以免内置电池自动放电而报废,须在开机或待机状态下连续充电至少 6h。

8. 无创呼吸机在备用状态时,应拔除电源,使用布罩防尘。

9. 医务人员应掌握无创呼吸机的性能,严格按操作规程使用,定期检查、维修。

【常见故障及处理】

1. **空气/氧气供应压力不足**　检查空气/氧气气源压力是否供应充足;气源压力是否在 280~600kPa 范围内。

2. **空气/氧气流量阀故障**　检查空气/氧气流量阀是否连接或者控制故障。

3. **空气/氧气流量传感器故障**　检查传感器是否连接或者通信故障。

4. **校准氧传感器**　检查是否为氧浓度监测值误差较大或校准数据丢失。

5. **校准空气/氧气流量阀**　检查是否为空气/氧气流量阀未校准或校准数据丢失。

6. **患儿端泄漏**　检查呼吸机管路是否正确连接;鼻塞/鼻罩是否脱落。

7. **压力控制异常**　压力长时间 >25cmH_2O,且不能正常泄压,需联系工程师维修。

8. 如操作前自检未通过,切勿使用呼吸机。

9. 无创呼吸机的工作状态关系着患儿生命安全,如发生故障或报警不能排除,应更换呼吸机,待故障解除试机正常后再使用。

【注意事项】

1. 由于新生儿皮肤娇嫩,使用无创呼吸机的患儿鼻塞/鼻罩固定不当则容易导致鼻损伤。鼻塞造成的鼻损伤主要发生在鼻中隔中部和鼻小柱;鼻罩造成的鼻损伤主要发生在鼻中隔、人中连接处和眉间。在使用无创呼吸机过程中,应根据患儿体重、头围、鼻孔大小选择合适的鼻塞/鼻罩和头部固定帽。定时放松鼻塞/鼻罩或者两者交替使用。

2. 在使用无创呼吸机过程中,患儿容易吞咽空气引起腹胀,严重者可影响呼吸。可遵医嘱留置胃管排气,定时抽出残留空气,必要时可保持胃管持续开放。

3. 呼吸机管路连接正确,无漏气、折叠等。

4. 在固定正压发生器和鼻塞/鼻罩时,正压发生器不要与呼吸机管路连接,防止过重或调整位置不便给患儿造成伤害。

5. 选择正确的加温湿化模式,湿化罐及时添加灭菌注射用水。

6. 保持患儿气道通畅,及时清理分泌物。

7. 无创呼吸机使用过程中密切观察患儿生命体征、血气分析结果等,如有异常立即报告医生并配合抢救。

8. 使用 HFNC 模式需使用专用高流量氧疗管,且氧疗管与患儿非密封连接。

9. 根据患儿病情需要选择合适的无创呼吸机,要求操作人员熟练掌握各呼吸机的性能和操作方法。

【无创呼吸机复习题】

1. 无创呼吸机的模式**不包括**(E)

A. 加温湿化高流量鼻导管通气　　　　B. 经鼻持续气道正压通气

C. 经鼻间歇正压通气　　　　　　　　D. 双水平气道正压通气

E. 高频震荡通气

2. 使用中的无创呼吸机湿化水更换时间是(C)

A. 每月　　　　　　　　　　　　　　B. 每周

C. 每天　　　　　　　　　　　　　　D. 每班

E. 按需更换

3. 无创呼吸机的使用禁忌证**不包括**(E)

A. 患儿动脉血气分析结果显示 $PaCO_2>60mmHg$, pH<7.25

B. 先天性膈疝患儿

C. 心血管系统不稳定(低血压和心功能不全)

D. 患儿中枢性呼吸暂停

E. 有新生儿呼吸窘迫综合征的早产儿

4. 下列关于无创呼吸机的使用**不符合**规范的是(D)

A. 鼻塞 / 鼻罩专人专用,定期检查是否有分泌物累积,避免阻塞

B. 呼吸机使用完毕后,请先关机,再断开气源和关闭电源开关

C. 为确保氧浓度的监测精度,需定期对氧传感器进行测试、校准,每 12 个月更换一次

D. 如操作前自检未通过,仍可继续使用该呼吸机

E. 使用 HFNC 模式需使用专用高流量氧疗管,且氧疗管与患儿非密封连接

(张先红)

第六节　有创呼吸机

【概述】

有创呼吸机是通过气管插管或气管切开连接患儿进行机械通气的装置。通气模式包括辅助 / 控制通气(assist/control mode ventilation, A/C)、间歇正压通气(intermittent positive pressure ventilation, IPPV)、同步间歇正压通气(synchronized intermittent positive pressure ventilation, SIPPV)、间歇指令通气(intermittent mandatory ventilation, IMV)、同步间歇指令通气(synchronized intermittent mandatory ventilation, SIMV)、高频通气(HFV)等。有创呼吸机种类繁多,但原理和使用方法大致相同。

【工作原理】

将空气－氧气混合气体通过人工气道（气管插管或气管切开）送入患儿肺内,产生或辅助患儿呼吸动作,使肺间歇性膨胀,以增强和改善患儿呼吸功能,减轻或纠正缺氧症状,降低二氧化碳潴留。

【应用指征】

1. **适应证** 适用于任何原因所致的呼吸衰竭,在临床中需根据患儿各方面的情况综合判断。

（1）频繁呼吸暂停。

（2）新生儿呼吸窘迫综合征。

（3）新生儿持续性胎儿循环。

（4）胎粪吸入综合征。

（5）先天性膈疝。

（6）使用无创呼吸机不能维持者。

2. **禁忌证** 在出现致命性通气和氧合障碍时,无绝对禁忌证。但对一些特殊患儿(如气胸及纵隔气肿未行引流者、肺大疱和肺囊肿、低血容量性休克未补充血容量者、严重肺出血、气管－食管瘘等),使用机械通气可能使病情加重时,应在积极处理原发病的同时,不失时机地应用有创呼吸机。

【操作流程】

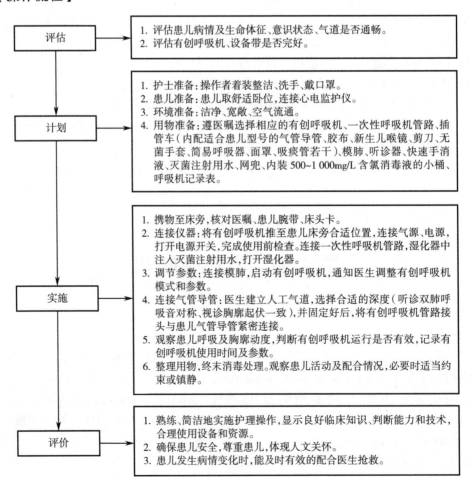

评估	→	1. 评估患儿病情及生命体征、意识状态、气道是否通畅。 2. 评估有创呼吸机、设备带是否完好。
计划	→	1. 护士准备:操作者着装整洁、洗手、戴口罩。 2. 患儿准备:患儿取舒适卧位,连接心电监护仪。 3. 环境准备:洁净、宽敞、空气流通。 4. 用物准备:遵医嘱选择相应的有创呼吸机、一次性呼吸机管路、插管车(内配适合患儿型号的气管导管、胶布、新生儿喉镜、剪刀、无菌手套、简易呼吸器、面罩、吸痰管若干)、模肺、听诊器、快速手消液、灭菌注射用水、网兜、内装500~1 000mg/L 含氯消毒液的小桶、呼吸机记录表。
实施	→	1. 携物至床旁,核对医嘱、患儿腕带、床头卡。 2. 连接仪器:将有创呼吸机推至患儿床旁合适位置,连接气源、电源,打开电源开关,完成使用前检查。连接一次性呼吸机管路,湿化器中注入灭菌注射用水,打开湿化器。 3. 调节参数:连接模肺,启动有创呼吸机,通知医生调整有创呼吸机模式和参数。 4. 连接气管导管:医生建立人工气道,选择合适的深度(听诊双肺呼吸音对称、视诊胸廓起伏一致),并固定好后,将有创呼吸机管路接头与患儿气管导管紧密连接。 5. 观察患儿呼吸及胸廓动度,判断有创呼吸机运行是否有效,记录有创呼吸机使用时间及参数。 6. 整理用物,终末消毒处理。观察患儿活动及配合情况,必要时适当约束或镇静。
评价	→	1. 熟练、简洁地实施护理操作,显示良好临床知识、判断能力和技术,合理使用设备和资源。 2. 确保患儿安全,尊重患儿,体现人文关怀。 3. 患儿发生病情变化时,能及时有效的配合医生抢救。

【日常维护】

1. 使用中的有创呼吸机应每天用一次性医用消毒湿巾或采用 500~1 000mg/L 含氯消毒剂擦拭消毒,并每天更换湿化水。每 7d 更换一次呼吸机管路,如有污染随时更换。

2. 避免用二甲苯、丙酮等溶剂清洁消毒呼吸机,以免造成外壳破损。

3. 氧传感器是电气化学设备,氧气通过膜片透入电池,使金属电极氧化,氧化作用产生与电极传感表面氧分压成正比的电流,金属电极在氧化过程中会逐渐消耗。因此为确保氧浓度的监测精度,需定期对氧传感器进行测试、校准,并每 12 个月更换一次。

4. 呼吸机使用完毕后,请先断开与患儿的连接,再停止通气,最后关闭呼吸机电源开关。

5. 呼吸机长期不用时,应每 3 个月充电一次,以免内置电池自动放电而报废。

6. 有创呼吸机在备用状态时,应拔除电源,使用布罩防尘。

7. 至少每年一次或在每运行 1 000h 后由工程师进行全面检修及消耗品更换。

8. 医务人员应掌握有创呼吸机的性能,严格按操作规程使用。

【常见故障及处理】

1. **气源报警** 检查氧气管、压缩空气管有无打折或受压、气源接口是否漏气;中心供氧压力是否较低;空氧混合器是否漏气;压缩机的过滤网是否堵塞。

2. **气道压力高压报警** 检查积水杯的水是否未及时倾倒,反流至呼吸机管路;是否因雾化吸入引起过滤器药物积聚;呼气活瓣是否堵塞或闭合;湿化罐水位是否过高;是否因长时间未吸痰,气道内分泌物黏稠不易吸出。

3. **呼出潮气量低于吸入潮气量** 检查呼吸机管路与患儿气管导管是否脱离;呼吸机管路、气管导管或者胸腔导管是否漏气。

4. **氧浓度报警** 检查是否为氧电池耗尽;是否为空氧混合器不准;呼吸机管路是否漏气。

5. **窒息报警** 检查是否为呼吸机管路漏气或连接处脱开;在辅助方式机械通气时患儿无力触发、潮气量过低或呼吸频率过慢。

6. 有创呼吸机出现报警时需及时处理,如发生故障或报警未能排除,应断开呼吸机给予简易呼吸器手动通气,待故障解除试机正常后再连接。

【注意事项】

1. 每次将有创呼吸机连接至患儿之前,必须执行使用前检查。

2. 气管导管选择正确,呼吸机管路连接正确,无漏气、折叠等。

3. 选择正确的加温湿化模式,湿化罐及时添加灭菌注射用水。

4. 及时清理呼吸机管路和积水杯里的冷凝水,防止反流入气道,积水杯应置于呼吸机管路最低水平。

5. 注意无菌操作,预防医院感染及呼吸机相关性肺炎。

6. 有创呼吸机使用过程中密切观察患儿生命体征、血气分析结果等,如有异常立即报告医生并配合抢救。

7. 根据患儿病情需要选择合适的有创呼吸机,要求操作人员熟练掌握各呼吸机的性能和操作方法。

8. 做好撤机评估,积极创造撤机条件,避免患儿产生呼吸机依赖。尽量避免有创通气,提倡无创通气。

【有创呼吸机复习题】

1. 有创呼吸机的模式**不包括**（C）

A. 辅助 / 控制通气　　　　　　　　B. 间歇正压通气

C. 经鼻间歇正压通气　　　　　　　D. 同步间歇正压通气

E. 高频震荡通气

2. 有创呼吸机的应用指征**不包括**（E）

A. 新生儿呼吸窘迫综合征

B. 新生儿持续性胎儿循环

C. 胎粪吸入综合征

D. 先天性膈疝

E. 使用无创呼吸机时,血氧饱和度维持在 88%~95%

3. 常见的呼吸机报警原因**不包括**（E）

A. 氧浓度报警　　　　　　　　　　B. 低容量报警

C. 窒息报警　　　　　　　　　　　D. 压力报警

E. 氧分压报警

4. 下列使用有创呼吸机患儿的护理**不符合**规范的是（C）

A. 确保氧浓度的监测精度,需定期对氧传感器进行测试、校准

B. 气管导管选择正确,呼吸机管路连接正确,无漏气、折叠等

C. 呼吸机使用完毕后,请先关机,再断开与患儿的连接和关闭电源开关

D. 每次将有创呼吸机连接至患儿之前,必须执行使用前检查

E. 及时清理呼吸机管路和积水杯里的冷凝水,防止反流入气道

（张先红　高　雄）

第七节　一氧化氮吸入治疗仪

【概述】

由于新生儿肺血管系统很不稳定,通过血管壁重建、内皮细胞功能的成熟、平滑肌细胞的分化和血管活性介质的释放而使其成功地过渡为成熟的肺循环。然而当患儿存在严重窒息、胎粪吸入性肺炎、重度低氧血症和肺发育不全等病理性因素时,可使新生儿肺动脉压力维持在较高水平。大量研究表明吸入低浓度一氧化氮可使收缩的肺血管扩张,缓解肺动脉高压。

一氧化氮吸入治疗是通过联合呼吸机共同使用,在机械通气时正压将一氧化氮气体压入体内,达到舒张肺血管的作用。国内外现已将吸入一氧化氮应用于 PPHN 和急性低氧性呼吸衰竭等疾病的治疗。

【工作原理】

一氧化氮（NO）是由血管内皮细胞产生和释放的血管活性物质,具有广泛的生理活性,

能迅速渗入气道及肺部血管平滑肌细胞中,与细胞内鸟苷酸环化酶结合并使之活化,提高细胞环磷酸鸟苷的水平,从而选择性地舒张肺血管,降低肺动脉压力,改善通气/血流比例,改善心功能,减少右向左分流,同时 NO 还能活化细胞膜上的 Na^+–K^+–ATP 酶,使气道平滑肌松弛,舒张气道,增加通气量。而由于其透过肺毛细血管入血,与血红蛋白结合而快速失活,因此,无全身血管扩张作用,对外周血压影响较小。

【应用指征】

1. 新生儿低氧性呼吸衰竭。
2. 新生儿持续肺动脉高压。
3. 急性呼吸窘迫综合征。
4. 胎粪吸入性肺炎。
5. 支气管肺发育不良。
6. 复杂先天性心脏病合并肺动脉高压。

【操作流程】

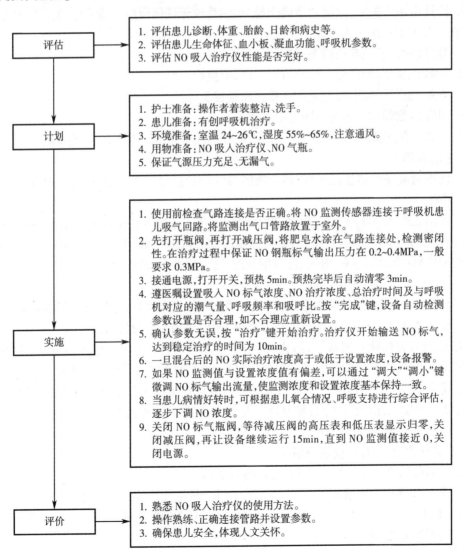

评估
1. 评估患儿诊断、体重、胎龄、日龄和病史等。
2. 评估患儿生命体征、血小板、凝血功能、呼吸机参数。
3. 评估 NO 吸入治疗仪性能是否完好。

计划
1. 护士准备:操作者着装整洁、洗手。
2. 患儿准备:有创呼吸机治疗。
3. 环境准备:室温 24~26℃,湿度 55%~65%,注意通风。
4. 用物准备:NO 吸入治疗仪、NO 气瓶。
5. 保证气源压力充足、无漏气。

实施
1. 使用前检查气路连接是否正确。将 NO 监测传感器连接于呼吸机患儿吸气回路。将监测出气口管路放置于室外。
2. 先打开瓶阀,再打开减压阀,将肥皂水涂在气路连接处,检测密闭性。在治疗过程中保证 NO 钢瓶标气输出压力在 0.2~0.4MPa,一般要求 0.3MPa。
3. 接通电源,打开开关,预热 5min。预热完毕后自动清零 3min。
4. 遵医嘱设置吸入 NO 标气浓度、NO 治疗浓度、总治疗时间及与呼吸机对应的潮气量、呼吸频率和吸呼比。按"完成"键,设备自动检测参数设置是否合理,如不合理应重新设置。
5. 确认参数无误,按"治疗"键开始治疗。治疗仪开始输送 NO 标气,达到稳定治疗的时间为 10min。
6. 一旦混合后的 NO 实际治疗浓度高于或低于设置浓度,设备报警。
7. 如果 NO 监测值与设置浓度值有偏差,可以通过"调大""调小"键微调 NO 标气输出流量,使监测浓度和设置浓度基本保持一致。
8. 当患儿病情好转时,可根据患儿氧合情况、呼吸支持进行综合评估,逐步下调 NO 浓度。
9. 关闭 NO 标气瓶阀,等待减压阀的高压表和低压表显示归零,关闭减压阀,再让设备继续运行 15min,直到 NO 监测值接近 0,关闭电源。

评价
1. 熟悉 NO 吸入治疗仪的使用方法。
2. 操作熟练、正确连接管路并设置参数。
3. 确保患儿安全,体现人文关怀。

【日常维护】

1. NO钢瓶标气输出压力保持在0.2~0.4MPa范围内。治疗完毕后,继续通入空气,排尽气路中的NO气体,防止NO对气路中器件的损害。

2. NO传感器、滤清器和信号处理板上的电池使用寿命为2年,须定期检修、更换。NO传感器随着使用时间的加长输出信号会有所衰减,所以为了保证监测的准确性要求每半年标定一次。

3. 长期贮存时,将治疗仪的进气口和出气口密封,安放于干燥清洁的地方,避免进入灰尘和水分。每个月通电一次,检查治疗仪工作是否正常。注意:通电前必须打开密封的进气口和出气口,通电检查完毕,关闭电源后再将出气口和进气口密封。

4. 发生不可预见性的故障或停电时,应立即关闭NO气瓶瓶阀和电源开关。排除故障后确认治疗仪正常方可继续使用。

5. 在设备使用时远离高频设备和高磁场的设备,避免干扰。

【常见故障及处理】

1. **打开电源开关后,液晶显示器无显示,治疗仪无任何反应** 检查电源插头、更换保险丝、检查开关电源输出是否短路。

2. **显示屏亮,但无字符或图形显示** 检查内部接插件。

3. **取样流量低,反应慢** 检查取样气路,更换抽气泵。

4. **在参数设置界面,按键无效** 检查面板接头。

5. **NO监测异常** 与设备服务中心联系。

6. **NO监测结果偏低** 送回制造厂重新校准或更换NO传感器、更换电池。

【注意事项】

1. 使用前确保管路连接正确,区分瓶阀、减压阀的开关方向。正确设置参数,保证各接头连接紧密。

2. 在患儿吸入NO约3min后,监测肺动脉压及动脉血气。在NO吸入期间应严密进行患儿心率、心律、呼吸、动脉血压、血氧饱和度的动态监测。NO吸入后每隔30min监测及记录一次NO、NO_2浓度、心率、血压、血氧饱和度、呼吸机参数,根据血氧饱和度、血气分析结果及患儿病情及时调整呼吸机参数。

3. 检查、记录NO气瓶量表上的读数,监测气瓶的剩余气量,计划更换气瓶的最佳时间。

4. 由于NO吸入时半衰期极短,仅数秒钟,所以使用时应保证持续吸入。整个管路保持密闭状态,连接好密闭式吸痰管,防止NO外泄。如采用开放式吸痰法为避免较长时间中断辅助呼吸应尽量缩短吸痰时间,尤其是使用早期,患儿对NO及呼吸机较依赖。

5. **及时发现潜在并发症** NO与氧接触后会快速生成毒性很强的NO_2,当NO_2超过一定浓度便可引发患儿严重的急性肺水肿。此外,需定期监测血液高铁血红蛋白浓度,血小板计数。对有出血倾向的患儿不主张用NO。

【一氧化氮吸入治疗仪复习题】

1. 一氧化氮吸入适应证,下列表述正确的是(B)

A. 新生儿Ⅱ型呼吸衰竭   B. 新生儿持续肺动脉高压

C. 气胸   D. 复杂型先心病

E. 呼吸窘迫综合征

2. 患儿,男,母孕 31 周,出生体重 1 800g,生后呼吸困难,给予有创呼吸机辅助呼吸,PIP:18cmH$_2$O,PEEP:8cmH$_2$O,FiO$_2$≥60%,缺氧症状仍不能缓解,导管前后经皮血氧饱和度相差 5%~10%。以下治疗措施正确的是(C)

    A. 气道吸引　　　　　　　　　　B. 利尿

    C. NO 吸入　　　　　　　　　　 D. 强心

    E. 扩容

3. 患儿,女,生后 3d,母孕 34 周,体重 2 300g,有创呼吸机辅助呼吸,持续低氧血症不能缓解,遵医嘱给予一氧化氮吸入。在一氧化氮治疗仪使用过程中,正确的是(D)

    A. 接通电源后,无须预热,直接使用

    B. 将 NO 监测传感器置于患儿呼气回路

    C. NO 吸入浓度与流量不需与呼吸机参数匹配

    D. NO 达到稳定治疗的时间为 10min

    E. 使用完毕后,直接关闭治疗仪电源

4. 患儿,男,孕足月顺产,羊水Ⅲ度污染,生后 10min,面色及口周青紫,呼吸急促,呻吟,三凹征阳性,经皮血氧饱和度 73%~82%,气管冲洗后,冲出部分淡黄绿色胎粪样物质。迅速给予气管插管。有创呼吸机治疗。2h 后,缺氧症状无缓解,导管前后血氧饱和度相差 5%~10%。患儿如果采用一氧化氮治疗,下列是禁忌证的是(C)

    A. 重度贫血　　　　　　　　　　B. 心率过快

    C. 出血倾向　　　　　　　　　　D. 呼吸困难

    E. 重度感染

（李会敏）

第八节　经皮氧/二氧化碳分压监测仪

【概述】

经皮氧/二氧化碳分压监测仪是无创、连续监测人体组织中氧分压(PaO$_2$)和呼气末二氧化碳分压(PetCO$_2$)的实时床旁便携式监测仪,用于评估全身微循环功能、组织灌注水平以及通气状态。经皮氧/二氧化碳分压监测仪可以实时且连续监测,弥补了血气分析检测间隔期无法连续评估的空白,便于及早发现危急重症患儿随时可能出现的病情变化,为早期抢救争取时间。同时,其无创的监测,避免了反复采血困难、感染和医源性贫血的风险。

【工作原理】

通过放置在皮肤表面的电极加湿加热组织,使毛细血管动脉化,气体弥散增加,检测 PaO$_2$/PetCO$_2$(以 TCM4 型号监测仪为例)。

【应用指征】

新生儿住院期间可使用血气分析仪来监测血液中的 PaO$_2$/PetCO$_2$,有以下指征的患儿需使用经皮氧/二氧化碳分压监测仪。

1. 由于疾病、治疗等原因反复监测血气的患儿。

2. 指导心肺复苏 PetCO$_2$ 指数随心指数（cardiac index，CI）下降而降低；当 CI 降到 2L/（min·m^2）前，PctCO$_2$ 随 PaO$_2$ 变化而变化。此后，PetCO$_2$ 随血流量变化而变化。复苏中，即使血压正常，若 PetCO$_2$ 降低，则可提示血容量不足。

3. 诊断肺栓塞时，以 PetCO$_2$ 值的下降为指标比 SpO$_2$ 更敏感。

4. 可用于判断远端肢体存活的可能性；评价周围血管疾病的程度和周围血管移植的效果；判断游离皮囊是否成活。

【操作流程】

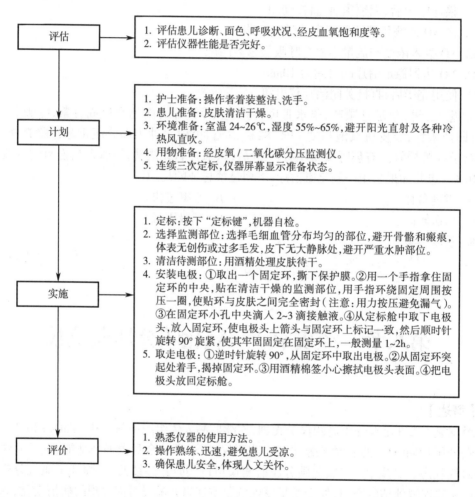

评估
1. 评估患儿诊断、面色、呼吸状况、经皮血氧饱和度等。
2. 评估仪器性能是否完好。

计划
1. 护士准备：操作者着装整洁、洗手。
2. 患儿准备：皮肤清洁干燥。
3. 环境准备：室温 24~26℃，湿度 55%~65%，避开阳光直射及各种冷热风直吹。
4. 用物准备：经皮氧/二氧化碳分压监测仪。
5. 连续三次定标，仪器屏幕显示准备状态。

实施
1. 定标：按下"定标键"，机器自检。
2. 选择监测部位：选择毛细血管分布均匀的部位，避开骨骼和瘢痕，体表无创伤或过多毛发，皮下无大静脉处，避开严重水肿部位。
3. 清洁待测部位：用酒精处理皮肤待干。
4. 安装电极：①取出一个固定环，撕下保护膜。②用一个手指拿住固定环的中央，贴在清洁干燥的监测部位，用手指绕固定周围按压一圈，使贴环与皮肤之间完全密封（注意：用力按压避免漏气）。③在固定环小孔中央滴入 2~3 滴接触液。④从定标舱中取下电极头，放入固定环，使电极头上箭头与固定环上标记一致，然后顺时针旋转 90° 旋紧，使其牢固固定在固定环上，一般测量 1~2h。
5. 取走电极：①逆时针旋转 90°，从固定环中取出电极。②从固定环突起处着手，揭掉固定环。③用酒精棉签小心擦拭电极头表面。④把电极头放回定标舱。

评价
1. 熟悉仪器的使用方法。
2. 操作熟练、迅速，避免患儿受凉。
3. 确保患儿安全，体现人文关怀。

【日常维护】

1. 每周更换电极膜 具体步骤如下：①把准备更换的新电极膜（有膜一面向上）放在坚实的桌面。②剥下电极上的两个黑色胶圈，两层旧膜。③用灭菌注射用水清洁电极表面。④用滤纸折出尖角，仔细清理电极表面的凹槽。⑤用附赠滤纸（或擦手纸）擦干。⑥滴 2~3 滴电解液在电极表面，无气泡，翻转电极，液面向下。⑦把挂着液珠的电极对准新电极膜的孔洞，放进去。⑧一次性用力按压到底。⑨用滤纸（或擦手纸）轻轻吸干多余液体。⑩把电极放回定标舱。

2. 每月保养　保养内容包括：

（1）清洁外壳：用一次性医用消毒湿巾或 1：80 的 84 消毒液擦拭消毒，禁硬物刮擦、禁腐蚀性液体。

（2）清洁触摸屏：柔软的无纺布轻轻擦拭触摸屏，避免划伤。

（3）消毒：以纸巾沾湿酒精擦拭外壳和触摸屏。

【常见故障及处理】

1. 无法开机　多与未连接电源、电源开关未打开、电池电量低、保险丝损坏或机器损坏有关。检查电源开关是否打开，有无接通电源；联系相关人员进行维修，排查保险丝或机器是否损坏。

2. 定标错误　常见以下四种情况：

（1）气流量超范围：由模块故障引起，报修更换模块。

（2）定标舱漏气：由于定标舱垫圈密封不严密或电极放置错误引起，评估后根据情况按压、更换垫圈或重新放置电极。

（3）定标舱中检测不到电极或舱拉杆失灵，须检测电极放置的正确性，并重新放置，必要时清理或更换定标舱。

（4）电极灵敏度错误：须重新更换电极膜或电极。

3. 非病情原因检测结果偏移　多与电极安放错误、固定环安放错误、检测部位选取不当、电极膜损坏有关。遇上述情况，可重新连接电极、粘贴固定环、更换检测部位，如重新操作后数值仍存在偏移，可更换电极膜进行排查。

【注意事项】

护理人员对于测量部位的选择将直接影响患儿 PaO_2/$PetCO_2$ 监测结果。理想的测量部位是毛细血管均匀部位，一般不建议放置在表浅大静脉，皮肤损伤或有体毛处；严重的水肿可导致不可靠的测量结果。新生儿可选部位如胸部、背部、臀部、大腿内侧、颈部侧面等。

【经皮氧 / 二氧化碳分压监测仪复习题】

1. 清洁经皮氧 / 二氧化碳分压监测仪外壳消毒剂的配比为（D）

A. 1：20　　　　　　　　　　　B. 1：40

C. 1：60　　　　　　　　　　　D. 1：80

E. 1：100

2. 以下**不属于**经皮氧 / 二氧化碳分压监测仪的应用指征是（C）

A. 反复监测血气

B. 诊断肺栓塞时

C. 长期监测血气

D. 评价周围血管疾病的程度和周围血管移植的效果

E. 指导心肺复苏

3. 更适合使用经皮氧 / 二氧化碳分压监测仪测量的部位是（B）

A. 有表浅大静脉的部位　　　　　　B. 毛细血管均匀部位

C. 水肿部位　　　　　　　　　　　D. 体表有细小创伤部位

E. 体毛稀疏的部位

4. 以下关于经皮氧 / 二氧化碳分压监测仪的操作步骤正确的是（E）

A. 清洁部位,选择部位,滴接触液,贴固定环,放置电极头,测量

B. 选择部位,清洁部位,滴接触液,贴固定环,放置电极头,测量

C. 选择部位,清洁部位,放置电极头,滴接触液,贴固定环,测量

D. 选择部位,滴接触液,贴固定环,清洁部位,放置电极头,测量

E. 选择部位,清洁部位,贴固定环,滴接触液,放置电极头,测量

（汤晓丽）

第九节　血气分析仪

【概述】

新生儿尤其是早产儿出生后易出现呼吸系统疾病,严重时可引起缺氧及内环境紊乱。血气分析仪是利用电极在较短时间内对人体采样血标本的酸碱度（pH）、二氧化碳分压（$PaCO_2$）和氧分压（PaO_2）等相关指标进行测定的仪器。通过对人体采样血标本进行分析,从而帮助医护人员对人体内环境进行快速准确的诊断,进而及时有效地采取治疗。

【工作原理】

以 PL2000PLUS 血气分析仪为例,其原理是在管路系统的负压抽吸作用下,人体血液被吸入仪器的毛细管中,与毛细管壁上的电极接触,电极将测量所得的各项参数转换为各自的电信号,这些电信号经放大、模数转换后送达仪器的微机,经运算处理后显示并打印出测量结果,从而完成整个检测过程。

【应用指征】

由于疾病、治疗等原因引起内环境失调,体内酸碱紊乱的患儿,常见以下四种状况:

1. NICU 危重症患儿,因机体内环境紊乱,多伴有多脏器功能损害,特别是肺和肾功能障碍。

2. 心血管外科围术期患儿。

3. 各种原因致大量出血患儿。

4. 大量输血、输液患儿。

【操作流程】

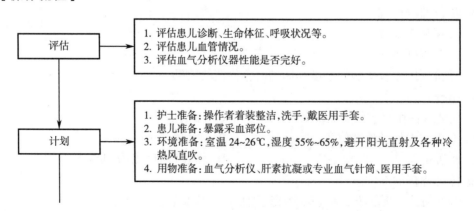

评估
1. 评估患儿诊断、生命体征、呼吸状况等。
2. 评估患儿血管情况。
3. 评估血气分析仪器性能是否完好。

计划
1. 护士准备:操作者着装整洁,洗手,戴医用手套。
2. 患儿准备:暴露采血部位。
3. 环境准备:室温 24~26℃,湿度 55%~65%,避开阳光直射及各种冷热风直吹。
4. 用物准备:血气分析仪、肝素抗凝或专业血气针筒、医用手套。

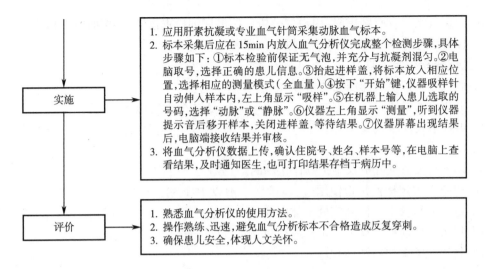

| 实施 | 1. 应用肝素抗凝或专业血气针筒采集动脉血气标本。
2. 标本采集后应在15min内放入血气分析仪完成整个检测步骤,具体步骤如下:①标本检验前保证无气泡,并充分与抗凝剂混匀。②电脑取号,选择正确的患儿信息。③抬起进样盖,将标本放入相应位置,选择相应的测量模式(全血量)。④按下"开始"键,仪器吸样针自动伸入样本内,左上角显示"吸样"。⑤在机器上输入患儿选取的号码,选择"动脉"或"静脉"。⑥仪器左上角显示"测量",听到仪器提示音后移开样本,关闭进样盖,等待结果。⑦仪器屏幕出现结果后,电脑端接收结果并审核。
3. 将血气分析仪数据上传,确认住院号、姓名、样本号等,在电脑上查看结果,及时通知医生,也可打印结果存档于病历中。 |
| 评价 | 1. 熟悉血气分析仪的使用方法。
2. 操作熟练、迅速,避免血气分析标本不合格造成反复穿刺。
3. 确保患儿安全,体现人文关怀。 |

【日常维护】

1. 血气分析仪应放置在通风、防潮、防晒、防尘、防酸碱、阴凉干燥的环境中使用。应24h通电,同时要接地线良好。标准气瓶应有两套,一套供使用,另一套备用。

2. 血气分析仪开机工作前,首先观察电源电压是否符合要求,供气瓶压力通常在4~6个大气压;其次观察增湿器的水位是否到位(可用蒸馏水调整),检查有关定标液是否使用过长时间(一般以20d为限);并检查缓冲液、参比电极液、冲洗水、打印纸是否足够,如量少则需更换。用过但没用完的液体不要倒入新的液体以免对新的液体造成不良影响;注意废液瓶液体过多时要及时清除。

3. 每天工作前应选择二点定标后执行清洁程序一次,每周除执行清洁程序外,还要执行去蛋白程序一次,样品测定完毕及时执行清洁程序,始终使电极与流通池之间保持通畅。

4. 血气分析仪不测样品时应处于休眠模式,目的是保证电极的工作状态,有利于延长电极的使用寿命,节省昂贵试剂的消耗。

5. 每周工作后或者检测300个样本后要对血气分析仪的电极进行保养。

6. 医务人员应掌握血气分析仪的性能,严格按操作规程使用,定期检查、维修。

【常见故障及处理】

1. 屏幕显示休眠状态,更换废液盒　检查仪器的废液盒,若满溢及时更换空的废液盒。

2. 检测指标为黄色或红色　遇上述情况可能有以下原因:①需要定标。②检测试液用完。根据仪器屏幕提示予以更换测试液或重新定标。如上述操作后各项检查指标仍为黄色或红色,提示仪器故障,联系相关人员予以检修。

3. 电脑接收不到数据　多由于信息连接不畅所致,可进行电脑主机重启,若重启后仍显示连接不到数据,可联系相关人员排查数据连接线路。

【注意事项】

1. 采血操作过程中要戴手套。

2. 护理人员眼睛避免正对仪器条码阅读器的光源,以免造成损伤。

3. 检测过程中不要碰到运动中的部件,否则可能造成停机。

4. 检测过程中通过进样管路观察测量舱的样本。如果发现存在气泡重新检测。

5. 检测过程中注意仪器上的各种提醒标志。

6. 对血气结果存有疑虑时,由血气分析质控员仔细检查仪器,必要时重新检测。

7. 保养程序中的"重新启动"可用于仪器复位。

【血气分析仪复习题】

1. 血气分析仪供气瓶压力通常在（C）

A. 1~2 个大气压　　　　　　　　　　B. 2~4 个大气压

C. 4~6 个大气压　　　　　　　　　　D. 6~8 个大气压

E. 8~10 个大气压

2. 以下有关血气分析仪维护操作正确的是（B）

A. 检查有关定标液是否使用过长时间（一般以 10d 为限）

B. 血气分析仪不测样品应处于休眠模式

C. 每天工作前应选择一点定标后执行清洁程序一次

D. 每周只需要执行清洁程序

E. 检测 200 个样本后要对血气分析仪的电极进行保养

3. 以下有关血气分析仪操作步骤正确的是（D）

A. 用普通针筒采集患儿动脉血气标本

B. 标本采好后应在 30min 内放入血气分析仪

C. 将室温调到 26~28℃,湿度 55%~65%

D. 将标本放入相应位置,选择相应的测量模式（全血量）

E. 听到仪器提示音后,直接打印

4. 以下有关血气分析仪注意事项正确的是（D）

A. 血气结果存有疑虑时,可直接重新检测

B. 护理人员眼睛应正对仪器条码阅读器的光源

C. 如果发现存在气泡,无须重新检测

D. 用过的但没用完的液体不要倒入新的液体

E. 开机状态下可更换废液盒

（汤晓丽）

第十节　亚低温治疗仪

【概述】

　　亚低温治疗仪又称降温毯、控温毯、医用控温仪等,俗称"冰毯",是实施亚低温治疗的设备,由主机监测面板、冷却系统、降温毯、连接管、监测体温探头等组成,有选择性头部亚低温（冰帽系统）和全身亚低温（冰毯系统）两种方式。

　　亚低温作为中、重度缺氧缺血性脑病唯一被推荐的治疗措施在中国 2011 年新生儿缺氧缺血性脑病治疗循证指南中获得 1A 证据。亚低温对脑血流有调节作用,降低脑氧代谢率;改善细胞能量代谢;减少兴奋性氨基酸的释放;减少氧自由基的生成;减少细胞内钙超载;

增加神经元泛素的合成;减少神经元坏死和凋亡;促进细胞间信号传导的恢复;减少脑梗死的面积;减轻脑水肿和降低颅内压等。运用亚低温治疗仪开展亚低温治疗的意义在于提供最佳的中、重度 HIE 治疗,极大地改善中、重度 HIE 患儿的预后。

【工作原理】

压缩机或半导体提供冷源将水箱内水制冷,由温度控制系统控制临床需要的水温,再通过水循环系统输出到水毯内循环,水毯与患儿身体接触,利用温差控制患儿的体温,营造亚低温的环境。

【应用指征】

1. 胎龄≥36 周和出生体重≥2 500g,并且同时存在下列情况①有胎儿宫内窘迫的证据。②有新生儿窒息的证据。③有新生儿 HIE 或 aEEG 脑功能监测异常的证据。

2. 胎儿宫内窘迫的证据至少包括以下一项①急性围生期事件,如胎盘早剥、脐带脱垂、严重胎心异常变异或迟发减速。②脐带血 pH<7.0 或 BE>16mmol/L。

3. 新生儿窒息的证据(满足以下三项中的任意一项)①5min 时 Apgar 评分 <5 分。②脐带血或生后 1h 内动脉血气分析 pH<7.0 或 BE>16mmol/L。③需正压通气至少 10min。

【操作流程】

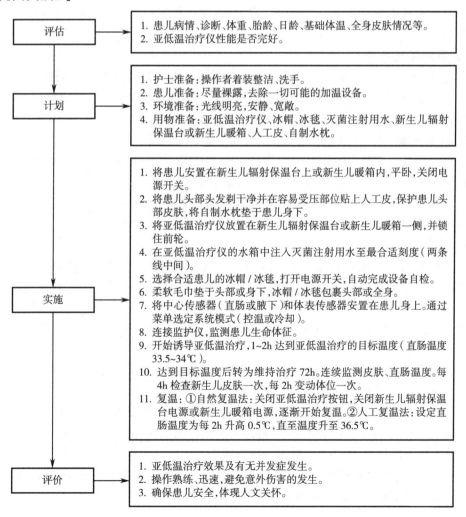

评估
1. 患儿病情、诊断、体重、胎龄、日龄、基础体温、全身皮肤情况等。
2. 亚低温治疗仪性能是否完好。

计划
1. 护士准备:操作者着装整洁、洗手。
2. 患儿准备:尽量裸露,去除一切可能的加温设备。
3. 环境准备:光线明亮,安静、宽敞。
4. 用物准备:亚低温治疗仪、冰帽、冰毯、灭菌注射用水、新生儿辐射保温台或新生儿暖箱、人工皮、自制水枕。

实施
1. 将患儿安置在新生儿辐射保温台上或新生儿暖箱内,平卧,关闭电源开关。
2. 将患儿头部头发剃干净并在容易受压部位贴上人工皮,保护患儿头部皮肤,将自制水枕垫于患儿身下。
3. 将亚低温治疗仪放置在新生儿辐射保温台或新生儿暖箱一侧,并锁住前轮。
4. 在亚低温治疗仪的水箱中注入灭菌注射用水至最合适刻度(两条线中间)。
5. 选择合适患儿的冰帽/冰毯,打开电源开关,自动完成设备自检。
6. 柔软毛巾垫于头部或身下,冰帽/冰毯包裹头部或全身。
7. 将中心传感器(直肠或腋下)和体表传感器安置在患儿身上。通过菜单选定系统模式(控温或冷却)。
8. 连接监护仪,监测患儿生命体征。
9. 开始诱导亚低温治疗,1~2h 达到亚低温治疗的目标温度(直肠温度 33.5~34℃)。
10. 达到目标温度后转为维持治疗 72h。连续监测皮肤、直肠温度。每 4h 检查新生儿皮肤一次,每 2h 变动体位一次。
11. 复温:①自然复温法:关闭亚低温治疗按钮,关闭新生儿辐射保温台电源或新生儿暖箱电源,逐渐开始复温。②人工复温法:设定直肠温度为每 2h 升高 0.5℃,直至温度升至 36.5℃。

评价
1. 亚低温治疗效果及有无并发症发生。
2. 操作熟练、迅速,避免意外伤害的发生。
3. 确保患儿安全,体现人文关怀。

【日常维护】

1. **清洁消毒**　使用中的亚低温治疗仪应每天清洁消毒,用一次性医用消毒湿巾擦拭消毒。使用完毕,行终末消毒处理,彻底拆卸亚低温治疗仪各部件,主机和管道表面用一次性医用消毒湿巾擦洗,干净毛巾擦干;毯子可用洗涤剂清洗,再用消毒液消毒,清洗后置于阴凉处自然晾干。传感器及其他附件可用毛巾蘸肥皂水或纱布蘸酒精擦洗。传感器可用蒸汽进行消毒,不能在高压容器中消毒,也不能放入消毒液中浸泡。组装好亚低温治疗仪后张贴已消毒的标识备用。

2. 在正常室温条件下使用亚低温治疗仪,背侧通风孔与物体间距大于 20cm,连续长时间工作时确保机器有良好散热和通风。

3. 使用过程中,主机应放置平稳。搬运轻抬轻放,主机倾斜角度不可大于 45°,禁止倒置或碰撞,及时清洁过滤网。

4. 仪器不用时将电源插头拔下,取下传感器、水路连接管,水路口用密封盖拧紧,将毯内的水放净,置于阴凉、干燥、通风良好的室内保存。

5. 各种管道、传感器及其配件定期检查,确保完好无损,随时可用。使用半年后要按照使用说明做温控系统的调整和校对。

6. 医务人员应掌握亚低温治疗的性能,严格按操作规程使用,定期检查、维修,并做好使用维护记录。

【常见故障及处理】

1. **无法开机**　检查电源线是否正确连接电源插座和主机,电源插座是否断电。

2. **体温监测屏无数值显示,传感器插头脱出**　检查体温探头有无脱出肛门,探头接口是否松脱,将探头插入肛门或插入传感器插头。

3. **缺水报警**　水位在水位计标线以下,断电源后加水至水位线。

4. 主机水流指示器小转轮停止转动,毯内水流被阻,检查管道插口连接是否紧密,管道和毯子是否扭曲、折叠。重新插管,理顺管道,铺平毯子。

5. 亚低温治疗仪的工作状态关系着患儿生命安全,当报警时,需及时处理。对于不能处理的故障,应立即停止使用,通知工程师维修,待故障排除后再使用。

【注意事项】

1. **皮肤护理**　实施亚低温治疗时,新生儿尽量裸露,除去新生儿身体部位一切可能的加温设施。冰帽应大小适中,覆盖头部,不遮盖眼睛,冰毯应大小适中,覆盖躯干和大腿,保持干燥。冰帽或冰毯均不能覆盖新生儿颈部。保持床单位干燥、整洁,定时、小幅度更换体位,避免新生儿压疮的发生。亚低温期间新生儿皮肤可能发暗或呈灰色,如果氧饱和度正常,不需特殊处理。

2. 温度探头放置后应标记位置,作为操作后无滑脱的检验指示。如直肠温度探头:插入直肠 4cm 左右,并固定于大腿一侧,脱落或位置不当要及时纠正。传感器线避免脱落,毯子避免接触锐利物体,禁止在患儿和毯子之间放置额外的加热设备。

3. 保持亚低温治疗仪软水管通畅,避免折叠或弯曲,亚低温治疗仪机壳应当接地,以保护患儿及医护人员安全,使用之前要进行报警检查。

4. 亚低温治疗期间,根据缺氧缺血性脑病及亚低温可能出现的不良反应或并发症进行观察并记录。根据临床需要继续给予其他对症支持治疗。

5. 所有操作应尽量集中进行,需要中断亚低温治疗进行检查时,尽可能保留冰帽或冰毯,如果必须去除,应关闭降温设备,尽可能缩短去除时间。

【亚低温治疗仪复习题】

1. 关于新生儿亚低温治疗仪的工作原理,**不包括**以下哪一项(E)

A. 压缩机或半导体提供冷源将水箱内水制冷

B. 由温度控制系统控制临床需要的水温

C. 通过水循环系统输出到水毯内循环

D. 水毯与患儿身体接触,利用温差控制患儿的体温

E. 水箱加水可以加自来水或蒸馏水

2. 患儿,女,母孕 38 周,经阴道娩出,体重 3 500g,Apgar 评分 1min 为 3 分,计划实施亚低温治疗,下列哪一项描述的作用**不妥**(A)

A. 可避免新生儿缺氧缺血性脑病的发生　　B. 使患儿的脑温降低 2~5℃

C. 降低患儿的脑代谢率及脑耗氧量　　　　D. 使脑细胞结构破坏尽量减轻

E. 促进脑组织细胞功能及结构修复

3. 患儿,男,母孕 39 周,体重 3 800g,生后 3h,经阴道娩出,Apgar 评分 3min 为 3 分,5min 为 5 分,携氧由外院转入,颜面青紫,呼吸急促。计划为该患儿实施亚低温治疗,最佳的时机应为(B)

A. 出生 6h 以内　　　　　　　　　　　B. 出生 12h 以内

C. 出生 24h 以内　　　　　　　　　　　D. 出生 48h 以内

E. 出生 72h 以内

4. 患儿,女,足月,4 200g,因宫内窘迫,剖宫产娩出,Apgar 评分 1min 为 4 分,5min 为 6 分,由产科转入,入院即行相关检查后,实施亚低温治疗。有关亚低温治疗仪的清洁消毒**错误**的是(A)

A. 使用中的亚低温治疗仪应每天用湿纸巾擦拭,保持清洁

B. 使用完主机和管道表面用一次性医用消毒湿巾擦洗,干净毛巾擦干

C. 毯子可用洗涤剂清洗,再用消毒液消毒,清洗后置阴凉处自然晾干

D. 及时将冰帽和冰毯内的水放净,置于阴凉干燥通风处保存

E. 终末消毒完,组装好亚低温治疗仪后张贴已消毒的标识,备用

(王巧玲　张蓉)

第十一节　振幅整合脑电图仪

【概述】

脑损伤是对新生儿危害严重的疾病之一,早期识别与诊断并予以恰当的预防和护理干预对降低新生儿脑损伤致残率和病死率有着十分重要的意义。振幅整合脑电图是评价新生儿脑电活动背景的重要电生理监测手段,能够连续床旁监测新生儿脑功能状况,为早期诊断

新生儿脑损伤程度及性质、监测抗惊厥药物疗效、预测和评估早产儿或足月儿神经系统预后等提供准确、可靠的诊断依据。

【工作原理】

aEEG 是连续脑电图记录的简化形式,通过将采集的脑电背景活动电压信号放大、频率滤过(低于 2Hz 和大于 20Hz 的频率被去除)、振幅压缩和整合,以半对数化形式从 $0\sim100\mu V$ 输出在热敏感纸上,纸速为 6cm/h。由于走纸速度慢,相邻波形得以叠加、整合,表现为宽窄相间的波谱带,以显示长时间脑电活动的变化趋势。

【应用指征】

1. 有脑损伤表现或存在脑损伤高危因素的新生儿,高危因素包括围生期缺氧窒息史、新生儿顽固性低血糖、先天性遗传代谢病、颅内出血、脑卒中、中枢神经系统感染、严重高胆红素血症等。

2. 新生儿脑发育的评估。

3. 新生儿惊厥和可疑惊厥发作的检测。

4. 脑损伤治疗效果的评估,如亚低温治疗、抗惊厥药物止惊治疗等。

【操作流程】

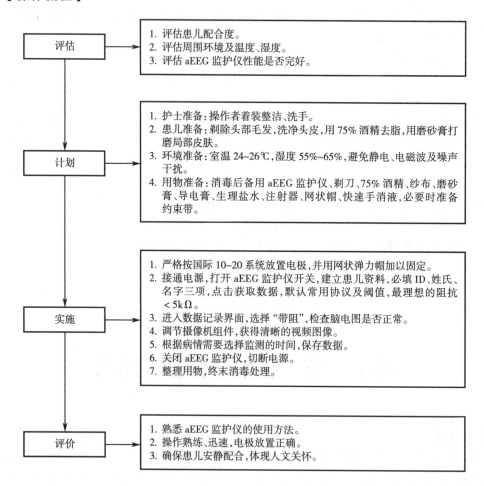

评估
1. 评估患儿配合度。
2. 评估周围环境及温度、湿度。
3. 评估 aEEG 监护仪性能是否完好。

计划
1. 护士准备:操作者着装整洁、洗手。
2. 患儿准备:剃除头部毛发,洗净头皮,用 75% 酒精去脂,用磨砂膏打磨局部皮肤。
3. 环境准备:室温 24~26℃,湿度 55%~65%,避免静电、电磁波及噪声干扰。
4. 用物准备:消毒后备用 aEEG 监护仪、剃刀、75% 酒精、纱布、磨砂膏、导电膏、生理盐水、注射器、网状帽、快速手消液,必要时准备约束带。

实施
1. 严格按国际 10-20 系统放置电极,并用网状弹力帽加以固定。
2. 接通电源,打开 aEEG 监护仪开关,建立患儿资料,必填 ID、姓氏、名字三项,点击获取数据,默认常用协议及阈值,最理想的阻抗 < 5kΩ。
3. 进入数据记录界面,选择"带阻",检查脑电图是否正常。
4. 调节摄像机组件,获得清晰的视频图像。
5. 根据病情需要选择监测的时间,保存数据。
6. 关闭 aEEG 监护仪,切断电源。
7. 整理用物,终末消毒处理。

评价
1. 熟悉 aEEG 监护仪的使用方法。
2. 操作熟练、迅速,电极放置正确。
3. 确保患儿安静配合,体现人文关怀。

【日常维护】

1. 仪器应放在通风干燥处,室内温湿度适宜。仪器勿置于窗下、暖气旁,以免潮湿、受热。仪器停用 10d 以上时,应每周通电一次,每次 30~60min。

2. 最好使用专用供电系统,如使用稳压装置,需待稳压器达到仪器所要求的电压后,方可打开电源开关,以免电压过高或过低损坏仪器。

3. 不要使用丙酮或甲酮溶液进行清洁,不要使用高压灭菌锅或蒸汽清洗剂。

4. 导联线不可浸泡,可以用湿布或温和的肥皂水进行清洁,将导电膏完全从银电极的表面去除,再用酒精棉布擦拭,干燥备用。

5. 不要使用任何研磨物清洗电极,电极表面的任何擦痕均可造成图形记录的不准确。

6. 医务人员应掌握 aEEG 监护仪的性能,严格按操作规程使用,定期检查、维修。

【常见故障及处理】

1. **放大器指示灯不亮** 最常见的原因是没有电源输入,检查电源线是否正确连接电源插座和主机;电源插座是否断电。

2. **显示屏无显示** 检查显示屏连接电缆是否正确连接主机和显示屏,重新连接,打开复位按钮。

3. **脑电图基线异常** 电极与患儿的接触不良,应该在患儿接触部位涂抹导电膏或者盐水,或者对电极进行氯化银溶液处理;其次导联插头与插孔的接触不良或者导联线断裂,必要时予以更换导联线。

4. **脑电图干扰** 外部环境因素主要引起磁场干扰、电场干扰和高频电磁场干扰。为减少干扰必须使设备带自身的辅助(安全)接地,避免在附近使用电话及其他电器;使用中的暖箱、蓝光等电器与主电源线平行或交叉等形成电场,应远离主电源线,避免患儿身体碰到金属护栏。

5. **视频无影像** 检查视频设置是否为记录状态,点目录栏上的视频选项—视频源—把视频格式改为 PAL;视频镜头不能获得满意图像,应调整镜头或光圈的焦距。

6. **无脑电波信号输入** 电极导联盒与放大器连接不良,插口的铜箔严重氧化。断电拆下导联盒,用专用清洁剂除去氧化物。

7. **检查系统不能正常使用** 提示磁盘已满,为历史数据超过规定的病例存储数,应定期将历史数据文件拷贝到其他电脑文件夹中,重启机器。

【注意事项】

1. **电极选择** aEEG 常用电极为头皮电极,分为记录电极和参考电极。根据国际脑电图学会的建议,电极安放位置与国际 10-20 系统一致,左边为奇数,右边为偶数,对称放置。仅一个参考电极时放在前额正中 Fpz 位置,两个参考电极时则另一个放在头顶部中心 Cz 位置(图 5-1)。

(1)首先在头皮表面确定两条基线,一条为鼻根至枕外粗隆的前后连线为 100%,另一条为双耳前凹之间的左右连线为 100%。两种在头顶的交点为 Cz 电极的位置。

(2)从鼻根向后 10% 处为 FPz(额极中线),从 FPz 向后每 20% 为一个电极的位置,依次为 Fz(额中线)、Cz(中央中线)、Pz(顶中线)及 Oz(枕中线)。Oz 与枕外粗隆的间距为 10%。

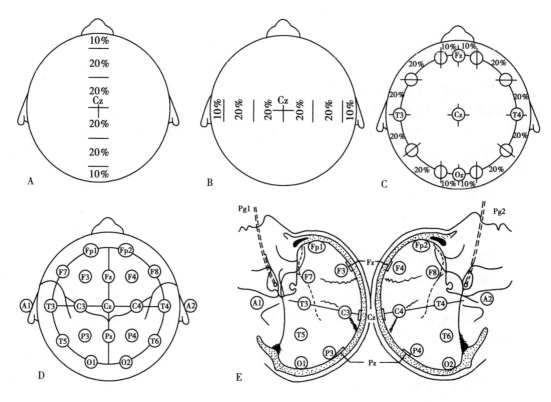

图 5-1　国际 10-20 系统的电极位置

（3）双耳前凹连线距左耳前凹 10% 处为 T3（左中颞）电极位置，以后向右每 20% 放置一个电极，依次为 C3（左中央）、Cz（中央中线）、C4（右中央）和 T4（右中颞）。T4 距右耳前凹间距为 10%。

（4）从 FPz 通过 T3 至 Oz 的连线为左颞连线，从 FPz 向左 10% 为 FP1（左额极），从 FP1 沿左外侧向后每 20% 放置一个电极，依次为 F7（左前颞）、T3（左中颞）、T5（左后颞）及 O1（左枕），其中 T3 为此线与双耳前凹连线的交点，O1 距 Oz 为 10%。FP2 沿右外侧向后连线与此相对应，从前向后依次为 FP2（右额极）、F8（右前颞）、T4（右中颞）、T6（右后颞）及 O2（右枕）。

（5）从 FP1 至 O1 和从 FP2 至 O2 各作一连线，为左、右矢状旁连线，从 FP1 和 FP2 直线向后每 20% 为一个电极位点，左侧依次为 F3（左额）、C3（左中央）、P3（左顶）和 O1（左枕），右侧依次为 F4（右额）、C4（右中央）、P4（右顶）和 O2（右枕）。

2. 特殊情况下的电极放置　记录电极位置需避开囟门、头皮水肿、头皮血肿或头皮破损区和影响操作的关键部位，但要注意双侧对称。

3. 检测时间　对于有脑损伤高危因素的新生儿，生后 6h 内即开始首次检查；对于无高危因素但临床出现脑病症状的，应尽快给予检测。检测时间不少于 2~4h，存在睡眠 - 觉醒周期（睡眠周期）的新生儿，需记录至少一个完整的睡眠周期。对需持续监测病情变化的患儿，可延长检测时间，如进行亚低温治疗的重度缺氧缺血性脑病患儿，持续监测至生后 72~96h，对脑损伤恢复程度和预后评价，以及惊厥检测都有较高的敏感度和特异性。

4. **预防伪差** 伪差产生的原因包括电极松落、电磁干扰、操作干扰等,应采取有针对性的措施进行预防和控制,可减少伪差发生。为了更好地识别护理操作引起的伪差,进行护理操作时应该做标记;当患儿哭吵烦躁时,给予镇静并适当约束患儿,使头部固定在中立位,延长电极与心脏的距离,预防心电伪差;每班测试阻抗一次,使电极的阻抗不超过 $20k\Omega$,避免电极间的电阻差过大形成"电桥"。

【振幅整合脑电图仪复习题】

1. 振幅整合脑电图最理想的阻抗是(C)

A. $<50k\Omega$ B. $<10k\Omega$

C. $<5k\Omega$ D. $<20k\Omega$

E. $<100k\Omega$

2. 振幅整合脑电图导联线消毒的最佳方法是(D)

A. 丙酮溶液 B. 甲酮溶液

C. 高压灭菌 D. 75% 酒精

E. 研磨或蒸汽清洗

3. aEEG 头皮电极的放置位置,下列正确的是(B)

A. 为了获得理想的脑电图,电极位置应放在囟门及颅缝部位

B. 仅一个参考电极时放在前额正中 Fpz 位置

C. 两个参考电极时则另一个放在头顶部中心 0z 位置

D. 双耳前凹连线距右耳前凹 10% 处为 T3 电极位置

E. FP2 应从 FPz 向左 10% 安置

4. 为了减少脑电图干扰和伪差,下列**错误**的是(D)

A. 当患儿哭吵烦躁时,给予镇静并适当约束患儿

B. 避免在附近使用电话及其他电器

C. 使用中的暖箱、蓝光等电器应远离主电源线

D. 电极接触不良,应该在头皮接触部位涂抹磨砂膏

E. 患儿头部固定在中立位,延长电极与心脏的距离,预防心电伪差

(辛 萍)

第十二节 微量注射泵与输液泵

(一)微量注射泵

【概述】

微量注射泵(简称微量泵)能准确控制输液速度,使药物速度均匀、用量准确并安全地进入患儿体内发挥作用。

【工作原理】

以恒定压力作用于注射器的针栓上,当针栓受压时,液体通过输液管道流入血管。

【应用指征】

需要严格控制输入液量和药量的情况。

【操作流程】

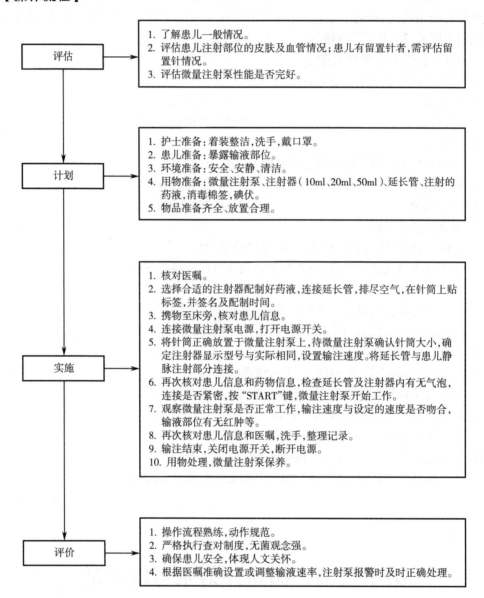

评估
1. 了解患儿一般情况。
2. 评估患儿注射部位的皮肤及血管情况；患儿有留置针者，需评估留置针情况。
3. 评估微量注射泵性能是否完好。

计划
1. 护士准备：着装整洁，洗手，戴口罩。
2. 患儿准备：暴露输液部位。
3. 环境准备：安全、安静、清洁。
4. 用物准备：微量注射泵、注射器（10ml、20ml、50ml）、延长管、注射的药液，消毒棉签，碘伏。
5. 物品准备齐全、放置合理。

实施
1. 核对医嘱。
2. 选择合适的注射器配制好药液，连接延长管，排尽空气，在针筒上贴标签，并签名及配制时间。
3. 携物至床旁，核对患儿信息。
4. 连接微量注射泵电源，打开电源开关。
5. 将针筒正确放置于微量注射泵上，待微量注射泵确认针筒大小，确定注射器显示型号与实际相同，设置输注速度。将延长管与患儿静脉注射部分连接。
6. 再次核对患儿信息和药物信息，检查延长管及注射器内有无气泡，连接是否紧密，按 "START" 键，微量注射泵开始工作。
7. 观察微量注射泵是否正常工作，输注速度与设定的速度是否吻合，输液部位有无红肿等。
8. 再次核对患儿信息和医嘱，洗手，整理记录。
9. 输注结束，关闭电源开关，断开电源。
10. 用物处理，微量注射泵保养。

评价
1. 操作流程熟练，动作规范。
2. 严格执行查对制度，无菌观念强。
3. 确保患儿安全，体现人文关怀。
4. 根据医嘱准确设置或调整输液速率，注射泵报警时及时正确处理。

【日常维护】

1. 做好微量注射泵的清洁保养工作。除机壳、面板的清洁外，还应对推头移动部分用酒精擦洗，防止传动部分粘有药液、推头移动不畅而引起的输液不准确。

2. 要定期检查注射泵操作按键完好性，如有下凹应及时通知厂家修复，否则可能引发误触发。

3. 经常检查注射推头卡槽处有无裂纹和断裂，如有断裂则应及时予以更换、否则可能会造成过量输药而给患儿造成伤害。

4. 机内电池应经常检查其容量,最好能定期充放电,以保持电池寿命。在测试微量注射泵速率时,必须使用厂家指定的一次性注射器。日常通电检查微量注射泵功能时,也可人为制造故障现象来观察报警系统工作是否正常。

【常见故障及处理】

1. **管路堵塞报警**　检查输液留置针是否通畅、输液管路是否打折等造成输液不畅。

2. **电池欠压报警**　检查有无连接交流电源、电源线是否脱落。

3. **系统出错报警**　LED 数据显示器显示 "Err" 并伴有间断声、光报警,按电源键关机后重新启动即可。

【注意事项】

1. 正确设定推注速度及其他必需参数,防止设定错误延误治疗。

2. 护士随时查看微量注射泵的工作状态,及时排除报警、故障,防止液体输入失控。

3. 注意观察穿刺部位皮肤情况,防止发生液体外渗,出现外渗及时处理。

4. 推注避光药物时应使用避光空针及延长管,紧急情况下更换血管活性药物时(如强心剂、升压药等),更换前应将延长管内原有药物排尽或更换延长管,保证药液及时输入,达到最佳疗效。

5. 针筒及延长管内空气应排尽,推注药液的针筒用毕需要重新更换,超过 24h 药液未用完也应重新更换针筒配制药液,延长管及三通开关每 24h 更换一次。留置针及三通开关应固定稳妥,以免造成患儿不适及发生留置针脱出现象。

6. 若延长管较长,使用时应将机器置于台面或者固定在输液架上,妥善放置延长管,避免垂落地面造成污染。

7. 严格遵医嘱设置药液推注的速率,并进行口头与书面交班。

（二）输液泵

【概述】

静脉输液是临床治疗中常用的一种给药方式。根据药物性质、患儿病情的不同,静脉输液速度也不同。输液过快、过慢均难以达到预期的治疗效果,甚至影响护理安全。临床上应用输液泵准确控制输液流速,保证药物能够速度均匀、药量准确进入患儿体内,提高输注的安全性及护理质量。

【工作原理】

医用输液泵一般由电脑控制系统、检测报警装置、驱动机构、操作信息面板四部分组成。驱动机构采用指状蠕动泵作为动力源,指状蠕动泵是利用滚轮转动,使输液泵管路一定部位受到挤压,产生蠕动从而推动液体向前流动,通过电脑控制系统准确控制输液速度,使药物速度均匀、用量准确并安全地进入患儿体内发挥作用。

【应用指征】

需要严格控制输入液量和药量的情况。

【操作流程】

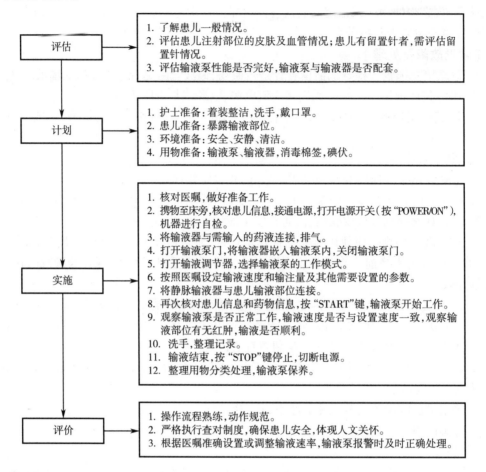

| 评估 | 1. 了解患儿一般情况。
2. 评估患儿注射部位的皮肤及血管情况；患儿有留置针者，需评估留置针情况。
3. 评估输液泵性能是否完好，输液泵与输液器是否配套。 |

| 计划 | 1. 护士准备：着装整洁，洗手，戴口罩。
2. 患儿准备：暴露输液部位。
3. 环境准备：安全、安静、清洁。
4. 用物准备：输液泵、输液器、消毒棉签、碘伏。 |

| 实施 | 1. 核对医嘱，做好准备工作。
2. 携物至床旁，核对患儿信息，接通电源，打开电源开关（按"POWER/ON"），机器进行自检。
3. 将输液器与需输入的药液连接，排气。
4. 打开输液泵门，将输液器嵌入输液泵内，关闭输液泵门。
5. 打开输液调节器，选择输液泵的工作模式。
6. 按照医嘱设定输液速度和输注量及其他需要设置的参数。
7. 将静脉输液器与患儿输液部位连接。
8. 再次核对患儿信息和药物信息，按"START"键，输液泵开始工作。
9. 观察输液泵是否正常工作，输液速度是否与设置速度一致，观察输液部位有无红肿，输液是否顺利。
10. 洗手，整理记录。
11. 输液结束，按"STOP"键停止，切断电源。
12. 整理用物分类处理，输液泵保养。 |

| 评价 | 1. 操作流程熟练，动作规范。
2. 严格执行查对制度，确保患儿安全，体现人文关怀。
3. 根据医嘱准确设置或调整输液速率，输液泵报警时及时正确处理。 |

【日常维护】

1. 首次使用、电池报警及停用 2 个月以上重新使用时，持续充电时间大于 16h。

2. 输液泵应放置在通风干燥处，不能在阳光直射或强光直射下使用，操作温度 18~35℃。

3. 保持输液泵的清洁，可用酒精进行清洁，传感器应定期用无水酒精擦拭，主电源连接处切勿使用喷雾消毒剂。

4. 按"○/⊙"接通电源后，自检、音响报警、程序控制和报警控制显示正常方可使用。

5. 采用输液器必须是与设备、附件、工作部件和耗材的组合相容的型号。

6. 建议每年进行一次技术性安全检查，打开输液泵进行功能测试。

7. 医务人员应掌握输液泵的性能，严格按操作规程使用。

【常见故障及处理】

1. **低电压**　请检查电源是否连接好，供电电压是否正常。

2. **低流速**　因管内压力不足引起，挤压墨菲氏滴管，增加其液面高度。

3. **管内有气泡**　排去空气，重新按"START"键。

4. **堵管**　输注完毕，及时更换需要输注的药物；检查输液调节器是否已打开，导管是否折叠，留置针是否通畅。

【注意事项】

1. **配套输液管路** 使用配套输液管路,使用不同管路之前最好检测流速准确性。24h更换一次输液器。

2. **定期校准** 输液泵使用一段时间后输液精准度会下降,甚至出现输液泵工作暂停时仍有液体下滴的现象,称为"自流"。因此,需要定期进行校准,以消除误差及防止"自流"的发生。

3. **防止启动误差** 液体输送到患儿体内前,输液泵有一段启动时间,将导致患儿的治疗延误或造成凝血。输液速度越慢则启动时间越长,因此在开始输液时,可以启动"BOLUS"快进功能,等液体进入患儿体内后再按照设置的速度输液。

4. **加强巡视** 操作人员应随时查看输液泵的工作状态,及时排除报警、故障。观察滴速与设置是否相符,输注量是否准确,防止液体输入失控。同时加强对患儿病情、穿刺部位及皮肤的观察,避免发生药液外渗、输液管脱出等不良隐患。

【微量注射泵与输液泵复习题】

1. 输液泵采用的原理是(A)

A. 滚轮转动挤压法   B. 重力式

C. 螺旋形推杆   D. 虹吸原理

E. 液压原理

2. 应用微量注射泵的主要目的**不包括**(D)

A. 准确控制输液速度   B. 使输注药物速度均匀

C. 便于精确调节用量   D. 防止液体外渗

E. 药液用量安全

3. 使用微量注射泵,当系统出错报警时,(B)报警指示灯闪烁

A. AIR   B. Err

C. FLOW   D. EMPTY

E. OCCLUSION

4. 输液泵流速显示的是(C)

A. 每分钟的输液量   B. 每秒的输液量

C. 每小时的输液量   D. 每24h的输液量

E. 每30min的输液量

(辛萍 聂娇)

第十三节 震动网筛式雾化器系统

【概述】

雾化吸入法(nebulization)是用雾化装置将药液变成细微的气雾喷出,经口或鼻吸入,以达到湿化呼吸道、减轻局部炎症、祛痰、解除支气管痉挛等目的。局部用药浓度高,疗效确

切、操作简单。震动网筛式雾化（vibrating mesh nebuliser）指在 128kHz 低频振动下，液体通过 1 000 个均一的 5μm 网孔，产生大小均一雾粒。与其他雾化相比，设备安静，药物残留少，无须外接电源和气源，加药无须中断呼吸回路和拆卸装置，患儿状态改变仍可继续使用，减少呼吸机相关性肺炎。雾化器系统（aerogen pro）是一种高效的雾化给药系统，适用于不同模式下机械通气的患儿。

【工作原理】

震动网筛式雾化器通过超声震动药液，被震动液体挤压穿过细小的筛孔产生气溶胶。筛孔的直径决定气溶胶大小（4~8μm）。震动筛孔雾化器雾化效能高，用药液量少（0.1~0.5ml）。

【应用指征】

1. 机械通气患儿。
2. 阻塞性气道疾病、急性喉炎、毛细支气管炎及新生儿肺炎。

【操作流程】

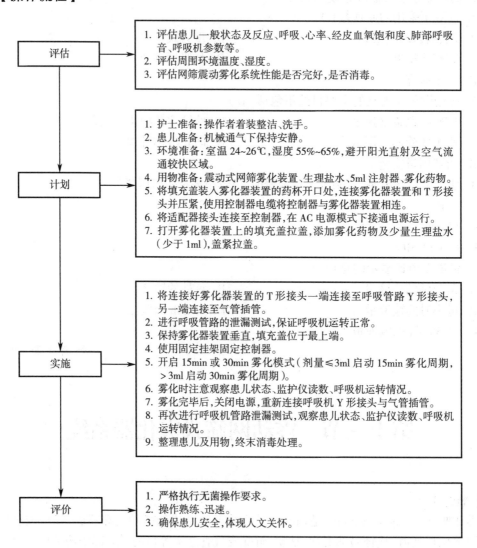

| 评估 | 1. 评估患儿一般状态及反应、呼吸、心率、经皮血氧饱和度、肺部呼吸音、呼吸机参数等。
2. 评估周围环境温度、湿度。
3. 评估网筛震动雾化系统性能是否完好，是否消毒。 |

| 计划 | 1. 护士准备：操作者着装整洁、洗手。
2. 患儿准备：机械通气下保持安静。
3. 环境准备：室温 24~26℃，湿度 55%~65%，避开阳光直射及空气流通较快区域。
4. 用物准备：震动式网筛雾化装置、生理盐水、5ml 注射器、雾化药物。
5. 将填充盖装入雾化器装置的药杯开口处，连接雾化器装置和 T 形接头并压紧，使用控制器电缆将控制器与雾化器装置相连。
6. 将适配器接头连接至控制器，在 AC 电源模式下接通电源运行。
7. 打开雾化器装置上的填充盖拉盖，添加雾化药物及少量生理盐水（少于 1ml），盖紧拉盖。 |

| 实施 | 1. 将连接好雾化器装置的 T 形接头一端连接至呼吸管路 Y 形接头，另一端连接至气管插管。
2. 进行呼吸管路的泄漏测试，保证呼吸机运转正常。
3. 保持雾化器装置垂直，填充盖位于最上端。
4. 使用固定挂架固定控制器。
5. 开启 15min 或 30min 雾化模式（剂量≤3ml 启动 15min 雾化周期，>3ml 启动 30min 雾化周期）。
6. 雾化时注意观察患儿状态、监护仪读数、呼吸机运转情况。
7. 雾化完毕后，关闭电源，重新连接呼吸机 Y 形接头与气管插管。
8. 再次进行呼吸机管路泄漏测试，观察患儿状态、监护仪读数、呼吸机运转情况。
9. 整理患儿及用物，终末消毒处理。 |

| 评价 | 1. 严格执行无菌操作要求。
2. 操作熟练、迅速。
3. 确保患儿安全，体现人文关怀。 |

【日常维护】

1. 雾化器装置及 T 形接头清洁消毒及灭菌

（1）单人使用：每次雾化完毕后清洗雾化器装置，向雾化器装置的药杯中倒入 3~5ml 生理盐水，反复晃动后将水倒出，将可能残留在药杯中的药物清除，然后在药杯中加入灭菌注射用水（少于 1ml），开启 15min 雾化模式，清洗雾化器网筛，防止堵塞。甩掉部件上多余的水并彻底晾干。

（2）多人使用：按照单人使用的方法处理后，再使用灭菌注射用水浸泡装置 15min，清洗晾干，将拆解的部件放入适当的灭菌包装，进行灭菌处理：

1）高压蒸汽灭菌：采用最低温度为 134℃、时间为 3.5min 并且具备干燥周期的高压蒸汽灭菌预真空周期。

2）过氧化氢等离子体灭菌：将带包装的部件置于 STERRAD 系统中并使用长时间周期。

2. 控制器、控制器电缆和电源清洁表面有灰尘、水渍或污渍等时使用含酒精或季铵化合物的消毒巾擦拭干净。

【常见故障及处理】

1. 指示灯在雾化期间闪烁或不亮　检查电池，对电池进行充电；电池无法充电或电池使用时间缩短，需更换电池。

2. 指示灯亮，但未见气雾　检查是否通过填充盖向雾化器装置中添加药剂或雾化器装置是否清洁、是否需要更换。

3. 故障指示灯亮　检查控制器电缆是否与雾化器装置和控制器正确连接。

4. 雾化周期后有药剂残留在雾化器装置中　检查并确保雾化器已连接至电源并已打开；检查电池是否充电；检查雾化器装置是否清洁；额外运行一个雾化周期。

【注意事项】

1. 从患儿呼吸管路中取下 Pro 雾化器装置时，应务必将 T 形接头塞重新连接，以保持呼吸管路中的气压。

2. 请勿使用带针头的注射器向雾化器装置中添加药剂，雾化器装置可装入多达 10ml 的液体药剂。

3. 雾化器系统可使用控制器内置电池供电，用于便携式应用，充满电后可使用 45min。AC 电源供应中断时，控制器会自动切换为电池供电。

4. 插上或取下雾化器装置后应执行呼吸管路泄漏测试。

5. 新设备初次使用前；同一设备、同一患儿连续使用 1 周后；同一个设备，在一个患儿使用完毕后更换到另一个患儿使用前；长期不用收纳存放之前，均需进行清洁、消毒和灭菌。

【震动网筛式雾化器系统复习题】

1. 雾化吸入的目的**不包括**（E）

A. 湿化呼吸道黏膜　　　　　　　　B. 祛痰

C. 解除支气管痉挛　　　　　　　　D. 减轻局部炎症

E. 补充液体量

2. 震动网筛式雾化器系统控制器内置电池供电时长为（C）

A. 15min
B. 30min
C. 45min
D. 60min
E. 90min

3. 关于震动网筛式雾化器的描述**不正确**的是（D）

A. 适用于不同模式下机械通气的患儿

B. 雾化器装置最多可装入 10ml 的液体药剂

C. 插上或取下雾化器装置后都应执行呼吸管路的泄漏测试

D. 可以使用带针头的注射器向雾化器装置中添加药剂

E. 使用时保持雾化器装置垂直,填充盖位于最上端

4. 使用震动网筛式雾化器时,无须彻底进行清洁、消毒和灭菌的是（C）

A. 新设备初次使用前

B. 同一个设备、同一个患儿连续使用 1 周后

C. 同一个患儿每次使用前及使用后

D. 一个患儿使用完毕后要更换到另一个患儿使用前

E. 长期不用收纳存放之前

（范玲 杨凡）

第十四节 新生儿心电监护仪

【概述】

心电监护仪能持续、动态监护患儿的心电活动,观察心率、节律和心电波形的变化,如心率减慢或增快,各种心律失常和电解质紊乱的变化。医护人员可以早期发现患儿的病情变化,及时给予积极有效的抢救措施,提高临床抢救的成功率。

【工作原理】

心电监护仪系统基本组成:阴极射线示波器、心电记录器、压力监测器、呼吸监测器、体温监测器、计算机处理系统、报警器组成。心电活动经心电导联线传入处理器,血压经压力传感器变成电信号传入处理器。呼吸活动由呼气、吸气造成胸腔电阻的改变经心电导联与心电活动同时传入处理器,处理器将来自患儿体内的电信号放大后经微型计算机处理后变成波形输出与数字信号输出,经光电显示系统显示在阴极射线示波器的屏幕上。调节报警器的上、下限,超出报警范围会发出声响及数字闪动报警。

【应用指征】

用于各种危重症患儿、抢救患儿,用于有心脏疾病及心脏手术后患儿,及时发现心律失常的发生。

【操作流程】

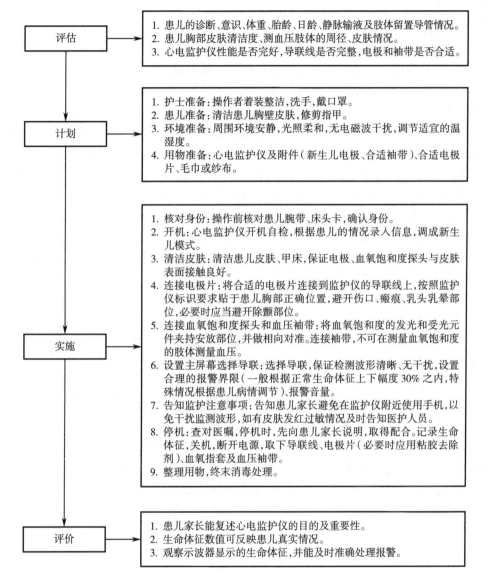

评估
1. 患儿的诊断、意识、体重、胎龄、日龄、静脉输液及肢体留置导管情况。
2. 患儿胸部皮肤清洁度、测血压肢体的周径、皮肤情况。
3. 心电监护仪性能是否完好,导联线是否完整,电极和袖带是否合适。

计划
1. 护士准备:操作者着装整洁,洗手,戴口罩。
2. 患儿准备:清洁患儿胸壁皮肤,修剪指甲。
3. 环境准备:周围环境安静,光照柔和,无电磁波干扰,调节适宜的温湿度。
4. 用物准备:心电监护仪及附件(新生儿电极、合适袖带)、合适电极片、毛巾或纱布。

实施
1. 核对身份:操作前核对患儿腕带、床头卡,确认身份。
2. 开机:心电监护仪开机自检,根据患儿的情况录入信息,调成新生儿模式。
3. 清洁皮肤:清洁患儿皮肤、甲床,保证电极、血氧饱和度探头与皮肤表面接触良好。
4. 连接电极片:将合适的电极片连接到监护仪的导联线上,按照监护仪标识要求贴于患儿胸部正确位置,避开伤口、瘢痕、乳头乳晕部位,必要时应当避开除颤部位。
5. 连接血氧饱和度探头和血压袖带:将血氧饱和度的发光和受光元件夹持安放部位,并做相向对准。连接袖带,不可在测量血氧饱和度的肢体测量血压。
6. 设置主屏幕选择导联:选择导联,保证检测波形清晰、无干扰,设置合理的报警界限(一般根据正常生命体征上下幅度30%之内,特殊情况根据患儿病情调节)、报警音量。
7. 告知监护注意事项:告知患儿家长避免在监护仪附近使用手机,以免干扰监测波形,如有皮肤发红过敏情况及时告知医护人员。
8. 停机:查对医嘱,停机时,先向患儿家长说明,取得配合。记录生命体征,关机,断开电源,取下导联线、电极片(必要时应用粘胶去除剂)、血氧指套及血压袖带。
9. 整理用物,终末消毒处理。

评价
1. 患儿家长能复述心电监护仪的目的及重要性。
2. 生命体征数值可反映患儿真实情况。
3. 观察示波器显示的生命体征,并能及时准确处理报警。

【日常维护】

1. 心电监护仪放置于通风、干燥处,每次使用后应清洁干净,使用一次性医用消毒湿巾或超细纤维小毛巾进行擦拭。仪器机壳、开关、接口及通风口不得进入任何液体。

2. 心电监护仪各连接导线可用清水擦拭后晾干。若有分泌物污染,可先用含氯消毒液擦拭,再用清水擦拭、晾干。禁用乙醇擦拭。

3. 导线勿拆叠,受压。过长的导线可弯成较大圆圈扎起,妥善放置。袖带清洗前将内套取出后进行浸泡处理。

4. 心电监护仪及附件避免高温、高压及浸泡消毒,避免接触酸碱等腐蚀性气体和液体。

5. 处于备用状态的监护仪应放在通风干燥处,避免潮湿,并应定期充电,一般每周一次,由专人负责保管,每6~12个月请专业维修人员进行性能检查,以保证其正常使用。如长期不使用,应定期开机,使其加热达到防潮目的。使用过程中仪器故障及时通知工程师进行维护保养工作。

【常见故障及处理】

1. 显示器黑屏可能原因包括①液晶显示屏破裂。②液晶屏灯管损坏。③电源板无电压输出或屏的连线脱落。④高压电启动路板故障。请工程师维修,必要时更换新屏。

2. 显示器不显示心电图波形,而显示心电导联脱落通过机器固有心电图波形模拟显示,如果心电图波形显示,说明心电模块正常,故障出现在机器外围附件;如果无心电图波形显示,说明心电模块故障。可查找原因,检修心电模块或更换心电模块。如果故障出现在机器外围附件。原因可能是:①导联线断裂,检测不到心电信号。可用万用表检测修理或更换新导线即可修复。②导联线接头与机器接口连接不正确,多是操作人员不注意观察接口标记,连接时造成接口错位,检测不到心电信号。操作人员正确连接接头,即可避免此类故障发生。③由于操作人员不能熟练掌握电极贴粘贴部位,获取不到心电信号,造成无心电信号输出。操作人员正确粘贴电极。④由于皮肤与电极接触不良,造成检测不到心电信号。处理时要用酒精和棉球小心擦拭放置电极部位的皮肤表面,或由于消毒液及其他液体的浸透而脱落时可在电极表面粘贴防水胶布。

3. 血氧饱和度波形、脉搏均不显示首先,通过机器固有血氧饱和度波形,脉搏模拟显示,如果有血氧饱和度波形,脉搏显示,说明血氧饱和度模块正常,故障出在机器外围附件。如果无血氧饱和度波形显示,说明血氧饱和度模块故障,如果血氧饱和度模块故障,可查找原因,检修或更换血氧饱和度模块。如果故障出在机器外围附件,血氧饱和度波形及脉搏均不显示。原因可能是:①血氧饱和度导联线接头与机器接口连接不正确,由于操作人员不注意观察接口标记,现在常用的血氧探头有 3 种,相对应 Mindray 血氧模块、Masimo 血氧模块、Nellcor 血氧模块使用。如连接时造成接口错误,就检测不到信号,不能正常使用。操作人员正确连接接头可避免此类故障发生。②导联线断裂,检测不到信号,可用万能表检测,修复或更换新的血氧饱和度检测探头即可。修理血氧饱和度探头时,应注意探头内部元件的正确位置,要使元件处于透明窗的中心,而且互相对准,测量时如果信号强弱变化很大,往往是在修理时移动了元件的位置,使透光效果变差,应予以校正。

4. 血压袖带充不上气,但能听到气压泵工作的声音最常见的故障为:①设备使用时间较长,气压泵上连接的气路胶管老化,接头处脱落或松动,应做紧固处理。②胶管内进入灰尘,堵塞气泵口,应拆开气泵清除灰尘。③袖带胶管与机器连接处有漏气,应重新连接。④袖带内胶皮带破裂,袖带无压力或低压力,更新即可。

【注意事项】

1. 必须开启报警开关,根据患儿胎龄、日龄等设置报警上下限,呼吸 40~50 次 /min,心率 120~140 次 /min,血压 64~76/30~35mmHg,使用时,将音量调至能够清晰听见。

2. 监护仪必须接地线,防止电击伤。

3. 当心电监护仪报警时,观察电极是否与皮肤接触,查明原因。

4. 放置电极前清洁局部皮肤,去除脂肪及皮肤脱屑。电极放置 24~48h 后,易出现伪差或信号不能引出,应及时更换。重新粘贴时,应更换部位,避免长时间粘贴引起皮肤损伤。

5. 显示屏显示的心电图仅能了解心率和心律改变,不能作为分析 ST 段的依据。因此当心电图出现异常时要结合临床予以分析。

【新生儿心电监护仪复习题】

1. 当心电监护出现报警时,以下处理正确的是(E)

A. 立即复位

B. 不用理会

C. 关闭报警设置

D. 重新提高报警参数的设置

E. 立即查看报警原因——消除报警——处理患儿

2. 患儿,男,系 G_2P_1,母孕 38 周$^{+1/7}$,其心电监护中心率报警界限设置范围为(A)

A. 上限 160,下限 90　　　　　　B. 上限 180,下限 100

C. 上限 140,下限 80　　　　　　D. 上限 120,下限 60

E. 上限 100,下限 60

3. 患儿,女,系 G_1P_1,母孕 33 周$^{+1/7}$,顺产娩出,出生后早产儿外貌,呼吸促,呻吟,唇周有发绀。给患儿粘贴电极片的位置**不包括**(E)

A. 避开伤口

B. 避开乳头乳晕

C. 避开除颤区域

D. 避开骨骼隆凸处

E. 为保持电极与皮肤表面接触良好,应先湿润患儿皮肤

4. 患儿,男,系 G_1P_1,母孕 37 周$^{+1/7}$,因呼吸急促予心电血氧监测。使用中的血氧导线过长应(C)

A. 放婴儿床上　　　　　　　　B. 放操作台上

C. 整理成线圈扎起,预留活动长度　　D. 固定放在床栏上

E. 随意摆放

（李素萍　史菊升）

第十五节　心血管专用监护仪

【概述】

心血管专用监护仪可以监护心电(ECG)、呼吸(RESP)、血氧饱和度(SpO_2)、无创血压(NIBP)、双通道体温(TEMP)、二氧化碳(CO_2)等主要参数。其中心电图模式可用于提取人体心电波群进行形态和节律分析,并对所测参数进行分析处理、数据储存、波形回放等。本节主要介绍心血管专用监护仪在新生儿 PICC 导管尖端定位中的应用,在 PICC 导管置管过程中,用电极经上腔静脉探入近心端识取心房 P 波,根据 P 波的特征性变化指导导管尖端定位。监护功能详见第五章第十四节新生儿心电监护仪。

【工作原理】

心电图是反映心脏电活动的一组图形,是诊断心肌缺血及各种心律失常的有效手段。

监护仪可以对心电图进行实时、连续的监测。其工作原理是通过一次性电极采集心脏的生物电信号,经由导联线将信号输入监护仪进行处理,然后将图形显示在屏幕上。P波反映左右心房除极时的电位变化,正常情况下,心房除极的方向由右向左、由上向下,先向前,再转向后,总的除极方向朝向左下偏后。心房除极方向朝向Ⅱ导联的正侧,故在Ⅱ导联产生正向的P波。特异性P波是指P波高尖、振幅增大、双向或负向P波,在置管过程中,随着PICC导管的不断深入,P波的形态也发生着改变。根据P波的形态从而确定PICC导管的尖端位置。处于外周静脉时,其腔内心电图P波振幅与体表心电图无显著差异;当到达上腔静脉时,P波振幅突然出现显著增高;当处于上腔静脉与右心房交界处时P波振幅最大;若由右心房顶部进入中部和下部,则P波振幅开始逐渐降低或出现负性P波。置管过程中,P波显著增高,提示进入上腔静脉,反之,则提示进入非中心静脉或导管打折。

【应用指征】

1. 监护病房、抢救室进行重症监护的患儿,包括各种重症新生儿,早产儿、极低、超低出生体重儿、异常分娩有严重并发症的患儿等。

2. PICC导管置管过程中的尖端定位。

3. 需要长期连续监测生理参数的患儿。

【操作流程】

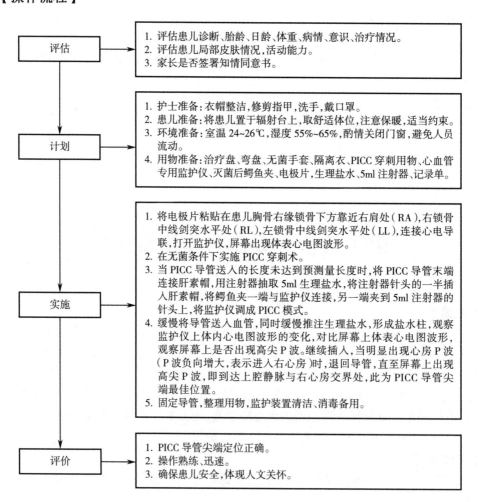

【日常维护】

1. 监护仪每次使用完毕应存放在安全、清洁干燥、通风良好、不受阳光直接照射处,室温下保存,固定地方存放,标识清晰。专人管理,建立使用登记本及维护登记本,每日记录使用情况、定期检查记录仪器运作状况及维修情况。

2. 监护仪及其附件表面可用医用酒精擦拭,自然风干或用洁净、干爽的无绒抹布抹干,血压计袖带外套可用清水冲洗,清洗时需先将气袋取出,然后浸入消毒液中消毒,气袋和连接管在消毒液中清洗时,要封住管口,避免液体进入,导致测量结果不准确或损坏机器。袖带外套清洗晾干后备用。

3. 主机内的滤网一般每半年检查一次,及时清除灰尘。压力传感器和血氧饱和度探头避免受潮、受压。收藏时各种导联线不可打折及弯曲过度,防止导联线断裂。导联线、各种传感器应确保完好无损,电源线应无磨损、绝缘性能良好,处于备用状态。

【常见故障及处理】

1. 打开仪器,若屏幕无显示、指示灯不亮,应检查电源线是否插好,蓄电池是否损坏。

2. 连接导联线而无心电波形,屏幕上显示电极脱落或无信号,应检查所有心电导联外接部位。

3. 心电扫描基线不稳定,常上下移动或不在显示区域,应检查仪器是否受潮或有无接触问题,可将仪器连续开机24h,进行自身排潮。

4. 心电波形太大,无法看清整幅波形,将心电幅度调到合适值。

【注意事项】

1. 接通交流电源,无论是否打开监护仪都可以给电池充电。如果配置蓄电池,每次使用完后必须对蓄电池充电,确保有足够的电量储备。为了延长蓄电池的寿命,如长时间储存电池,建议每3个月充一次电以防止电池过度放电。

2. 为了防止出现干扰波,PICC穿刺时应使患儿保持安静。静脉推注生理盐水时应保持匀速,形成均匀盐水柱,使波形清晰稳定。

3. 如果送入导管过程中排除干扰因素后仍出现杂乱波形,应考虑PICC导管尖端异位,需退出导管至腋下,重新送入。

【心血管专用监护仪复习题】

1. 心电监护仪显示心电图中特异性P波**不包括**（E）

A. P波高尖　　　　　　　　　　　B. P波振幅增大

C. 双向P波　　　　　　　　　　　D. 负向P波

E. P波宽大畸形

2. 心血管专用监护仪的应用指征**不包括**（C）

A. 极低、超低出生体重儿　　　　　B. PICC导管置管过程中的尖端定位

C. 母婴同室的正常新生儿　　　　　D. 异常分娩有严重并发症的患儿

E. 需要长期连续监测生理参数的患儿

3. 关于心血管专用监护仪,下列描述**不正确**的是（D）

A. 每次使用完后必须对蓄电池充电

B. 使用仪器对患儿进行PICC穿刺时,应使患儿保持安静,以减少干扰

C. 连续开机24h可进行自身排潮

D. 仪器应在清洁干燥、通风良好、光线充足处保存

E. 收藏时各种导联线不可打折及弯曲过度

4. 应用心血管专用监护仪监测患儿体表心电图波形时,其电极片粘贴位置正确的是(A)

A. RA 胸骨右缘锁骨下方靠近右肩处　　　B. RL 右锁骨中线第四肋间

C. LL 左锁骨中线第四肋间　　　　　　　D. RA 右锁骨中线锁骨下方

E. RL 胸骨右缘第 4 肋间

（范　玲　杨　凡）

第十六节　全数字超声诊断显像仪

【概述】

全数字超声诊断系统采用了先进的高精度数字化技术,图像真实、细节丰富、功能强大、操作简便。无线探头通过无线局域网连接到安装有超声 APP 的智能手机或平板电脑上即可变为一台超声诊断仪。以下主要介绍其在新生儿动静脉穿刺时血管选择中的应用。

【工作原理】

超声诊断是利用回声原理,由超声诊断仪向人体发射一束超声进入体内,遇到不同声阻抗的两种组织(介质)的交界面(界面),即有超声反射回来,由仪器接收后显示于屏幕上,形成图像,供临床诊断用。界面的深浅不同,使其回声被接收到的时间有先有后,以此测知该界面的深度。

【应用指征】

1. 穿刺 / 介入引导。

2. 应急检查及日常检查使用。

【操作流程】

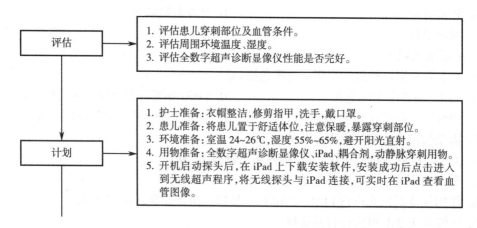

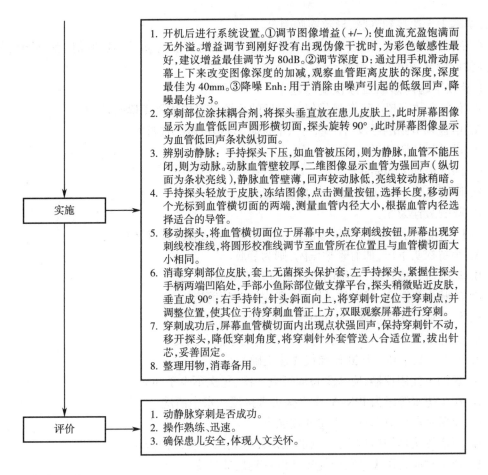

实施

1. 开机后进行系统设置。①调节图像增益(+/-):使血流充盈饱满而无外溢。增益调节到刚好没有出现伪像干扰时,为彩色敏感性最好,建议增益最佳调节为80dB。②调节深度D:通过用手机滑动屏幕上下来改变图像深度的加减,观察血管距离皮肤的深度,深度最佳为40mm。③降噪Enh:用于消除由噪声引起的低级回声,降噪最佳为3。
2. 穿刺部位涂抹耦合剂,将探头垂直放在患儿皮肤上,此时屏幕图像显示为血管低回声圆形横切面,探头旋转90°,此时屏幕图像显示为血管低回声条状纵切面。
3. 辨别动静脉:手持探头下压,如血管被压闭,则为静脉,血管不能压闭,则为动脉。动脉血管壁较厚,二维图像显示血管为强回声(纵切面为条状亮线),静脉血管壁薄,回声较动脉低,亮线较动脉稍暗。
4. 手持探头轻放于皮肤,冻结图像,点击测量按钮,选择长度,移动两个光标到血管横切面的两端,测量血管内径大小,根据血管内径选择适合的导管。
5. 移动探头,将血管横切面位于屏幕中央,点穿刺线按钮,屏幕出现穿刺线校准线,将圆形校准线调节至血管所在位置且与血管横切面大小相同。
6. 消毒穿刺部位皮肤,套上无菌探头保护套,左手持探头,紧握住探头手柄两端凹陷处,手部小鱼际部位做支撑平台,探头稍微贴近皮肤,垂直成90°;右手持针,针头斜面向上,将穿刺针定位于穿刺点,并调整位置,使其位于待穿刺血管正上方,双眼观察屏幕进行穿刺。
7. 穿刺成功后,屏幕血管横切面内出现点状强回声,保持穿刺针不动,移开探头,降低穿刺角度,将穿刺针外套管送入合适位置,拔出针芯,妥善固定。
8. 整理用物,消毒备用。

评价

1. 动静脉穿刺是否成功。
2. 操作熟练、迅速。
3. 确保患儿安全,体现人文关怀。

【日常维护】

1. 为探头充电,电池电量不足时需为探头充电。长期不使用仪器,至少每周通电两次,每次不少于1h。避免在阳光直射、温度变化剧烈、灰尘多及靠近热源、湿度较大的地方使用。

2. 每次探头使用完毕后均需清洁,探头前端可用水直接冲洗或湿布/纸巾擦拭。探头防水等级为IPX-5,可使用清水短时冲洗,但不可将探头直接浸入水中。

3. 当探头不使用时,应将探头保存于合适包装中,避免剧烈冲击对探头造成伤害。避免探头接触过高温度,合适的保存温度为0~40℃。

【注意事项】

1. 电磁波可能会造成误诊或设备故障和损坏,不要将系统放在热源、强磁场或产生高频信号的设备附近操作,必要时应有相应的屏蔽措施。

2. 禁止使用高压蒸汽来处理探头或接触乙烯氧化物。不能与除颤器一起使用,仪器不能直接应用于心脏。

3. 使用探头与皮肤接触时,穿刺部位涂抹充足耦合剂,尽量选择粗大、近心端血管,以便显影清晰。

4. 使用探头接触碘伏消毒后的皮肤可能出现探头染色,建议使用无菌探头保护套。

5. 使用超声仪器时,应将探头轻放于患儿皮肤,过度按压或者紧贴皮肤会导致静脉按闭,在屏幕上无法找到静脉,导致穿刺困难。

6. 注意辨别动静脉,浅表血管多为静脉,深部血管多为动脉,且动脉位置不随体位改变,静脉位置会随体位而改变。

【全数字超声诊断显像仪复习题】

1. 有关全数字超声诊断显像仪开机后的系统设置描述**不正确**的是(E)

A. 增益调节到刚好没有出现伪像干扰时,为彩色敏感性最好

B. 增益最佳调节为 80dB

C. 深度最佳为 40mm

D. 降噪 Enh 用于消除由噪声引起的低级回声

E. 降噪最佳为 5

2. 应用全数字超声诊断显像仪辨别动静脉时**不正确**的是(B)

A. 手持探头下压,如血管被压闭,则为静脉

B. 动脉血管壁较厚,二维图像显示血管为低回声

C. 静脉血管壁薄,回声较动脉低,亮线较动脉稍暗

D. 浅表血管多为静脉,深部血管多为动脉

E. 动脉位置不随体位改变,静脉位置会随体位而改变

3. 关于全数字超声诊断显像仪描述正确的是(C)

A. 长期不使用仪器,应至少每周通电一次,每次不少于 30min

B. 探头防水等级为 IPX-5,应将探头直接浸入水中清洗

C. 使用时探头应垂直放于患儿皮肤上

D. 每次探头使用后均需清洁,故无须使用无菌探头保护套

E. 使用时应将探头紧贴患儿皮肤以达到最佳显像

4. 全数字超声诊断显像仪探头的适宜保存温度为(A)

A. 0~40℃ 　　　　　　　　　　　　B. 0~50℃

C. 30~40℃ 　　　　　　　　　　　　D. 20~30℃

E. 10~20℃

（范玲　杨凡）

第十七节　新生儿眼疾筛查广域眼底成像系统

【概述】

新生儿眼病筛查评估是儿童眼病视力筛查的第一步,2003 年美国儿科学会明确强调眼部检查应在新生儿期就开始。视网膜出血、早产儿视网膜病、眼底渗出、先天性白内障等是新生儿常见的眼病。尤其是 ROP 严重者可导致牵引性视网膜脱离,是世界范围内儿童致盲

的主要原因。新生儿眼疾筛查广域眼底成像系统设备可及早发现病变,及早干预,降低 ROP 的发生率及致盲率。此项技术已经逐步在全国推广。

【工作原理】

新生儿眼疾筛查广域眼底成像系统设备因其具有数字化广角成像、图片存储、回放、编辑、注释、打印、远程传输功能被越来越多的医院用于眼底疾病的筛查、诊断和治疗后随访。

【应用指征】

凡是经过氧疗,符合眼科筛查标准的早产儿,应在生后 4~6 周或矫正胎龄 32~34 周时进行眼科 ROP 筛查。除早产儿外,足月新生儿筛查中也发现存在眼底渗出、有髓神经纤维、视网膜色素沉着、结晶样变性、先天性白内障、视网膜母细胞瘤等眼底病变,虽然检出率不高,但可引起斜视、弱视、永久性视力障碍,甚至危及生命安全。因此足月新生儿眼底筛查亦不可忽视。新生儿眼疾筛查广域眼底成像系统设备可应用于:

1. 胎龄 <34 周或出生体重 <2 000g 的早产儿。

2. 出生体重 >2 000g,但病情危重,曾经接受机械通气,吸氧时间较长的新生儿。

3. 存在高危因素患儿。

4. 普通新生儿眼底筛查。

【操作流程】

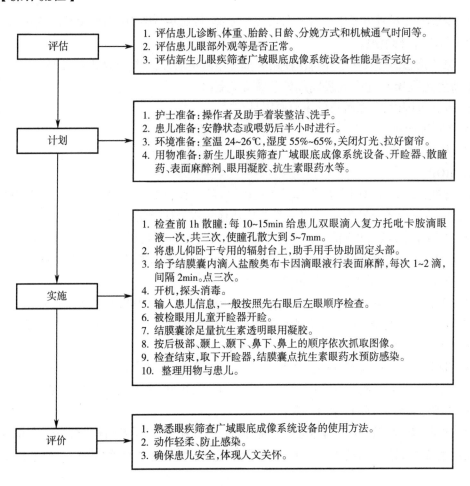

评估
1. 评估患儿诊断、体重、胎龄、日龄、分娩方式和机械通气时间等。
2. 评估患儿眼部外观等是否正常。
3. 评估新生儿眼疾筛查广域眼底成像系统设备性能是否完好。

计划
1. 护士准备:操作者及助手着装整洁、洗手。
2. 患儿准备:安静状态或喂奶后半小时进行。
3. 环境准备:室温 24~26℃,湿度 55%~65%,关闭灯光、拉好窗帘。
4. 用物准备:新生儿眼疾筛查广域眼底成像系统设备、开睑器、散瞳药、表面麻醉剂、眼用凝胶、抗生素眼药水等。

实施
1. 检查前 1h 散瞳:每 10~15min 给患儿双眼滴入复方托吡卡胺滴眼液一次,共三次,使瞳孔散大到 5~7mm。
2. 将患儿仰卧于专用的辐射台上,助手用手协助固定头部。
3. 给予结膜囊内滴入盐酸奥布卡因滴眼液行表面麻醉,每次 1~2 滴,间隔 2min,点三次。
4. 开机,探头消毒。
5. 输入患儿信息,一般按照先右眼后左眼顺序检查。
6. 被检眼用儿童开睑器开睑。
7. 结膜囊涂足量抗生素透明眼用凝胶。
8. 按后极部、颞上、颞下、鼻下、鼻上的顺序依次抓取图像。
9. 检查结束,取下开睑器,结膜囊点抗生素眼药水预防感染。
10. 整理用物与患儿。

评价
1. 熟悉眼疾筛查广域眼底成像系统设备的使用方法。
2. 动作轻柔、防止感染。
3. 确保患儿安全,体现人文关怀。

【日常维护】

1. 拍摄完成后,及时关闭设备。

2. 如果长时间没有使用该设备,将电源插头从插座中拔出。

3. 每次检查完毕,用酒精棉擦拭并消毒探头,妥善固定探头。

4. 用一次性医用消毒湿巾或含氯消毒液擦拭设备外壳,75%酒精擦拭屏幕部分。

【常见故障及处理】

1. **无法开机** 避免连续和快速开/关设备,当关闭设备后,必须等待10s,然后才能再次开启。

2. **数据丢失** 不要在数据传输或采集图片期间关闭电源,不要在设备运行时将其连接到其他任何外部设备上。

3. **探头故障** 探头属于精密设备,避免摔碰,不能使用含氯消毒液擦拭探头。

【注意事项】

1. 在检查过程中,观察患儿的面色、呼吸等基本情况,必要时可以给予多参数生命体征监护,发现异常,立即停止。

2. 注意检查后保持眼部清洁,如果有分泌物及时用生理盐水棉签擦拭,根据医嘱点眼药水。

3. 少数患儿对复方托吡卡胺滴眼液比较敏感,散瞳后,眼部周围出现红白色相间花纹,停止用药后可自行消退。

4. 患儿接触的位置必须在每次使用后都使用酒精消毒,酒精棉球不可过湿。

【新生儿眼疾筛查广域眼底成像系统复习题】

1. 世界范围内,儿童致盲的主要原因是(E)

A. 视网膜出血   B. 眼底渗出

C. 先天性白内障   D. 眼部外伤

E. ROP

2. 患儿,女,母孕31周,出生体重1 950g,生后呼吸困难,给予无创呼吸机辅助呼吸,氧浓度25%,缺氧症状明显改善,患儿进行眼底成像检查最佳时间是(C)

A. 生后4~6d或矫正胎龄达32周   B. 生后4~6d或矫正胎龄达34周

C. 生后4~6周或矫正胎龄达32周   D. 生后4~6周或矫正胎龄达35周

E. 生后4~6d或矫正胎龄达36周

3. 患儿,男,母孕35周,生后4d,体重2 250g,生后呼吸困难,给予经鼻高流量氧疗,氧浓度24%,遵医嘱给予床旁新生儿眼疾筛查广域眼底成像系统检查。护士进行床旁操作时,**按什么顺序依次抓取图像(C)**

A. 颞上、颞下、后极部、鼻上、鼻下   B. 鼻上、鼻下、后极部、颞上、颞下

C. 后极部、颞上、颞下、鼻下、鼻上   D. 后极部、鼻上、鼻下、颞上、颞下

E. 后极部、颞上、鼻上、颞下、鼻下

4. 患儿,男,生后3d,矫正胎龄32周,体重2 000g,生后呼吸困难,给予经鼻高流量氧疗,氧浓度26%,遵医嘱给予床旁新生儿眼疾筛查广域眼底成像系统检查,结果显示为早

产儿视网膜病变（ROP）分界期。患儿检查后,遵医嘱给予抗生素眼药水点眼 3d,其目的是（B）

    A. 促进散瞳　　　　　　　　　　B. 预防感染

    C. 润滑眼睛　　　　　　　　　　D. 促进伤口愈合

    E. 降低疼痛感

（李会敏）

附录 新生儿评估量表 》

附表一 Procidano 和 Heller 的家庭支持量表

指导语：家庭采用自评的方式对情感功能进行评估，了解家庭情感功能的完善程度，以便为进一步的优化提供依据和方向。评分方法：是 =1 分，否 =0 分，总分越高，家庭支持度越高。

题目	是	否
1. 我的家人给予我所需的精神支持	1	0
2. 遇到棘手的事时，我的家人帮我出主意	1	0
3. 我的家人愿意倾听我的想法	1	0
4. 我的家人给予我情感支持	1	0
5. 我与我的家人能开诚布公地交谈	1	0
6. 我的家人分享我的爱好和心趣	1	0
7. 我的家人能时时察觉到我的需求	1	0
8. 我的家人善于帮助我解决问题	1	0
9. 我与家人感情深厚	1	0
合计		

附表二 NANB 评分

第一部分：新生儿的行为能力共六项（1~6 项）检查对外界环境和外界刺激的适应能力。

（1）对光的习惯形成：在睡眠状态下，重复用手电筒照射新生儿的眼睛，最多 12 次，观察和记录反应开始，减弱甚至消失的照射次数。评分：0 分为≥11 次，1 分为 7~10 次，2 分为≤6 次。

（2）对咯咯声的习惯形成：在新生儿睡眠状态，距其 10~15cm 处。短暂而响亮地摇咯咯声盒。最多重复 12 次，观察评分同（1）。

（3）非生物听定向反应（对咯咯声反应）：觉醒状态下重复用柔和的咯咯声在新生儿

视外（10~15cm 处）连续轻轻地给予刺激，观察其头和眼睛转向声源的能力。评分：0分为头和眼球不转向声源；1分为头和眼球转向咯咯声，但转动<60°角；2分为转向咯咯声≥60°角。

（4）生物性视听定向反应（对说话人的脸反应）：在安静觉醒状态下，检查者和新生儿面对面，相距20cm，用柔和而高调的声音说话，从新生儿的中线位慢慢移向左右两侧，移动时连续发生，观察新生儿头和眼球追随检查者的脸和声音移动方向的能力。评分方法同（3）。

（5）非生物视定向能力（对红球的反应）：检查者手持红球面对新生儿，相距20cm。观察评分同（3）。

（6）安慰：是指哭闹新生儿对外界安慰的反应。评分：0分为哭闹经安慰不能停止；1分为哭吵停止非常困难；2分为自动不哭，也可经安慰。

第二部分：被动肌张力共四项（7~10项），必须在觉醒状态下检查，受检新生儿应处在正中位，以免引出不对称的错误检查结果。

（7）围巾征：检查者一手托住新生儿的颈部和头部，使保持正中半卧位姿势，将新生儿手拉向对侧肩部，观察肘关节和中线的关系。评分：0分为上肢环绕颈部；1分为新生儿肘部略过中线；2分为肘部未达和刚到中线。

（8）前臂回缩：新生儿上肢呈屈曲姿势时进行此项检查。检查者用手拉直新生儿的双上肢，然后松开上肢能自然弹回到原来的屈曲位，观察弹回的速度。评分：0分为无弹回；1分为弹回的速度慢（>3s）或弱；2分为双上肢弹回活跃（≤3s），并能重复进行。

（9）下肢弹回：只有当新生儿髋关节呈屈曲位时才能检查。新生儿仰卧，头呈正中位，检查者用双手牵拉新生儿双小腿，使之尽量伸直，然后松开，观察弹回的速度。评分同（8）。

（10）腘窝角：新生儿平卧，骨盆不能抬起，屈曲下肢呈胸膝位，固定膝关节在腹部两侧，然后举起新生儿小腿，测量腘窝的角度。评分：0分 >110°；1分为110°~90°；2分为≤90°。

第三部分：主动肌张力共四项（11~14项）。

（11）颈屈、伸肌的主动收缩（头竖立反应）：检查者抓住新生儿的肩部，检查从仰卧到坐位姿势，观察颈部曲，伸肌收缩及试图将头抬起，记录坐直位时头竖立的秒数。评分：0分为无竖头或异常；1分为有头竖立动作，但不能维持；2分为头和躯干保持平衡1~2s以上。

（12）手握持：新生儿仰卧位，检查者的示指从尺侧插入其手掌，观察其抓握的情况。评分：0分为无抓握；1分为抓握力弱；2分非常容易抓握并能重复。

（13）牵拉反应：检查者的示指从尺侧伸进手内时，正常时会得到有力的抓握反射，这时检查者抬自己的双示指约30cm（时刻准备用大拇指在必要时去抓握住新生儿手）。一般新生儿会主动抓住检查者的手指使其身体完全离开检查台。评分：0分为无反应；1分为提起部分身体；2分为提起全部身体。

（14）支持反应：检查者用手抓握住新生儿的前胸，拇指和其他手指分别在两腋下，支持新生儿呈直立姿势，观察新生儿头颈部，下肢和躯干主动肌张力和支持身体呈直立位情况，并维持几秒钟。评分：0分为无反应；1分为不完全或短暂，直立时头不能竖立；2分为能有力地支撑身体，头竖立1~2s或以上。

第四部分：原始反射共三项（15~17项）。

（15）自动踏步和放置反应：新生儿躯干在直立位，当足接触到检查桌面，即可引出迈步动作。放置反应：取其直立位，使新生儿的足背碰到桌子边缘，该足有迈上桌子的动作。评分：0分为无踏步和无放置反应；1分为踏一步或有一次放置反应；2分为踏两步或在同足有两次放置反应或两足各有一次放置反应。

（16）拥抱反射：新生儿呈仰卧位，检查者将新生儿双手上提，使颈部离开检查桌面约2~3cm，但新生儿头仍后垂在桌面上，突然放下新生儿双手，恢复其仰卧位。由于颈部位置的突然变动引出拥抱反射。表现为双上肢向两侧伸展，手张开，然后屈曲上肢，似拥抱状回收上肢至胸前，可伴有哭叫。评定结果主要根据上肢的反应。评分：0分为无反射；1分为拥抱反射不完全，上臂仅伸展，无屈曲回收；2分为拥抱反射完全，上臂伸展后屈曲回收到胸前。

（17）吸吮反射：检查者将乳头或手指放在新生儿两唇间或口内，则引起其吸吮动作。注意吸吮力度、节律，与吞咽是否同步。评分：0分为无吸吮动作；1分为吸吮力弱；2分为吸吮力好和吞咽同步。

第五部分：一般反应共三项（18~20项）。

（18）觉醒度：在检查过程中能否觉醒和觉醒程度。评分：0分为昏迷；1分为嗜睡；2分为觉醒好。

（19）哭声：在检查过程中哭声情况。评分：0分为不会哭；1分为哭声微弱，过多或高调；2分为哭声正常。

（20）活动度：在检查过程中观察新生儿活动情况。评分：0分为活动缺少或过多；1分为活动减少或增多；2分为活动正常。

本检查只适用于足月新生儿。早产儿孕周纠正至40周时评估20项NBNA总分40分于生后2~3d，12~14d，26~28d，三次测定，以1周内新生儿获37分以上为正常，37分以下尤在2周内≤37分者需长期随访。

项目		评分		
		0分	1分	2分
新生儿行为能力	对光的习惯形成			
	对咯咯声的习惯形成			
	非生物性听定向反应			
	生物性视、听定向反应			
	非生物性视定向能力			
	安慰			
被动肌张力	围巾征			
	前臂回缩			
	下肢回弹			
	腘窝角			

项目		评分		
		0分	1分	2分
主动肌张力	头竖立反应			
	握持反应			
	牵拉反应			
	支持反应			
原始反射	自动踏步			
	拥抱反射			
	吸吮反射			
一般反应	觉醒度			
	哭声			
	活动度			

附表三 新生儿皮肤风险评估量表(NSARS)

NSRAS 量表,包含一般情况、意识状态、移动度、活动度、营养及潮湿六个条目,各条目根据程度不同,分值分为 1 分、2 分、3 分、4 分,总分 6~24 分。得分越高,压疮的风险越大,总分≥13 分为压疮风险度高,需采取相应防范措施。

项目	1分	2分	3分	4分
一般情况	胎龄 >38 周	33 周 < 胎龄 <38 周	28 周 < 胎龄 33 周	胎龄 <28 周
意识状态	不受限 警觉的和活跃的	轻度受限 昏睡	严重受限 仅对疼痛刺激有反应	完全受限 由于意识减弱或处于镇静状态对疼痛反应迟钝
移动	不受限 没有辅助下能频繁的改变位置	轻度受限 能独自频繁但只能轻微的改变身体或肢体位置	严重受限 身体或肢体位置偶尔轻微的改变,但不能独自频繁改变	完全受限 没有辅助下身体或肢体完全不能移动
活动	不受限 在婴儿床上	轻度受限 在暖箱里	严重受限 在辐射台上不使用透明塑料薄膜	完全受限 在辐射台上使用透明塑料薄膜

项目	1分	2分	3分	4分
营养	不受限 每餐奶瓶/母乳喂养能满足生长需要	轻度受限 管饲喂养能满足生长需要	严重受限 少于满足生长需要的奶量,如母乳/配方奶	完全受限 禁食需静脉营养
潮湿	不受限 皮肤通常是干燥的,床单只需24h更换一次	轻度受限 皮肤偶尔潮湿,每天需加换一次床单	严重受限 皮肤时常潮湿但不总是潮湿,每班至少加换一次床单	完全受限 每次移动或翻身,皮肤都是潮湿的

中英文名词对照索引 »

M

N

P

Q

Y

参 考 文 献

［1］孙宁,郑珊.小儿外科学［M］.北京:人民卫生出版社,2015.

［2］李杨,彭文涛,张欣.实用早产儿护理学［M］.北京:人民卫生出版社,2015.

［3］江载芳,申坤玲,诸福棠.实用儿科学［M］.8版.北京:人民卫生出版社,2015.

［4］李春玉,姜丽萍.社区护理学［M］.4版.北京:人民卫生出版社,2017.

［5］王卫平,孙锟,常立文.儿科学［M］.9版.北京:人民卫生出版社,2018.

［6］张玉侠.实用新生儿护理学［M］.北京:人民卫生出版社,2015.

［7］张琳琪,王天有.实用儿科护理学［M］.2版.北京:人民卫生出版社,2018.

［8］张大华,蒙景雯.北京大学第一医院儿科护理工作指南［M］.北京:人民卫生出版社,
2017.

［9］祝益民.儿科危重症监护与护理［M］.2版.北京:人民卫生出版社,2017.

［10］桂永浩,薛辛东.儿科学［M］.3版.北京:人民卫生出版社,2015.

［11］崔焱,仰曙芬,儿科护理学［M］.6版.北京:人民卫生出版社,2017.

［12］王行环.循证临床实践指南的研发与评价［M］.北京:中国协和医科大学出版社,
2016.

［13］李小寒,尚少梅.基础护理学［M］.6版.北京:人民卫生出版社,2017.

［14］张玉侠,彭文涛.新生儿护理规范［M］.北京:人民卫生出版社,2019.

［15］赵艳伟.呼吸内科护理工作指南［M］.北京:人民卫生出版社,2016.

［16］邵肖梅,叶鸿瑁,丘小汕.实用新生儿学［M］.5版.北京:人民卫生出版社,2019.

［17］潘瑞红.基础护理技术操作规范［M］.武汉:华中科技大学出版社,2015.

［18］陈琦,吴宗德.临床技能实验教程［M］.西安:第四军医大学出版社,2015.

［19］倪鑫,张建,徐樨巍,等.儿童临床操作手册［M］.2版.北京:人民卫生出版社,2016.

［20］苏绍玉,胡艳玲.新生儿临床护理精粹［M］.北京:人民卫生出版社,2018.

［21］周丛乐.新生儿振幅整合脑电图［M］.北京:人民卫生出版社,2018.

［22］刘晓燕.临床脑电图学［M］.北京:人民卫生出版社,2017.

［23］李乐之,路潜.外科护理学［M］.6版.北京:人民卫生出版社,2015.

［24］胡晓静,张玉侠,曹云,等.新生儿稳定转运照护［M］.上海:世界图书出版社上海医学
分社,2019.

［25］陶月仙.护理科研设计与论文写作［M］.浙江:浙江大学出版社,2017.

［26］北京儿童医院.新生儿诊疗常规［M］.2版.北京:人民卫生出版社,2016.

［27］郑显兰.儿科危重症护理学［M］.北京:人民卫生出版社,2015.

［28］李扬,彭文涛,张欣.实用早产儿护理学［M］.北京:人民卫生出版社,2015.

［29］中华护理学会儿科专业委员会.婴幼儿护理操作指南［M］.北京:人民卫生出版社,
2018.

［30］周文浩,程果强.早产儿临床实践护理学［M］.北京:人民卫生出版社,2016.

［31］童笑梅,韩彤妍,朴梅花.新生儿重症监护医学［M］.北京:北京大学医学出版社,2019.

［32］张巍,童笑梅,王丹华.早产儿医学［M］.2 版.北京:人民卫生出版社,2018.

［33］王建平,王逸扬,厉建英.12 例巨型脐膨出新生儿应用新型 silo 袋行分期修复术后的护理［J］.护理学报,2017,24（16）:52-57.

［34］李芳,叶津.先天性巨型腹裂新生儿 Silo 袋处理并结合膀胱测压的护理体会［J］.护理与康复,2017,16（5）:456-457.

［35］冯威.先天性膈疝的诊疗进展［J］.临床小儿外科杂志,2018,17（8）:626-630.

［36］杨漂羽,施姝澎,张玉侠,等.住院新生儿母乳喂养循证指南的改编及评价［J］.中华护理杂志,2018,53（1）:57-64.

［37］唐红波,庄太凤,王芳,等.2010~2013 年我院新生儿重症监护病房用药分析［J］.儿科药学杂志,2016,22（5）:44-47.

［38］王勉,刘建珍,潘亮,等.家长参与式护理模式在早产儿生长发育中的应用研究［J］.护士进修杂志,2016,31（18）:1665-1667.

［39］蔡成.新生儿急性肾衰竭的连续性肾脏替代治疗［J］.中华实用儿科临床杂志,2017,32（2）:84-87.

［40］张艳,高翠莲,曹璐燕.车载转运暖箱在危重新生儿转运中的应用效果［J］.中国临床护理,2018,10（3）:237-240.

［41］成磊,冯升,陆春梅,等.早产儿出院后早产儿主要照顾者照顾体验质性研究的系统评价 Meta 整合［J］.中国循证医学杂志,2015,15（9）:1090-1097.

［42］钱葛平,陆春梅.早产后母婴分离状态下早产儿主要照顾者首次家庭参与式护理前后的心理体验［J］.中国实用护理杂志,2017,33（35）:2745-2748.

［43］盖丽,姜红,范玲.袋鼠式护理的研究进展［J］.护理管理杂志,2017,17（10）:736-738.

［44］李琳琳,陈京立,崔国凤,等.经口喂养促进项目在早产儿中的应用效果［J］.中华现代护理杂志,2016,22（24）:3489-3493.

［45］夏耀方,石磊,刘翠青,等.连续性血液净化治疗新生儿急性肾功能衰竭五例［J］.中国小儿急救医学,2017,24（11）:874-877.

［46］茹喜芳,冯琪.新生儿呼吸窘迫综合征的防治——欧洲共识指南 2019 版［J］.中华新生儿科杂志,2019,34（3）:239-240.

［47］王行环.基于临床实践的研究选题与转化［J］.武警医学,2017,28（2）:109-114.

［48］胡雁,邢唯杰.循证护理的概念与步骤［J］.上海护理,2015,15（1）:89-93.

［49］曹越,尹庆锋,曾宪涛.真实世界研究概述［J］.武警医学,2017,28（4）:400-403.

［50］叶天惠,熊晓菊,丁玲莉,等.早产儿住院期间低体温干预的研究进展［J］.护理学杂志,2017,32（9）:23-26.

［51］陈菁菁,周晓光.新生儿常压高氧性脑损伤机制研究进展［J］.中华儿科杂志,2019,34（4）:306-308.

［52］石永言,富建华.《2015 美国新生儿复苏指南》解读［J］.中国实用儿科杂志,2016,

31（6）：401-404.

［53］刘敬，付薇，陈水文，等. 新生儿肺出血的超声诊断［J］. 中华儿科杂志，2016，55（1）：46-49.

［54］马兰兰，汪苗苗，俞秀. 支气管肺发育不良的遗传分析研究进展［J］. 中华儿科杂志，2017，54（3）：231.

［55］赵永信，陆春梅，顾莺. 先天性支气管发育不良离氧困难早产儿的护理［J］. 中华护理杂志，2019，54（6）：928-931.

［56］中华医学会儿科学分会新生儿学组，《中华儿科杂志》编辑委员会. 新生儿肺动脉高压诊治专家共识［J］. 中华儿科杂志，2017，5（3）：163-164.

［57］薛辛东，富建华. "新生儿机械通气常规"解读［J］. 中华儿科杂志，2015，53（5）：331-333.

［58］杜小群，李广洪，高润虹. 抚触配合袋鼠式护理对缺氧相关性肺动脉高压新生儿神经行为发育的影响［J］. 护理实践与研究，2016，13（20）：62-63.

［59］中国新生儿复苏项目专家组. 中国新生儿复苏指南（2016年北京修订）［J］. 中华围产医学杂志，2016，19（7）：481-486.

［60］章兰萍，尚剑，黄春华. 胃管插入长度对新生儿洗胃效果的观察［J］. 罕少疾病杂志，2018，25（4）：31-33.

［61］张雪萍. 1例新生儿皮下坏疽的护理［J］. 全科护理，2018，16（20）：2550-2551.

［62］李玉平，黄满九. 1例新生儿背部急性蜂窝织炎的护理体会［J］. 医学信息，2015，28（11）：45.

［63］樊尚荣，张甜甜. 妊娠合并梅毒的处理［J］. 中华围产医学杂志，2015，11：808-811.

［64］刘珊，张爱新. 新生儿泌尿系统感染80例临床分析［J］. 中国中西医结合儿科学杂志，2015，7（3）：252.

［65］张芮，周文莉. 新生儿芬兰型先天性肾病综合征1例基因突变类型［J］. 临床儿科杂志，2016，34（3）：185.

［66］钱力，张爱华. 出生48小时内新生儿急性肾衰竭临床特征分析［J］. 中国医学前沿杂志，2017，9（4）：68.

［67］胡晓静，朱晓婷，郑如意，等. 基于证据的预防呼吸机相关性肺炎集束化策略在新生儿的临床应用［J］. 中华新生儿科杂志，2018，33（5）：334-338.

［68］杨杰，肖菲. 腹膜透析治疗22例新生儿急性肾损伤的疗效分析［J］. 中国血液净化杂志，2018，17（12）：806.

［69］中华医学会儿科学会遗传代谢病学组. 先天性肾上腺皮质增生症21-羟化酶缺陷诊治共识［J］. 中华儿科杂志，2016，54（8）：569-576.

［70］中华医学会场外肠内营养分会药学协作组. 肠外营养液配制中国专家共识［J］. 中华临床营养杂志，2018，6（3）：71-84.

［71］程莉萍，张岚等. 超早产儿脐动脉置管风险管理的对策与效果［J］. 护理管理杂志，2018，18（2）：131-134.

［72］李秀燕，方桂珍，杨丹华. 桡动脉穿刺置管的新进展［J］. 中国现代医生，2016，54（20）：154-157.

［73］李秋平,马倩倩,封志纯.新生儿重症监护病房院内感染的防控现状与对策思考[J].临床儿科杂志,2015,(33)9：761-766.

［74］中华预防医学会医院感染控制分会.中国碳青霉烯耐药革兰阴性杆菌(CRO)感染预防与控制技术指引[J].中华医院感染学杂志,2019,29(13)：1921-1926.

［75］《新生儿神经病学论坛》专家组.早产儿脑白质损伤诊断、防治与综合管理的专家组意见[J].中国新生儿科杂志,2015,30(3)：3-4.

［76］中华医学会儿科学分会围产专业委员会.新生儿振幅整合脑电图临床应用专家共识[J].中华新生儿科杂志,2018,34(1)：3-7.

［77］于灵,冯素英.先天性大疱性表皮松解症诊断及治疗进展[J].中华皮肤科杂志,2016,49(7)：516-519.

［78］李秋.2例新生儿先天性鱼鳞病的护理[J].护理实践与研究,2016,13(7)：150-151.

［79］李紫梦,靳英辉,刘洋,等.非药物干预缓解新生儿疼痛的效果研究进展[J].护士进修杂志,2017,32(9)：799-802.

［80］中华医学会小儿外科学分会肛肠学组.先天性巨结肠症围手术期管理专家共识[J].中华小儿外科杂志,2018,39(6)：404-410.